LAS CAUSAS PSÍQUICAS DE LA ENFERMEDADES

LAS CINCO LEYES BIOLÓGICAS DE LA NATURALEZA

La Nueva Medicina

Referencia para el escritorio

Séptima edición (en alemán) revisada y ampliada

Traducido del alemán por
Antonio Toro Durán y Guillermo Romero-Früh

Diseño de portada por Kristen Albert

ISBN-13: 978-1948909-11-2

Número de la Biblioteca del Congreso: 2018900187

Publicado por Thirty-Three & 1/ॐ Publishing

Impreso y encuadernado en los Estados Unidos de América.

LAS CAUSAS PSÍQUICAS DE LA ENFERMEDADES

LAS CINCO LEYES BIOLÓGICAS DE LA NATURALEZA

La Nueva Medicina

Björn Eybl

Björn Eybl

Las Causas Psíquicas de la Enfermedades

Según las 5 Leyes Naturales Biológicas
descubiertas por el
Dr. med. Mag. theol. Ryke Geerd Hamer

Diccionario de enfermedades
para terapeutas y pacientes
con más de 500 ejemplos

Traducido del alemán por Antonio Toro Durán y Guillermo Romero-Früh

Séptima edición (en alemán) revisada y ampliada, © 2018 33-1/3 Publishing Company, United States

Björn Eybl es responsable del contenido: *"No soy médico y no me está permitido curar en Austria. Por ello señalo que nunca he curado a nadie, tampoco mediante mi procedimiento. Sólo Dios puede sanar. La naturaleza y el paciente deben hacerlo por sí mismos"*.

Las informaciones y recomendaciones presentes en este libro se basan esencialmente en los conocimientos científicos del Dr. Hamer y en la experiencia naturopática del autor.

Las informaciones están destinadas para su conocimiento personal y no pueden sustituir el diagnóstico y terapia de un/a terapeuta cualificado/a. El autor no asume ninguna responsabilidad por los remedios recomendados, las terapias o por daños originados de los mismos.

Los diagramas anatómicos, la cubierta, así como las partes correspondientes a la introducción y el diccionario han sido creados por una dibujante vienesa y coloreados por el autor según las capas germinales en base a la práctica introducida por el Dr. Hamer.

Diseño de la cubierta por Kristen Albert.

Los diagramas anatómicos, la cubierta, la introducción y la sección del glosario han sido creados por una dibujante vienesa y coloreados por el autor.

Impreso en los Estados Unidos de América.

INDICE

ÍNDICE DE ABREVIATURAS

adcar. . . . . . Adenocarcinoma: cáncer que se desarrolla en glándulas o mucosas (pág. 15 ss.)
TC . . . . . Tomografía computarizada (pág. 38)
EM . . . . . Microorganismos efectivos por sus siglas en inglés (pág. 63)
FH . . . . . Foco de Hamer – Estructura con forma de anillos descubierta por el Dr. Hamer (pág. 11)
MMS . . . . . „Miracle Mineral Solution" de Jim Humble – Antibiótico suave
PAP . . . . . Prueba de la MC para detectar cáncer uterino (pág. 259)
MC . . . . . Medicina convencional
SBS Programa Especial Biológico, del alemán „Sinnvolles Biologisches Sonderprogramm" (pág. 11 s.)
Síndrome . . . . . SBS con tubos colectores activos + otro SBS en fase de reparación (pág. 240 ss.)
Ejemplo ➜ . . . . . Situaciones de conflicto típicas
Ejemplo ❁ . . . . . Sucesos reales

Agradecimientos

Deseo agradecer al Dr. Hamer por el regalo de la Nueva Medicina. Este descubrimiento dará aún trabajo a generaciones de médicos y cambiará muchas cosas positivamente.
Mi agradecimiento para mis amigos y profesores, que comparten sus conocimientos conmigo.
Agradezco a mi mujer por su apoyo moral y paciencia durante los más de tres años de trabajo.
Deseo dar gracias a todas las personas que me han confiado sus "historias" de casos, sin las que este libro perdería la mitad de su encanto.
Gracias al Dr. Wolfdieter Diersch por su interés paternal y su asistencia jurídica. Sin él posiblemente no habría aparecido este libro.
Mi agradecimiento al Dr. Ruprecht Volz por su esmerada revisión, tanto en el nivel lingüístico como en el técnico.
Agradezco al Sr. Ing. Wolfgang Kalchmair por la supervisión gráfica y la cuidadosa composición del libro.
Agradezco a la coordinadora del foro www.gnm-forum.eu, Antje Scherret, por aportar su valiosa experiencia.
Agradezco al equipo de Bettina Mayer por los consejos sobre el diseño gráfico y al Sr. Coser Angelo por la edición gráfica.
Mi agradecimiento al Sr. Antonio Toro Durán y al Sr. Guillermo Romero-Früh por su dedicada labor en la traducción del libro al español.

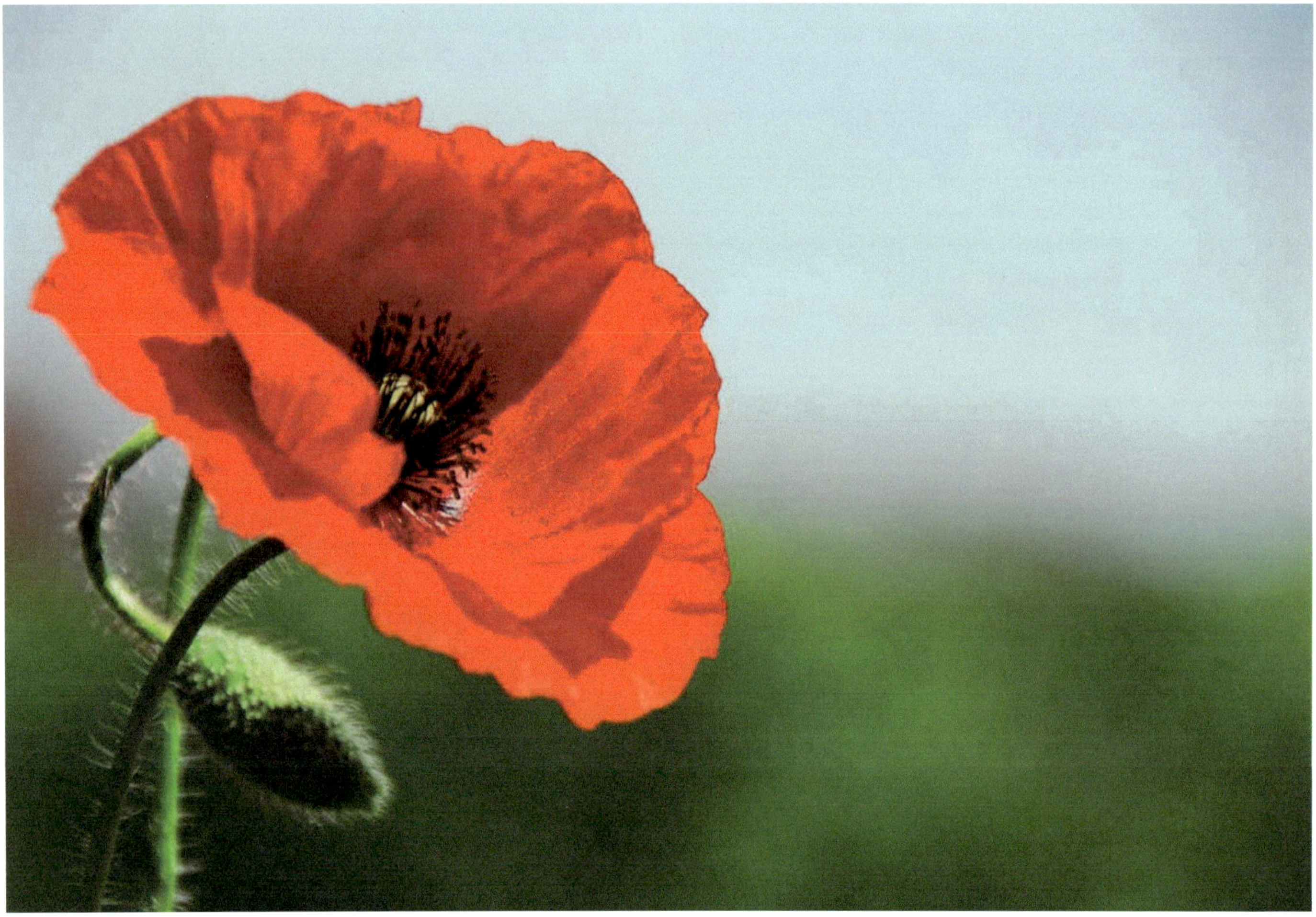

Respecto al origen de este libro

Con este libro me gustaría acercar los descubrimiento del Dr. Hamer al público interesado.
No es mi intención adornarme con las plumas de otros para conseguir reconocimiento.
Tanto el honor como el reconocimiento recaen en el Dr. Hamer. Él ha descubierto las cinco Leyes Naturales Biológicas junto con todo lo demás.
Mi papel es el de un "traductor" al lenguaje del hombre sencillo. Hasta ahora, para el hombre sencillo era prácticamente imposible comprender y aplicar esta medicina debido a la falta de una bibliografía entendible.
Después de la publicación del presente libro siete años atrás, he ampliado constantemente mi horizonte de conocimientos. Al comienzo yo respetaba estrictamente las descripciones de situaciones conflictivas y de desenvolvimiento del Dr. Hamer. La séptima edición también se basa en sus descubrimientos. Pero debo decirlo abiertamente: Con el correr de los años la forma de trabajo "respetando estrictamente a Hamer" me

limitaba demasiado. Y no sólo a mí, sino que también a muchas otras personas.

Debemos recapacitar, para llegar a una nueva forma de pensar. Yo me preguntaba en estos últimos años cuál es generalmente la causa de los conflictos. ¿Cuáles son las condiciones individuales previas que deben cumplirse? ¿Cuáles caracteres conducen a cuáles conflictos? ¿Cuál es la causa básica de las enfermedades hereditarias?

Estimado lector, usted tiene en sus manos la séptima edición completamente revisada y ampliada.

Espero que usted disfrute mucho con la lectura.

Deseo aprovechar esta oportunidad para expresar mi agradecimiento a la editorial Ibera Verlag por la fijación de un precio justo. Mi particular empeño fue un precio de venta económico, puesto que yo no quería un costoso libro especializado, sino un *"libro para todos"* que merezca su precio. Esta obra de referencia nos acompañará en una nueva era. Una era llena de incertidumbre, pero también una era que esperamos con ilusión.

Este libro muestra un "balance intermedio" de mis conocimientos personales. Quizás algunos detalles resulten ser falsos. Pido por ello perdón al lector, ya que aprender significa también equivocarse.

Mi lema a la hora de escribir ha sido: *tan sencillo como sea posible y tan preciso como sea necesario*. Espero que este libro no sólo sea interesante para el público general, sino también para los terapeutas.

En más de una ocasión tuve que ocultar mi entusiasmo detrás de un lenguaje conciso y sobrio. Puede que no obstante se pueda percibir entre líneas.

En la vieja medicina

Desde generaciones estamos acostumbrados a que para cada "enfermedad" nos receten medicinas para curarnos. Antes era normal salir de la consulta del médico con una receta en la mano. Algo muy agradable para el paciente puesto que ya tiene *"algo a mano"*.

Un trocito de esperanza para hacer desaparecer el mal.

La receta nos confirma en la creencia de que su causa se encuentra en el *"exterior"*. De lo contrario, la reparación no podría tener lugar desde *"fuera"*.

Es un trato cómodo con la enfermedad, pero también infantil e ingenuo. Es como entregar la responsabilidad, de forma similar a como se entrega un coche averiado en el taller. *Seguro que los "profesionales" tienen el remedio, para ello han aprendido su profesión.*

Entregar la responsabilidad era tanto más fácil en tanto que no teníamos ni idea de por qué enfermamos o por qué permanecemos sanos.

Aún en el caso de que el médico no conociera la causa, había por lo menos un sistema que proporcionaba seguridad y una terapia que a veces era de ayuda.

Los éxitos de la medicina de urgencia y la medicina intensiva eran tan impresionantes que nos sentíamos también seguros en las otras especialidades médicas.

Desde luego que el gremio de la medicina occidental ha aprendido a lo largo de los siglos a contabilizar como propios los éxitos casuales.

Con asombro leía de niño sobre la supuesta erradicación de la viruela y otras enfermedades infecciosas a través de grandes de la medicina como Jenner, Koch o Pasteur.

Entonces todavía no sabía que al leer historia siempre hay que tener en cuenta si ésta ha sido escrita por los vencedores o por los vencidos.

Tampoco sabía que la historia escrita presenta en muchos casos sólo una imagen distorsionada de la realidad debido a intereses políticos.

No sabía que la historia verdadera casi siempre es sacrificada en aras del dinero.

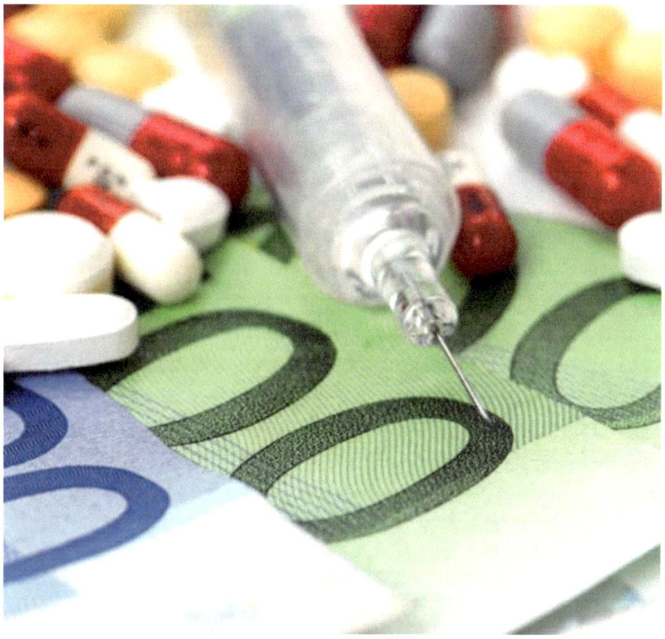

El cristianismo y la medicina han recorrido juntos un largo camino con un interés común: retener a las personas. ¿Por su bien? En todo caso más para el bien del cristianismo y de la medicina.

Todos sabemos que los ciegos se dejan guiar sin oponer resistencia.

Antes de la cristianización los pueblos de Europa creían también en la reencarnación. A fuego y espada erradicaron los príncipes de la Iglesia esta sabiduría ancestral y la sustituyeron por *"Cielo e Infierno"*.

El miedo a la condenación eterna era la solución perfecta para mantener en marcha a las personas durante siglos.

Tanto para los hombres de la Iglesia como para los médicos era importante mantener a la masa ignorante y aparentar el propio conocimiento. Para ello era idóneo el latín como lengua de élite, el pueblo llano no la comprendía y ofrecía por ello una perfecta protección contra la crítica.

¿No sería más sincero decir *"inflamación de las articulaciones"* en vez de *"artritis juvenil idiopática"*?

Sería en efecto más sincero. ¿Pero qué contestamos al paciente si éste pregunta por la causa de la inflamación? *¿Admitir que no se sabe?*
¿Cómo justificar entonces las sustancias químicas recetadas? ¿No pedirá el paciente una explicación de por qué tiene que tomarse eso? Más aún, teniendo en cuenta que ni siquiera sabe por qué está inflamada la articulación.
Me es más cómodo indicar una "*artritis juvenil idiopática*". Si me pregunta, puedo contestar que se trata de una "*enfermedad autoinmune*". Si todavía no tiene suficiente, le explico los efectos de los "*inmunocomplejos en el sistema retículoendotelial*".
Con el conocimiento de las verdaderas relaciones biológicas ya no será necesario esconderse detrás de conceptos incomprensibles y los pacientes ya no tendremos que contentarnos con eso.
Ya no será necesario ampararse bajo estas hojas de parra que constituyen más bien un estorbo, puesto que cada paciente debe estar informado sobre el desarrollo de su "enfermedad".
Por otra parte, tenemos que estar dispuestos a asumir la responsabilidad de nuestra salud o enfermedad con todas las consecuencias, también las que son desagradables.

A la nueva medicina

Los principios de las 5 Leyes Naturales Biológicas fueron descubiertos en 1981 por el Dr. Hamer.
Es mucho tiempo, si consideramos la cantidad de gente que ha muerto innecesariamente debido a la quimioterapia y a la radioterapia, pero es poco tiempo para una nueva ciencia.
Nos encontramos al inicio de una nueva era en la medicina.
En los próximos años la medicina cambiará considerablemente. Mediante la "llave maestra" de las 5 Leyes Naturales Biológicas experimentaremos un verdadero cambio de paradigma y tendremos a disposición numerosos nuevos conocimientos.
Aparentemente, la Medicina Germánica® y la medicina convencional (MC) están hoy enfrentadas de manera irreconciliable.
La medicina natural también se muestra reacia a aceptar los duros hechos de las 5 Leyes Naturales Biológicas.
Será un camino difícil, pero es inevitable que la MC y la medicina natural se unan a la Nueva Medicina y formen en el futuro un sistema completo por el bien de los pacientes.
Este libro es un intento de integrar en la Nueva Medicina partes valiosas de la MC y de la medicina natural. Me parece que otra forma de integración sería imposible desde el punto de vista profesional y práctico.

Mi primer contacto con la Medicina Germánica®

La Nueva Medicina (así se llamaba entonces y así es como la llamo yo ahora) la conocí en 1995 a través del *"caso Olivia"* en los medios. Como la mayoría pensé:
"¡Dios mio, pobre niña! Es absolutamente incorrecto lo que están haciendo los padres y el Dr. Hamer".
Después del caso Olivia seguía escuchando una y otra vez sobre el Dr. Hamer. Los titulares negativos eran conocidos, pero a veces también se escuchaban cosas positivas en medios independientes.
Llegó el momento en que quise saber más y me compré su tesis postdoctoral original. No fue mucho lo que entendí, sin embargo podía percibir que el Dr. Hamer era un hombre sincero y meticuloso.
Cuando verdaderamente hizo "click" fue la segunda vez que leí la tesis. Desde entonces no me ha soltado. Visité círculos de estudio, conferencias y seminarios y participé en manifestaciones en Viena y Tubinga.
Yo era conocido por ser el que hacía más preguntas. Eso sigo haciéndolo todavía hoy.
Lo mejor es que obtuve respuestas que coincidían con mi experiencia como masajista y naturópata. Esta confirmación de la teoría a través de la práctica y a través de enfermedades sufridas en propia carne es lo que hace a esta medicina tan valiosa para mí.

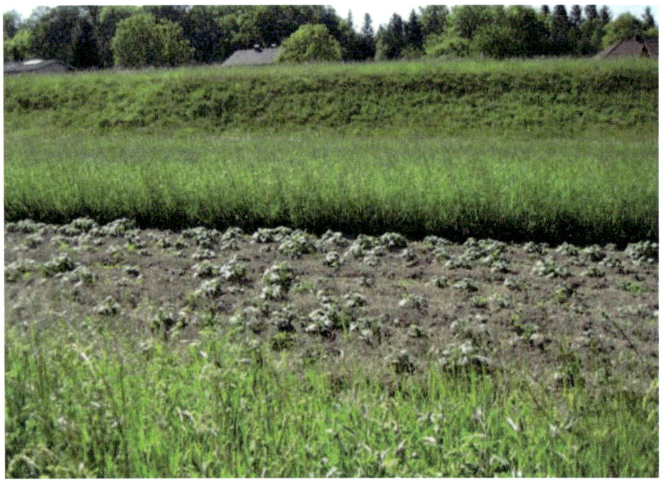

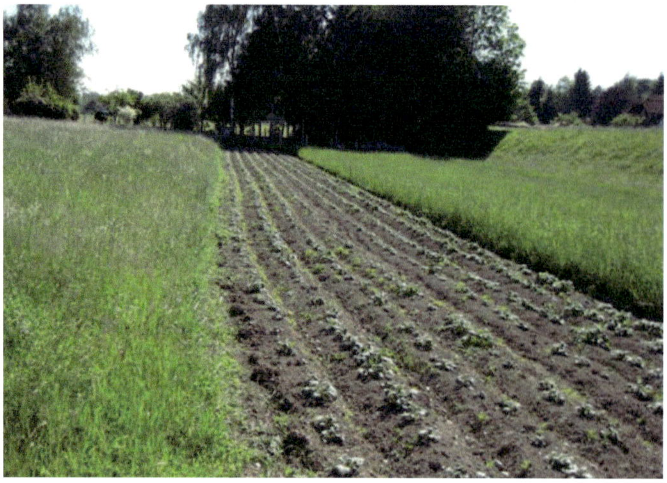

Reconocer el orden es a veces una cuestión de perspectiva. En ambas imágenes aparecen las mismas plantitas de patata.
El Dr. Hamer reconoción el orden con relación a la salud y la enfermedad, ya que la perspectiva psique-cerebro-órgano era correcta.

Hoy, 15 años después, me avergüenzo por mi juicio precipitado en el *"caso Olivia"*.
Ahí acabó mi confianza en los medios de masas.
Me he dado cuenta de que los medios de masas no informan, sino que dirigen a la masa según los deseos de cierta gente.

El descubridor

Dr. med. Mag. theol. Ryke Geerd Hamer, nacido en 1935, estudió medicina, física y teología. En 1972 completó su formación en medicina interna.
Trabajó como internista en las clínicas universitarias de Tubinga y Heidelberg, donde tuvo permanente contacto con pacientes con cáncer.
No pasó mucho tiempo hasta que demostró su espíritu de inventor y descubridor. Él inventó un bisturí con el que era posible realizar cirugía plástica sin hemorragias, el llamado bisturí de Hamer, una sierra especial para hueso y muchos más.
Con los ingresos generados por las patentes de estos inventos quiso el doctor Hamer lograr la independencia económica necesaria para asentarse en Nápoles junto con su mujer, también doctora, y sus cuatro hijos.
Su plan era fundar un hospital para pobres y trabajar allí sin fines de lucro.
En 1978 una desgracia truncó los planes de la familia.
Dirk, el hijo mayor, fue herido mortalmente de bala disparada por el embriagado príncipe Víctor Emmanuel de Saboya durante un viaje en barco por Córcega.
Tras un martirio murió Dirk en brazos de su padre. Tres meses después el Dr. Hamer enfermó de cáncer testicular. Hasta entonces siempre había estado sano y de pronto tenía cáncer.
Se le ocurrió que esta enfermedad tenía que estar relacionada con la pérdida de su hijo. Después de curarse decidió llegar al fondo de la cuestión.
Él comenzó a preguntar a sus pacientes de cáncer en una clínica de Múnich si habían experimentado un choque inesperado.
Y de hecho su suposición era cierta: todos los pacientes sin excepción refirieron un suceso drástico. Este fue el comienzo de los descubrimientos del Dr. Hamer. Él comentó con sus colegas la sorprendente relación con la esperanza de que surgiera una discusión científica.
Esto ocurrió por poco tiempo, puesto que sin más la dirección de la clínica le dio a elegir entre abandonar la clínica o *"abjurar"* de sus tesis. No era ni tampoco es el estilo del Dr. Hamer dar su brazo a torcer.
El decidió seguir con sus investigaciones y después de abandonar la clínica de Múnich pudo formular la primera Ley Natural: "la Ley Férrea del Cáncer".
Hasta este descubrimiento la carrera del Dr. Hamer había ido de fábula: alabado como médico más joven de Alemania, internista, titular de patentes. Con el descubrimiento de las relaciones anímicas en las enfermedades todo cambió repentinamente. En 1986 se le retiró la licencia médica por *"no abjurar de la Ley Férrea del Cáncer y por no aceptar la MC"*, además fue detenido dos veces y recibió tres intentos de asesinato y mucho más. [1]
El Dr. Hamer presentó a la Universidad de Tubinga reiteradas veces su tesis para que los expertos la analisizaran. Como siempre fue rechazada y en una ocasión el asesor jurídico le comentó en voz baja:
"Los señores ya la han examinado cientos de veces a puertas cerradas. En cada ocasión han comprobado que todo es correcto. Si hubiesen encontrado un sólo caso erróneo, entonces habría sido usted invitado a Tubinga para realizar el examen público al día siguiente" [2]
El 2 de Julio de 2017 falleció el Dr. Hamer en Noruega, su país de exilio. Y fue sepultado en Erlangen (Alemania), según su deseo. Aquí había conocido a su señora y pasó sus años más felices.

¿Por qué "Germánica"?

Hasta el 2004 publicó el Dr. Hamer sus descubrimientos bajo el nombre de "Nueva Medicina". Dr. Hamer sobre el cambio de nombre:
El único motivo de cambiar el nombre de la Nueva Medicina en Nueva Medicina Germánica® = Germanische Neue Medizin® (Nota: últimamente llamada también Germanische Heilkunde = Medicina Germánica) *fue que entretanto hay alrededor de 15 disciplinas de las llamadas terapias alternativas que también han recibido el nombre de Nueva Medicina, por lo que el nombre no se podía proteger.*
Por ello tenía que buscar un nuevo nombre. Y puesto que esta medicina se ha descubierto en Germania, el país de poetas y pensadores, de músicos, inventores y descubridores, que además es la madre de casi todos los idiomas europeos, le di el nombre de Nueva Medicina Germánica®.
Desde entonces se me tacha no sólo de sectario, sino además de antisemita". [3]

Mi visión del futuro

Nosotros los Nuevos Médicos o Médicos Germánicos tratamos con respeto, no sólo a nuestros colegas, sino también a los médicos académicos y a los terapeutas de otras disciplinas.
Nos deshacemos de fanatismos y dogmatismos.
Con agradecimiento y cariño aprendemos mutuamente y nadie sabe más que los demás.
Consideramos a cada persona (y cada paciente) como un ser espiritual en su propio proceso de desarrollo.
Reconocemos que los caminos de la reparación son tan individuales como lo es cada persona. Lo bueno de la MC (medicina convencional) se une con la Nueva Medicina.
La MC supera su áspero materialismo, la Nueva Medicina supera su estrecho pensamiento biomecánico y los buscadores espirituales en vez de leer libros aplican sus conocimientos en la vida diaria.

---

1 Más información en "Einer gegen Alle" del Dr. Hamer (Uno contra todos), véase bibliografía.

2 Véase "Germanische Neue Medizin® Kurzinformation" 2008, Editorial Amici di Dirk, ISBN: 978-84-96127-31-9, en lo sucesivo citado como: "Dr. Hamer, "Germanische Neue Medizin® – Kurzinformation" pág. 38.

3 Dr. Hamer, "Präsentation der Neuen Medizin®" (Presentación de la Nueva Medicina), pág. 2, véase bibliografía.

LAS CINCO LEYES NATURALES BIOLÓGICAS

Éstas describen las causas y desarrollo de prácticamente todas las enfermedades. Sin embargo, no rigen para lesiones (por ejemplo, accidentes), intoxicaciones (por ejemplo, con flúor, mercurio) y males carenciales (comida de McDonald's).

Primera Ley Natural Biológica: El Conflicto

"**Primer criterio:** Cada Programa Especial Biológico (SBS) surge de un conflicto biológico, esto es, de un conflicto dramático agudo e isolativo (significa que en este momento estamos sólos) que tiene lugar simultáneamente en tres planos: psique – cerebro – órgano.

Segundo criterio: El conflicto biológico determina en el momento del conflicto tanto la localización del Programa Especial Biológico (SBS), como el llamado Foco de Hamer (FH), así como la localización en el órgano del cáncer o de una enfermedad equivalente al cáncer.

Tercer criterio: El desarrollo del SBS en los tres niveles (psique, cerebro y órgano) tiene lugar sincrónicamente, desde el conflicto hasta la solución del conflicto, desde la crisis de reparación en el momento culminante de la fase de reparación hasta la vuelta a la normalidad (normotonía)."[4]

Según mi experiencia los Programas Especiales pueden también empezar sin una fase "aguda y dramática": Por ejemplo, cuando existen de manera continuada cargas, preocupaciones o necesidades cotidianas, esto puede consolidarse con el transcurso del tiempo en un conflicto biológico. Expresiones típicas: *"Esta ha sido la gota que ha colmado el vaso"*, *"eso me oprime desde hace tiempo"*, *"ya no puedo más"*, *"eso es agobiante"*.

Para decirlo de manera sencilla: una "enfermedad" (SBS) comienza con acontecimientos o situaciones que no hemos podido soportar y que se reflejan en los planos: psique, cerebro y órgano. Pequeñas desarmonías generan *"enfermedades leves"*, mientras que grandes traumas generan *"enfermedades graves"*.

4 Véase Dr. Hamer, "Germanische Neue Medizin® – Breve información", pág. 9

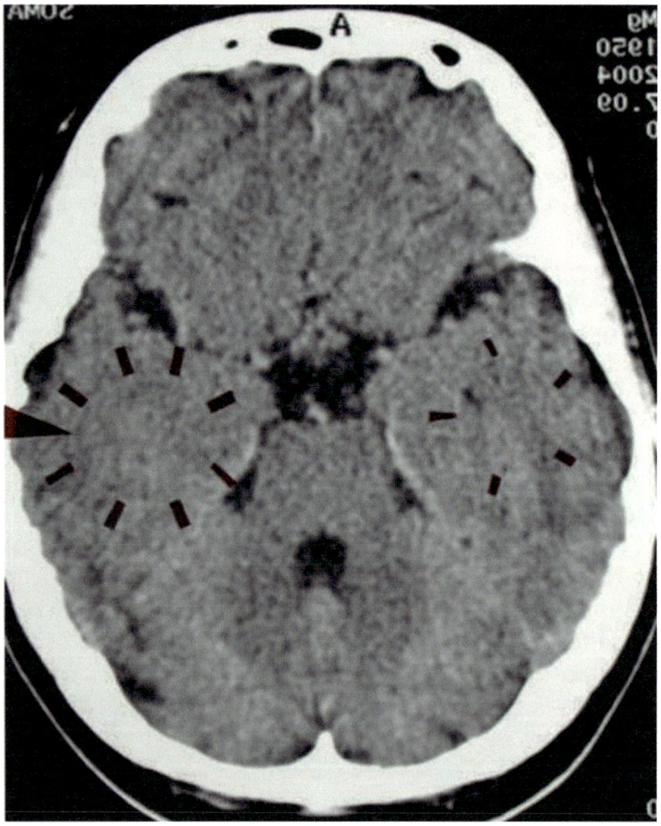

Dos Focos de Hamer con bordes marcados (activos) en los relés del oído interno. Estos indican que el paciente ha sufrido un conflicto de audición que todavía no ha superado.
"¡No doy crédito a mis oídos!".
Estos Focos de Hamer pueden denominarse las "huellas dactilares" del alma.
Estos son la prueba viva de que la psique dirige los órganos a través del cerebro.

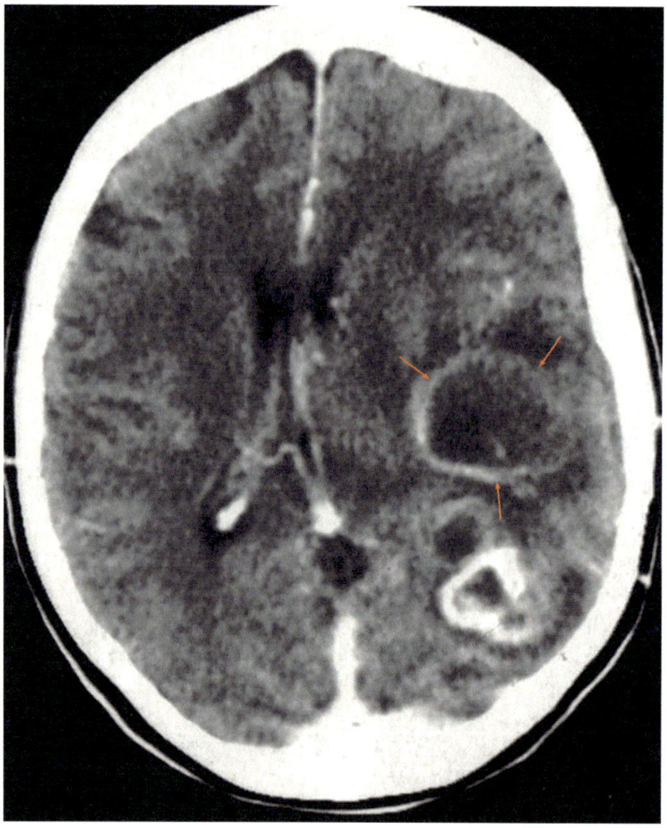

Las flechas señalan un Foco de Hamer durante una fase de reparación (TC con medio de contraste). Los bordes marcados apenas son visibles. En su lugar, se reconoce en la imagen una gran zona oscura con retención de líquido (edema cerebral) y un borde claro de tejido conjuntivo. En este paciente está afectado el relé de las arterias coronarias, relacionado con un conflicto de pérdida de territorio solucionado. En la MC se diagnostican a menudo estos FH como "tumores cerebrales". En el caso de este paciente, la MC habla de un "glioblastoma" (¡muy "maligno"!).

Ejemplo de una pequeña perturbación: una avispa se cuela a alguien por el cuello de la camisa. El susto le llega al alma. Un pequeño choque que cumple con todos los criterios del conflicto biológico: inesperado, agudo / dramático, isolativo. Algunos segundos después el insecto levanta el vuelo. Puesto que el estrés (fase de conflicto activo) ha durado sólo breve tiempo no surge enfermedad visible alguna. A pesar de que ha comenzado un SBS, el tiempo no ha sido suficiente (en la jerga especializada "masa insuficiente de conflicto") para tener efectos visibles en el cuerpo. A diferencia de los conflictos graves, las pequeñas conmociones biológicas son algo cotidiano. Son estos conflictos graves (sobre los que trata este libro) los que causan las "enfermedades".
Ejemplos de conflictos graves: *alguien recibe una paliza, una mujer es violada, una madre pierde a su hijo, un hombre pierde su puesto de trabajo del que depende de manera absoluta.*
Los conflictos biológicos pasan de largo sin que el "*entendimiento*" se ocupe de ellos. Esto quiere decir que nuestra inteligencia, nuestra razón o la lógica no nos sirven de nada en este momento. Se trata aquí de una mera percepción y sensación. En este momento tienen comienzo uno o varios Programas Especial Biológico (SBS) para hacer frente a la "catástrofe" lo mejor posible desde el punto de vista biológico.
A través del choque el cerebro y el cuerpo se activan pasando del "*modo normal*" al "*modo especial*".

Concepto de Programa Especial Biológico (SBS)

En lo sucesivo no hablaremos de "enfermedades" sino de útiles Programas Especiales Biológicos. ¿Por qué? Porque "Enfermedad" significa que hay algún "*problema*" en el cuerpo, que algo no "*funciona*", algo se ha "*desgastado*" o "*estropeado*" (modo de pensar en la vieja medicina).
Las 5 Leyes Naturales Biológicas nos enseñan que todo en el cuerpo tiene un orden y un sentido. Lo que antes llamábamos "enfermedad" es en realidad la consecuencia de una situación excepcional a nivel biológico (que en la mayoría de los casos ha tenido lugar en el pasado), que forma parte de una estrategia de supervivencia de la naturaleza. Si antes pensábamos que esto o aquello no "funciona", es precisamente porque no conocíamos la manera de trabajar del cuerpo y las relaciones naturales.
Cada tejido y cada órgano dispone de un "Programa Normal" para el funcionamiento habitual dentro del orden de la "vida cotidiana" y de un Programa Especial Biológico (SBS) para situaciones excepcionales, para "catástrofes biológicas".

Una analogía tecnológica

Vehículos con tracción integral conectable (Programa Especial) tienen la ventaja de poder circular por carreteras de montaña con nieve resbaladiza (situación excepcional). Esto sin duda es algo bueno. Una vez se ha conseguido subir la montaña en condiciones invernales, sólo un loco se lamentaría de que su coche ha consumido medio litro más de combustible (consecuente enfermedad). La tracción integral es un "Programa Especial" con sentido automovilístico para hacer frente a situaciones excepcionales. Sólo si no comprendemos la tracción integral, eventualmente intentaremos desmontarla.
Visto desde la perspectiva cronológica, existe una diferencia entre SBS y "enfermedad": cada SBS comienza con un conflicto / choque y dura hasta el final de la fase de reparación.
No obstante, la mayoría de los síntomas de la "enfermedad" aparecen durante la fase de reparación.

Concepto de Conflicto Biológico

El asesinato de su hijo Dirk ha sido el episodio más terrible de la vida del Dr. Hamer, pero también fue el momento del descubrimiento de las cinco Leyes Naturales Biológicas:
La causa de cada útil Programa Especial Biológico (SBS) es un acontecimiento traumático, un Conflicto Biológico que en lo sucesivo lo llamaremos *conflicto*. De manera inmediata se produce un cambio en psique, cerebro y órgano.
<u>Psique:</u>
Pensamientos obsesivos. Los pensamientos giran sin parar alrededor de una cosa: el conflicto. No se puede pensar en ninguna otra cosa. Incluso por la noche es imposible deshacerse de ellos.
<u>Cerebro:</u>
Foco de Hamer con borde marcado en la correspondiente región del cerebro.
<u>Órgano:</u>
Proliferación celular (tumor) o pérdida celular (ulceración, necrosis), o bien, aumento o restricción funcional (véase la tercera Ley Natural).

Concepto de Foco de Hamer (FH)

Desde el mismo momento en que ocurre el conflicto, encontramos en el lugar del cerebro correspondiente al contenido del mismo una configuración de anillos en forma de diana: el Foco de Hamer (FH). Estos focos son tejido cerebral comprimido en forma esférica. En las imágenes del cerebro donde aparecen múltiples secciones (tomografía axial computarizada) pueden reconocerse los Focos de Hamer con forma de disco. Los colegas del Dr. Hamer dieron a estos de manera burlona el nombre de "los extraños Focos de Hamer". Al final se quedaron con el nombre de "Foco de Hamer".
La localización de un FH nos proporciona información sobre el conflicto y sobre el órgano afectado. Además es posible determinar la fase en que se encuentra la "enfermedad" en función del aspecto del FH: un FH con el borde marcado nos muestra que el paciente todavía no se ha repuesto del choque (FH activo). Los FH que aparecen borrosos son una señal de conflictos resueltos, esto es, el paciente se ha recuperado del choque y se está curando.

Frases hechas

En el habla popular no se dudó nunca de la relación entre psique y cuerpo:
"*Me dio un susto de muerte*" (conflicto de pánico / laringe).
"*Me quedé paralizado de miedo*" (conflicto motor / musculatura).
"*Echó sapos y culebras*" (conflicto de enojo territorial / conductos biliares).
"*Eso ya lo tenía atravesado en la garganta*" (conflicto de presa / faringe).
"*Lo tengo sentado en la boca del estómago*" (conflicto de presa / estómago).
"*Tengo las manos atadas*" (conflicto de impotencia / conductos tiroideos).

"*Se interrumpió el contacto*" (conflicto de separación / epidermis).
"*Ya no puedo aguantar más*" (conflicto de autoestima / caderas, cuello del fémur).
"*El tipo me persigue de cerca*" (conflicto de miedo en la nuca / retina, humor vítreo).
"*Perdí la cara de vergüenza*" (conflicto de separación / nervio trigémino).

Sensación

Lo decisivo no es lo que ocurre, sino la sensación del paciente en el momento del conflicto. Lo que desde fuera a menudo parece inofensivo, puede haber herido profundamente a una persona en su punto débil. Por el contrario, con frecuencia se resisten grandes desgracias que desde fuera parecen apuntar de manera inequívoca a un conflicto biológico.
Siempre dependerá de la estructura sicológica individual, de las debilidades y condicionamientos de cada uno. ¡Cuidado con los diagnósticos a distancia!
Ejemplos de distintas sensaciones
Un hombre recibe la noticia de la muerte de su mujer en un accidente.

- Lo "normal" sería sentir un conflicto de pérdida con un SBS en los testículos. Sin embargo, lo sucedido puede también ser experimentado de otra forma:
- Conflicto de resistencia, cuando él se defiende interiormente y se resiste a aceptar esa muerte. "*¡No puede ser verdad que mi mujer haya muerto!*" SBS en las células beta de los islotes pancreáticos (diabetes).
- Conflicto central de autoestima, cuando su mujer era la base de toda su confianza en sí mismo. "*Sin ella ya no valgo nada*" SBS en las vértebras lumbares (dolores en la región lumbar durante la reparación).
- Conflicto de pérdida de territorio, si él consideraba a su mujer como parte del mismo. El jefe de la manada y su cierva. SBS en las arterias coronarias (angina de pecho).
- Conflicto de miedo frontal, cuando él tiene en mente el momento en que el camión va a atropellar a su mujer. SBS en el arco branquial (linfoma no-Hodgkin o quiste en los conductos branquiales en la fase de reparación).
- Sólo un pequeño conflicto sin SBS visible, por ejemplo, cuando él ya no quería más a su mujer.

Diestros o zurdos biológicos

Ya desde la primera división celular queda decidido si el individuo es diestro o zurdo. En el caso de gemelos univitelinos siempre es uno diestro y el otro zurdo.
La determinación de la lateralidad es muy importante para nosotros, ya que de ella se deriva la siguiente regla aplicable tanto para hombres como para mujeres:
Para la persona diestra el lado madre/hijo se encuentra en la mitad izquierda del cuerpo. Este lado está relacionado con la propia madre, los propios hijos o con personas y animales o bien con personas y animales para los cuales se tiene sentimientos maternales.
El lado derecho del diestro es el lado de asociación (pareja, socios, amigos, enemigos, mascotas, compañeros de trabajo, vecinos, parientes y todas las demás personas).
Para el zurdo es justo al contrario.
Si un diestro sufre de dolores en la cadera derecha, las únicas causas que entran en consideración son conflictos con la pareja. (En el caso de la cadera se trata de un conflicto con algo que no se puede soportar.)
Si una zurda tiene un problema con su rodilla derecha, hemos de buscar un conflicto de autoestima en la relación madre/hijo. (El conflicto de autoestima deportiva está relacionado con la rodilla. En este caso el conflicto de autoestima deportiva está relacionado con la madre o con el hijo.)
La erupción cutánea de un diestro en su lado izquierdo está sujeta a la relación madre/hijo. (Epidermis: conflicto de separación en la relación madre/hijo.)
Sin embargo, un conflicto también puede desencadenar un Programa Especial en ambos lados del cuerpo a la vez, por ejemplo, cuando están afectadas ambas articulaciones de la rodilla o la erupción cutánea se extiende por todo el cuerpo. En estos casos se trata tanto de la pareja como también de la madre/hijo, o bien, se trata de una misma persona que se siente en parte como madre/hijo y en parte como pareja. (Por ejemplo, el padre dependiente de cuidados que es en parte percibido por su hija como un "hijo".)
Para los Programas Especiales relacionados con el aspecto territorial (por ejemplo, arterias coronarias, bronquios, mucosa gástrica) la lateralidad es especialmente importante (saber si se

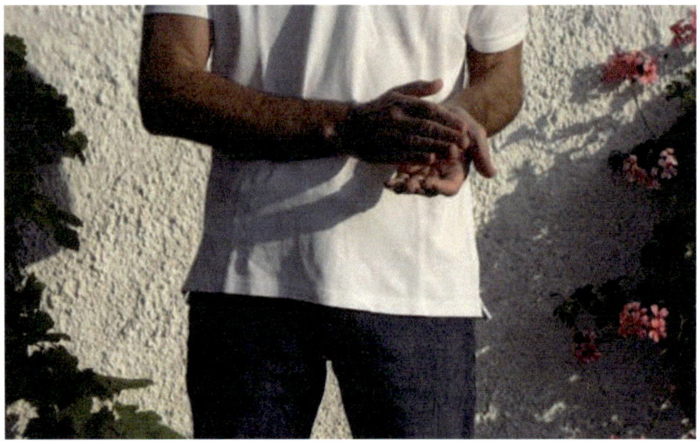

Mano derecha encima: diestro biológico.

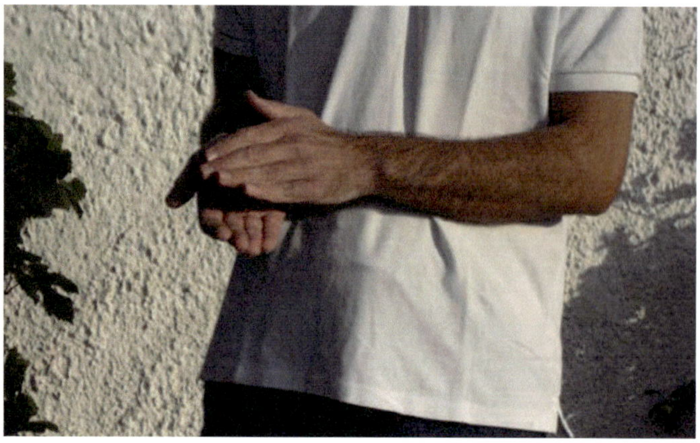

Mano izquierda encima: zurdo biológico.

trata de una persona diestra o zurda), puesto que permite decidir en qué hemisferio del cerebro se desarrolla el conflicto y qué órganos reaccionan con un SBS.
Los casos en los que la lateralidad no juega ningún papel son los Programas Especiales en el tronco cerebral (véase pág. 16), los conflictos de presa ("grupo amarillo", oído medio, intestino, parénquima del hígado, entre otros).

El test del aplauso

Para determinar la lateralidad pedimos a los pacientes que aplaudan manteniendo los brazos separados del tronco. La mano que dirige muestra la lateralidad. En caso de duda se puede pedir al paciente que aplauda rápida y lentamente de manera alterna. Si durante el aplauso se dirige la mano derecha hacia la izquierda, se trata de un diestro. En la mayoría de los casos la mano que dirige es la que está arriba. Pero cuidado: algunas personas aplauden con la mano que está debajo hacia arriba. Por ello hay que prestar siempre atención a la mano que dirige. Si el test del aplauso no es lo suficientemente claro, puede realizarse un segundo test:

"*El test del bebé*". En realidad, para este test necesitamos un bebé. Sin embargo, en lugar del bebé podemos servirnos de una toalla enrollada o una almohada. Pedimos al paciente que se ponga de pie y coloque al bebé (almohada) sobre su pecho. Entregamos al "bebé" en posición neutral (vertical) y observamos si el paciente coloca la cabeza del mismo sobre su pecho izquierdo o derecho. Si el paciente coloca la cabeza sobre su pecho izquierdo, el paciente es diestro; si lo hace sobre su pecho derecho, el paciente es zurdo.

"*El test de la botella*". Entréguele al paciente una botella con tapa enroscable y pídale que la abra.
Normalmente, la mano que dirige es la mano que gira el tapón. El diestro gira con la mano derecha y sujeta la botella con la izquierda.
Atención: En caso de personas que tocan la batería, personas con discapacidades o con lesiones en un brazo, los tests pueden dar resultados erróneos.

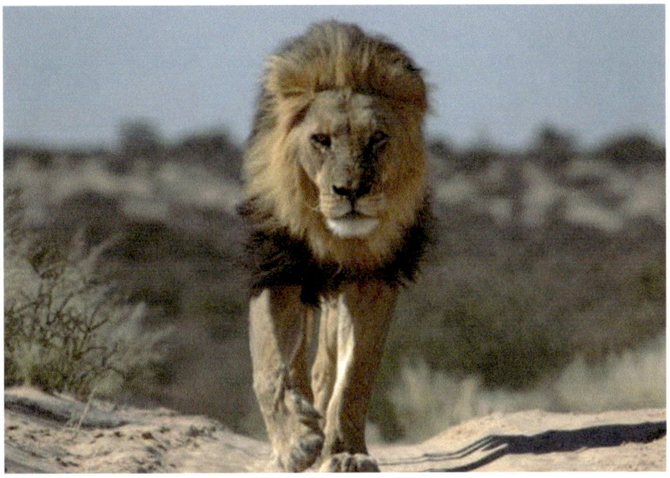

Imagine que este león en libertad corre hacia donde Ud. se encuentra. Instantáneamente Ud. se encuentra en simpaticotonía.

Conflicto local - La lateralidad no es determinante

La zona afectada por síntomas no siempre está referida a una relación madre/hijo o de pareja. *Por ejemplo: Un diestro recibe una bofetada en la mejilla derecha. En la mejilla derecha aparece un basalioma.* El conflicto no tenía nada que ver con una relación madre/hijo o de pareja, sino simplemente con un contacto no deseado en la piel.
= Conflicto local, la lateralidad no fue determinante
En principio, los conflictos locales pueden aparecer en cualquier parte. No obstante, estos aparecen sobre todo en epidermis, dermis, tejido conjuntivo, articulaciones, sistema muscular, vasos sanguíneos y linfáticos, peritoneo y pleura.

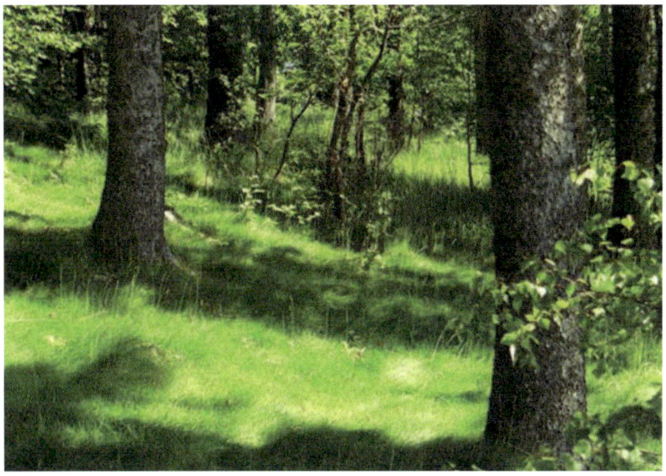

La armonía y tranquilidad del bosque fomenta la relajación (parasimpaticotonía o vagotonía).

Segunda Ley Natural Biológica: "La Ley de las Dos Fases de todos los Programas Especiales Biológicos (SBS), siempre que ofrezcan la solución para el conflicto" [5]

El sistema nervioso autónomo consta de dos partes oponentes: el sistema simpático (nervios de actividad) y el parasimpático (nervios de descanso). El primero regula las funciones involuntarias cuando estamos despiertos (actividad, trabajo, deporte); el segundo controla las funciones durante el reposo (sueño, relajación).
En estado normal, esto es, cuando estamos sanos y nos sentimos bien, estos sistemas oponentes se alternan rítmicamente (normotonía: ritmo estable día-noche).
El Dr. Hamer ha descubierto que tras un conflicto la psique, el cerebro y el cuerpo entran automáticamente en una situación de estrés continuo (simpaticotonía continua). De esta manera, el sistema simpático toma el control exclusivo.

Fase activa del conflicto

A esta fase de estrés la llamamos "fase activa del conflicto", o simplemente "fase activa".

5 Véase Dr. Hamer, "Germanische Neue Medizin® – Breve información", pág. 14-15.

El desarrollo de las enfermedades en lo referente a la solución del conflicto. Nuestro gráfico más importante.[8]

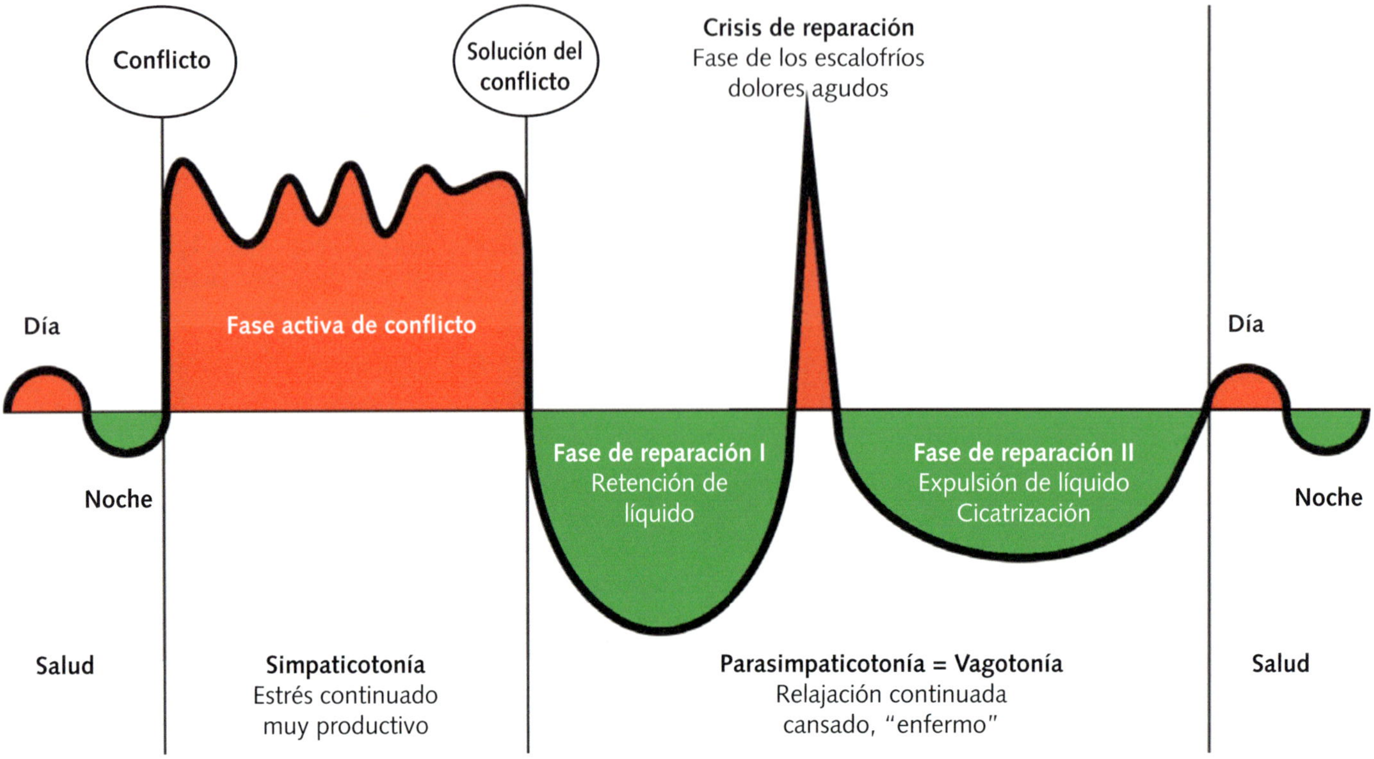

8 Véase Dr. Hamer, "Germanische Neue Medizin® – Breve información", pág. 14, 15

Síntomas: Tensión, los pensamientos giran sin cesar alrededor del conflicto (pensamientos intrusivos), Foco de Hamer con borde marcado en la región cerebral correspondiente, manos frías, hipertensión por el estrechamiento de los vasos sanguíneos, aumento de la respiración y del ritmo cardíaco, problemas de sueño, estado de "agitación" también por la noche, falta de apetito, pérdida de peso, "enfermedades frías" como, por ejemplo, gastritis o angina de pecho.

Fase de reparación

Cuando el individuo es capaz de solucionar el conflicto (solución del conflicto), termina la fase activa del mismo. Comienza la fase de reparación. Ahora el sistema parasimpático determina lo que ocurre. El péndulo se balancea en la dirección opuesta.

El estrés continuado se vuelve cansancio continuado (vagotonía). Síntomas: Relajación, fin de los pensamientos obsesivos, alivio psíquico, manos calientes, circulación débil, descenso del rendimiento, gran necesidad de sueño, cansancio (sobre todo durante el día), buen apetito, aumento de peso, dolores de cabeza, fiebre. El FH en el cerebro adquiere contornos suaves debido a la retención de agua. En la fase de reparación se encuentra la mayoría de las "enfermedades" de la MC, también las llamadas "enfermedades infecciosas" y otras "enfermedades calientes". En la primera parte de la fase de reparación se retiene el agua en la región cerebral afectada y en el órgano (edema), lo que puede ser una pesada carga (dolores) para el paciente. Si el individuo no es capaz de resolver el conflicto, se debilitará cada vez más hasta morir por demacración (caquexia). No obstante, la mayoría de las veces no se llega a ese punto, puesto que instintivamente reprimimos tales conflictos de nuestra conciencia o "aceptamos" la situación (degradación del conflicto, véase pág. 24).

Crisis de reparación (fase de los escalofríos, "días fríos")

Durante el descanso llega la hora de la verdad con la crisis de reparación (fase de escalofríos). Este breve "pico de simpaticotonía" (puede durar de algunos minutos a unos tres días aproximadamente) decide, en caso de enfermedades graves, si podremos o no solucionar el conflicto. Esta crisis de reparación es la fase más crítica de todo el SBS. Las crisis de reparación más destacadas son los ataques al corazón (SBS del corazón) o los ataques epilépticos (SBS en el sistema músculo-esquelético). A veces, en estos "días fríos" es posible experimentar nuevamente la crisis de forma acelerada. Mediante la crisis de reparación se da un golpe de timón en dirección a la normalidad. Durante la primera parte de la fase de reparación se expulsan los depósitos de agua almacenada en el cerebro y el órgano. Por ello, la segunda parte de la fase de reparación, en la cual se tiende a la normalidad (normotonía) se caracteriza por la expulsión de agua (fase de orina). Esto viene acompañado de una rápida mejora de los síntomas.

Tronco cerebral* y mesencéfalo** – Capa germinal interna (endodermo) – Lateralidad no determinante

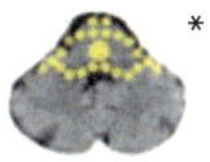

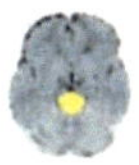

Tejido/órgano	Género de conflicto	Fase activa de conflicto	Fase de reparación
*Órganos digestivos, túbulos colectores, alvéolos pulmonares, Mucosa uterina, próstata, y otros.	Conflicto de presa. No poder conseguir o no poder deshacerse de algo (presa/bocado). (Conflicto de querer tener o deshacerse de algo.)	Aumento funcional, división celular/crecimiento tumoral (adcar.) +	Normalización, pérdida celular con hongos/bacterias, sudores nocturnos, dolores −
**Músculo liso	Conflictos de presa, motores	Aumento de tensión	Normalización

Cerebelo – Capa germinal intermedia (mesodermo antiguo) – Lateralidad determinante

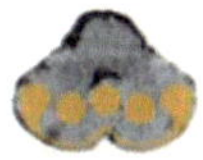

Tejido/órgano	Género de conflicto	Fase activa de conflicto	Fase de reparación
Tejidos internos y externos: dermis, pericardio, peritoneo, pleura, perineuro, Glándulas mamarias	Daños a la integridad: desfiguración, ataque, ensuciamiento, deformación. Conflicto de preocupación o pelea	Aumento funcional, división celular/crecimiento tumoral (adcar. o tumores adenoides) +	Normalización, pérdida celular con ayuda de bacterias/micobacterias, sudores nocturnos + dolores −

Sustancia blanca – Capa germinal intermedia (mesodermo nuevo) – Lateralidad determinante

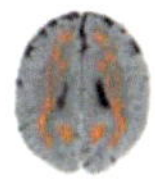

Tejido/órgano	Género de conflicto	Fase activa de conflicto	Fase de reparación
Tejido de soporte y conjuntivo: huesos, cartílago, tendones, ligamentos. Nutrición de músculo estriado, generalmente vinculado con ectodermo – Inervación. Vasos sanguíneos y linfáticos, ovario, testículo, y otros.	Conflictos de desvalorización: por ejemplo, con relación al trabajo, pareja, familia, deporte, físico. Se ha sido criticado o despreciado. Uno ha fallado en algo o algo sale mal.	Pérdida funcional, pérdida celular (necrosis) −	Aumento funcional, aumento celular (tumores mesenquimales, sarcomas) con ayuda de bacterias + dolores +

Corteza cerebral – Capa germinal externa (ectodermo) – Lateralidad determinante

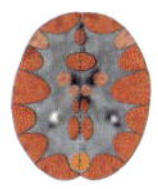

Tejido/órgano	Género de conflicto	Fase activa de conflicto	Fase de reparación
Órganos sensoriales, epidermis, mucosas epiteliales, por ejemplo, arterias y venas coronarias, mucosa bronquial y laringea, esmalte dental	Conflictos sociales: por ejemplo, conflictos de separación, conflictos territoriales, conflictos de presa	Pérdida celular o funcional, dolores en órganos del "esquema de la mucosa de la garganta" −	Reconstrucción celular o recuperación funcional, dolores en órganos del "esquema de piel externa" +
Inervación de músculo estriado, generalmente vinculado al mesodermo – Nutrición	Conflictos motores	Pérdida funcional (debilidad, parálisis)	Recuperación + crisis de reparación (calambres, contracciones, epilepsia)

El **tronco cerebral** (incluido mesencéfalo*) controla la capa germinal interna (endodermo).
Conducción nerviosa cerebro-órgano no cruzada. La lateralidad no es determinante.
El aparato digestivo está ordenado de manera circular en el tronco cerebral. Según el Dr. Hamer esto tiene un fundamento ontogenético (en mi opinión un componente ancestral de la Naturaleza): el organismo primigenio que sirvió de modelo tenía una única abertura para la ingestión y excreción (por ejemplo, la anémona de mar). Por la derecha (ramificación de entrada) entra el alimento (presa), por la izquierda (ramificación de salida) se expulsa lo indigerible (presa). Este sistema se adoptó también en especies más evolucionadas (por ejemplo, en seres humanos). Sin embargo, para hacer posible un cuerpo erguido (sin forma circular) se "rasgó" el anillo. La boca y el ano representan el punto inicial y final del originario "anillo digestivo". Género del conflicto: conflictos arcaicos de presa, lado derecho (querer tener algo), lado izquierdo (querer deshacerse de algo).

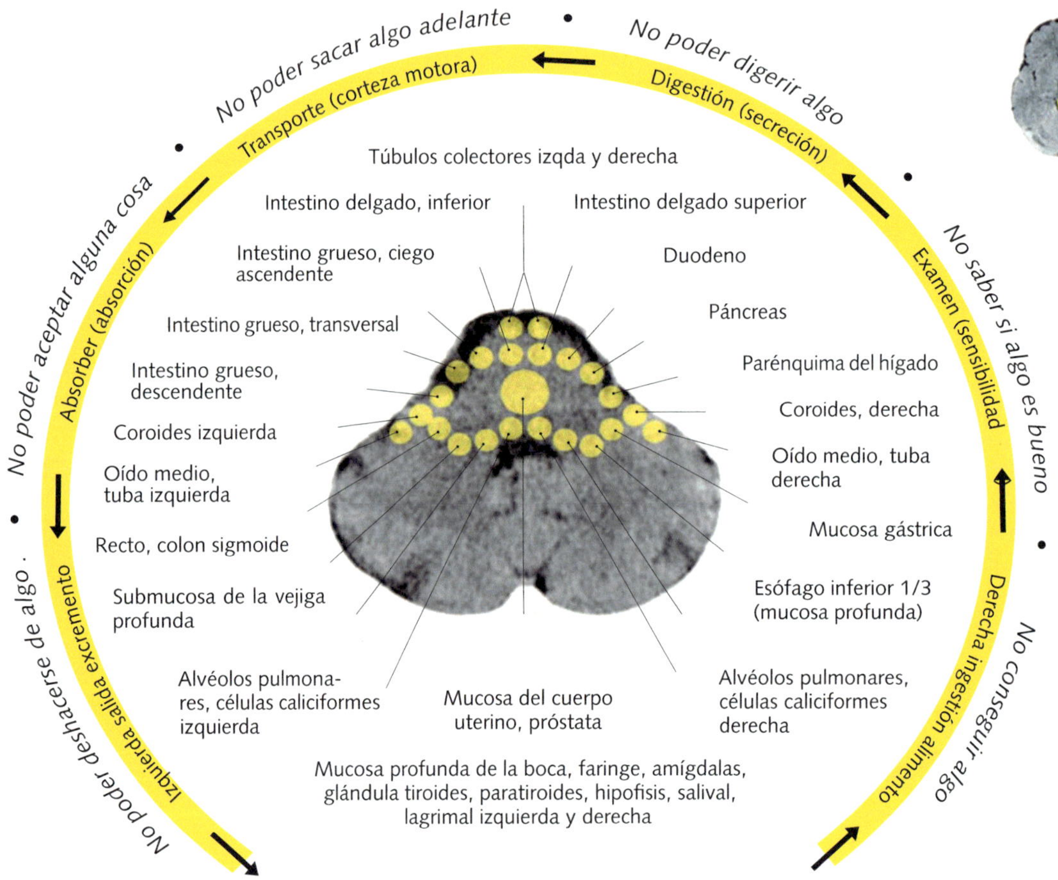

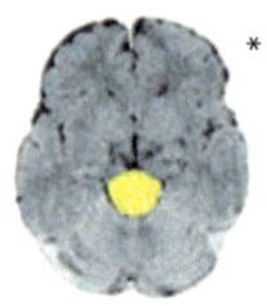

El **cerebelo** controla una parte de la capa germinal media (mesodermo antiguo).
Conducción nerviosa cerebro-órgano cruzada. Observar la lateralidad (o el conflicto local).
Conflictos de ataque, desfiguración, preocupación o pelea

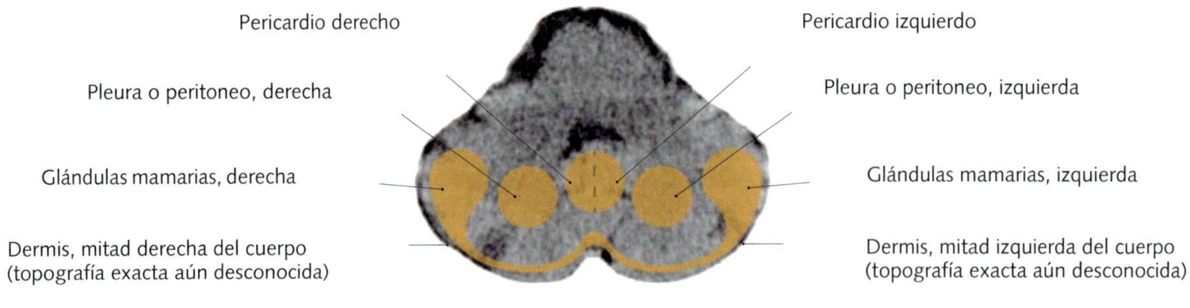

La **sustancia blanca** controla la otra parte de la capa germinal intermedia (mesodermo nuevo).
Conducción nerviosa cruzada cerebro-órgano.
Observar la lateralidad (o el conflicto local).
Conflictos de desvalorización: no sentirse lo bastante fuerte. Algo ha ido mal. No se ha acertado.

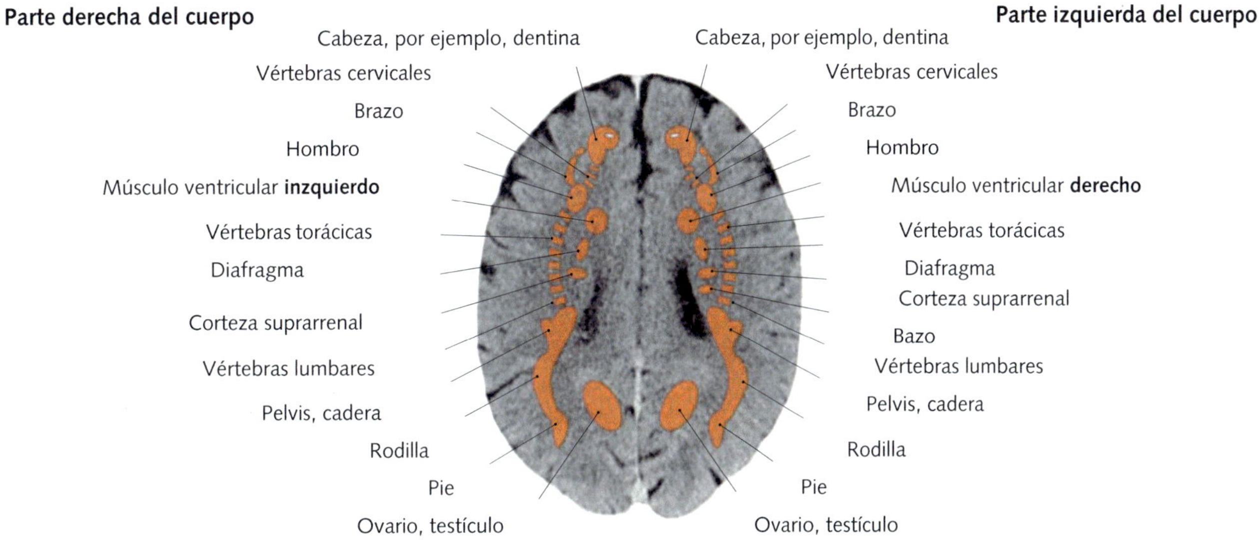

La **corteza cerebral** controla la capa germinal externa (ectodermo).
Conducción nerviosa cerebro-órgano cruzada. Lateralidad determinante. Conflictos sociales, de territorio, de separación o conflictos motores, miedo frente a peligro por detrás o por delante.

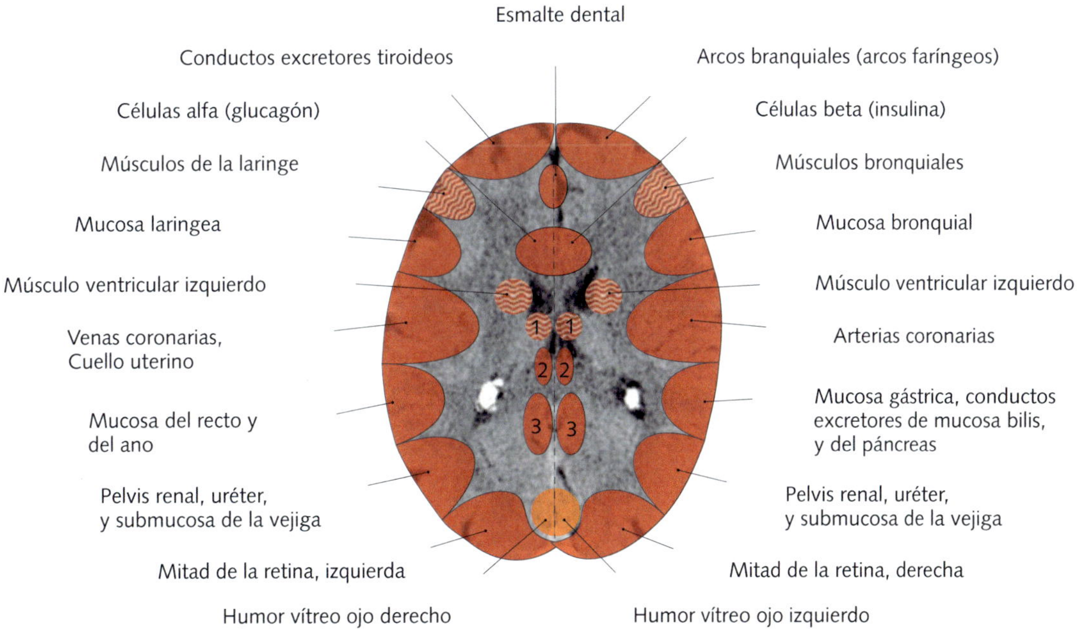

1 Músculos estriados (corteza motora) pierna derecha e izquierda
2 Epidermis, pelos (corteza sensorial) pierna derecha e izquierda
3 Periostio (corteza postsensorial) pierna derecha e izquierda

Como referencia a las ilustraciones de esta página doble véase Dr med. Mag. theol, Ryke Geerd Hamer "Wissenschaftliche Tabelle der Germanischen Neuen Medizin®". Ed. noviembre, 2006, Amici di Dirk Ediciones. En lo sucesivo citado como "Dr. Hamer, Tabellenbuch". pág. 10, 42, 56, 85.

Cada SBS tiene su crisis de reparación específica, incluso "enfermedades" inofensivas como un constipado (estornudos en crisis de reparación) o una laringitis (tos en crisis de reparación). El conocimiento sobre la división en dos fases restaura el orden en las "enfermedades" de la MC. Por lo general, la primera fase (fase activa) se pasa por alto, ya que esta sólo ocasiona molestias en algunos Programas Especiales. Por otra parte, en la segunda parte de la fase de reparación se diagnosticaba y daba tratamiento a "enfermedades" que en realidad eran síntomas de la fase de reparación.

Tercera Ley Natural Biológica: "El sistema de Programa Especial Biológico (SBS) de la Naturaleza condicionado por la ontogénesis" [6]

Esta ley afirma que todos los procesos en el cuerpo se pueden comprender desde su desarrollo embrionario (ontogénesis).
Mediante la embriología sabemos que cada tejido y cada célula, tanto en humanos como en animales, pertenecen a una de las tres capas germinales. Con capas y hojas germinales se designan tipos de tejido y no deben entenderse como "hojas" o "capas" propiamente dichas.
El Dr. Hamer observó lo siguiente: por una parte hay tumores que cuyo tamaño aumenta en la fase de conflicto activo y que se "encogen" en la fase de reparación. Por otra parte, hay tipos de cáncer que producen "agujeros" en la fase de conflicto activo, esto es, pérdidas de tejido (úlcera, necrosis), que se vuelven a "rellenar" en la fase de reparación. Un proceso contrario aparentemente "*ilógico*". A través del estudio y comparación de más de 10.000 casos de pacientes, el Dr. Hamer resolvió este enigma y descubrió un orden excepcional entre las capas germinales, los tipos de conflicto y las regiones cerebrales: El condicionamiento ontogenético en el sistema de la Naturaleza. Si se comparan las tablas de la pág. 16, puede comprobarse un comportamiento similar de los tejidos del endodermo y del mesodermo del cerebelo.
Esta pareja funciona según el modelo del "cerebro antiguo".
La segunda pareja, el mesodermo del cuerpo medular del cerebelo y ectodermo, funciona según el "modelo del encéfalo" y se comporta exactamente de manera inversa (véase pág. 15-16).
En resumen, podemos afirmar que la Tercera Ley Natural Biológica nos permite entender la multiplicación de tejido (tumor), la pérdida de tejido (úlcera), la pérdida funcional (diabetes) y el aumento funcional (por ejemplo, el hipertiroidismo). Ahora sabemos qué órganos se ven afectados por un determinado conflicto y qué partes del cerebro controlan el proceso.
La idea de que un cáncer "*prolifera*" de manera incontrolada hasta que acaba con el individuo pertenece por ello al pasado. Podemos reconocer que el cáncer no es un proceso sin sentido dirigido por células salvajes, sino que se trata de un proceso perfectamente diseñado por la Madre Naturaleza.

6 Dr. Hamer, 8 "Germanische Neue Medizin® – Breve información", pág. 19

Cuarta Ley Natural Biológica: "El sistema de Microbios condicionado por la ontogénesis" [7]

Esta ley natural biológica afirma que hongos, bacterias y virus (globulinas) son aliados indispensables (simbiontes) y cumplen determinadas funciones en el cuerpo.
A través de la MC conocemos la clasificación de los microorganismos en "buenos" (simbiontes, por ejemplo, los colibacilos en el intestino o en la flora bucal) y "malos" (antibiontes, por ejemplo, las bacterias de la tuberculosis, estreptococos, virus). A los "malos" se les atribuyó la culpa de diversas enfermedades. A estas "enfermedades" se las denominó "enfermedades infecciosas". Este error se cometió porque detrás de muchas "enfermedades" es posible encontrar de hecho hongos, bacterias y virus (globulinas) en el cuerpo. Sin embargo, el hecho que a la MC le interesa ocultar es que, cuando se buscan, también es posible encontrar una gran cantidad de microbios en un organismo sano. Si estos se encuentran en enfermos se habla de agentes "patógenos" (causantes de enfermedad): "*¡Ahí la tenemos, es una infección!*" El hecho de que un germen a veces causa una enfermedad y a veces no, se explica mediante un buen o mal "sistema inmunológico".
Con frecuencia se han realizado "ensayos de infección" en secreto que han arrojado siempre los mismos resultados: los gérmenes se pueden transmitir, pero no las enfermedades asociadas.

Microbios = Bomberos

Al investigar las causas de incendios, alguien podría llegar a la siguiente disparatada conclusión: "*En cada incendio había*

7 Dr. Hamer, 2 "Germanische Neue Medizin® – Breve información", pág. 25

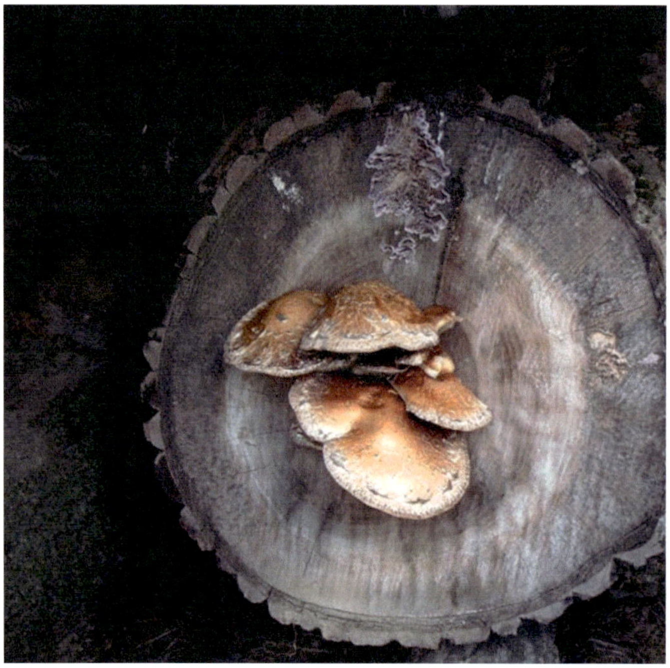

Nada es casual, allí donde ocurre. Esto también es válido para los microbios. En la imagen, un hongo descompone madera muerta.

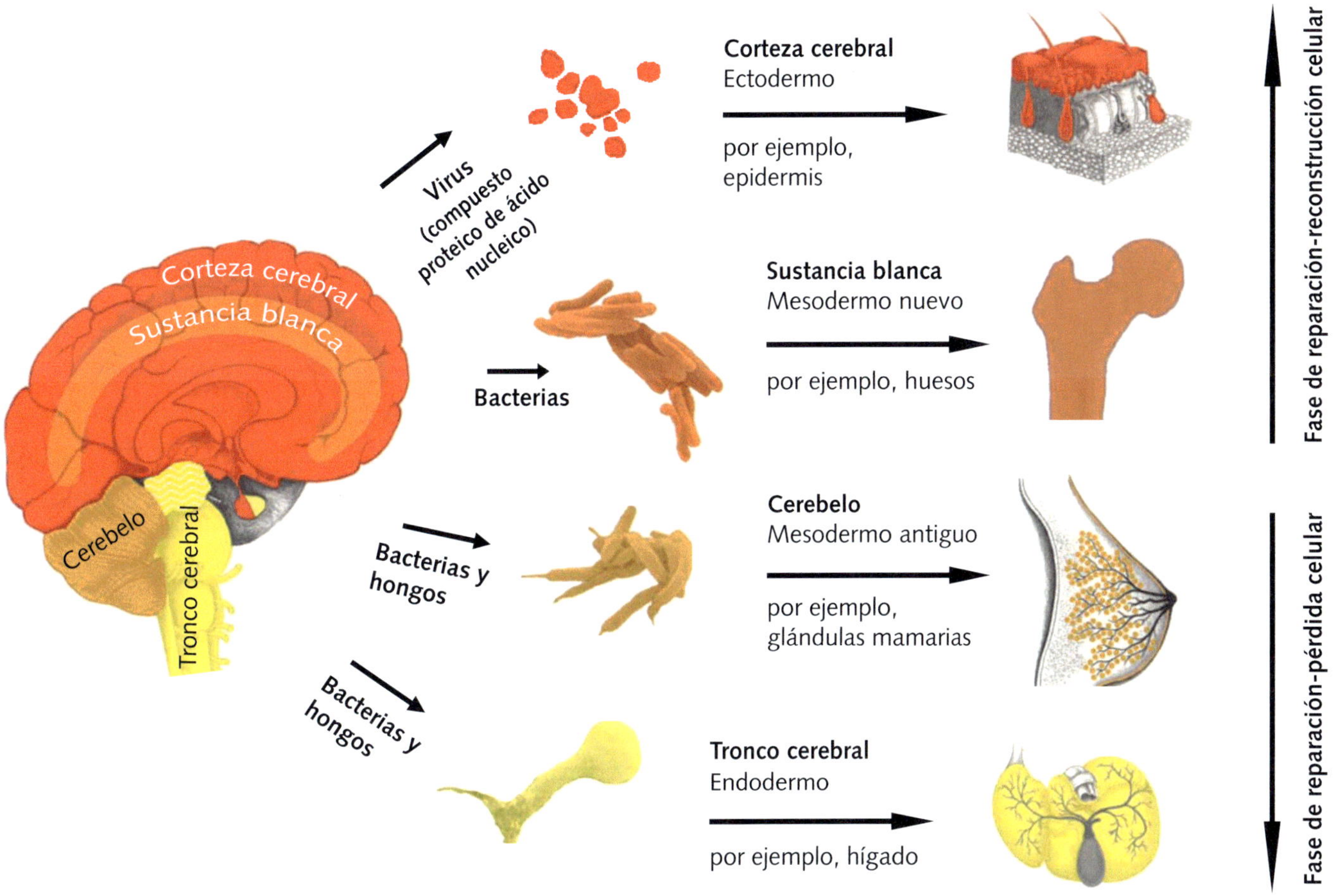

presentes vehículos de bomberos. ¡Estos vehículos deben haber sido la causa de los incendios!". Todo el mundo sabe que esto es una tontería, puesto que los bomberos "apagan incendios". Hongos, bacterias y virus (globulinas) hacen lo mismo, *"apagan incendios"* y optimizan la reparación. En ningún caso son culpables de la enfermedad.

Compañeros fieles

Los microbios son desde tiempos inmemoriales nuestros fieles compañeros. Nuestro cuerpo está "impregnado" por ellos en todas sus células (por ejemplo, mitocondrias). En la Naturaleza tampoco hay nada que esté "libre de gérmenes". Por el contrario, todo lo que vive está lleno de microbios (por ejemplo, el humus). Desde que existimos vivimos en perfecta simbiosis con ellos. Sin ellos moriríamos todos en el acto (respiración celular, digestión). El Dr. Hamer ha descubierto que las tres clases de microbios (hongos, bacterias, "virus") están controlados por diferentes regiones del cerebro. Desde ahí reciben órdenes para realizar determinadas "operaciones". Importante: ¡Nuestros pequeños microcirujanos únicamente están activos durante fases de reparación!

Hongos y micobacterias

Dirigidas por el tronco cerebral eliminan tejido sobrante en la capa germinal interna (por ejemplo, el hongo Candida albicans en el intestino, candidiasis en la boca). Los sudores nocturnos son un síntoma de que están en acción. El tronco cerebral envía una señal para su multiplicación durante la fase activa (provisión de reservas en la cantidad correspondiente). Si éstos se presentan durante la fase activa (asintomática), la medicina tradicional habla de *"agentes no patógenos (no causantes de enfermedad)"*.

Bacterias

Existen numerosas clases diferentes de bacterias. Cada bacteria posee una determinada "área especializada", por ejemplo, los gonococos en el tracto urogenital o las corinebacterias en la garganta. Una parte de las bacterias está controlada por el cerebelo para eliminar tejido ("principio del cerebro antiguo"). La otra parte está controlada por el cuerpo medular del cerebro para producir tejido ("principio del cerebro nuevo"), por ejemplo, las bacterias programadas especialmente para contribuir a la formación de sustancia ósea.

Virus

Hasta hoy no existe una prueba directa de los virus. Las "pruebas" de la MC son siempre tests indirectos basados en la unión o no unión de proteínas a otras proteínas. Estas pruebas no están contrastadas, puesto que para ello sería necesario primero aislar al virus. De la misma manera, tampoco hay pruebas de que los virus sean causa de enfermedades. Es indiscutible que existen en la sangre y demás fluidos del cuerpo un gran número de microscópicas asociaciones proteína-ácido nucleico. Estas globulinas pueden equipararse con los llamados "virus".
Es posible que el cerebro trabaje con estas proteínas para regenerar el tejido del ectodermo en la fase de reparación. La

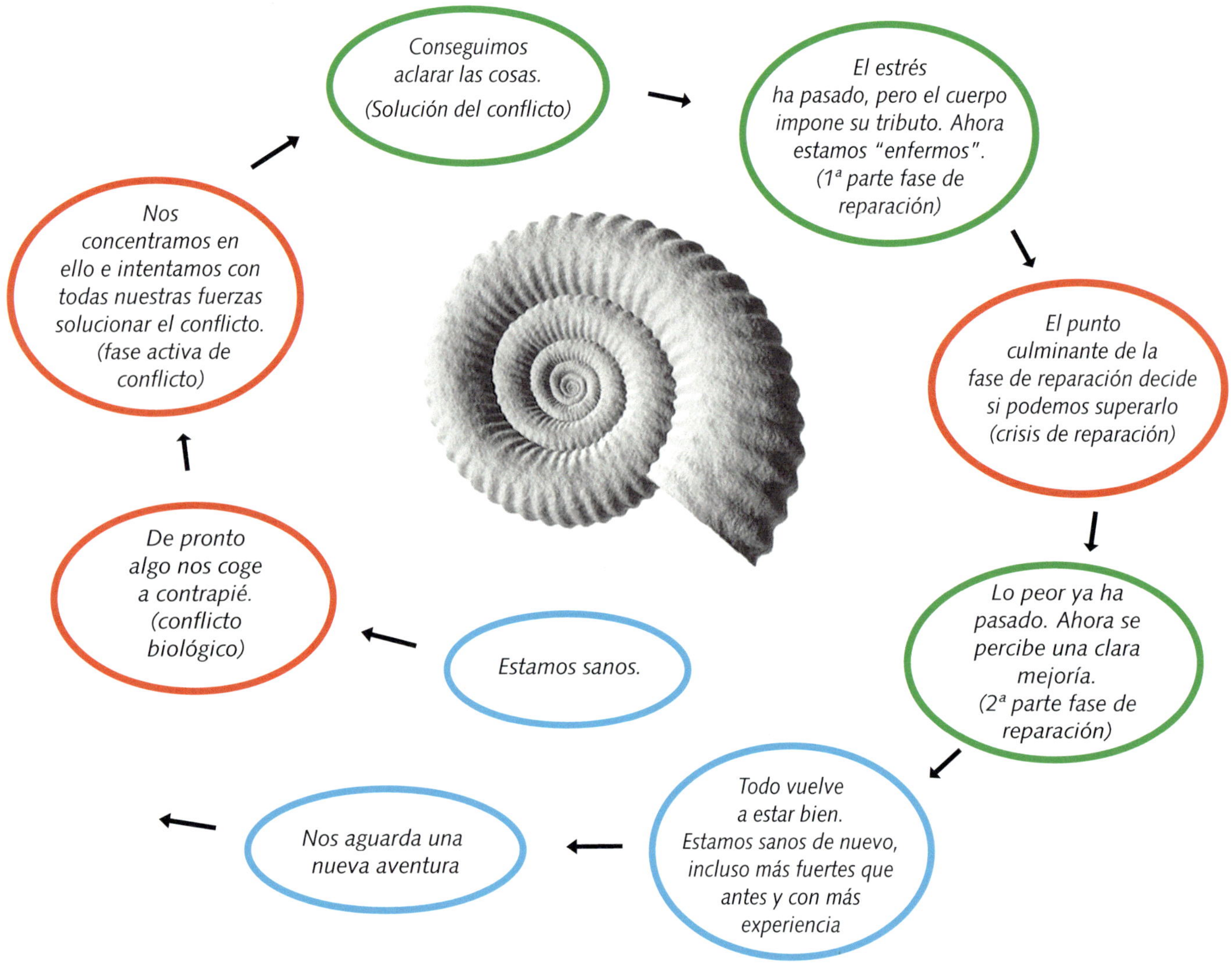

última afirmación del Dr. Hamer a este respecto es que no hay microbios que trabajen en el ectodermo.

Los microbios pueden volverse problemáticos cuando estos no forman parte de nuestra "flora corporal". Por ejemplo, en viajes a países lejanos entramos en contacto con cepas de bacterias "desconocidas". Estas ponen al cuerpo en la difícil situación de integrar bacterias y hongos desconocidos en las reservas de microbios del propio cuerpo.

En principio, todavía sabemos demasiado poco sobre el trabajo exacto que realizan los microorganismos, puesto que desde hace más de un siglo sólo se investiga en el campo de las "infecciones".

¿Cómo explicamos las epidemias? A través de conflictos experimentados de manera colectiva en familias (por ejemplo, inesperadamente mamá tiene que empezar a trabajar), en el colegio (por ejemplo, tareas demasiado difíciles de matemáticas) o en regiones enteras (por ejemplo, guerras, catástrofes). Aquí surte efecto todo el espectro de la sensibilidad colectiva de grupos. Un estrés semejante o sentimientos negativos producen enfermedades semejantes durante la fase de reparación. Véase al respecto el capítulo "Vacunas" pág. 67 y el capítulo "Sarampión" pág. 289.

Restricción / preguntas por contestar

Segmente 599 bis 601 identisch mit Segmenten 587 bis 589. Bitte überprüfe das Por ejemplo, en viajes a países lejanos entramos en contacto con cepas de bacterias "desconocidas". Estas ponen al cuerpo en la difícil situación de integrar bacterias y hongos desconocidos en las reservas de microbios del propio cuerpo.

Opino además que un medio ambiente enfermo y contaminado también contribuye a producir microorganismos que causan enfermedades. A este respecto es interesante mencionar que el curandero medial Anthony William (Medicina Medial, Editorial Arkana Verlag 2016) señala la fecha de aparición del virus Epstein-Barr al comienzo de la revolución industrial (alrededor de 1900). Él opina que este virus es la causa de las más diversas enfermedades tales como la fatiga, hepatitis, fibromialgia.

En principio, todavía sabemos demasiado poco sobre el trabajo exacto que realizan los microorganismos, puesto que desde hace más de un siglo sólo se investiga en el campo de las "infecciones".

Quinta Ley Natural Biológica: El sentido biológico de las "enfermedades" [8]

El Dr. Hamer no llama en vano "Programa Especial Biológico" (SBS) a las "enfermedades". El nombre ya lo dice todo: cada "enfermedad" tiene un sentido. Antes pensábamos que Dios quizá nos castiga deliberadamente con "enfermedades".

La MC nunca se planteó la pregunta sobre el sentido, puesto que partía del hecho de que el hombre es resultado casual de la evolución. Según la filosofía de la MC las enfermedades suceden por casualidad, o bien porque el "cuerpo-máquina" no ha recibido el combustible o el mantenimiento adecuado.

Comprender el sentido de las "enfermedades" es lo más hermoso de esta nueva medicina.

Gracias a la Nueva Medicina podemos formarnos una idea de los procesos de la Naturaleza. Reconocemos que todo tiene un orden razonable y bien concebido.

Cada uno de los SBSs ha sido probado innumerables veces. Todo comienza en cuando nos vemos enfrentados con una situación excepcional que nos pilla a contrapié.

¿Cuál es el sentido del cáncer intestinal?

"Eso sigue siendo para mí algo indigerible". El conflicto en el caso de un cáncer intestinal es un *"enojo indigesto"*. *Por ejemplo, un empleado se alegra por su inminente ascenso, pero al final eligen inesperadamente a otro.* En el intestino grueso comienza un proceso de división celular. Las células intestinales adicionales producen jugo digestivo adicional para digerir mejor la "presa" resultado del enojo. El mismo Programa Especial tiene lugar en el lobo que tiene atravesado un hueso ("presa") en el intestino. La Naturaleza intenta eliminar el obstáculo con células intestinales adicionales. En el caso de nosotros los humanos no se trata en la mayoría de los caso de presas reales, sino de "presas" de trabajo, de la casa, del auto.

¿Cuál es el sentido del cáncer testicular?

La división celular en los testículos es producida por un "conflicto de pérdida", *por ejemplo, la muerte de un pariente cercano, nuestro querido gato muere atropellado, nuestro hijo se muda para siempre a otra ciudad.* Células testiculares adicionales producen más testosterona (la hormona sexual masculina) y más espermatozoides. Este impulso hormonal actúa como un turbo sexual, es decir, aumenta el instinto de procreación para llenar de nuevo el vacío que ha dejado la pérdida. La Naturaleza no distingue entre la muerte de un ser querido y la muerte de un gato. En ambos casos comienza el mismo Programa Especial para generar descendencia.

Las mujeres reaccionan ante este "conflicto de pérdida" con un cáncer de ovario. La proliferación celular en los ovarios provoca una oleada de estrógenos. El alto nivel de estrógenos hace a la mujer especialmente receptiva al amor y la concepción. También aquí la Naturaleza se preocupa de proporcionar un "sustituto" rápido. En este caso mediante el embarazo.

Dolores en el aparato locomotor

Su sentido es inmovilizar el organismo afectado para reforzar las estructuras que están debilitadas, puesto que los huesos, cartílagos, tendones y músculos pueden regenerarse o reconstruirse solamente sólo en reposo. (También los coches necesitan estar en reposo cuando hay que repararlos). Cuando se completa la fase de reparación (inflamación) cesan los dolores y el hueso vuelve a ser plenamente resistente e incluso más fuerte que antes (grupo de lujo). El conflicto correspondiente es el conflicto de autoestima.

¿Cuál es el sentido del hipertiroidismo?

Cuando un individuo sufre porque es muy lento, se inicia un proceso de división celular en la glándula tiroides. Por ejemplo, a un vendedor le roban continuamente clientes porque no es suficientemente rápido. En este caso la Madre Naturaleza proporciona más tejido tiroideo para conseguir un nivel mayor de tiroxinas, lo que promueve una mayor actividad del individuo. ¡Ahora el vendedor es más rápido! Cuando se soluciona el conflicto, el tumor de la glándula tiroides se reabsorbe mediante micobacterias (inflamación de la glándula tiroides).

Restricción de la quinta Ley Natural

Según mi experiencia el objetivo de los síntomas / enfermedades llega a veces más allá del sentido biológico. A menudo el sentido consiste también en reflejar procesos mentales en el cuerpo con el fin de concientizarnos. = Ley de correspondencia / ley de reflexión. Por ejemplo, las articulaciones hipermovibles (hipermovilidad) muestran una inestabilidad interior.

Definiciones importantes

"Benigno" o "maligno"

Esta clasificación es especialmente importante en la MC, pero no desde el punto de vista de las cinco Leyes Naturales Biológicas. Los tumores *"benignos"* son considerados en la MC

8 Dr. Hamer, 10 "Germanische Neue Medizin® – Breve información", pág. 29.

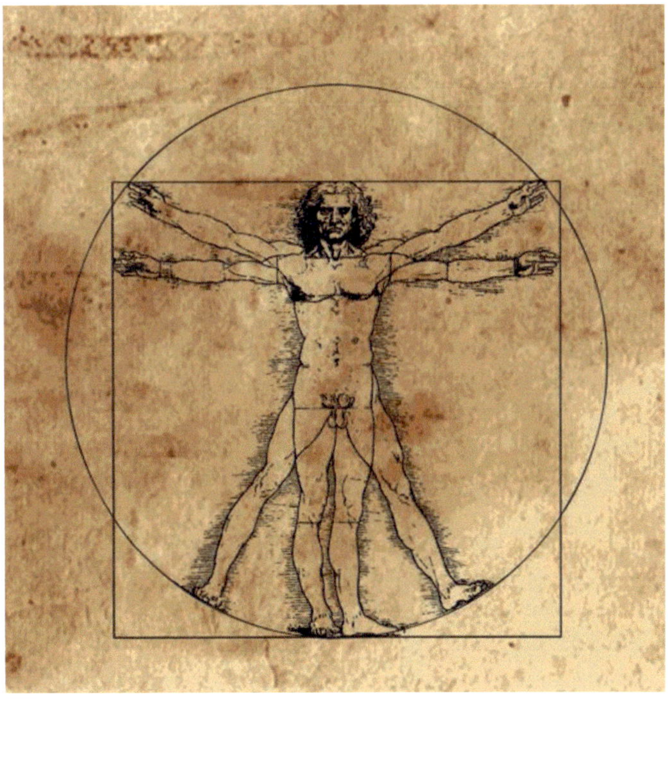

como inofensivos y pacíficos, mientras que los *"malignos"* son agresivos y una amenaza para la vida. Sin embargo, ¿cuál es la realidad biológica?

¿Qué hace que un tumor *"maligno"* sea tan *"malo"*? Lo decisivo para la MC es el tamaño, el aspecto, el comportamiento de crecimiento y, sobre todo, el diagnóstico microscópico (biopsia): Si el análisis microscópico muestra numerosas células de mayor tamaño y células con núcleos celulares de mayor tamaño, entonces el diagnóstico será *"maligno"*. Si se detectan estructuras celulares uniformes, el diagnóstico será *"benigno"*.

¿Cómo funciona el crecimiento celular?

En primer lugar se hincha la célula hasta que casi alcanza el doble de su tamaño original. El núcleo y demás componentes celulares se duplican. Poco después se estrecha la célula por el centro y se divide. De una célula resultan dos. En comparación con el resto de la masa, los núcleos de los "descendientes" tienen mayor tamaño. En tal caso la MC habla de un tejido *"maligno"*. Lo correcto sería hablar simplemente de *"tejido creciente"*. Esta clasificación resulta todavía más absurda, si se tiene en cuenta que, para la MC el límite entre *"benigno"* y *"maligno"* no está claro en absoluto. La misma prueba de tejido ofrece a menudo distintos diagnósticos en distintos laboratorios. Los especialistas se contradicen con bastante frecuencia. Esto sucede a menudo justo cuando el tumor empieza a crecer o cuando casi ha cesado el crecimiento.

Antes se pensaba que el crecimiento de tejido era un error de la Naturaleza, por lo que se le llamaba *"maligno"*.

Ahora sabemos que el tejido no empieza a crecer de manera casual. Un Programa Especial sólo comienza cuando existe una necesidad biológica.

Si se pusiese bajo el microscopio el tejido de un embrión o el tejido de una herida que está sanando, la MC lo calificaría de *"maligno"*, puesto que aquí también es posible observar un dinámico crecimiento.

Un diagnóstico igualmente absurso lo proporcionaría una muestra del tejido de una fractura ósea durante su recuperación. El tejido de la fractura no se diferencia del tejido óseo canceroso de un osteosarcoma.

El mismo diagnóstico obtendríamos de una toma de tejido de las células del pecho durante el embarazo. En esta etapa se multiplican las células mamarias.

Conclusión: Debemos olvidar lo antes posible la distinción entre *"benigno"* y *"maligno"*, ya que ésta nada tiene de científica.

Metástasis

"Se denomina metástasis a la propagación hipotéticamente definida de un tumor maligno o del foco de una infección. (...) La ontología practicada actualmente se basa en esta teoría." Así está descrita en Wikipedia. Es del todo correcto que aquí se hable de teoría. Lamentablemente no conozco a ningún paciente de cáncer al que se le explique que se trata de una teoría. Todo lo contrario, en la MC las metástasis son tomadas como un hecho. En realidad nunca se ha demostrado la presencia ni siquiera de una sola célula cancerosa en una gota de sangre arterial.

<u>Donación de sangre:</u> ¿Por qué no se analiza la sangre de los donantes en búsqueda de *"metástasis"*? ¿No sería esto evidentemente necesario desde el punto de vista médico, si se tiene en cuenta que una de cada cuatro personas enferma de cáncer a lo largo de su vida y el donante podría ser portador de *"metástasis"*?

<u>Misteriosa transformación:</u> ¿Cómo es posible que células de un tumor primario en el intestino se "propaguen", por ejemplo, en los huesos (metástasis en los huesos) y se transformen súbitamente en células óseas? ¿Cómo pueden generarse células óseas a partir de células específicas del intestino? Esto es sin más lo que sucede en las supuestas metástasis de huesos.

¿Pero entonces qué son las *"metástasis"*, si no existen?

Ellas son nuevos cánceres (segundo o tercer cáncer), que en su mayoría son resultado del choque producido por los

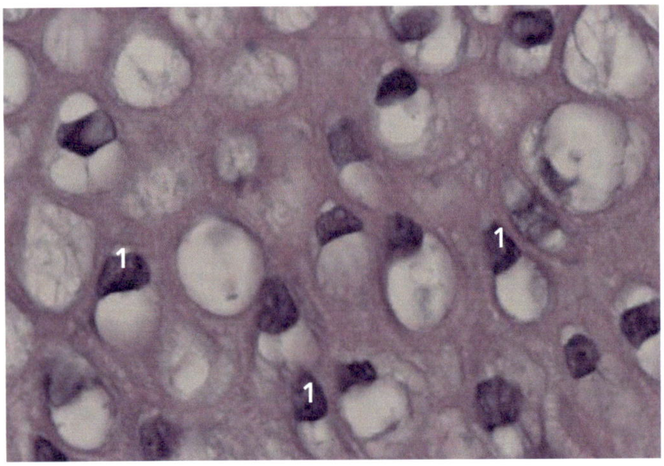

**Ambas imágenes nos muestran frotis del cuello uterino de dos mujeres (ampliado 400 veces).
Arriba vemos células con aproximadamente el mismo tamaño y con núcleos más claros de tamaño normal (1).
Sólo pocas se están dividiendo (tejido sin crecimiento).
Diagnóstico de la MC: "benigno o regular".**

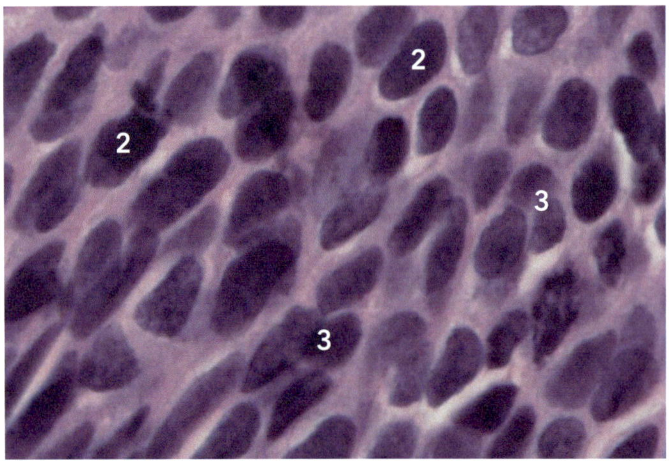

**En esta imagen vemos células con núcleos aumentados (2). El color más oscuro del preparado muestra el alto metabolismo. Algunas células están en división (3). Todo indica claramente que el tejido está creciendo. Diagnóstico de la MC: "maligno".
Diagnóstico de la Nueva Medicina: fase de reparación de una pérdida territorial femenina.
Fuente de ambas imágenes: sección de patología de un hospital.**

diagnósticos y pronósticos de muerte dados por la MC. *"Usted tiene cáncer de próstata"*, o bien, *"su cáncer de hígado es bastante agresivo. En realidad le queda a usted sólo un año. Disfrute usted del tiempo que le queda y déjelo todo preparado"*. Si se recibe una noticia semejante sin conocer las cinco Leyes Naturales Biológicas, se experimenta un conflicto violento. Si el paciente, por ejemplo, siente en ese momento un miedo mortal, comienza un nuevo SBS con proliferación celular en los alvéolos pulmonares de modo que este miedo mortal se relaciona con "tener falta de aire". Pocas semanas después se detecta, por lo general dentro de un minucioso reconocimiento médico, el llamado foco circular pulmonar.

No obstante, es también posible que el paciente sufra un conflicto de autoestima por el diagnóstico de cáncer de próstata: *"Probablemente después de la operación me quedaré impotente"*. En este caso se forman "agujeros" (osteólisis) en el hueso de la pelvis o en las vértebras lumbares, lo que se denomina en la MC un cáncer de hueso.

¿Por qué es prácticamente imposible encontrar *"metástasis"* en los animales? Por suerte, el perro, el gato o el papagayo no pueden entender al veterinario cuando habla del "*cáncer maligno*" que supuestamente padecen. El animal es feliz en cuando termina el reconocimiento y puede volver a casa.

Otro motivo por el que a los animales se les diagnostica cáncer con menor frecuencia que a las personas, es que raramente se escanea a los animales.

Sistema inmunitario

No usamos el término de sistema inmunitario, ya que no existe tal cosa. La lucha contra intrusos enemigos (*los antígenos de la MC*), no existe así como tampoco existe una lucha contra células cancerosas.

Lo que sí existe es una especie de "recogida de basura" propia del cuerpo: las "células glotonas" (macrófagos), que descomponen, por ejemplo, las células muertas o residuos celulares. A través del sistema linfático (canal o sistema de drenaje) y la sangre se eliminan estas sustancias.

Asimismo, los términos *"inmunoglobulina"*, *"anticuerpo"* y *"antígeno"* son innecesarios. Sería más correcto hablar de proteínas y globulinas.

Repetición de conflictos (recidivos). El proceso de ciclos múltiples (figura en la parte superior de la página siguiente)

El caso ideal sería que una vez finalizado un SBS, el individuo recobre su buena salud (normotonía). Este sería el proceso óptimo en dos fases. No obstante, en la práctica son mucho más frecuentes los procesos con ciclos múltiples. En estos casos el individuo se ve afectado tras una pausa, breve o larga, por el mismo conflicto (recidivo o recurrente). Ya sea por una repetición del conflicto o bien dentro del canal de un conflicto. En el caso de una repetición, la intensidad es a menudo menor, puesto que ya "conocemos" el conflicto. Sin embargo, es necesario volver a repetir el SBS completo: la actividad del conflicto, la fase de reparación y la crisis de reparación. Esto ocurre con frecuencia, igual que un disco rayado que se repite.

Los conflictos recidivos o sus canales tienen gran importancia en la práctica, puesto que muchas enfermedades con las que nos enfrentamos diariamente no se basan en nuevos conflictos, sino en conflictos recidivos o en sus canales. Se trata de dolencias que siempre vuelven a aparecer y para las que no existe un conflicto serio en las fases previas, por ejemplo, enfados repetidos en el puesto de trabajo o discusiones permanentes con la pareja. A menudo los conflictos recidivos tienen lugar en forma de recuerdos o sueños.

Actividad de conflicto pendiente (figura en el centro)

Para un individuo que no puede resolver su conflicto es imposible salir de la fase de estrés, lo que impide su reparación. En este caso hablamos de actividad de conflicto pendiente. La actividad de un conflicto pendiente es en sí estrictamente monofásica y lleva al agotamiento o a la muerte. Para que la situación no llegue tan lejos, normalmente "aceptamos" de manera instintiva el conflicto (degradamos el conflicto). Expresiones como *"tengo que vivir con esto"* o *"no puedo hacer nada, pero ya no me parece tan trágico"*, indican la degradación de un conflicto.

En la práctica también se habla de actividad de conflicto pendiente cuando la actividad ha sido interrumpida por soluciones parciales, pero siguen prevaleciendo las fases activas. (Estrictamente hablando, se trata de un conflicto con ciclos múltiples y predominio de actividad de conflicto.)

Por ejemplo, un jefe de departamento sufre un descenso de puesto. *Esto le produce un conflicto de pérdida de territorio que afecta a las arterias coronarias. Él saca el mejor partido posible e intenta disfrutar más de la vida. A pesar de ello, en su puesto de trabajo sigue estando ligeramente en conflicto activo. Desde entonces sufre constantemente de angina de pecho* (síntoma de arterias coronarias activas).

Reparación pendiente (figura abajo)

En el caso de la reparación pendiente sucede lo contrario. Aquí prevalecen las fases de reparación con fases múltiples. Breves fases activas se alternan con fases más largas de reparación. La reparación comienza una y otra vez, pero lamentablemente no puede completarse.

Por ejemplo, la "fiebre del heno". Un alumno espera antes de las vacaciones de verano que le aprueben o suspendan. A pesar de que ha estudiado mucho, la profesora lo suspende. El alumno "está enfadado" porque se le han estropeado las vacaciones. Órgano afectado: mucosa nasal. Canal: polen de la primavera. Desde entonces sufre siempre de "fiebre del heno" durante la misma época (reparación pendiente). (Catarro: fase de reparación de un conflicto de "estoy harto").

Canales

Normalmente, el subconsciente archiva las circunstancias que rodean al choque en el momento del conflicto.

Estas circunstancias se almacenan en el banco de datos del subconsciente en la rúbrica "señales de alarma", al que se accederá cuando sea necesario.

Cualquier estímulo sensorial que se perciba durante el conflicto puede considerarse como una circunstancia: un polen determinado (por ejemplo, el polen de abedul) o esporas de hongos en el aire, determinados olores (por ejemplo, un perfume),

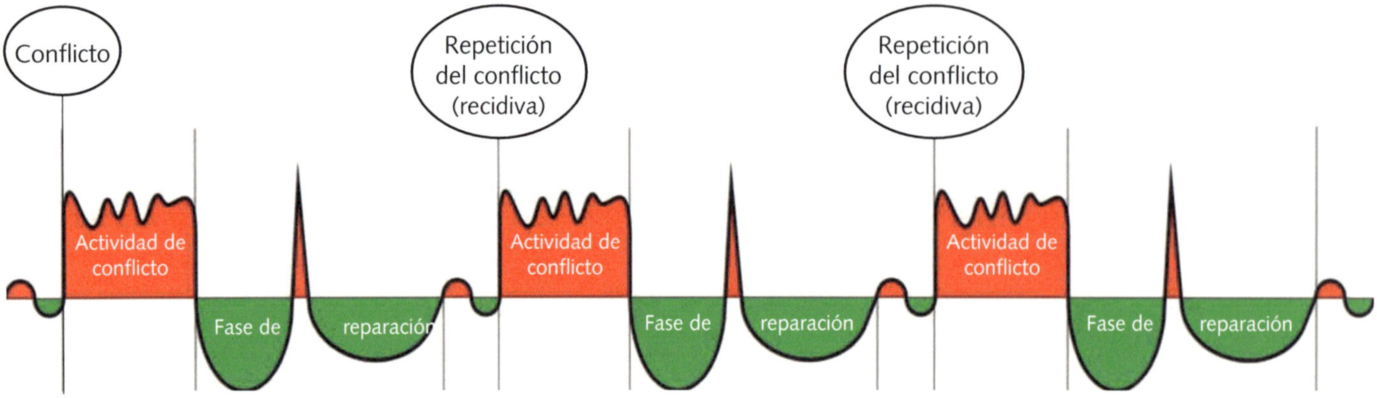

Proceso ciclos múltiples (conflicto recurrente) = Alternancia de simpaticotonía y vagotonía

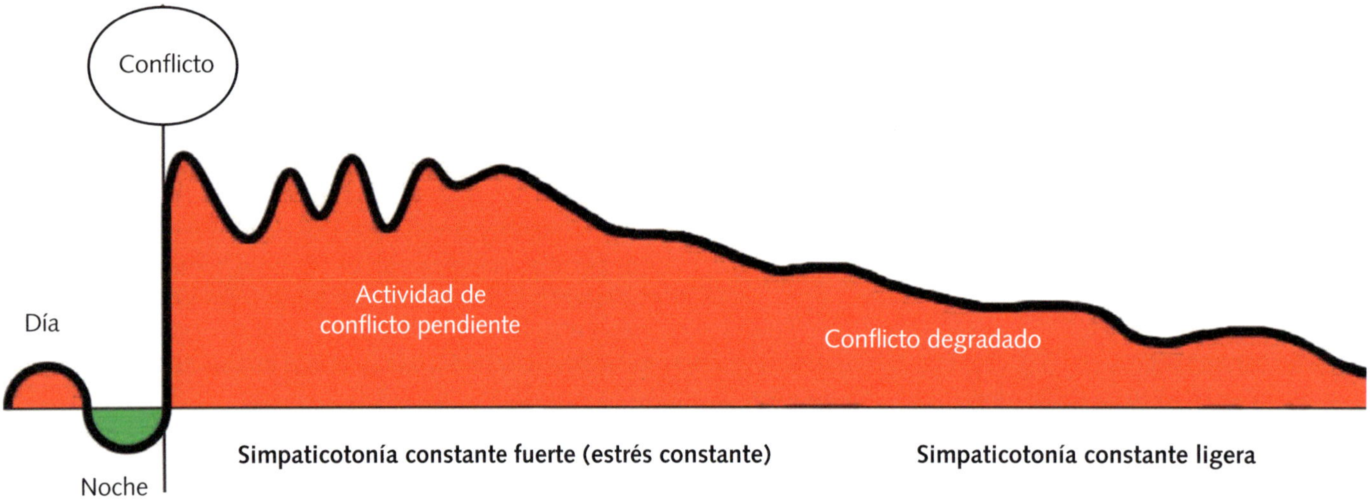

Simpaticotonía constante fuerte (estrés constante) **Simpaticotonía constante ligera**

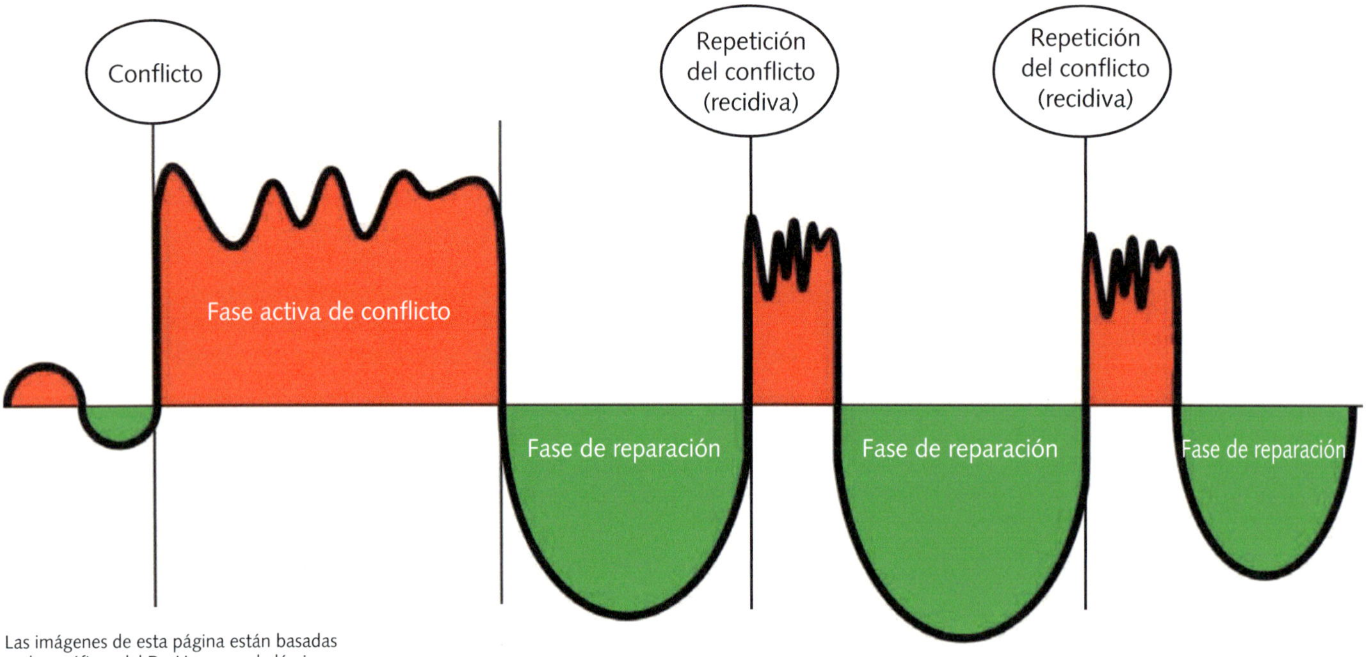

Las imágenes de esta página están basadas en los gráficos del Dr. Hamer en la lámina 016 del CD-ROM "Neue Medizin".

Reparación pendiente = Parasimpaticotonía constante con fases activas cortas

viento, corriente de aire, frío, calor, polvo, un determinado tipo de música (por ejemplo, jazz) o la música en general, determinados tipos de ruido (por ejemplo, la bocina de un coche) o un ruido cualquiera, determinadas voces (por ejemplo, voz alta de hombre) o determinados colores.
Especialmente los alimentos que se consumen durante el conflicto pueden pasar a ser un canal, pero también sensaciones corporales como hambre, sed, un estómago lleno, pies fríos o el pelo mojado.
El cerebro reacciona tan pronto como en etapas posteriores de la vida un estímulo sensorial coincide con una "señal de alarma" del banco de datos del subconsciente: "*¡Atención! Se ha producido el conflicto XY. Iniciar de inmediato el Programa Especial*". El subconsciente "recuerda" el conflicto original a través del canal del conflicto y comienza con el SBS.
La mayoría de los conflictos los "coleccionamos" desde la concepción hasta la adolescencia.
Estos primeros conflictos conforman, expresándolo de manera positiva, nuestro ser y nuestro carácter.[9] Por ejemplo, nuestros primeros contactos con el agua determinan para el resto de nuestra vida si nos sentimos bien en ella o la evitamos. Si experimentamos un conflicto cualquiera en el agua o con ella, él será en adelante un canal para este determinado conflicto.[10]
Ejemplo: Un niño pequeño casi se ahoga en una piscina y sufre así un conflicto de líquido.
Posiblemente, pero no necesariamente, el agua se registre y guarde como "señal de alarma" en el banco de datos. Es decir, pasa a ser un canal.
A menudo, es posible que la persona en cuestión no recuerde el conflicto. No obstante, se da cuenta de que siempre tiene la tensión alta después de bañarse (véase al respecto pág. 244 y siguientes).
Observación: Un canal provoca siempre un conflicto recidivo y da comienzo a un nuevo SBS.
Cuando se consigue resolver el conflicto, el canal pierde su sentido. Los canales o los conflictos recidivos son la base de todas las alergias.
Ejemplo de alergia al moho:
Un estudiante se muda por un año a una pequeña casa de vacaciones. La calefacción es mala y las paredes están mohosas en parte. Un día tiene lugar en esta casa una gran discusión entre el estudiante y su mejor amigo, (conflicto de ¡esto apesta!) "Estoy hasta las narices de este tipo". Se establece como canal las esporas de moho en los espacios húmedos. Desde entonces el paciente es alérgico al moho o a los espacios húmedos. (Archivo propio.)

Caracterizaciones por la familia

Es indudable que las 5 Leyes Naturales Biológicas son correctas. Ellas rigen individualmente para todo ser viviente. Sin embargo, quien opina que la salud de una persona depende únicamente de los conflictos específicos y de su superación, no ha considerado el tema a fondo.
Yo examinaba antes los pacientes estrictamente de acuerdo con la Nueva Medicina, tratando de encontrar sólo experiencias que ellos no habían podido superar. Pero la práctica diaria indicaba que a menudo no habían tenido experiencia decisiva alguna.
El resultado de no considerar el tema "a fondo" se evidencia además en el hecho de que es imposible aliviar las dolencias del afectado, si no se llega al grano.
Por esta razón deseo tratar aquí el importante tema acerca de cuál es la causa de los conflictos y cuál es la razón principal que conduce a ellos.
¿Cuáles son las condiciones que deben cumplirse para que tengamos este u otro conflicto?
¿Porqué ante temas determinados reaccionamos sensiblemente y otros temas nos dejan indiferentes? ¿Porqué somos como somos?

❁ *Una estudiante de 22 años tiene ya hace 10 semanas la vejiga inflamada (conflicto crónicamente repetitivo de demarcación territorial).*
Su historia: Durante los dos primeros años de sus estudios vive ella en su propio apartamento en Viena. Por razones económicas tuvo que cambiarse 11 semanas atrás a un apartamento compartido de estudiantes. Una vez guardadas sus cosas viaja ella a su casa. Cuando regresa al apartamento compartido después de algunos días comprueba que le habían colocado sus cosas "en otro lado". Conflicto de demarcación territorial = "no han respetado mis límites territoriales". A pesar de que se habló sobre el tema y de tener una "buena sensación en el

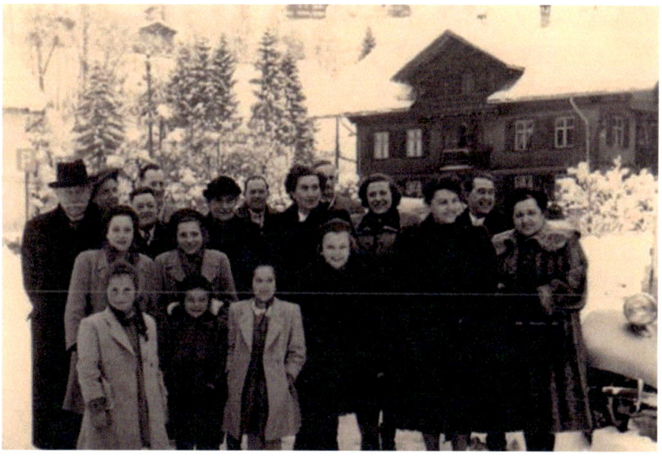

apartamento", el conflicto quedó pendiente. ¿Porqué?
Porque aflora el siguiente carácter: Durante el embarazo de la madre con nuestra estudiante, la familia vive con los suegros en una finca. La suegra se intrometía constantemente en el territorio de su madre. El resultado fue el divorcio del matrimonio unos pocos años después.
El sólo hecho de tomar conciencia de ese problema tiene ya un efecto curativo. Pero fuera de esto para seguir la reparación nos dirigimos al interior hacia la hija aún no nacida y hacia su madre. Las dolencias desaparecen duraderamente. (Archivo propio)
❁ *Un empleado de oficina de 38 años es casado y tiene dos retoños de 7 y 10 años. A pesar de que prácticamente no hace deporte, su cuerpo es musculoso.*

9 Denominado en psicología como "condicionamiento".

10 Psicología: Se da una "asociación negativa" con el agua.

El empleado me visita en la consulta porque siempre después de hacer trabajos físicos tiene fuertes dolores en la columna vertebral durante varios días.
Por ejemplo, en el verano ayuda al vecino todo el día a construir un garage. El resultado son fuertes dolores de columna ininterrumpidos durante tres días. La MC le había diagnosticado una prominencia del cartílago intervertebral entre la cuarta y la quinta vértebra lumbar.
Recientemente ha cambiado las ruedas de su coche. ¡Se repiten nuevamente los dolores! Después de su trabajo en la oficina siempre se encuentra bien, fuera de unas leves tensiones musculares.
De acuerdo con la Nueva Medicina, el caso parece ser claro: Conflicto de autoestima durante el trabajo físico. Él sabe que su habilidad para esos trabajos es limitada. Fase de reparación durante los próximos días.
Una "terapia" que recomiendo al paciente es que él debe tener claro que estos trabajos son "actividades sin importancia", etc. Sin embargo la terapia no contribuye a aliviar su dolencia. ¿Porqué? Porque no ha considerado el tema a fondo y la causa está a un nivel más profundo.
Durante su próxima visita le pregunto espontáneamente: "¿Qué profesiones ejercían su padre y su abuelo?"
Respuesta: "Mi abuelo era agricultor y regresó de la guerra en Rusia sólo con una pierna. Tuvo que dejar la agricultura porque ya no podía llevar a cabo trabajos físicos. En el Ayuntamiento tuvieron compasión y le dieron un puesto. Debido a la incapacidad de mi abuelo, mi padre tuvo que encargarse muy temprano de la labranza y al mismo tiempo aprendió el oficio de electricista. Sin embargo después de unos años ya no pudo trabajar más físicamente debido a su problema con la columna y tuvo que cambiar a trabajo de oficina."
Ahora hemos encontrado la causa: El paciente lleva en sí un conflicto que sus antecesores no pudieron solucionar. Por esta razón reacciona su cuerpo tan sensiblemente al llevar a cabo trabajos físicos. Es la convicción del abuelo y del padre: "Ya no puedo hacer trabajos físicos." Para el afectado, esta idea es la clave para acceder a nuevos ámbitos. Esto permite aplicar nuevas terapias, concretamente permite observar, reconocer y aceptar con cariño los traumas de sus antecesores. (Se trata de un trabajo de concientización del paciente, más adelante lo describo en detalle.)

Considerando las interacciones entre la familia y el individuo podemos vislumbrar la historia familiar y tomar cada vez más conciencia de ella.

Entre otras personas deseo agradecer aquí a Frieda Fromm-Reichmann (neopsicoanálisis), Nathan Ackerman (terapia familiar), Jacob Levy Moreno (psicodrama), Mara Selvini Palazzoli ("Modelo de Mailán"), Iván Böszörményi-Nagy (perspectiva de varias generaciones), Anne Ancelin Schützenberger (psicoterapia, árbol genealógico familiar - genosociograma), Bert Hellinger (configuración de la familia) Dr. Claude Sabah y su discípula Angela Frauenkron-Hoffmann (decodificación biológica).

A continuación indico los principios más importantes:

Todas las personas están interconectadas entre sí

Esto vale especialmente para los miembros de una familia. La intercomunicación en la familia es tan fuerte que podemos considerarla casi como un ser viviente independiente.
Nosotros y nuestros hijos somos los últimos eslabones de una larga serie de antepasados. Y en esa calidad llevamos en nosotros todas las experiencias de nuestros antepasados, tanto las buenas como las malas. Las experiencias más significativas son en general las de nuestros padres, luego escalonadamente las de los abuelos, bisabuelos, etc. Todas las experiencias quedan guardadas y las nefastas / negativas deben liberarse.

Nada surge de la nada

Todos estos procesos se desarrollan según leyes mentales y biológicas. Toda anomalía, todo síntoma y toda enfermedad de una persona tiene una causa.
Esta causa se encuentra en la vida del afectado o en la de sus antepasados.
Tal como en un árbol, las hojas (los hijos) se alimentan del tronco y de las raíces (los padres, los antecesores). El árbol (la familia completa) depende de las hojas (los hijos) ya que en las hojas tiene lugar el proceso vital que es la fotosíntesis. Las hojas y la corteza (las vivientes) son responsables del crecimiento del árbol (la familia). El duramen (los antepasados) es la estructura portante y la base.
Por ejemplo, un niño puede tener problemas para aprender un idioma extranjero, porque un antepasado "andaba a la greña" con este idioma (debido al estrés durante el aprendizaje o debido a una deportación, emigración, odio a un grupo que hablaba ese idioma y similares).

❁ *Para Laura, 5 años de edad, es absolutamente imposible separarse de su madre (por ejemplo, cuando tiene que ir a la guardería infantil). Encontramos la causa durante una conversación con la madre: La bisabuela de Laura era hija adoptiva. Cuando tenía un año de edad la separaron de su madre biológica. Laura ha guardado la experiencia de su bisabuela, a pesar de que ella no la conoció, y vive con un temor permanente de perder a su madre. La "terapia" para Laura es contarle esa experiencia. Su madre le asegura que lo ocurrido con la bisabuela no puede pasarle a ella. De este modo Laura pudo superar su miedo y va*

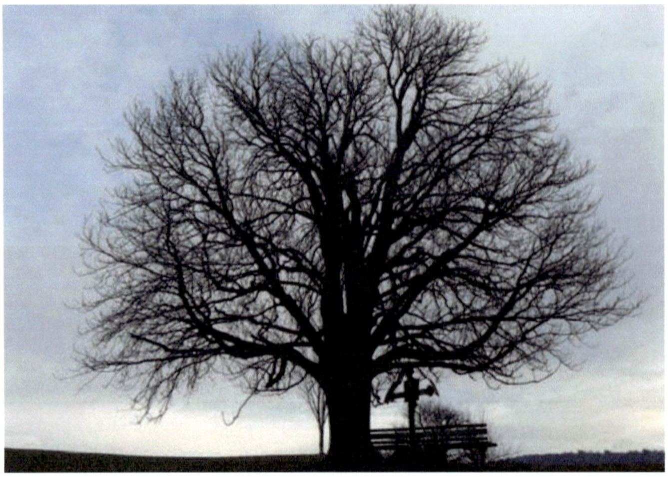

con gusto a la guardería infantil. (Véase Frauenkron-Hoffmann, So befreien Sie Ihr Kind ("Así libera usted a su niño"*), pág. 38)*

Los destinos similares en las familias
indican que el tema respectivo aún no ha sido solucionado / curado. Por esta razón vuelve a surgir el conflicto.

❁ *La paciente – una peluquera en la tercera generación – visita a la señora Schützenberger en su consulta llevando una gorquera debido a un accidente automovilístico y le cuenta la historia de su familia:*

La abuela experimentó de cerca el genocidio contra el pueblo armenio. Ella vió las cabezas de sus dos hermanas y de su madre pinchadas en unas lanzas. "¡Eran tantas cabezas!"

Tres generaciones relacionadas con la profesión del peluquero: Las hijas y nietas atienden y embellecen las cabezas.

La señora Schützenberger señala:"... es como si ellas trataran de remediar y al mismo tiempo recordar el genocidio y la injusticia ...."

Otros detalles: 1° La paciente lleva una gorguera.

2° Su hija nació discapacitada, casi estrangulada por el cordón umbilical y falleció prematuramente (nuevamente el cuello). Después de esta tragedia ya no quería tener más niños. 3° La hermana de la paciente, también peluquera, dió a luz a un niño cuyo cráneo se deformó durante el parto. "El cerebro se salía de la cabeza."(Véase Anne Anceline Schützenberger, Oh meine Ahnen! (¡Oh mis antepasados!) *páginas 147 y siguientes)*

Temas no aclarados y temas reprimidos

Si en una familia hay temas nefastos que han quedado reprimidos o que no han sido aclarados, es muy probable que ellos salgan nuevamente "a la luz" en una generación ulterior. A veces esto ocurre por vías muy peculiares:

❁ *La niña de 3 años reprime el impulso natural a defecar, a menudo durante días. El mayor sufrimiento lo experimenta cuando está constantemente junto con sus padres, por ejemplo, en las vacaciones. En la guardería infantil se alivia un poco el problema. La madre ha tratado de solucionar el problema de muchas maneras, por ejemplo, con "juegos de excrementos", para darle al problema un aspecto positivo, pero sin resultados. La pequeña incluso se asusta cuando otra persona tiene que ir al WC para defecar. Durante su visita a nuestra consulta, la madre no tenía conocimiento del conflicto de su hija. Por eso dirijo el foco hacia los padres y le pregunto si entre ellos hay algún tema que no pueden o no desean sacar a la luz.*

¡"Sí, hay un tema!" contesta la madre. "Mi esposo sufre del síndrome de tics y nuestra relación está muy tensa. Cuando reposa emite sonidos similares a los de los animales. Durante el día en el trabajo siempre tiene que controlarse. Pero cuando se relaja comienza a emitir esos ruidos."

¡Ahí está la causa! El padre no puede emitir esos terribles gruñidos. Su hija no deja salir ese excremento hediondo. Ella lo refleja para su padre. La familia deberá forzosamente discutir el problema. Terapia: Los padres deben conversar abiertamente sobre el problema y reflexionar porqué el padre no debe emitir esos ruidos desagradables. (En la familia paternal es tradición no hablar sobre temas desagradables). Pocos meses después me informaron que la pequeña ya defecaba de forma normal. (Archivo propio)

Cosas que no han sido realizadas

Ocasionalmente los hijos llevan a cabo ideas que los padres o los antepasados no pudieron llevar a la prácica y que deseaban realizar fervientemente. De esta manera contribuyen los hijos a curar la familia.

❁ *Una madre está muy preocupada por su hijo adolescente: Él es miembro de un grupo de extrema derecha. Él odia a los extranjeros y tiene el deseo apremiante de proteger a su familia. Conversando con la madre se comprobó que el hijo estaba "enlazado" con su abuelo fallecido: Mientras el abuelo se encontraba en el frente durante la Segunda Guerra Mundial, su familia fue expulsada de Checoslovaquia, su patria. Todos pudieron huir menos la vieja madre enferma del abuelo. Tuvieron que dejarla en Checoslovaquia. En el campo de concentración checoslovaco la mataron poco tiempo después.*

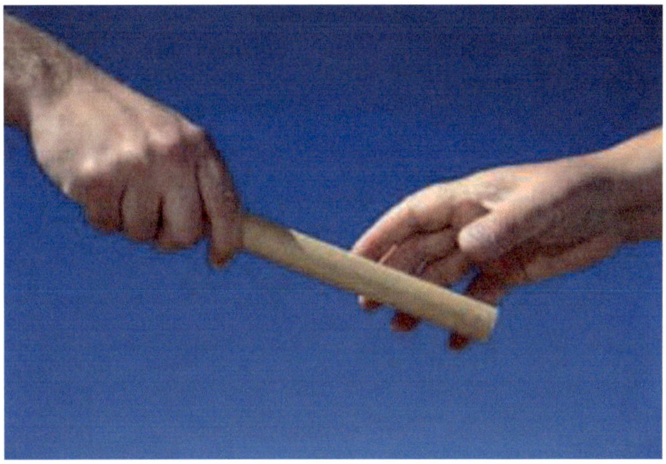

El abuelo estuvo toda su vida lleno de odio por los checos y nunca pudo perdonarse que no había podido ayudar a su madre. Y ahora el punto esencial: El hijo casi nada sabe acerca del destino de sus abuelos. Pero como está enlazado con su abuelo, siente lo mismo que sentía su abuelo en aquel tiempo. Él odia a los extranjeros (sin embargo no sabe porqué). Su abuelo no pudo proteger a su familia en aquellos años; por esta razón el hijo se siente hoy obligado a proteger a su familia. El hijo tiene prácticamente que apechar con las consecuencias que el abuelo causó a la familia, por no haber podido perdonar.

Dentro del margen de la constelación familiar, la terapeuta pide al hijo, para curarlo, que diga la siguiente frase:

"Abuelo, sé cuán impotente y triste estabas debido a tu madre". A continuación pide ella al abuelo y al hijo reverenciar el destino de la bisabuela y el destino de los checos. (Véase Achleitner-Mairhofer, Dem Schicksal auf der Spur) (Seguir las Huellas del Destino)

Concentrándonos sólo en la Quinta Ley Natural Biológica, habríamos diagnosticado a este adolescente una constelación bioagresiva (véase pág. 334).

Sin embargo, no quedaría claro porqué el paciente reaccionó de este modo, tal vez por un motivo ínfimo, y porqué estaba receptivo precisamente para este conflicto.

Para la terapia es indispensable el "conocimiento de la familia": En el caso de este joven podemos resolver la causa de su propensión al odio local que es concretamente el enlace con su abuelo.

El vals de la familia

En la familia funciona todo según un ritmo y una música determinados, tal como en la naturaleza. El segundo tacto es entendible prácticamente por sí mismo: Aquí es notable el vínculo del nieto con su abuela / abuelo. Observamos aquí la similitud de carácter, salud o biografías.
El tercer tacto representa el vínculo con mi bisabuela / bisabuelo o bien el vínculo de mi hijo con mi abuela / abuelo. El tercer tacto debe tomarse en cuenta especialmente si se trata de niños nacidos con una discapacitación. En la práctica es necesario observar si los bisabuelos del niño han experimentado algo dramático. En esos dramas puede estar la clave para comprender la discapacidad.

Nomen est omen

El mismo nombre de pila en las familias vincula a las personas afectadas. El nombre puede indicar que existe un destino similar, también un rol / tarea / espectativa similares. Es decir, el pequeño *"Juan"* lleva un destino / rol / tarea / espectativa similar a los del viejo *"Juan"*.
Aunque la intención sea buena, al niño no le hacemos favor alguno dándole el nombre de un antepasado.

Síndrome de aniversarios

Los aniversarios de eventos importantes (por ejemplo, día de nacimiento, día de fallecimiento, día de boda, fecha de un accidente) indican que estos eventos / personas están vinculados y que el tema detrás de ellos espera ser observado, apreciado y curado. Si el nacimiento de un miembro de la familia y la muerte de otro coinciden, puede ocurrir también que uno de los miembros lleve las tareas / cargas del otro.

❁ *Un francés de 39 años se enfermó de un cáncer de testículo y rechaza todo tratamiento después de la operación. Se pudo comprobar que su abuelo falleció a los 39 años debido a una patada que le dió un camello en los testículos. La "terapia" de la señora Schützenberger: "¡Uno puede querer a su abuelo sin tener que morir a la misma edad de él!" (Véase Anne A. Schützenberger, Oh meine Ahnen!* (¡Oh mis antepasados!) *pág. 138 y siguiente)*

Una madre explica en una sesión que está muy preocupada porque cree que su pequeña hija primogénita podría fallecer por un asma. Ella cuenta que desde generaciones en su familia siempre fallece prematuramente el primogénito. El árbol genealógico de la familia alcanza hasta el tiempo de la revolución francesa. En aquel tiempo la familia ofreció refugio a un sacerdote perseguido. Cuando terminó la represión el sacerdote salió de su escondite y bendijo a la familia con las siguientes palabras: "¡Para agradeceros, el primogénito de cada generación cuidará de vosotros!" Desde hace docientos años el primogénito de cada generación siempre se iba al cielo como un "pequeño ángel de la guarda" de la familia. ¿Era esa la bendición? ¿O una maldición? ¿Pudo mejorar la señora Schützenberger la situación "conversando sobre una reorientación"?

En todo caso la niña se sanó tras la sesión y vivía aún después de 10 años. (Véase Anne A. Schützenberger, Oh meine Ahnen! (¡Oh mis antepasados!) *pág. 175 y siguientes)*

Observación: La señora Schützenberger, científica, no cree en la reencarnación ni en cosas similares. Ella documenta los casos, pregunta el porqué de las cosas, pero no da respuestas de orientación espiritual.

Sincronismo entre el nacimiento y la muerte

Si el nacimiento de un miembro de la familia y la muerte de otro coinciden, puede ocurrir que uno de los miembros lleve las tareas / cargas del otro.
Parábola: El corredor de relevo entrega el palo (representa al tema de la familia) al corredor siguiente. Para el primer corredor ha terminado la carrera (la vida) y para el otro comienza.

Caracterización por la vida anterior

A pesar de que sólo excepcionalmente podemos percibir la vida anterior, estoy seguro de que las personificaciones anteriores tienen un influjo muy fuerte en nosotros.
Acepto que no todos los lectores crean como yo en la reencarnación. También tengo claro que hay algunas personas que opinan que no es correcto poner la ciencia (las 5 Leyes Naturales Biológicas) a la misma altura de una creencia. Sin embargo yo creo que ambos forman un conjunto.
Schopenhauer opinaba que el sueño es el "hermano pequeño de la muerte". En la noche uno se muere y en la mañana uno nace. Al final de la vida uno muere y si fuera necesario, uno nace nuevamente (reencarnación). Existen numerosas evidencias. Sin embargo, cada uno de nosotros puede aceptar las evidencias, incluso las más serias, solamente dentro del ámbito de sus propias creencias.
El ejemplo siguiente no es una evidencia, pero invita a reflexionar: ¿Cómo podríamos entender un día en la vida de una persona sin conocer los días, meses y años anteriores? ¿Cómo podríamos entender las circunstancias y particularidades actuales de esa persona, si no conocemos su historia?

❁ *Vínculo por juramento: El hijo de 30 años de una madre soltera de 55 años tiene una propiedad muy especial: Él se muestra extremadamente responsable de ella. Por ejemplo, ella planeaba un viaje por Asia. Sin pensarlo dos veces el hijo le dijo que la acompañaría (a pesar de que ese viaje no le interesaba). El hijo tiene una novia ya hace 10 años y ella desea vivir con él; sin embargo él sigue viviendo lealmente con su madre. La madre fue recientemente a visitar a una clarividente para aclarar un asunto. La clarividente le explica que en realidad no es ése el asunto que desea aclarar, sino que la razón de su visita es su hijo. Ella vió a su hijo junto a su madre y opina que ya han compartido varias vidas juntos. La última vez él era su marido. En el lecho de muerte, el marido le juró a ella que si en otra vida volvieran a juntarse, la cuidaría siempre. El hijo actualmente no tiene conocimiento de ese juramento, pero actúa en consecuencia. En un ritual, la clarividente declara nulo el juramento.*
La madre nada le dice a su hijo, pero a los pocos días observa que ha cambiado: Ya no es tan atento y servicial. Algunos días después él le explica que desea vivir junto con su novia y que va a construir una casa. (Archivo propio)

Según mi opinión la caracterización por la vida anterior en el trabajo práctico corresponde más o menos a la caracterización por los antepasados. Visto desde esa perspectiva todo es más sencillo y la conclusión es siempre la misma: *"Acéptate a tí mismo como un ser afectuoso. Desarrolla tu propio carácter. Pon en orden todo lo que ha ocurrido. Eso no sólo te servirá a tí sino que también a los otros afectados."*

Uno puede lograr mucho mediante oraciones formuladas por uno mismo y rezadas desde lo más profundo del corazón.

Por ejemplo, para desprenderse de juramentos: *"Pido a Dios su ayuda. Que me apoye para desprenderme de todos los juramentos o promesas que he dado en esta vida o en mis vidas anteriores. Me perdono a mí mismo y pido perdón a todos los afectados por los dolores que les he causado a través de estos vínculos. Ahora estoy liberado. Gracias."*

Liberación de sentimientos negativos: Me desprendo de todos los sentimientos de odio, envidia, rabia y celos que he echado al mundo en esta vida o en mis vidas anteriores. Lamento haber causado de esta manera dolores o daños a otras personas. Me desprendo ahora para siempre de estos sentimientos." (Véase la literatura de Anton Styger, lista de fuentes).

La procreación desde el punto de vista biológico

Los ciclos de reacción sexual del hombre y del animal son un perfecto ejemplo para aprender como la Madre Naturaleza aplica, según sea necesario, los elementos de simpaticotonía, parasimpaticotonía (vagotonía) y crisis epiléptica. A continuación describo en el idioma arcaico los procesos en que puede estar el „macho":

Estado normal - no está excitado: Ritmo normal día / noche, normotonía, vida cotidiana (1a columna).

Situación de emergencia sexual: *"Esa mujer tiene que ser mía. La deseo tanto. ¿Cómo la conquisto? ¿Cómo será estar con ella?"* = Estrés, tensión, pensamientos compulsivos tal como en la fase de conflicto activo de un SBS.

Relajamiento, coito: *"Ya es mía."* = se solucionó la "situación de emergencia sexual" > relajamiento, vagotonía. Ahora se tensan los músculos orbiculares del pene, el bulbospongiosus y el ischiocavernosus, alrededor de la raíz del pene, generando una erección.

(Los hombres tienen en la noche durante el sueño profundo, también largas fases de erección debido a la fuerte vagotonía.)

Orgasmo: Con sus convulsiones involuntarias del cuerpo entero el orgasmo representa la crisis epiléptica (la simpaticotonía más intensa) del complejo de elementos de la naturaleza. En este segundo se relajan ambos músculos orbiculares del pene y se tensa el músculo de retracción del pene, el rectractor penis. Así queda libre la salida para el fluido seminal. Durante el SBS de la crisis de reparación se secreta un edema, aquí se secreta fluido seminal.

Relajamiento, dormir: Después del orgasmo sigue la segunda fase de la parasimpaticotonía: "dormir".

En la "hembra" todo funciona de forma análoga. Durante el orgasmo femenino se abre el orificio uterino y el cuello del útero lleva a cabo movimientos peristálticos de bombeado para continuar el transporte de los espermatozoides. Inmediatamente después se cierra nuevamente el orificio uterino. Basándonos en estos conocimientos es, entre otros, evidente que el sexo o la procreación pueden tener éxito sólo durante el relajamiento.

El embarazo desde el punto de vista biológico

El conocimiento acerca de la existencia de las dos fases tiene importantes consecuencias prácticas para el embarazo.

El período de rotación de la luna es de 27,3 días. Un embarazo dura más o menos 273 días.

La primera parte del embarazo, más o menos 3 meses, es simpaticótona. El efecto es un crecimiento acelerado (viento simpaticótono favorable) de los órganos controlados por el tronco encefálico y el cerebelo (véase pág. 15, 16). La mujer tiende

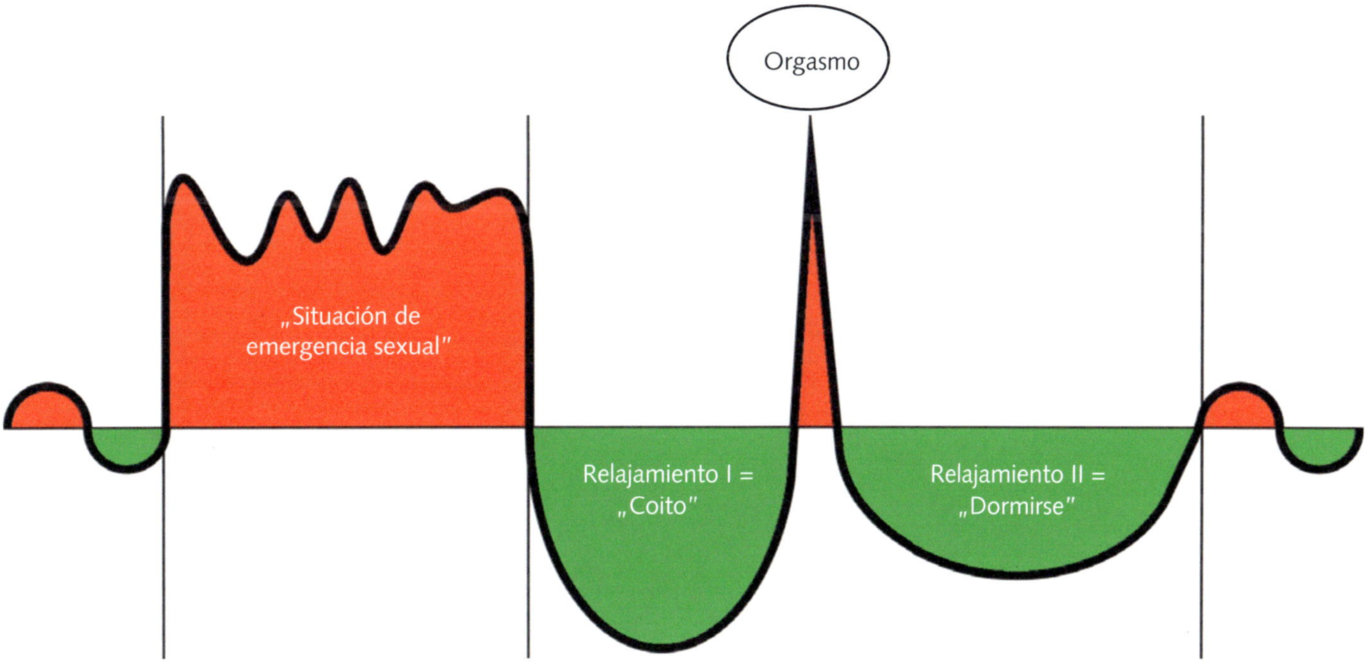

a nerviosidad, en todo caso no está totalmente tranquila. El orificio uterino está levemente abierto. Durante estos primeros tres meses, la naturaleza deja abierta la posibilidad de finalizar el embarazo mediante un aborto. Un 80% de los abortos tienen lugar durante este período. Las causas más frecuentes son: Estrés excesivo, estilo de vida agitado ("mujer ocupadísima"), conflictos activos, ruido y / o exigencias del destino (energía familiar, karma).

La segunda parte del embarazo dura más o menos seis meses y está caracterizada por la parasimpaticotonía (vagotonía). En esta fase crecen principalmente los órganos controlados por el cerebro (véase pág. 15, 16). Una vez superados los primeros tres meses, las condiciones son tan buenas que la naturaleza decide reanudar el embarazo hasta el parto. El orificio uterino se cierra, la mujer se relaja y ya no se deja alterar tan fácilmente. ¡Es el período feliz! Ahora sólo conflictos violentos podrían alterar a la futura madre de tal forma que sería necesario finalizar el embarazo.

El parto puede definirse como una epicrisis. El parto comienza ya con las primeras contracciones. Estas finalizan la vagotonía, el péndulo oscila ahora en la otra dirección, hacia una fuerte simpaticotonía.

Nuestra acostumbrada posición dorsal permanente dificulta el parto: Más favorable sería cambiar entre colocarse en cuclillas y colocarse de rodillas apoyando las manos en el suelo.

El período de lactancia debe ser suficientemente largo (para el niño) y está caracterizado nuevamente por la vagotonía (relajamiento). Este período podría definirse como la segunda parte de la "fase de reparación". Tal como en el SBS, ahora se reduce el líquido en el cuerpo de la mujer. Las glándulas mamarias "sudan" la leche materna ya que son glándulas sudoríparas que han sido modificadas durante el proceso evolutivo.

Contemplemos las gráficas de la hoja anterior: Las fases rojas son los períodos simpaticotónicos de gran intensidad en los cuales todos los acontecimientos se graban exactamente en el subconsciente. Aquí tienen lugar las caracterizaciones que deseamos tratar ahora.

Caracterizaciones durante la procreación

La procreación representa la (nueva) entrada en la materia, el comienzo de la (nueva) personificación, el inicio de la nueva vida. Los pensamientos y sentimientos de los futuros padres antes y durante la procreación ya ejercen influjos sobre el niño. Existe una diferencia entre una procreación "accidental" y una procreación tenida lugar como acto consciente. Un niño que ha sido procreado por puro amor, en el caso ideal con el deseo común de darle un lugar a su alma, tiene las mejores condiciones para iniciar su vida. Durante toda su vida puede recurrir a una gran fuerza natural y a una gran confianza.

Caracterizaciones durante el embarazo

El nido en el útero maternal es el mejor y más acogedor lugar para el niño. Durante la estrecha simbiosis con la madre, el niño colecciona día a día todos los sentimientos, pensamientos y palabras de la madre, pero también del padre, del resto de la familia y de su entorno. De este modo el niño forma el fundamento más o menos indeleble de sentimientos y pensamientos para toda su vida ulterior. Constituirá la base para sus sentimientos de amor, confianza, alegría y solidaridad, pero también para su relación con Dios. También se forma el fundamento para tratar problemas, autoridades, parientes, etc. Especial importancia tienen aquellos pensamientos y palabras que se refieren al mismo niño.

Incluso aunque no se trate del bebé aún no nacido, él niño se siente involucrado en la mayoría de los casos: Yo, tú, él, ella, nosotros, vosotros, da lo mismo, el niño siente que se trata de él. Si el futuro padre le dice a su mujer, por ejemplo, durante una riña: *„¡Tú no entiendes nada!"*, tiene que saber que su bebé aún no nacido puede sentirse aludido por esta frase y que en su vida ulterior *„va a entender poco o nada"* (por ejemplo, en la escuela). Si la madre piensa a menudo: *„¡Me siento tan sola!"*, el niño se sentirá también a menudo *„sólo"*. Al fin y al cabo aprendió muy temprano a sentirse así ...

- Si la madre o el padre se preocupan porque el dinero podría

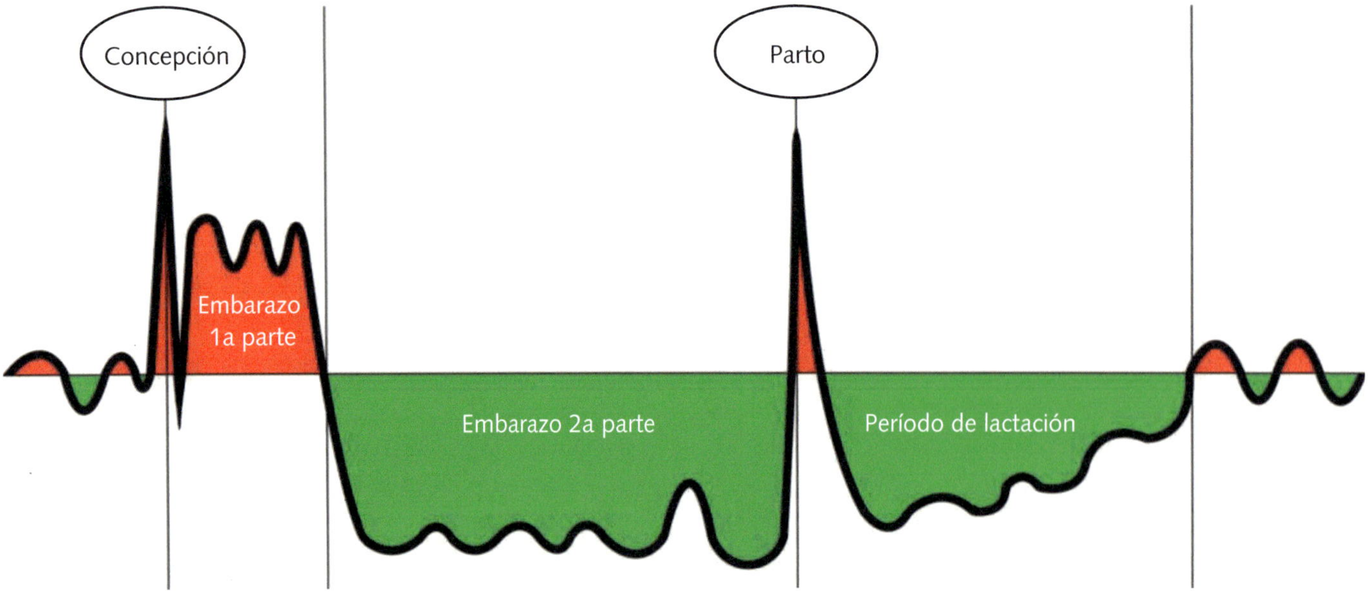

ser insuficiente para tener (otro) niño, esto puede causar una caracterización de insuficiencia respecto al dinero. Es probable que el niño absorba esta falta de dinero en su vida ulterior, ya que ha tenido esa resonancia.

• Cuando la madre o el padre han deseado tener intensamente un hijo de un sexo determinado, es posible que el niño en su vida ulterior no se sienta bien en su sexo. Un ejemplo típico: la niña que trata de ser un niño, tiene los cabellos cortos y juega fútbol con los otros niños.

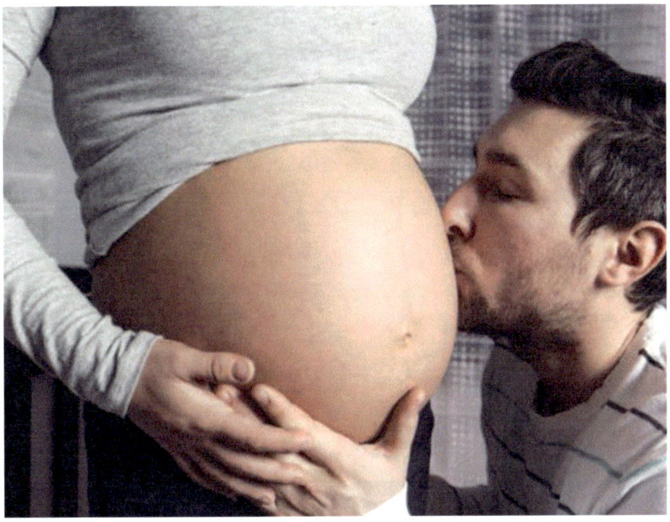

❁ Un ejemplo: *Carlos, de 10 años, tiene trastornos de percepción, está atrasado en su desarrollo y aún no sabe leer ni escribir. La causa: La madre desea mucho tener una hija después del hijo. Cuando el ginecólogo quiere informarle sobre el resultado de la determinación del sexo, ella dice que no quiere saberlo. Pero ella ve de reojo que el médico pone el signo de niño en el fichero. El choque la acompaña durante todo el embarazo. Ella llora a menudo y trata de convencerse que la determinación del sexo era incorrecta o que ella misma se equivocó al ver el signo sólo de reojo. El hijo experimenta ahora el trastorno de percepción de la madre. Él no puede (no quiere) leer ni escribir. No puede absorber conocimientos. Pero la historia de las causas se encuentra más atrás. Los padres de la madre (la abuela y abuelo del hijo) deseaban tener un hijo después de las primeras dos hijas. Y cuando recibieron una hija estaban desilusionados. Ella nota esta situación obviamente, por eso se comporta como un niño. Ella quiere ser un niño. Los padres le dicen a menudo: Tú eres nuestro niño, claro que sí. La terapia para la madre es hacer meditaciones a fin de aceptar su sexo y acabar con la negación. Ella debe decirle a su hijo todos los días antes de dormirse: "Nos alegramos que seas un niño y que estés con nosotros." (Archivo propio)*

• Niño indeseado: Cuando la madre o el padre reflexionan abortar, esto significa una tragedia para el niño, porque ya no tiene confianza en sus padres ni se alegra de su vida ulterior. El sentimiento dominante es el de estar entregado completamente indefenso. Esto puede exteriorizarse en su vida ulterior en su desconfianza ante los padres o antes todas las personas, en su incapacidad de entregarse o en la reducida confianza en sí mismo (trata siempre de no llamar la atención).

• Si la madre es temerosa y tímida, transfiere al niño su miedo. Él se comportará excesivamente reservado tal como su madre. Incluso se transfieren los detalles: Por ejemplo, el miedo de perder a la pareja, el miedo de determinados animales, miedo de las alturas. Si la personalidad del padre es diferente, este influjo puede compensarse (depende siempre de la persona con la cuál el niño se siente identificado).

• Si la madre o el padre tienen miedo de que el niño pueda ser enfermo o discapacitado, se transferirá un gérmen de miedo especial: Desconfianza de la propia salud. Habitualmente esto conduce en la vida ulterior del niño a una extremada sumisión a los médicos o bien a frecuentes visitas al médico.

Los padres compensan este temor normalmente con un gran cuidado: *"No deseamos exponer a nuestro hijo a ningún riesgo, por eso lo llevamos a todos los exámenes prescritos."* (A saber: ecografía, amniocentesis, etc.) La pediatra alabará a los padres por su "responsable" comportamiento y los medios son de la misma opinión. Sin embargo, no se toma en cuenta que cada examen preventivo lleva una inherente desconfianza y esto lo nota el niño. Observación: Naturalmente que los exámenes debidos a un síntoma concreto son ok.

• Si los padres riñen a menudo, también lo nota el niño naturalmente. La programación será entonces: *"Las riñas de mis padres son normales e inevitables."* Según la ley de resonancia, el niño buscará la riña en su vida ulterior, a pesar de que probablemente ansía la armonía.

Las riñas específicas pueden hacer surgir caracterizaciones específicas.

❁ *La niña de 4 años no quiere cantar ni bailar con los otros niños en la guardería infantil, mientras que sola en casa siempre canta jugando con sus muñecas. La causa: El padre es conductor de camión y le gusta cantar las melodías que escucha en la radio. Y cuando él nuevamente canta fuerte en casa, la madre embarazada le dice enervada: "Es mejor que te calles la boca. Echas a perder toda la melodía". Una vez que a la niña se le ha explicado esa programación, comieza a cantar entusiasmada con los otros niños. (Véase Frauenkron-Hoffmann, So befreien Sie Ihr Kind* (Así libera usted a su niño), *pág. 24 y siguiente)*

• En las primeras semanas o meses después de la procreación, algunos de nosotros (más o menos un 10-20%) no estábamos sólos en el útero porque éramos mellizos. La naturaleza o el destino decidió que sólo nosotros íbamos a nacer y que nuestra hermanita o hermanito morirían. La mayoría de los afectados no tienen conocimiento de este hecho. Sin embargo, esta temprana caracterización los ha sensibilizado respecto a separaciones, pérdidas o la muerte. > Si la reacción de un afectado a estos temas es inexplicablemente hipersensible, será necesario contemplar la posibilidad de un "mellizo perdido". Hasta ahora he esbozado algunas de las caracterizaciones tenidas lugar antes del nacimiento y que predisponen los conflictos ulteriores. La diferencia entre la caracterización y el conflicto no es clara. A continuación describo las situaciones conflictivas tangibles más frecuentes durante el embarazo:

• Ruidos de cualquiera índole (construcción de una casa, de una carretera, motocicletas, aviones, fuegos artificiales, discotecas, conciertos pop).

• Riñas: 1° Componente del ruido, 2° Componente emocional.
• Peligro o temor de todo tipo.
• Ecografía: El examen preventivo N° 1. Las ondas acústicas causan un enorme estrés de ruido al niño. Algunos niños pueden soportar el estrés, pero otros no y éstos sufren de conflictos auditivos, territoriales y de separación que se manifiestan en las correspondientes enfermedades después del nacimiento. ¿Y dónde está el beneficio? ¿De qué nos sirve saber la longitud del fémur o el tamaño de la cabeza?
• El diagnóstico del líquido amniótico es más peligroso aún y genera aún más conflictos. Mi pregunta es: ¿Para qué correr este riesgo? ¿Abortaría yo a un niño eventualmente discapacitado? Para este efecto véase el folleto de Werner Hanne "Die Entwicklung des Kindes – was spielt sich da ab?" ("El desarrollo del niño - ¿Qué ocurre con él?"): ¿No sería posible que un alma desea encarnarse en un cuerpo que no corresponde a la norma, con el fin de enfrentar a los padres con una tarea de aprendizaje, si bien muy especial pero absolutamente necesaria desde el punto de vista espiritual?

Resumen: *"Mujer embarazada, retorna de tu vida cotidiana y alégrate de tu niño. ¡Deja tras tuyo todas las preocupaciones y temores y tén confianza!"*

Caracterizaciones durante el parto

Según Frauenkron-Hoffmann, las contracciones y el parto representan sobretodo la actitud ante el trabajo o ante las pruebas. La actitud de la madre ante el parto puede ser la forma en que el niño (después como adulto) enfrentará los desafíos, las pruebas o el trabajo.

La matrona o los médicos están ahí para ayudar a que el niño nazca (que pase por el canal del parto). Más tarde, el maestro en la escuela se preocupa de que el niño apruebe el examen. Para el niño, el maestro tiene el mismo status que el partero (sea positiva o negativamente).

El parto es para el niño el primer gran desafío en la vida. El temor de la madre por el parto puede reflejarse después en el temor del niño por los exámenes en la escuela.

Un parto por cesárea puede caracterizar al niño de modo que después creerá que no puede aprobar exámenes sin ayuda ajena (los padres tienen entonces que ejercitar con el niño siempre minuciosamente las materias o bien necesita clases privadas, más tarde requerirá de especialistas, en vez de recurrir a su propio entendimiento).

Un parto normal, aunque sea dificultoso, da la confianza necesaria al niño que puede aprobar sin ayuda ajena, si se esfuerza.

Los niños nacidos por cesárea sufren a menudo depresiones, trastornos de las vías respiratorias y muchas otras enfermedades. Probablemente esa es la razón de que la hormona del amor, la oxitoxina, se produce en cantidad suficiente sólo durante el parto normal.

La decisión del momento del parto la toma normalmente también el niño: El niño inicia las contracciones mediante la secreción de cortisona desde la corteza suprarrenal. Si el parto se inicia artificialmente (la mayoría de las veces por razones organizativas del hospital), podría ser que el niño en su vida ulterior tenga dificultades para tomar sus propias decisiones.

Algunas formas de comportamiento pueden explicarse y mejorarse considerando las circunstancias especiales del parto:

❁ *El niño de 10 años se comporta regularmente durante las comidas como un "cochino". Causa: Durante el parto fue necesario hacer una cesárea debido a una torta placentaria situada delante del bebé (placenta praevia). El parto se convirtió en una "cochinada terrible". La sala de partos estaba salpicada de sangre por todos lados. Pero esa "cochinada" constituyó para el niño prácticamente una condición para poder sobrevivir. La madre le explica estas circunstancias al niño y le dice que a partir de ahora él puede comer de forma normal y limpia, como ella misma. Y desde ese momento, el niño empezó a comer de forma normal. (Véase Frauenkron-Hoffmann, So befreien Sie Ihr Kind* (Así libera usted a su niño), *pág. 59 y siguiente)*

Resumen: *"Mujer embarazada, busca una buena matrona y un buen lugar para tu parto. Acepta toda ayuda que te ofrezcan y entrégate con amor."*

Caracterizaciones durante los primeros años de vida

Las caracterizaciones tienen lugar durante toda la vida, no olvidemos las experiencias de nuestros antepasados durante la guerra. Las caracterizaciones que nos hacen ser como somos tienen lugar esencialmente durante los primeros años de vida, pero con tendencia decreciente. A sabiendas de que todo ocurre basándose en las caracterizaciones previas tenidas lugar en las vidas anteriores, con los antepasados, durante el embarazo y el parto.

La sobrevivencia después del parto no es un hecho que se sobreentiende, ya que sin amor en forma de cariño, calor, alimentación (leche maternal) falleceríamos.

De nuestro instinto de supervivencia surgen estrategias para recibir amor, para ser queridos. Esas estrategias nos acompañan durante toda la vida, en la mayoría de los casos sin que nos demos cuenta.

Un niño aprende lo siguiente: *"Si grito alguien me atenderá. Si sigo gritando, vendrá mamá. Eso es lo que deseo."*

"En el jardín infantil mamá no está. Si grito viene la tía. Tengo que conformarme. Pero una vez tropecé y me herí la nariz. Ahora sí que vino mamá. Me llevó al médico y luego a casa. Mamá estuvo varios días muy cariñosa conmigo, hacía mucho tiempo que no estaba así."

"Eso funcionaba siempre, por eso he aprendido lo siguiente: Para que me quieran, tengo que estar mal antes. Pero el cariño me es más importante."

Resultado: Para que me quieran tengo que sufrir, tengo que estar enfermo y necesitado.

Otro niño aprende lo siguiente: *"Si me río, todos vienen y me miman. También mamá viene y se alegra.*

Resultado: El niño debe ser amistoso, eventualmente demasiado amistoso.

O bien aprende lo siguiente: *"Si hago mis tareas, todos me alaban. Eso me gusta."*

Resultado: Para ser querido el niño debe ser aplicado y consciente de sus obligaciones.
O bien aprende lo siguiente: *"Si no puedo hacer mis tareas, viene papá y me ayuda a hacerlas. Si en la escuela me porto mal, viene mi papá. A menudo me riñe, pero por lo menos está conmigo."*
Resultado: El niño debe fracasar para que lo quieran.
Yo mismo crecí en mi casa paterna en la cual lo más importante era el esfuerzo personal. Mi padre me aceptaba solamente si había hecho un buen trabajo, si había comprobado mi eficacia en la vida. Mis notas en la escuela eran medianas, pero en deporte era bueno. Y con eso logré la aceptación de mi padre. A pesar de que mi padre falleció hace más de 20 años, sigo siendo lo más diligente posible ...
Para el intelectual el amor es aceptación, pero en realidad es amor lo que deseamos todos, ser queridos, tanto el niño pequeño como el anciano.
El ejemplo a continuación nos muestra el gran efecto que puede tener un incidente pequeño, si tiene lugar cuando está en resonancia con un influjo significante:

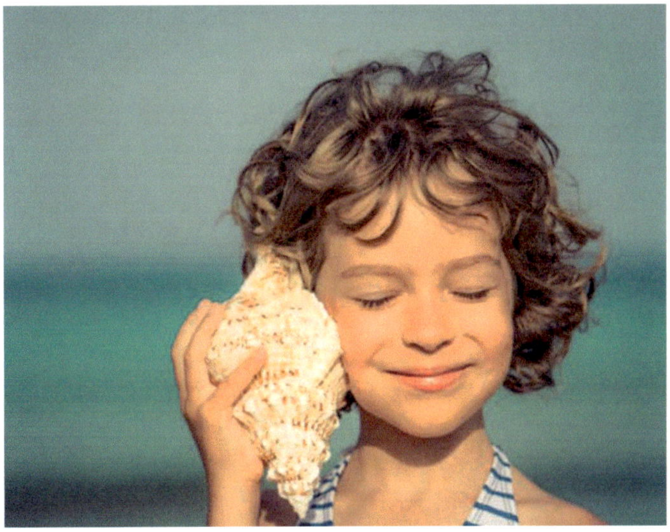

Una mujer de 50 años de edad, madre de 4 hijos, visita mi consulta porque justamente después de una llamada telefónica sufre de una neuralgia insoportable en el brazo ("sólo los partos fueron peores", los analgésicos no tienen efecto).
Una amiga le preguntó por teléfono si podía ayudarle en la disolución de su vivienda, ya que su pareja había fallecido. ¿Y esta pequeñez tuvo un tal efecto?
Durante la conversación constaté lo siguiente:
En los días de su procreación falleció su hermano aún niño pequeño. Y cuando tenía dos años y medio, falleció su segundo hermano. Finalmente, hace 4 años falleció su tercer hermano ya adulto. Después de este último fallecimiento los padres de la paciente le encargaron la inmediata disolución de la vivienda del hermano. Pero antes necesitaba ella un poco de tiempo de duelo.
Es así que siento que para curarla debemos regresar a la pequeña niña de dos años y medio: Hablamos con la pequeña y le explicamos que a ella también la quieren. "Tú no estás sola. Hay personas que te quieren.
Tu madre también te quiere pero está triste por la muerte de su hijo." Ahora la abrazamos en nuestros pensamientos y le enviamos desde aquí una porción de amor.
Inmediatamente después de la meditación tuvo lugar una reducción de las dolencias en un 70% La paciente me informa una semana más tarde que hacía mucho tiempo que no se sentía tan bien. (Archivo propio)

Pero los niños son diferentes

Si deseamos buscar la causa de las enfermedades en los niños (rige también para animales domésticos), es necesario tomar en cuenta dos posibilidades:
1° El niño ha sufrido los conflictos por sí sólo. Aquí rigen las 5 Leyes Naturales Biológicas (véase la parte del diccionario).
2° El niño lleva un conflicto de sus padres, antepasados o de sus personas queridas. A esta posibilidad dedicaremos nuestra atención en el presente capítulo llegando más allá de las 5 Leyes Naturales Biológicas. La idea es pensar en relación con la familia.
Lo esencial es: Los niños aún no son responsables. La responsabilidad está de parte de los padres y / o de los antepasados. El niño no tiene la culpa de ser malcriado, débil ni de su comportamiento indebido. En principio no tiene otra alternativa. Sin embargo, tiene una resonancia hacia ese tema.
Los niños muestran mediante su comportamiento o mediante sus enfermedades, los conflictos que deben solucionarse o curarse apremiantemente en la familia o en su entorno. O bien su comportamiento forma parte de su estrategia específica de supervivencia (queda claramente de manifiesto con la hiperactividad, véase más abajo). El camino hacia la reparación queda libre una vez encontrada la causa.
• *Una niña de 3 años tiene repetidas veces pesadillas y siempre se despierta con ataques de asfixia. Las indagaciones propuestas por la señora Schützenberger indicaron que el tío abuelo de la niña había muerto en la 2a Guerra Mundial en Ypres asfixiado por gas y que su bisabuelo había sido herido en la batalla de Verdun. Después de haber conversado sobre el tema con la familia se terminaron definitivamente las pesadillas y dolencias. La niña nació el 26 de Abril de 1991 y el último ataque de gas en Ypres tuvo lugar el 26 de Abril de 1915. (Véase Anne A. Schützenberger, Oh meine Ahnen!* (¡Oh mis antepasados! *pág. 219 y siguiente)*
En los casos descritos a continuación también podemos constatar que nuestros pequeños pacientes en realidad no son los verdaderos pacientes:
"Pedro de 7 años es un niño diestro que sufre de ataques de epilepsia ya hace dos años. Los ataques comienzan siempre del siguiente modo: Primero parpadea su ojo derecho, luego sube el brazo con un espasmo y con la mano se tapa el ojo afectado, como si quisiera protegerlo.
El diagnóstico de la MC fue una "epilepsia del lóbulo frontal" que se trató con medicamentos antiepilépticos, sin resultados.
Para mí la causa quedó evidente después de escuchar la historia de la familia: El padre de Pedro se enfermó hace dos años del ojo derecho. Después de una operación se mejora, pero poco tiempo después queda finalmente ciego de ese ojo. Desde entonces toda la familia está preocupada, la relación con su esposa y la

situación financiera están más tensas que antes. Explicación: Debido a la enfermedad de su padre, Pedro tuvo un conflicto motórico. Él se siente como protector suplente del ojo de su padre. Él no quiere que su padre sufra. Él quiere evitar la ruptura de su familia. Por eso pone su mano, durante los espasmos, sobre el ojo derecho (del padre).
El conflicto está "pendiente" debido a la permanente mala situación de la familia. Los ataques de epilepsia son las crisis de reparación de un conflicto motórico. Los ataques terminarán una vez que el conflicto esté solucionado definitivamente. Observación: Los niños normalmente no tienen dificultades para soportar los impedimentos de los padres. Sin embargo, los sufrimientos o las riñas de los padres son para ellos conflictivos, sin excepción. La terapia más importante para Pedro sería que en la familia reinaran nuevamente la armonía y la alegría.
El padre debe decirle a Pedro a menudo que no es problemático vivir con un sólo ojo y que todo está bien. Frase de reparación: „Te agradezco que te preocupes de mí, pero eso ya no es necesario ya que estoy bien." (Archivo propio)

❁ *Estenosis aórtica: El diagnóstico para el niño de 4 años es una estenosis aórtica. Se trata de un pendiente conflicto de devaluación que afecta al corazón.*
Historia: Durante el embarazo de la madre con él, su bisabuela materna está en peligro de muerte debido a una arterioesclerosis de las coronarias (la instalación quirúrgica de un bypass permanente no había tenido éxito). El deseo de la bisabuela es ver a su bisnieto. Ella espera el parto y fallece dos semanas después. Al mismo tiempo la madre de la mujer embarazada, con quien ella tiene una una relación muy estrecha, también se enferma de una estenosis valvular. Es decir, dos parientes sufren trastornos cardíacos. El niño de 4 años los lleva consigo. (Hellinger denomina esta situación „solidaridad familiar".) La "terapia" que propongo implica una completa reconciliación de la abuela y de la madre con la muerte y la aceptación de los problemas con el corazón. La madre debe decirle al hijo la siguiente frase de reparación: "Las personas vienen y las personas se van. Tu bisabuela está muy bien en el cielo. Nosotros aquí aceptamos su muerte. Gracias por tu preocupación, pero ya no es necesario que te desveles por eso." (Archivo propio)
La mayoría de los siguientes razonamientos provienen del recomendable libro de Angela Frauenkron-Hoffmann "So befreien Sie Ihr Kind" *(Así libera usted a su niño)*:

Agresividad, vandalismo

En el niño se refleja la rabia de su madre, de su padre (o de sus antepasados) por conflictos que no pudieron resolver (durante el embarazo) o que no pueden resolver (en la vida actual).
Terapia: Buscar, contemplar y reconocer la situación que causa la rabia, hablar sobre la situación y solucionarla. Explicar al niño que ya no es necesario que se preocupe y agradecerle que haya llamado la atención sobre el problema.

Hiperactividad

Los niños que padecen del síndrome de hiperactividad no se mueven por divertirse, sino porque tienen que moverse. El movimiento permanente es su forma de sobrevivir.

• La situación más frecuente: La madre ha tenido un aborto involuntario. Ella está tristísima y reflexiona: *"La próxima vez estaré muy atenta a que mi niño se mueva en mi barriga. Entonces estaré segura de que vive."* Actualmente está embarazada y concentra su atención en los movimientos del niño. La programación del niño es ahora: *"Tengo que moverme, de otra manera estoy muerto (o mi madre creerá que lo estoy)"*
Terapia: Buscar la causa y explicar al niño que el problema ya está solucionado.

Síndrome de déficit de atención (SDA)

La causa del SDA está en que la madre o el padre querían "dejar de prestar atención" al embarazo pero no podían.
• La suegra de una mujer encinta le contaba permanentemente todo tipo de historias sobre el embarazo.
• Una mujer encinta está en el área de puerperio con varias mujeres en su habitación que conversan sin parar. Ella preferiría no tener que escucharlas. Frauenkron-Hoffmann describe otras situaciones frecuentes: Una mujer queda embarazada involuntariamente y no quiere aceptar que está encinta. Para el niño el resultado de estas situaciones es: *"Es mejor que deje de prestar atención cuando alguien quiere contarme algo."* (Maestros, padres)

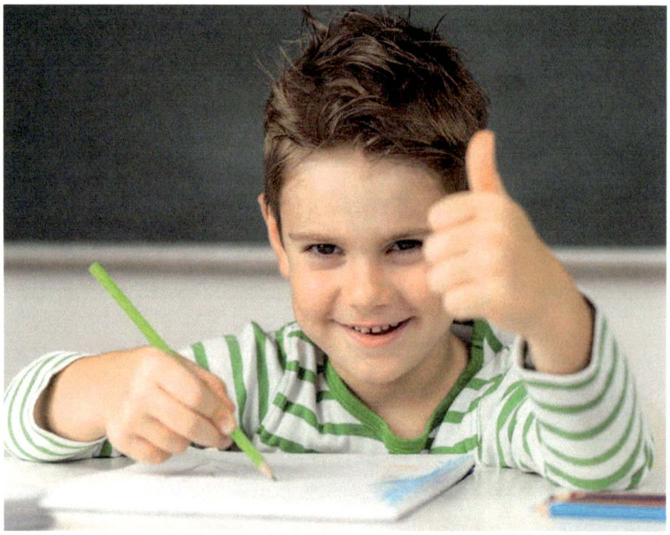

Problemas de lectura

Los niños tienen estos problemas cuando la madre, el padre o los antepasados han tenido estrés durante la lectura en momentos decisivos (especialmente durante el embarazo). Los detalles de los problemas dan un canal hacia la causa. Una lectura demasiado lenta indica, por ejemplo, que alguien ha leído muy lentamente (y el tiempo no fue suficiente) o bien que alguien ha leído muy rápido (y no se dió cuenta de algo decisivo).
❁ *El niño de 6 años está muy retrasado en la clase de lectura y por esta razón debe repetir el curso. Pero en la clase de dictado siempre tiene buenas notas. Historia: La madre ha escrito una oración para rezarla durante el parto. La quiere leer cuando empiecen las contracciones. Al empezar las contracciones la madre trata de leer esas líneas, sin embargo no pudo debido al*

estrés. Por esta razón el niño está bloqueado: "Yo veo las letras pero no puedo leerlas por el estrés." Siempre cuando el niño debe leer, su cerebro recuerda el estrés = canal. Si la madre no hubiera tratado forzosamente de leer, no se habría generado ese programa. Cuando el niño comprendió porqué no podía leer, termina el bloqueo porque ya no tiene sentido. (Véase Frauenkron-Hoffmann, So befreien Sie Ihr Kind (Así libera usted a su niño), *pág. 23 y siguiente)*

Este niño puede leer, de otra manera también tendría dificultades en el dictado. Él acepta y soporta el estrés de su madre, es como si tratara de imitarla.

Problemas de ortografía

Según Frauenkron-Hoffmann estos problemas están relacionados con el padre, con la autoridad, con el orden, con la ley, con policía y similares. Cuando el niño tiene dificultades con la ortografía ("la ley y el orden público"), será necesario controlar si estos temas están relacionados con los antepasados. Búsqueda de conflictos: Buscar más bien en el padre o en los antepasados masculinos en vez de buscar en la madre. Buscar también situaciones durante el embarazo o el parto en los cuáles hubo estrés en este sentido. Terapia: Buscar la causa, contemplarla, reconocerla y hablar sobre ella. Explicar al niño que ya no es necesario que se preocupe y agradecerle que haya llamado la atención sobre el problema. El niño puede ahora escribir de acuerdo con las reglas de la ortografía.

Problemas con la colocación de palabras y letras

La gramática asigna a las palabras el lugar correcto en la frase y determina la relación entre ellas. Las palabras representan personas, las frases representan familias. Un niño que tiene problemas con la colocación de palabras y letras, desconoce la jerarquía de la familia o su puesto en ella. Por ejemplo, una relación de camaradería entre los padres y el niño. O bien al niño le han ocultado las reales relaciones familiares. También puede ser que algunos antepasados hayan tenido dificultades porque las relaciones familiares eran confusas. Terapia: Véase arriba.

Problema con un idioma extranjero

Estos problemas indican que la madre, el padre o los antepasados han tenido o tienen estrés en relación con este idioma. Si durante el embarazo la madre o el padre del niño han criticado repetidas veces al grupo que habla el idioma, es probable que este idioma esté bloqueado para el niño. Y va a tener dificultades para aprenderlo. Los padres que hablan dos idiomas diferentes deben estimar especialmente el idioma de la pareja respectivamente, porque así puede fluir esa energía hacia todos los miembros de la familia.

❁ *Mi madre es una absoluta admiradora del idioma francés. Ella ama este idioma. Mi padre reconocía su admiración. Por esta razón nunca tuve dificultades con el idioma francés en la escuela. Casi no necesitaba estudiarlo, "simplemente" me sabía la gramática y los vocablos. En ese idioma todo era natural y fácil.*

Problemas de cálculo

Los problemas para dividir (frecuentes) pueden estar relacionados con el miedo del niño a una "división / separación". Situación estándar: Los padres riñen – el niño teme que se produzca una "división" (divorcio). O bien teme que su clase va a tener que separarse por un cambio de escuela ("la clase se divide"). O bien sus antepasados experimentaron algo traumático similar.

Los problemas para multiplicar (poco frecuentes) pueden significar que el clan ha tenido problemas por una "multiplicación" (demasiados niños).

Los problemas para calcular porcentajes indican que alguien ha tenido estrés con porcentajes.

❁ *La niña de 10 años no podía calcular los porcentajes.*
Causa: Los padres habían renovado su casa durante el embarazo. El padre calculó los costes con una tasa de impuestos de un 6%. Y de un momento a otro resultó que en su caso la tasa a pagar era de un 21%. Él no había contado con eso. (Véase Frauenkron-Hoffmann, So befreien Sie Ihr Kind (Así libera usted a su niño), *pág. 105 y siguiente)*

Terapia: Buscar la causa, contemplarla, reconocerla y hablar sobre ella. Explicar al niño que ya no es necesario que se preocupe y agradecerle que haya llamado la atención sobre el problema.

Acceso a la práctica - debemos ser realistas

La ventaja de la Nueva Medicina o de las cinco Leyes Naturales Biológicas está sin duda en que nos permite comprender y explicar los procesos en el cuerpo.

Los procesos de aumento y pérdida celular, inflamaciones, dolores y todos estos procesos son ahora comprensibles. Esto convierte a la Nueva Medicina (a diferencia de la MC actual) en una verdadera ciencia.

Este conocimiento supone un salto enorme y genera una expectativa: *"Si la Nueva Medicina puede explicar casi todo, entonces podrá también curar casi todo".*

Esto es lo que me ocurrió a mí y lo que le ocurre a todo el mundo que conoce las cinco Leyes Naturales Biológicas por primera vez. Sin embargo, esto es un gran error.

El hecho es que, a pesar de tener este conocimiento, en muchas ocasiones no podemos hacer gran cosa. Esto quiere decir que nuestra influencia sobre los procesos de las enfermedades (sobre todo en el caso de psicosis) es mucho menor que la que desearíamos tener. El motivo no radica en el hecho de que la Nueva Medicina sea errónea, sino más bien en que a menudo las personas no podemos afrontar situaciones difíciles, cargamos durante años con viejas historias y, sobre todo, en el miedo que fomentamos conscientemente, el mayor veneno para cuerpo y alma.

Esto desilusiona, es decepcionante, pero esta es la situación.

El Dr. Hamer despierta en sus escritos muchas esperanzas. Es absurda su afirmación que la posibilidad de supervivencia es de un 98 % por ciento.

En el mejor de los casos, se puede aceptar esta cifra de manera hipotética en un tiempo en que la Nueva Medicina se aplique por todos los médicos y en todas las clínicas, en una época sin miedo al cáncer.

En el diccionario de enfermedades a partir de la página 60 describo todos los Programas Especiales basándome en un proceso ideal: como ayuda provisional especial de la Naturaleza para poder combatir una situación excepcional (conflicto) lo mejor posible. **La Naturaleza confía en que los conflictos se resuelvan en poco tiempo (un par de días o en pocas semanas).** Ese es el plan y la intención. Si este es el caso, los Programas Especiales transcurren

de la manera descrita y son en efecto algo bueno.
Si los conflictos se prolongan, si se repiten continuamente o si surgen círculos viciosos (lo que por desgracia ocurre frecuentemente en la realidad), la situación se pone fea: tumores que aumentan de tamaño y no se reabsorben, dolores que no cesan o que continuamente reaparecen.
Ni la Naturaleza ni la Nueva Medicina tienen la culpa de esto. Por este motivo, le pido a los terapeutas que haya entre los lectores que, pese al entusiasmo, sigan siendo **realistas y modestos**.

Ejemplo de un caso de osteoporosis

Pequeña aclaración previa

La osteoporosis es una enfermedad que generalmente afecta a mujeres de edad avanzada. Se trata de una pérdida progresiva de masa ósea. Esto hace que los huesos se debiliten y sean propensos a roturas (por ejemplo, fractura de la cadera).
Conflicto: conflicto de desvalorización.
Durante una continuada fase de conflicto activo se produce la pérdida de células en los huesos.
En fases intermedias de regeneración (reconstrucción celular) pueden aparecer dolores. Son momentos en los que la autoestima recibe un nuevo impulso, por ejemplo, mediante un acontecimiento positivo. (Véase también pág. 304.)
Una simpática profesora de matemáticas y gimnasia tiene actualmente 61 años, es diestra y madre soltera con una hija adulta. Su corazón late por el deporte: correr, tenis, senderismo, esquí, gimnasia, etc., generalmente en buena compañía. En el caso de una mujer que está en tan buena forma, que se cuida de tener una alimentación sana y no fuma, sería prácticamente impensable el diagnóstico de osteoporosis a la edad de 47 años.
En agosto de 1999 se le detectó durante un reconocimiento preventivo una "osteoporosis manifiesta" mediante un análisis de densidad ósea (diagnóstico pág. 37).
Hasta septiembre de 2002 continuaron empeorando los valores. En el fémur izquierdo se midió una densidad ósea de 0,576 g/cm3 (véase pág. 37). En este tiempo tomaba el medicamento para la osteoporosis recetado por el médico (bifosfonato).

Historia del conflicto

En estos años la paciente no se siente feliz como profesora. Las cosas no van bien en la escuela, pero los disgustos no vienen sólo por cuenta del director. Eso es sólo la "música de fondo". El conflicto principal es la hija, su gran tesoro. Esta se ha independizado y se ha marchado de casa. Pero la situación se empeora: ella se marcha a Australia, donde le han ofrecido un interesante puesto de trabajo.
Conflicto de desvalorización (no podré conseguirlo): las dos caderas afectadas.
En el otoño de 2002 la paciente se ha quedado pues sola en casa, la niebla otoñal se extiende sobre el paisaje y ella no sabe si todavía la vida tiene sentido para ella.
De repente se le ocurre una idea: "Voy a viajar a Australia donde está mi hija". "¡Que no cuenten conmigo en la escuela!". (Nota: En Austria es posible como funcionario tomarse un año de descanso y después volver a incorporarse sin problemas.)
Una vez que quedaron aclaradas las formalidades, la paciente emprende el viaje a Australia en enero de 2003. Puesto que el medicamento para la osteoporosis no ha ayudado nada, lo deja en casa.
Hasta junio de 2004 vivió junto con su hija bajo el sol de Australia la etapa más feliz de su vida: nadar, la playa, tenis, escapadas, y mucho más.
Ella recuerda que en Australia no tuvo ni una sola vez dolores de espalda, dolores que en casa la atormentaban continuamente. (Continuos dolores de espalda indican la presencia de un conflicto de desvalorización crónico-pendiente.)
Tras su regreso en junio de 2004 vuelve a someterse a un análisis de masa ósea. ¿Y cuál es el resultado? Con 0,590 (véase pág. 37, gráfico de color, núm. 3 sobre eje x) se encuentra de nuevo por encima del nivel de osteoporosis, es decir, vuelve a estar sana. La reparación "tuvo lugar" en Australia sin medicamentos.
En el análisis de 08/2000 se encuentra en el cuello del fémur derecho una densidad de 0,599 g/cm3 y en el izquierdo de 0,554 g/cm3. Esta diferencia entre el izquierdo y el derecho confirma que el conflicto de desvalorización está principalmente relacionado con la hija. La paciente es diestra, por lo que la mitad izquierda de su cuerpo es su lado madre / hijo.
En septiembre de 2004 vuelve la profesora a su vida cotidiana. Después del año feliz en Australia comienza el "terrible" año escolar. Vuelve a estar lejos de su hija y la niebla vuelve a enturbiar el ánimo. (Repetición del conflicto de desvalorización.)

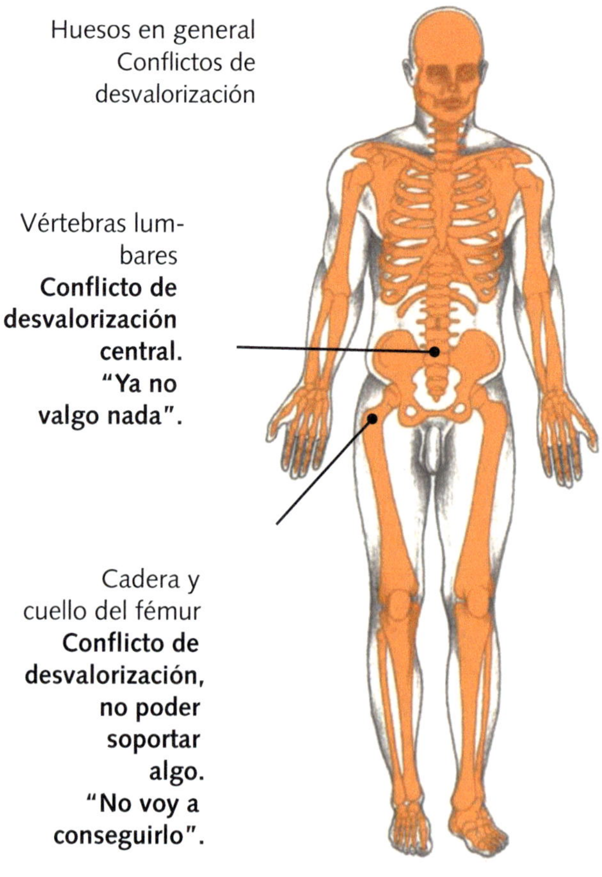

0 – 1
Malos tiempos:
"La hija no está"

2 – 3
Maravilloso año
en Australia

3 – 4
"El peor año escolar"

5 – 7
"La hija vuelve a casa"

8 – 11
Buenos tiempos:
"La hija está de nuevo en casa"

Linker Femur : Neck

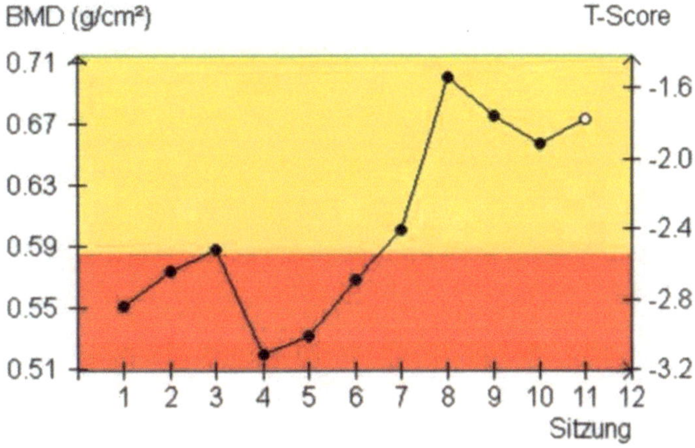

	Linker Femur
Durchschnitt (g/cm²)	0.606
SD (Standard Deviation)	0.063
Variations Koeffizient (%)	10.39

Untersuchungsdatum	Alter	BMD (g/cm²)	Anwender
24/08/2000 08:44:00	46	0.554	
02/09/2002 09:47:00	48	0.576 (4.05% / 4.05%)	
16/06/2004 09:38:00	49	0.590 (6.63% / 2.48%)	
21/11/2005 11:08:00	51	0.522 (-5.66% / -11.53%)	
04/12/2006 08:19:38	52	0.534 (-3.56% / 2.23%)	
10/04/2008 11:21:06	53	0.571 (3.10% / 6.90%)	
15/06/2009 10:58:30	54	0.603 (8.88% / 5.61%)	
19/04/2010 10:03:07	55	0.703 (26.97% / 16.62%)	L
04/04/2011 10:12:58	56	0.678 (22.43% / -3.58%)	K
06/06/2012 09:39:55	57	0.659 (19.11% / -2.71%)	L
12/06/2013 09:49:28	58	0.676 (22.09% / 2.50%)	M
* = nicht berücksichtigte Daten		Variation (Ref / Vorherige)	

Knochendichte - Befund

Es wurde folgender Befund erhoben:

Messort	BMD (g/cm2)	T-Score
LWS (L1 - L4)	0,873	-1,6
Re. Schenkelhals	0,584	-2,4
Li. Schenkelhals	0,633	-1,9

Gerätetyp: Hologic QDR-4500

*Ya no se detectan signos de osteoporosis. (N. del T.)

Beurteilung:
In der LWS und im Schenkelhals beidseits finden sich - bezogen auf den T-Score - im unteren Normbereich gelegene Knochendichtewerte, gegenüber der Voruntersuchung vom April 2008 zeigt sich in der LWS ein Anstieg des Knochenmineralgehalts um knapp 5%, im Bereich des Schenkelhalses im Mittel um knapp 6%. Es zeigt sich somit eine Befundbesserung gegenüber den Voruntersuchungen, der Befund spricht nun für eine **Osteopenie**, eine Osteoporose ist nicht mehr nachweisbar.

Kommentar:

La prueba de densidad ósea en el 2005 (véase pág. 37, núm. 4) arroja un valor de 0,522. De nuevo osteoporosis, ¡y más fuerte que nunca! El valor refleja su mal estado anímico.
Pero a partir del invierno de 2005 la situación da un vuelco. La hija regresa a Europa desde Australia y también en la escuela todo va mejor. En general, ella intenta verlo todo más positivamente. En este tiempo descubrió además la Nueva Medicina. Con su nueva actitud frente a la vida puede soportar mejor el poco soleado otoño.
En los próximos años (pág. 27, núm. 5, 6, 7, 8, 9) mejora la densidad ósea de manera constante. Lo cual no es un milagro, puesto que la hija está de vuelta en la ciudad natal. Los huesos se regeneran y se curan.

Otro caso de ejemplo / Una historia real

Una jubilada de 84 años es enviada a un hospital en la Alta Austria a causa de una diarrea crónica para someterse a una colonoscopia. Al día siguiente tras la intervención se le administra a la paciente una infusión sin consultarle.
Todavía con el suero puesto se informa sobre lo que le están administrando.
La respuesta: "Esto es contra la osteoporosis. Se le da a todo el mundo con su edad".
La paciente queda extrañada, puesto que tres meses antes se sometió a un control de densidad ósea en otro hospital. El resultado: "Todo está bien". En su actual estancia en el hospital sólo se trata del intestino. Nadie ha comprobado la densidad ósea. Poco después de la infusión para la osteoporosis se le administran dos infusiones más.
Ella pregunta: ¿Y esto qué es?
Respuesta: "Estos son analgésicos contra los dolores que produce el tratamiento contra la osteoporosis".
Poco a poco se apodera de ella el mal humor. De hecho, ella comenzó a sentir fuertes dolores. Dolores que ella no tenía antes de recibir la infusión. Lo gracioso viene ahora: por la tarde en la habitación del hospital se pone a ver la televisión. Casualmente estaban poniendo un reportaje sobre la clínica donde ella se encontraba: "... la mayor sección de osteoporosis de Austria y la que cuenta con un mayor número de pacientes...".
Deberán pasar algunas semanas antes de que la señora se recupere de su paso por el hospital.

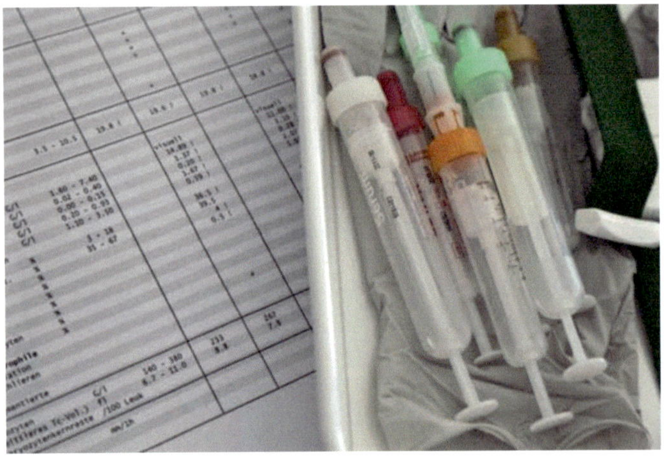

Diagnóstico

A la hora de realizar un diagnóstico no nos centramos sólo en el nivel corporal, como ocurre en la MC, sino que tenemos en cuenta tres niveles: psique, cerebro y órgano.
Ejemplo: Un quiste ovárico conlleva siempre un FH en reparación en el relé de la sustancia blanca que controla el ovario y como causa psicológica un conflicto superado de pérdida.
Cada diagnóstico realizado en un nivel debe coincidir con los otros niveles. De esta manera es posible en gran medida evitar errores en el diagnóstico. El dicho que afirma *"tantos diagnósticos como médicos"* debería pertenecer pronto al pasado.

El diagnóstico en el cerebro

El nivel del cerebro tiene un valor científico enorme, puesto que deja patente las relaciones entre las dimensiones anímicas y corporales.
Sin embargo, la lectura de una TAC prácticamente no tiene significado alguno. Es posible que una TCC sea útil, si los cuadros del trastorno no son inequívocos, sin embargo, normalmente NO la necesitamos. ¿Porqué?
1. Porque tiene un gran potencial para un shock de diagnóstico.
2. Porque no es posible interpretar inequívocamente la mayoría de las TCCs (no es fácil encontrar los focos y asignarlos correctamente).
3. Aprender a leer las TCCs es un laborioso proceso. Es necesario leer correctamente cientos de TCCs antes de poder hacer diagnósticos razonablemente confiables. Prácticamente no hay terapeutas capaces de hacerlos. Afortunadamente es posible trabajar perfectamente con las 5 Leyes Naturales Biológicas incluso sin el nivel cerebral, porque todavía tenemos a disposición dos niveles (psique, cuerpo) para llevar a cabo un control cruzado.

En caso de optar por una TC, esta deberá cumplir con los siguientes criterios:
- TC (ventana al cerebro) (la resonancia magnética es inutilizable).
- Paralela a la base del cráneo.
- Sin medios de contraste ("nativa").
- Imágenes en soportes digitales (CD-ROM).
- Permanecer tranquilo dentro del tubo (buena nitidez).

La evaluación de las TCs no es el objeto de este libro. La lectura de TCs es compleja y debe haberse aprendido en profundidad. Para los interesados, en el diccionario de enfermedades se muestran los correspondientes relés marcados en pequeñas representaciones del cerebro.

Realización del diagnóstico en los planos psíquico y corporal

Diagnósticos de la MC:
Es bueno tener a mano todos los diagnósticos de la MC, pero cuidado, ¡aproximadamente sólo un 60% de los diagnósticos son correctos! Es decir, el 40% restante es erróneo. A veces también las radiografías se interpretan erróneamente. A menudo incluso se asocian grandes quistes con el órgano erróneo. Estos errores ocurren porque la MC trabaja sin controlar los niveles de la psique y el cerebro.

Valores de laboratorio

Estos son un pilar importante para el diagnóstico o, en su caso, para controles de seguimiento. Algunos valores reciben gracias al conocimiento de las cinco Leyes Naturales Biológicas un nuevo significado, otros coinciden con los de la MC Valores como, por ejemplo, las enzimas del páncreas lipasa y amilasa son muy variables según el individuo, por lo que son significativos si se comparan con valores previos del mismo paciente. La recopilación de valores de laboratorio entraña el peligro de que el paciente los tome tan en serio, que incluso haga de los mismos valores un conflicto. Tales pacientes hipocondríacos van continuamente de un análisis a otro, hasta que de pronto caen en la trampa que ellos mismos se han construido. *("El valor que se sale de la norma").*

La glándula tiroides y el laboratorio

Triyodotironina (T3) y tiroxina (T4)

La mayor parte de estos dos tipos de hormonas tiroideas se encuentran en la sangre unidas a proteínas. Sólo una pequeña parte se encuentra en forma de tiroxina libre (T4L) o de triyodotironina libre (T3L).

Valores normales en MC (suero):[11] T3 67 a 163 ng/dl, T3 libre 2,6 a 5,1 pg/ml, T4 5,1 a 12-6 µg/dl, T4 libre 1,0 a 1,8 ng/dl.

<u>Valor alto</u>

- Fase activa de un conflicto de presa en un lóbulo de la glándula tiroides.
- Ligeramente alto en la fase activa de un conflicto de impotencia (conductos tiroideos).

<u>Valor bajo</u>

- Reparación pendiente o situación posterior. Conflicto de presa en lóbulos de la glándula tiroides.

Niveles altos o bajos de TSH son síntoma de un SBS en los conductos tiroideos (pág. 111 s.).

La sangre y el laboratorio

(véase también el capítulo "Sangre" pág. 139.

Eritrocitos (glóbulos rojos)

Valores normales en la MC: Mujer 4,0 a 5,2 millones/ml, hombre 4,2 a 5,9 millones/ml.

<u>Valor bajo</u> (anemia)

- Fase activa de conflicto de desvalorización. SBS de los huesos. Si el SBS de los huesos puede detectarse o no en la sangre, dependerá del número de huesos afectados, ya que la formación de sangre (hematopoyesis) tiene lugar sobre todo en los huesos planos (por ejemplo, esternón, cuerpo vertebral). Los SBS que tienen lugar en huesos largos apenas se reflejan en la sangre.

<u>Valor alto</u> (eritrocitemia)

- Fase de reparación de un SBS de los huesos. Al inicio de la fase de reparación seguirá bajando el nivel de glóbulos rojos, pero sólo en apariencia, ya que a través del ensanchamiento de los vasos sanguíneos durante la vagotonía la sangre se "rebaja" con más suero (valor de hematocrito más bajo). Durante esta fase la producción de eritrocitos vuelve a su nivel normal, por lo que la cantidad real sube.
- En el caso de deportistas de resistencia o si se tiene un buen estado de forma.

Leucocitos (glóbulos blancos)

Valores normales en MC:[12] Leucocitos (adulto) 4 a 10 mil/mm³.

<u>Valor bajo</u> (leucopenia)

- Fase activa de conflicto de desvalorización (huesos).
- SBS del bazo (poco frecuente).

<u>Valor alto</u> (leucemia)

- Inflamación (fase de reparación) en algún lugar del cuerpo (los leucocitos tienen como función la "recogida de basura" en el cuerpo).
- Reparación de conflicto de desvalorización.

Hemoglobina (pigmento rojo de la sangre)

Junto con el nivel de glóbulos rojos, es un parámetro importante en casos de anemia.

Valores normales en MC:[12] Mujer 12 a 16 g/dL, hombre 14 a 18 g/dL.

<u>Valor bajo</u>

- En la fase activa de un conflicto de desvalorización (anemia).
- Durante la fase de reparación (vagotonía) de otros conflictos a causa del ensanchamiento de los vasos sanguíneos.
- Durante la segunda fase (vagotónica) del embarazo a causa del ensanchamiento de los vasos sanguíneos.
- En casos de hemorragia (heridas, hemorragias internas, sangrado menstrual excesivo).

<u>Valor alto</u>

- En la fase de reparación de un conflicto de desvalorización (huesos). Al inicio de la fase de reparación siguen bajando los niveles de hemoglobina y glóbulos rojos, pero sólo en apariencia, pues la sangre se "rebaja" con más suero a causa del ensanchamiento de los vasos durante la vagotonía.
- Durante la fase activa de otros conflictos. Por estrechamiento de los vasos aumenta la concentración de glóbulos rojos.
- En el caso de deportistas de resistencia o si se tiene un buen estado de forma.

Hematocrito

(porcentaje de células con respecto al volumen de sangre)

Este valor indica si la sangre está fluida o viscosa, es decir, la concentración de glóbulos rojos (viscosidad).

Valores normales en MC:[11] Mujer 37 a 46 %, hombre 41 a 50 %.

<u>Valor bajo</u>

- En la fase activa de un conflicto de desvalorización (huesos) a causa de la menor producción de glóbulos rojos. Los valores son más bajos al inicio de la fase de reparación.
- Fase activa de un conflicto de refugiado (túbulos colectores del riñón). Acumulación de líquido, también en la sangre. La sangre se vuelve más fluida, a pesar de que el nivel de glóbulos rojos no ha cambiado.
- Durante la fase de reparación (vagotonía) de otros conflictos a causa del ensanchamiento de los vasos sanguíneos.
- Durante la segunda fase (vagotónica) del embarazo el

11 http://www.netdoktor.at/laborwerte/fakten/schilddrüse/t3_t4/htm (en alemán.

12 Böcker/Denk/Heitz, Pathologie, Urban & Fischer, 3rd ed. 2004, Spickzettel Pathologie

hematocrito es menor a causa del ensanchamiento de los vasos sanguíneos. (Líquido penetra en el sistema vascular.) Las infusiones hacen descender el hematocrito (dilución).

Valor alto

- Durante la fase activa de conflictos diferentes al arriba descrito. El estrechamiento de los vasos sanguíneos hace aumentar la concentración de glóbulos rojos.
- Entre los deportistas, especialmente después de un entrenamiento en altitud, mediante el aumento de producción de glóbulos rojos. Así, la sangre se vuelve más viscosa y aumenta la capacidad de transporte de oxígeno.
- Por pérdida de líquidos o deshidratación (sudor, sed).

Velocidad de sedimentación globular (VSG)

Una de las pruebas de sangre más antiguas y simples. En un tubo de vidrio se mide después de una o dos horas la cantidad de células sanguíneas que se han precipitado en el fondo. Según la MC, indica la presencia de inflamaciones en el cuerpo.

Valores normales:[12] 1h: mujer 6 a 11 mm, hombre 3 a 8 mm. 2h: mujer 6 a 20 mm, hombre 5 a 18 mm.

Valor alto

- Fase de reparación (inflamación), en alguna parte del cuerpo.

Proteína C reactiva (PCR)

Pertenece a las llamadas "proteínas de la fase aguda". Es uno de los valores que ascienden más rápido en caso de inflamación.

Valor normal:[12] < 10 mg/l

Valor alto

- Fase de reparación aguda en algún órgano.
- Tras operaciones, lesiones, accidentes, después de un ataque al corazón (igualmente en fases de reparación o reparación).

Colesterol

En la MC, el nivel de colesterol no se mide para comprobar la presencia de determinadas enfermedades, sino para evaluar el riesgo de enfermedades vasculares. Está considerado como factor de riesgo de ataque cardíaco o cerebral y otras enfermedades.

Las LDL (lipoproteínas de baja densidad) son supuestamente responsables de daños vasculares y se consideran "malas", mientras que a las HDL (lipoproteínas de alta densidad) se les atribuye una función protectora. Esto según la opinión de la MC.

En realidad, el colesterol es de vital importancia (tanto las HDL como las LDL) y es producido por el mismo cuerpo. Podemos dar por hecho que la Madre Naturaleza no hace nada malo o carente de sentido.

El colesterol no es apto para el transporte en la sangre, ya que como cuerpo graso (lípido) no es soluble en agua. El colesterol es transportable asociado a HDL o LDL. Hablamos por tanto de un complejo colesterol-lipoproteína HDL/LDL.

La lipoproteína HDL toma el colesterol administrado por la alimentación y lo lleva al hígado, donde es transformado en ácidos biliares y en colesterol libre.

La lipoproteína LDL toma el colesterol sintetizado en el hígado y lo transporta a las células del cuerpo.

El colesterol transportado mediante LDL son la sustancia básica para las hormonas esteroides (hormonas sexuales, cortisol, etc.), vitamina D3, ácidos biliares, etc. Posee además una función impermeabilizante en arterias y membranas.

Es absurdo considerar las LDL como perjudiciales. Puesto que el 80% del colesterol es elaborado en el hígado, una dieta tiene un efecto insignificante en el nivel de colesterol. Ésta sólo disminuye el nivel en un 5% y sólo durante 24 a 48 horas, puesto que el hígado aumentaría entonces la producción propia.

La industria farmacéutica ha puesto de manera arbitraria el límite recomendado de colesterol en 200 mg/dl, para así tener como clientes a la mitad de la población. Desde entonces se "trata" a los afectados con hipolipemiantes, lo que conlleva graves efectos secundarios para la salud.

"El colesterol parece intervenir en la reparación vascular en forma de sustancia adhesiva o agente reparador".[13]

Por otra parte, es un hecho que las llamadas placas están compuestas básicamente de tejido conjuntivo. En éste sólo es posible encontrar colesterol en cantidades mínimas (aproximadamente un 1%).

El colesterol es un componente importante de la membrana celular. Aumenta la estabilidad de las membranas.

Colesterol total

Valores normales en MC:[14] 120 a 200 mg/dl (3,1 a 5,2 mmol/L).

Colesterol LDL

Valores normales en MC:[14] 150 mg/dl (< 3,87 mmol/L).

Colesterol HDL

Valores normales en MC:[14] 50 mg/dl (> 1,3 mmol/L).

Es poco probable que de un nivel alto o bajo de colesterol (independientemente de si es LDL o HDL) se pueda inferir algo (a menudo condicionado por factores familiares). Cuando el nivel cambia repentinamente, lo que es poco frecuente, se puede pensar lo siguiente:

Valor alto

- Falta de actividad física, obesidad, alcohol.
- Efectos secundarios de medicamentos (cortisona, beta bloqueador, entre otros).
- En general un síntoma de estrés acumulado.
- Los siguientes SBS entran en especial consideración: glándula tiroides, túbulos colectores del riñón, glándulas suprarrenales, hígado, azúcar.

El hígado y el laboratorio

GGT (gamma-glutamil transferasa)

La enzima del hígado GGT es uno de los parámetros más importantes con relación a un SBS de las vías biliares.

Valores normales según nueva unidad: mujer hasta 36 U/L, hombre hasta 64 U/L.

Valor alto

- Fase de reparación de un conflicto de enojo territorial o de identidad (vías biliares). La fase aguda (crisis de reparación) comienza cuando el valor GGT empieza a descender. Hasta valores de 400 la crisis de reparación transcurre sin complicaciones, con valores de entre 400

13 http://www.westonaprice.org/knowyourfats/skinny_de.html.

14 Böcker/Denk/Heitz, Pathologie, Urban & Fischer, 3rd ed. 2004, Spickzettel Pathologie

y 800 la situación empeora y con más de 800 se vuelve crítica (nueva unidad).

GOT (transminasa glutámico-oxalacética)

Según la MC las GOT se elevan en caso de enfermedades del hígado, del corazón y de los músculos.

Valores normales en MC según la nueva unidad:[15] adultos 34 U/L.

Valor alto

- Probablemente igual que GGT: Fase de reparación de un conflicto de enojo territorial o de identidad (vías biliares).

GPT (transminasa glutámico-pirúvica)

Es una enzima cuya mayor concentración se encuentra en el hígado. También aparece en menor concentración en el esqueleto y en los músculos cardíacos.

Valores normales en MC según la nueva unidad:[16] adultos 55 U/L.

Valor alto

- Fase de reparación de un conflicto territorial (vías biliares).

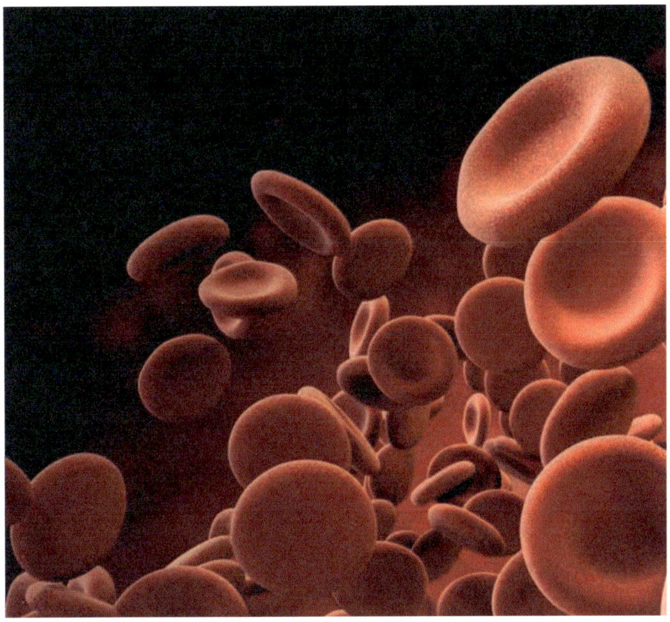

AP (fosfatasa alcalina)

Esta indica si tiene lugar un SBS de los conductos biliares o de los huesos.

Valores normales:[17] 40 a 150 U/L (edad avanzada 60 a 170 U/L).

Valor alto

- Fase de reparación de un conflicto territorial (vías biliares).
- Fase de reparación de conflicto de desvalorización (huesos).
- Tras fracturas de huesos.

Bilirrubina

La bilirrubina es un valor del hígado. A través de este se puede determinar la presencia de ictericia y controlar el progreso de la misma. La bilirrubina es un producto de degradación de la hemoglobina y se expulsa normalmente a través de los conductos biliares. Sin embargo, si se obturan las vías biliares, la bilirrubina acumulada va a parar al flujo sanguíneo.

Valores normales en MC:[18] bilirrubina, adultos sanos 0,2 a 1,1 mg/dL: (3,4 a 18,8 micromol/L).

Valor alto

- Fase de reparación de un conflicto de enojo territorial o de identidad (vías biliares). Hinchazón de conductos biliares durante la reparación con obstrucción transitoria de las vías de salida.
- Degradación acelerada de glóbulos rojos (hemólisis) por transfusiones de sangre, toxinas o medicamentos, grandes hematomas (contusiones o magulladuras), malaria.
- Raramente se puede elevar el nivel de bilirrubina cuando la parénquima del hígado se está curando (conflicto de morir de hambre/existencia), cuando un conducto biliar mayor en el hígado (intrahepático) es presionado por demanda de espacio.

Colinesterasa

En la MC se mide el nivel de colesterasa para comprobar la existencia de daños en el hígado o intoxicaciones. Dada las diferencias entre individuos, este valor es más indicado para realizar seguimientos que para el diagnóstico.

Valores normales en MC:[18] adultos 3000 a 8000 U/L.

Valor alto

- Conflicto de morir de hambre/existencia. Fase activa (Parénquima del hígado). Aumento a causa de una mayor actividad metabólica en el hígado.

El páncreas y el laboratorio

Glucemia (azúcar en la sangre)

El nivel de glucemia indica la concentración de glucosa en la sangre. Este es controlado por las hormonas del páncreas insulina y glucagón.

Valores normales en MC:[18] adultos 70 a 100 mg/dL (3,89 a 5,55 mmol/L).

Valor bajo (hipoglucemia)

- Conflicto de miedo/repugnancia o de resistencia. SBS en las células alfa o beta de los islotes pancreáticos (véase pág. 233 a 234).

Valor alto (hiperglucemia)

- Conflicto de resistencia o de miedo/repugnancia. SBS en las células alfa o beta de los islotes pancreáticos (véase pág. 235 a 236).

Amilasa (alfa-amilasa)

La enzima amilasa es producida por el páncreas y contribuye a la digestión de los hidratos de carbono. Se comprueba en MC para determinar si existe una inflamación en el páncreas. La amilasa puede medirse en la sangre (suero) o en la orina.

Valores normales en MC (suero):[18] adultos 70 a 300 U/L.

Valor alto

- Fase de reparación de un conflicto de enojo territorial o de identidad. Inflamación del páncreas (pancreatitis). Hinchazón de los conductos excretores durante la reparación, lo que puede provocar una obstrucción transitoria. Aumento de las enzimas

15 http://www.netdoktor.at/laborwerte/fakten/leber/got.htm (en alemán).

16 http://www.netdoktor.at/laborwerte/fakten/leber/gpt.htm (en alemán).

17 http://www.netdoktor.at/laborwerte/fakten/leber/apág.htm (en alemán).

18 Böcker/Denk/Heitz, Pathologie, Urban & Fischer, 3rd ed. 2004, Spickzettel Pathologie

del páncreas amilasa y lipasa.

Lipasas (fosfolipasa)

Lipasa es el término genérico de un grupo de enzimas digestivas (esterasas). Su función es la descomposición de las grasas. Las lipasas son el valor más sensible con relación al páncreas.
Valores normales en MC:[18] adultos 30 a 180 U/L.

Valor alto

- Fase de reparación de un conflicto de enojo territorial o de identidad (Conductos excretores del páncreas). Hinchazón de los conductos excretores durante la reparación, lo que puede provocar una obstrucción transitoria. Pancreatitis, aumento de las enzimas del páncreas amilasa y lipasa.

El riñón y el laboratorio

Creatinina

Es dentro de la MC y desde nuestro nuevo punto de vista el valor más importantes del riñón. No obstante, se interpreta de forma completamente diferente. La creatinina es un producto final metabólico del sistema muscular, por lo que el valor dependerá de los "músculos". A nosotros nos interesa el nivel en el suero (sangre) y no la cantidad expulsada por la orina (aclaramiento de creatinina).
Valores normales en MC (suero):[18] 0,5 a 1,2 mg/dL (44 a 106 micromol/L).

Valor alto

- En la fase activa de un conflicto de refugiado (túbulos colectores del riñón). Este "programa de ahorro de energía" almacena líquidos y "recicla" nutrientes. La creatinina, urea y ácido úrico se mantienen en el sistema circulatorio para extraer energía en caso de necesidad (uremia en MC). Este proceso de reciclado se denomina ciclo del nitrógeno. En la MC se realiza una diálisis a partir de 4 mg/dL. Con el conocimiento de las cinco Leyes Naturales Biológicas sólo se toma en consideración una diálisis a partir de 12 a 14 mg/dL.
- En personas musculosas, después de un esfuerzo muscular o de consumo de carne.

Urea

Valores normales en MC (suero):[19] 10 a 50 mg/dL (1,64 a 8,18 mmol/L).

Valor alto

- Fase activa de conflicto de refugiado (túbulos colectores del riñón). En el llamado ciclo del nitrógeno se "reciclan" proteínas de la urea.
- Tras diarreas, vómitos, ayunos, sudoración excesiva, quemaduras, deshidratación.
- Tras lesiones, accidentes, transfusiones (descomposición de proteínas).

Ácido úrico

Valor mediante el cual la MC diagnostica la "gota". El diagnóstico de la "gota" significa para nosotros la presencia de un conflicto activo de refugiado en fase de reparación combinado con algún conflicto de desvalorización. ("Síndrome", véase pág. 240 ss.).

19 Böcker/Denk/Heitz, Pathologie, Urban & Fischer, 3rd ed. 2004, Spickzettel Pathologie

Ácido úrico es el producto final del metabolismo de la purina. Surge de la digestión de carnes. El valor depende también de la alimentación o de una intoxicación. En caso de un conflicto activo de existencia, el cuerpo intenta sacar restos de energía del ácido úrico. Por ello, lo mantiene en la sangre en lugar de expulsarlo.
Valores normales de la MC (suero):[19] mujer < 5,7 mg/dL, hombre < 7 mg/dL.

Valor alto

- Fase activa de conflicto de refugiado (túbulos colectores del riñón). Similar a la creatinina y la urea.
- Mediante un mayor aporte de purina por la alimentación (carne, entrañas, etc.).
- Mediante un aumento en la síntesis de purina: muerte celular por medicamentos, quimioterapia, anticoagulantes, medicamentos antihipertensivos, y mucho más.

Proteínas (albúmina, microglobulina) **en la orina** (proteinuria)
Según la MC una señal de alarma: síntoma de filtrado insuficiente en el riñón ("síndrome nefrótico"). Sin embargo, la proteína no pasa, como la MC piensa, de la sangre a la orina, sino que viene de los túbulos renales en reparación, por lo tanto del mismo riñón (tuberculosis del riñón). Degradación de tumor (véase pág. 240 ss.).

Prueba positiva (detección de proteína)

- Fase activa de un conflicto de refugiado (túbulos colectores del riñón). Degradación de un tumor en los túbulos colectores del riñón. El material degradado se expulsa por la orina. Proteína en la orina.
- Fase de reparación de un conflicto sexual (próstata) o fase de reparación de una situación desagradable (submucosa de la vejiga). Tuberculosis urinaria.

En todos los casos degradación tuberculosa de tejido tumoral. Eliminación por la orina. Proteína en la orina acompañada de sudores nocturnos.

Sangre en la orina (hematuria o hemoglobinuria)
Cuando vemos a simple vista una coloración roja de la orina, se habla de "macrohematuria", por el contrario, en caso de microhematuria los rastros de sangre sólo se pueden detectar en el laboratorio.

Prueba positiva (detección de sangre)

- Fase de reparación de conflicto de demarcación territorial (mucosa de pelvis renal, uréter, vejiga o de la uretra). Reconstrucción del epitelio de transición (urotelio). La sangre en la orina es señal de inflamación en una de estas estructuras.
- Fase de reparación de un conflicto de refugiado (túbulos colectores del riñón). Degradación de un tumor en un túbulo colector con expulsión de proteína y sangre.
- Fase de reparación de una situación desagradable (submucosa de la vejiga).

La próstata y el laboratorio

Antígeno prostático específico (PSA)

La enzima PSA se produce en la glándula prostática y es, según la MC, indicativa del tamaño de la próstata o del tumor. En la MC se sabe que esta relación es incierta, puesto que el PSA se produce también en el hígado y en parte en el páncreas.

Valor normal:[19] 0 – 4,5 ng/mL.
Valor alto
- Fase activa o de reparación de conflicto sexual (tejido prostático).
- En ciclistas y jinetes.
- Tras el coito, reconocimiento de la próstata por palpación y similares.
- En mujeres después de la menopausia.
- En caso de un SBS del hígado.

Lo cierto es que cuanto más se controle el nivel de PSA, más personas (prácticamente sanas) mueren de cáncer de próstata. Desde el punto de vista de las cinco Leyes Naturales Biológicas, valores que estén incluso muy por encima de la norma no son motivo de preocupación. Es recomendable, dado el riesgo de padecer un conflicto (con peligro de círculo vicioso) a causa de un valor alto, no someterse a una medición de PSA.

El intestino y el laboratorio

Sangre en las heces

Puede verse a simple vista. Sin embargo, mediante una muestra de heces en el laboratorio es posible comprobar si existe sangre oculta.
Resultado positivo (sangre en las heces)
- Fase de reparación en alguna parte del aparato digestivo (desde el esófago hasta el recto). Cuanto más oscura (vieja) sea la sangre, más lejos "río arriba" se encuentra el origen de la sangre.

El reumatismo y el laboratorio

Factores reumatoides, anticuerpos antinucleares (ANA)

La MC llama factores reumatoides a los "anticuerpos" que se enfrentan a las estructuras del propio cuerpo, o a las proteínas que luchan contra el propio cuerpo.
Para determinar los "factores reumatoides" se observa la reacción del suero de la sangre con otras proteínas en el tubo o placa de ensayo. Para ello, en MC se recurre a diferentes pruebas como el test de Waaler Rose o la prueba ELISA.
Desde la perspectiva de las cinco Leyes Naturales Biológicas, la hipótesis del reuma es falsa y la determinación de los "factores reumatoides" carece de sentido.

Inmunoglobulinas (Ig) M, G, A, E, D entre otras
Nosotros podemos prescindir de los términos "inmunoglobulina", "anticuerpo" y "antígeno". Sería más correcto hablar sólo de globulinas.
Las globulinas son las uniones de proteínas más pequeñas del propio cuerpo, las cuales juegan un papel importante en el crecimiento de tejido e impermeabilización de células dañadas.
Las globulinas aumentan en la sangre tras intoxicaciones (vacunas, drogas, alcohol, etc.), lesiones (magulladuras, esguinces, etc.) o durante fases de reparación.
Mediante una técnica electroquímica (electroforesis) puede dividirse a las globulinas en diferentes clases. La clasificación de las "inmunoglobulinas" no es relevante para nosotros.

Las "infecciones" y el laboratorio

Prueba del SIDA

Al igual que otras pruebas, como por ejemplo, ELISA o Western blot, estas no son capaces de identificar virus VIH. Hasta hoy no se han aportado pruebas científicas del virus. Estas pruebas son métodos indirectos no contrastados que no funcionan.
Para la prueba actual, la llamada "prueba de los anticuerpos" del VIH, no hay un estándar internacional. Los diagnósticos "VIH-positivo" y "VIH-negativo", valores por encima o por debajo de un umbral de medida, que pueden realizarse de una misma persona variarán de continente a continente, de país a país, de ciudad a ciudad e incluso de laboratorio a laboratorio. En los kit de prueba en África se encuentran a menudo sólo dos proteínas por razones de coste. Personas "VIH-positivas" de África obtienen a menudo un resultado "VIH-negativo" en Europa, de pronto ya no están "infectados".[20] „La prueba del VIH no está estandarizada. El resultado de la misma debe ser interpretado y los criterios de esta interpretación son distintos en función no sólo del laboratorio, sino también del mes".[21]
En el prospecto de las pruebas del SIDA del fabricante Roche se encuentra el siguiente reconocimiento: *"Un resultado negativo no excluye la posibilidad de infección VIH".*
Factores conocidos por ser causa de falsos positivos:[22]
- Gripe.
- Infecciones de las vías respiratorias altas.
- Hemofilia.
- Herpes simple.
- Cáncer.
- Inflamación de los ganglios linfáticos.
- Insuficiencia renal, "lavado de sangre" en caso de problemas renales.
- Si hay presentes infecciones por virus como la hepatitis.
- Anticuerpos que estén presentes de manera natural.
- Anticuerpos por algún tipo de artritis reumatoide.
- Transfusiones de sangre.
- Tétanos, gripe, vacuna de la hepatitis B.
- Trasplante de órganos.
- Administración de globulinas inmunes.
- Sexo anal receptivo.

Anticuerpos contra Borrelia

La borreliosis es según la MC una "enfermedad infecciosa" producida por la bacteria Borrelia burgdorferi y que se transmite por picaduras de insecto.
Desde el punto de vista de las cinco Leyes Naturales Biológicas, la borreliosis es un conflicto de separación en reparación, con o sin picadura de insecto o de garrapata.
La prueba de Borrelia en el laboratorio (prueba de anticuerpos IgM y IgG) es igualmente irrelevante. Incluso dentro de la MC se considera a esta prueba poco significativa. El resultado no es positivo o negativo, sino un valor por encima o por debajo de un umbral. Si los llamados "títulos" se encuentran por encima del límite fijado, se considera probada la presencia de borrelias (prueba indirecta).

20 Véase Krämer, Heinrich. "Die stille Revolution der Krebs- und AIDS-Medizin" (La Silenciosa Revolución de la Medicina del Cáncer y del SIDA).

21 "New England Journal of Medicine", núm. 317.

22 Véase Leitner, Michael. "Mythos HIV", Editorial: Videel Verlag.

Anticuerpos contra clamidia, campylobacter, estreptococos
Sobre estas pruebas cabe decir lo mismo que sobre la prueba del SIDA o de los anticuerpos contra borrelia. Son pruebas que establecen un umbral y carecen de fundamento biológico.

Marcadores de tumor

Antígeno carcinoembrionario (ACE)
Es el marcador más importante en MC, sobre todo con relación al cáncer de intestino grueso, de pulmón y de mama. El nombre en sí ya es una indicación del dilema en el campo tumoral de la MC: Esta proteína parece ser un indicador de división celular. En el embrión la división celular es alta, al igual que en el crecimiento tumoral.
Valor normal:[23] 2,5 a 10 mcg/L
Valor alto
- Fase activa o de reparación de un SBS. Probabilidad de órganos en fase activa del cerebro antiguo, u órganos del cerebro nuevo en fase de reparación.
- En fumadores (intoxicación-reparación-metabolismo).

Antígeno carbohidrato 19-9 (CA 19-9)
Es un componente de los marcadores de grupos sanguíneos. Se aplica como marcador para tumores de páncreas, de hígado, de estómago y de intestino.
Valor normal:[24] < 37,5 U/mL
Valor alto
- Fase activa o de reparación de algún SBS arriba mencionado

Alfa-fetoproteína (AFP)
Se produce al igual que ACE en el tejido embrionario y en diferentes tumores.
Asimismo, en embarazadas y en la infancia el valor es alto. En ambos casos se da una alta tasa de división celular, igual que en los tumores. Marcador en MC de tumores de hígado, de células germinales, de bronquios y de estómago.
Valor normal:[25] < 20 ng/mL.
Valor alto
- Fase activa o de reparación de algún SBS arriba mencionado.

Marcador tumoral Beta-1 glicoproteína específico del embarazo (SP-1), gonadotropina coriónica humana (hCG)
También aquí puede comprobarse el parentesco biológico entre embarazo y crecimiento tumoral.
Ambos valores son altos durante el embarazo. Cuando no se trata de un embarazo sirven como indicio de tumor.
Según la MC, la división celular es "benigna" durante el embarazo, pero "maligna" en fases posteriores de la vida.

23 Böcker/Denk/Heitz, Pathologie, Urban & Fischer, 3rd ed. 2004, Spickzettel Pathologie

24 http://www.laborlexikon.de/Lexikon/Infoframe/a/Alpha-1-Fetoprotein_als_Tumormarker.htm (en alemán).

25 "New England Journal of Medicine", núm. 317.

LA PRIMERA CONSULTA DETERMINAR EL CONFLICTO

En nuestra calidad de terapeutas tratamos de contemplar a la persona en su conjunto a fin de encontrar su conflicto y sus correspondientes caracterizaciones anteriores. Es razonable concentrarse primero en el síntoma más importante, es decir, en la dolencia principal del paciente.

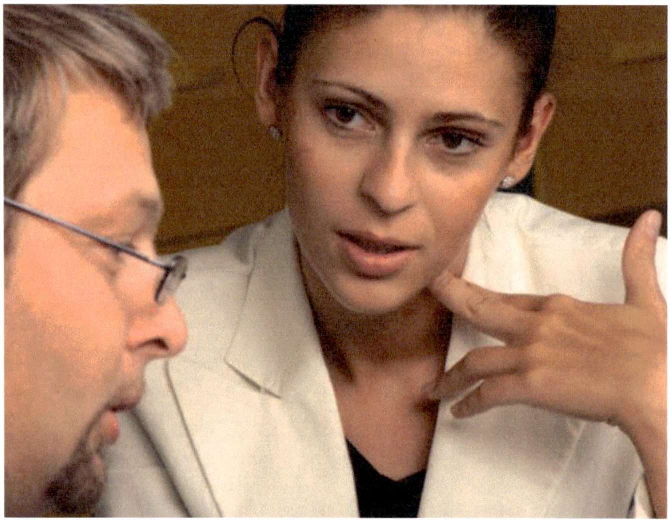

Para este efecto procedo de la forma siguiente:
1° Trato de asignar el síntoma al programa especial correcto (véase la parte del diccionario).
2° Ahora determino en cuál fase se encuentra el paciente (fase activa de conflicto, fase de reparación o fase recidiva).
3° Yo / nosotros busco / buscamos la causa del conflicto.
4° Yo / nostros busco / buscamos la caracterización base.
5° Discutimos sobre los métodos de reparación: Cambiar la vida interior, cambiar la actitud y cambiar la situación exterior, si fuera posible (véase más detalles a partir de la página 49).
El tiempo necesario para la primera consulta dependerá de la complejidad de la enfermedad y del conflicto o bien de la situación familiar. Algunos terapeutas minuciosos cuentan con unas tres horas para ello.

Relación terapeuta - paciente

Para simplificar hablo del "terapeuta" y del "paciente". Sin embargo, esta relación tradicional, aquí el terapeuta experto y allá el paciente que necesita ayuda, no es una base buena. Porque ese tipo de relación significa que hay una pendiente y hace del paciente una persona dependiente (como por ejemplo el niño que depende del padre).

Un buen terapeuta sabe que no está en su poder que el paciente se mejore o no. Él deja siempre al paciente que decida sobre la terapia adecuada. Él ayuda humildemente porque sabe que el resultado depende del efecto de fuerzas mayores. Él toma en cuenta la familia detrás del afectado y su esencia divina inherente. Si el paciente se queja de los padres o de otras personas, significa que les otorga un lugar en su alma en vez de condenarlos.

Ahora lo importante es plantear las preguntas correctas, escuchar bien y descubrir lo que se oculta detrás de las palabras del paciente.

A continuación las cuestiones más importantes que deben abordarse

¿Manos frías o calientes?
Cuando damos la mano para saludar prestamos atención a si el paciente tiene las manos frías o calientes.
Las manos frías indican actividad de conflicto.
Es posible que el paciente se encuentre en conflicto activo por nerviosismo al inicio del encuentro, o que de hecho sea por su "enfermedad", o simplemente porque el tiempo es frío. Es decir, no hay que precipitarse en el juicio.

¿Es biológicamente diestro o zurdo?
Realizar el test del aplauso y prestar atención a la mano que dirige (véase pág. 12).

¿Qué estado civil, qué profesión, qué edad tiene el paciente? (Para terapeutas)
La edad nos interesa sobre todo para estimar las posibilidades de regeneración, pero también en relación con la situación hormonal (la primera menstruación, climaterio) En la mujer la menopausia comienza entre los 45 y los 55 años.
Mediante la reducción de estrógenos la mujer se vuelve en este período "hormonalmente masculina".
Durante esta fase "cambia" al lado derecho masculino del cerebro, en el caso de que no trabajara ya antes con el lado derecho por ser zurda, por un conflicto territorial, o bien por necrosis o extracción del ovario.
Un tema complejo. Véase al respecto dolores de la menopausia y esterilidad femenina pág. 255 ss. y bibliografía del Dr. Hamer.
Los hombres cambian entre los 70 y 75 años al lado izquierdo femenino del cerebro y pasan a ser "hormonalmente femeninos".
Zurdos sin constelación[26], hombres con necrosis testicular o extracción de testículos trabajaban ya antes con el lado izquierdo del cerebro. Aquí no se produce ningún "cambio" por la disminución en el nivel de testosterona. Si la paciente se encuentra en la etapa de la menopausia y especialmente en caso de Programas Especiales del "ámbito territorial" (útero, corazón, pulmones-bronquios, laringe, recto, ano, vejiga), debe considerarse que el origen de las dolencias pueda venir del "cambio cerebral".

La primera menstruación – ¿Cuándo? (Para terapeutas)
Las chicas sin conflictos territoriales tienen la primera menstruación (menarquia) sobre los 11 años.

En el caso de una diestra, una marcada demora en la menarquia indica un conflicto territorial activo (lado izquierdo del cerebro) o un conflicto de pérdida (ovario), el cual, en el momento de la aparición de la menarquia, bien se ha resuelto o bien se ha complementado (constelación) con un segundo y más fuerte conflicto territorial masculino (lado derecho del cerebro).
Zurdas con un notable retraso en la menarquia tienen un conflicto de pérdida activo, o bien ya han sufrido como mínimo dos conflictos territoriales de contenido sexual y se encuentran por tanto en una constelación. La menstruación comienza mediante la resolución del conflicto de pérdida (quiste ovárico), por resolución del conflicto del lado izquierdo, o bien por una acentuación del conflicto del lado derecho.[27]

¿Tiene el conflicto una causa, sí / no?
Hay dolencias (la mayoría pequeñas) que carecen de una causa:
❁ *Por ejemplo, un joven deportista sufre desde hace una semana de ligeros dolores en ambos tendones de Aquiles. Ambos tendones de Aquiles y tobillos están enrojecidos y ligeramente hinchados. Sobre todo nota los primeros pasos por la mañana al levantarse. Según parece, después de medio año de pausa en el entrenamiento, comienza con el entrenamiento de fuerza para las piernas.* Refuerzo de los tendones de Aquiles, semejante a las agujetas después de un esfuerzo poco habitual. Reacción adaptativa, efecto del entrenamiento sin causa de conflicto ("conflicto del órgano").
❁ Por ejemplo, enrojecimiento de la piel por quemadura solar. Producción de la capa de melanocitos (respuesta a la radiación UV).
❁ Por ejemplo, problemas digestivos tras comer en exceso (intoxicación mediante el "exceso" o por una inadecuada combinación de alimentos).
❁ Por ejemplo, callo por un zapato que aprieta mucho.
A veces no es posible distinguir si hay o no causa del conflicto.
Las meras reacciones adaptativas suelen ser pasajeras.
Nuestro joven podría haber sufrido durante la pausa del entrenamiento un conflicto local de desvalorización con relación a la carrera, el salto o algo similar. *("Seguro que ya no puedo correr tan rápido como antes").* Mediante un buen entrenamiento podría entrar en reparación > dolores.

¿Fase de reparación, fase activa de conflicto o reactivación de conflicto?
Cuando el paciente habla sobre sus dolencias, está describiendo síntomas de reparación o de actividad de conflicto o bien ambos alternadamente. Por ejemplo, dolores de angina de pecho, una dolorosa gastritis o diabetes son síntomas de conflicto activo, mientras que una hernia discal o una neumonía son síntomas de conflictos resueltos.
Nuestra función es clasificar el o los síntomas correctamente. Para ello debemos conocer cada uno de los Programas Especiales. Cuando el paciente describe síntomas de conflicto activo, sabemos que el paciente está teniendo un conflicto que debemos esclarecer y, dado el caso, solucionar.
Si las molestias son síntomas de reparación, sabemos que el paciente ya ha resuelto el conflicto en cuestión o los canales de un conflicto y que esto ha tenido lugar antes de la aparición de las molestias.

Síntomas generales de conflictos activos: los pensamientos giran alrededor del conflicto (pensamientos intrusivos), estrés,

26 Constelación se denomina a la coexistencia de dos Focos de Hamer activos en ambos lados del cerebro.

27 Véase al respecto bibliografía original del Dr. Hamer, por ejemplo, "Krebs und alle sog. Krankheiten" pág. 60 (El Cáncer y todas las Enfermedades así llamadas).

problemas de sueño, falta de apetito (posible pérdida de peso), manos y pies fríos, sensibilidad al frío.
Síntomas generales de reparación: alivio psicológico, se ve todo de manera más relajada pero el cuerpo se siente "enfermo" y débil, fiebre, sudor, cansancio especialmente durante el día, buen apetito (posible aumento de peso), manos y pies calientes.

¿Desde cuándo tiene Ud. molestias?
La pregunta más importante - es la vía que nos conduce al conflicto.
La mayoría de las molestias son síntomas de fases de reparación. En estos casos el conflicto debe haberse solucionado poco antes del comienzo de las molestias (tiene que haber pasado algo bueno). Con frecuencia, es fácil llegar al conflicto desde el acontecimiento ligado a la solución del mismo ("mamá está otra vez en casa", comienzo de las vacaciones, jubilación, nuevo amor, examen aprobado, una charla que aclara las cosas o reconcilia, el reconocimiento del jefe o de la pareja).
Solución repentina de conflicto: las molestias sobrevienen de golpe (casi siempre por la tarde o noche).
Al comienzo de los síntomas que atribuimos a la actividad de conflicto, debe haber ocurrido un suceso negativo (conflicto), (por ejemplo una pelea, una pérdida, enojo, una separación).
Siempre es necesario tener presente que el suceso externo no es lo que cuenta, sino que sólo como se vive interiormente.

¿Conflicto nuevo o recidivo?
La mayoría de las molestias en adultos no se deben a nuevos conflictos sino a conflictos recidivos o canales.
Para aclarar esto se debe formular siempre la siguiente pregunta: *"¿Tiene Ud. estas molestias por primera vez en su vida?".*
En caso afirmativo: nuevo conflicto.
En caso negativo: posible conflicto recidivo o canal. Siguientes preguntas: *"¿Cuándo pasó? ¿Qué había ocurrido? ¿Después de o durante qué acontecimientos vienen las dolencias?".* > Encontrar el conflicto originario. Partiendo de ello se encuentra en la mayoría de los casos la causa del conflicto recidivo actual.

¿Sueños recurrentes?
¿Hay imágenes que aparecen regularmente en los sueños? ¿Han cambiado los sueños desde un acontecimiento en particular?
El subconsciente procesa durante la noche las experiencias del día y del pasado. No todos, pero algunos sueños guardan relación con el conflicto. A menudo, sueños recurrentes aportan indicios decisivos sobre el conflicto.
Por otro lado, los sueños recurrentes pueden ocasionar que el conflicto se mantenga activo.
Ejemplos:
❁ *Muere el tío de un alumno. Ambos tenían una relación muy estrecha. El chico sufre un conflicto de pérdida profunda (testículo) y un conflicto generalizado de desvalorización (anemia, leucemia). El sueña regularmente con la muerte de su tío, por lo que el conflicto permanece en "funcionamiento" (conflicto pendiente-activo). Una vez que se ha encontrado el conflicto, se acuerda el siguiente procedimiento:*
El aniversario de la muerte del tío esta al llegar. Se lleva al chico a la misa de difuntos y se mantiene con él una larga conversación sobre su tío. Por fin vuelve el chico a tener las manos calientes (fase de reparación). El chico sólo necesita recibir sangre durante algún tiempo y todo irá bien. En la MC se diagnostica durante la fase de reparación leucemia "aleucémica". (Véase Dr. Hamer, "Goldenes Buch", Libro Dorado, *vol. 1, pág. 573.*
❁ *Mohamed Ali cuenta que sueña de forma regular con el combate contra Joe Frazier en marzo de 1971. En este combate recibe la primera y más dolora derrota de su carrera. Por lo que sufre de los siguientes conflictos: no poder cubrirse (temblor en las manos). Conflicto de pánico: problemas del habla. No poder huir del ring: molestias al andar. En cada sueño entra brevemente en actividad de conflicto. La parálisis agitante (Parkinson) representa la fase de reparación, más exactamente la crisis de reparación que nunca llega a su fin (reparación pendiente).*

Búsqueda de conflicto en vano
Algunas personas no pueden imaginar lo que hay detrás de conceptos como "conflicto de identidad" o "conflicto de presa". Esto ayuda a simplificar la cuestión:
¿Cuál fue el peor suceso en aquel tiempo? ¿Qué es lo que le producía más estrés en aquellos momentos? ¿Qué le pasa a Ud. regularmente por la cabeza? ¿Qué le gustaría cambiar en su vida? ¿Qué es lo que le produce más miedo? ¿De qué depende su felicidad?
¿Recibió Ud. el pecho? ¿Cómo fue su vida escolar?
No es nada raro que el conflicto quede lejos en el tiempo y no pueda ya identificarse. En tales casos sólo podemos averiguar los sucesos por los que el conflicto se reactiva (recidiva). Por suerte hay también en estos casos métodos como el perdón total (pág. 52), la musicoterapia (pág. 55) o el Hooponopono (pág. 59) para poder avanzar.

Preguntas sobre las caracterizaciones

Familia

¿Existen enfermedades similares de la madre, del padre, de los antepasados?
En caso afirmativo: Aquí tienen que existir además paralelismos sicológicos, vale decir patrones comunes (a

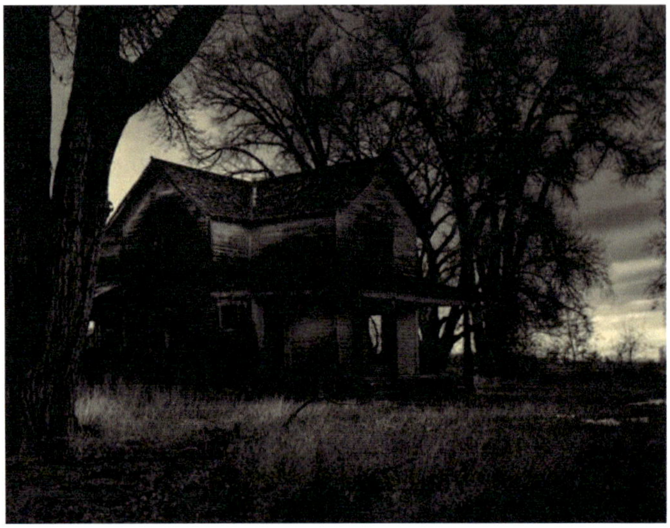

menudo en un grupo de la familia).
Para aclarar: ¿Ha habido dificultades, patrones de comportamiento o situaciones similares en la familia de la madre, del padre, de los antepasados?
¿Qué secretos existen / existían en la familia?
¿Sobre cuáles temas no es / era posible conversar?
¿Hubo algún antepasado que falleció prematuramente o de forma dramática? ¿Causa?
¿Hubo tragedias en la familia?
¿Hay héroes u ovejas negras en la familia?
¿Hubo alguien que fue excluido de la familia? ¿Porqué?
¿Tiene mi familia una propiedad típica o algún credo determinado?
¿Cuáles eran las experiencias más terribles en la vida de la madre?
¿Cuáles eran las experiencias más terribles en la vida del padre?
¿Cómo era la situación financiera?
¿Fui yo un bebé deseado?
¿Hubo problemas o algo desacostumbrado durante la procreación?
¿Hubo abortos involuntarios o voluntarios antes de que me procrearan a mí?

El parto
¿Cómo fue?
¿Me dejaron con mi madre inmediatamente después del parto? (Preguntar a la madre)
¿Cómo reaccionó la madre después del parto?
¿Mi madre me amamantó? ¿Durante cuánto tiempo?
¿Tenía miedo la madre antes del parto? (Preguntar a la madre)
¿Parto prematuro, insición del perineo, cesárea, presentación de nalgas?
¿Cómo era la relación con la matrona o con los obstetras?

Embarazo
¿Cómo fue? (Preguntar a la madre cuáles fueron las circunstancias exactas, las situaciones, accidentes, fallecimientos)
¿Criticó alguien el embarazo?
¿Cómo era la relación entre la madre y el padre durante y después del embarazo?
¿Hubo temores sobre la salud del niño o de la madre durante el embarazo? (Preguntar a los padres)
¿Aceptó la madre su aumento de peso? (Preguntar a la madre)
¿Deseaban los padres un sexo determinado para el bebé?
¿Hay algún antepasado que lleva el mismo nombre?

Infancia
¿Qué fue caracterizante en los primeros años de vida? (Preguntar a la madre)
¿Qué problemas hubo con los padres?
¿Hubo intervenciones quirúrgicas o estadías de hospital?
¿Se prefirió a alguno de los hermanos?
¿Cómo fue la etapa escolar?
¿Qué tipo de dificultades hubo?
¿Qué podría criticar yo a mis padres?
¿El primer amor?
¿La primera pareja?
¿Cómo describo la caracterización determinante en relación con mi problema principal? > Identificarla y formularla.
¿Cuáles creencias / convicciones se formaron?

Ejemplos de pregunta-respuesta acerca del conflicto

Dolores en la rodilla

Una mujer diestra de 69 años se queja de fuertes dolores en la rodilla izquierda desde finales de la semana pasada.
Deduzco: a finales de la semana pasada debe haberse solucionado un conflicto de desvalorización deportiva relacionado con la madre o hijo (síntomas de reparación). Ahora debo preguntar sobre la situación familiar.
Pregunta: "¿Tiene Ud. hijos? *¿Qué edad tienen? ¿A qué se dedican? ¿Tiene Ud. mascotas ("mascota-hijo" o "mascota-compañero")? ¿Vive su madre todavía? ¿Qué edad tiene? ¿Vive su madre con Uds.?"*.
Respuesta: *"Dos hijas mayores, mi madre murió hace muchos*

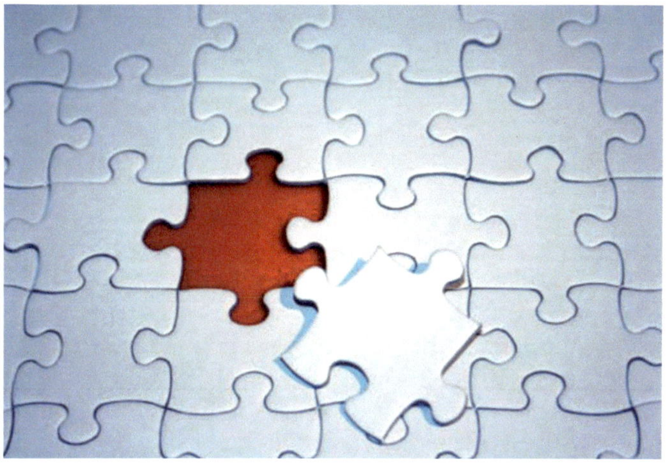

años".
Deduzco: un conflicto con su madre es improbable, se trata seguramente de sus hijas. Ahora debo aclarar si se trata de una recidiva o de un canal, esto es, si las molestias proceden de un conflicto inicial.
Pregunta: *"¿Ha tenido Ud. ya dolores similares en la rodilla izquierda?"*
Respuesta: *"No"*.
Deduzco: ahora sé que las molestias proceden de un conflicto nuevo. Pero aún no sé cuándo ha tenido lugar. Si la paciente hubiese dicho que sí, las molestias se podrían atribuir a un canal. En el paso siguiente intento acercarme al conflicto desde la reparación.
Pregunta: *"¿Cuándo le duele la rodilla especialmente?"*.
Respuesta: *"Por la noche, al darme vuelta."*
Deduzco: una clara fase de reparación debido a vagotonía nocturna. Caso claro de inflamación y abundancia de energía.
Pregunta: *"¿Han aparecido los dolores repentinamente de un día para otro o lo han hecho lentamente?"*
Respuesta: *"Los dolores han comenzado repentinamente."*
Deduzco: dolores que entran de pronto son señal de una solución del conflicto repentina. Por lo tanto, debe claramente haber sucedido un acontecimiento positivo de solución del conflicto. En el caso de una solución del conflicto lenta, por ejemplo,,

dolores que van en aumento durante varias semanas, es raro encontrar un acontecimiento decisivo de reparación, sino una lenta y, a menudo, discreta mejora de la situación del conflicto.
Pregunta: *"¿Qué es lo positivo que ha acontecido a finales de la semana pasada? ¿Tuvo Ud. una bonita experiencia con una de sus hijas? ¿Ha recibido Ud. una buena noticia?"*
Respuesta: *"¿Cómo sabe Ud. eso? Sí, hablé por teléfono con mi hija. Ella me ha contado que ha recibido una oferta de trabajo."* (Nota: La hija vive en el extranjero, donde se encuentra al final de una formación profesional que consume mucho tiempo y es, en opinión de la madre, una dudosa formación con pocas perspectivas. A causa de los tres hijos la situación económica es algo precaria).
Deduzco: ¡Ahí está la causa! Conflicto de desvalorización deportiva de la ambición insatisfecha con relación a la hija. El conflicto estuvo activo durante varios años y se resolvió (parcialmente) mediante la buena noticia. Si la hija consigue de hecho el trabajo, tenemos que contar con un empeoramiento de las molestias en la rodilla. (Archivo propio).

Dolores en la parte posterior de la cabeza
Una paciente diestra de 48 años, soltera y delgada es secretaria y no tiene hijos.
Hace exactamente un año, en Viernes Santo, comienza de repente a sentir penetrantes dolores en la parte posterior derecha de la cabeza hasta la cara y la mandíbula. En la MC no se encuentra nada. Se realizan numerosas pruebas y se le extrae un diente en vano. No tiene piel sensible, tampoco enrojecida o con cualquier otra particularidad.
Deduzco: la piel no tiene SBS.
La musculatura facial (expresión facial) está en orden, no presenta ninguna parálisis o temblores en la cara.
Deduzco: El nervio facial no tiene trastornos (conflicto de "quedar en ridículo").
Deduzco por ello erróneamente: SBS de los huesos (conflicto de desvalorización intelectual).
Pregunta: *"¿Tuvo lugar algún acontecimiento positivo en aquel Viernes Santo o en los días anteriores?"*
Respuesta: *"Nada. Al contrario, todavía me acuerdo de lo mal que me encontraba aquel día. Me sentía fatal, separada totalmente de todo, especialmente de un compañero"*.
Deduzco: conjetura incorrecta, no es un conflicto de desvalorización. Los dolores aparecieron durante la fase activa. Puede tratarse sólo de un SBS del periostio.
Pregunta: *"¿Padece Ud. de pies fríos?"*
Respuesta: *"Sí."*
Pregunta: *"¿Le sirven de ayuda los analgésicos?"*
Respuesta: *"¡Nada, en absoluto!"*
Deduzco: pies fríos (síntoma del periostio, igual que la ineficacia de los analgésicos).
Pregunta: *"¿Son los dolores más fuertes en reposo o con estrés?"*
Respuesta: *"Los dolores aparecen cuando tengo estrés y durante el día, de noche desaparecen y el fin de semana también es mejor."*
Deduzco: caso claro de dolores en simpaticotonía. Se excluye un SBS de los huesos definitivamente.
A lo largo de la conversación sale a la luz que la paciente tuvo tres años antes una dolorosa separación de su compañero. En aquella tarde, dos años después de la separación, siente el dolor de la separación con especial intensidad. Se le viene todo de repente, sobre todo porque todavía no tenía una nueva relación y lo relativo al trabajo tampoco iba demasiado bien. Esto es: conflicto de separación intenso que afecta al periosto de la parte posterior de la cabeza. Desde hace exactamente un año. (Archivo propio).

Neurodermatitis
Una niña de cuatro años tiene eccemas por todo el cuerpo. A la madre le gustaría realizar un tratamiento energético. Yo propongo buscar las causas en primer lugar.
Deduzco: neurodermatitis, fase de reparación de conflicto de separación.
Pregunta (a la madre): *"¿Cuándo notó Ud. por primera vez un sarpullido?"*
Respuesta (la madre): *"Una semana después del parto por cesárea notamos pequeñas manchas rojas en la cara"*
Deduzco: ya el parto por cesárea o circunstancias posteriores fueron los conflictos iniciales.
Una semana después, el bebé empieza a curarse.
Pregunta: *"¿Qué parte del cuerpo está más afectada por el sarpullido?*
Respuesta: *"El cuerpo entero, por todas partes."*
Deduzco: conflicto de separación generalizado. La niña sufre por la separación de su madre y su padre. En general, a la niña le falta el contacto con la piel.
Pregunta: *"¿Cuándo ha tenido hasta ahora el sarpullido más fuerte?"*
Respuesta: *"Hace dos años fuimos de vacaciones al mar, con la abuela y toda la familia. Los dos primeros días la dermatitis estuvo peor que nunca. Al final de las vacaciones la piel fue mejorando poco a poco hasta que el sarpullido desapareció completamente. Hasta las vacaciones de Navidad, cuando la dermatitis volvió a aparecer completamente."*
Deduzco: después de los primeros días de vacaciones hubo una fuerte fase de reparación porque estuvo con toda la familia. La *"mimaban"* por todos lados. Ya antes de que terminaran las vacaciones concluyó la reparación.
Después de las vacaciones la niña entró de nuevo en actividad de conflicto y permaneció así hasta Navidad.
Durante las vacaciones de Navidad se inició otra vez la reparación.
La madre cuenta que después de medio año de permiso parental vuelve a trabajar. Aunque sólo son 20 horas a la semana, la niña tiene que pasar dos días y medio en casa de la abuela.
El conflicto inicial fue la separación a causa del parto.
La separación de la madre por el empleo a tiempo parcial son recidivas del conflicto. Consecuencia: ataques de dermatitis en fase de reparación. (Archivo propio).

TERAPIA

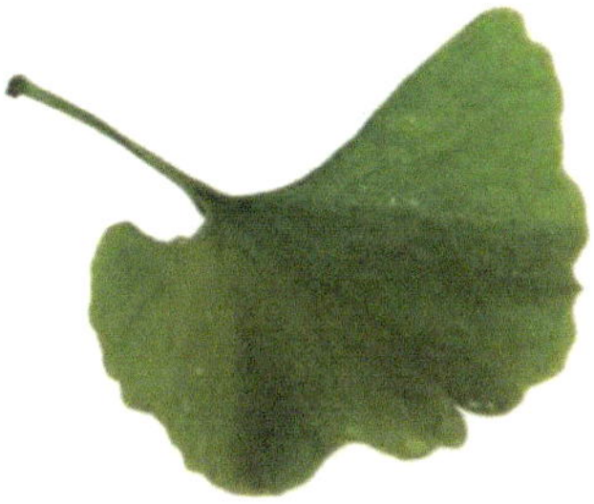

Desde que éramos niños hemos recibido medicamentos cuando estábamos enfermos. Lo que sometíamos a "tratamiento" eran en realidad fases de reparación, pero los fármacos nos daban consuelo, nos acompañaban y daban esperanzas.
Pienso que ahora debemos clasificar con tranquilidad los tratamientos existentes según los criterios de las cinco Leyes Naturales Biológicas. Esto no se puede hacer de un plumazo, sino que requiere la colaboración de los respectivos terapeutas especializados, que deben en primer lugar aprender y conocer las cinco Leyes Naturales Biológicas.
Con frecuencia tengo la experiencia de personas que se adentran con entusiasmo en la Nueva Medicina y después preguntan: *"Está muy bien pero, ¿qué hago ahora? ¿Cuál es la terapia?"*
No hacer nada es algo impensable para la mayoría de nosotros. Todavía estamos muy condicionados por la medicina anterior.
En este libro intento concederle a la terapia el espacio necesario. Es decir, todo lo que ayude será bienvenido.
Naturalmente que la comprensión de las cinco Leyes Naturales Biológicas de la Nueva Medicina es importante, por lo menos hasta que los tratamientos de todos los médicos se realicen de acuerdo con ella.
Pero en la nueva era también habrá personas que por pereza no piensan por sí mismas sino que *"creen"* en todo lo que dice el médico. Esto hay que aceptarlo.
De todos modos, estar al tanto de lo que ocurre libera al paciente de angustia e incertidumbre. Cuando se sabe que, por ejemplo, dolores en el aparato locomotor forman parte de una fase de reparación, estos se pueden soportar mejor y hasta se les puede dar la bienvenida. Aprender a reconocer las causas puede convertirse en una afición.
A continuación veremos lo que se puede hacer en cada uno de los niveles psique, cerebro y cuerpo, en función de las fases. En el diccionario encontrará además propuestas de tratamiento para cada "enfermedad".

Terapia – Fase activa del conflicto en el nivel anímico
Posibles soluciones del conflicto

El objetivo de cada SBS es la superación de una catástrofe (conflicto). La Naturaleza nos pone esta "herramienta" en la mano para sobrevivir. Sin embargo, no nos podemos tomar todo el tiempo del mundo con la reparación, puesto que, como indica el nombre, se trata de Programas Especiales temporales que agotan el sistema psique-cerebro-cuerpo y a la larga lo someterían a un esfuerzo excesivo. Consecuencias del estrés permanente: agotamiento, o bien fases de reparación difíciles de soportar en caso de una demora en la solución.
Todos los SBS tienen su origen en el alma o en la psique, aquí se encuentra pues la llave de la reparación.

Una vez que hemos dado con el conflicto, con los canales y con las caracterizaciones, podemos pensar en una solución. La posible solución es tan individual como cada persona afectada, como cada destino.
La máxima prioridad es la solución práctica y real del conflicto.
Nuestros principios básicos: 1° Encontrar el conflicto y la caracterización. 2° Proporcionar la solución de manera activa y en lo posible práctica.
Ejemplos:

- *En la guardería se obliga a un niño a que se coma toda la comida, aunque no le guste. (Conflicto: no querer tragar la comida). Por ello, el niño sufre regularmente de faringitis desde que está en la guardería.*
Solución real del conflicto: la madre acuerda con la "tía de la guardería" que el niño debe comer lo que él quiera. Una solución real mediante una intervención. Desde que el niño sólo come "voluntariamente" no ha vuelto a tener faringitis. (Archivo propio).
- *Un hombre zurdo se encuentra siempre en un canal de miedo territorial (mucosa laringea) cuando su tiempo libre queda completamente "plagado" de compromisos.*
Solución real del conflicto: el paciente se propone a sí mismo no fijarse fechas. Desde entonces no ha vuelto a tener laringitis, sino sólo ligeros "asomos". (Archivo propio).

Lamentablemente, hay también casos difíciles para los cuales una solución práctica no es tan simple.

- *Tras una separación, una mujer se queda sola con una montaña de deudas (conflicto de existencia que lleva a retención de líquidos, aumento de peso, dolores de cabeza). Una solución práctica sería un paquete lleno de billetes para la paciente. Un poco más realista sería volver a la casa de su madre para ahorrar dinero, o bien declararse en quiebra personal. Para la paciente, ninguna de las dos opciones es aceptable. (Archivo propio).*

En semejantes casos debemos pensar en una alternativa, una "segunda mejor opción".

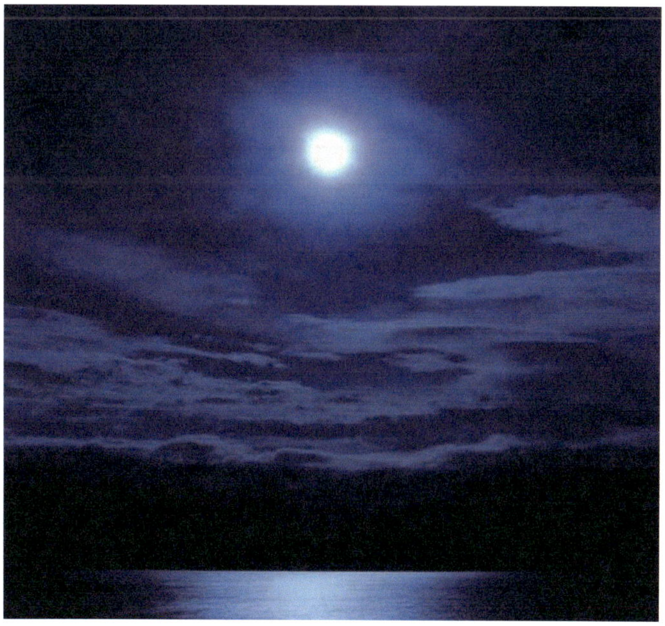

El subconsciente – El factor decisivo

Está bien querer resolver el conflicto con la cabeza. Pero no es tan fácil, puesto que el nivel de la sensibilidad, donde los conflictos biológicos se asientan, tiene poco que ver con el intelecto y la razón realista.

La llave del éxito se encuentra pues en la inclusión del subconsciente. El subconsciente representa una parte esencial y, de hecho, la mayor parte de nuestra psique. El subconsciente alberga un increíble tesoro de experiencias, entre las que se encuentran los así llamados canales y caracterizaciones. Para poder "borrar" los canales y las caracterizaciones tenemos que alcanzar el nivel subconsciente. La conciencia diurna tiene poco peso con relación al subconsciente. Si lo comparamos con un coche, el subconsciente es el chasis y la carrocería, mientras que la conciencia diurna sólo es el volante. No obstante, la conciencia diurna influye de modo decisivo en el subconsciente.

La siguiente cita es del Talmud:

Cuida tus pensamientos porque se volverán palabras,
cuida tus palabras porque se volverán acciones,
cuida tus acciones porque se volverán hábitos,
cuida tus hábitos porque se convertirán en carácter,
cuida tu carácter porque se convertirá en tu destino.

Cita de Marco Aurelio, hace 2000 años:

"Tu alma se tiñe con el color de tus pensamientos."

Si el subconsciente no participa en la terapia elegida, todo el esfuerzo no servirá para nada. Sólo entender el conflicto es insuficiente. ¿Pero cómo podemos incluir también el subconsciente para encontrar la solución?

Involucrando tantos sentidos como sea posible. Mientras más sentidos participen, tanto mayor será la posibilidad de incluirlo. Con el paso de los años algunos canales se han marcado "a fuego" en nuestra alma.

Se necesita un poderoso impulso para abandonar las viejas vías y cambiarlas por nuevos patrones.

El médico ruso Mirzakarim Norbekov[28] nos orienta con consejos innovadores para reprogramar el subconsciente:

Él llama "la octava" a la fuerza que hay que activar y aplicar en las terapias.

La "octava" es el estado emocional más hermoso que nos podemos imaginar o que hemos experimentado en nuestra vida, por ejemplo, un gran éxito, que nos hizo sentir como en el "séptimo cielo", una espléndida puesta de sol con un ser querido, el momento en que pudimos tomar a un niño pequeño en brazos, o la inolvidable vista de un río.

"La octava es la confluencia de convicción, determinación, voluntad, fuerza, solidez con ternura, amor, bondad con la sensación del vuelo y la alegría". "Es la tranquilidad interior y el conocimiento seguro de que algo va a ser como usted desee".

"Al mismo tiempo la octava es la fuerza para realizar el objetivo. La octava es el arte de dirigir al cuerpo, de darle órdenes y obligarlo a que se transforme paso a paso según el modelo que usted desee, tanto exterior como interiormente".[28]

28 Véase Norbekov, Mirsakarim. "Eselsweisheit – Der Schlüssel zum Durchblick oder wie Sie Ihre Brille loswerden" *(La sabiduría del burro - La clave para comprender o para deshacerse de las gafas)*. Editorial Goldmann

"El esfuerzo interior debe ser grande. Es una actitud interior del tipo:

Yo soy la voluntad
Yo soy la fuerza
Yo soy el amor
Yo soy el perdón
Yo soy el poder
Yo soy la juventud
Yo soy la salud
Yo soy la sabiduría
Yo soy la alegría de vivir
Yo soy todo lo hermoso
Todo depende de mí
Todo está en mis manos".

El practicar esta actitud interior y llevar a cabo rituales o terapias puede transformar el subconsciente, el cual no puede oponerse a este poderoso impulso.

Con esta actitud podemos curar enfermedades crónicas. Con esta actitud dejamos de ser pequeñas personas a las que les cae encima un conflicto tras otro, sino que nos convertimos en forjadores de nuestro destino.

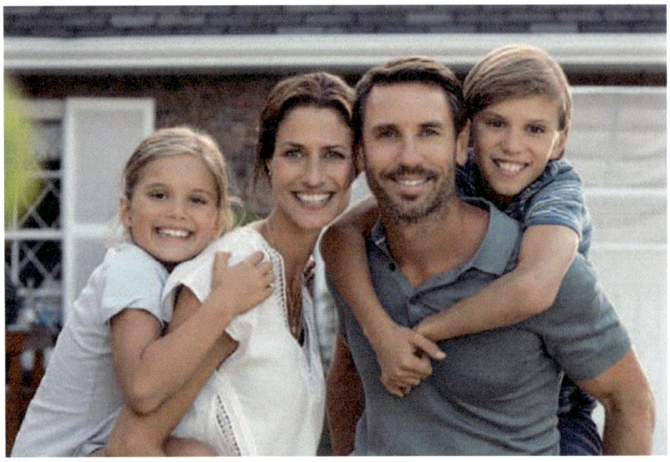

Comprender la situación familiar

Quien conoce los órdenes ocultos de la familia, descubiertos por Bert Hellinger, puede encontrar buenas soluciones para los conflictos. La aclaración de la situación familiar forma parte fija de mi trabajo. Junto con el conocimiento de las tempranas caracterizaciones, esta aclaración es el instrumento más importante para hacer progresos y llegar a una reparación.

No es absolutamente necesario determinar las constelaciones familiares - ellas no son para todos los gustos. Hay otras maneras para determinar la dinámica de la familia, por ejemplo, una conversación. Una breve explicación de lo más importante: (Libro recomendado: Bert Hellinger, Ordnungen der Liebe *(Órdenes del Amor)*, Editorial Carl-Auer, Heidelberg, Thomas Schäfer, Was die Seele krank macht und was sie heilt *(Lo que enferma el alma y lo que la cura)*, Editorial Knaur.)

• Nosotros estamos ligados a la familia / clan en que hemos nacido. Nuestra (buena o mala) conciencia forma parte de la conciencia de la familia. La libertad total es una ilusión.

> *"Yo soy la continuación de mis antepasados y de mis padres."*

• Si alguien de la familia (o la familia completa) cometió una injusticia y no hubo una expiación, posteriormente un descendiente se siente responsable (inconscientemente) y tratará de reparar a su modo la injusticia (en la mayoría de los casos es estresante).
> *"Sea la injusticia que sea, la culpa es de vosotros. Yo no soy responsable. Soy sólo un niño."*
• El orden jerárquico está definido. El que llegó primero tiene una posición en la jerarquía más alta que los descendientes. Es decir, primero vienen los padres, luego los hijos conforme al orden de nacimiento. La posición de la primera pareja (y la de los niños comunes), aunque la relación esté divorciada, es más alta que la de la pareja siguiente. Pero los padres también tienen madre y padre, cuya posición es más alta que la de los padres. El resultado es una secuencia enorme de antepasados con un orden natural. Este orden jerárquico rige también para grupos tales como clanes, clubes, etc.
> *Acepto este orden jerárquico – el orden proporciona libertad.*
• A la familia también pertenecen las personas expulsadas (por ejemplo, las discapacitadas en un hogar), las fallecidas (bebés prematuros o nacidos muertos) y las que se han marchado. Cuando no se dá a estas personas su lugar en la familia, se producen disarmonías / enfermedades en el sistema familiar. > *¡Le doy a todas ellas un buen lugar en mi corazón!*
• Los niños deben tomar a sus padres tal como son. No hay mejores (incluso si son / eran malos). Quien tome de sus padres sólo lo que le guste (como en un bazar), no los tomará / aceptará por completo. Quien desprecie a sus padres, desconecta totalmente la energía proveniente de ellos. Quien, por el contrario, acepta por completo y diga *"sí"* a sus padres, aceptará también su vida y su destino. (Sin embargo, eso no significa que no es posible tener una opinión diferente a la de los padres o tomar un camino completamente distinto.)
El odio y el desprecio están encadenados entre sí. El amor libera.
> *"Gracias Mamá, acepto todo lo tuyo. Te tengo en mi corazón. Gracias Papá, también acepto todo lo tuyo y te honro. Camino con energía hacia mi destino"*
• Un joven o un hombre que no puede aceptar a su padre, es imposible que reciba el "fluido masculino". Su virilidad queda restringida, sufre una tendencia depresiva.
> *"Tú eres mi único padre. Y eres el mejor para mí. Gracias"*
• Si una joven o una mujer no puede aceptar a su madre, es imposible que sea o llegue a ser una mujer completa.
> *"Tú eres mi única madre. Y eres la mejor para mí. Gracias."*
• Los padres nunca deben confiar a sus niños los problemas que tengan en su relación. Si los padres cuentan a sus hijos algo que no les importa, los hijos deben olvidarlo.
"No sigas contando, soy sólo un niño."
De igual modo los niños no tienen el derecho a mezclarse en la relación de sus padres. Por ejemplo, una infidelidad, un divorcio o un aborto son asuntos exclusivos de los padres.
> *"Eso a tí no te incumbe, hijo mío."*
Cuando los niños sustituyen a la pareja se produce una situación muy difícil para ellos. A menudo el niño se siente halagado, pero ese rango es inadecuado para él.
> *"Soy sólo un niño."* (Y también para un adulto.)
• En el tema educación los niños deben saber quien lleva las riendas. Los niños necesitan padres tanto cariñosos COMO fuertes. Los niños se desarrollan tanto por el cumplimiento como también por la infricción de prohibiciones. Ambos son importantes, por esta razón son necesarias las prohibiciones y la reglas.
Sin embargo la parte esencial de la educación tiene lugar de acuerdo con el comportamiento que muestran los padres. Los niños los imitan automáticamente.
Si los padres no están de acuerdo sobre los temas de educación y el padre desiste (ocurre a menudo), el niño se acerca inconscientemente al padre porque también quiere complacerlo y así lograr un balance en el sistema familiar. Y al final el niño llega a ser como el padre. Para el niño ese imperativo es tanto mayor cuanto más se cierra la madre ante el padre (por ejemplo, porque es alcohólico, es un fracasado).
> *"Tú debes ser como Papá o como yo."*
• Los niños renuncian frecuentemente a su propia felicidad y asumen por solidaridad los conflictos pendientes, graves, implícitos, culposos de los antepasados (en la mayoría de los casos los padres). A menudo se encuentra aquí la profunda causa de los vicios, enfermedades o propiedades problemáticas de acuerdo con el principio: *"A mí también tiene que irme mal." O bien: "Yo sigo tus huellas."*
• El fin de la relación de una pareja no significa el término de la relación de los padres. La madre siempre será la madre y el padre siempre el padre. (¡Esto hay que repetirlo siempre al niño!)
> *"Nos hemos separado, pero no tiene que ver con vosotros. Siempre seremos vuestros padres."*
• Después de un divorcio, los niños deben quedarse con el cónyuge que estima más al otro. La razón es: El cónyuge que falta está más presente. Esta decisión no debe exigirse a un niño (tendría sentimientos de culpa).
• Una adopción motivada por *"queremos tener un niño"* es desfavorable. Aceptar el cuidado o la acogida provisional de un niño es ok.
• El dar y recibir en las relaciones tienen que estar equilibrados. Quien da permanentemente y nada recibe, tiene cada vez más poder, querrá mantener su superioridad y significará un riesgo para la relación. Y quien recibe permanentemente sin dar nada, también significa un peligro para la relación.
Los padres dan a los hijos tanto (la vida), que el equilibrio es posible sólo de forma limitada: Cuando los padres se ponen viejos.
• En las relaciones es mejor decir *"Lo siento mucho"* en vez de *"Te pido perdón"*. La primera frase permite encontrar más fácilmente un plano común que mediante un perdón generoso. La exigencia de una compensación puede restaurar el equilibrio.
• La excelente guía general de Hellinger: *"Siempre hay que buscar el amor, porque con el amor se encuentra también la solución."*

Hablar sobre el conflicto y la caracterización

A los hombres siempre les resulta difícil hablar sobre sus emociones, es probablemente también un motivo por el que las mujeres viven más.

Cuanto antes y más abiertamente hablemos de un conflicto experimentado, tanto más pronto saldremos de la actividad de conflicto. Es difícil cuando se trata de algo que hiere profundamente o es vergonzoso.
Pero nos superamos a nosotros mismos y nos *"desahogamos"* de nuestra experiencia contándola a otra persona.
Puede ser que la otra persona haya experimentado algo parecido o que conozca una historia semejante ocurrida en el círculo de sus amistades. El hecho de saber que uno no es el único con ese conflicto le resta dramatismo.

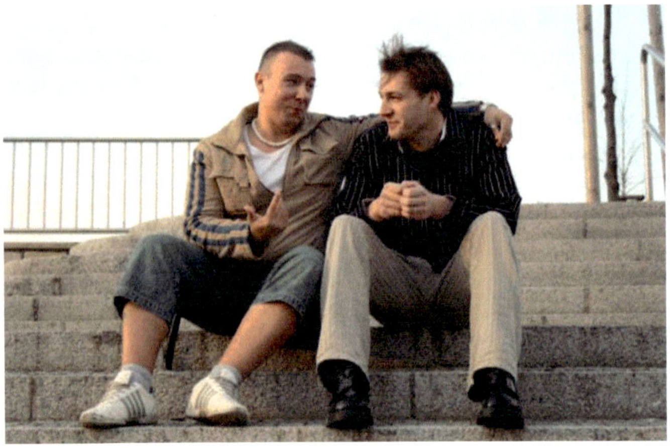

Mediante la conversación los pensamientos dejan de "girar". Después lo vemos todo con más claridad y podemos clasificar las cosas. Además, es posible que en la conversación comience a emerger una solución.
Lo importante es, en primer lugar, que hablemos con alguien. No importa si con un amigo, con la pareja, con un compañero de trabajo o con cualquier otra persona. Lo importante es acabar con el aislamiento anímico mediante la conversación.
Lo óptimo sería naturalmente hablar con alguien de confianza que conozca las circunstancias.
La "ayuda profesional" de psicoterapeutas o psicólogos tiene sentido, si el terapeuta conoce las cinco Leyes Naturales Biológicas y las caracterizaciones de la familia.

Escribir sobre el conflicto

También podemos "desahogarnos" escribiendo sobre los conflictos. Escribiendo es más fácil dar con la clave, puesto que se puede reflexionar todo más tranquilamente. Escribir proporciona claridad y permite poner un punto final.
Desde el punto de vista de las cinco Leyes Naturales Biológicas, escribir un diario es en muchos sentidos algo valioso tanto para el diagnóstico porque permite distanciarse de lo acontecido como para la terapia, ya que mediante la escritura "procesamos" el conflicto.
Para algunos conflictos tiene a menudo un efecto beneficioso escribir una carta sincera. Hay que reflexionar bien, si realmente enviamos la carta (peligro de "meter la pata"), o si la enviamos simbólicamente mediante un pequeño ritual. Aquí no importa si el destinatario todavía vive o si ha fallecido. Por ejemplo, se puede quemar la carta solemnemente a la orilla de un río y depositar las cenizas en el agua.

Perdón – Reconciliación

La mayoría de los conflictos ocurren en relación con otras personas. Así, muchos conflictos recurrentes se mantienen "vivos" en tanto que le guardamos rencor a alguien. En este caso el perdón es una receta simple. A menudo no necesitamos siquiera perdonar, sino que nos basta ponernos en el lugar del otro e intentar comprender sus palabras y sus acciones. Cada una de las acciones de una persona se basa en sus características y en su historia individual. Si nuestra historia fuera la misma, actuaríamos de la misma forma. Hay veces en las que la locura se apodera de nosotros y creemos que alguien nos quiere hacer daño, robarnos, destruir nuestra reputación, etc.
Hay incluso un aspecto más profundo del perdón:
Todo lo que acontece en nuestra vida, lo hemos causado nosotros mismos, ya sea en esta vida o en otra. Nuestro entorno o el prójimo sólo nos ponen un espejo frente a nosotros. Las vibraciones que despedimos (pensamientos, palabras, hechos) vuelven siempre al punto de origen (nosotros mismos). Es el efecto de la Ley de la Resonancia. Esta ley espiritual, creamos en ella o no, actúa con la precisión de un reloj.
La naturópata Marion Kohn ha escrito un libro recomendable sobre esto (véase bibliografía). Basándose en casos prácticos, ella nos muestra que los conflictos no se presentan "sin previo aviso", sino que ocurren de manera "planificada". Ella combina las cinco Leyes Naturales Biológicas con lo espiritual. Perdonar se vuelve más fácil en tanto que reconocemos que detrás de la Biología hay fuerzas mayores que actúan.

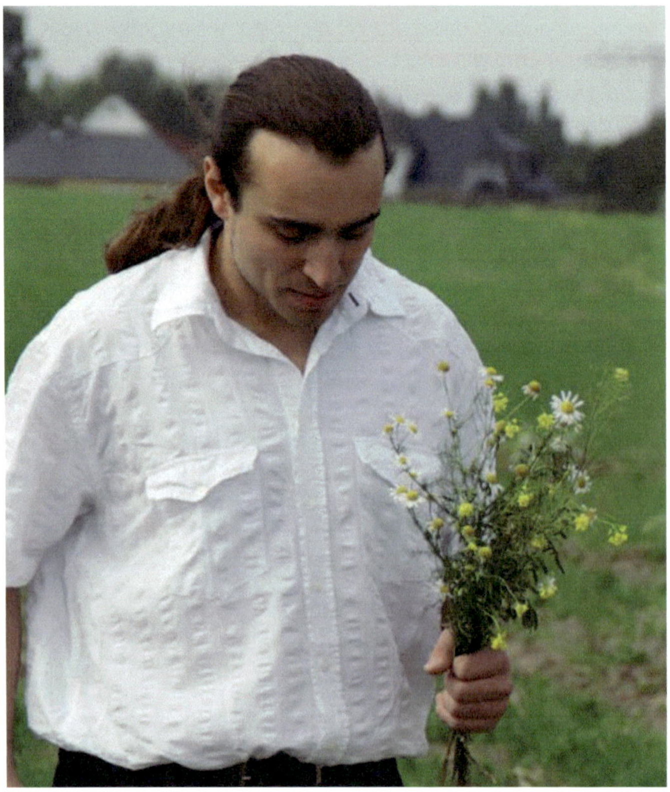

No cabe duda de que es más fácil sentirse como una pobre víctima en lugar de asumir la responsabilidad de la propia vida y aceptar con gratitud los golpes del destino.
En realidad, siempre somos víctimas de nuestras propias acciones. Una vez que nos demos cuenta de esto, no habrá más motivos para enfadarse con alguien. ¿Por qué deberíamos enfadarnos con alguien que nos trae de vuelta una parte de nosotros mismos? La última consecuencia es que tampoco hay motivos para perdonar. Sólo queda la gratitud y el asombro ante el gran Orden en el que están situadas nuestras vidas.
A mí me resulta mucho más fácil perdonar a alguien, si pienso que lo que actuaba era su *"pequeño ego"* y no su núcleo divino. No puedo enfadarme con este *"pequeño ego"*.
Perdonar implica tener carácter y madurez espiritual, o bien religiosidad en el sentido de unión a Dios (religión).
Perdonar no significa *"ceder o someterse"*. No es una contradicción apartarse de alguien y, no obstante, perdonarlo. Es posible incluso luchar con alguien y perdonar al mismo tiempo, o bien comprender por qué actúa así y no de otra forma.
Si perdonamos, deberíamos hacérselo saber también a la persona que perdonamos, puesto que es también beneficioso para esa persona.
El perdón se asienta verdaderamente en el subconsciente si realizamos un pequeño ritual solemne (un apretón de manos, un abrazo, un regalo, una invitación). En general, si el sentimiento no está presente en el perdón, sino tan sólo el entendimiento, no tiene efecto la solución del conflicto.

La repetición de conflictos y soluciones ("Teatro terapéutico", psicodrama de Moreno)

Teatro se hace desde que el hombre existe. Sólo en lo superficial se trataba y se trata de entretenimiento. El sentido profundo del teatro es la reparación. La reparación del público o de la sociedad y la reparación de los actores.
Las tragedias griegas de la antigüedad, al igual que muchas obras de música clásica, están compuestas de dos fases y estaban pensadas como *"entrenamiento de reparación"* para el público.
El teatro intenta mostrar conflictos individuales o colectivos y hace tomar consciencia de estos. En la atmósfera protegida del teatro el conflicto puede ser sentido de nuevo.
La nueva vivencia del conflicto motiva al individuo hacia una solución (que puede ser representada).
Si alguien en la vida real perdió la libertad de elegir a causa de un conflicto, el teatro vuelve a abrir un espacio para la libertad.
Hacer teatro conmueve todos los sentidos y alcanza por ello nuestra esencia más íntima.
El subconsciente se puede reprogramar mediante la representación del conflicto y la *"representación de una solución"*.
Si algún día el conocimiento de las cinco Leyes Naturales Biológicas se integra en el teatro y en el llamado "teatro terapéutico", podemos esperar grandes cosas.
Lo que hoy en día se nos presenta como "teatro moderno" está vacío de sentido. Falta la unión con la Naturaleza y lo espiritual, y también la responsabilidad para curar.
Para nuestro objetivo no precisamos necesariamente de un escenario y del altisonante concepto de "teatro terapéutico". Representamos sólos o con otros una escena del suceso que no podemos superar en nuestra vida y que, en forma de canales, no nos *"suelta"* y nos hace enfermar. Vivimos el conflicto una vez más y lo *"desinflamos"*, le quitamos importancia, lo reclasificamos y lo revaloramos.
❁ *La historia tiene lugar en Francia. El niño de cuatro años suele ser travieso. Por ello, sus padres hacen venir a un Papá Noel para que le "lea la cartilla" como es debido. Cuando suena el timbre, le dice el padre al hijo: "Ahí está Papá Noel, pero ten cuidado". Durante unos 10 minutos, el niño oye como algo golpea, raspa y araña en su puerta. A él se le convierten en una horrible eternidad. Después queda como si le hubiese caído un rayo.*

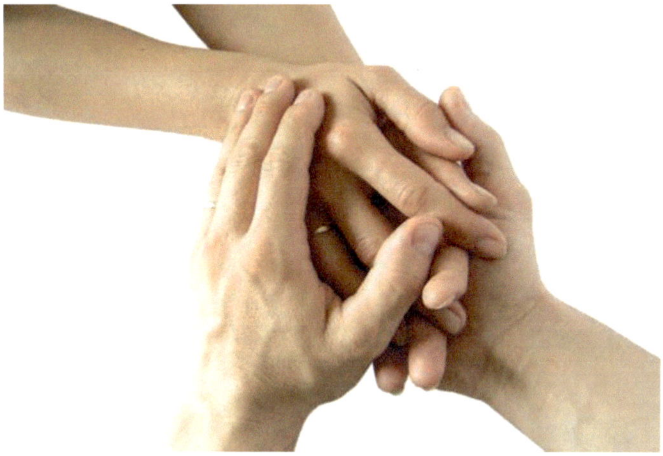

Consecuencia: conflicto motor por no poder huir y conflicto de separación debido a que él piensa que se lo van a llevar. Sueña con esta escena cada noche (recidiva).
El chico sufre de epilepsia hasta la edad de 26 años. El Dr. Hamer logró solucionar el conflicto mediante la representación de la escena.
De nuevo se llama a un Papá Noel y se prepara el escenario correspondiente. Otra vez se oyen golpes y chirridos. Cuando "Papá Noel" entra en la habitación, se le paga con la misma moneda. Él le da una buena zurra a Papá Noel. Desde entonces el paciente está curado. (Véase Dr. med. Mag. theol. Ryke Geerd Hamer. "Vermächtnis einer Neuen Medizin" *(La herencia de una Nueva Medicina)*. Vol. 1. Amici di Dirk Ediciones de la Nueva Medicina S.L, séptima edición, 1999. ISBN: 84-930091-0-5, pág. 143 En lo sucesivo citado como "Goldenes Buch" *(El Libro Dorado)*.
❁ *Un bebé es operado a los seis meses de una fístula anal. Para limpiar la herida los padres lo tienen que sujetar de brazos y piernas. En tanto, el bebé grita a garganta abierta. Consecuencia: conflicto motor por no poder huir. El niño muestra en los próximos meses un notable retraso en su desarrollo físico. Los padres, que conocen las cinco Leyes Naturales Biológicas, descubren el conflicto seis meses después y lo solucionan mediante repetición. Según cuenta el padre: "Así que lo volvimos a acostar. Yo le sujetaba de nuevo las piernas mientras que mi mujer le masajeaba con algo en el culito, para que él recordara la situación. En cuanto me puse a sujetarle las piernas se esfumaron el buen*

humor y la sonrisa de su cara, con los ojos muy abiertos ante el horror, como en espera de los dolores. Se podía ver claramente. Mi mujer siguió presionando un poco en el culito, que hace mucho que ya estaba curado. Estaba totalmente tenso, a punto de empezar a gritar. Yo dejé de apretar las manos. Dejé las manos tan sueltas, que apenas si lo tocaba. En realidad esperaba que el niño empezara a patalear, pero él no movió sus piernas, se quedó tendido y quieto.

Yo esperé, entonces empecé a notar pequeños movimientos en sus piernas. De manera exagerada, hice como si algo hubiese apartado mis manos, las alcé y levanté los brazos retrocediendo un paso. Él sólo me miraba. Me acerqué de nuevo y volví a sujetar sus piernas, pero esta vez no tan fuerte. Mi mujer volvió a untarle algo en el culito. Ahora empezó a mover las piernas más claramente. Lo solté y me aparté de nuevo. Mientras tanto me miraba fijamente. Hice lo mismo entre 10 y 15 veces. Cada vez el movimiento de sus piernas era más claro y comenzó a desaparecer el miedo de sus ojos.

Al final hasta le parecía divertido y sonreía. Mientras escribo estas líneas tengo que pensar en la frase del Dr. Hamer: "Un conflicto estará solucionado cuando el afectado pueda reírse del mismo". Qué verdad tan grande. Ahora él tenía una sonrisa en la cara. Mientras lo sujetaba, él estiró sus piernecitas y yo me dejé caer de espaldas. Fue bonito ver como se "liberó". Sus pequeñas piernas apenas tenían

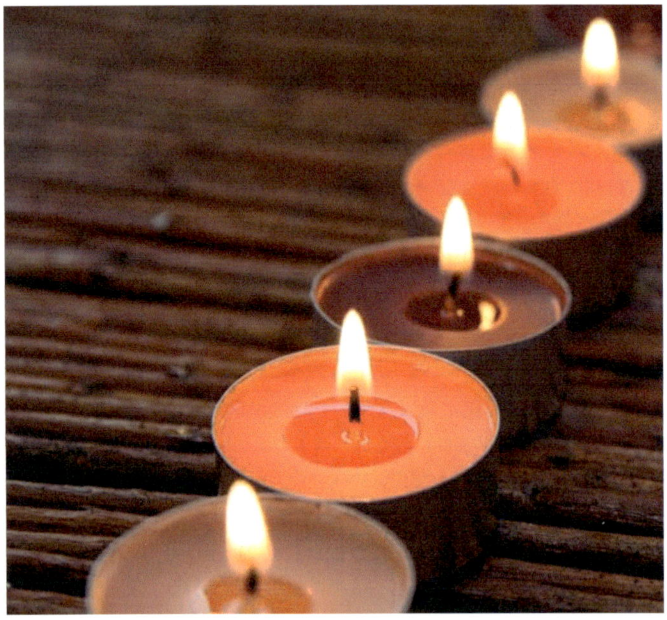

fuerzas. Pero él hacía estiramientos con sus piernas para "empujar". Para nosotros fue maravilloso ver el cambio que dio.

Ya era por la tarde y pronto sería hora de ir a dormir. Decidimos repetir el juego a menudo los días siguientes. La mañana siguiente estábamos sorprendidos: había dormido toda la noche. La primera vez desde hacía meses. Durante el día comprobamos que sus manos estaban más calientes, él estaba también más equilibrado y lloriqueaba menos que antes. Repetimos otra vez el juego. Ya no mostraba ningún miedo en sus ojos, él sólo quería empezar a jugar para "tirarme". Después de dos días dejamos el juego, no queríamos repetirlo demasiado. Las noches siguientes pudo también dormir sin despertarse. Por lo tanto, no fue ninguna casualidad. Sus gateos comenzaron a mejorar dos semanas después de la solución del conflicto. Se podía ver claramente como se volvía cada vez más activo, al girarse, al gatear, al ponerse de pie y después incluso al andar. De seis a siete semanas tras la solución del conflicto comenzó a dar sus primeros pasos apoyado sobre un pequeño coche de muñecas. Pronto empezaría a andar sólo, apenas sin caerse. Ahora tiene dos años y medio y se ha recuperado del todo. Según los reconocimientos presenta un desarrollo normal". Véase: www.germanische-heilkunde.at/erfahrungsberichte (en alemán).

Realizar un ritual

Los rituales son acciones simbólicas con las que pueden confirmarse proyectos o decisiones.

Estos no son reliquias del pasado, sino poderosas herramientas terapéuticas con las que podemos aplicar las cinco Leyes Naturales Biológicas a un objetivo determinado. El objetivo es informar al subconsciente, volver a programarlo.

Por ejemplo, cuando no podemos superar la separación de la pareja (conflicto de separación), podemos ponerle punto final con un rito de despedida y romper el vínculo.

Ejemplos:

- Visito de nuevo lugares en los que pasé momentos felices con mi pareja. Enciendo una vela, doy gracias al destino por ese tiempo, me despido en mis pensamientos y dejo atrás el pasado.
- Fumigo la casa y enciendo una lámpara aromática.
- Enciendo una hoguera, arrojo las cartas de mi pareja al fuego y me despido en mis pensamientos.
- Me reúno una última vez con la pareja para despedirme de manera formal y plenamente consciente.

En caso de un conflicto pendiente de miedo en la nuca, podemos considerar un ritual de protección.

A un conflicto de no poder demarcar límites podemos ponerle fin mediante un ritual en el que fijamos claramente nuestros límites.

Lo que importa es que "vayamos al grano" y pongamos todo nuestro corazón en ello.

Mientra más sentimiento pongamos, más efecto tendrá.

El mejor ritual será aquel que se nos ocurra de manera espontánea.

Religiosidad, rezar y meditar

Mediante la oración y la meditación intentamos unirnos (según la actitud y la orientación) a una fuerza mayor, a un Dios o Dioses, a un ángel o a nuestro espíritu protector.

Los motivos de las oraciones son diferentes y pienso que cada uno debe hacerlo según su modo.

La unión con "lo más alto" es muy importante. Al menos tan importante como la "toma de tierra", es decir, tener los pies sobre la tierra.

Alguien que ha establecido un nexo con el mundo espiritual no sufre ante cada "minucia" de conflicto. Alguien que sabe que la vida es sólo un corto estadio intermedio en un largo viaje no se deja coger a contrapié tan fácilmente, puesto que su fundamento es de naturaleza espiritual y, por ello, indestructible.

Al rezar y meditar con relación a conflictos no deberíamos

cometer el mismo error que la joven del ejemplo en la página 52. Rezar puede ser también pedir. Pedir ayuda. Está bien pedir ayuda si nosotros no sabemos qué hacer, o si nos parece que una situación de conflicto no tiene salida.
Las posibilidades de ayuda que nos ofrece el mundo espiritual son enormes. Cada uno de nosotros tiene un espíritu protector que está dispuesto a ayudarnos si él puede intervenir, es decir, si la intervención es conforme con nuestro plan de vida.
Al tratar a los pacientes me he acostumbrado a pedir en silencio por la reparación de los que buscan ayuda. Esta súplica aporta una especie de humildad benéfica. Pienso que también cada paciente debería pedir por su reparación de manera sincera. Sin importar en qué fase, ¡se nos ayudará!

Disculpar, enmendar

Algunos conflictos permanecen activos porque hay algo que no nos podemos perdonar, casi siempre palabras o hechos precipitados que lastiman o perjudican a alguien.
Por ejemplo, un conductor atropella a alguien y en un arrebato huye del lugar del accidente.
O bien, un hombre engaña una sola vez a su mujer. Él no consigue pasar página durante años hasta que al final le "confiesa" la infidelidad a su mujer. (Archivo propio).
Tener "mala conciencia" conlleva normalmente un SBS del hombro. No obstante, puede también convertirse en el canal de cualquier otro conflicto.
Debe señalarse que no se trata aquí de tener razón o no en sentido moral o jurídico, sino que se trata de la percepción personal de que algo se ha hecho mal.
El autor de un acto violento que no se arrepienta de lo que ha hecho no tendrá ningún conflicto y no comenzará ningún SBS. Otra historia es que algún día el destino le pase factura.
Se sufre el tormento de los sentimientos de culpa cuando ésta no se acepta y se intenta reprimirla.
Cuando uno se rinde ante la culpa y la acepta de manera plena, curiosamente los sentimientos de culpa desaparecen.
Aun cuando requiere superación, se deberían eliminar del mundo los conflictos que pueden solucionarse mediante disculpa formal, reparación o autodenuncia (En caso de que se crea en la justicia.. La frase "lo siento" hace milagros.

Dejar atrás el conflicto (terapia "tapa del wáter")

Todo el mundo sabe lo que se hace en un wáter: dejamos ahí nuestras heces, tiramos de la cadena y listo.
Un procedimiento sencillo de eficacia "comprobada mil veces". Imaginémonos lo siguiente, alguien deja ahí sus heces. En lugar de tirar de la cadena, esta persona se pone a extender los excrementos por el wáter con la escobilla. ¿Es de locos? Sin duda. Pero exactamente eso es lo que hacemos una y otra vez.
En lugar de limpiar los conflictos (el contenido del wáter) y olvidarlos, los llevamos con nosotros a todas partes días, semanas, meses, años e incluso toda nuestra vida (conflictos pendientes). Cavilando y reflexionando, prácticamente girando en círculos, bloqueamos nuestra energía vital. Pensando continuamente en las viejas cargas del pasado nos tambaleamos hacia el primer pozo del destino que se presente, porque no estamos en el Aquí y el Ahora. Pongamos fin a eso.
Dejemos atrás las viejas historias. Aprendamos la lección del pasado, pero dejemos atrás la carga. Empecemos cada día de nuevo.

Musicoterapia, canto, danza

Experimentos con plantas y animales muestran que la música influye positivamente en su salud. La música no cura en primera línea el cuerpo de las plantas, de los animales o de las personas, sino en primer lugar su alma y sólo después el cuerpo.
La música abre nuestros corazones. Tanto interpretar música activamente como escucharla.
Yo pienso que toda música que guste (por lo menos un poquito) puede curar. Sin embargo, de música sanadora sólo se puede hablar si es naturalmente armónica y hace vibrar (en resonancia) en nosotros todo lo bueno, lo hermoso y lo divino que llevamos dentro. En el caso ideal, esta música puede (mediante partes inarmónicas) despertar conflictos para después curarlos o trasladarlos con sus frecuencias armónicas.
La música verdaderamente sanadora procede y toma su inspiración de las esferas espirituales. Esta refleja el orden cósmico divino, como también la geometría sagrada (Melquisedec), las matemáticas (Plichta), la física (Schauberger), la biología, la química (Russel) y en general toda la Naturaleza.
El conocimiento de las cinco Leyes Naturales Biológicas supondrá un valioso impulso para la aplicación terapéutica de actividades como practicar o escuchar música, cantar y bailar. El Dr. Hamer recomienda su canción *"Mein Studentenmädchen"*.

Relativizar el conflicto (por ejemplo, la terapia Vía Láctea)

Consideremos la Vía Láctea: 300.000 millones de estrellas y planetas. La Tierra es un pequeño planeta al margen de esta galaxia, uno entre miles de millones. En la Tierra somos una

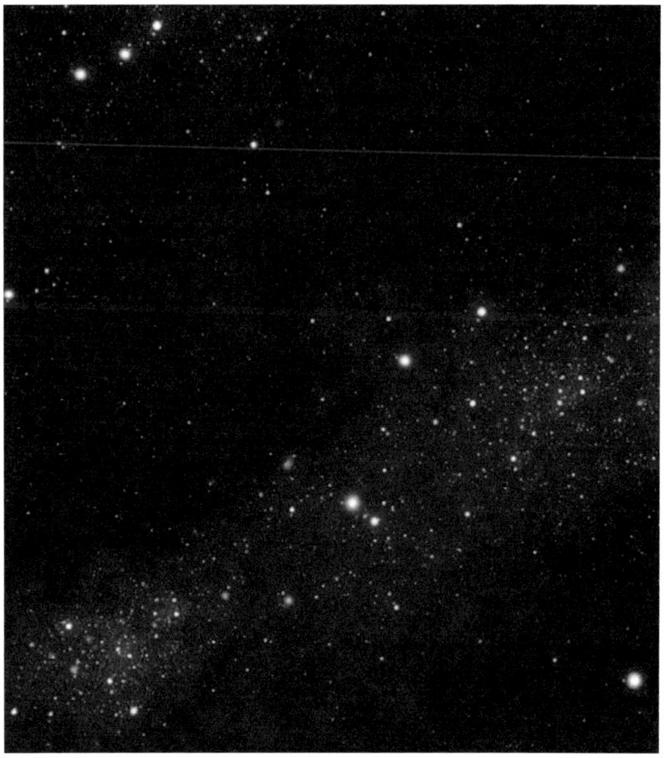

persona entre aproximadamente 7.000 millones de personas. Cada uno de nosotros se tiene por muy importante. Como si cada uno fuese el centro del mundo para sí. Pero con la mano en el corazón, ¿no somos minúsculos desde el punto de vista cósmico? Granos de arena en el Cosmos, pequeñas células en un organismo gigante. ¿Por qué nos creemos tan importantes?

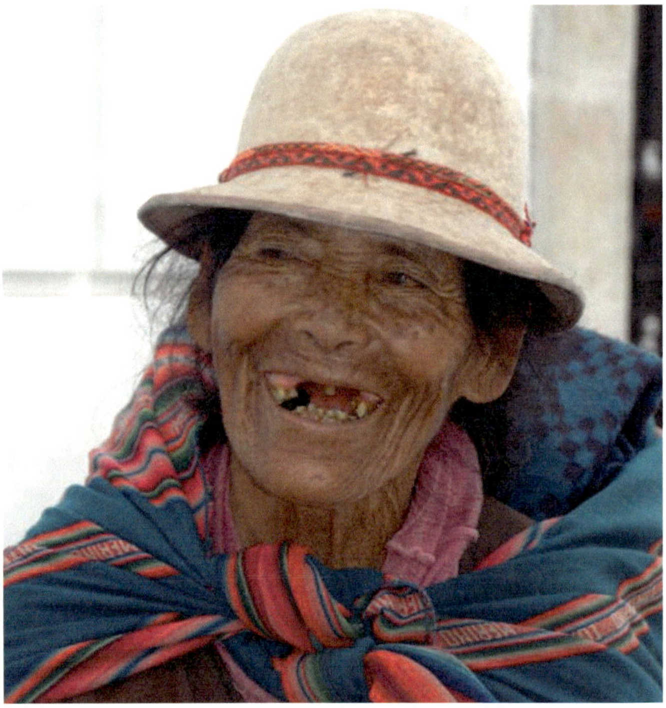

Que poca importancia, que poco significado tienen nuestros "miniproblemas" humanos.

Ampliemos nuestro horizonte. Revisemos nuestros criterios.

> " ... Sobre las nubes la libertad debe ser infinita.
> Dicen, que todos los miedos y preocupaciones,
> se quedarían abajo ocultos y entonces,
> lo que nos parecía grande e importante,
> se vuelve de pronto pequeño e insignificante ..."
> (Canción del cantautor alemán Reinhard Mey, traducida.)

Reír

Es más fácil vivir con humor. Esto lo podemos aprender de los países del sur. No sólo viven más por el aceite de oliva y los tomates, sino también por su ligereza y alegría.

Con humor podemos afrontar mejor los conflictos. No nos tomemos a nosotros mismos tan en serio, ni tampoco a la vida, al "juego" de la vida. Con obstinación y tensión la vida y la solución de conflictos se hacen imposibles. Una vez que la tensión da paso a la sonrisa, habremos ganado.

Imaginarse la salud o la solución (visualizaciones)

Nuestros pensamientos e imágenes son fuerzas que se materializan a corto o largo plazo. Pensamientos negativos e imágenes horribles se materializan de igual manera como hacen los pensamientos positivos y las ideas felices.

Aun cuando el conflicto real no pueda solucionarse, no deberíamos permanecer mucho tiempo en la neblina del conflicto y aferrarnos a la "enfermedad". Miremos hacia adelante. Si nos imaginamos intensamente que estamos sanos o que encontramos la solución de nuestro conflicto, pondremos en marcha poderosas fuerzas. El deseo de hoy es la realidad de mañana.

Los ejercicios de visualización más efectivos se realizan en un estado entre vigilia y sueño. En este estado relajado la frecuencia cerebral oscila a unos 10 Hz (ritmo alfa). Este es el ámbito en el que empezamos a soñar y aparecen de manera automática imágenes interiores.

Si decidimos realizar ejercicios de visualización deberíamos fijar un determinado momento dentro de nuestro ritmo diario, por ejemplo, antes de levantarnos por la mañana o 5 minutos tendidos en la cama antes de quedarnos dormidos.

Ejemplo: *Una persona sufre desde hace tiempo dolores de espalda porque desde su niñez piensa que tiene poco valor (conflicto pendiente). Posible visualización: Voy por un campo de flores caminando y bailando con un cuerpo completamente sano. Mi columna vertebral se siente ligera y libre. Ofrezco mi reconocimiento al oscuro episodio de la niñez y lo dejo atrás. Siento alegría por mi nuevo sentimiento vital.*

Terapia con Flores de Bach

El médico inglés Dr. Edward Bach (1886-1936) llegó a lo largo de su vida a la conclusión de que todos los dolores corporales tienen una causa anímica o espiritual. Durante los últimos años de su vida se dedicó plenamente a la búsqueda de remedios naturales sin efectos secundarios. Dotado con una sensibilidad innata recorrió los bosques de Gales apreciando el carácter de distintas plantas. Cuando murió en el año 1936 había desarrollado un sistema de 38 concentrados de flores a partir de flores salvajes, de árboles o arbustos.

Según el Dr. Bach, una enfermedad es una reacción del cuerpo a un trastorno anímico (conflicto). Con las Flores de

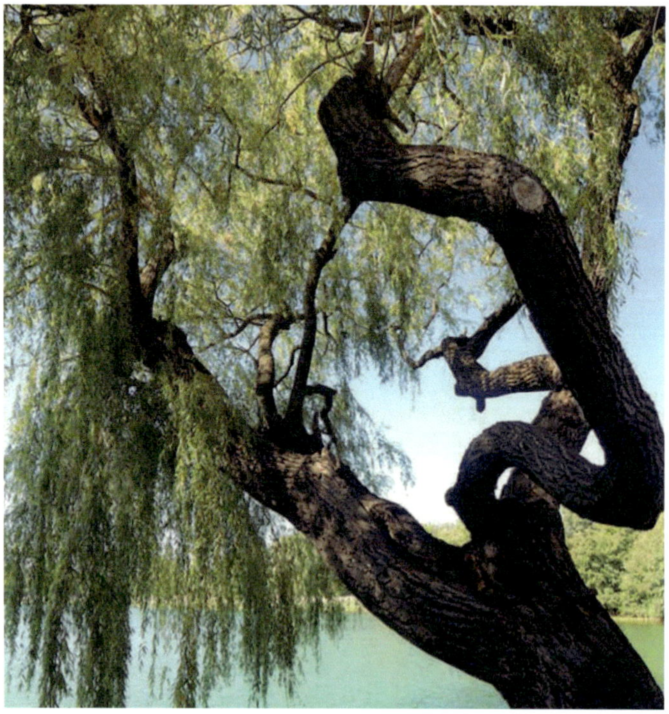

Bach las percepciones negativas no son reprimidas, sino que son transformadas en motivaciones positivas. Por ejemplo, el sauce dorado (golden willow) puede ayudarnos con su carácter a perdonar y abandonar injusticias pasadas. Personas consumidas y bloqueadas por la autocompasión y la amargura pueden sanar con ayuda del sauce dorado.

El Dr. Bach aconsejaba siempre a pacientes crónicos no prestar atención a los síntomas físicos, sino concentrarse en su desarrollo anímico. Cuando el nivel causal anímico se armoniza, las molestias mejoran automáticamente.

En la práctica, el sistema de Flores de Bach no puede aplicarse según los síntomas, ya que no presenta correlación entre órganos y conflictos.

Las Flores de Bach son aconsejables sobre todo durante la fase activa de conflicto, pero también para elevar el ánimo durante la fase de reparación. La elección del remedio puede realizarse de manera lógica-racional, mediante intuición o por el mismo paciente. Por ejemplo, se puede dejar al paciente mismo que "busque" sus esencias. Para todos los procedimientos de selección es bueno pedir ayuda al de "arriba".

Pintura terapéutica

"En las imágenes interiores llevadas al papel (imaginaciones) aparecen representadas necesidades inconscientes y conflictos en forma de profundos símbolos psicológicos, que de esta manera se pueden expresar y experimentar.

Con el apoyo del terapeuta es posible una retrospectiva de las escenas traumáticas en un ambiente protegido. Se da cabida a sentimientos y tensiones de conflicto.

Mediante la observación del dibujo y de su simbolismo, desde una perspectiva diferente y guardando cierta distancia, es posible reconocer relaciones interiores.

Esta nueva percepción hace posible la búsqueda creativa de soluciones de un conflicto, en primer lugar sobre el papel y después en la vida real".

La pintura terapéutica resulta especialmente apropiada para personas que no son intelectualmente accesibles (en el nivel lingüístico), sea debido a su corta edad (niños), a una discapacidad intelectual o a una constelación (por ejemplo, austismo).

También puede ser lo correcto para personas con conflictos "profundamente enterrados" en el pasado, o simplemente para personas que se sientan atraídas por la pintura.

Las imágenes son el lenguaje de los animales. Si se quiere comunicar con ellos, se debe enviarles imágenes.

Los mensajes telepáticos son imágenes interiores. Las imágenes interiores son mensajes telepáticos. Las imágenes son in-FORMA-ciones. Las imágenes forman la materia, es decir, conformamos, consciente o inconscientemente, nuestro futuro en forma de imágenes.

Psicoterapia

Debido a que la psicoterapia siempre se ha ocupado de la reparación del alma, no la podemos dejar a un lado.

En las últimas décadas han surgido tal número de técnicas psicoterapéuticas, que el ámbito se ha vuelto inabarcable incluso para "conocedores".

Como indicador dentro de la jungla de métodos se puede dejar valer el dicho alemán *"Quien cura tiene razón"*. Cada método que nos ayuda a salir del conflicto *"tiene razón"* y es lo *"correcto"*. (En el nivel de la sintomatología corporal este dicho sólo tiene validez de forma limitada).

El resultado óptimo de una hora de psicoterapia es que el paciente tome contacto con su interior más recóndito.

El mejor psicoterapeuta es médico y el mejor médico es psico.

Matrix Reimprinting

Este tratamiento es una evolución de la ya conocida Técnica de Liberación Emocional (EFT). Su creador Karl Dawson parte del hecho de que cuando sucede un conflicto, una parte de nuestra alma se aísla y se *"congela"*. En varios pasos se intenta establecer contacto con esta *"parte del yo"* y convencerla de que la separación era con buenas intenciones, pero que ya no es necesaria. Karl Dawson conoce las cinco Leyes Naturales Biológicas como "meta-medicina".

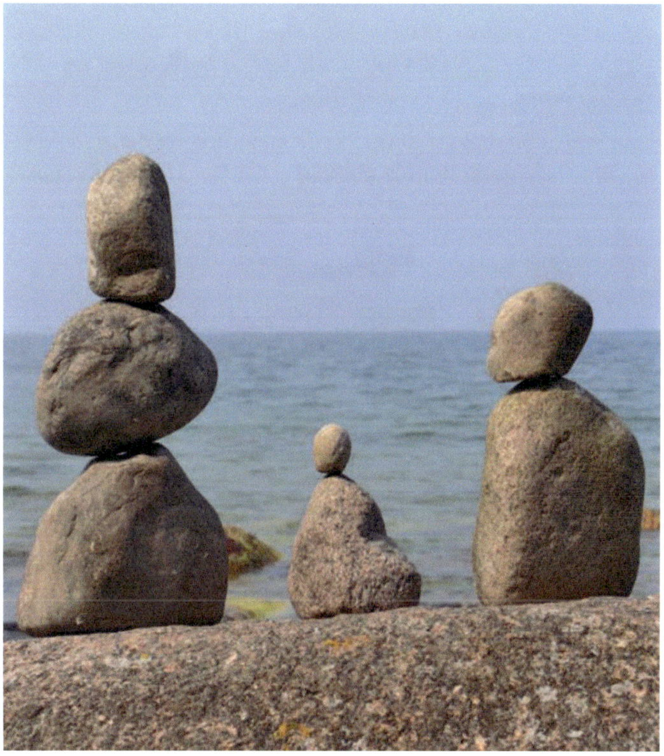

Constelaciones Sistémicas – Constelaciones Familiares

Las constelaciones familiares se han puesto bastante de moda en los últimos años. En ellas se encuentran varias personas bajo la dirección de un terapeuta, casi siempre en el marco de un seminario que puede durar uno o varios días, para poner solución a relaciones problemáticas con miembros familiares vivos o ya fallecidos.

Al Dr. Hamer no le convence nada este "striptease emocional". Las constelaciones familiares encierran en mi opinión el peligro de que en personas inestables se genere aún más confusión y el peligro de dependencia emocional.

Sin embargo, yo participé una vez en una constelación familiar y a mí no me gustaría prescindir de la experiencia. Eso me ayudó a tener más claro mi propio papel en el "teatro de la vida". Me

di cuenta de que no merece la pena enfadarse con determinadas personas, puesto que cada uno piensa que lo que hace está bien. Aunque fue doloroso, me hizo bien meterme en el papel de otros y percibir sus bloqueos. Mi horizonte se amplió, porque de pronto podía entender mejor a otras personas, e incluso percibir cómo se encuentran.
De esta manera surge la necesidad de ponerse a bien con estas personas y reconciliarse con ellas.
Cuando las constelaciones familiares fomentan la comprensión y la reconciliación, son algo bueno a pesar de los riesgos. Yo pienso que las constelaciones familiares ofrecen una posibilidad de solución de conflicto en el sentido de las cinco Leyes Naturales Biológicas, siempre y cuando se participe siguiendo este fin.
Especialmente valiosos y curativos encuentro los principios fundamentales descubiertos empíricamente por Bert Hellinger en familias y grupos. (Hellinger, Bert. "Ordnungen der Liebe" *(Órdenes del Amor).* Editorial Carl-Auer Verlag, Heidelberg, 8ª ed., 2007 —Existe versión en español: Hellinger, Bert. "Órdenes del amor. Cursos seleccionados de Bert Hellinger". Editorial Herder— Más aspectos sobre este tema a partir de la pág. 324).

Terapia regresiva, terapia de reencarnación

Una regresión, bajo la dirección de un terapeuta o bien sólo (en meditación), tiene sentido cuando el conflicto queda muy atrás en el tiempo o se ha olvidado. Una regresión constituye en primer lugar la búsqueda del conflicto y en segundo lugar constituye la solución del conflicto "esperimentándolo" otra vez.
❁ *El autor Christopher Ray describe en su libro "100 Tage Herzinfarkt"*[29] (100 Días de Ataque al Corazón) *cómo soluciona un conflicto sufrido en el vientre materno mediante una regresión "autodirigida". Él se encuentra en el vientre materno junto con su hermanita (gemelos) cuando la madre decide abortar. Esto sólo lo consigue en parte, es decir, su hermana muere y se desprende. (Conflicto de pérdida de territorio, el percibe a su hermana como parte de su territorio). Él nace, pero a causa del recuerdo inconsciente de la hermana sufre a lo largo de su vida de fuertes afecciones cardíacas. Después de seis años de actividad, el conflicto se soluciona mediante la regresión. A raíz de ello sufrió durante 100 días una serie de ataques cardíacos, que él por suerte pudo superar. A continuación desaparecieron las dolencias crónicas de angina de pecho que antes tenía.*
Como se puede comprobar, las regresiones pueden ser algo arriesgadas, también las "guiadas". Puede ser peligroso traspasar el velo del olvido, puesto que por algo olvidamos. El olvido es una práctica protección.
Esto puede contrastarse con los conocimientos del Dr. Hamer: los viejos conflictos, especialmente los conflictos territoriales, no deben solucionarse nunca. Pensemos en el jefe de una empresa que a lo largo de su vida acarrea un conflicto territorial ligado al trabajo y que fallece unas semanas tras la jubilación a causa de un ataque cardíaco durante la crisis de reparación.
La autora americana Brandon Bays ofrece instrucciones concretas sobre las regresiones en su libro "The Journey – Der Highway zur Seele" [30]*(La Autopista hacia el Alma)*. Su método puede aplicarse bien para nuestros fines.
En la terapia reencarnación se intenta acceder a la vida pasada con la esperanza de encontrar en esta vida la causa de problemas. Existen casos de éxito que sin duda respaldan esta teoría.
Una "visión general" sobre varias encarnaciones y sobre problemas paralelos a los de la actual vida puede tener efecto sanador. Al igual que la comprensión de ciertas debilidades y preferencias que ya se tenían en la vida anterior.
Por otro lado, creo que la Naturaleza no ha establecido en vano una barrera entre las vidas. Es obvio que lo conveniente es (con algunas excepciones), concentrarnos en esta vida en lugar de hurgar en el pasado. ¿De qué nos sirve saber quién éramos o dónde vivíamos, si éramos pobres o ricos o a qué nos dedicábamos? Puede que sea interesante saber todo eso, pero no nos hace verdaderamente progresar.
Lo que nos hace progresar es tratar a los demás como nosotros queremos ser tratados. Reconocer los objetivos de nuestra vida (problemas y conflictos principales) y resolverlos en el Aquí y el Ahora. Eso es lo que nos hace avanzar. Sólo con eso tenemos ya bastante que hacer hasta el final de nuestra vida.
Quizá sea algo receloso con respecto a la terapia reencarnación, pero saber que nacemos una y otra vez con el único objetivo de la evolución espiritual es algo de lo que deberíamos ser más conscientes. Este conocimiento es en mi opinión la base para una vida plena y sin miedo.

Curar mediante la completa asunción de responsabilidad

Esta maravillosa terapia que parece tan increíble se hizo conocida mundialmente a través los éxitos del Dr. hawaiano Ihaleakala

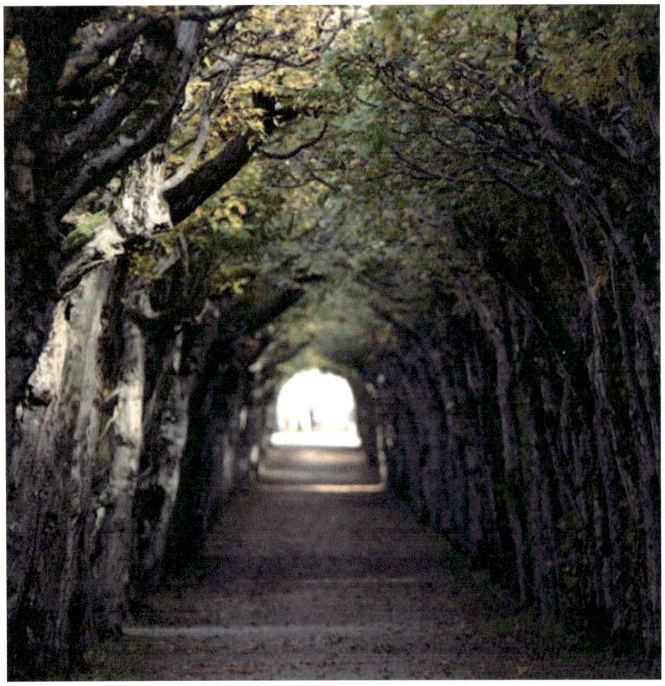

29 Berger-Lenz, M., Ray, Christopher. "faktor-L * Neue Medizin 8 * 100 Tage Herzinfarkt" *(100 Días de Ataque al Corazón)*. Editorial Faktuell, Görlitz 2009.

30 Bays, Brandon. "The Journey – Der Highway zur Seele" *(La Autopista hacia el Alma)*. Editorial Ullstein Verlag, Berlin, 9ª ed., 2008. (Existe versión en español: Bays, Brandon. "El Viaje: Guía practica para sanar tu vida y liberarte". Editorial Neo Person, 2007).

Hew Len. En pocas palabras, podemos sanar a personas enfermas, a nosotros mismos y a la Madre Tierra de la siguiente manera:

- Veo a la persona enferma y me doy cuenta de la carga y el peso de la enfermedad.
- Reconozco que todo tiene que ver conmigo, puesto que el mundo exterior es sólo un reflejo de mi interior.
- Asumo por ello toda la responsabilidad, puesto que de alguna manera yo también he contribuido a la situación.
- Ahora me gustaría enmendarlo y digo: *"Siento haber contribuido a todo ésto.*
- *Por favor perdóname, Creador. Y yo también me perdono".*
- "¡Te doy gracias por tener la posibilidad de curarlo!"
- "¡Te amo!"
- Fórmula abreviada de Hooponopono: *"Lo siento, por favor perdóname, gracias, te amo".*

Más sobre el tema: http://de.spiritualwiki.org/Wiki/Hooponopono (en alemán).

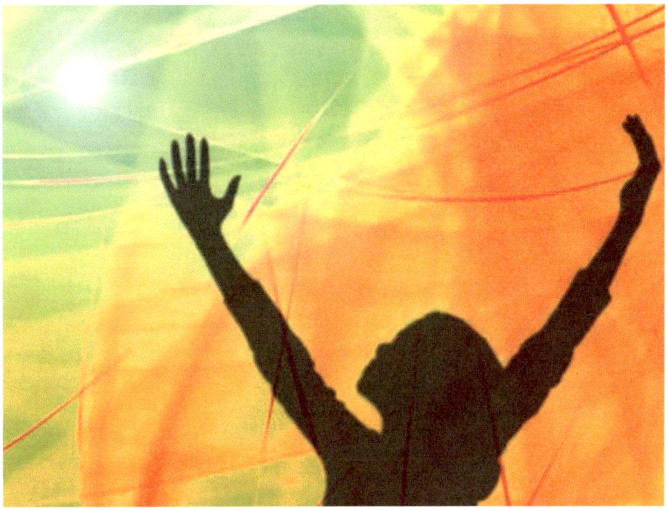

Método de proceder en mi consulta

1. Previamente pido al paciente que traiga consigo todos los hallazgos anteriores de los médicos (cuadros hemáticos, radiografías, etc.). El paciente me describe sus dolencias / síntomas.
2. Ahora trato de asignar los síntomas al SBS correcto y a la fase respectiva.
3. Ahora le pido al paciente que me describa su conflicto específico. Por ejemplo: *"Según la perpectiva de la Nueva Medicina, tenemos aquí un conflicto de separación repetitivo. ¿Usted ha experimentado algo similar hace 5 años? ..."*
4. Ahora buscamos juntos la caracterización en que se basa el conflicto. Porque la causa real está aquí. El paciente puede ahora decidir, si con este conocimiento desea solucionar el conflicto él sólo o si tratamos de solucionarlo juntos.
5. Tratamiento con masaje adecuado para un relajamiento.
6. A continuación una meditación con el paciente acostado:

1er paso: Pedir

Pedir en silencio (o fuerte) ayuda mental para solucionar el conflicto o bien pedir ayuda para el paciente. Establecer la comunicación con Dios.

2do paso: Denominar, manifestar la intención

Yo denomino nuevamente el conflicto / caracterización en breves palabras y pregunto al paciente si desea solucionarlo.

3er paso: Sacar a la luz

El paciente debe ponerse otra vez en la situación o caracterización *(por ejemplo, Mamá no estaba aquí ...)*

4to paso: Reconocer

El paciente debe decir en pensamiento o fuerte: *"Gracias por haber experimentado esta situación que me ha permitido aprender."*

5to paso: Nueva caracterización

En nuestra imaginación convertimos la situación de conflicto en una situación buena. *Por ejemplo: Mamá regresará, me abrazará bien apretado y me dirá que estará siempre conmigo."*

6to paso: Disfrutar

El paciente debe disfrutar el *"baño"* en esta nueva sensación. Esta energía debe llenar su cuerpo completo.

7imo paso: Agradecer

Tarea: Durante tres semanas el paciente deberá sentir este pensamiento / cuadro curativo intensamente todas las tardes. A partir de ahora deberá él, a conciencia, manejar en su vida diaria la situación correspondiente de forma nueva o diferente. Naturalmente que este programa constituye sólo una de numerosas prácticas. – Hay „numerosos caminos que llevan a Roma".

Esto se confirma mediante la abundante correspondencia tras las primeras ediciones, donde se hace referencia a casos de éxito en la solución de conflictos mediante la Programación Neurolingüística (PNL), el Método Cuántico, la Reparación Cuántica (matriz energética), el Método de los dos Puntos, entre otros.

Limitar las duración de la terapia

En la medicina natural conocemos el principio terapéutico que afirma que un determinado remedio sólo debe suministrarse por un cierto tiempo (por ejemplo, la toma de una mezcla de infusiones por tres semanas). Una prolongación del uso carece por lo general de sentido. Este principio tiene también su justificación en las "terapias para el alma".

Una buena terapia reactiva en primer lugar el conflicto y nos provoca una breve actividad de conflicto. Durante el segundo paso intentamos solucionar de alguna manera el conflicto. Si después de

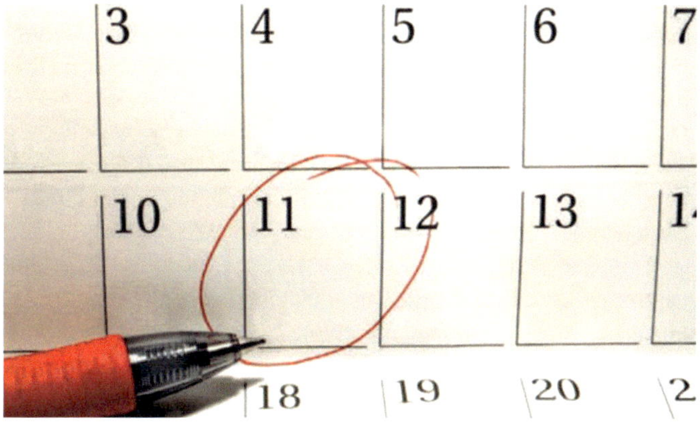

un cierto tiempo no llegamos a la solución, debemos interrumpir la terapia. De lo contrario, se corre el riesgo de mantener el conflicto activo artificialmente, causando más bien un perjuicio. Lo que supondría un fracaso, a pesar de las buenas intenciones.

❁ *Pongamos un ejemplo:*

Una mujer joven sufre un conflicto de pérdida por la muerte de su madre. Ella toma por costumbre rezar todos los días por su madre. Cuando al paso de los años deja de hacerlo, se desarrolla un quiste ovárico que se diagnosticará cuatro meses después. Observación: En lugar de dejar atrás el conflicto y comenzar de nuevo, ella mantiene cada día el conflicto activo mediante los rezos. La larga e innecesaria duración del conflicto provoca una gran masa de conflicto. Por ello, durante la fase de reparación se forma un quiste grande, en lugar de uno pequeño. (Archivo propio).

APÉNDICE: EL FENÓMENO DEL AGRAVAMIENTO INICIAL

Bajo agravamiento inicial se comprende en la medicina natural un empeoramiento de las molestias al comienzo de la terapia. Este empeoramiento es una buena señal entre homeópatas y naturópatas, pues indica que la terapia tiene "efecto".

Un empeoramiento conlleva, por ejemplo, que una sinusitis crónica se vuelva aguda o que un dolor de cabeza moderado se convierta en ataque de migraña. Aunque sea masajista, me alegro de que los síntomas empeoren al principio, por ejemplo, que la rodilla del paciente empeore al día siguiente del tratamiento. Aclararle esto al paciente es, por lo demás, otra historia.

¿Cómo podemos aclararnos este fenómeno?

Cuando hace años me interesé intensamente por los conocimientos del Dr. Hamer, estudié todas las "enfermedades" con los correspondientes conflictos y las comparé con mis propias "enfermedades", me puse tan enfermo como nunca antes había estado. ¿Qué ocurrió? Mis viejos conflictos, en parte todavía no resueltos, fueron "desenterrados" y resueltos mediante la comprensión de las relaciones y la nueva valoración.

Los procesos crónicos deben ser llevados a un estado agudo para poder resolverlos. Esto se aplica tanto al nivel corporal como al psíquico.

Por ejemplo, las acumulaciones de pus (abscesos) se pueden eliminar con tratamientos de calor. Para ello es imposible evitar un empeoramiento (dolores y una mayor inflamación).

¿De qué modo consiguen los remedios naturales y homeopáticos iniciar la reparación (agravamiento inicial)?

¿Es posible que se trata de un fenómeno de resonancia?

Nadie duda de que cada persona tiene un determinado carácter, determinadas cualidades psíquicas. Esto es igualmente válido para animales y plantas, y es también aceptado por la ciencia. ¿No deberíamos de igual manera atribuir un determinado "carácter" a la "materia inerte" como piedras, minerales, metales, sales, etc.? Toda la materia tiene pues un origen espiritual y tiene por ello también características espirituales específicas. ¿Podría ser posible que el "carácter" especial de la pulsatilla entra en resonancia con el alma específica de una persona en conflicto activo y de esta manera la cura? ¿Podría ser que el remedio adecuado brinda al individuo el impulso anímico necesario para salir de la "prisión interior"? Estos remedios refuerzan la vagotonía en el nivel orgánico, de manera que tras el agravamiento inicial se logra una reparación profunda. En la terapia con Flores de Bach (véase abajo) se ve claro este principio de reparación en el caso de la esencia de alerce (larch). Esta es buena para personas con falta de confianza. Tomar la esencia de alerce nos ayuda a solucionar conflictos de desvalorización. Este impulso de reparación conlleva en primer lugar un empeoramiento (vagotonía en fase de reparación) y posteriormente una mejora de las molestias.

Lo interesante aquí es que los preparados químicos no provocan ningún agravamiento inicial, puesto que mediante el estrés químico el paciente sale inmediatamente de la fase de reparación vagotónica y entra en simpaticotonía. Ahí radica el aparente éxito.

Lo que estorba una reparación

1. Las ventajas de una enfermedad: Mucha gente extraña el cariño. Y constatan que como niños o como adultos reciben amor y cariño, cuando les va mal. Esto genera la programación: *"Es cierto que estoy enfermo, pero acepto mi dolencia porque ahora recibo amor."* Inconscientemente el paciente se agarra a su dolencia. Consideremos también las ventajas de una jubilación temprana, invalidez, dinero para el cuidado y similares.
2. Algunas personas se sienten víctimas (por ejemplo, víctimas de la terrible pareja, de la frialdad de la madre). Con una enfermedad es posible vengarse creando una mala conciencia: *"Mira lo mal que estoy* (sin decir: por tu culpa)."
3. Una reparación requiere cambios. Pero hay gente que no desea cambiar (en la mayoría de los casos por inercia o por temor).

> *¡Controlo si estos patrones son fidedignos y los dejo tras mío"*

Terapia – Fase activa del conflicto en el nivel cerebral

Desconozco lo que se debe hacer en caso de actividad de conflicto en el nivel cerebral.

Lo decisivo es enfocar la solución del conflicto desde el nivel anímico (véase las páginas iniciales).

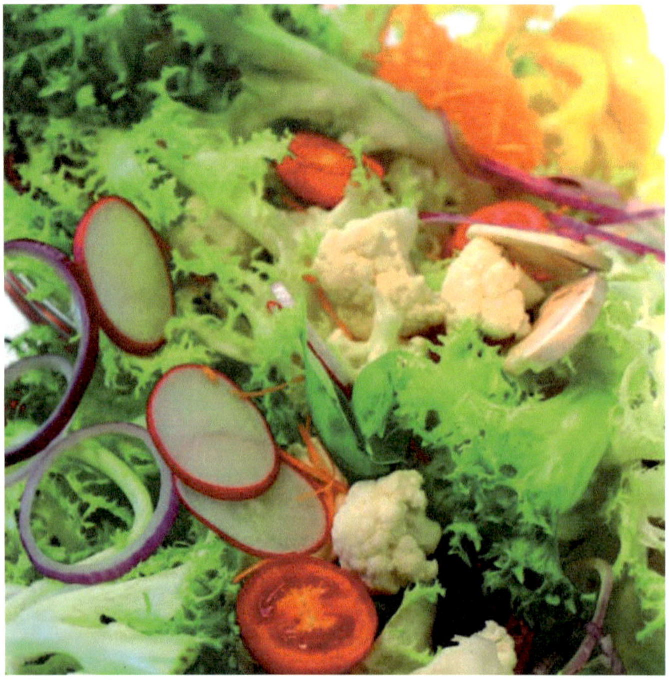

Terapia – Fase activa del conflicto en el nivel corporal

La mayoría de los SBS no provocan molestias corporales durante la fase activa de conflicto, es decir, no nos sentimos "enfermos". Por lo general, el cuerpo funciona a la perfección durante esta fase. Por así decirlo, este se encuentra bajo "dopaje" simpaticotónico. Un anticipo de la Naturaleza para superar el conflicto.
La "cuenta" la pagamos después durante la fase de reparación en forma de "resaca de reparación" (fase de reparación vagotónica). Aun cuando sabemos que acaba de tener lugar un conflicto, no hay mucho que podamos o debamos hacer en el nivel corporal, a diferencia del nivel anímico.
El cuerpo lleva a cabo, como "órgano ejecutivo", el correspondiente Programa Especial. El cuerpo sólo tiene influjo sobre el inicio (psique) y el control (cerebro) en el marco de ciertas retroacciones.
Si, por ejemplo, crece un tumor en el intestino a causa de un enojo que no podemos digerir (fase activa de conflicto), debemos intentar solucionar el conflicto a nivel anímico. Podemos o debemos intervenir a nivel corporal si por ejemplo un conflicto prolongado amenaza con provocar un íleo intestinal. En estos casos nos alegramos de poder disponer de las modernas posibilidades de intervención y de ciertos medicamentos.

Alimentación

Independientemente de fases activa de conflicto, fases de reparación o en normotonía, para una buena salud es esencial una alimentación ecológica, libre de técnicas genéticas, sana y equilibrada.
Durante la actividad de conflicto tendemos a comer menos, pero el cuerpo trabaja a toda máquina, es decir, esta preparado para la acción.
Es lógico que el ayuno o reducción de comidas durante este tiempo está fuera de lugar, sobre todo para personas delgadas. Las pocas cosas de las que tenemos apetito deberían tener un alto valor nutricional y biológico. Desde luego, las personas obesas pueden aprovechar la ocasión para perder algo de peso. Esto se puede conseguir fácilmente en esta fase (a excepción de un conflicto activo de refugiado).
En mi caso, he comprobado que durante las fases activas (estresantes) tiendo a elegir alimentos de menor valor nutricional (dulces, harinas refinadas) que durante los "buenos tiempos". Una aclaración biológica para ello: los hidratos de carbono de cadena corta aportan "energía rápida" para cubrir la mayor actividad durante la actividad de conflicto.
Si somos sinceros, todos sabemos más o menos lo que es una alimentación sana. Cada uno de nosotros sabe lo que nos sienta bien: alimentación natural ecológica, integral, una dieta moderada y equilibrada. Lo sabemos y, sin embargo, no somos consecuentes y lo suficientemente fuertes para ponerlo en práctica. Intentemos en primer lugar deshacernos de los errores más graves en nuestra alimentación haciendo un esfuerzo para superar nuestra debilidad. A continuación me centraré en los contextos más básicos.

La alimentación y el cáncer

Una buena alimentación es el segundo factor más importante para una buena y estable salud junto con un estado de equilibrio interno.
Un ser vivo (hombre o animal) mal alimentado, "maltrecho", está más expuesto ante conflictos. Por ejemplo, en conflictos de desvalorización, porque se siente inferior, en conflictos territoriales, porque está débil para defender el territorio, en conflictos de enojo, porque se pierde la lucha por la presa.
Por lo tanto, que una mala alimentación provoque cáncer es verdadero.
También pienso que una intoxicación continuada (diariamente Coca-Cola y Big Mac, contaminación electromagnética, estelas químicas, medicamentos, vacunas, etc.) puede generar retroacciones a través del cerebro que a su vez causan finalmente el cáncer.

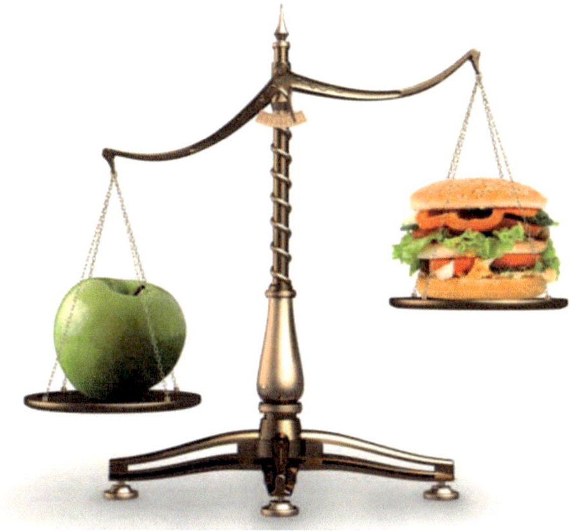

No sólo podemos perjudicar nuestra vitalidad mediante una mala alimentación, sino también con otras malas acciones y venenos. Por ejemplo, fumando activa o pasivamente, por el consumo de drogas y alcohol, por falta, exceso o limitación de movimientos, por una mala respiración o una mala postura.
Gracias a su vitalidad, para un individuo que se alimenta sanamente será más fácil superar las crisis de reparación que para una persona debilitada por las toxinas contenidas en los alimentos.
Anthony William pudo curar a miles de personas sólo con sus consejos nutricionales (recibidos a través de los medios).
Su Credo era: alimentarse principalmente de frutas, verduras y hierbas (no temer la fructosa).
Sus alimentos favoritos: Manzanas, peras, limones, naranjas, arándanos, albaricoques, melones, mangos, papayas, lechugas, espárragos, frijoles, apio, remolacha (betarraga), ajo, cebollas, espinaca, aguacates, brotes, nueces, dátiles, miel, perejil, espirulina, polvo de hierba de cebada, tomillo, salvia, cúrcuma, ortiga, toronjil.
Alimentos a evitar según William: Carne, grasas animales, productos lácteos, pescados marinos, mejillones, etc. (debido a su contenido de mercurio).

La alimentación y el estado de ánimo

Disfrutar de la comida con buen humor, con alegría y la debida atención es saludable.
Mientras que comer y beber estando de mal humor, inquieto o preocupado perjudican la salud.
De esta manera se crean canales que permanecen toda la vida (alergias alimentarias). Comer viendo la televisión o conduciendo es igualmente peligroso, puesto que no sabemos si en el próximo minuto viviremos un conflicto.

El equilibrio ácido-base

En la medicina natural la excesiva acidez está en boca de todos, incluso como argumento irrefutable. Una excesiva acidez se considera causa de casi todas las enfermedades.
Desde la perspectiva de las cinco Leyes Naturales Biológicas, la excesiva acidez significa lo mismo que actividad de conflicto.
Estrés, pensamientos o sentimientos negativos provocan la acidificación corporal. Cuando hay algo que no nos gusta, no sólo se "agría" nuestro ánimo, sino también nuestro cuerpo.
La vagotonía hace básico. Sentimientos o pensamientos positivos favorecen un cuerpo alcalino.
Lo interesante es que el efecto de una alimentación inadecuada en el equilibrio ácido-base del cuerpo es menos perceptible que el efecto que produce el estrés.
Esta afirmación puede comprobarla uno mismo mediante la

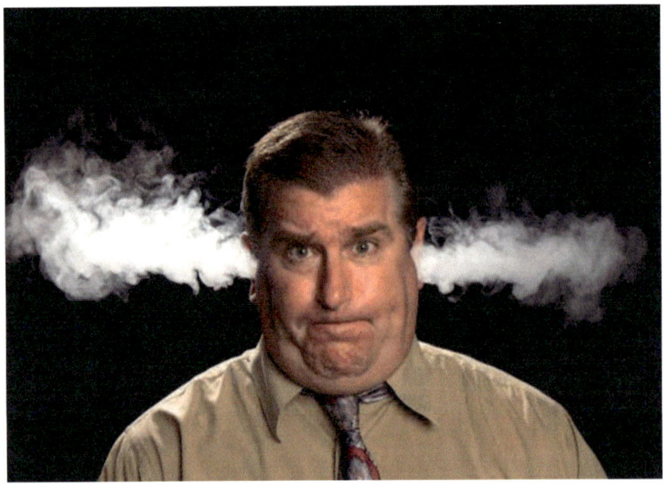

medición del valor pH de la orina.[31] El buen humor, la alegría de vivir las vivencias positivas elevan el valor por encima de 7, aun cuando la alimentación no sea demasiado buena.
Valores semejantes, si bien no tan altos, pueden alcanzarse mediante alimentos alcalinos (crudités, verduras, hierbas amargas).
Sucesos conflictivos, estrés o mal humor provocan un pH bajo en la orina (ácido). En esos casos se pueden comer tantas zanahorias y verduras como se quiera, en tal estado anímico el pH no subirá de manera sustancial.

La ingesta de polvos alcalinos es un modo de "lucha" química-mineral para bajar el nivel de acidez.
Esto está bien en caso de ardor, pero no es en mi opinión tan adecuado para bajar el pH de manera continuada. Para ello debemos modificar nuestra vida interior, nuestros hábitos cotidianos y de alimentación.
Los alcalinos orgánicos presentes en la fruta y verduras diarias, en brotes, hierbas amargas, etc., son absorbidas mucho mejor por el cuerpo que los polvos alcalinos inorgánicos.
Edgar Cayce, "el profeta durmiente", recomienda 80% de alimentos alcalinos y 20% de alimentos ácidos. Traducido al nivel anímico: para permanecer sanos deberíamos estar el 80% del día relajados y alegres y sólo el 20% restante con estrés.
Los alcalinizantes más fuertes son hierbas medicinales silvestres como el diente de león, centaura menor, ajo de oso, salvia, menta, margarita, ortiga, melisa, llantén, y muchas más. Esta "farmacia de Dios" no cuesta nada y es cien veces más beneficiosa que todos los caros productos preparados y empaquetados de las tiendas.
Se pueden coger al ir de paseo en el campo y cortadas finamente mejorar con ellas cualquier plato.
Bebida alcalina de hierbas silvestres (smoothie):
Cortar finamente un puñado de hierbas, al gusto o bien según el órgano que lo necesite, verterlas en un recipiente y añadir aproximadamente ¼ l de agua fría. Triturar con una batidora de mano, colar y listo. Beber el zumo verde. Perfecto en primavera como cura alcalina. Una bebida llena de vitalidad.

Cantidad de proteínas

Según la OMS se considera una alimentación pobre en proteínas por debajo de aproximadamente 30 - 35 gr/día.

El profesor holandés Oomen investigó si esta afirmación es correcta y descubrió que en Nueva Guinea hay una tribu que se alimenta mayormente de batatas. Allí prácticamente no se come carne. Desde el punto de vista de la medicina convencional y partiendo de unos valores aproximados en el consumo de proteínas de entre 9 y 24 gr/día, este pueblo presenta una marcada carencia de proteínas en la alimentación desde hace siglos.
Según esto, las personas deberían sufrir pérdida muscular, anemia, edemas nutricionales, etc. Sin embargo, todo lo contrario es el caso, son muy vitales y manifiestamente musculosos.
Él quería aclarar esta contradicción y descubrió que bacterias anaerobias (Clostridium) en el intestino pueden producir proteínas a partir de hidratos de carbono con ayuda de nitrógeno del aire. También la vitamina B12, que se encuentra sobre todo en alimentos de origen animal, puede sintetizarla una bacteria en el intestino a partir de productos vegetales.(Cf Bircher, Ralph. "Geheimarchiv der Ernährungslehre" (Archivo Secreto de Nutrición). Editorial Bircher-Benner, 11ª ed., 2007, pág. 40 - 44.)
Hay estudios que indican que muchas personas de la sociedad del bienestar occidental fallecen por "devorar" tanta carne.
Un exceso de proteínas animales supone una carga innecesaria para el cuerpo y lo acidifica en exceso. Sobre todo, es el caso de la carne de cerdo de cría intensiva.

---

31 Yo empleo para ello el papel de pH Uralyt-U 5.2 7.4" de la empresa Madaus.

Poner fin al engorde por proteínas cárnicas no sólo sería bueno para las personas, sino también para la Madre Tierra.

La explotación ganadera es tremendamente perjudicial y, además, tres cuartos de la energía nutritiva se pierde al cebar a los animales (cereales forrajeros).

Podríamos devolver a la Tierra una parte de la superficie que hoy necesitamos para la producción de pienso, si renunciásemos al consumo de carne.

La cantidad de alimentos

En experimentos de alimentación con ratas se comprobó que aquellas que recibieron comida en abundancia maduraron y crecieron más rápidamente, envejecieron y murieron antes.

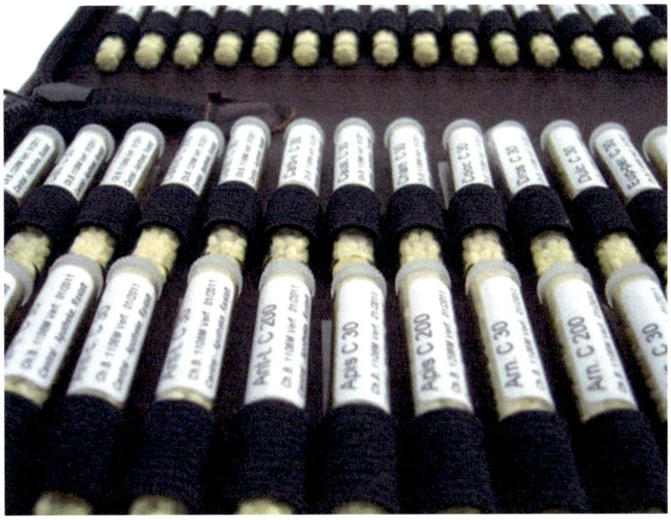

Con un plato continuamente lleno de comida las ratas vivieron aproximadamente 600 días. Con escasa comida, las ratas que tenían constantemente hambre vivieron en promedio 900 días. Ciertamente que estas ratas eran más pequeñas, pero más despiertas, inteligentes, curiosas y vitales que sus bien alimentadas compañeras.

Los pueblos más vitales de la tierra no viven en el occidente opulento, sino en las regiones pobres de montaña en Asia.

Una vida sencilla con una alimentación parca no parece en cualquier caso ser perjudicial. Moderación: para estas personas una necesidad, para nosotros una virtud. Según parece, una que alarga la vida.

Microorganismos efectivos (EM)

Los microorganismos efectivos fueron descubiertos por el ingeniero agrónomo y profesor japonés Dr. Teruo Higa. Los EM son una mezcla de ácidos lácticos y bacterias fotosintéticas, levaduras y hongos.

Los EM se utilizan actualmente en todo el mundo en la agricultura, en los sectores de medio ambiente, industria y salud.

A pesar de que los EM comunes no están autorizados como alimento o medicamento, son aptos para el uso interno. Yo personalmente los uso regularmente para renovar mi reserva de bacterias y hongos. Para ello tomo como cura durante una semana una cucharilla diaria de "EM 1" en un vaso de agua.

Homeopatía

La homeopatía clásica es un método suave para acompañar a los pacientes en todas las fases de un SBS. Lo ideal sería que el terapeuta domine tanto las cinco Leyes Naturales Biológicas como la homeopatía clásica. Aquí no puedo recomendar remedios concretos, puesto que no poseo muchos conocimientos y porque estos se deben ajustar individualmente según la fase y la situación del paciente.

Masajes

Estos pueden ayudar en la fase de conflicto activo y en la fase de reparación.

- El drenaje linfático es un buen método para las fases de reparación, especialmente en caso de retención de líquidos (síndrome).
- El masaje clásico, segmentario, de tejido conjuntivo, a las zonas reflejas del pie y de la oreja y el de acupuntura son apropiados para ambas fases. Dependerá de cómo y dónde se apliquen.
- Según la concepción energética china, en los meridianos afectados existe una carencia de energía durante la fase activa del conflicto. La carencia de energía requiere aporte de energía.
- Osteopatía. Detrás de este concepto se esconden diversas técnicas manuales. Mediante distintas presiones, estiramientos y movimientos se intenta aliviar molestias en el aparato locomotor. Muy útil en la fase activa y de reparación.
- Con el masaje clásico y segmentario se aporta energía de manera agradable. Roces, compresión y amasamiento fomentan el metabolismo y el flujo energético en el cuerpo. Órganos internos se pueden alcanzar en la terapia a través de la piel y de estímulos musculares sobre la espalda (arco reflejo cutivisceral).
- Con el tratamiento de zonas reflejas del pie y de la oreja se puede aportar energía y armonizar órganos internos.

Los masajes no actúan ciertamente de manera directa sobre el nivel de conflicto o anímico, pero la relajación, el sentirse cuidado y el contacto, el confiarse a alguien, todo esto puede favorecer un cambio de ánimo. Esto es una buena base para la reparación.

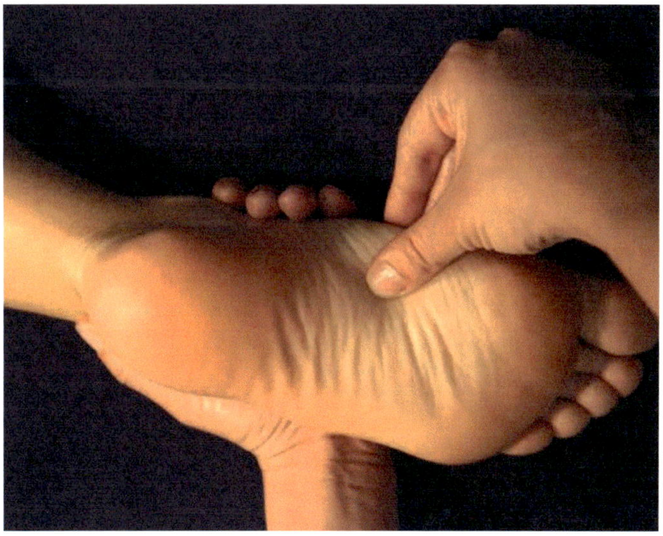

Terapia – Fase de reparación en el nivel anímico

El Dr. Hamer critica con razón que las fases de reparación no requieren tratamiento. Fases de reparación son etapas en las que el cuerpo se repara o regenera a sí mismo. Considerar los síntomas de fases de reparación como "enfermedades" e intentar eliminarlos mediante un tratamiento es señal de ignorancia y desconocimiento de las relaciones biológicas (nivel de la vieja medicina).

- Lo que sí tiene sentido es acompañar las fases de reparación, aliviar los síntomas y hacer el dolor más soportable.
- Aportar valor y esperanza.
- Aclarar al paciente que el conflicto está solucionado y que todo volverá a estar bien.
- Ofrecer una "atmósfera de protección" al paciente, es decir, protegerlo de lo negativo, de nuevos conflictos y evitar recidivas.
- La idea principal es: *"Volveré a estar sano y estoy en paz con todo". "Estoy ilusionado por el nuevo comienzo".*

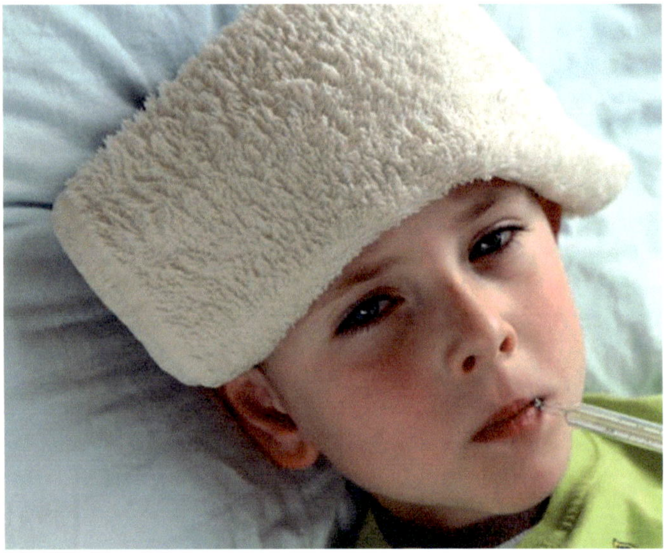

Terapia – Fase de reparación en el nivel cerebral

Los Focos de Hamer almacenan líquidos en el cerebro. El FH se dilata y desplaza las zonas del cerebro situadas alrededor. El cerebro en sí no tiene receptores de dolor, pero si lo tienen las meninges. Mediante presión en las meninges se produce dolor de cabeza. En casos graves es preciso reducir la presión en el cerebro, puesto que esto es decisivo para que el paciente pueda resistir la fase de reparación.

Medidas

- Conflicto en los túbulos colectores del riñón (síndrome), en caso de actividad solucionar lo más rápido posible (véase pág. 240 ss.).
- Mantener fría la cabeza (baños fríos, compresas frías, bolsas de hielo).
- Pasear al aire fresco.
- Proteger la cabeza del sol y el calor.
- Glucosa orgánica ("energía rápida"), o bien maltodextrina 19 [32] (más prolongada) tomar a intervalos cortos, sobre todo por la noche (mayor vagotonía). Dejar que la glucosa se deshaga en la boca.
- Con simpaticotónicos como la vitamina C, café o té negro es posible atenuar la vagotonía (véase abajo).
- Bórax natural uso interno, cerveza negra (cerveza de malta).
- Baño parcial o completo con sal marina, 0,9% o mayor concentración. (El mar, nuestro origen). También se deshidrata el cuerpo mediante presión osmótica.
- Drenaje linfático de cabeza y cara.
- La cabeza y el pie son polos del cuerpo que se influyen mutuamente. Esto puede usarse en la terapia: estimular o calentar los pies supone una descarga energética de la cabeza (caminar descalzo, baños calientes para los pies, masajes en los pies).
- No administrar infusiones de cloruro de sodio, puesto que la sal retiene agua en el cuerpo. Comer con poca sal.
- Si es posible por vía oral, no administrar infusiones de glucosa. (Azúcar en la sangre provoca más retención de agua).
- Visualización: Desde la cabeza fluye energía a través de la columna vertebral hacia las piernas y pies. Mi cabeza se vacía. Mis pies se llenan de energía. La cabeza se envuelve en luz azul.
- En su caso plata coloidal o MMS, o bien en casos extremos cortisona (prednisólona) para atenuar la vagotonía.

Terapia – Fase de reparación en el nivel corporal

Las inflamaciones sólo deben reducirse si el sufrimiento lo requiere. Inflamación intensa: cura intensiva y recuperación rápida.
Cuando los dolores se vuelven insoportables o la fiebre es muy alta, se pueden o deben usar medidas simpaticotónicas. Antes de recurrir a la "porra química", yo usaría remedios naturales. La medicina natural dispone de un amplio tesoro de preparados y aplicaciones para aliviar síntomas de reparación. (Más información en la parte correspondiente al diccionario). Los analgésicos actúan estimulando el sistema nervioso simpático.
De esta manera se atenúan los dolores de reparación vagotónicos. El estrés químico desplaza un poco al organismo del seno vagotónico hacia la simpaticotonía. En casos graves debemos recurrir a la ayuda de la medicina intensiva y la cirugía.

Analgésicos naturales generales (simpaticotónicos)

- Movimiento, actividad moderada.
- Té negro, café.
- Sal de Schüssler nº 3.
- Aplicaciones frío / calor, acentuando el frío, duchas frío / calor, hidroterapia Kneipp, bolsas de hielo, duchas frías.
- Especias picantes: pimienta, guindillas, jengibre, mostaza, azafrán.
- Infusión de corteza de sauce. El sauce es un viejo analgésico. La corteza de los brotes jóvenes contiene salicina (aspirina natural).
- Infusiones de menta, salvia, tomillo, árnica, margarita, celidonia, pensamiento, serpol.
- Aceites esenciales estimulantes y refrescantes para aplicación local, por ejemplo, menta, eucalipto, salvia, tomillo.
- Dolores fuertes: Canabis.

Descongestiona y alivia dolores. Los movimientos rítmicos de

32 Mezcla de carbohidratos hidrosolubles.

bombeo proporcionan una mejora del reflujo linfático y consuelan al paciente.Desde el punto de vista energético, un drenaje linfático relaja (sedante), es decir, se reduce la energía, se rebajan las inflamaciones. Es un buen método para aliviar el dolor en fases de reparación en el aparato locomotor (inflamaciones articulares, tras lesiones, hemorragias, contusiones, etc.), fases de reparación en cabeza y cara (dolor dental, neuralgia del trigémino) y en fases de reparación de órganos internos. Después de un buen drenaje linfático aumenta la cantidad de orina.

Acupuntura, masaje de acupuntura, shiatsu, acupresión

En estos métodos, el terapeuta trabaja con el sistema de meridianos del paciente. El principio básico es: donde hay mucha energía, se elimina, donde hay poca, se incrementa. Según la concepción china, estamos sanos la energía fluye por todos los meridianos de manera uniforme. Las fases de reparación en órganos se caracterizan por una abundancia de energía (inflamación). En algún otro lugar del sistema de meridianos se da una carencia. El terapeuta procura desviar la energía desde la inflamación hasta la zona de la carencia con agujas, palillos o con los dedos.

Aceite de hígado de bacalao

Sin este remedio casero, lamentablemente caído en el olvido, mucha gente no habría podido superar tan bien los períodos de guerra. Este remedio es especialmente beneficioso para personas agotadas (con conflictos activos, estresadas). 1-2 cucharadas diarias de este remedio constituyen un abastecimiento ideal y económico con las vitaminas liposolubles A, D, E.

Enjuague con aceite

Poner una cucharada sopera de aceite de girasol en la boca y enjuagar durante 10 minutos arrastrándolo de un lado a otro (por la mañana en ayunas). Seguidamente se debe escupir el aceite, que adquiere una consistencia blanca y lechosa y está cargado de toxinas. Aplicación a modo de cura o una vez a la semana.

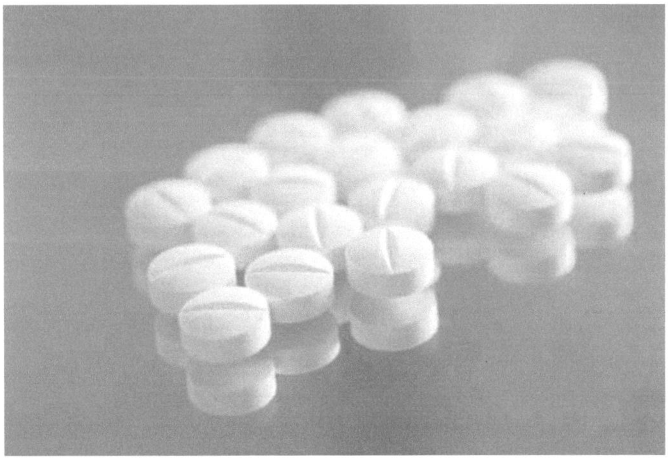

Receta de un antibiótico natural

700 ml de vinagre, 250 ml de agua, 2 cucharadas (en cada caso) de ajo picado, cebolla picada, jengibre rallado, rábano picante picado, cúrcuma en polvo y dos guindillas largas picadas. Poner en un tarro de cristal, cerrar y agitar repetidamente. A las dos semanas, exprimir con un colador y colar. Dosis: Hasta un máximo de 6 cucharadas al día.

MMS (clorito de sodio $NaClO_2$) de Jim Humble

Una sustancia controvertida, que yo no obstante aprecio. Es un fuerte oxidante (lo contrario de los antioxidantes) que se puede usar como simpaticotónico.
Lo considero un buen sustituto de los antibióticos de la MC Desde la perspectiva de la Nueva Medicina se puede usar como "antibiótico suave" para atenuar las fases intensas de reparación. Antes de la aplicación es necesario informarse sobre la forma de administración (sólo para pacientes mayores de edad). Desaconsejo una aplicación continuada debido a sus propiedades oxidantes.

MEDICAMENTOS DESDE LA PERSPECTIVA DE LAS CINCO LEYES NATURALES BIOLÓGICAS

Lo principal es que tengamos claro que todo en el cuerpo tiene pleno sentido. Por ello, deberíamos considerar bien las intervenciones químicas y, en su caso, reducir al mínimo dosis y duración.
A continuación una breve descripción de los medicamentos más comunes. (Más información en el diccionario).
En general podemos dividir los medicamentos en dos grupos:

- Estimulantes (simpaticotónicos) como antibióticos, antirreumáticos, cortisona, MMS, café. A este grupo pertenecen la mayoría de medicamentos de la MC
- Tranquilizantes (vagotónicos, sedantes), por ejemplo, antiespasmódicos, somníferos.

Analgésicos

<u>Principio activo:</u> <u>Paracetamol.</u>
Marcas comerciales: Paracetamol, Mexalen, Acetalgin, Ben-u-ron, Perfalgan y otros. Analgésico, antipirético.
Bueno para aliviar dolores y sin muchos efectos secundarios. Recomendable para atenuar fases de reparación. El analgésico químico más recomendado. Buena tolerancia, acción central sobre el cerebro, sin efecto diluyente de la sangre. No obstante, en caso de dolores reumáticos (huesos, articulaciones) no actúa tan bien como los antirreumáticos.
<u>Principio activo:</u> <u>Ácido acetilsalicílico (AAS)</u>
Marcas comerciales: Aspirina, Aspro, Alka-Seltzer y otros. AAS es un buen analgésico con pocos efectos secundarios (dañino sólo para los riñones). Sin embargo, por su efecto diluyente de la sangre no es recomendable para el caso normal, desde nuestro punto de vista. Recomendable con reservas.
<u>Principio activo:</u> <u>Diclofenaco.</u> Antirreumático.
Marcas comerciales: Allvoran, Deflamat, Voltaren, Rewodina y otros. Analgésico, antiinflamatorio.
Recomendable para aliviar dolores de huesos y articulaciones durante fases de reparación agudas.
<u>Principio activo:</u> <u>Ibuprofeno.</u> Antirreumático - Marcas comerciales: Aktren, Dismenol, Dolormin, Ibuprofen Genericon y otros.
Recomendable para aliviar dolores de huesos y articulaciones durante fases de reparación agudas.
<u>Principio activo:</u> <u>Indometacina.</u> Antirreumático - Marcas comerciales: Indocid, Indomet-ratiopharm y otros.
Marcas comerciales: Allvoran, Deflamat, Voltaren, Rewodina y otros. Analgésico, antiinflamatorio.
Recomendable para aliviar dolores de huesos y articulaciones

durante fases de reparación agudas.
Principio activo: Morfina.
Marcas comerciales: Morphin Merck, Morphin-ratiopharm, Capros, MST-Mundipharma, Compensan, Kapanol y otros.
Fuerte simpaticotónico. La morfina crea adicción rápidamente. Paraliza el intestino mediante relajación continuada, perjudica el estado de ánimo del paciente. Suele ser una puerta ancha que lleva a la perdición. Produce un choque en el sistema nervioso autónomo y hace que se reduzcan súbitamente los Focos de Hamer. Si el "reabastecimiento" no llega a tiempo, el Foco se dilatará incluso más que antes, provocando la rotura de conexiones nerviosas (sinápticas). En la MC se emplea morfina de manera generosa, pues los pacientes de cáncer *"al menos no deben sufrir"*. Por ello, se transforma en un "medicamento narcotizante". *Atención:* La morfina se administra a veces en infusiones sin consultar previamente al paciente o a familiares del mismo. Es imprescindible solicitar información: *"¿Qué contiene eso exactamente?"* Mejor aún, disponer un testimonio vital. El uso de morfina no es recomendable en ningún caso.
Parche de morfina - Principio activo: Fentanilo, buprenorfina. Si, no obstante, alguien necesitase morfina, debería administrarse un parche de morfina con opiáceos semisintéticos. Estos tienen menos efectos secundarios que la morfina y permiten un "regreso" (sin puerta a la perdición).

Cortisona
Acción: Fuerte simpaticotónico. Hormona de la corteza suprarrenal. Las fases de reparación muy agudas pueden atenuarse rápidamente con cortisona. El Dr. Hamer recomienda la cortisona durante graves crisis de reparación, para superar mejor la fase crítica tras la crisis de reparación.
No obstante, en caso de síndrome, esto es, con los túbulos colectores del riñón activos, la cortisona está contraindicada por provocar una retención de líquidos adicional. La cortisona es recomendable en casos graves. El tiempo de administración se deberá reducir al mínimo.

Antibióticos
Su uso sólo es recomendable si una fase de reparación es demasiado fuerte, la fiebre demasiado alta, o bien el dolor ya no es soportable. Se deben administrar solamente mientras los síntomas lo requieran. Por ejemplo, si en el caso de una otitis media los dolores son llevaderos tras dos días de tratamiento, este se deberá interrumpir inmediatamente. Esta manera de proceder se considera en la MC como prohibida a causa del "desarrollo de resistencias". El argumento de la MC, según el cual se debe tomar la caja entera de antibióticos para acabar con todas las bacterias, no es fundado, pues es imposible exterminarlas todas, ni siquiera determinadas cepas. En caso de que fuera posible, estaríamos *"clínicamente limpios" y "clínicamente muertos"*. Los antibióticos dañan la herencia genética y deberían ser administrados sólo en casos excepcionales. Una alternativa suave: plata coloidal o MMS (véase pág. 65).

Antifúngicos (antimicóticos)
La aplicación interna es muy dañina y equivale a una pequeña quimioterapia. Los antifúngicos no son recomendables.

Antivirales
No son recomendables, pues carecen de sentido y son dañinos.

Fármacos antihipertensivos
Beta bloqueadores, inhibidores de la ECA, antagonistas de la angiotensina II, bloqueadores de los canales de calcio, entre otros. Según la MC la hipertensión es un factor de riesgo de enfermedades cardiovasculares. Hasta el 2008, en la MC se consideraba normal una presión de 100 + años de edad. Posteriormente, la OMS situó de golpe el límite en 140. Desde entonces, todo lo que esté por encima necesita *"tratamiento"*.
La hipertensión no representa ningún peligro para el corazón, los vasos sanguíneos o el cerebro. Los fármacos antihipertensivos tienen considerables efectos secundarios y no son recomendables para un uso continuado. Sólo aconsejables en situaciones excepcionales y durante un corto período de tiempo. (Véase también pág. 68).

Diuréticos
Sólo aconsejables, si antes se ha probado todo para curar los túbulos colectores del riñón (véase pág. 240 ss.).

Fármacos para la hipercolesterolemia
No son recomendables, pues carecen básicamente de sentido y acarrean graves efectos secundarios (véase pág. 40).

Anticoagulantes
Principios activos: Ácido acetilsalicílico - Marcas comerciales: *Thrombo-ASS, Herz-ASS-ratiopharm* y otros.
Fenprocumona - Marcas comerciales: *Marcumar, Falithrom* y otros.
Su acción se basa en una constante y ligera intoxicación. Las cumarinas (Marcumar y otros) se usan también como pesticidas. Recomendable sólo durante pocas semanas, tras una embolia pulmonar o trombosis. No es recomendable como medicación permanente.

Psicofármacos
Sin duda, hay excepciones en las que durante un tiempo limitado es recomendable la administración de somníferos, antidepresivos, tranquilizantes, etc.
Sin embargo, básicamente no se recomienda su uso dada su eficiencia limitada, el riesgo de adicción, trastornos sobre la personalidad y graves efectos secundarios.

Quimioterápicos (citostáticos)
El Dr. Ulrich Abel del Instituto de Investigación sobre el Cáncer de Heidelberg: "El predominio de la investigación sobre quimioterapia puede mostrarse en un futuro como una de las equivocaciones más graves de la lucha clínica contra el cáncer". [33]

Radioterapia
Debido a su nocividad no es recomendable en ningún caso.
Se aconseja sólo en aquellos casos en los que una operación no es posible por la inaccesibilidad del tumor o si no existe otro modo de detener una fase de reparación aguda. Por ejemplo, en el caso de una fase de reparación de huesos en canal vertebral.

33 (Ulrich, Abel. "Chemotherapie fortgeschrittener Karzinome") *(Quemoterapia de Carcinomas Avanzados)*. Editorial Hippokrates Verlag, Stuttgart, 2ª ed. revisada, 1995.

Anticonceptivos hormonales (píldora anticonceptiva)

La píldora transforma a la mujer en hormonalmente masculina. De esta manera, ella cambia al lado derecho "masculino" del cerebro (excepto si la mujer es zurda o si ya está constelación). Desplazamiento del lado activo del cerebro (lateralización): "masculinización", efecto anticonceptivo.

Desde el punto de vista de las cinco Leyes Naturales Biológicas, la píldora no es nada beneficiosa, porque trastorna completamente el equilibrio normal del cerebro. Es posible que al tomar o dejar de tomar la píldora se activen o solucionen conflictos (ruleta rusa), riesgo de ataque cardíaco, embolia pulmonar, etc.

Cualquier otro método anticonceptivo es mejor.

Vacunas

Incluso sin conocer las cinco Leyes Naturales Biológicas hay muchas evidencias en contra:

- No existe prueba de su eficacia.
- Se vulnera el principio capital de la medicina: *"Sobre todo, no causar daños"* (lesiones).
- Intoxicación mediante hidróxido de aluminio, compuestos de mercurio (tiomersal), formaldehído, fenol, últimamente también mediante nanopartículas, etc.

Consecuencias: Aumento en la tasa de malformaciones, infertilidad, TDAH en niños, alergias, demencias, etc.

El argumento a favor de las vacunas es el miedo. El miedo sólo puede existir en unión con la ignorancia.

El conocimiento de la cuarta Ley Biológica nos libera del miedo: hongos, bacterias y virus (globulinas) son nuestros simbiontes y "amigos". Es sencillo de comprender: si no hay intrusos contra los que debo protegerme, no necesito ninguna vacuna. También se podría prescindir tranquilamente de alguna que otra "medida de higiene" diaria.

¿Qué hacer entonces con el concepto de "sistema inmunitario", si no hay en absoluto enemigos *"ahí fuera"*? Ese es un concepto de la vieja medicina. La realidad biológica es más bien una especie de "sistema para la eliminación de basuras" tales como sustancias tóxicas, residuos indigeribles y células muertas. Esa es la función de los leucocitos, los ganglios y vasos linfáticos, los riñones, el hígado y el bazo.

<u>Resumen</u>

Las vacunas (sin importar para qué), no sólo son inútiles debido a su ineficacia, sino también muy dañinas debido a la intoxicación y a la situación conflictiva cuando se administran (miedo del que recibe la vacuna, por ejemplo, al ser sujetado (conflicto motor).

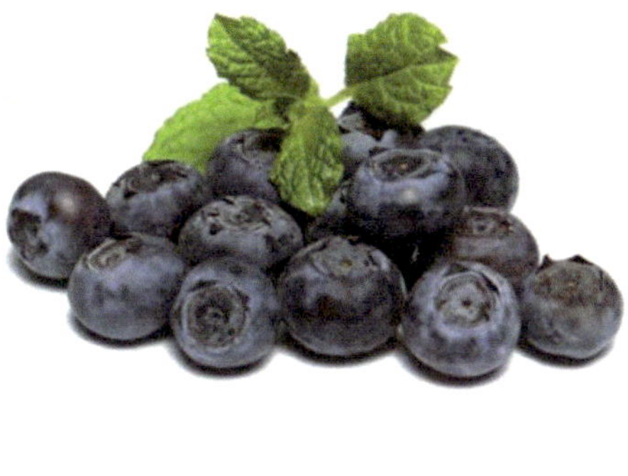

DICCIONARIO DE ENFERMEDADES

Indicaciones importantes para el manejo

El diccionario comienza con el sistema nervioso y está ordenado según los órganos, tomando como base el orden habitual presente en la bibliografía médica.

Se recomienda empezar por la página 240, estudiando el SBS de los túbulos colectores del riñón (retención de líquidos en el cuerpo). Se crea como una "música de fondo" para las demás "enfermedades" y continuamente se hace referencia al mismo (palabra clave: *síndrome*). Para comprender mejor las enfermedades en las que intervienen músculos (por ejemplo, el tic del párpado), se recomienda leer en primer lugar el capítulo "Sistema muscular" (pág. 324).

Los contenidos de los conflictos descritos son sólo orientativos. La diversidad de la vida no siempre corresponde a la aparición de los conflictos. En casos de duda confíe siempre en su propia sensación e intuición.

Para casi todas las enfermedades he puesto ejemplos de conflicto. Los ejemplos que empiezan con una "➔" son situaciones de conflicto típicas, mientras que un "❁" indica sucesos reales que yo tan sólo en unos pocos casos tuve que "manipular" ligeramente (cambié pequeños detalles para proteger el anonimato de la persona afectada).

Cuando una actividad de conflicto, una fase de reparación o una crisis de reparación aparece en **negrilla**, significa que la enfermedad escrita en el título está relacionada justamente con esta fase de la enfermedad.

Usted encontrará para cada enfermedad consejos relacionados con la terapia correspondiente. Si se trata de enfermedades en fase de reparación, la "terapia" se entiende como un acompañamiento de la reparación.

Una reparación natural de los tumores funciona solamente si son pequeños. > **Sólo si el tumor es pequeño es correcta la descripción de un conflicto activo > fase de reparación > todo se resolverá.** Los tumores de mayor tamaño deben ser operados/tratados. (La Naturaleza dejaría morir a los individuos que no son capaces de encontrar una solución).

Para los remedios y aplicaciones recomendados puse especial atención a la sencillez, origen (hierbas autóctonas) y a precios económicos (ignorando prácticamente los preparados sintéticos). No tengo experiencia con todas pero con la mayoría de las aplicaciones.

Mi objetivo no es otro que combinar la Nueva Medicina con la medicina natural y con lo positivo de la medicina convencional. Sinceramente, al paciente que busca ayuda no le interesa **qué es** lo que ayuda, importante para él es que ayude.

Para ello deseo tender puentes entra las disciplinas. Estos puentes serán necesarios hasta que se haya superado la separación entre las mismas.

La conciencia de que hay un punto en común se puede sentir por todas partes. En mi opinión, esto es propio de la Nueva Era y de la Nueva Medicina.

SÍNTOMAS GENERALES

Hipertensión

Según la MC la hipertensión es un factor de riesgo de enfermedades cardiovasculares. Esta afirmación es verdadera y falsa.
Verdadero en la medida en que personas hipertensas en actividad de conflicto y condicionadas por el estrés sufren con más frecuencia ataques cardíacos, cerebrales o semejantes. Falso en tanto que la causa no es la hipertensión, sino el estrés. Por ejemplo, conflictos de pérdida de territorio, conflictos de sobreexigencia que afectan al corazón.
Si comparamos el factor de riesgo con el testigo de presión de aceite del coche: los coches con testigo tienen más averías de motor que los que no la tienen. Esto es igualmente verdadero y falso.
La hipertensión no representa ningún peligro para el corazón, los vasos sanguíneos o el cerebro. Sin embargo, sí lo es el estrés (conflictos o canales).

Posibles causas:

• **Medicamentos, alcohol y drogas:** La hipertensión radica en su efecto simpaticotónico. En particular, cortisona, adrenalina, antibióticos, inmunosupresores, quimioterápicos, entre otros.

• **Simpaticotonía general, conflicto activo:** Personas que están bajo continua presión y se alteran por cualquier nimiedad. Algunos parecen tranquilos, pero están intranquilos en su interior (falta de sosiego como causa más frecuente de hipertensión). El cuerpo esta continuamente "en alerta": los vasos se estrechan, tensión del sistema musculo-esquelético, lo que provoca hipertensión. Bien por una situación concreta (estrés momentáneo), o bien por una actividad de conflicto permanente causada por la presencia de uno o varios conflictos.

• **Musculatura plana de los vasos:** la forma más frecuente de la hipertensión arterial en la fase activa: tensión permanente de la musculatura de los vasos. Conflicto de tensión: creemos que para tener éxito en la vida tenemos que luchar y estar siempre bajo tensión (véase pág. 151).

• **Tejido base de los riñones en fase activa o actividad pendiente de conflicto.** Pérdida cellar (necrosis) en el tejido de los riñones: pérdida de tejido de filtración de los riñones. Para que, a pesar de ello, no se reduzca la capacidad de filtración, el organismo aumenta la presión sanguínea "hipertensión de compensación" (hipertensión renal en la MC).

La presión sanguínea vuelve a la normalidad cuando el quiste renal está ya formado tras unos nueve meses. A partir de entonces, el quiste apoya al resto del riñón en el filtrado.

En caso de actividad pendiente de conflicto la hipertensión permanece, puesto que se pierde tejido de filtración, el cual no se recupera debido a la carencia de una fase de reparación (véase pág. 244 s.).
Ejemplo: Un hombre sufre un conflicto de líquido cuando su madre se ahoga en el Danubio. Desde entonces el Danubio es un canal. Por desgracia, cada día tiene que pasar por el río de camino al trabajo: actividad de conflicto pendiente, hipertensión permanente. (Archivo propio).

• **Músculo cardíaco derecho (miocardio) en crisis de reparación** (epilepsia del músculo cardíaco). El músculo izquierdo tiene que bombear con más fuerza para contrarrestar las contracciones descoordinadas del músculo derecho: hipertensión compensatoria. Se presenta de manera súbita, generalmente en reposo. Pueden aparecer problemas respiratorios a causa de una implicación del diafragma (véase pág. 132 s.).

• **Estenosis de la arteria renal:** Conflicto pendiente según Dr. Sabbah: Uno se corroe de rabia por dentro y no se puede liberar de la tensión. Los receptores de presión arterial en los riñones registran erróneamente una presión arterial baja > impulso para aumentar la presión arterial > presión arterial demasiado alta (eventualmente en forma de ataques), mareos, dolores de cabeza matinales. (Véase pág. 246)

• **Glándula tiroides:** Nivel elevado de tiroxina en actividad de conflicto (pendiente). La tiroxina es simpaticotónica. Hipertensión, pulso acelerado, aceleración del metabolismo, pérdida de peso (véase pág. 124).

• **Corteza suprarrenal** en relación con el cortisol en la fase de reparación: producción excesiva de cortisol (según la MC "síndrome de Cushing", véase pág. 121).

• **Corteza suprarrenal** en relación con la aldosterona en fase de reparación o en reparación pendiente: producción elevada de aldosterona (síndrome de Conn en la MC), nivel bajo de potasio (hipopotasemia), hipertensión, debilidad muscular (véase pág. 121).

• **Médula suprarrenal** en fase activa de conflicto. Aumento de producción de dopamina, noradrenalina o adrenalina (hiperfunción de la médula suprarrenal): hipertensión súbita en caso de estrés con pulso elevado, nivel elevado de azúcar, sudores, temblores (véase pág. 123).

• **Hipófisis**. Una secreción de más hormona del crecimiento (somatotropina) acarrea, entre otros efectos, un aumento de la presión sanguínea. Asociado al aumento de tamaño de manos, pies, mandíbula inferior, barbilla, boca, nariz y órganos genitales (acromegalia, véase pág. 118 s.).

Terapia

Según la causa.
Los fármacos antihipertensivos se recomiendan sólo en situaciones excepcionales (una vez o por corto plazo), ya que, en principio, su ingesta no tiene mucho sentido y acarrea graves efectos secundarios (riesgo de conflicto de impotencia, desánimo, etc).

Tensión arterial baja (hipotensión)

Desde el punto de vista de la Nueva Medicina, la tensión arterial baja es en general positiva, es decir no requiere tratamiento. Sin embargo los valores inferiores a 105/65 son a menudo desagradables: Mareos, ver todo negro al levantarse, falta de ánimo. Hay que considerar las siguientes causas:

• Efecto secundario de medicamentos que reducen la presión arterial: Situación frecuente en personas ancianas muy dependientes del médico.

• Vida relajada: La persona lleva una vida en general relajada y en gran parte sin estrés > baja presión arterial. Es una buena señal.

• El estrés ya pasó: Acaba de finalizar un período estresante (conflicto activo). Empieza un tiempo de calma, se duerme bien = fase de reparación > temporalmente baja presión arterial.

• Músculo cardíaco izquierdo (miocardio) – Conflicto de carga excesiva en reparación pendiente (conflicto recurrente): El músculo cardíaco izquierdo está débil y no transporta una cantidad suficiente de sangre hacia el sistema circulatorio grande, mientras que en el pequeño (circulación del pulmón) hay una alta presión arterial (desapercibida). Síntoma principal: Durante la calma, en la mayoría de los casos después del estrés, se tiene la sensación de que el corazón late de tal modo que se va a salir por la boca = crisis de reparación del músculo cardíaco. (Véase pág. 117 s.)

• Corteza suprarrenal en fase activa: Producción reducida de cortisol y aldosterona = para la MC „Enfermedad de Addison": Agotamiento, náuseas, piel color pardo. (Véase pág. 121)

Terapia

De acuerdo con la causa. Buscar y solucionar conflictos y caracterizaciones familiares. Sin embargo, menudo no es necesario tomar medida alguna.
Las personas que padecen de baja presión arterial por una vagotonía general, contrariamente al tipo con alta presión arterial, necesitan compromisos más firmes en la vida, deben mezclarse más y expresar más a menudo su opinión. *"¡Empezar a vivir realmente!"* Una rigurosidad en el orden familiar conduce a un endurecimiento de la musculatura de los vasos. > Presión Arterial +.
Aquí es necesario forzar un entrenamiento con pesas y un entrenamiento de resistencia muscular rápido (miodinamia y vasotonía). (Reducción del entrenamiento de resistencia corporal). Los alimentos del paciente deben contener una cantidad suficiente de proteínas. (Una alimentación puramente vegetal reduce la presión arterial).

Insomnio

Posibles causas

• **Fuerte actividad de conflicto (estrés).** Uno o varios conflictos impiden el descanso incluso por la noche. Aunque no se obtiene de ello nada positivo, no es posible hacer que dejen "de girar" los pensamientos. Sueño agitado o ligero, dificultad para conciliar o mantener el sueño, despertar anticipado. Sentido biológico: El individuo se mantiene despierto para resolver el (los) conflicto(s). Terapia: Resolver conflicto.

• **Fuerte fase de reparación.** Posibles problemas de sueño también en vagotonía. No sólo por dolores de reparación nocturnos. Por el día se está cansado y se espera la noche. Pero hasta la segunda mitad de la noche no se puede dormir bien. De día se vuelve a estar cansado. Hay dos explicaciones para esto:

1ª La Naturaleza evita que el individuo debilitado en vagotonía se convierta en "presa fácil " de cazadores nocturnos.
Es más seguro dormir durante el día.
Personas en fases de reparación deberían durante el día ceder ante el cansancio y permitirse una buena siesta.

2ª La Naturaleza procura que los individuos que se encuentren en vagotonía no caigan mediante el descanso nocturno en una "supervagotonía", situación que podría volverse crítica. (Fuerte vagotonía: Fuertes síntomas de reparación). Mediante la inhibición natural del sueño, la persona permanece en una vagotonía soportable, no muy profunda.

Tomando café (u otros simpaticotónicos) por la tarde se puede engañar a la Naturaleza. El cuerpo piensa que es de día y renuncia a la inhibición del sueño. El café ayuda en fases de reparación a conciliar el sueño por la noche (paradoja).

• **Un cadáver en el armario:** Las personas que duermen mal tienen a menudo miedo de enfrentarse con su subconsciente (asuntos reprimidos, asuntos no formulados, temas tabú). En principio se trata de una especie de actividad conflictiva. El día corresponde al consciente y la noche al subconsciente.

El temor a la muerte también puede desempeñar un papel: „¡El sueño es el hermano pequeño de la muerte!"

> Es necesario enfrentar con valentía los tabús, aunque resulte difícil. Leer, hablar, reírse y mucho más, para reconciliarse con la propia muerte o con el morir.

• **Pausas nocturnas de respiración** (apnea) por pequeños infartos de miocardio. Acoplamiento del músculo ventricular derecho y el diafragma, por ello "tropieza" la respiración: trastornos del sueño. (Véase capítulos Corazón pág. 132 y Diafragma pág. 220).

• **Pausas nocturnas de respiración por relajación del paladar** e impedimento del paso de aire (más frecuente en personas obesas). Fuertes ronquidos se alternan con largas pausas de respiración: trastorno de sueño.

• **Hiperfunción de glándula tiroides, de la corteza/médula suprarrenal.** Aumento de función del simpático (más estrés, trastornos del sueño).

Terapia para los trastornos del sueño

- Movimiento abundante: Cuerpo cansado por la noche. Pasar la tarde tranquilamente (sin TV, ordenador), no cenar tarde.
- Acostarse siempre a la misma hora y no muy tarde.
- Rituales de desconexión, por ejemplo, respiraciones profundas en la cama, pasar revista del día, "despedirse" del día y "desconectar".
- Flores de Bach: Carpe, impaciencia, olivo, en fase activa estrella de Belén. Bórax natural uso interno.
- Poner saquitos de lavanda cerca de la cabeza.
- Mantener pies calientes (baños, calcetines).
- Té: Valeriana, melisa, lúpulo, lavanda, hinojo y otros.
- Hildegarda: 2 cucharadas de semillas de amapola al día.
- Canabis.

Cansancio (CFS síndrome de cansancio crónico)

Si la causa del cansancio no son trastornos del sueño (véase más arriba), podrán considerarse las siguientes causas:

• **Efecto secundario de medicamentos:** Medicamentos de efecto hipotensor, fármacos psiquiátricos y muchos otros. Ocurre frecuentemente en personas ancianas muy dependientes del médico.

• **El estrés ya pasó:** Acaba de finalizar un período estresante (conflicto activo). Se recobra la calma, se duerme bien y mucho; sin embargo durante el día se está cansado = fase de reparación. Esta forma de cansancio no debe durar más de 6 meses como máximo.

• **Corteza suprarrenal en fase activa:** Conflicto, se ha perdido el rumbo, la orientación. Administración reducida de cortisol o aldosterona. No necesariamente debe diagnosticarse „Morbus Addison" - existen también formas leves. Síntoma principal: cansancio con estrés, poco apetito (véase pág. 121). > Observar cuáles situaciones causan el cansancio: Por ejemplo, la semana de trabajo.

• **Músculo cardíaco (miocardio):** Conflicto de sobrecarga crónica: Cansancio en el sentido de una reducida capacidad de rendimiento (durante el trabajo o deporte). (Véase pág. 132 s.)

• **Saco cardíaco (pericardio):** Ataque crónico contra el conflicto del corazón. > Insuficiencia cardíaca (véase pág. 135).

Terapia

De acuerdo con la causa. Conflicto, buscar y solucionar problemas de caracterización familiar y dogmáticos.

Sobrepeso, obesidad

Posibles causas (combinación de causas)

• **Gordura por caracterización**

• Si un niño o los antepasados (por ejemplo, los padres) ha(n) experimentado que sólo se quiere a los gordos, tratará(n) inconscientemente de engordar. Caracterización por frases como las siguientes: *„Tú eres tan flaco como los niños de Biafra. ¡Mira a tu hermana, ella come todo y su carita es redondita"*

• Si un niño o los antepasados ha(n) experimentado que es peligroso bajar de peso, el afectado rehusa inconscientemente a bajar de peso, a pesar de que le gustaría: Por ejemplo, un antepasado padece de cáncer del esófago y fallece por desnutrición o bien el antepasado muere por inanición en el campo de prisioneros.

• La discordia con la gordura y el descontento con el propio cuerpo se transfiere en la mayoría de los casos de una generación a la otra y conduce siempre al mismo resultado: Por ejemplo, durante toda su vida la madre decía: *„¡Oh, tengo un trasero muy grande!"* Este patrón se transfiere a la hija y se materializa en ella con una realidad equivalente - a saber: un trasero grande. Después de la pubertad o bien durante el embarazo se acentúan sus curvas y la hija piensa: *„¡Dios mío, ya estoy casi tan gorda como mi madre!"* (= círculo vicioso de las generaciones)
Estos tipos de programación inician el programa especial de las células adiposas (véase pág. 296 ss.)
> *„Me gusta mi cuerpo así como es – tal como el cuerpo de mi madre gorda/padre gordo. Puedo verme como ella/él, pero si quiero, mi cuerpo puede ser de otra manera."*

• El hecho de ser gorda y poco atractiva también puede ser parte de una estrategia opuesta (en la mayoría de los casos esto ocurre inconscientemente): Si soy gorda, el sexo opuesto "me dejará tranquila", es decir, estaré más protegida contra agresiones sexuales. Por ejemplo, si antepasados o ella misma ha(n) sido víctima(s) de una agresión sexual o de impertinencias.

• **Túbulos colectores del riñón en actividad crónica de conflicto:** es la causa orgánica más frecuente. Conflicto de existencia, de refugiado: retención de agua y grasa. Todo el líquido, todo lo aprovechable es retenido para poder superar el "arduo camino". Aumento de peso a pesar de que se come poco: buen "aprovechador" de la comida. Orina oscura, por lo general con niveles altos de creatinina y ácido úrico. También se extrae todo el líquido posible de las heces: heces sólidas, tendencia al estreñimiento.
La corpulencia permite hacer reservas. La persona abandonada se protege de esta manera eficientemente contra el frío o contra otras desilusiones, ofensas, ataques (coraza protectora). (véase pág. 240 ss)

• **Tejido adiposo:** Conflicto por sentirse mal a causa del aspecto de la zona afectada. Reparación pendiente: producción excesiva de tejido adiposo justamente en las zonas "problemáticas". Formación de excesos adiposos, piel de naranja (celulitis). (Véase pág. 296 ss.)

• **Células alfa de los islotes (páncreas):** Conflicto de miedo-repugnancia o conflicto de resistencia. Fase crónica de conflicto activo: Reducción funcional, reducción constante en el nivel de azúcar ("hipoglucemia" en la MC, "hiperinsulinismo"), hambre constante por el bajo nivel de azúcar en sangre. Hambre intensa de cosas dulces, "ataque de hambre": aumento de peso (véase pág. 235 s.).

• **Hígado:** Debido a conflictos de morir de hambre durante la infancia se produce la pérdida de la sensación de saciedad. Cuando se come no se sabe cuándo es suficiente (véase pág. 227 s.).

• **Parénquima de la glándula tiroides:** Conflicto de presa por haber sido muy lento. Reparación pendiente o situación posterior: menor producción de tiroxina (hipotiroidismo en la MC, mixedema, en su caso "tiroiditis de Hashimoto"), ralentización del metabolismo (se consume menos energía), aumento de peso (véase pág. 124).

• **Corteza suprarrenal:** conflicto por haber ido a parar al camino equivocado. Reparación pendiente: aumento en la producción de cortisona (hiperfunción de las glándulas suprarrenales, "síndrome de Cushing" en la MC), obesidad abdominal, cara de luna llena. Síntomas semejantes al de un tratamiento prolongado con cortisona (véase pág. 121).

• **Falta de movimiento:** Cuando no hay un equilibrio entre el aporte de energía (alimentos) y su consumo (movimiento), se produce un excedente que se almacena en forma de grasa. No se tiene en cuenta la necesidad del cuerpo de realizar actividad física, de ejecutar una diversidad de movimientos (por ejemplo, práctica regular de deporte, gimnasia, etc.).

• **Nutrición inadecuada:** Dieta pobre en fibra, alimentos industriales ("muertos") de poco valor (harina blanca, azúcar, margarina, refrescos, etc.) que hacen engordar y enfermar aun con la misma cantidad de calorías. Cambiar la alimentación a alimentos "vivos" y preparados con cariño.

• **Aspartamo:** Las personas quieren permanecer delgadas con este edulcorante sin calorías. No obstante, si supieran que el aspartamo se utiliza para cebar a los animales (aumenta el hambre) y que además provoca daños cerebrales y en los nervios, se lo pensarían mejor. Alternativa: Stevia.

• **Productos "light":** Las personas que quieren adelgazar se equivocan si piensan que el consumo de estos productos les ayuda. Las grasas de mayor calidad (por ejemplo, mantequilla, aceites prensados en frío) son sanas y no engordan.

• **Efectos secundarios de medicamentos:** Cortisona, antidepresivos, tranquilizantes (neurolépticos), la "píldora" (anticonceptivo químico), antihipertensivos (beta-bloqueadores), insulina, entre otros. Examinar los medicamentos, ponderar los riesgos y beneficios, en su caso reducir o suspender el tratamiento ("drug holiday").

Terapia (según las causas arriba descritas).

• Cambiar la actitud con respecto al propio cuerpo. Por la obesidad se envían sentimientos de descontento y de discordia a las células del cuerpo. Esta actitud negativa se transmite a través de generaciones. Por ejemplo, una madre piensa durante toda su vida: "Ay, qué trasero tan gordo tengo". La hija adopta este modelo y materializa la misma realidad (glúteos gruesos). Cuando las curvas después de la pubertad o durante el embarazo se acentúan, piensa: "¡Ahora estoy tan gorda como mi madre!". De esta manera comienza un Programa Especial en las células adiposas correspondientes (véase pág. 296 s.). Se bloquea el flujo de energía y el metabolismo (círculo vicioso).
• Reconocer viejos patrones de pensamiento y deshacerse de ellos. Éso puede tener lugar, por ejemplo, aplicando el procedimiento descrito en la pág. 59. Hay que "cuidar" los nuevos pensamientos a diario para que se anclen en el subconsciente.
• Realizar cada día el ritual matutino de Anton Styger (véase bibliografía): Ponerse frente al espejo, observar el cuerpo y decir: "*Te doy las gracias cuerpo por ser un hermoso envoltorio para mi alma, gracias por poder vivir en ti. Eres fuerte, hermoso y me gustas así como eres. Tú y yo permaneceremos sanos hasta la última hora*". Después dejar que la Divina Luz Blanca recubra el cuerpo.

Falta de peso, falta de apetito (anorexia), disorexia

Unifiquemos los criterios: La persona que come desea vivir, la que ya no come tiende a despedirse de la vida. Excepción: Personas que se alimentan mediante la luz, (Prana o Inedia).

Posibles causas:

• **Actividad de conflicto:** La falta de apetito y la pérdida de peso resultante son los indicios clásicos de un conflicto activo. No hay por qué comer bien, prioridad tienen otras preocupaciones. Otros síntomas: Los pensamientos dan vueltas en círculo, se duerme mal, manos frías (véase pág. 13 s). La actividad permanente de conflicto conduce a una gran pérdida de peso (caquexia). La persona adelgaza y está tensa, pero raramente fallece. Situaciones letales más frecuentes de la caquexia: Persona bajo el shock de un diagnóstico (renuncia a seguir viviendo) o persona en los últimos días de una larga vida (no desea comer más y quiere despedirse de la vida). > Solucionar el conflicto, si procede.

• **Adelgazamiento causado por caracterización**

• *Me quieren solamente si soy delgada* – esto puede conducir a trastornos del apetito (por ejemplo, caquexia): "*¡Si sigues comiendo tanto, te pondrás rápidamente tan gorda y fea como la tía Elena!*"

• Las personas anoréxicas desean despedirse de la vida. La causa se encuentra generalmente en el sistema familiar. El patrón inconsciente es a menudo "*es preferible que muera yo en vez de tí*" (alguien se enferma gravemente y uno quiere morirse en su lugar), o bien "*me muero contigo*" (por ejemplo, alguien ha fallecido y uno se siente culpable porque puede seguir viviendo).

• **Perfectionismo:** "*Mi cuerpo debe ser impecable.*"

• **Pureza:** La mujer desea ser pura e inmaculada como una virgen. Ella no desea ensuciarse con alimentos deficientes.
> Reconocer la situación y solucionar ese tipo de patrones.

• **Mucosa del estómago:** Conflicto terroritorial activo. Especialmente en las mañanas uno tiene náuseas, generalmente no se tiene apetito y se pierde peso. Normalmente vienen acompañadas de dolores de estómago, acidez (véase pág. 200 s.) > Solucionar el conflicto.

- **Mucosa intestinal:** Conflicto crónico de presa > enteritis crónica con tendencia a diarrea (morbus Crohn, colitis ulcerosa). Si bien se tiene apetito, pero hay numerosos alimentos que no se toleran. Mal aprovechador de la comida > pérdida de peso.
> Solucionar el conflicto crónico.

- **Hipertireosis:** Conflicto activo de presa por haber sido demasiado lento. Producción aumentada de tiroxina > Aceleración del metabolismo – se requiere más energía > Reducción del peso (véase pág. 124 s).
- **Efecto secundario de medicamentos:** Quimioterapia y otras.

Terapias

Según las causas. Solucionar conflictos, reconocer y deshacerse de implicaciones y patrones mentales.

Resfriado, infección gripal (influenza, gripe vírica, gripe aviar, gripe porcina)

Según la 4a Ley Natural, no existe un contagio desde el exterior. Esta convicción permite relajarse al afectado por los diversos tipos de influenza.

En general, la MC diferencia de manera innecesaria entre una "verdadera y peligrosa gripe" (gripe vírica o influenza) y una "infección gripal inofensiva". Los cuadros clínicos graves se atribuyen a la "verdadera gripe", mientras que desarrollos leves se asocian con un resfriado o con una "infección gripal".

Opinamos que así nos centramos únicamente en los síntomas (véase más abajo).

El hecho de que las epidemias de gripe tienen lugar generalmente al final del invierno se debe a: Para la mayoría de la gente el frío y el invierno son desagradables. Para nuestros antepasados el invierno significaba a menudo peligro y también privaciones - esta caracterización se manifiesta en nuestro subconsciente. > Frío (de ahí el nombre „Resfrío") = conflicto o bien canal de conflicto. Término del invierno = reparación con los siguientes síntomas:

- **Dolor en las articulaciones:** Conflicto de desvalorización o bien conflicto de autoestimación – fase de reparación.
- **Resfriado:** Conflicto de mal olor o conflicto de olfato – fase de reparación. (Véase capítulo Nariz, pág. 158)
- **Inflamación de la faringe:** Conflicto de no poder tragar con algo, de querer escupirlo – Fase de reparación.
- **Inflamación de la laringe:** Conflicto de pánico o de no poder hablar – Fase de reparación.
- Gripe aviar, porcina o nueva gripe son "campañas" puestas en escena por la OMS. En determinadas circunstancias pueden convertirse en enfermedades graves o en epidemias mediante productos terapéuticos como Tamiflu, Relenza (quimioterapéutico que bloquea la respiración celular), vacunas, y, sobre todo, por hipnosis de miedo masivo.

No me es posible estimar, si es posible excluir todo tipo de infecciones. De hecho es posible que en un ambiente completamente contaminado existan gérmenes patógenos.

Germen hospitalario SARM (staphylococcus aureus resistente a la meticilina)

Se designa germen hospitalario a un grupo de estafilococos que no presentan reacción alguna a los antibióticos, porque los gérmenes ya son resistentes. Opinamos que esta situación es desfavorable porque el arma antibiótico (a veces necesario) ya no funciona para atenuar la intensa fase de reparación.
Sin embargo, el punto decisivo es: Las inflamaciones siempre comienzan por el interior, es decir, sin el efecto de gérmenes provenientes del exterior.

La situación estándar: Una persona se opera en algún lugar del cuerpo, por ejemplo, en la rodilla. A pesar de que la desinfección ha sido óptima, la rodilla se vuelve purulenta uno o varios días después de la operación. Según la Nueva Medicina, la explicación es simple:
Siempre están afectadas aquellas personas que estaban en conflicto debido a la operación: Temor de que algo salga mal, temor de que la reparación podría durar mucho, temor de tener dolores después de la reparación. Dicho en pocas palabras: Conflicto activo de operación.

Cuando el paciente constata después de la operación que todo resultó bien (la mayoría de los casos), su confianza retorna = comienzo de la fase de reparación. Ahora el cuerpo comienza a formar o eliminar tejidos, según cuál SBS se había iniciado. > Fiebre, inflamación (por ejemplo, en la rodilla), sedimentación globular, cantidad de leucocitos aumentada, etc. En la mayoría de los casos se diagnosticará „SARM".

> *"Me decidí por una intervención/un operador y ahora confío en que, con la ayuda de Dios, todo funcionará y que pronto estaré curado nuevamente."*

Trastornos del conocimiento, estados de desvanecimiento (ausencias)

Según las 5 Leyes Naturales Biológicas, los súbitos estados de desvanecimiento, que en su mayoría duran unos pocos segundos, son evidentemente crisis de reparación de conflictos de separación, territoriales o motóricos (epilepsia). Si se repiten, significa que el conflicto aún está pendiente. Si la ausencia fuera el síntoma principal, lo que no suele ser el caso, significa que se ha presentado el siguiente aspecto (adicional(conflictivo:

Conflicto	La situación se ha vuelto insoportable, la persona desea ocultarla o preferiría "desaparecer".
Ejemplo	• La niña de 10 años tiene repetidamente breves ausencias en la escuela. Causa: El padre es independiente y acepta permanentemente nuevos trabajos. Es demasiado para él. Él preferiría "largarse" o desaparecer. La hija trata de ayudarle y llama la atención de la familia sobre el tema. (Archivo propio)
Sentido biológico	Protección contra la realidad extremadamente difícil. Huir al "pequeño más allá", donde se tiene tranquilidad y paz.
Terapia	Encontrar y solucionar conflicto, canales y caracterizaciones.

Eritema migratorio (borreliosis, enfermedad de Lyme)

El enrojecimiento de la piel con forma de anillo de la borreliosis es, en mi opinión, un conflicto de separación en reparación. Con o sin picadura de garrapata, ambas opciones son posibles. Los síntomas nerviosos y de las articulaciones se atribuyen de manera errónea a una picadura de garrapata. El enrojecimiento es una inflamación por reparación.
Las bacterias helicoidales (espiroquetas) nada tienen que ver con la enfermedad. Esa es exactamente la opinión del clarividente Anthony William y le sorprende que los pacientes y los terapeutas supongan sin dudar que la causa son las espiroquetas.

En una ocasión estuve siguiendo el caso de una paciente con el típico enrojecimiento en forma de anillo tras recibir una pequeña picadura de garrapata en el hombro. Tres semanas después, comenzó a tener intensos dolores de huesos que partían desde esa zona. Los dolores se extendieron progresivamente a todo el cuerpo. La paciente no le tenía ningún miedo a las garrapatas (ningún conflicto de miedo). Lo interesante es que la paciente dio con anterioridad un importante paso en lo que concierne a su autoestima. Se trataba de su padre, el cual habló con ella abiertamente por primera vez. La paciente se curó de la borreliosis con remedios naturales (cardo, orégano, anís, agrimonia), sin antibióticos. Sólo necesitó analgésicos (antirreumáticos) durante dos semanas.
Otro paciente, pudo comprobarse que contrajo borreliosis sin picadura de insecto. Dos personas importantes murieron tres semanas antes (conflicto de separación). Cuando el paciente pudo superarlo, contrajo borreliosis en su cadera derecha de la pareja (fase de reparación).
Un argumento contra la hipótesis de la infección: ¿por qué hasta ahora no se han podido NUNCA encontrar borrelias en los afectados? Muchos homeópatas están convencidos de que la borreliosis es una consecuencia de las vacunas (daños causados por las vacunas). Por ello, esto debe clarificarse siempre. ¿Se ha recibido una vacuna antes de la aparición de los síntomas? ¿Se han administrado antibióticos u otros medicamentos fuertes?

Síndrome de Down (trisomía 21), niños discapacitados

El síndrome de Down es una anomalía cromosómica que se caracteriza por tener tres ejemplares del cromosoma 21 en vez de dos. Ocurre a menudo con los hijos de mujeres que dan a luz a edad avanzada.

Vista de la Nueva Medicina: Lamentablemente aún no me he formado una opinión segura sobre las causas de este conflicto. Sin embargo es verdad que "nada viene de la nada".
El Dr. Hamer escribe en su Libro de Oro, Tomo 2 en la página 445 sobre un niño con síndrome de Down. Se identificó como causa un conflicto auditivo y un conflicto motórico:

Durante su embarazo la madre estuvo sometida en la oficina a un extremo ruido causado por un martillo neumático. Después del nacimiento se observa que el niño es extremadamente sensible al ruido. Por esta razón, el Dr. Hamer recomienda al niño reposo absoluto. El niño se desarrolla perfectamente hasta el día de hoy y entretanto ha aprobado el bachillerato. Se desconoce si la trisomía aún está latente.

La frecuencia en mujeres que dan a luz a edad avanzada es un indicio acerca del importante papel que juegan las dudas que tiene la madre acerca de la salud del niño. Estos temores aumentan con la edad de las madres, especialmente si ellas están "bien informadas" por la medicina convencional, contrariamente a las despreocupadas madres jóvenes.

➜ Una mujer embarazada vé en la calle a otra mujer con un niño descapacitado y piensa para sí: "Dios mío que destino más trágico, ojalá que mi niño no sea descapacitado"
Es posible que estas imágenes de temor se materialicen llegando a causar justamente lo que se teme.
> *Tengo confianza y me alegro por mi niño. Me siento bien y evito los ruidos (también el ultrasonido).*

Vista de los antepasados: Las discapacidades pueden derivarse ocasionalmente de la cronología de la familia (véase pág. 25, Familienwalzer (Vals de la Familia) pág. 28).

Vista espiritual: Yo he observado que los padres y las familias que tratan de manera positiva la discapacidad de un niño irradian una luz especial similar a la de los faros. Al parecer estas familias ganan algo, tal vez una sensación de que a través de ese niño tienen una idea de lo que realmente es importante en la vida.

Depresión, síndrome de burnout

En algunos casos la depresión y el burnout son idénticos. Sin embargo hay personas que en realidad "sólo" tienen un burnout sin tener depresiones.

Desde el punto de vista de la energía familiar:

• Si un niño no puede aceptar a sus padres (todos nosotros tenemos padres), estará triste y depresivo. Quien toma de sus padres sólo lo que le gusta, no los aceptará por completo. Quien desprecia a sus padres, desconecta totalmente la energía proveniente de ellos.

> *"Tú eres mi único padre. Y eres el mejor para mí. Gracias."*
> *„Tú eres mi única madre. Y eres la mejor para mí. Gracias."*

• Hay personas que son depresivas porque la madre o el padre también eran depresivos. En estos casos, la depresión forma parte del "equipamiento básico" emocional (véase capítulo Caracterizaciones, pág. 25 ss). También puede decirse que esas personas se muestran solidarias con sus antepasados.

> *"Yo no soy responsable. La responsabilidad está de parte tuya querida(o) madre/padre."*

• Tras la depresión puede haber un secreto impulso/tendencia de muerte.

Lema 1: *„Yo debo ser el afectado, no tú."* Un niño se siente impotente ante la enfermedad de un querido miembro de la familia y desea quitarle ese sufrimiento.

> Ser humilde y reconocer que no se tiene el derecho a influir en el destino de otra persona.

Lema 2: *„Me quedo contigo."* Un niño cree que es injusto que él pueda seguir viviendo mientras que otro miembro de la familia tuvo que fallecer.

> *"Espera un poco, luego me voy contigo"*

• La depresión es una estrategia inconsciente: 1. Recibir reconocimiento (compasión). 2. Venganza - por ejemplo, vengarse de la madre.

Perspectiva social: A menudo quedan afectadas personas en las profesiones sociales, las cuales sufren porque ven que el sistema (por ejemplo, la empresa, la escuela, el hospital) les deja muy poco margen para su vida personal. Se corre como un hámster en una rueda, ya no se tiene tiempo para sí mismo y se pierde cada vez más energía, motivación y ganas de vivir.

> ¿De cuáles obligaciones puedo renunciar? Si miro hacia atrás ¿en cuál vida me gustaría estar? ¿Dónde quedaron las alegrías?

Perspectiva espiritual: Si abandonamos el camino que tenemos determinado para nuestro desarrollo y no seguimos a nuestra vocación interior, si sólo "funcionamos" y vivimos en lo exterior, nuestra vida pierde el sentido. Separados del flujo de energía divino somos presa del agotamiento, nos sentimos descontentos y vacíos.

> ¿Qué sentido tiene la vida/mi vida? ¿Qué es lo que me hace feliz de forma duradera? ¡Ese es el camino que deseo seguir!

Desde el punto de vista de las 5 Leyes Naturales Biológicas: La mayoría de las depresiones se basan en conflictos territoriales o bien en una constelación de territorios (véase pág. 332). A veces la depresión puede ser causada por una constelación del cerebelo: Uno se siente apático y vacío (véase pág. 331). > Buscar y solucionar los conflictos y las caracterizaciones.

Después de un burnout nos encontramos en actividad de conflicto durante meses o años. Cuando las reservas se agotan, el cuerpo tira del freno de emergencia. Desde esta perspectiva, el burnout es una (última) medida de protección. Lo que viene después dependerá de si el afectado cambia algo en su vida.

Si sigue como antes y permanece en simpaticotonía, es decir, en estrés continuado con alguna fase regenerativa de por medio, en este caso no cabe esperar ninguna mejora.

Más sabiamente actúa aquel que, tras un análisis sincero, se pone "manos a la obra" y realiza cambios reales (a veces dolorosos) en su vida. Acabar con el estancamiento es ya un alivio. No obstante, dado que cada SBS consta de dos fases, después de la actividad de conflicto viene una fase más prolongada de regeneración (fase de reparación). Si bien se tiene de nuevo una perspectiva, se debe pagar el precio de la vagotonía: cansancio continuado, abatimiento, distintas "enfermedades" y dolores. Sin embargo, también conozco casos en que sólo la fase de reparación se define como burnout, es decir, el tiempo tras un largo período de tensión excesiva.

Por este motivo, como terapeuta es necesario tener cuidado. El paciente puede encontrarse también en una actividad crónica de conflicto, en una fase prolongada de reparación o en un estado entre ambas. > Deliberar sobre esa situación y en caso dado tratar de modificarla.

Otras causas

• Efecto secundario del medicamento: Los antihipertensivos reducen la alegría y la energía de la vida. Si se toma fármacos psicotrópicos durante largo tiempo, pueden tener exactamente el efecto contrario para el cual han sido prescritos.

> Reducción/tratar de no ingerirlo más („Holiday of drugs").

• Los trastornos del sueño pueden aumentar las depresiones (véase arriba).

Terapia en caso de burnout o depresión (según la causa).

- Maca en polvo (5 g, 1 cucharada al día).
- Polvo de raíz de dioscorea.
- Infusión de lavanda o de hierba de San Juan.
- Polvo de nuez moscada.
- Vit. B. • Aceite de linaza. • Oro coloidal.
- Hildegarda: Elixir de violeta.
- En mayores de 45 años: Hormonas naturales (bioidénticas), por ejemplo según el Dr. Lee, Dr. Platt, Dr. Lenard, Dr. Rimkus.
- Unión con Dios y contacto con la Naturaleza (sol, viento, agua, bosque, montañas).
- Practicar deporte al aire libre.
- Dar gracias por todo. Ritual matutino de A. Styger (pág. 71).
- Alimentación natural y alcalina, agua pura.
- Aceite de hígado de bacalao.
- Minimizar electrosmog (móvil, teléfono inalámbrico, etc.).
- Si nada sirve de ayuda, administrar en su caso dosis baja de naltrexona.

SISTEMA NERVIOSO

Dolores de cabeza, Migraña

Es siempre difícil diferenciar entre el dolor de cabeza y la migraña. La migraña es normalmente asimétrica, el dolor es muy intenso y va acompañado de náuseas o de trastornos del campo visual (escotomas). Según la Nueva Medicina, el dolor de cabeza representa en todo caso una fase de reparación y la migraña una crisis de la reparación. Lo positivo de estas situaciones es que siempre se reduce la masa del conflicto. Es decir, una vez solucionado el conflicto ya no habrá más síntomas.

SBS de las vértebras cervicales/huesos craneales

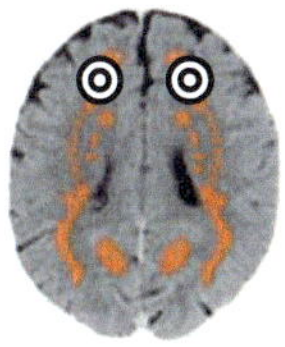

MESO NUEVO

Dolores de cabeza, Migraña I

Es la forma más común de los dolores de cabeza, que en su mayoría son simétricos y vienen desde atrás combinados con tensiones crónicas.

Conflicto: Conflicto de desvalorización moral e intelectual. Sensación de injusticia, presión por el éxito, deshonestidad. Uno creee que debe hacer todo de forma perfecta e inmediata. Uno se siente tonto o poco inteligente.

Dichos populares: "romperse la cabeza", "un lavado de cabeza", "bajar la cabeza".

Ejemplo: ❁ *Una empleada de oficina ha tenido estrés toda la semana debido a la gran cantidad de trabajo. Y se alegra mucho porque va a gozar del fin de semana. El viernes, una vez que la tensión se ha reducido, empiezan los dolores de cabeza = fase de reparación del conflicto de desvalorización. Observación: Migraña típica del fin de semana. (Archivo propio)*

Conflicto activo: Limitación funcional, citólisis en las vértebras cervicales, huesos craneales, ligamentos, músculos.

Fase de reparación Restauración del tejido, hinchazón, presión sobre el periostio > dolores de cabeza y de nuca. Por lo tanto, los dolores de cabeza se producen en una fase de reparación. Los conflictos recidivos tiene un efecto de intercambio entre intervalos sin dolor e intervalos con dolor de cabeza.

Preguntas: ¿Con qué me someto a la presión y porqué? ¿A quién deseo dar una lección? ¿Porqué lo único que cuenta para mí es el rendimiento? ¿Cuál caracterización forma la base (padre, madre, profesor)? Para más preguntas véase pág. 303, 311.

Terapia: Encontrar y solucionar conflicto, canales y caracterizaciones. Buscar dónde se encuentra el amor - ahí está la solución. La idea central es: *„Confío en mi capacidad."* *„Es imposible solucionar todo al mismo tiempo. – Hacer todo con tranquilidad hasta donde pueda y nada más."* *„No permito que me alteren las cosas que no puedo cambiar."* Véase también Terapia de dolores de cabeza/migraña pág. 73.

SBS de la neuralgia del trigémino

FHs de la fosas auditivas laterales en la corteza cerebral

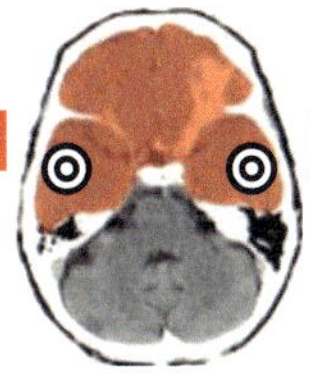

ECTO

Dolores de cabeza, Migraña II, Neuralgia del trigémino

La migraña se presenta de súbito, es asimétrica (en su mayoría sólo una mitad de la cara) y es muy dolorosa.
Angela Frauenkron-Hoffmann descubrió que la neuralgia del trigémino es la causa del tipo de migraña más frecuente. Citamos a continuación deducciones que ella describe en su excelente libro "1-2-3 Migräneferei (1-2-3 Libre de Migraña) (véase la lista de fuentes.)

El trigémino tiene tres ramas (véase figura pág. xx): La rama superior, 1. alimenta la zona de los ojos, la 2. rama alimenta principalmente la nariz y la 3. rama alimenta la boca y la lengua. En la mayoría de los casos reacciona la rama 1. (migraña en la zona de las sienes y ojos). El contenido del conflicto resulta como siempre de la función:

Conflicto	1. rama: Conflicto de separación relacionado con la cara - a uno no lo ven o no lo reconocen. El primer conflicto y más importante, que a uno lo vean, tiene lugar (o no) durante el nacimiento, la madre da a luz y mira al niño. Conflicto de adulto: perder la cara o el prestigio. 2. rama: Conflicto de separación relacionado con el olfato - a uno no lo "olfatean". 3. rama: Conflicto de separación relacionado con la boca y la lengua - a uno no lo besan o no lo "lamen".
Ejemplos	➜ *La madre no mira al niño al nacer. Por ejemplo, anestesia para la cesárea, la madre está demasiado ocupada con sí misma, los tocólogos se llevan al bebé por ahora. Es decir, falta la importante "primera mirada" de la madre.* ➜ *Pérdida del contacto real con la piel (por ejemplo, por la separación de la pareja).* ➜ Se ridiculiza a alguien o nadie lo toma en serio, ➜ *Se ignora o se omite a alguien.* ❁ *El paciente, hoy de 46 años, tenía seis años cuando falleció su madre. Él recuerda exactamente que su cuñada le cerró los ojos a su madre. Gracias a la toma de conciencia de esta situación decisiva él puede curar su aura de migraña después de más de 30 años. (Archivo propio)* ❁ *La paciente diestra de 48 años, delgada sin hijos, trabaja como empleada de oficina. El Viernes Santo en el año pasado la paciente se siente muy desgraciada sentada en su departamento, sola ante los días festivos de Semana Santa: Esa tarde ella se siente "extremadamente lejos de todo, especialmente de una pareja", una pareja que ella desea tener después de una relación fracasada. Se siente sola, abandonada y desesperada. = conflicto de separación. Una rama del dolor está dirigida hacia la articulación mandibular y otra rama hacia el rabillo del ojo. (Archivo propio)*
Conflicto activo	Reducción no percibida de la neuralgia del trigémino. Probablemente está seca la piel en la zona afectada.
Sentido biológico	Mediante la reducción de la sensibilidad se trata de "olvidar" la separación.
Crisis de reparación	La migraña o los dolores de la neuralgia del trigémino en la crisis de reparación dentro del margen de la fase de reparación. Recuperación de la sensibilidad. La migraña se produce, por lo tanto, <u>después</u> del estrés en un estado relajado.
Observación	Considerar el lado de la madre, niño o pareja. Si los trastornos son más graves durante el estrés y más leves durante fases tranquilas, es posible que la causa sea un brutal conflicto de separación (afecta al periostio). En este caso la zona se siente más bien fría y los pies también están fríos. = el mismo contenido de conflicto.
Preguntas	¿A qué hora se produce la primera migraña? ¿Ha tenido estrés anteriormente en relación con ser ignorado o hacer el ridículo? ¿Cómo fue el parto? ¿Cómo me recibieron después del parto? ¿Me sentí suficientemente aceptado o querido cuando era niño? ¿Me siento a menudo muy ignorado? ¿Me siento desenmascarado rápidamente?
Terapia	Si el problema es crónico, encontrar el conflicto, los canales, las caracterizaciones, dogmas y luego presentar una solución. La idea central es: „*Soy una persona agradable.*" „*Me dá lo mismo lo que los otros piensen de mi.*" „*No me importa la opinión de los otros.*" „*¡Está bien como soy, todos cometen errores alguna vez!*" Solucionar el conflicto si se trata de un síndrome de fugitivos. Compresas de cuajada, aplicaciones de agua fría. Compresas frías con decocciones de manzanilla y saúco. Aplicar cuidadosamente DSMO (dimetilsulfóxido), aceite diluido de lavanda/ hierba de San Juan sobre el lugar del dolor. Irradiaciones con luz azul o violeta. Drenaje linfático, eventualmente quiropráctica, osteopatía en la columna cervical. Baños calientes de los pies. Aplicación interior: Té de lavanda y de menta. Preparados de vitamina B, aceite de hígado de bacalao, bórax natural, posible aplicación exterior de aceite de linaza. Véase también Fase de reparación a nivel del cerebro, pág. 56s. Administrar analgésico, en caso dado. Los medicamentos de la MC para la epilepsia (por ejemplo, carbamazepina, oxcarbazepina) tienen numerosos efectos secundarios y su eficacia es casi nula; por esta razón no es recomendable su uso, según la Nueva Medicina.

ECTO

−+

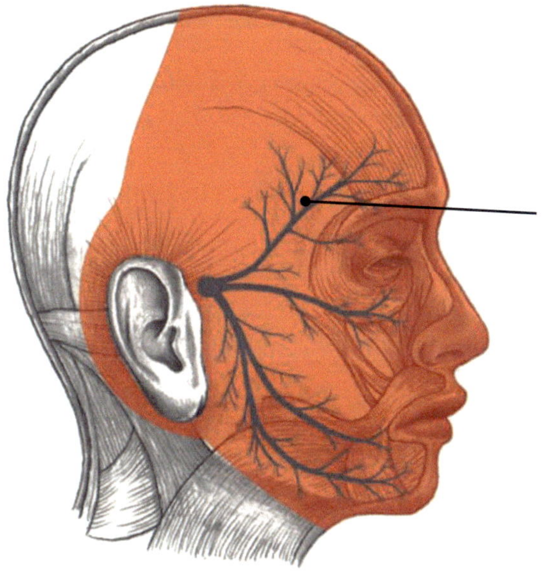

Dolores de cabeza

Otras posibles causas del dolor de cabeza

• **Síntoma general de reparación**. La causa es la expansión del cerebro (edema cerebral). La presión sobre las meninges provoca dolor de cabeza. El cerebro en sí no tiene receptores de dolor.
Dolor de cabeza leve/moderado (fase de reparación).
Dolor de cabeza fuerte/extremo (crisis de reparación).

• **Después de ingerir determinados alimentos o bebidas**. Para algunas personas los alimentos son canales de conflicto (alergia). Por la ingesta se "inicia" brevemente la actividad de conflicto. El órgano afectado no es necesariamente un órgano digestivo. Después de la fase de reparación: Dolor de cabeza.

• **Por intoxicación**. Muchos medicamentos, alcohol, nicotina y otras drogas, causan de manera artificial estrés en el cuerpo (provocan simpaticotonía). En simpaticotonía nos sentimos "drogados". El efecto de casi todos los medicamentos se basa en esta alteración vegetativa. Fases de reparación y sus respectivos dolores son interrumpidos. Cuando cesa el efecto de la intoxicación, empieza la reparación. Reparación de la intoxicación: Dolor de cabeza (por ejemplo, por analgésicos).

• **Hipoglucemia** del cerebro por una fase de reparación. Durante la misma (especialmente durante la crisis de reparación) tiene el cerebro mayor demanda de azúcar. Un menor nivel de glucosa provoca o intensifica el edema cerebral: dolor de cabeza. Por ello muy importante en la terapia: suministro de glucosa o zumos dulces en caso de síntomas de presión intracraneal.

• **Hipoglucemia** del cerebro por conflicto de resistencia o de miedo/repugnancia: conflictos de azúcar, sin importar si son células alfa o beta, causan, según la fase, una provisional hipoglucemia con dolor de cabeza (véase pág. 235 s.).

• **Excesiva exposición solar** en cabeza o cuello ("insolación"). Hinchazón o inflamación provisional de las meninges: dolor de cabeza.

• **Arcos branquiales o capa mucosa del seno frontal:** Ambos SBSs pueden causar dolores de cabeza de la frente (véase pág. 137s y 143s).
Aumento de todo tipo de dolor de cabeza por **síndrome.**

Terapia dolor de cabeza/migraña

- Conflicto ya solucionado. Si los dolores de cabeza son frecuentes, buscar y resolver conflicto y canales.
- Si hay síndrome, resolver el conflicto de refugiado (ver pág. 240).
- Cabeza, cara aplicaciones agua fría, compresa fría.
- Pasear al aire fresco (enfría la cabeza, fomenta suministro de oxígeno).
- Agua oxigenada (H_2O_2) 3 % uso interno.
- Aplicar aceite diluido de lavanda, incienso, menta o melisa en las sienes. Radiación con luz azul.
- Bórax natural uso interno.
- Aceite de neguilla.
- Alcohol con moderación, pues fomenta la expulsión de agua inhibiendo la hormona antidiurética HAD (la conocida urgencia urinaria tras una cerveza).
- Oro coloidal.
- Drenaje linfático, masaje en zonas reflejas del pie o de acupuntura, quiropraxia u osteopatía.
- Té de lavanda y menta, de pétalos de rosa, de violeta, y otros.
- Analgésico paracetamol.

SBS del tejido conjuntivo cerebral

Tumor cerebral (astrocitoma, glioblastoma, oligodendroglioma, ganglioglioma)

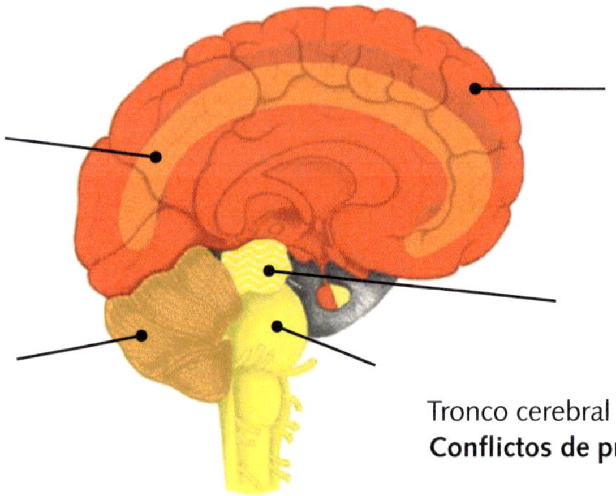

Aproximadamente un 50% del volumen del cerebro está formado por tejido conjuntivo cerebral (= glía). Los astrocitos, oligodendrocitos y las células epiteliales del plexo pertenecen al ectodermo y constituyen un 80%. El 20% restante está formado por células mesiogliales (células Hortega, mesoglia), provienen de células fagocíticas y son mesodérmicas. Las neuronas dependen completamente de la interacción con la glía. Sin neuronas el cerebro no funcionaría. Por esta razón, el término histórico "tejido conjuntivo cerebral" es confuso y poco representativo considerando la importante tarea de la glía.
Funciones del astrocito:
1. Interconexión, retransmisión de estímulos, alimentación, protección, aislación (barrera entre la sangre y el cerebro) de las neuronas.
2. Preparación de la estructura reticular mecánica para las neuronas.
Paralelamente las funciones de la mesoglia, de forma análoga a las células fagocíticas del cuerpo: Policía, bomberos y recogida de residuos del cerebro.
En la mesoglia prácticamente no se presentan tumores. Por esta razón, nos enfocamos en el astrocito: De sus funciones podemos deducir el siguiente contenido de conflicto en los tumores cerebrales:

Conflicto

1. Conflicto social que no estaba suficientemente interconectado, que la persona no se sentía suficientemente informada o protegida por las otras, que las otras no la ayudaban suficientemente y por eso surgieron problemas. O bien en el sentido opuesto: que la persona no daba ayuda suficiente a otras.
2. La persona tiene dificultades con el manejo de estructuras (por ejemplo, sistema social, sistema económico) o fracasa al intentar crear estructuras firmes (puesto de trabajo, vivienda, familia). La localización del tumor indica el color que tenía el conflicto. Por ejemplo, en el cuerpo medular del cerebelo > componente de desvalorización, en el cerebelo > componente de violación de integridad.

Ejemplo

❁ *A una paciente zurda de 21 años se le diagnostica un "tumor cerebral" cuando es examinada en un hospital a causa de un pequeño desmayo. Un terapeuta experimentado descubre que el "tumor cerebral" se encuentra en el relé derecho del ovario. Se trata pues de un conflicto de pérdida en reparación. Este se remonta 6 años atrás: "Hexi", el querido caniche cruzado de la paciente, es atropellado por un coche. El pobre animal gime tendido con la cabeza destrozada. A causa del trauma, la paciente de entonces 15 años, no va al veterinario donde lo sacrifican. = Conflicto, que ella debería haber apoyado a su perro combinado con un componente de pérdida. Todos estos años, se acuerda de Hexi cada vez que ve un perro y piensa que "lo abandonó" en la hora más difícil (recidiva). Hace 5 meses, la paciente comenzó a curarse al recibir un nuevo perro llamado "Akira".*

E
C
T
O

−+

Desde entonces ya no piensa en Hexi, pero suele estar cansada (vagotonía). El "tumor cerebral" es una prueba de la reparación. (Archivo propio).

❁ *Un hombre reconoce que el sistema en que vivimos es un sistema deshonesto. Él fracasa cuando intenta prácticamente salir del sistema y comenzar una profesión alternativa (productos para la salud). Después de haber cambiado varias veces algunas cosas en su vida se desarrolla un tumor en el cuerpo medular del cerebro y se opera sometido a la presión de su familia. Al menos él sobrevive la operación. (Archivo propio)*

Conflicto activo — Restricción desapercibida de la función del tejido conjuntivo cerebral o bien reducción de la glía.

Sentido biológico — 1. Restricción / reducción de las interconexiones anteriores, para obtener más lugar.
2. Restricción / reducción de la estructura anterior para formar una alternativa (análogamente a un sistema alternativo).

Fase — **Fase de reparación** – Aumento de función y crecimiento del tejido conjuntivo cerebral. Dolores de cabeza, eventualmente imágenes dobles, mareo por demanda de espacio. La duración e intensidad del crecimiento dependen de la masa del conflicto. **Conflicto pendiente** a menudo. Es difícil estimar la duración de la fase de reparación debido a las recidivas desapercibidas y al shock causado por el diagnóstico.

Observación — Se diagnostican tumores cerebrales cada vez con mayor frecuencia, porque los pacientes se escanean más a menudo y con mayor exactitud (CCT, MR). Antes el paciente sufría de dolores de cabeza hasta tres meses. No se sabía la causa y se dejaba al paciente tranquilo. Actualmente se examina inmediatamente para "aclarar" la causa. Los reconocimientos médicos preventivos también contribuyen a que cada vez se descubran más tumores que quizás no habrían causado problema alguno. El diagnóstico "Tumor cerebral" lo sobreviven ni siquiera un 2% de los pacientes. La mayoría de ellos fallecen por miedo, por la quimioterapia y la radioterapia.
Este SBS no es la causa de todas las formaciones diagnosticadas como tumor cerebral: Según el Dr. Hamer, el así llamado "tumor cerebral" no es un SBS propio sino que es un Foco de Hamer durante o después de una intensiva fase de reparación. Esd decir, él no explica los tumores cerebrales como SBSs propios.
Según mi experiencia el SBS descrito aquí tiene lugar siempre cuando el tejido conjuntivo crece permanentemente durante meses hasta que ya no es posible explicar la demanda de espacio con un edema, es decir cuando se trata de tumores cerebrales demandantes de espacio, que la MC diagnostica como "malignos".

Preguntas — ¿Cuándo comenzaron los síntomas? (= comienzo de la fase de reparación, debido a que ocurrió algo positivo). ¿Qué fue lo positivo? (por ejemplo, una buena noticia, una reconciliación, un elogio, vacaciones, jubilación. - A partir de lo positivo se aclara el conflicto anterior). ¿Me siento muy poco apoyado? ¿Eran insuficientes las informaciones? ¿Hubo estrés en relación con una estructura? ¿Porqué era eso tan importante para mi? ¿Qué me sensibilizó? (infancia, sentimientos de los padres, embarazo, parto) ¿Hay otras caracterizaciones familiares en que se basa mi sensibilización? ¿Cuáles son los aspectos positivos que podría tener el diagnóstico?

Terapia — El conflicto está solucionado, acompañar la reparación. Si las dolencias no mejoran, es decir si duran más de 6 meses, se trata de un conflicto pendiente. > Conflicto, buscar y solucionar caracterizaciones y dogmas.
Buscar dónde se encuentra el amor - ahí está la solución.
Lo decisivo es el conocimiento de las 5 Leyes Naturales Biológicas así como la confianza en Dios, para así vencer el temor.
Para las medidas a tomar véase Fase de Reparación nivel cerebral pág. 56s.
En caso de un síndrome: Solucionar conflicto de fugitivo.
Utilizar eventualmente cortisona para reducir la demanda de espacio.
Es muy poco frecuente que se indique una extirpación de tumores cerebrales. No son recomendables ni la quimioterapia ni la radioterapia debido a la mínima cuota de supervivencia.
En principio, la terapia más indicada es aquella en la que se tiene más confianza.
Teniendo en cuenta lo anterior, deberá aceptarse la decisión por una quimioterapia, a pesar de no ser recomendable.

SBS de la epífisis (pinealocitos)

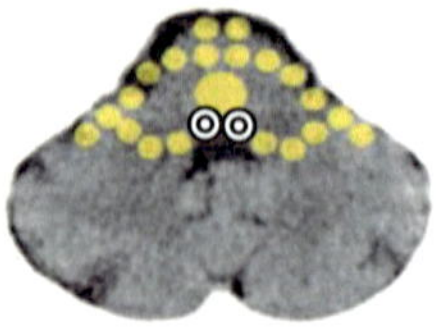

Tumores pineales (pineocitoma, pineoblastoma)[1]

La epífisis es un órgano receptor de luz que produce hormonas. En combinación con la retina, por la noche transforma en melatonina la serotonina producida durante el día en el cerebro. Controla el ritmo noche-día y se considera el centro del tercer ojo. La intuición y el don de la adivinación se atribuyen a este misterioso órgano. Según el Dr. Rick Strassman es una ventana a otros ámbitos de nuestra existencia.

A continuación, lo poco que sabemos hasta ahora sobre la epífisis en la Nueva Medicina:

Conflicto	Conflicto de presa: Muy poca luz, está muy oscuro. En sentido literal o figurado. (La luz de Dios).
Ejemplos	➜ *Se sufre por la falta de luz del día (mineros o trabajos nocturnos, oficina oscura).* ➜ *Uno se siente separado de Dios y abandonado por todos los ángeles.*
Conflicto activo	Aumento de la recepción de luz y producción de melatonina. Ante una larga actividad de conflicto: Aumento de la glándula por división celular. (Tumor pineal). Complicación frecuente: Se inhibe la salida de líquido cerebral (presión excesiva), presión intracraneal o hidrocefalia.
Sentido biológico	Mejora la recepción de luz (nos las arreglamos con menos luz). Mayor producción de melatonina.
Fase de reparación	Degradación del tumor con micobacterias. (Epífisis-tuberculosis: Calcificación).
Observación	Pregunta: ¿Por qué casi todas las personas tienen calcificada la epífisis? ¿Tienen todos el conflicto? ¿Es por nuestra vida alejada de Dios? ¿Es la calcificación quizá una cristalización positiva?
Terapia	Si el problema es crónico, encontrar el conflicto, los canales, las caracterizaciones, dogmas y luego presentar una solución. Se debe dormir lo suficiente y cuidar un buen ritmo de sueño. Tomar tanta "energía" del sol como sea posible. Mirar al sol durante el atardecer. Oro coloidal. Meditar, visualizar, ser creativo. Evitar flúor, cafeína, azúcar y todos los venenos. Idea central: "Soy siempre consciente de mi origen divino. *Su luz me ilumina"*.

1 (Véase Dr. Hamer, "Mein Studentenmädchen" (Mi Muchacha estudiante), pág. 469 ss., Ediciones Amici di Dirk, 2ª ed. 6/2014, ISBN 978-84-96127-63-0.

SBS de músculos / suministro nervioso

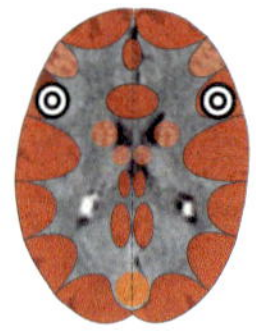

Parálisis del nervio facial[1]

Conflicto	Conflicto motor, de quedar en ridículo. Puesto en evidencia o ridiculizado.
Ejemplos	➜ *Alguien queda en ridículo ante la familia, amigos o ante sus compañeros de trabajo.* ➜ *"¡Pero qué pintas llevas!", "¡Mira la pinta que llevban esos!".*
Conflicto activo	Parálisis de los músculos faciales (parálisis facial). Un síntoma frecuente es la caída de la comisura de la boca en el lado afectado. Se presenta a menudo con leves manifestaciones.
Sentido biológico	Mediante la parálisis de la cara se adopta "cara de póquer", ya no se deja ver nada. Así, todavía puede ganarse el "juego".
Fase de reparación	Vuelta de la inervación. *Atención:* A veces la parálisis se muestra al inicio de la fase de reparación o tras la crisis de reparación (ataque cerebral caliente, ver pág. 81).
Crisis de reparación	Contracciones, calambres.
Observación	A veces, la MC asocia parálisis facial con "ataque cerebral". Tomar en cuenta la lateralidad.
Preguntas	¿Cuándo comenzaron los síntomas? ¿Estrés con pérdida de la cara? ¿En cuáles caracterizaciones se basan?
Terapia	Véase Neuralgia del trigémino I.

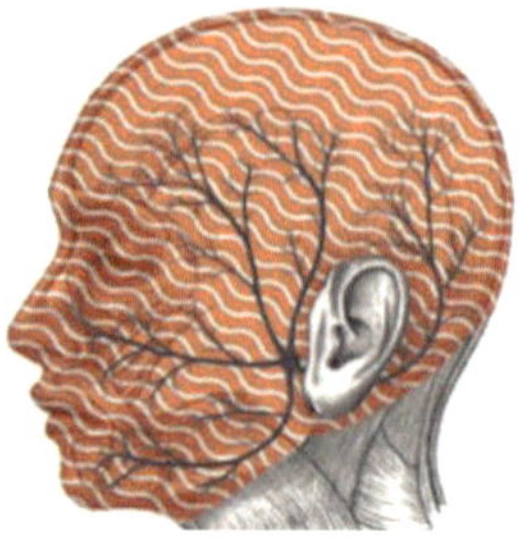

1 Cf. Dr. Hamer, "Tabellenbuch" (Libro de Tablas), pág. 139, 144.

SBS de músculos / suministro nervioso

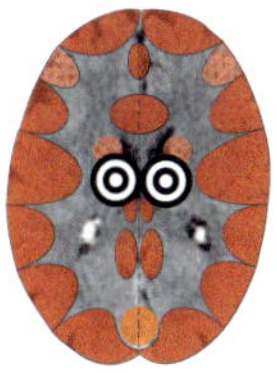

FHs Habilidades motóricas en la corteza cerebral

Apoplejía sin derrame cerebral comprobado

A continuación trataremos las apoplejías en las cuales no se diagnosticó derrame alguno mediante con la TCC / MRT. Sin embargo, un examen más detallado indica que hay focos de Hamer o bien edemas en la corteza cerebral.
Respecto a la afirmación de la MC „Hay una región cerebral con abastecimiento reducido de O_2" (infarto isquémico): Los vasos sanguíneos de todos los órganos, también los del cerebro, están dispuestos en forma reticular. Eso significa que un bloqueo eventual de un vaso es compensado inmediatamente por los así llamados vasos colaterales y por la formación de vasos nuevos. Los médicos buscan a menudo hemorragias en vano y finalmente como pretexto por no encontrar nada hacen responsable a algún otro vaso sanguíneo. Conclusión: Los "infartos isquémicos" son dudosos.

En la Nueva Medicina conocemos dos tipos de apoplejía. Cuando producen parálisis, la causa de ambos tipos es un conflicto motórico. El primer tipo, menos frecuente, es la así llamada apoplejía fría = parálisis en actividad de conflicto. El segundo tipo, mucho más frecuente, es la así llamada apoplejía caliente. Este tipo ocurre durante una fulminante fase de reparación después de una actividad de conflicto muy larga (varios meses, en su mayoría varios años).

Ataque apoplético frío[1]

ECTO

Conflicto	Conflicto motor. Miedo de ser inmovilizado. Conflicto, no poder, deber o querer moverse. Accidente (conflicto motor más frecuente). Musculatura facial: Quedar en ridículo. Musculatura de hombros y espalda: No poder evitar algo o a alguien. Músculos flexores brazos y piernas, de cierre (abductores): No poder sujetar algo, acercar o abrazar a alguien. Músculos extensores de brazos y piernas, de apertura (abductores): No librarse, apartarse, deshacerse de alguien o algo, empujarlo o rechazarlo, sacudirlo. Pierna en general: No saber cómo seguir. No poder salir, huir, o acompañar. No poder correr (lo suficientemente rápido), escalar, subir o bajar, bailar, saltar, mantener el equilibrio, etc.
Tejido	Musculatura estriada – Corteza cerebral-ectodermo (inervación) y mesodermo nuevo (nutrición).
Conflicto activo	Parálisis, a menudo sólo "debilidad" de los músculos afectados. (Ataque cerebrovascular frío). Signos de simpaticotonía (por ejemplo, manos frías), pensamientos intrusivos, sueño ligero, pérdida de peso, etc. Normalmente estas parálisis no se consideran un ataque cerebral en la MC, sino debilidad muscular, EM o ELA.
Sentido biológico	Reflejo de hacerse el muerto. Muchos animales lo hacen si son perseguidos o si la situación no tiene salida (por ejemplo, corcino, ratón, serpiente). El perseguidor desiste de la presa o ni siquiera la ve. Depredadores, por ejemplo, el gato, sólo se interesan por "objetos móviles". Cuando el peligro cesa, termina la parálisis.
Fase de reparación	Recuperación de la inervación. Lenta mejora de las parálisis, ya que las conexiones sinápticas en el cerebro se rompen por la hinchazón del edema.

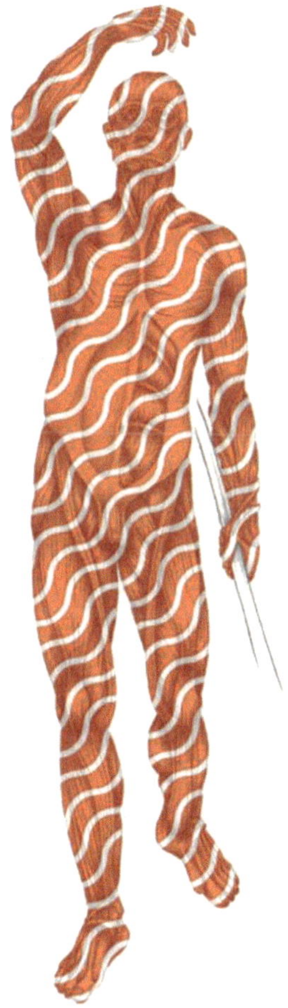

Crisis de reparación	Contracciones, calambres, ataque epiléptico o varios ataques.
Observación	Tener en cuenta lado madre / hijo o de la pareja, o conflicto local. Los grupos de músculos mayormente afectados indican el camino hacia el conflicto. Por ejemplo, si en un paciente diestro están afectados los abductores derechos, el conflicto radica en no poder retener al compañero (excepto madre o hijos). En caso de un ataque cerebral, otros órganos o relés cerebrales juegan también un papel. Si, por ejemplo, el paciente tiene problemas del habla, hay un conflicto en reparación de pánico o de no poder hablar. También lagunas mentales pueden llevar al diagnóstico de un ataque cerebral. (Conflicto de separación en crisis de reparación).
Preguntas	¿Cuándo comenzaron los síntomas? (El conflicto debe haber ocurrido antes) ¿Un accidente, caída? ¿Alguna incidencia en la familia, con la pareja? ¿Qué ha ocurrido emocionalmente? ¿Qué me daba vueltas en la cabeza en aquel tiempo? ¿Quería huir? ¿Me fue imposible retener a alguien conmigo? ¿Caracterizaciones por la familia (accidentes o caídas graves)?
Terapia	Encontrar y solucionar conflicto, canales y caracterizaciones. Véase terapia en Parálisis, pág. 326.

Ataque apoplético caliente[1]

El mismo SBS que arriba, u otro SBS: por ejemplo, edema cerebral por fase de reparación en sustancia blanca. Compresión de la corteza cerebral motora adyacente: fallo funcional de la corteza motora (ACV en MC).

Ejemplos	❁ *Un paciente diestro es retenido desde niño por su madre dominante. Este aprovecha la primera oportunidad para abandonar la casa de sus padres. Él es hijo único. Durante toda su vida se siente responsable de su madre y culpable porque no la visita lo suficiente. (Conflicto motor: No poder deshacerse de la madre). Dos años tras la muerte de su madre, el paciente de 59 años sufre un ataque cerebral que casi le costó la vida. (Reparación del conflicto motor). Sobre todo se ven afectados los abductores de brazos y piernas del lado izquierdo madre / hijo. (Archivo propio).* ❁ *Un paciente diestro de 45 años trabaja de mala gana durante 20 años en una empresa: conflicto motor, no poder seguir el camino que uno quiere, no abandonar la empresa. Al final presenta su dimisión para hacerse autónomo, pero no lo conseguirá: justo el día de apertura de su negocio, el sueño de su vida, sufre un ataque cerebral. (Reparación del conflicto motor). Principalmente queda afectado el lado derecho de la pareja. (Archivo propio).*
Fase	**Fase de reparación.** Manos y pies calientes, apetito, en su caso fiebre, mareos, dolor de cabeza o desmayo (signos de vagotonía). Síntoma más frecuente: Parálisis de brazo o pierna en un lado. Hinchazón edematosa del FH que comprime la zona adyacente. Tras años o décadas de actividad de conflicto, la fase de reparación conduce al dramático cuadro de un ataque cerebral. El precio por la larga actividad de conflicto suele ser una recuperación incompleta, a veces incluso la muerte del paciente por un edema cerebral. Este edema se suele malinterpretar en una TC como una hemorragia intracraneal.
Terapia	<u>En la fase aguda:</u> Conflicto ya solucionado. Acompañar reparación. Ver fase reparación a nivel cerebral (pág. 64). <u>Tras la fase aguda:</u> A nivel corporal, la MC hace lo correcto: rehabilitación (gimnasia, masajes, natación, etc.). Una actitud adecuada y no dejar de entrenar. El paciente debe haber superado psicológicamente uno o varios conflictos, de otro modo no habría tenido un ataque cerebral. Sin embargo, las parálisis u otros daños suelen suponer un nuevo conflicto para el paciente, sobre todo si las mejoras suceden lentamente. Por ejemplo, conflicto motor: "¡No puedo levantar mi pierna!". "'¡Esto no mejora!". Conflicto de desvalorización: "Mi pierna izquierda ya no sirve para nada". Conflicto genital: "Ni siquiera en la cama puedo hacer nada. Seguro que mi mujer se busca a otro". Hay que aceptar la situación como es y tener fe en la reparación o en una mejora. Caer en la resignación es tan malo como tener esperanzas infundadas.

E C T O

−+

1 (Véase Dr. Hamer, "Tabellenbuch" (Libro de Tablas), pág. 138, 139, 143, 144.

SBS de los vasos sanguíneos cerebrales

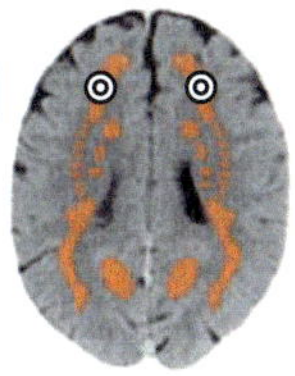

Apoplejía por derrame cerebral (hemorragia intracerebral, hemorragia subaracnoidea)

Las hemorragias entre huesos craneales y la meninge exterior (= hematoma epidural) así como las hemorragias entre la meninge exterior y la leptomeninge (= hematoma subdural) tienen lugar normalmente durante accidentes (traumas) = no constituyen un conflicto.
Una hemorragia bajo la leptomeninge (= hemorragia subaracnoidea) o en el mismo cerebro (hemorragia intercerebral) tiene lugar en su mayoría sin influencias externas y en la medicina convencional se la considera como causa principal de la apoplejía (infarto cerebral hemorrágico). Si mediante una TCC y una MRT se comprueba realmente una hemorragia, posiblemente se ha presentado el siguiente conflicto:

Conflicto	Conflicto de desvalorización. Según Frauenkron-Hoffmann: No poder contar con el apoyo intelectual de la familia cuando hay algo que solucionar o cuando la familia ejerce presión. O bien uno no comprende porqué se ha ido un miembro de la familia (representa la salida de sangre).
Fase	Actividad de conflicto citólisis (necrosis) en la pared de las arterias o venas, normalmente pasa desapercibida. El punto débil (vaso demasiado blando) puede reventarse por un ínfimo motivo debido a un **conflicto repetitivo**. Por ejemplo, durante un esfuerzo (aparece junto con una alta presión sanguínea) o durante una fase de reparación del cerebro en la región afectada > sangramiento interno del cerebro.
Sentido biológico	Como siempre puede reconocerse solamente durante la evolución normal corta de dos fases. Sin embargo, la hemorragia cerebral proviene de una evolución crónica. En este caso el cuerpo refleja lo que no ha funcionado en el interior (psiquis).
Terapia	Tratamiento médico intensivo (en el hospital) en caso de indicios de apoplejía, luego rehabilitación. Búsqueda de conflicto y solución de conflicto a fin de prevenir más episodios.

SBS del plexo coroideo

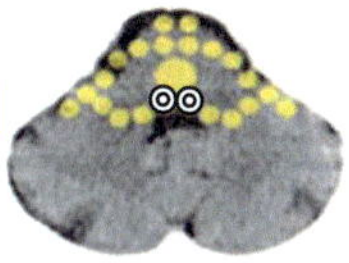

Tumor en ventrículos cerebrales: Ependimoma, papiloma plexo coroideo[1]

Conflicto	1. Lado derecho del cerebro: No obtener algo. Lado izquierdo: No poder deshacerse de algo. 2. Conflicto, el cerebro se seca: Se cree que no se puede pensar lo suficiente.
Ejemplo	❁ *Sobre 1: Una mujer trabaja de mala gana como secretaria en un tribunal. (Conflicto: Ella quiere irse). Cuando encuentra un nuevo trabajo, se elimina (tuberculosis) el ependimoma del ventrículo cerebral izquierdo (ependimoma-tuberculosis)[1].* ➜ *Sobre 2: Alguien no puede memorizar nada al estudiar o no entiende problemas de cálculo.*
Tejido	Estructuras vasculares (plexos coroideos) – "Suministro" de agua en ventrículos – Endodermo.
Conflicto activo	Aumento funcional, crecimiento de adcar. en red vascular (ependimoma o papilom. plexo).
Sentido biológico	Aumento de la red vascular para producir-suministrar más líquido cerebral.
Fase de reparación	Degradación del tumor con micobacterias (ependimoma-tuberculosis). Al final quedan restos de calcio. A menudo se observan en TC plexos coroideos calcificados.
Terapia	Encontrar conflicto, canales y caracterizaciones.

1 (Véase Dr. Hamer, "Mein Studentenmädchen" (Mi Muchacha estudiante), pág. 448 ss., Ediciones Amici di Dirk, 2ª ed. 6/2014, ISBN 978-84-96127-63-0.

SBS de la vaina neural

FHs en el cerebelo – La topografía es aún desconocida

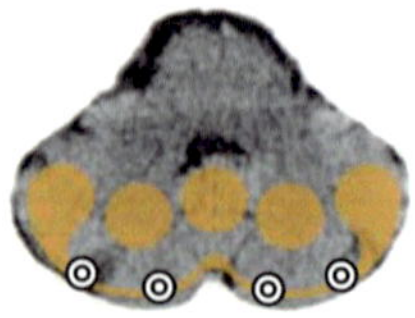

M E S O A N T I G U O

+ −

Neurofibroma (tumor del nervio), "lobanillo"[1]

Las extensiones de los nervios (axones y dendritas) y las fibras nerviosas periféricas están protegidas mediante una cubierta de tejido conjuntivo (vaina de mielina). Estas cubiertas están formadas por células de Schwann. Neurofibroma es la proliferación del tejido conjuntivo de la vaina neural.

Conflicto — Conflicto de contacto o de dolor. Conflicto por el cual se percibe un contacto como doloroso, molesto o no deseado.
Aclaración: El contacto más intenso es un ataque de dolor (empujón, golpe, caída etc.). Dolores de huesos pueden también iniciar este SBS. Como protección, el organismo puede "anular" la sensibilidad periférica (dolor).

Ejemplos
➜ *Una mujer es golpeada por su marido.*
➜ *Alguien se da un doloroso golpe en la cabeza.*
❁ *Neurofibroma en la columna vertebral. El jubilado, casado de 66 años, sufre súbitamente durante unas vacaciones de esquí fuertes dolores en la zona de las vértebras dorsales. Se diagnostica mediante una IRM un neurofibroma del tamaño de una avellana entre las vértebras dorsales 7ª y 8ª, que será extirpado debido a los terribles dolores. Historia del conflicto: Hace dos años y medio trepa a un viejo manzano para limpiar una pajarera a tres metros de altura. Por desgracia se resbala y cae atravesado con la columna dorsal sobre una gruesa rama "un piso" más abajo y después sobre el suelo. Ello le causa los "peores dolores de su vida". (Conflicto de dolor). Durante dos meses aguanta a base de pastillas. (Fase activa, crecimiento de un neurofibroma). Se forma un pequeño bulto en la columna. Dos años y medio después el paciente comienza a curarse, poco a poco olvida el percance y durante las vacaciones se aleja del lugar del accidente. Comienza la fase de reparación con reducción del neurofibroma: inflamación, dolores y operación. (Archivo propio).*

Conflicto activo — Hinchazón de las vainas de mielina en la zona afectada por división celular de las células de Schwann (neurofibroma). La hinchazón de la cubierta protectora provoca insensibilidad al dolor (anestesia). Esta forma de insensibilidad al dolor no es fácil de distinguir del entumecimiento en la fase activa de un conflicto de separación (ver pág. 285 s.).

Sentido biológico — Mediante la hinchazón del recubrimiento de los nervios se atenúa la intensidad del dolor o del contacto no deseado, se bloquea el dolor.

Fase de reparación — Recuperación de la sensibilidad, posible hipersensibilidad inicial. Los neurofibromas permanecen o son degradados mediante bacterias. Lo que queda son los llamados "lobanillos".

Preguntas — ¿Está inflamado el lugar actualmente (reparación) o está en „reposo“ (fase activa)? ¿Qué ocurrió antes en ese lugar (golper, impacto, accidente, golpe psíquico)? ¿Cuáles caracterizaciones han desempeñado un papel?

Terapia — Encontrar conflicto, canales y caracterizaciones. Idea central: *"Una capa protectora me protege. Sólo dejo que se acerquen personas o cosas que me hacen bien"*. Aceite de hipérico uso externo, decocción de flores de heno. En caso de inflamación, aplicar arcilla acética, requesón, hojas de repollo, tierra medicinal y similares. Drenaje linfático. Hildegarda: Aceite de violeta. Operar es arriesgado.

Células nerviosas

Revestimiento del nervio
Conflicto de contacto o de dolor

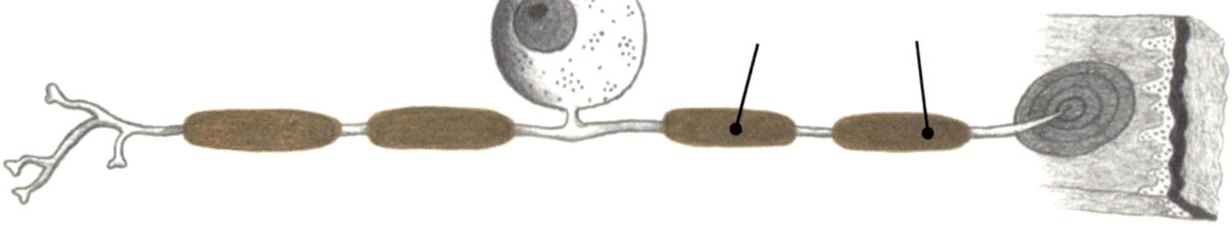

1 (Véase Dr. Hamer, "Tabellenbuch" (Libro de Tablas), pág. 45, 50.

Encefalitis

Según la MC, infección bacteriana o vírica del cerebro o las membranas de la médula espinal. El cerebro puede verse también afectado (meningoencefalitis). Síntomas guía son fuertes dolores de cabeza y cuello rígido (meningismo). Rigidez en la nuca es indicativo de una mejora en las cervicales. El cráneo y las cervicales tienen el mismo contenido de conflicto.

Conflicto	Conflicto de desvalorización moral-intelectual (ejemplos y desarrollo en pág. 311 ss.).
Fase	**Fase de reparación:** Los huesos del cráneo en reparación (calota) producen líquido intersticial: separación de meninges en dirección al cerebro, fuertes dolores de cabeza.
Observación	Más intenso en caso de síndrome. Difícil delimitación respecto a una fase de reparación del cerebro "normal". Otras posibles causas: SBS del trigémino (fase de reparación), SBS de las meninges (fase de reparación, en relación con conflicto de desfiguración: ser herido o sentirse atacado).
Terapia	El conflicto está solucionado. Acompañar fase de reparación. Ver fase reparación nivel cerebral pág. 64.

Meningitis, meningoencefalitis

Según la MC, infección bacteriana o vírica del cerebro o las membranas de la médula espinal. El cerebro puede verse también afectado (meningoencefalitis). Síntomas guía son fuertes dolores de cabeza y cuello rígido (meningismo). Rigidez en la nuca es indicativo de una mejora en las cervicales. El cráneo y las cervicales tienen el mismo contenido de conflicto.

Conflicto	Conflicto de desvalorización moral-intelectual (ejemplos y desarrollo en pág. 311 ss.).
Fase	**Fase de reparación:** Los huesos del cráneo en reparación (calota) producen líquido intersticial: separación de meninges en dirección al cerebro, fuertes dolores de cabeza.
Observación	Más intenso en caso de síndrome. Difícil delimitación respecto a una fase de reparación del cerebro "normal". Otras posibles causas: SBS del trigémino (fase de reparación), SBS de las meninges (fase de reparación, en relación con conflicto de desfiguración: ser herido o sentirse atacado).
Terapia	El conflicto está solucionado. Acompañar fase de reparación. Ver fase reparación nivel cerebral pág. 64.

Hidrocefalia

La acumulación de líquido hace aumentar el tamaño de los ventrículos debido a una obstrucción. Con frecuencia se trata de estrechamientos (estenosis) u obstrucciones en la zona del cuarto ventrículo entre el tronco cerebral y el cerebelo.

Conflicto	Conflicto de refugiado activo y otro(s) en reparación (síndrome).
Fase	Fase de reparación**:** Expansión de uno o varios FH en la zona del tronco cerebral o cerebelo mediante fase de reparación intensiva **con síndrome**.
Terapia	Resolver conflicto de refugiado. Acompañar fase de reparación. Ver fase reparación nivel cerebral pág. 64. En el shunt cerebral de la MC se introduce un tubo de plástico en el cerebro para que pueda salir líquido cefalorraquideo. Sólo como último recurso, si no queda otra opción.

OJO

El ojo es el órgano más complejo del cuerpo. En un espacio reducido se encuentran juntos tejidos de las tres capas germinales. Todas las diferentes estructuras tienen sólo un objetivo, la visión. El Dr. Hamer ha descubierto muchas cosas sobre el ojo, pero todavía queda mucho por descubrir. Según el oftalmólogo berlinés Dr. Kwesi Anan Odum, los conflictos emocionalmente más intensos se reflejan en las zonas más internas como el nervio óptico o la retina (aumento de la intensidad de fuera a dentro).

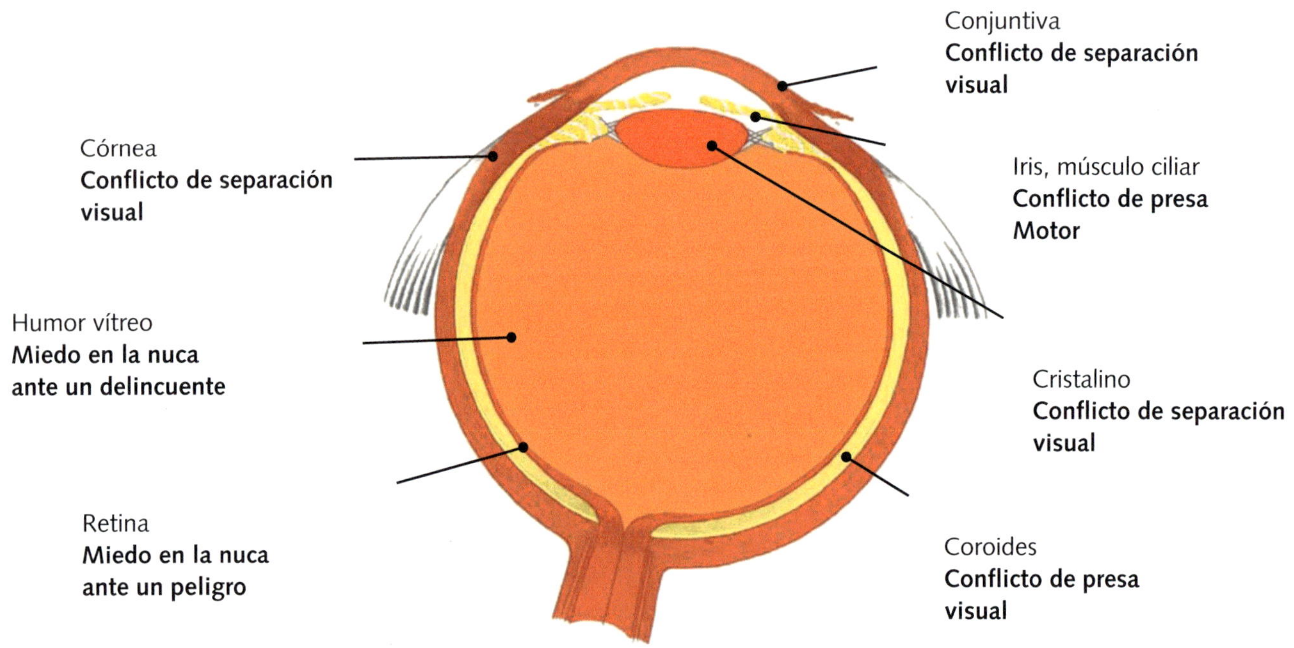

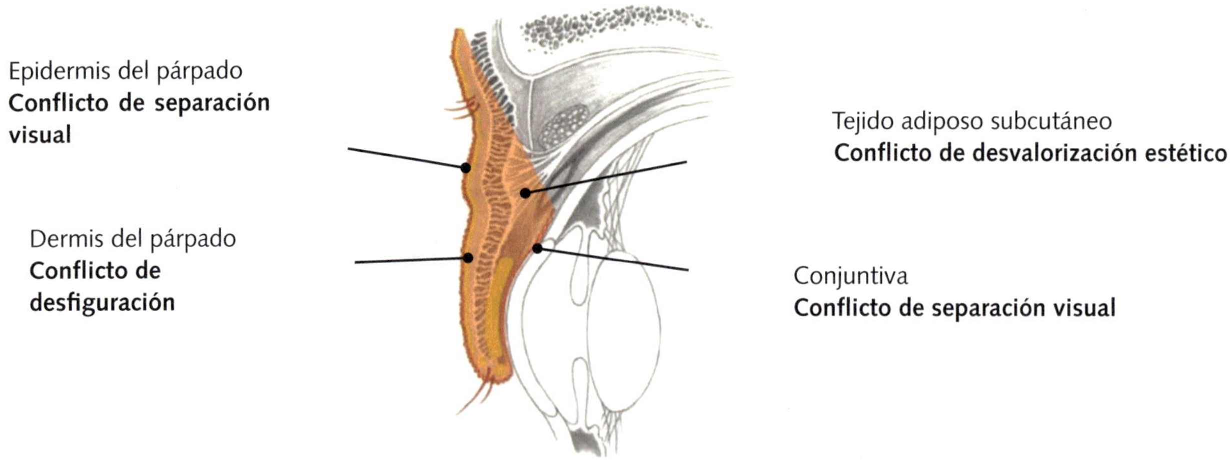

SBS de la epidermis o conjuntiva

FHs en sensores de la cara a media altura de la corteza cerebral

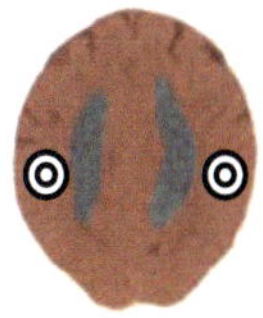

ECTO

−+

Inflamación del párpado (blefaritis), conjuntivitis[1]

Conflicto Conflicto de separación visual. Perder a alguien de vista. Separación visual.

Ejemplos

❁ *Un niño permanece con los abuelos durante las vacaciones de sus padres. (Conflicto de separación visual). Dos días después del regreso de los padres, contrajo conjuntivitis (reparación). (Archivo propio).*

• *La pareja de la paciente empieza de repente a entusiasmarse por un nuevo pasatiempo, que a ella no le gusta nada. (Conflicto de separación visual). Distanciamiento de intereses con su pareja. Ella lo ha perdido de vista. Cuando ella deja de darle importancia al asunto, contrae conjuntivitis (fase de reparación). (Archivo propio).*

❁ *El paciente diestro, casado de 49 años, sufre desde hace tres semanas de una grave conjuntivitis en ambos lados. Historia del conflicto: En la familia del paciente tenían como costumbre reunirse todos juntos el Día de los Difuntos, lo cual le encantaba al paciente. Por desgracia, desde hace 8 años no se han vuelto a reunir. (Conflicto de separación visual). Tres semanas antes, volvió a tener lugar una reunión. El paciente se alegró mucho de volver a verlos a todos. (Comienzo de la fase de reparación). El oftalmólogo lo trató con antivirales en vano, en el hospital con cortisona. Él siente alivio cuando descubre las relaciones anímicas. (Archivo propio).*

❁ *Un hombre de 55 años tiene que salir de viaje poco después de su vuelta de vacaciones. Lo que más le gustaría sería quedarse en casa con su mujer, que no se encuentra bien con dolor de cabeza y fuertes mareos. (Conflicto de separación visual). El último día de su viaje se le hinchan mucho los ojos, por lo que al llegar a casa visita al oculista (comienzo de la fase de reparación). (Archivo propio).*

Conflicto activo Pérdida celular (úlcera) en conjuntiva o párpado. Insensibilidad al dolor (hipoestesia), ojos secos, escamas. Es frecuente no percatarse de estos síntomas.

Sentido biológico La persona que se ha perdido de vista debe ser temporalmente olvidada mediante entumecimiento e insensibilidad.

Fase de reparación Conjuntivitis, inflamación del párpado. Reconstrucción, dolor, hinchazón, enrojecimiento, picor. En realidad un carcinoma espinocelular.

Observación La conjuntiva puede inflamarse mediante irritación mecánica, fuerte exposición al sol o por ojos secos. (Respuesta adaptativa). Tener en cuenta lado madre / hijo o de la pareja, o conflicto local. La conjuntivitis alérgica se contrae repetidamente a causa de un canal. Por ejemplo, alguien perdió de vista en primavera (polen de flores) a su gran amor: alergia al polen.

Preguntas ¿Hay otros miembros de la familia que padecen de conjuntivitis? (Indicio de una caracterización de la familia) ¿Era la primera vez que tuve conjuntivitis? En caso negativo: Buscar la causa de antaño. ¿Tuve un estrés de separación antes de contraer la conjuntivitis? ¿A quién perdí de vista? ¿Cambio de lugar, mudanza? ¿Tengo riña con algún miembro de la familia / pareja / amistad? En caso de que siempre se repita: ¿Qué me estresó antes del episodio actual? ¿Qué me estresó antes del último episodio? (Determinar situaciones similares) ¿Porqué manejo tan mal estas situaciones? (Buscar caracterizaciones, indagar situaciones de separación en la infancia, en el período de lactancia, parto y en la vida de los antepasados).

Terapia El conflicto está solucionado. Acompañar reparación y evitar recidiva. Si el problema es crónico, encontrar el conflicto, los canales, las caracterizaciones, dogmas y luego presentar una solución. Buscar dónde se encuentra el amor - ahí está la solución. Compresas frías, aplicaciones (o baños oculares) con decocción de eufrasia y cola de caballo. MMS uso interno. Plata coloidal uso interno y externo: Echar gotas en el ojo. Evitar sol y viento. Drenaje linfático, sal de Schüssler nº 3, 4, 11. Vitamina D3. Kanne Brottrunk uso interno. Hildegarda: Receta especial savia de vid y vino de Franconia. En su caso, colirio antibiótico, si la fase de reparación es muy intensa (dolorosa).

Molusco contagioso

El mismo SBS que arriba. (Véase arriba).

Moluscos contagiosos son verrugas en el párpado superior o inferior con un hoyuelo en el centro.

1 (Véase Dr. Hamer, "Tabellenbuch" (Libro de Tablas), pág. 119, 132.

Fase	Fase de reparación o **Reparación pendiente** de la epidermis del párpado por un conflicto de separación visual. Reparación excesiva: reproducción de verrugas.
Terapia	Preguntas véase pág. 87. Encontrar conflicto, canales, caracterizaciones y dogmas. Si es posible, dar solución real para evitar que aparezcan nuevas verrugas. Idea central: "Estoy unido con todas las personas que quiero. Un lazo invisible nos une aunque no estemos juntos". Extracción quirúrgica, si las verrugas suponen una molestia mecánica o estética.

Pterigión

El mismo SBS que arriba (véase pág. 87). Pterigión es el nombre que recibe un crecimiento de la conjuntiva procedente del borde y que se extiende en dirección a la pupila, lo cual puede perjudicar al campo de visión.

Fase	**Reparación pendiente** de la conjuntiva.
Terapia	Encontrar conflicto, canales y caracterizaciones. Preguntas véase arriba. Operación (ambulatoria) si perjudica el campo de visión. No obstante, buscar solución del conflicto, de lo contrario puede crecer de nuevo.

Pinguécula

El mismo SBS que arriba, (véase pág. 87). Bulto de color amarillento de la conjuntiva en el ángulo interno o externo (fisura palpebral).

Fase	**Reparación pendiente** de la conjuntiva.
Terapia	Preguntas véase pág. 87. Encontrar conflicto, canales, caracterizaciones y dogmas. En la MC no se suele operar, ya que una pinguécula sólo supone una molestia estética.

SBS del tejido adiposo

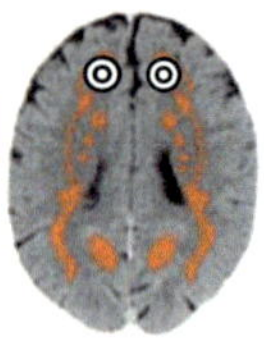

Acumulación de grasa en el párpado (xantelasma)

Conflicto	Conflicto de desvalorización con relación a la apariencia del ojo o de la cara. Sentirse poco atractivo. Estar descontento con la propia apariencia.
Ejemplo	➜ *Una mujer examina su rostro ante el espejo y descubre arrugas en el contorno de los ojos.*
Conflicto activo	Pérdida (necrosis) de tejido adiposo.
Fase de reparación	**Reparación pendiente:** reconstrucción de tejido adiposo. Igual que en el hueso, no se ahorra en la reparación de tejido adiposo y se produce material adicional (grupo de lujo): formación de xantelasmas.
Sentido biológico	Refuerzo de la capa de grasa. En la Naturaleza rige el principio: "Gordo es bueno y bonito". Un animal que consigue acumular grasa tiene éxito y es apreciado. El animal adelgaza cuando se vuelve viejo y débil.
Observación	Tener en cuenta lado madre / hijo o de la pareja, o conflicto local. Peligro de círculo vicioso, ya que el xantelasma se percibe como molesto y antiestético.
Preguntas	¿Cuándo tuve el xantelasma? ¿Qué me estresaba antaño? ¿Porqué no me gusto a mi misma? ¿Porqué me es tan importante mi apariencia? ¿Qué opinan / opinaban mis antepasadas resepecto a su apariencia? ¿Dependían emocionalmente de su apariencia? (Buscar caracterizaciones) ¿Qué es lo que queda de la vida, el interior o el cuerpo? ¿Qué me espera después de la muerte? ¿Qué es lo que cuenta entonces?
Terapia	Encontrar conflicto y caracterizaciones. Buscar donde está el amor - ahí está la solución. Si es posible, solución real para evitar que aparezcan nuevos xantelasmas. Idea central: *"Estoy contento con mi apariencia y con mis ojos". "El brillo del alma es más importante que la apariencia"*. Terapia "Vía Láctea". Flores de Bach: Alerce, manzano silvestre. En caso necesario, extracción quirúrgica.

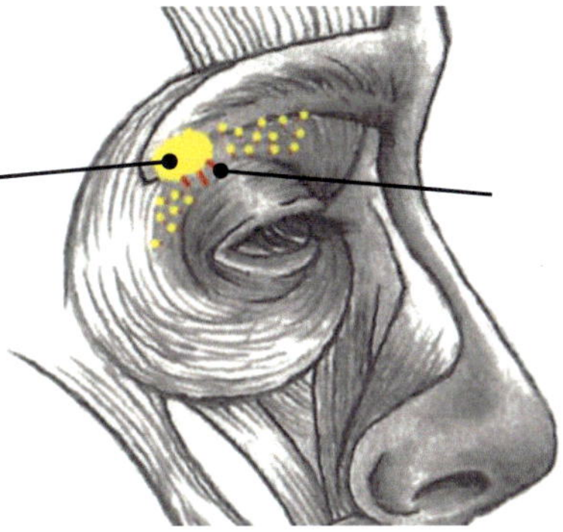

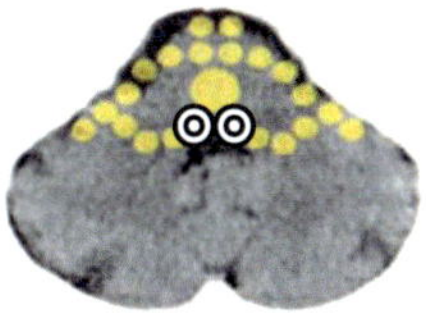

SBS de las glándulas lagrimales

ENDO

+−

Tumor o inflamación de las glándulas lagrimales [1]

En cada ojo hay una glándula lagrimal del tamaño de una avellana y de 20 a 30 glándulas pequeñas (accesorias). Aquí se produce la capa acuosa de la película lagrimal. (Capa lípida: Glándulas de Meibomio. Capa mucosa: Células epiteliales y caliciformes de la conjuntiva). La película lagrimal sirve para mantener húmeda, limpiar y nutrir la conjuntiva.

Conflicto	Conflicto de presa: No llegar a ver algo (ojo derecho) o no poder deshacerse de una mala impresión visual (ojo izquierdo). En otras palabras, no poder ver algo que se quiere o no querer ver algo desagradable.
Ejemplo	❁ *Una joven madre soltera sufre por tener que visitar regularmente a sus viejos padres y, por otro lado, a una vieja amiga. Conflicto: Querer mantenerse alejada de algo desagradable (vieja amiga). División celular en la glándula lagrimal izquierda: ojo izquierdo lloroso. (Véase Claudio Trupiano. "Danke Doktor Hamer" (Gracias Dr. Hamer), pág. 291).*
Conflicto activo	Crecimiento de tumor en forma de coliflor (adcar.) en glándula(s) lagrimal(es), cualidad secretora.
Sentido biológico	Con más lágrima se puede ensalivar mejor el bocado (excremento) visual (impresión visual) y con ello digerirlo o expulsarlo más fácilmente.
Fase de reparación	Inflamación de las glándulas lagrimales. Necrosis de caseificación tuberculosa del tumor. "Lágrimas purulentas", dolores, posible fiebre, sudores nocturnos.
Preguntas	¿Cuál era la causa de mi estrés antes de la inflamación? ¿Cuáles características causaron esa sensación?
Terapia	El conflicto está solucionado, acompañar la reparación. En caso crónico, buscar y solucionar el conflicto y las caracterizaciones. Compresas frías, compresa de requesón, drenajes linfáticos, MMS. Antibióticos si lo exige el sufrimiento. Operación si procede.

Sequedad ocular ("mucoviscidosis" de las glándulas lagrimales, xeroftalmia, síndrome de Sjögren, queratoconjuntivitis seca)

El mismo SBS que arriba (véase arriba). Otras causas de sequedad ocular: Véase pág. 90.

Fase	Reactivación de conflicto – **Reparación pendiente.** Pérdida paulatina de tejido glandular y sustitución por un deficiente tejido cicatricial: pérdida de lagrima, sequedad ocular.
Terapia	Encontrar conflicto, canales y caracterizaciones. Preguntas véase arriba. Si es posible, dar solución real para que se mantenga el funcionamiento glandular o se puedan regenerar las glándulas lagrimales. Baños oculares con decocción de eufrasia, cimicífuga y cola de caballo. Drenaje linfático.

1 (Véase Dr. Hamer, "Tabellenbuch" (Libro de Tablas), pág. 18, 33.

SBS de la dermis

FHs en el cerebelo – La topografía es aún desconocida

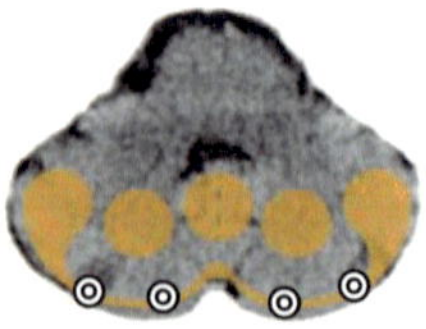

MESO ANTIGUO

Orzuelo y chalazión

En los bordes de los párpados superior e inferior se encuentran glándulas sebáceas (de Moll, de Zeiss y de Meibomio). Su misión es "engrasar" el borde del párpado. La capa de grasa impide que la lágrima sobrepase el borde del párpado. (La grasa repele la lágrima acuosa).

Conflicto — Ensuciamiento óptico a causa de lo visto. Violación de la integridad del ojo. O bien, el conflicto está en el ojo seco o mal lubricado. A menudo la razón está en el hecho de que en la vida del niño se integró insuficientemente lo feo y lo difícil (cuidado excesivo).

Ejemplos — ➜ *Un niño ve discutir a los padres continuamente. (Ensuciamiento óptico).*
➜ *A un trabajador le cae una viruta metálica en el ojo.*
➜ *Ataque verbal con relación a la apariencia o al ojo.*
❁ *Una niña ve un ratón en el suelo completamente despedazado por un gato. (Ensuciamiento óptico). En la fase de reparación aparece un orzuelo. (Archivo propio).*

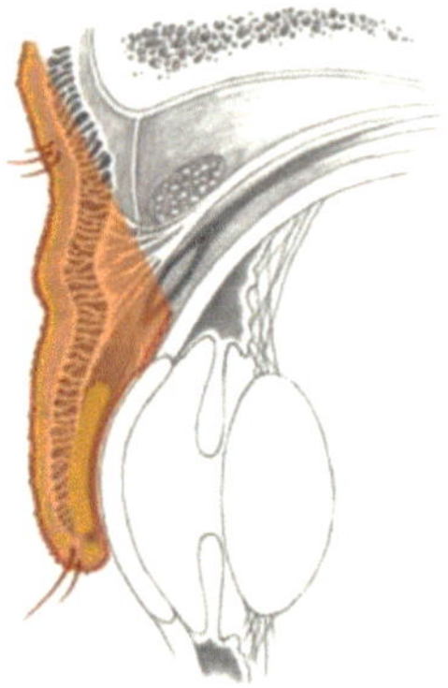

Conflicto activo — Hinchazón de la dermis y aumento de las glándulas de Moll, de Zeiss o de Meibomio (carcinoma de las glándulas sebáceas). Incremento en la producción de sebo.

Sentido biológico — Hinchazón de la dermis del párpado para proteger mejor el ojo. Con más sebo se engrasa mejor el ojo.

Fase de reparación — Inflamación-tuberculosis-eliminación caseificante mediante hongos o micobacterias, dolores (orzuelo). Reactivación del conflicto: inflamación con acumulación de tejido conjuntivo (inflamación granulomatosa: chalazión). Tras muchos conflictos se puede paralizar la producción de sebo: ojos secos.

Observación — Tener en cuenta lado madre / hijo o de la pareja, o conflicto local.

Preguntas — ¿Qué vistas no podía yo soportar? (Buscar la situación) ¿Porqué no podía manejar esa situación? ¿De qué acontecimiento en mi infancia me recuerda esa situación? ¿A qué se debió mi reparación?

Terapia — El conflicto está solucionado. Acompañar reparación y evitar recidiva. Si el problema es crónico, encontrar el conflicto, los canales, las caracterizaciones, dogmas y luego presentar una solución. Compresas frías en casos graves. En casos crónicos: flores de Bach manzano silvestre. MMS, plata coloidal uso interno y externo: echar gotas en el ojo. Cayce: En casos crónicos, envoltura de aceite de ricino. Sal de Schüssler nº 3, 9, 11, drenajes linfáticos. Aplicaciones o baños oculares con decocción de eufrasia, manzanilla y cola de caballo. Aplicar miel.

Ojos secos

Algunas causas guardan relación con nuestro "modo de vida" moderno, otras con conflictos:

- **Efectos secundarios de medicamentos,** en especial medicamentos para la presión arterial, la "píldora", diuréticos, antidepresivos, colirios vasoconstrictores, y otros.
- **Falta de estrógenos con la edad.** Una característica del envejecimiento es la paulatina deshidratación del cuerpo por la reducción del nivel de hormonas (especialmente estrógenos). Esto afecta sobre todo a las mucosas.
- **Al trabajar ante el ordenador o ver la televisión** se reduce la frecuencia de parpadeo, lo que causa sequedad ocular por falta de lágrima.
- **Simpaticotonía general o privación de sueño:** ojos secos. (Ojos húmedos en vagotonía).
- **Pocos estímulos de la Naturaleza.** Luz, agua, aire, etc.
- **Falta de movimiento.** Reducción de todo el metabolismo, también del aparato lagrimal.
- **La conjuntiva** en fase activa de conflicto. Reducción del riego sanguíneo y menor producción de mucosa (mucinas) en células epiteliales y caliciformes: capa de mucosa (mucina) demasiado delgada, sequedad ocular (p 87 s.).
- **Glándulas lagrimales.** Después de algunos conflictos la producción puede permanecer reducida: ojos secos (pág. 75).
- **Glándulas de Meibomio.** Tras muchos conflictos se puede reducir la producción de sebo: capa de lípidos demasiado delgada que provoca ojos secos.

SBS de los conductos excretores de glándulas lagrimales

FHs en sensores de la cara a media altura de la corteza cerebral

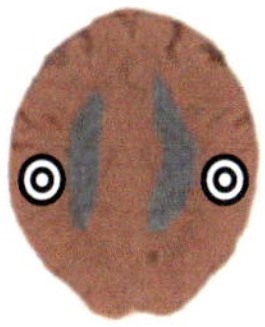

ECTO −+

Inflamación de los conductos excretores de las glándulas lagrimales[1]

Los 10-12 conductos excretores de la glándula lagrimal principal desembocan en el ojo por la parte lateral superior.

Conflicto	Ser o no querer ser visto. Conflicto de no poder ver suficientemente bien.
Conflicto activo	Restricción funcional y después pérdida celular (úlcera). Al mismo tiempo flaccidez de los músculos lisos subyacentes (partes anulares) > expansión transversa. Dolor tirante en los conductos excretores (esquema de la mucosa de la garganta): aumento de la sección.
Sentido biológico	Mejor flujo de la lágrima gracias a un ensanche de la sección: mejora de la visión.
Fase de reparación	Recuperación de la pérdida de sustancia. Inflamación o hinchazón de los conductos, estancamiento de la lágrima. Puede confundirse con una inflamación de las glándulas lagrimales.
Observación	Tener en cuenta lado madre / hijo o de la pareja, o conflicto local.
Terapia	El conflicto está solucionado. Acompañar reparación y evitar recidiva. Compresas frías, compresa de requesón o de papilla de linaza, drenajes linfáticos.

1 (Véase Dr. Hamer, "Tabellenbuch" (Libro de Tablas), pág. 123, 136.

SBS en músculos del párpado

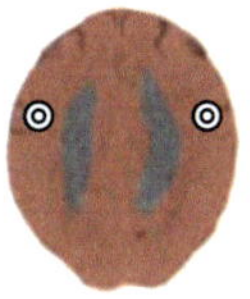

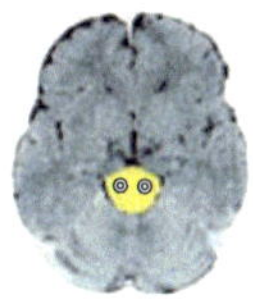

Debido a su fragilidad, el ojo está protegido con dos sistemas que controlan la cantidad de luz. El sistema interno (músculos del iris) y el sistema externo (párpado superior e inferior).

- Según la MC, músculos estriados (músculo orbicular del párpado) son los encargados de cerrar el ojo. El parpadeo involuntario funciona mediante una conexión nerviosa especial al tronco cerebral.
- Hay dos músculos para la apertura del ojo:
  Según la MC, los músculos tarsales superior e inferior son músculos lisos que abren el ojo mediante parpadeo involuntario. La apertura voluntaria del ojo se produce mediante el músculo elevador del párpado, que es un músculo estriado.

ECTO −+ ENDO +−

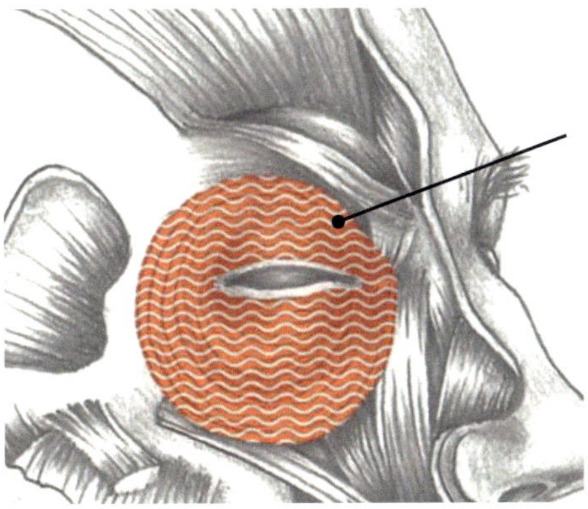

Músculos de apertura del párpado
No poder, deber o querer mantener abierto el ojo

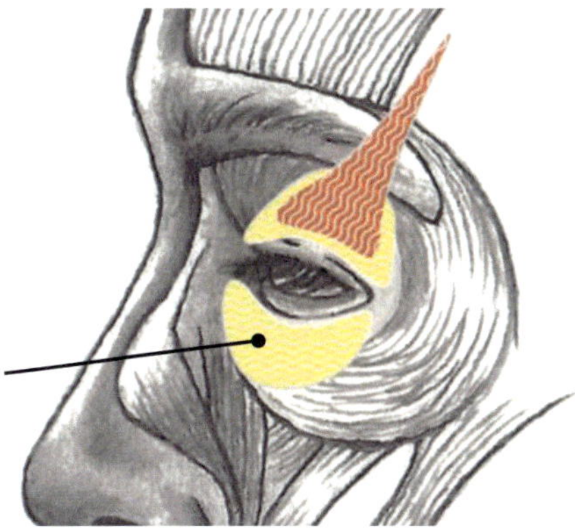

Músculo de cierre del párpado
No poder, deber o querer cerrar el ojo

Inversión del párpado (entropión, triquiasis)

El músculo orbicular tiene como función el cierre de los párpados. Mediante un aumento en la tensión del músculo se pliegan las pestañas hacia dentro y rozan dolorosamente sobre la conjuntiva (entropión).

E C T O −+ E N D O +−

Conflicto	No poder, deber o querer cerrar el ojo.
Ejemplos	❁ *Un empresario de casi 80 años debe buscar un ingreso adicional como vigilante nocturno a pesar de su avanzada edad. Las jornadas suelen durar toda la noche.* *Conflicto: No deber cerrar los ojos, no deber dormir.* *Cuando llega a casa por la mañana, se le cierran los ojos de cansancio y duerme un par de horas. En los últimos cinco años de su carrera como vigilante nocturno aparece un entropión. Los párpados inferiores de ambos ojos se pliegan hacia dentro, de manera que las pestañas rozan dolorosamente sobre la conjuntiva y esta se inflama. Cuando el paciente de 80 años realmente obtiene su jubilación y puede dormir cada mañana a voluntad, se va liberando poco a poco la tensión del párpado y desaparece el entropión sin dejar rastro. (Archivo propio).* ➜ *Un camionero debe conducir toda la noche.* ➜ *Un soldador es descuidado y mira la luz brillante.*
Tejido / fase	Músculo de cierre del párpado (músculo orbicular), músculo estriado. Mayor tensión del mismo tras reparación o con **reparación pendiente**: las pestañas se pliegan hacia dentro.
Preguntas	¿Cuándo comenzaron los síntomas? (El conflicto debe haber ocurrido antes.) ¿Se ha mejorado o empeorado? (mejorar > la situación del conflicto se mejora, empeorar > la situación del conflicto se empeora.) ¿El sueño es generalmente bueno o malo? ¿Duerme lo suficiente? ¿Cuáles situaciones le causan estrés? ¿Mejora la situación durante las vacaciones? (En caso afirmativo, el conflicto está situado en alguna parte de la vida cotidiana). ¿Cuáles son las caracterizaciones causantes?
Terapia	Encontrar y solucionar el conflicto, los canales y caracterizaciones. Buscar dónde se encuentra el amor - ahí está la solución. Idea central: *"¡Nada mejor que una buena siesta!"*. *"Si estoy cansado, me acuesto y cierro los ojos"*. Wilford: Mezclar azafrán con leche y realizar aplicaciones sobre los ojos. Aplicaciones con infusión de cola de caballo, consuelda, achicoria y caléndula. Parche ocular de la MC, operación en caso de que el conflicto no pueda solucionarse y los remedios más suaves no ayuden.

Eversión del párpado (ectropión)

Una reducción de tensión del músculo de cierre del párpado hace que este se vuelva hacia fuera (ectropión). Se produce lagrimeo continuo, puesto que ya no se da el flujo de lágrima desde el lago lagrimal.

Conflicto	No poder, deber o querer cerrar el ojo. (Ver ejemplos arriba).
Tejido Fase	Músculo de cierre del párpado (músculo orbicular), músculo estriado – Mesodermo, ectodermo. **Fase activa de conflicto:** deterioro muscular o parálisis, el párpado cae flácido hacia fuera. Posible cierre incompleto del párpado (lagoftalmos) por parálisis del músculo orbicular.
Terapia	Encontrar conflicto, canales y caracterizaciones. Preguntas y la idea central, véase arriba. Hildegarda: Poner pétalos frescos de rosa por la mañana sobre los ojos. Aplicaciones o baños oculares con decocción de eufrasia, consuelda y achicoria. Operación, en caso de que el conflicto no pueda solucionarse y los remedios suaves no ayuden.

Párpados caídos o ptosis palpebral

Afecta al músculo estriado elevador del párpado.

Conflicto	Conflicto de desvalorización, no poder, deber o querer cerrar el ojo. Haber pasado algo por alto. No haber estado totalmente despierto.
Ejemplos	➜ *Una madre le dice a su hijo: "Abre bien los ojos. La próxima vez te atropella un coche".* ➜ *Alguien tiene que trabajar por la noche y apenas puede mantener los ojos abiertos.*
Conflicto activo	Párpados caídos por parálisis o necrosis del músculo elevador del párpado.
Fase de reparación	Recuperación, temblor del párpado en crisis de reparación. En reparación pendiente posible cierre incompleto del párpado (lagoftalmos).

Sentido biológico	Refuerzo de la musculatura para que el en el futuro el ojo pueda permanecer abierto en el momento decisivo (grupo de lujo).
Observación	Tener en cuenta lado madre / hijo o de la pareja, o conflicto local. Si ambos párpados están caídos, puede deberse a una reducción general del sistema simpático. En este caso no habría conflicto de párpados, sino una hipofunción de la glándula tiroides (pág. 108).
Preguntas	¿Cuándo comenzaron los síntomas? (Conflicto ocurrido poco antes) ¿Qué he pasado por alto o ignoré por negligencia en ese tiempo? ¿He recibido una reprimenda o no puedo perdonarme algo? ¿Qué me atormenta desde aquel momento? ¿Porqué soy tan sensible a ese tipo de estrés? ¿Son caracterizaciones derivadas de la familia? ¿Quién reacciona de forma similar?
Terapia	Encontrar conflicto, caracterizaciones, canales y dogmas. Preguntas véase página anterior. Idea central: *"Puedo perdonarme el haber pasado algo por alto". "Sólo tengo dos ojos". "Duermo o permanezco despierto según me apetece". Más medidas al final de esta página.*

Temblor de párpado

Posibles causas

- Crisis de reparación del músculo orbicular (véase inversión o eversión del párpado).
- Crisis de reparación del músculo elevador del párpado y / o músculos tarsales (véase arriba).

E C T O −+ E N D O +−

Ejemplo	*La paciente, diestra de 49 años, trabaja como asistente de un ginecólogo. Su trabajo comienza a las 07:00 horas y termina a veces a las 22:00. A veces se elimina la pausa del mediodía porque hay trabajo organizativo que hacer. La paciente sufre de una grave falta de tranquilidad y sueño. Conflicto: No deber cerrar los ojos. Durante este tiempo comienza el temblor de párpado: el párpado superior derecho (lado de la pareja) pestañea en momentos de tranquilidad (crisis de reparación). Ojo derecho, puesto que su jefe es responsable de su falta de sueño y tranquilidad. Este síntoma surge siempre que la paciente sufre de falta de sueño o reposo. (Archivo propio).*
Terapia	En caso de recurrencia, encontrar conflicto, canales, caracterizaciones y dogmas. Preguntas véase página anterior. Si es posible, dar solución real para que la reparación pendiente llegue a su fin. Baño de pies con cloruro de magnesio ($MgCl_2$). Infusión de pétalos de rosa, uso interno o externo como aplicación. Uso interno: Magnesio, calcio, complejo de vitamina B (levadura de cerveza). Sal de Schüssler nº 7.

Epífora (lagrimeo continuo)

Posibles causas

- **Vagotonía general: aumento del flujo lagrimal**.
- **Irritación mecánica**, viento en contra, cuerpo extraño. El cuerpo intenta eliminar el cuerpo extraño.
- **Conjuntiva o córnea** en fase de reparación (véase pág. 87 s. y pág. 98).
- **Glándulas lagrimales** en fase activa mediante aumento en la producción de lágrima (dacriorrea, véase pág. 89).
- **Glándulas de Meibomio.** Tras muchos conflictos se puede reducir la producción de sebo: capa de lípidos demasiado delgada, "derrame" de la lágrima (pág. 90).
- **Músculos circulares del ojo,** partes estriadas en fase activa: la lágrima no puede ser evacuada (véase arriba).
- **Conductos excretores de las glándulas lagrimales** en fase activa: "derrame" de la lágrima (véase pág. 91).

Terapia

Según la causa. Aplicaciones o baños oculares con decocción de eufrasia y milenrama.
Hildegarda: Receta especial puré de apio e hinojo.

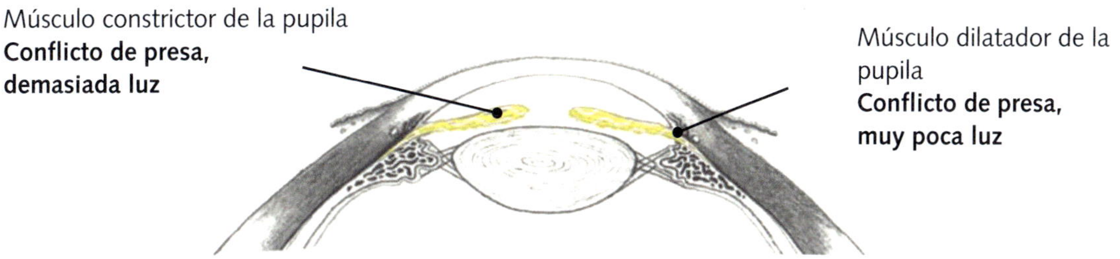

SBS del músculo de la pupila

FHs en el mesencéfalo – La topografía es aún desconocida

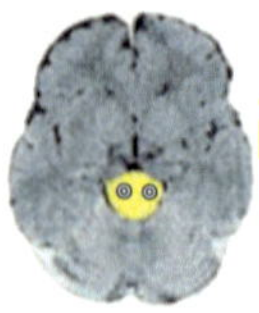

Los músculos lisos de la pupila ("vieja musculatura gastrointestinal") representan el sistema protector interior del ojo. Estos regulan la cantidad de luz que incide en la retina y se componen de dos antagónicos: el músculo constrictor o esfínter de la pupila y el músculo dilatador de la pupila.
El músculo esfínter de la pupila pertenece al sistema parasimpático. Se contrae cuando está en reposo y constriñe así la pupila. Su función es reducir la luz brillante cuando esta es demasiado intensa. Personas cansadas o relajadas tienen una pupila pequeña. El dilatador de la pupila pertenece al simpático. Se contrae si el individuo está activo. Su función es dilatar la pupila para que incida más luz sobre la retina en la oscuridad. Personas muy despiertas, estresadas o bajo el efecto de drogas presentan una pupila dilatada. De las funciones pueden inferirse los contenidos de los conflictos.

Ceguera nocturna, contracción excesiva de la pupila (miosis)

Conflicto	Conflicto de presa: Ojo derecho, demasiada luz. No conseguir algo, porque hay demasiada luz. Ojo izquierdo, demasiada luz. No poder deshacerse de algo, o bien no poder evitar algo desagradable o peligroso porque hay demasiada luz. Se desea, en sentido figurado, ocultar algo ante la mirada de los demás (al amparo de la oscuridad). Se rehuye por algún motivo de la luz pública. No querer ver el lado oscuro. Miedo del propio lado oscuro o del de otras personas.
Ejemplos	➜ *Demasiada luz por un verdadero choque de luz brillante como deslumbramiento por el sol o por luz de soldadura.* ➜ *Un simple trabajador se enamora de la hija de un rico industrial, pero esta lo rechaza porque él no puede ofrecerle mucho. El bocado de luz-mujer ideal no puede ser asimilado. El ojo derecho se ve afectado.* ➜ *Un hombre oculta a su jefe que ha estado en prisión por robo. Teme que de no hacerlo, no tendría ninguna oportunidad en la empresa. Sin embargo, el asunto sale a la luz. Demasiada luz sobre el pasado (bocado-excremento de luz del pasado): el ojo izquierdo queda afectado.*
Conflicto activo	Contracción de la pupila (miosis) mediante tensión permanente del músculo esfínter, posible ceguera nocturna.
Sentido biológico	Constricción de la pupila para que incida menos luz. Reducción de luz para que el "bocado" pueda ser asimilado mejor, o bien el "excremento" pueda ser expulsado más fácilmente.
Fase de reparación	La pupila recupera su tamaño normal.
Crisis de reparación	Crisis tonico-clónica de la pupila.
Preguntas	¿Desde cuándo se presentan los síntomas? ¿Qué quiero esconder o mantener en secreto en mi vida? ¿Cuáles son mis lados oscuros que no me atrevo a contemplar? ¿Es un tendencia que está en la familia? Buscar cual es la exacta caracterización.
Terapia	Encontrar conflicto, caracterizaciones, canales y dogmas. Oro coloidal.

Sensibilidad a la luz, dilatación excesiva de la pupila (midriasis), Ceguera diurna (hemeralopía), pupila irregular

Conflicto	Conflicto de presa: Ojo derecho, muy poca luz. No conseguir algo, porque está muy oscuro. Ojo izquierdo, muy poca luz. No poder deshacerse de algo, o bien no poder evitar algo desagradable o peligroso porque está muy oscuro. A menudo en sentido figurado: no poder mostrarse adecuadamente, con la luz adecuada. No se recibe la suficiente atención. Quizá no poder ver o encontrar lo espiritual, lo luminoso o la claridad.
Ejemplo	➜ *Un obrero competente y cualificado con años de experiencia compite por un puesto en la oficina de empleo con auxiliares no cualificados. Conflicto: No recae la suficiente luz sobre su cualificación.*
Conflicto activo	Tensión permanente del dilatador de la pupila: dilatación de la pupila (medriasis). Sensibilidad excesiva a la luz, fotofobia, ceguera diurna, posible pupila no redonda (irregular).
Sentido biológico	Dilatación de la pupila para que incida más luz. De esta manera puede asimilarse mejor el bocado, o bien se puede expulsar el "excremento" más fácilmente.

Fase de reparación	La pupila recupera su tamaño normal.
Crisis de reparación	Posible crisis tonico-clónica de la pupila.
Observación	La sensibilidad a la luz en caso de migraña puede guardar relación con este SBS.
Preguntas	¿Desde cuándo se presentan los síntomas? ¿Dónde no recibí la atención suficiente? ¿Dónde me siento como un extraño? ¿Me atendían lo suficiente en mi infancia? ¿Tiene otras caracterizaciones (padres similares, experiencias, etc.)?
Terapia	Encontrar conflicto, canales, caracterizaciones y dogmas. Vitamina A, oro coloidal.

SBS de los músculos extrínsecos del ojo

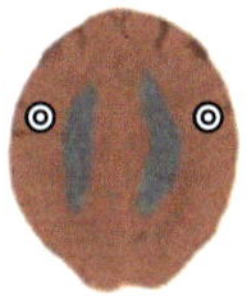

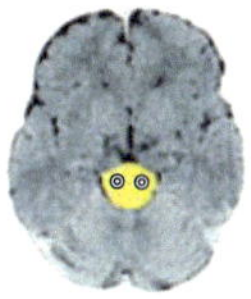

FHs en el mesencéfalo – La topografía es aún desconocida

Estrabismo

Los músculos extrínsecos constan de músculos estriados y lisos. Se distingue entre estrabismo convergente, divergente, hipertropía e hipotropía. En caso de estrabismo, uno o varios de los seis músculos extrínsecos están afectados por un SBS:

- El músculo recto superior gira el ojo hacia arriba.
- El músculo recto inferior gira el ojo hacia abajo.
- El músculo recto interno gira el ojo hacia dentro.
- El músculo recto lateral gira el ojo hacia fuera.
- El músculo oblicuo superior rota el ojo hacia dentro y hacia abajo.
- El músculo oblicuo inferior rota el ojo hacia fuera y hacia arriba.

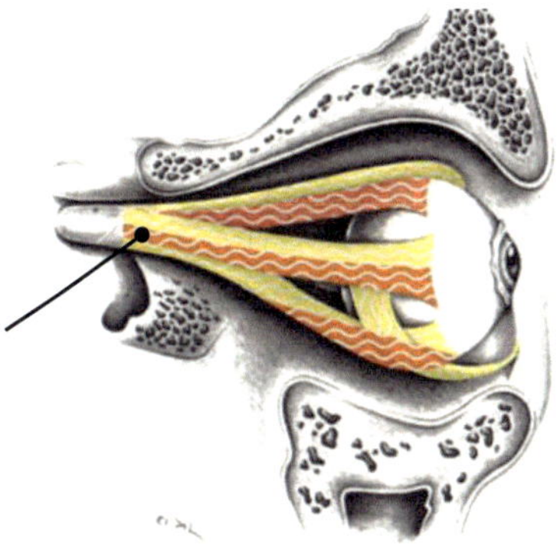

Músculos extrínsecos del ojo
No querer ver más a alguien o contemplar una situación insoportable. No poder huir de una situación: estrabismo convergente. Se echa de menos a alguien o algo y se "busca" con el ojo: estrabismo divergente.

Ejemplos	*Unos padres llevan a su hijo de 4 años al zoo y llegan al recinto donde sen encuentran los animales. El camino conduce a una especie de cueva donde se encuentra el depredador enjaulado. Al pequeño le dio miedo de repente. Por ello, la madre lo cogió en brazos y lo llevo adentro. (Conflicto motor de los músculos del ojo: no querer ver el tigre). Él se agarra fuerte y gira los ojos hacia un lado para no ver el tigre. Tras la visita al zoo el pequeño tiene miedo en la oscuridad y evita ver documentales de animales en televisión. Varios días después de la visita al zoo los padres notan que el pequeño gira los ojos repetidamente de manera descontrolada y empieza a tener un tic (crisis de reparación en la fase de reparación): le tira de la cabeza hacia la izquierda y hacia atrás, y al mismo tiempo vuelve los ojos. El pequeño sufre el molesto tic especialmente al ver la televisión. Los padres se ponen en contacto con una clínica oftalmológica, pero los síntomas desaparecen por sí sólos a las tres semanas. (Archivo propio).* ➜ *Los padres de un niño se separan. El bebé busca desesperado a su madre o a su padre: estrabismo divergente.* ➜ *Un niño pequeño es alejado muy pronto de su lugar al lado de su madre y se le obliga a dormir en el dormitorio infantil. Se asusta y busca a su madre con la mirada: estrabismo.* ➜ *Un bebé presencia gritando alborotado como un médico le pone una inyección.* ➜ *Un niño de pecho se encuentra en la incubadora y es deslumbrado por un tubo fluorescente.*

Estrabismo convergente

Conflicto	No querer ver más a alguien o contemplar una situación insoportable. No poder huir de una situación sin esperanza. "La huida hacia el interior".
Ejemplo	➜ *Los padres de un niño se separan. El ojo madre/hijo se fija en la madre, esta sigue ahí. El ojo pareja se desvía hacia el interior, para "acoger" a su padre.*

Observación	La mayoría de los afectados son personas centradas en sí mismas (receptivas o introvertidas).
Tejido	Músculos rectos internos o laterales. Partes estriadas o lisas del músculo.
Fase	**Conflicto activo pendiente** del músculo recto interior o exterior.

Estrabismo divergente

Conflicto	Se echa de menos a alguien o algo y se "busca" con el ojo afectado. La búsqueda "hacia fuera". No poder o no querer ver a alguien o algo. Betroffen sind eher nach außen gerichtete (direktive bzw. extrovertierte) Typen. Temor a un peligro lateral (peligro real, por ejemplo, un compañero de colegio agresivo o un peligro en sentido figurado, por ejemplo, la separación de los padres.
Ejemplo	➜ *Los padres de un niño discuten continuamente. "Primero se separan los ojos, después los padres" (Dr. Kwesi Odum). El ojo que se desvía busca por ejemplo, al padre en la distancia.*
Observación	Los afectados suelen ser más bien los tipos dirigentes y extrovertidos.
Tejido	Músculos rectos internos o laterales. Partes estriadas o lisas del músculo.
Fase	**Conflicto activo** del músculo recto interior o exterior.
Observación	Otras causas: La parte correspondiente al músculo liso del músculo recto lateral está combinada con un SBS de los túbulos colectores del riñón (pág. 240): los túbulos colectores del riñón activos, por ejemplo, del riñón izquierdo tiran del ojo izquierdo hacia fuera (indicio para el diagnóstico). El ojo se puede llevar a voluntad a la posición correcta. En este caso, suele tratarse de un conflicto de refugiado, no de visión.

ECTO −+ ENDO +−

Hipertropía (desviación vertical), ciclotropía (rotación en sentido horario o al contrario)

Conflicto	No poder, deber o querer mirar hacia arriba o hacia abajo. No poder, deber o querer mirar hacia dentro y abajo o hacia afuera y arriba, o bien girar el ojo. En la práctica: No poder o no querer ver a alguien o algo.
Ejemplo	➜ *Estrabismo vertical puede significar que el niño echa de menos a la madre o al padre (la mirada está dirigida desde abajo hacia arriba).* ➜ *Mientras el niño juega cae una rama sobre la cabeza (peligro desde arriba) > estrabismo vertical.* ➜ *El niño observa a una persona herida tendida en el suelo (temor desde abajo) > estrabismo vertical.*
Tejido	Músculo recto superior o inferior, músculo oblicuo superior o inferior. Partes estriadas o lisas del músculo.
Fase	**Conflicto activo pendiente** del músculo superior/inferior recto o del músculo superior/inferior oblícuo.

Preguntas sobre el estrabismo

Como siempre en los niños, debemos observar el sistema familiar. Los niños asumen a menudo los síntomas de los padres. ¿Hay síntomas que se presentaron junto con el estrabismo? (Indicación sobre la causa del conflicto). ¿En qué dirección mira el ojo? ¿Hacia el lado madre/niño o hacia el lado de la pareja? (Indicación sobre la persona que podría estar relacionada). ¿Cuándo se presentó por primera vez el estrabismo? (El conflicto tiene que haber tenido lugar antes). ¿Qué ocurrió en ese tiempo? (Consultar eventualmente un calendario o un diario de vida). ¿Qué afectó al niño? (Por ejemplo, disputa o divorcio de los padres, estrés con la maestra o en el jardín infantil). ¿Qué afectó a los padres? (Problemas con la pareja, disputa en la familia, estrés en el trabajo). ¿Se reduce el estrabismo durante las vacaciones? (En caso afirmativo el problema está en la vida cotidiana, por ejemplo en la escuela). ¿Se empeora durante el día o duarante la noche? (Si es durante el día, significa que el estrés está en el jardín infantil o en la escuela. Si es durante la noche, significa que el estrés está en la familia o en casa). ¿Tiene sueños periódicos? (Indicación sobre un conflicto). Preguntar al niño: ¿Qué es lo que más deseas? (Indicar eventualmente el tema). ¿A quién quieres tener contigo o a quién no quieres tener contigo? (Indicación sobre el tema)

Terapia en caso de estrabismo.

Encontrar conflicto, canales, caracterizaciones y dogmas. Muy importante: Entrenar la vista.[1]

Un parche oclusivo o vendaje sólo tiene sentido en niños y en caso de ambliopía (ojo vago). Las vendas crean el riesgo de que se originen conflictos mediante alteración o deficiencia visual (es mejor utilizarlos sólo en casa). Se debe sopesar bien la posibilidad de una operación, por ejemplo, evitar ambliopía.

1 Libros de Leo Angart, Mirsakarim Norbekov. Véase bibliografía.

Movimiento involuntario e incontrolable de los ojos (nistagmo)

El bulbo del ojo se mueve (en la mayoría de los casos) hacia la izquierda o derecha saliendo de la posición normal pero también hacia arriba o hacia abajo. Ocasionalmente el nistagmo se presenta junto con el estrabismo, lo cual no es de extrañar ya que ambos síntomas reflejan diferentes fases del SBS de los músculos exteriores del ojo.

Conflicto	Para el nistagmo en el plano horizontal: No es posible ver un peligro que viene desde un lado. Tengo miedo de algo que viene desde el lado. Tengo que controlarlo por el rabillo del ojo. Véase también descripción del conflicto del estrabismo.
Fase	**Crisis de reparación, reparación pendiente** de uno más músculos exteriores del ojo.
Sentido biológico	Eso que me da miedo debo controlarlo permanentemente con los ojos.
Observación	Si alguien tiene estrabismo, es posible que después de solucionarse el conflicto aparezca nistagmo. Eso es una buena señal. Sin embargo, si el nistagmo dura más de tres meses, significa que el conflicto está aún pendiente > buscar y solucionar el conflicto.
Terapia	Encontrar y solucionar el conflicto, canales y caracterizaciones para finalizar la reparación. En caso de haber preguntas y para terapias recomendadas véase más arriba.

SBS del cristalino

FHs en sensores de la cara a media altura de la corteza cerebral

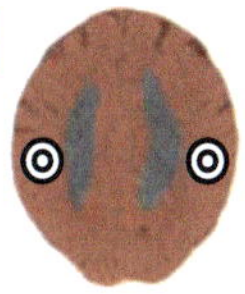

Enturbiamiento del cristalino (cataratas)[1]

Conflicto	Conflicto fuerte de separación visual. Tristeza, perder de vista a alguien o algo.
Ejemplos	➜ *Una mujer es internada en una residencia de ancianos. Ella echa de menos todo: su casa, sus objetos personales, su gato, sus vecinos.* ❁ *La pareja del paciente muere después de 42 años de casados. (Archivo propio).* ❁ *Se deshace el matrimonio de una madre diestra con dos niños. Durante el proceso de divorcio, su marido le dice en tono arrogante que tiene planeado arrebatarle los niños y que no hay nada que pueda hacer al respecto, ya que él tiene dinero suficiente para pagar el mejor abogado. Conflicto de separación visual: Miedo a perder de vista a los niños, esclerosis del cristalino. (Véase Claudio Trupiano. "Danke Doktor Hamer" (Gracias Dr. Hamer), pág. 440).*
Conflicto activo	Pérdida celular, sin dolor. Mediante el "aclarado" de las células del cristalino mejora la transparencia.
Sentido biológico	Se puede encontrar mejor y por más tiempo a la persona que se aleja de la vista.
Fase de reparación	Reconstrucción (aumento celular) de la anterior pérdida de sustancia dentro del cristalino, lo que causa enturbiamiento provisional (cataratas de la MC): síntomas de reparación y reparación. En su mayoría es un **conflicto recurrente.**
Observación	En reparación pendiente y a causa de recidivas, el cristalino se enturbia progresivamente, ya que la sustancia que falta se sustituye por un deficiente tejido conjuntivo (cicatricial). Factores como deficiencias nutricionales (acidificación), forma de vida antinatural, intoxicación por medicamentos y vacunas, fuentes de luz artificiales (véase degeneración macular) y otros, pueden contribuir a un enturbiamiento del cristalino.
Terapia	Encontrar conflicto, canales y caracterizaciones. Preguntas véase página anterior. Si es posible, dar solución real en caso de reparación pendiente. El cristalino se regenera si el conflicto se resuelve y permanece resuelto. Una mejoría no es realista sin hacer cambios profundos de conciencia y de vida. Idea central: "Estoy unido con todas las personas que quiero. Un lazo invisible nos une aunque no estemos juntos". "Estoy en el corazón de todos mis seres queridos, estén o no todavía presentes". Ritual de despedida. Entrenamiento de la vista, baños oculares con eufrasia, también infusión uso interno. Acupuntura, drenaje linfático facial. Hildegarda: Receta especial jugo de agrimonia y menta poleo. Lamentablemente suele ser necesaria una operación. Por suerte, los cirujanos oftalmólogos hacen aquí un magnífico trabajo.

1 (Véase Dr. Hamer, "Tabellenbuch" (Libro de Tablas), pág. 119, 132.

SBS de la córnea

FHs en sensores de la cara a media altura de la corteza cerebral

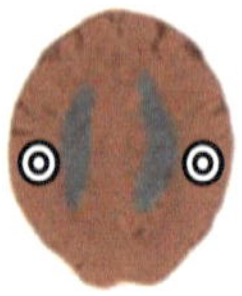

Adelgazamiento de la córnea (queratocono), inflamación de la córnea (queratitis), enturbiamiento corneal[1]

Conflicto — Conflicto fuerte de separación visual. Perder a alguien o algo de vista.

Ejemplos — ➜ *El hijo de una madre soltera se va de casa.*
➜ *Se traslada a la maestra favorita de una alumna.*
❁ *Un hombre tiene una fuerte discusión con su hermano. Sabe que esta ha puesto fin a su buena relación con él. (Archivo propio).*

Conflicto activo — Pérdida celular (úlcera) en la córnea. Sin dolor. Con actividad de conflicto pendiente puede producirse un queratocono: adelgazamiento de la córnea y forma cónica en el centro.
Suele afectar a ambos ojos y estar acompañado de miopía, ya que la luz se refracta demasiado.

Sentido biológico — Es más fácil "olvidar" provisionalmente a la persona que se ha perdido de vista.

Fase de reparación — Inflamación de la córnea, enturbiamiento corneal. Reconstrucción del tejido, dolor, hinchazón, enrojecimiento. En la MC "queratitis" por hongos, bacterias o virus.

En reparación pendiente arco senil (gerontoxón), degeneración fibrilar de la córnea, depósitos férricos (hematocórnea), depósito de cobre en la córnea (enfermedad de Wilson), enturbiamiento del tejido conjuntivo (pannus corneal). Tener en cuenta lado madre / hijo o de la pareja, o conflicto local.

Preguntas — sobre el queratocono: ¿Cuándo se diagnosticó? (El conflicto debe haber ocurrido hace un tiempo relativamente largo y debe estar activo aún). ¿A quién perdí de vista? (Separación / abandono / fallecimiento de un miembro de la familia, pareja, amigo). ¿Porqué me afectó tan intensamente? (Caracterización en la infancia, parto, embarazo). ¿A cuál miembro de la familia me parezco en este sentido? (Buscar caracterización)
Respecto a la corneítis: ¿Ocurrió algo bueno poco antes de que se inflamara el ojo? (Por ejemplo, un reencuentro con alguien que se echaba de menos, una buena noticia, una buena conversación). ¿Cuál separación me hacía sufrir antes y desde cuándo? (Buscar la fecha exacta para estimar la duración de la fase de reparación). ¿Cuándo tuve la primera corneítis en mi vida? (En caso negativo, buscar el conflicto de antaño, es importante para una solución duradera). ¿Caracterizaciones por separación? (Período de lactancia, parto). ¿Cuáles caracterizaciones existen en la familia relacionadas con una separación?

Terapia — Si existe inflamación o enturbiamiento de la córnea, el conflicto ya está solucionado. Acompañar reparación. En caso de recurrencia, encontrar conflicto, canales, caracterizaciones y dogmas.
Idea central: "Estoy unido con todas las personas que quiero. Un lazo invisible nos une aunque no estemos juntos". "Estoy en el corazón de todos mis seres queridos, estén o no todavía presentes".
Ritual de despedida, drenaje linfático. MMS, preparado enzimático, Hildegarda: Receta especial de hojas de manzano en primavera y vino de ónice. Baños oculares e infusión: Llantén mayor y eufrasia. Plata coloidal uso interno y externo: Echar gotas en el ojo. Si procede, pomada antibiótica para ojos en fases de reparación extremas.

Tracoma

El mismo SBS que arriba. (Véase arriba). Según la MC se trata de una infección causada por clamidias.
Inflamación crónica de la conjuntiva y la córnea. Enfermedad frecuente en países en desarrollo.
Cicatrización progresiva que a menudo causa ceguera (pannus tracomatoso o entropión cicatricial).

Fase — **Reparación pendiente** o situación tras muchas recidivas.

Terapia — Encontrar conflicto, canales y caracterizaciones. Preguntas véase arriba. Si es posible, dar solución real para que la reparación pendiente llegue a su fin. Mejora del entorno vital (higiene, agua limpia, etc.). Véase inflamación de la córnea.

1 (Véase Dr. Hamer, "Tabellenbuch" (Libro de Tablas), pág. 119, 132.

SBS de la coroides

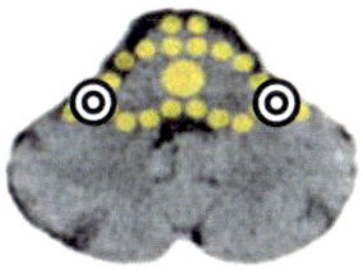

Melanoma de coroides ("melanoma uveal" adcar. enteroide), inflamación de la coroides (coroiditis), inflamación o tumor del iris o del cuerpo ciliar (iritis, uveítis), nódulos de Koeppe, coloboma, nevus de iris, "melanoma" del iris, neurinoma óptico[1]

La coroides, el iris y el cuerpo ciliar pertenecen al endodermo. Son ontogenéticamente la parte más antigua del ojo ("antiguo cáliz visual"). En principio, la coroides es tejido de la mucosa intestinal. La musculatura del iris (viejo músculo gastrointestinal) está cubierto de mucosa intestinal con distintos pigmentos (diferentes colores de ojos).

Conflicto — Conflicto de presa: No llegar a ver algo esperado (ojo derecho) o no poder deshacerse de una mala impresión visual (ojo izquierdo). En otras palabras, no poder ver algo que se quiere ver (ojo derecho). No querer ver algo desagradable o haber pasado por alto algo peligroso (ojo izquierdo).

Ejemplos — *Un aprendiz en la industria química de 17 años busca algo para merendar pasa sus compañeros. Estando ausente, su puesto de trabajo vuela por los aires a causa de una explosión. Cuando vuelve ve restos de cadáveres por todos lados. Dos de sus compañeros están muertos, otro herido de gravedad. Conflicto: No querer ver esta situación o querer ver a sus compañeros ilesos. Cuando lo supera, a los cinco meses, se le inflaman ambos ojos. (Comienzo de la fase de reparación). En el hospital se diagnostica una inflamación de la coroides en ambos lados. Puesto que la inflamación no mejora con cortisona, se quiere administrar quimioterapia. Ahora la familia conoce las cinco Leyes Naturales Biológicas. El joven elimina la cortisona poco a poco. Tras 8 meses de fase de reparación todo vuelve a estar bien. (Archivo propio).*

Un niño de 6 años juega sólo en su cuarto cuando tuvo la ocurrencia de taparse la cabeza con una caja de plástico. Por desgracia, el recipiente se atasca y al niño le entra miedo porque ahí dentro está oscuro. Conflicto: No poder obtener el bocado de luz (ojo derecho). El niño grita, pero la abuela, que está a su cargo, no oye bien y no se da cuenta al estar viendo la televisión en la habitación de al lado. En la fase de reparación se diagnostica una inflamación de la coroides en el ojo derecho. Con frecuencia aparecen recidivas. Por ejemplo, el niño tiene siempre miedo cuando se tiene que poner un jersey. (Véase Claudio Trupiano. "Danke Doktor Hamer" (Gracias Dr. Hamer), pág. 171).

Conflicto activo — Formación de un tumor coroideo (adcar.), de un tumor del iris (en MC "nevus de iris", "melanoma de iris"), de un tumor de cuerpo ciliar o crecimiento de un nódulo de Koeppe en el borde de la pupila (sarcoidosis, en principio pequeños "pólipos intestinales").

Sentido biológico — Poder asimilar o expulsar mejor "Bocado (excremento) visual" con más "células intestinales".

Fase de reparación — Reducción del tumor por caseificación tuberculosa. Este proceso se denomina tuberculosis coroidea o inflamación de la coroides. Focos de tuberculosis (manchas blancas detrás de la retina que vuelven a desaparecer). Pueden quedar cavernas. Inflamación de iris, inflamación de cuerpo ciliar, hinchazón, dolores.

Preguntas — ¿Desde cuándo se presentan los síntomas? ¿Cuándo se diagnosticó un tumor? (Estimar cuando comenzó a crecer el tumor, tal vez unos meses antes. El conflicto debe haber tenido lugar en esa fecha > calcular cuantos meses atrás). ¿Qué fue lo que no quería o no podía ver en aquella fecha? ¿Qué ocurrió en esa fecha en mi vida y qué cambió en mi vida? ¿Porqué me afectó tanto? (Encontrar caracterizaciones de los antepasados).

Terapia — En caso de tumor coroideo, encontrar conflicto, canales, caracterizaciones y dogmas. Las intervenciones usuales de la MC son arriesgadas y en mi opinión no justificables. Idea central: "Tiene sentido que haya sucedido así. *Puedo aprender de ello*".

En caso de inflamación de la coroides, el conflicto ya está solucionado. Acompañar fase de reparación. Véase fase de reparación a nivel cerebral (pág. 64). Aplicación con infusión de eufrasia, eneldo, malvavisco, violeta. Drenaje linfático. Sal de Schüssler nº 3, MMS. Si procede, en fases de reparación extremas cortisona, antibióticos.

1 (Véase Dr. Hamer, "GNM® -Hirnnerventabelle". Tabla II, columna 1 y 2.

SBS del humor vítreo

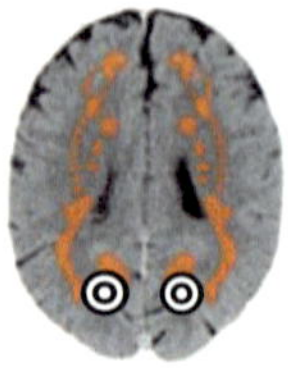

Enturbiamiento del humor vítreo, aumento de presión intraocular (glaucoma), Desprendimiento o hemorragia del vítreo (moscas volantes)[1]

MESO NUEVO

−+

El Dr. Hamer y la MC hablan de cosas diferentes: en la MC se emplea el término glaucoma siempre en un mismo sentido para designar distintas enfermedades del ojo, en especial del nervio óptico. A menudo, pero no siempre, estas enfermedades están acompañadas por un aumento de presión intraocular. (Glaucoma agudo, de ángulo cerrado o abierto, glaucoma con presión normal).
Según el Dr. Hamer el aumento de presión en el humor vítreo procede de un edema. Según las cinco Leyes Naturales Biológicas diferenciamos entre enturbiamiento del humor vítreo (visión túnel) en la fase activa de conflicto y el aumento de presión intraocular (glaucoma) por un edema del humor vítreo en la fase de reparación.

Conflicto: Miedo en la nuca ante un delincuente (ladrón, violador, profesor, compañero de clase, jefe).

Ejemplos: *El paciente se divorcia de su mujer. La madre obtiene la custodia y él sólo puede ver al niño por días. (Conflicto de miedo en la nuca). El percibe a su mujer como ladrona de su hijo. (Archivo propio).*
El niño de 5 años sufre una noche en su casa un repentino conflicto de miedo en la nuca por un apagón, que le afecta el humor vítreo en ambos ojos. El miedo empeora con los años, tanto que cuando las luces no están encendidas cree ver ladrones y asesinos por todos lados. Se le diagnostica una pérdida del campo visual (fase activa de conflicto).
El niño empieza a curarse ocho años después, cuando una noche oscura fue en bicicleta sólo a la casa de una amiga de la madre. Él nota que no es tan malo ir a oscuras. Días después sufre un ataque grave de glaucoma (edema en el humor vítreo). Tres días después ya ha pasado lo peor. Terapia: Belladonna 30 C, aplicaciones con bolsas de té negro, poner habitación a oscuras. (Archivo de Antje Scherret).
La cajera del supermercado es atacada por detrás por un ladrón: conflicto de miedo en la nuca ante el delincuente. Poco después, nota que su campo visual se ha reducido (fase activa, efecto de "visión túnel"). (Archivo propio).

Conflicto activo: Pérdida de tejido en el humor vítreo y enturbiamiento repentino (visión túnel). Pérdida de campo visual o zona de ceguera (escotoma).

Sentido biológico: Mediante el enturbiamiento surge el efecto de "visión túnel". La visión lateral, hacia abajo o hacia arriba se nubla. El individuo que es perseguido puede concentrarse en la huida en lo que tiene delante. Igual que la liebre, que realiza su "programa" de cambios de rumbo sin mirar atrás.

Fase de reparación: Recuperación del humor vítreo, aumento de la presión intraocular (glaucoma) por edema. La presión surge por una continua producción de líquido del humor vítreo y lo exige la Naturaleza, para que el globo ocular permanezca relleno y no se "arrugue" durante la reparación.
El colágeno del humor vítreo se puede condensar: las llamadas "moscas volantes", posible desprendimiento del vítreo, hemorragia del vítreo. En su mayoría es un **conflicto recurrente.**

Medir la presión: La presión debería controlarse varias veces según el Dr. Odum antes de tomar medicamentos (incluso 2 veces al día antes y después de estrés), con excepción de ataque de glaucoma sobre 40. Se debe medir igualmente el espesor de la córnea, ya que esta influye en la medición.

Observación: Tras varias recidivas es posible encontrar colesterol o inclusiones de fosfato de calcio en el humor vítreo: sínquisis centelleante. En caso de glaucoma, suele darse como "música de fondo" un SBS de los túbulos colectores del riñón (síndrome).
Agujero macular: En la fase activa de este SBS se puede producir una rotura en la retina por tracción del humor vítreo. Aspecto del conflicto: Algo "tira" de la persona.

Preguntas: En caso de una presión intraocular crónica: ¿Cuándo se diagnosticó? (Conflicto anterior). ¿Qué me causa ese crónico miedo? ¿Mejora la situación durante las vacaciones? (En caso afirmativo > la causa del conflicto está en la vida cotidiana). ¿Qué me causa estrés en la vida cotidiana? ¿Qué me preocupa/qué me causa miedo? ¿Qué me gustaría cambiar? (Indicación sobre conflicto). ¿Cuáles caracterizaciones me han sensibilizado? (Embarazo, infancia, antepasados). ¿Cómo está mi confianza?

1 Dr. Hamer, "Tabellenbuch", pág. 142, 146 y Dr. Hamer. "GNM® -Hirnnerventabelle". Tabla II, columna 3,4.

Terapia	En caso de enturbiamiento del humor vítreo, encontrar conflicto, canales, caracterizaciones y dogmas. En caso de aumento de presión intraocular durante la fase de reparación, el conflicto de miedo en la nuca está solucionado. Acompañar la reparación: Llevar gafas de sol, refrescar la cabeza, oscurecer la habitación, etc. Véase fase reparación nivel cerebral (pág. 64). Si procede resolver conflicto de refugiado (ver pág. 240 ss.). Idea central: *"Me siento seguro" "¡Estoy bien protegido!"*. Drenaje linfático facial y de cuello, acupuntura, masaje de acupuntura. Agua oxigenada (H_2O_2). Baños oculares e infusión: Eufrasia. Plata coloidal uso interno y externo: Echar gotas en el ojo. Medicamento Lymphomyosot para la mejora del flujo linfático. Preparado enzimático. En su caso medicamentos de la MC (análogos de la prostaglandina, inhibidores de carbohidrasas).

SBS del nervio óptico

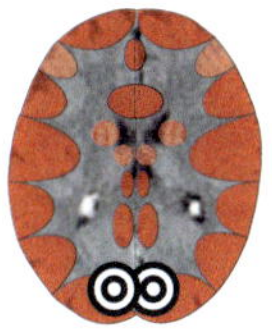

Glaucoma de presión normal, daño o "infarto" del nervio óptico

No está claro que el aumento de la presión intraocular significa un problema para el nervio óptico. El hecho es que el nervio óptico también se daña a menudo cuando la presión es normal. Según la MC los daños se deben a coágulos en los vasos sanguíneos del nervio óptico. Opino que ese diagnóstico es incorrecto porque los vasos sanguíneos están dispuestos en forma reticular. Por lo tanto siempre es posible eludir las obstrucciones (véase pág. 145).

Conflicto	No se quiere asimilar la información visual. Se está molesto. Componentes de autoestima. (Conflicto visual más intenso).
Ejemplos	➜ *"¡Eso lo pone a uno de los nervios!"*. ❁ *Un enfermero se ve incapacitado para trabajar y se inscribe en la oficina de empleo. La correspondencia y el papeleo con la seguridad social y la oficina de empleo lo sacan de quicio. Se diagnostica un glaucoma de presión normal o un daño del nervio óptico. (Dr. Odum).* ❁ *La mujer del paciente de 68 años enferma de Parkinson (enfermedad nerviosa). Al mismo tiempo, la suegra, que también vive en casa, se convierte en un paciente dependiente por demencia (enfermedad nerviosa). Medio año después, el paciente pierde en el ojo derecho (de la pareja) la mitad inferior del campo de visión. Diagnóstico: Daños por infarto en el nervio óptico. (Archivo propio).*
Conflicto activo	Pérdida celular, pérdida funcional del nervio óptico. Reducción del suministro sanguíneo como posible causa: perturbación o pérdida de campo visual. En su mayoría es un **conflicto recurrente.**
Sentido biológico	Ocultamiento de una situación fastidiosa. *„Prefiero estar casi a ciegas, en vez de mirar esto."*
Fase de reparación	Recuperación en función de la masa de conflicto. Generalmente la regeneración es incompleta.
Crisis de reparación	Súbito trastorno dramático del campo visual, „embolia del nervio óptico"
Preguntas	¿Desde cuándo se presentan los síntomas? (El conflicto debe haber tenido lugar algunas semanas antes y ha quedado más o menos pendiente hasta hoy). ¿Qué es lo que me enerva/preocupa tanto? ¿Tengo muchas „obras pendientes" al mismo tiempo? ¿Cuál fue la caracterización que provocó mi dilema? (Por ejemplo, el perfeccionismo, querer llevar a cabo todo inmediatamente, desorden). ¿Existen antepasados con biografías similares? (Indicación sobre características). ¿Porqué actúo yo de la misma forma? ¿Qué es preciso cambiar para mejorar la situación? ¿Cuáles serían los cambios interiores y exteriores?
Terapia	Encontrar y solucionar conflicto, canales, caracterizaciones y dogmas. Buscar dónde se encuentra el amor - ahí está la solución. Véase también Terapia pág. 102. Idea central: *"Me uno a la fuerza y serenidad de Dios.* ¡La vida así será más fácil!".

ECTO

−+

Glaucoma de ángulo cerrado y de ángulo abierto

El capítulo más difícil de la oftalmología, también para nosotros:

- **Glaucoma de ángulo cerrado.** Estrechamiento entre iris y córnea: bloqueo del drenaje, aumento de presión intraocular. La causa es un SBS del iris en la fase activa (ver pág. 99). Expansión o hinchazón: estrechamiento del ángulo iridocorneal.
- **Glaucoma de ángulo abierto.** 1ª opción: SBS del humor vítreo en fase de reparación. Aumento de presión intraocular (pág. 85 s.). 2ª opción: Bloqueo del drenaje en el canal de Schlemm por crecimiento celular o contracción muscular, causa desconocida.
- **Otras causas del aumento de presión intraocular: SBS del cuerpo ciliar:** Conflicto de presa visual, división celular en fase activa, más producción de humor acuoso. Sentido biológico: Mejor visión mediante aumento de humor acuoso (según el Dr. Sabbah). *Ejemplo: Un hombre desea a una mujer, pero esta no le corresponde. Él produce más humor acuoso por el "efecto de lupa". Así, la mujer deseada aparece subjetivamente más cerca. Diagnóstico: Glaucoma.* (Archivo del Dr. Odum).

Degeneración macular

En la llamada "mancha amarilla" (mácula lútea) de la retina se encuentra una gran concentración de células sensoriales (conos). Es el punto de visión más aguda. La mayor parte de la visión normal se realiza a través de la "mancha amarilla". Por desgracia, en caso de degeneración macular se deterioran las células de esta zona. El paciente no puede ver con claridad el objeto que enfoca, pero sí el entorno (pérdida del campo visual central).
Otros síntomas: Sensibilidad al resplandor, alteración en la visión de colores y contraste.

Degeneración macular seca

Con el oftalmoscopio pueden verse las llamadas drusas (células sensoriales muertas).
Según el Dr. Odum se trata de un conflicto especial de miedo (en la nuca). Consiste en expectativas negativas sobre el futuro, falsa autoestima, culpa, vergüenza y deshonra. Suele haber recidivas del conflicto. Se debe encontrar la causa.
Preguntas: ¿Cuánto tiempo hace que tiene los síntomas? (El conflicto ha ocurrido poco tiempo antes). ¿Cuál es el temor que se esconde detrás? (El propio futuro, la profesión, la jubilación, el futuro de los hijos o nietos). ¿Cuáles son los temas que me preocupan? ¿Qué es lo que ya no deseo ver más? ¿Cuál es el deseo más ferviente que tengo en mi vida? (Indicación sobre un conflicto y una solución). ¿Qué sentido oculto podría tener la enfermedad para mí? ¿A qué me están obligando? ¿Qué conocimientos nuevos me ha proporcionado la enfermedad?

Degeneración macular húmeda

¡SBS de la coroides! (Por lo tanto, véase Conflicto y Preguntas en la pág. 99 y más arriba Degeneración macular seca)
Esto hace que penetren vasos de la coroides en la retina degenerada.
Según el Dr. Odum, la degeneración macular húmeda es un programa de supervivencia de la vista. La coroides reacciona con proliferación celular para contrarrestar la degeneración de la retina.
Probablemente, la radiación mediante lámparas fluorescentes, lámparas energéticas, televisión y ordenador juegan también un papel en la degeneración macular.
La luz artificial parpadeante con elevados componentes de luz azul pueden causar daños permanentes al ojo. El cristalino y la mácula son los que más sufren por ello.
Alternativa: lámparas incandescentes, tanta luz natural como sea posible, utilizar gafas de sol sólo en caso necesario (por ejemplo, en alta montaña).

Terapia en caso de degeneración macular

- Encontrar conflicto, caracterizaciones, canales y dogmas.
- Alimentación alcalina, en especial verduras verdes, zanahorias. Cura de limón y ajo, arándanos.
- Vitaminas, minerales, oligoelementos (terapia ortomolecular). Agua oxigenada (H_2O_2) 3 % uso interno.
- Aminoácidos luteína, zeaxantina, licopeno.
- Entrenamiento de la vista (véase bibliografía), gimnasia.
- Acupuntura, masaje de acupuntura, drenaje linfático.
- Bórax natural uso interno.
- Aceite de hígado de bacalao.
- Oro coloidal.

SBS de la retina

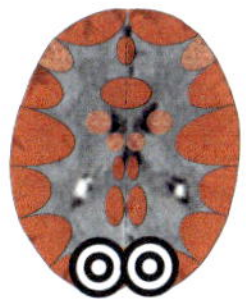

Pérdida funcional de la retina, edema de retina, desprendimiento de retina[1]

Conflicto — Miedo en la nuca ante un peligro (por ejemplo, examen, quimioterapia, operación, pérdida del puesto de trabajo, accidente), "tener el miedo metido en el cuerpo". Según el Dr. Odum, también asunto de culpa-vergüenza.

Ejemplos
- *El paciente le confía a un conocido una gran suma de dinero. De repente le asaltó el miedo de haber sido engañado por un estafador. (Conflicto de miedo en la nuca). (Archivo propio).*
- *El propietario de una pequeña empresa de construcción deja que su firma entre en quiebra por motivos fiscales. Sin embargo, la Delegación de Hacienda le descubre el juego. Prácticamente cada día tiene miedo de una auditoria (conflicto de miedo en la nuca). (Archivo propio).*
- *La jubilada de 67 años sufre un conflicto de miedo en la nuca por la siguiente afirmación de su médico: "Usted ha fumado. Puesto que viene presentando problemas respiratorios desde hace tiempo, comprobaremos si se ha desarrollado algo maligno". La mujer lo interpreta como un diagnóstico de cáncer. Cuando recupera la confianza, empieza a curarse. Entonces se le diagnostica un desprendimiento de retina. (Véase F. Mandt. pág. 67 ss).*
- *Alguien descubre que su puesto en la empresa se "tambalea". (Archivo propio).*
- *El paciente sufre un accidente de coche. Tiene miedo de perder el permiso de conducir.). (Archivo propio).*

Conflicto activo — Enturbiamiento de la retina, zona de ceguera (escotoma), merma de la visión. A menudo demasiado cauteloso, uno se siente observado y perseguido. Protección de la cuenta, internet, etc.

Sentido biológico — Mediante una desconexión provisional de la función de la retina, aquello que se teme se hace "invisible".

Fase de reparación — Edema entre la capa de células sensoriales y el epitelio pigmentario. Rara vez tiene lugar un desprendimiento de la retina entre el epitelio pigmentario y la coroides. Una división de la retina es aún más inusual (retinosquisis). Generalmente zona de ceguera (escotoma), centelleos. Empeoramiento dramático de la visión, si el desprendimiento de retina ocurre en la mácula, la zona de visión más aguda. Mediante recidivas se produce un endurecimiento, es decir, se origina tejido conjuntivo cicatricial. De esta manera explica el Dr. Hamer la miopía y la hipermetropía. En su mayoría es un **conflicto recurrente.**

Observación — En caso de centelleos en el campo visual se debe consultar un médico. Los centelleos son una urgencia médica que es atendida sin demora. Con síndrome se agudiza la situación porque se retiene más agua. Con el lado izquierdo de la retina mira el diestro hacia la derecha a la pareja, con el lado derecho hacia la izquierda a la madre / hijo. Si están afectados los lados izquierdos de un diestro, se trata de la pareja, si son los lados derechos, de la madre / hijo. Pienso (al contrario que el Dr. Hamer), que la diabetes, como afirma la MC, puede de hecho favorecer enfermedades de la retina (retinopatía diabética).
Retinosis pigmentaria: Desde la periferia se van degenerando las células sensoriales de la retina. Se va reduciendo cada vez más el campo visual desde fuera (periferia).
Conflicto: Ocultamiento del terrible suceso por hiperpigmentación (conflicto pendiente).
Un desprendimiento de retina (sin edema) puede surgir también en la fase activa de un SBS del humor vítreo (pág. 100 s) si el humor vítreo se contrae y produce tracción sobre la retina.

Preguntas — ¿Cuál estrés tuvo lugar antes de que apareciera el edema de la retina? ¿Cuál era el temor que se escondía detrás? (Por ejemplo, la suegra, un crédito, el fisco). ¿Cuál es la caracterización básica? (Por ejemplo, inseguridad, minuciosidad excesiva)

Terapia — En caso de recurrencia encontrar conflicto, canales, caracterizaciones y dogmas.
Los edemas de la retina no necesitan ser tratados con láser, sino que es posible esperar hasta que desaparezcan por sí mismos. Las dos capas de la retina vuelven a unirse por sí solas cuando el conflicto se soluciona y no reaparece. Mediante una operación con láser surgen cicatrices. No obstante, los desprendimientos de retina deben ser tratados, en mi opinión, por la MC (láser). Drenaje linfático facial y de cuello, acupuntura, masaje de acupuntura. Alimentación alcalina rica en nutrientes vitales, preparado enzimático. Cura de limón y ajo. Bórax natural uso interno, en caso necesario, también uso externo.Idea central en caso de recurrencia: "Me siento seguro. Estoy protegido". Agua oxigenada (H_2O_2) 3% uso interno. Flores de Bach: Álamo temblón, mímulo, estrella de Belén. Véase fase reparación nivel cerebral (pág. 64).

1 (Véase Dr. Hamer, "Tabellenbuch" (Libro de Tablas), pág. 141, 146.

ECTO

SBS de la retina

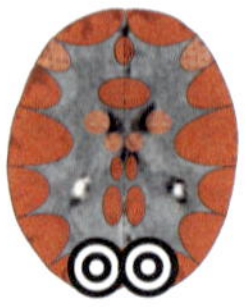

ECTO

Ceguera para el rojo/verde (cromatodisopsia)

Se trata de una "enfermedad hereditaria", por lo tanto debemos concentrarnos en los antepasados. Las personas afectadas (10% hombres, pero sólo un 0,5% mujeres) tienen dificultades para diferenciar entre el color rojo y el verde.

Conflicto	Según Frauenkron-Hoffmann: No desea ver algo verde o algo rojo. Conflicto de los antepasados en relación con estos colores. El estrés tuvo lugar cuando un antepasado miraba estos colores.
Ejemplos	*El niño de 8 años no puede distinguir entre el rojo, el verde y el violeta. La señora Frauenkron-Hoffmann encuentra el siguiente conflicto transferido: Los padres deciden tener un hijo cuando la madre ya tenía 30 años. Lamentablemente no resultó durante dos años. La madre tiene estrés cada vez que tiene la regla (sangre roja), se le está acabando el tiempo. Los otros colores que no puede distinguir también tienen que ver con sus antepasados El niño puede distinguir todos los colores inmediatamente después que ha reconocido las relaciones y comprendido que nada tienen que ver con él y que su estrés ha terminado. (www.biologisches-dekodieren.de/new/index.php?article_id=14)*
Conflicto activo	Restricción de la capacidad visual cromática específica, en su mayoría de nacimiento. Para nosotros juega un papel secundario que el problema esté en la retina (capacidad visual) o en la corteza visual primaria (procesamiento).
Sentido biológico	Se oculta el color para proteger al individuo del estrés relacionado con el color.
Fase de reparación	Recuperación de la capacidad visual cromática.
Observación	La señora Frauenkon-Hoffmann explica porqué la ceguera para el rojo/verde afecta a los hombres 20 veces más a menudo: Muchos de nuestros antepasados masculinos murieron en el campo de batalla (sangre > rojo, pradera > verde).
Preguntas	¿De qué color(es) se trata exactamente? ¿Hay antepasados que también sufren de esta ceguera? (Indicación de buscar ahí la razón del conflicto) ¿Cuál estrés tenían los antepasados con ese color? ¿Había antaño estrés con sangre? ¿Murió alguien trágicamente en el campo de batalla (verde)? ¿Con qué relaciono este color? ¿Qué papel juega este color? ¿Qué papel juega la relación para los antepasados?
Terapia	Encontrar el conflicto, canales y caracterizaciones causantes. Véase también Medicamentos, pág. 102.

Ceguera cromática, ceguera diurna (acromatismo)

Las personas con ceguera cromática pueden ver sólo el blanco y gris, no pueden ver otros colores. La ceguera cromática es congénita, por lo tanto debemos buscar el conflicto en los antepasados.

Conflicto	La luz o la luz diurna es peligrosa porque me podrían descubrir. En sentido figurado: La luz del descubrimiento me hace daño. No queremos ver el cadáver en el armario - no podríamos soportar el control con una buena conciencia. Además: Restrinjo mi vista/mi discernimiento al blanco o negro. He olvidado lo variada y colorida que es la vida y sus numerosas facetas. Me he encerrado para no ver la luz (lo divino).
Ejemplos	→ *El soldado puede avanzar sólo durante la noche. Al amanecer lo mata un disparo del enemigo.* → *Durante la huida: El escondite es seguro sólo durante la noche. Durante el día le/la descubrirán.*
Sentido biológico	Ocultar todos los colores para que la persona crea que está segura. Me siento mejor cuando veo sólo el blanco y el gris.
Conflicto activo	Restricción de la capacidad visual cromática, en su mayoría de nacimiento.
Fase de reparación	Es probable que una completa recuperación no va a ser tan fácil. Depende de si en la retina hay receptores cromáticos y en caso afirmativo, si éstos funcionan.
Preguntas	¿Hay antepasados que también sufren de esta ceguera? ¿Cuál era el estrés que tenían los antepasados a la luz del día? ¿Necesitaba alguien la protección nocturna? ¿Hay dramas de guerra, de un crimen o de fugitivos? ¿Hay algo escandaloso o indignante que yo o mis antepasados deseamos reprimir? (Por ejemplo, un asesinato, un incesto). ¿Desea alguien evadir completamente la luz (de Dios) buscando su reparación en la oscuridad?
Terapia	Encontrar el conflicto, canales y caracterizaciones causantes. Véase también Medicamentos, pág. 102.

MIOPÍA

En la MC se distinguen dos tipos de miopía:

• En la llamada miopía axial, el globo ocular es alargado en lugar de tener forma redonda.
Por ello el punto focal se encuentra delante de la retina, no en la misma retina. La visión de lejos es borrosa: vista corta. (Un alargamiento de un milímetro produce una miopía de 3 dioptrías).

• El segundo tipo es menos frecuente: la miopía de curvatura. La cornea y el cristalino refractan la luz demasiado. Por ello el punto focal se encuentra delante de la retina: miopía. A continuación describo los tres posibles cambios orgánicos en la miopía. Posteriormente expondré las causas de conflicto y ejemplos de casos.

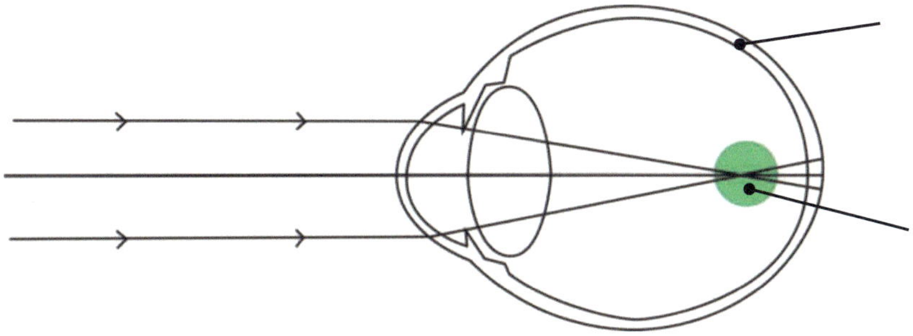

SBS del músculo ciliar

FHs en el mesencéfalo – La topografía es aún desconocida

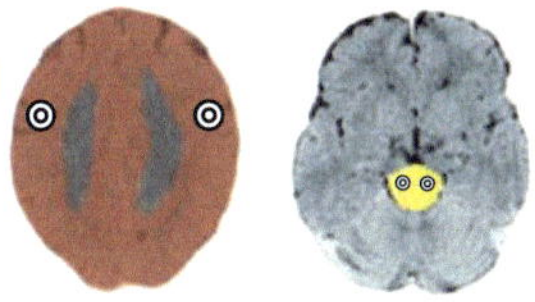

Miopía causada por músculo ciliar

Según la MC, el músculo ciliar es liso y con forma de anillo. Según el Dr. Hamer tiene componentes lisos y estriados, lo cual a mí me parece absolutamente lógico. A continuación considero ambas posibilidades.
Este músculo juega un papel fundamental en la miopía de curvatura.
La interacción entre el músculo en forma de anillo del parasimpático, las fibras zonulares (ligamento suspensorio) y el cristalino no es fácil de comprender. En estado relajado, el cristalino es un disco grueso redondeado unido al músculo ciliar por las fibras zonulares.

• Si se contrae el músculo ciliar se reduce el diámetro interno del cuerpo ciliar: las fibras zonulares se distienden. Así, el cristalino toma su forma original de grueso disco oval (ajuste para vista de cerca).
• Si se relaja el músculo ciliar, aumenta el diámetro interno del cuerpo ciliar: tensión de las fibras zonulares. Estas tiran del cristalino, que se vuelve un disco plano (ajuste para vista de lejos).

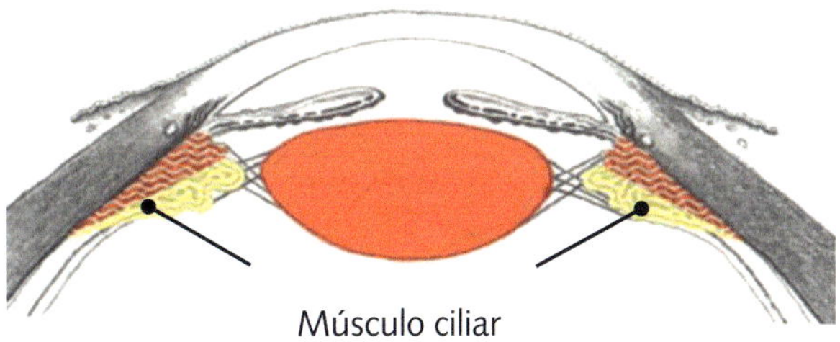

ECTO −+

La tensión del músculo ciliar se comporta por ello inversamente proporcional a la tensión del cristalino. Músculo ciliar en tensión: cristalino relajado y grueso. Músculo ciliar relajado: cristalino tenso y plano. El "complementario" del músculo ciliar es la tensión propia del cristalino.

ENDO +−

Desarrollo	Partes lisas: Aumento de tensión en fase activa. Así se consigue mejor visión de cerca (sentido biológico). Surge miopía, si el conflicto permanece por tiempo prolongado. Partes estriadas: Necrosis o parálisis en fase activa. Regeneración durante la fase de reparación. Al final de la fase de reparación o en reparación pendiente, el músculo ciliar es más fuerte que antes (miopía).
Sin conflicto	Es muy probable que también se pueda producir miopía sin conflicto, relacionada con el músculo ciliar y músculos oblicuos ajustados a una continuada visión de cerca (escuela, ordenador...).

SBS de los músculos extrínsecos del ojo

FHs en el mesencéfalo – La topografía es aún desconocida

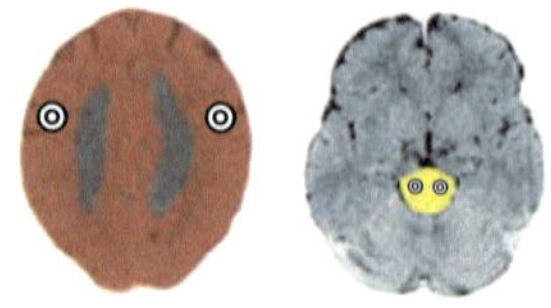

Miopía causada por músculos oblicuos del ojo

En la MC se infravalora el papel de los músculos extrínsecos del ojo en la acomodación (enfoque). Podemos hablar en este contexto de una acomodación "externa". El Dr. Bates (1860-1931), oftalmólogo de Nueva York y fundador del entrenamiento visual, investigó durante 40 años las causas de la miopía.
Con sus alumnos observó que la capacidad visual es muy variable. Él se dio cuenta de que pacientes a los que se le extrajo el cristalino podían no obstante enfocar (acomodar) relativamente bien. Según el manual, esto no debería ser así. Su teoría: "El cristalino no es el factor esencial en el proceso de acomodación". Él descubrió que en el proceso de enfoque el cristalino recibe el apoyo de los músculos oblicuos superior e inferior. Ambos músculos forman un anillo alrededor del globo ocular. Cuando se tensan a la vez, el globo ocular se alarga con la presión: mejora de la visión de cerca. ¡En caso de tensión permanente se produce miopía!

El Dr. Bates y representantes de modernas escuelas de oftalmología piensan que una visión de cerca continuada bajo estrés produce tensión permanente en ambos músculos. El cuerpo no hace otra cosa que adaptarse a las exigencias, si bien antinatural, de la visión de cerca (proceso de adaptación de la miopía). Con el "entrenamiento visual" se busca liberar la tensión de los dos músculos. Bates encuentra confirmación en el hecho de que el número de miopes aumenta con el grado de civilización. En Japón, un 90% de los jóvenes son miopes, en pueblos indígenas sólo unos pocos.

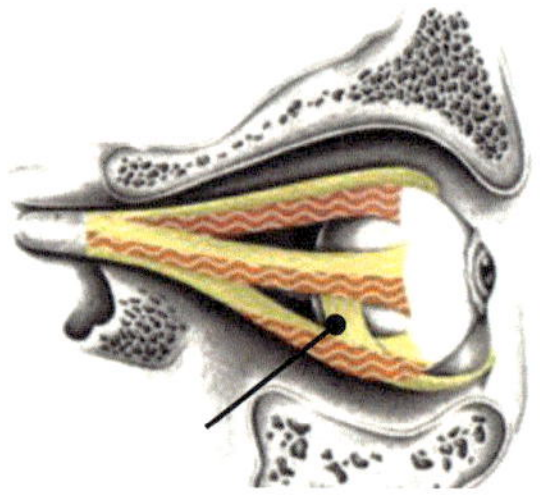

Músculo oblicuo inferior

SBS de la córnea

HFs sensory function - top of cerebral cortex

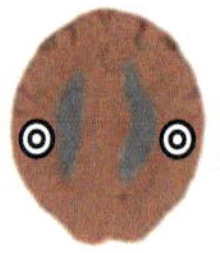

Miopía por deformación cónica de la córnea (queratocono)

En caso de un conflicto activo pendiente de la córnea se produce un adelgazamiento progresivo de la misma. De esta manera pierde su curvatura regular y sobresale hacia delante con forma cónica (queratocono). Generalmente asociado a astigmatismo y miopía. Este tipo de miopía es fácil de diagnosticar. Esta no puede ser corregida totalmente con gafas. Mediante una mayor curvatura de la córnea se da una refracción mayor: miopía.

Conflicto	Conflicto fuerte de separación visual. Perder a alguien de vista.
Fase	**Conflicto activo pendiente.**

Miopía en general – Conflicto, ejemplos, terapia

Conflicto	1ª opción: Sentirse fuera de lugar. Se echa de menos a alguien, alguien está demasiado lejos. Me gustaría tenerlo dentro de mi pequeño radio visual.
Sentido biológico	Sujetar con la vista. La miopía ocasiona un mundo pequeño, seguro y perfecto.
Conflicto	2ª opción: No querer ver algo o a alguien en la lejanía porque da miedo.
Sentido biológico	Ocultamiento visual. De manera inconsciente, sólo se quiere ver de cerca para sentirse seguro. *"Aquello que ya no puedo ver en la lejanía no puede darme más miedo".*
Tipo de persona	Los afectados son normalmente introvertidos, asustadizos, expectantes.
Ejemplos	❁ *En un campamento de vacaciones por tres semanas un niño es acosado y golpeado por otro. Después de las tres semanas tiene miopía. Un examen dio un resultado de -1,5 dioptrías.* (Archivo del Dr. Odum). ❁ Un niño tiene que ir a la guardería. Allí no se siente bien y le gustaría estar en casa con su madre. (Archivo propio). ❁ *La mujer embarazada se alegra mucho por su niño. Lamentablemente prometió a su empleador que*

	tres meses después del parto iba a reanudar el trabajo a tiempo parcial. El conflicto es que ahora ella preferiría quedarse en casa en el mundo idílico de su hijo. Ya antes del parto ella se enferma de miopía. (Archivo propio)
Preguntas	¿Cuándo se enfermó de miopía? (El conflicto ocurrió antes). ¿A qué temo "fuera" de mi casa? ¿Porqué? ¿Porqué deseo retirarme? Hatten die Vorfahren ähnliche Tendenzen? (Buscar caracterizaciones)
Terapia	Encontrar conflicto, caracterizaciones, canales y dogmas. Evitar visión de cerca o presión por estudiar por la mañana temprano. Pasar más tiempo en la Naturaleza, en lugar de hacerlo frente al móvil, el monitor o los libros. Entrenamiento visual (véase bibliografía). Flores de Bach: Álamo temblón, mímulo, entre otros. Oro coloidal. Hasta 1850 se pensaba, de manera correcta, que las gafas empeoran la vista defectuosa y por ello no se prescribían. En todo caso, es sensato no corregir la vista defectuosa completamente, de manera que quede un margen de mejora.

Hipermetropía

El globo ocular de los hipermétropes es demasiado corto con relación a la refracción del sistema visual: el punto focal no se sitúa en la retina, sino detrás de la misma (visión borrosa de cerca y clara de lejos).

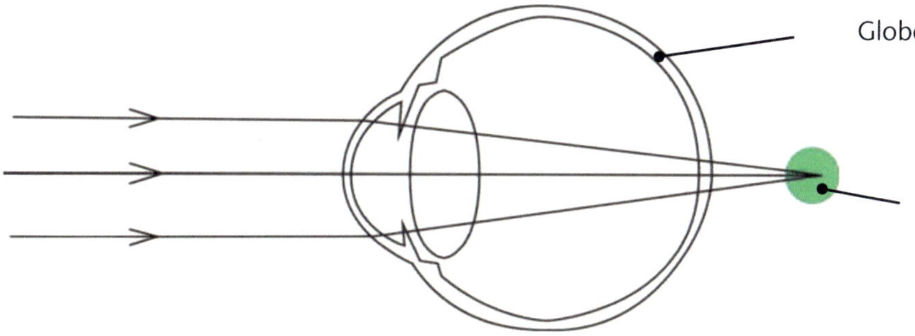

Posibles causas

- ¿Es la hipermetropía un proceso de envejecimiento? Sí, eso es cierto en personas de más de 45 años. Sin embargo, no lo es para los jóvenes, que a veces también tienen hipermetropía. El hecho es que el núcleo rígido del cristalino aumenta de tamaño con la edad, en perjuicio de la corteza elástica. Como resultado el cristalino pierde su elasticidad, ¡sin la cual no es posible la acomodación!
- SBS de los músculos extrínsecos. Mediante tensión de los músculos rectos se acorta el globo ocular (ajuste vista de cerca, véase pág. 106 s.). En caso de conflicto, la tensión se puede volver permanente (hipermetropía).
- SBS del músculo ciliar. Debilidad o parálisis del músculo ciliar por un conflicto: tensión de las fibras zonulares y tracción en cristalino. Así, este adopta la forma de un disco plano (hipermetropía).
- Endurecimientos. El Dr. Hamer explica la hipermetropía como un acortamiento del globo ocular debido al endurecimiento en la parte posterior (dorsal) del mismo.

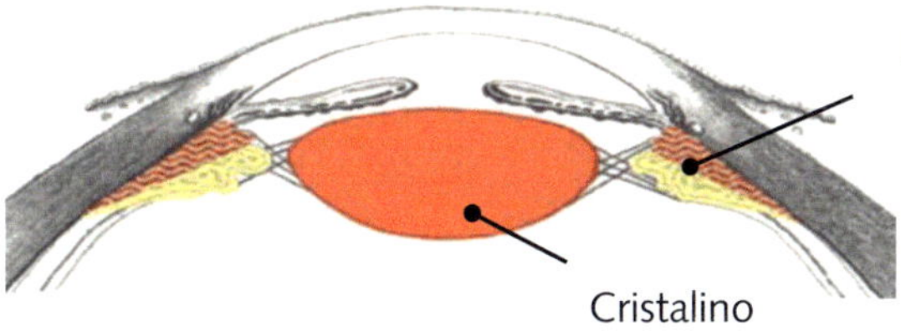

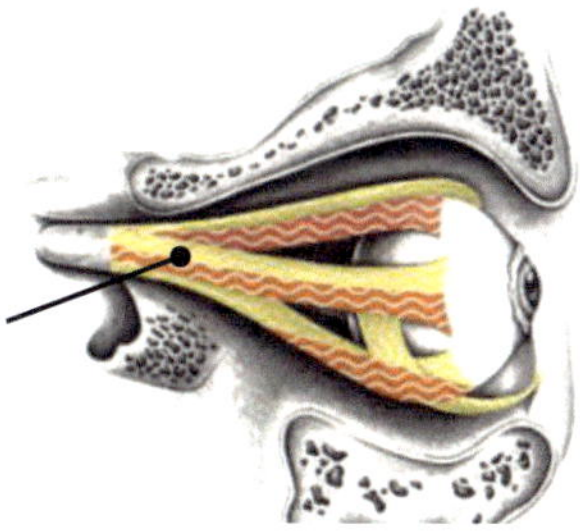

Conflicto	Miedo del futuro. No se sabe cómo van a ir las cosas (crisis de los 40). El tiempo está cada vez más corto hasta el fin ineludible - y yo tengo aún tantos planes.
Ejemplos	→ *¿Se mantiene la propia salud? ¿Podré disponer de sustento en la vejez?* → *¿Qué ocurrirá con papá/mamá? ¿Cómo les va a ir a los niños?* → *¿Es seguro el puesto de trabajo?*
SBS	Cristalino o músculo ciliar.
Fase	**Conflicto pendiente.**

Preguntas	¿Sufro bajo conflictos de separación? ¿Me preocupa a menudo el futuro? ¿Mi pensión de jubilación? ¿Mi puesto de trabajo? ¿Mis hijos o nietos? ¿Cuál es la misión que debo cumplir en mi vida? ¿Puedo realmente cambiar las cosas que me preocupan? ¿Entonces porqué me preocupan esas cosas? ¿En qué creo? ¿Tengo confianza en Dios?
Terapia	Encontrar conflicto, caracterizaciones, canales y dogmas. Idea central: *"Cambio sólo lo que puedo cambiar. Ignoro lo que no puedo cambiar. No te preocupes, vive."* Mediante entrenamiento visual se puede mejorar notablemente la presbicia.

Presbicia

En la MC se considera la presbicia como un proceso normal del envejecimiento. En mi opinión, esto es cierto en parte. A partir de los 45 años aproximadamente, la capacidad de ver de cerca empeora progresivamente en casi todas las personas. No obstante, hay excepciones de personas que no necesitan gafas en avanzada edad.

Posibles causas

- SBS del cristalino. Pérdida de la elasticidad del cristalino por conflicto o edad: sin elasticidad no es posible la acomodación (el enfoque): presbicia (véase también pág. 85).
- **SBS del músculo ciliar.** Debilidad o parálisis del músculo ciliar por conflicto o edad: el cristalino ya no puede tomar su forma original de grueso disco oval (presbicia).

Conflicto	Miedo del futuro. No se sabe cómo van a ir las cosas (crisis de los 40). El tiempo está cada vez más corto hasta el fin ineludible - y yo tengo aún tantos planes.
Ejemplos	➜ *¿Se mantiene la propia salud? ¿Podré disponer de sustento en la vejez?* ➜ *¿Qué ocurrirá con papá/mamá? ¿Cómo les va a ir a los niños?* ➜ *¿Es seguro el puesto de trabajo?*
SBS	Cristalino o músculo ciliar.
Fase	**Conflicto pendiente.**
Preguntas	¿Sufro bajo conflictos de separación? ¿Me preocupa a menudo el futuro? ¿Mi pensión de jubilación? ¿Mi puesto de trabajo? ¿Mis hijos o nietos? ¿Cuál es la misión que debo cumplir en mi vida? ¿Puedo realmente cambiar las cosas que me preocupan? ¿Entonces porqué me preocupan esas cosas? ¿En qué creo? ¿Tengo confianza en Dios?
Terapia	Encontrar conflicto, caracterizaciones, canales y dogmas. Idea central: *"Cambio sólo lo que puedo cambiar. Ignoro lo que no puedo cambiar. No te preocupes, vive."* Mediante entrenamiento visual se puede mejorar notablemente la presbicia.

Astigmatismo

En caso de astigmatismo el punto focal no se encuentra delante (miopía) o detrás (hipermetropía) de la retina, sino que hay dos o varios puntos focales. Este fenómeno se puede describir como una "falta de punto focal".
La causa más frecuente de astigmatismo es una alteración en la curvatura de la córnea. No obstante, también existe el astigmatismo del cristalino y astigmatismo del fondo de ojo (retina).

Posibles causas

- **SBS de la córnea** (véase adelgazamiento de la córnea pág. 98).
- **SBS de los músculos extrínsecos.** Alteraciones del equilibrio entre las tensiones de los músculos extrínsecos provocan tensión en la totalidad del globo ocular, de manera que se pierde la simetría (ver estrabismo). La asimetría puede afectar a la córnea o a la retina: astigmatismo.
- **SBS del humor vítreo.** Tracción del vítreo sobre la retina en la fase activa: imagen borrosa (véase pág. 100 s.).

Conflicto	La imagen interior, la expectativa (de sí mismo o de los demás) no concuerda con la imagen real. Ambas imágenes no pueden armonizar entre sí.
Ejemplos	❁ *Un niño tiene la imagen interior natural de un padre fuerte. Sin embargo, este es paciente de diálisis. Lamentablemente, su madre lleva al niño al hospital, donde ve Aa un padre enfermo al que le realizan una limpieza de sangre. (Archivo del Dr. Odum).* ❁ *El padre del entonces paciente de 5 años se convierte en un alcohólico. En una ocasión se puso a beber en el salón con sus amigos y a presumir de las acrobacias de su hijo: "Mirad, él puede hacer el pino sobre un vaso para*

	chupitos". Al pequeño le da una vergüenza terrible, pero tiene que mostrar la acrobacia estando vestido sólo con un camisón de dormir. La imagen externa real del padre no coincide con su imagen interior. (Archivo propio).
SBS	Córnea y/o músculos extrínsecos del ojo.
Sentido biológico	La percepción distorsionada (borrosa) protege al individuo frente a la "cruda realidad".
Fase	**Conflicto pendiente.**
Preguntas	¿Desde cuándo se presentan los síntomas? (1. El conflicto debe haber ocurrido antes. La mayoría de los diagnósticos tiene lugar mucho antes de presentarse los síntomas > estimar cuando comenzó el SBS). ¿Cuál es la espectativa que no concide con la realidad durante el tiempo en cuestión? ¿Está aún pendiente el conflicto? ¿Cuáles podrían ser recidivas? ¿Porqué son tan grandes mis espectativas? ¿Cuáles son las caracterizaciones que definen mi persona? (Embarazo, parto, padres).
Terapia	Encontrar conflicto, canales, caracterizaciones y dogmas. Mediante entrenamiento visual se puede mejorar notablemente el astigmatismo.

OÍDO

En el oído externo se encuentran el pabellón auricular, el lóbulo y el conducto auditivo externo. El tímpano (membrana timpánica) constituye el límite entre el oído externo y el oído medio. La cavidad timpánica del oído medio, espacio lleno de aire en el oído medio, con el martillo (malleus), yunque (incus) y estribo (stapes) está comunicada con la cavidad faríngea mediante la trompa de Eustaquio. En la ventana oval se transmite el sonido por el estribo hasta la cóclea (caracol) del oído interno, el verdadero órgano auditivo. En los conductos semicirculares tiene lugar la percepción del equilibrio.

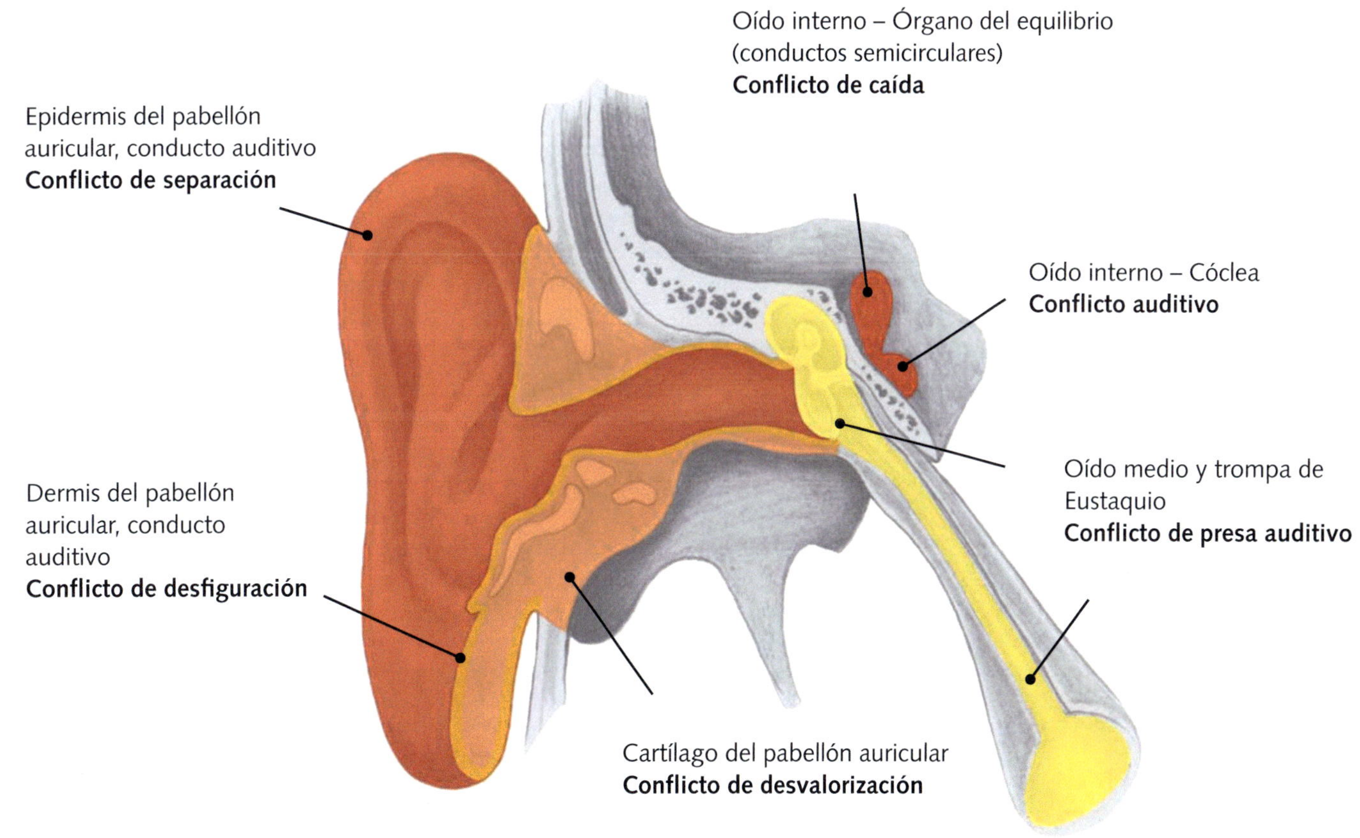

SBS del oído medio

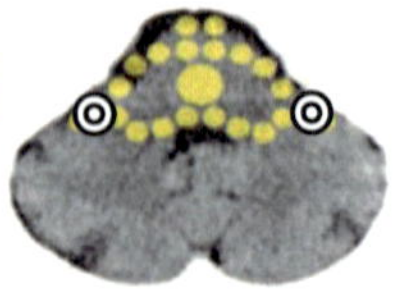

Inflamación del oído (otitis media), pólipo aural inflamado[1]

Conflicto Conflicto de presa: Oído derecho: No recibir información auditiva deseada. Oído izquierdo: No poder deshacerse de una noticia mala o perturbadora, no o enterarse de algún peligro.
Simplemente, no poder oír algo deseado o no querer oír algo molesto. No recibir o no poder deshacerse de una información. Algo no se oye o se pasa por alto y se recibe por ello un perjuicio.

Ejemplos ➜ *A un niño no le regalan el juguete que desea.*
➜ *Un bebé quiere oír la voz de su madre, pero eso no es posible en la guardería.*
❁ *La hija de 9 años de una mujer casada, diestra de 36 años, no va bien en la escuela. La profesora se dirige a la paciente y le comunica que el rendimiento escolar de su hija deja mucho que desear (conflicto de presa auditivo). A ella le hubiese gustado escuchar otra cosa, a saber, que la hija había mejorado: oído medio derecho (receptor) afectado. Solución del conflicto: Casualmente la paciente se encuentra con una buena amiga, que a su vez tiene tres hijos. Esta le cuenta que tiene problemas muy similares con sus hijos en la escuela. Se genera una conversación buena y sanadora gracias a la cual, la paciente puede desahogarse y sacarse la espina. Poco después de esta conversación la paciente sufre una inflamación del oído medio. (Archivo propio).*
➜ *Una mujer descubre a través de una amiga que su marido estaba coqueteando con otra. Conflicto: No querer oír una información auditiva molesta. En la fase de reparación tiene lugar una inflamación del oído medio. En este caso se vería afectado el oído medio izquierdo.*

Conflicto activo Aumento funcional de las "células auditivas arcaicas", crecimiento de tumor plano de resorción (hinchazón de la mucosa) o crecimiento de un tumor secretor en forma de coliflor (pólipo aural). Acumulación creciente de "células auditivas arcaicas" en el oído medio.

Sentido biológico Mejor asimilación o liberación del bocado auditivo con más células.

Fase de reparación Normalización del funcionamiento, reducción por caseificación tuberculosa mediante hongos o micobacterias de la mucosa abultada o del pólipo (inflamación del oído medio). Hinchazón, dolores, posible perforación del tímpano o protrusión del pólipo aural en el conducto auditivo externo, flujo purulento, fiebre, sudores nocturnos.

Crisis de reparación Escalofríos, fuerte dolor de oído.

Observación Repetidas inflamaciones del oído medio pueden afectar a los huesecillos del oído y producir pérdida de audición (mediante calcificación tejido conjuntivo-cicatricial).

Preguntas ¿Cuándo tuvo lugar la primera otitis media? (En caso negativo > aclarar el primer episodio y luego aclarar el episodio actual. En caso afirmativo > directamente antes de la otitis debe haber tenido lugar la reparación de un conflicto auditivo). ¿Cuál acontecimiento causó la reparación? (Por ejemplo, una buena conversación, una buena noticia, una disputa resuelta. - Este acontecimiento de reparación es un indicio hacia el conflicto). ¿Qué me estresaba antes? ¿Qué fue lo que no quería o no podía escuchar? ¿Cuál es la caracterización causante? (Padres, embarazo, infancia).

Terapia El conflicto está solucionado. Acompañar reparación. En caso de recurrencia, encontrar conflicto, canales, caracterizaciones y dogmas. Idea central: "La vida no es color de rosa". "No lo puedo tener todo ni lo tengo que oír todo". Echar gotas en el oído de decocción de ajenjo y manzanilla o aceite de oliva y tapar con algodón. Poner hojas de gordolobo en aceite de oliva durante 4 semanas. Echar gotas en el oído. Cebolla cortada fina y aplicar. Reblandecer (golpear) hojas de repollo y aplicar. Compresa de requesón, preparado enzimático, MMS, drenaje linfático. Plata coloidal, uso interno y externo.
Los antibióticos de la MC son recomendables en caso de dolores agudos, por ejemplo, durante la noche. En su caso sólo una toma. Son poco recomendables en casos crónicos (véase pág. 66).

Inflamación de la trompa de Eustaquio (tuba auditiva)[1]

SBS análogo al anterior. (Véase arriba).

Conflicto activo Oclusión progresiva de la trompa de Eustaquio por hinchazón de la mucosa (adcar.). Retracción del tímpano por falta de ventilación: mala audición.

---

1 (Véase Dr. Hamer, "Tabellenbuch" (Libro de Tablas), pág. 18, 33.

Sentido biológico — Mejor asimilación o liberación del bocado auditivo con más células.

Fase de reparación — Reducción del hinchazón de la mucosa por caseificación tuberculosa mediante hongos o micobacterias. La secreción puede fluir hacia la faringe o hacia el oído medio, aparentando una inflamación del oído medio. Hinchazón, dolores, fiebre, sudores nocturnos.

Terapia — El conflicto está solucionado. Acompañar reparación y evitar recidiva. En caso de recurrencia, encontrar conflicto, canales, caracterizaciones y dogmas. Preguntas véase arriba. Medidas: Véase arriba.

SBS de la vaina neural

FHs en el cerebelo – La topografía es aún desconocida

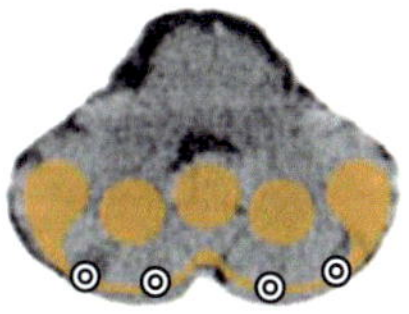

Tumor en el nervio estatoacústico, Neurinoma del acústico (schwannoma vestibular)

MESO ANTIGUO

El Dr. Hamer relaciona el neurinoma del acústico con el tronco cerebral (ver pág. 94 s., inflamación del oído medio), lo cual parece correcto, pues el "tumor" se encuentra en el tronco cerebral (si bien limitando con el cerebelo).

Sin embargo, yo atribuyo este SBS al mesodermo antiguo, puesto que desde el punto de vista histológico el tumor está compuesto de las llamadas "células de Schwann". Este rodea el octavo nervio craneal (nervio estatoacústico) entre el ángulo pontocerebeloso y el oído interno. Se trata pues de un "tumor de la vaina neural".

Conflicto — Probablemente se trata de un „conflicto doloroso de equilibrio". Una información dolorosa / grave / negativa me ha desequilibrado.

Ejemplos — ➜ *Una persona tiene que trabajar diariamente con el martillo neumático.*

❁ *Una madre diestra recibe siempre una reprimenda de su hija cada vez que esta viene de visita. Le echa en cara todo lo que hace mal y lo que debería haber hecho de otro modo: Conflicto doloroso de equilibrio. Ya no soporta escuchar esa vieja "cantinela" que le hace perder siempre totalmente el equilibrio. Al paso de los años surge un neurinoma acústico en el oído izquierdo del lado madre / hijo (fase activa). La paciente sufre de pérdida auditiva y mareos. En una operación se extrae el neurinoma. (Archivo propio).*

Conflicto — Queda afectado el órgano del equilibrio (conductos semicirculares), probablemente "conflicto de caída dolorosa". Se ve o oye caer a alguien o se cae uno mismo.

Ejemplo — ➜ *Después de un terremoto, una persona queda atrapada en los escombros de la casa.*

Conflicto activo — Crecimiento de un schwannoma vestibular en la membrana endoneural del canal auditivo interior del hueso petroso (intrameatal). El tumor puede propagarse desde ahí hacia el cerebro, hacia el ángulo pontocerebeloso (extrameatal). Normalmente, cuanto más dura el conflicto, tanto más grande llega a ser el tumor. Sin embargo, la experiencia demuestra que el crecimiento es muy lento (para la MC = "benigno"). Síntomas: Pérdida auditiva en uno o ambos lados, trastorno del equilibrio, mareos.

+ –

Sentido biológico — El engrosamiento de la aislación del nervio permite bloquear esas informaciones insoportables.

Fase de reparación — Degradación del tumor con bacterias. Recuperación de la función. No obstante, la recuperación funciona solamente en el estadio inicial, cuando el tumor es aún pequeño. A partir de un determinado tamaño, la involución (recuperación) es poco realista. La situación favorable más factible es una interrupción del crecimiento.

Preguntas — ¿Cuándo se diagnosticó? (La fase activa del conflicto puede durar meses / años). ¿Qué es lo que me está desequilibrando desde hace mucho tiempo? ¿Qué es lo que estoy bloqueando inconscientemente? ¿Qué es lo que no puedo "desconectar"? Y si estas preguntas no dan resultado: ¿Qué es lo que más me molesta en mi vida desde hace mucho tiempo? ¿Cuáles son las caracterizaciones y rasgos de carácter causantes? (Por ejemplo, hipersensibilidad, estabilidad deficiente). ¿Cuáles antepasados tenían problemas similares? ¿Qué causó esos problemas?

Terapia — Encontrar conflicto, canales, caracterizaciones y dogmas. Buscar dónde se encuentra el amor - ahí está la solución. La idea central es: "*Tengo el poder de cambiar las cosas que no son saludables para mí.*" Si el tumor sigue creciendo o su tamaño es ya demasiado grande, será inevitable operar.

SBS de la epidermis

FHs en sensores de la cara a media altura de la corteza cerebral

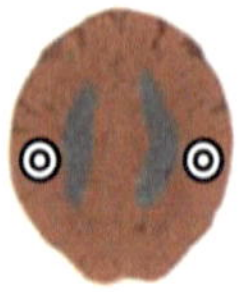

Inflamación del oído externo o del conducto auditivo (otitis externa)

Conflicto	Querer oír algo en concreto o no querer oír algo no deseado. O bien, querer o no querer tener contacto en la piel por la zona del oído (conflicto local).
Ejemplos	❁ *El paciente es insultado por su amigo en una larga llamada telefónica. Conflicto: No querer oír eso. Durante el monólogo de su amigo estaba comiendo frutos secos. Desde entonces tiene alergia a los frutos secos (canal). Siempre después de comer frutos secos se desarrolla en la fase de reparación un eccema en el conducto que produce picor. (Archivo propio).* ➜ *A alguien le gusta cuando su gato le acaricia en la oreja. El gato muere: Conflicto de separación, pérdida del contacto en la oreja.*
Conflicto activo	Pérdida celular en epitelio laminar (epidermis) del oído externo o conducto auditivo. Piel escamosa, seca, entumecida, pérdida de sensibilidad, sin dolor.
Sentido biológico	Mediante la pérdida de sensibilidad se hace más fácil olvidar la separación, o bien se "oculta" el contacto auditivo no deseado. Oft conflicto recurrente.
Fase de reparación	Inflamación del oído externo o del conducto auditivo. Reconstrucción del epitelio laminar, hipersensibilidad. Erupciones (dermatitis del oído), eccema y picazón en conducto auditivo, exfoliación de piel externa (detritus) al empujar piel nueva por debajo. Sin pus (delimitación del diagnóstico respecto a la dermis).
Observación	Tener en cuenta lado madre / hijo o de la pareja, o conflicto local (por ejemplo, auricular del teléfono).
Preguntas	¿Cuándo comenzó? (Poco antes tiene que haberse solucionado un conflicto auditivo). ¿Qué es lo que yo no quería escuchar? (Reproches, rumores penetrantes, críticas). ¿Qué me causaba estrés? ¿Tenía que ver con una persona determinada?
Terapia	El conflicto está solucionado. Acompañar reparación. En caso de recurrencia, encontrar conflicto, canales, caracterizaciones y dogmas. Idea central: *"No espero nada"*. *"Estoy feliz con la situación actual"*. *"¡Dile sí a la vida!"*. Aplicaciones y hierbas, véase inflamación del oído medio. Echar gotas de jugo de siempreviva en el oído. El material exfoliado de la piel puede producir inflamaciones. Por ello, debe limpiarse el conducto auditivo regularmente con limpiadores de oído o visitar al médico para ello.

SBS del cartílago del pabellón auricular

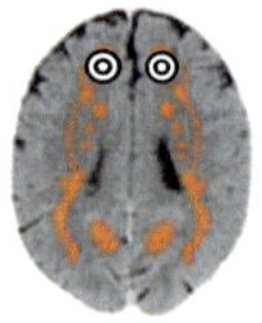

Inflamación de la oreja (pericondritis), gota

Conflicto	Conflicto de desvalorización en relación al oído o a la recepción del sonido + Conflicto de refugiado (pág. 240).
Ejemplo	➜ *Alguien tiene pérdida de audición y no puede por ello seguir la conversación en la mesa.*
Conflicto activo	Pérdida celular, sin dolor.
Fase de reparación	Reconstrucción del cartílago. Inflamación del cartílago del oído externo. Hinchazón, enrojecimiento, dolor. En caso de síndrome, nódulos de gota en cartílago del oído externo.
Sentido biológico	Refuerzo del cartílago para poder recibir mejor el sonido (semejante a huesos).
Observación	Tener en cuenta lado madre / hijo o de la pareja, o conflicto local.
Terapia	El conflicto auditivo está solucionado. Solucionar conflicto de fugitivo. Acompañar reparación. En caso de recurrencia, encontrar conflicto, canales, caracterizaciones y dogmas. Resolver conflicto de refugiado. Drenajes linfáticos, aplicar requesón u hojas de repollo, aplicaciones frías, baños fríos, humedecer orejas con tintura de incienso o mirra.

SBS del músculo tensor del tímpano y del músculo del estribo

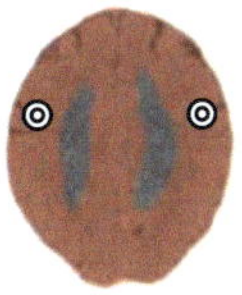

FHs Habilidades motóricas en la corteza cerebral

Músculo tensor del tímpano
No poder amortiguar el ruido

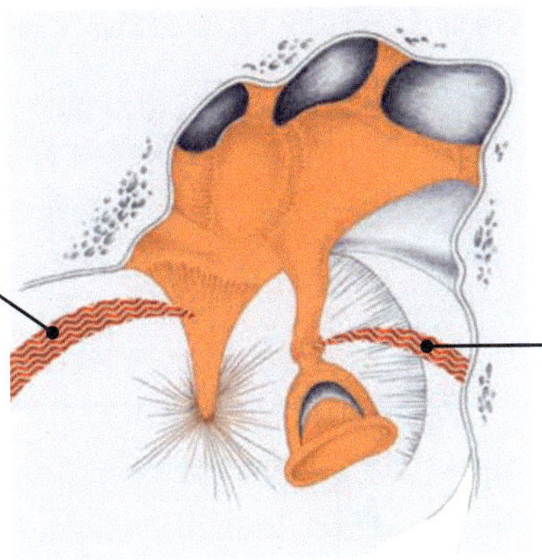

Músculo del estribo
No poder amortiguar el ruido

Pérdida de audición por músculo tensor del tímpano y músculo del estribo

Ambos músculos reducen por tensión las vibraciones del tímpano para proteger el oído interno de niveles de ruido demasiado altos. Ruidos por petardos o disparos no pueden a veces ser "interceptados", ya que el tiempo de reacción es muy corto. Por ello, explosiones y ruidos semejantes pueden dañar el oído interno y causar sordera. Según la MC se trata de músculos estriados. Se puede "tensar" el tímpano voluntariamente cuando, por ejemplo, se espera un estallido. Sin embargo, ambos músculos trabajan generalmente de manera involuntaria, como si fueran músculos lisos. Lo interesante es que reaccionan también en caso de conflicto (igual que si fueran músculos lisos).

Conflicto	No poder amortiguar el ruido. Ruido real o sensación de ruido (por ejemplo, la esposa refunfuña constantemente, una persona con demencia repite palabras constantemente, una colega me machaca los oídos cantando todo el día de trabajo).
Ejemplos	❁ Hace 30 años, en Nochevieja, explota un petardo cerca del paciente, que tiene hoy 67 años. Conflicto: No poder amortiguar el ruido. Durante cuatro meses oye mal por el oído derecho: fase activa con aumento de tensión del músculo tensor del tímpano o del músculo del estribo. Después se normaliza de nuevo la capacidad auditiva (fase de reparación). No obstante, desde entonces provocan fuertes ruidos, como por ejemplo, un camión que pasa o el sonido fuerte de un concierto, una pérdida auditiva en el paciente durante algunos minutos (recidiva con tensión muscular). Pruebas de audición muestran una muy buena capacidad auditiva en el paciente. (Archivo propio). ➜ *Una persona trabaja en una discoteca y está expuesto continuamente a ruido excesivo.* ➜ *A una persona le "castiga" los oídos su pareja continuamente.*
Conflicto activo	Aumento de la tensión muscular (hipertonía) del músculo tensor del tímpano o del estribo: sordera. Sordera permanente por actividad de conflicto pendiente: tensión continuada. (¿Comportamiento similar al de la musculatura lisa?).
Sentido biológico	Amortiguación del ruido.
Fase de reparación	Recuperación de la capacidad auditiva normal.
Observación	"Comportamiento de musculatura lisa": ¿podría ser que aquellos músculos estriados que trabajan involuntariamente (por ejemplo, el diafragma o los músculos extrínsecos del ojo) reaccionen como músculos lisos en caso de conflicto?
Preguntas	¿Hubo un momento concreto de ruido estruendoso? ¿O es más bien algo crónico? (Oficina, personas determinadas). ¿Mejora o empeora bajo determinadas circunstancias? (Indicación sobre un conflicto)
Terapia	Encontrar conflicto, canales y caracterizaciones. Idea central: *"Ya no me molesta más el ruido". "¡Podría ser peor!". "Estoy dispuesto a escucharlo todo".* Flores de Bach: Haya, manzano silvestre. Drenaje linfático, acupuntura, masaje de acupuntura.

ECTO

−+

SBS de la dermis

FHs en el cerebelo – La topografía es aún desconocida

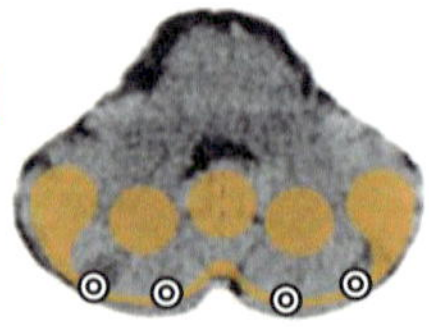

MESO ANTIGUO

Forúnculo del conducto auditivo (otitis externa circunscrita)

(Inflamación de folículo piloso o de la dermis en el conducto auditivo). Distinguir el SBS de la epidermis del epitelio plano simple: "Cerumen" maloliente en la fase de reparación. Sin embargo, en ambos SBSs se presenta un aumento del cerumen.

Conflicto	Conflicto de desfiguración. Conflicto de sentirse ensuciado o desfigurado en relación al oído o a lo escuchado. Sentirse manchado por lo oído (insultos, ofensas).
Ejemplos	➜ *Alguien es insultado.* ❁ *El paciente sufre por una producción excesiva de cerumen. Su compañera se queja por el mal olor del oído (conflicto de desfiguración). (Archivo propio).*
Conflicto activo	Por lo general, hinchazón inadvertida de la dermis (corion). En su mayoría es un **conflicto recurrente.**
Sentido biológico	Una mayor protección contra suciedad o desfiguración por hinchazón de la dermis.
Fase de reparación	Inflamación. Reducción del tumor por caseificación tuberculosa que produce mal olor (pus).
Observación	Peligro de círculo vicioso por el mal olor del oído. Tener en cuenta lado madre / hijo o de la pareja, o conflicto local.
Preguntas	¿Desde cuándo se presentan los síntomas? ¿Cuál estrés tenía yo antes? ¿Qué es lo que me ataca? ¿Depende de la alimentación? (Canal). ¿Cuál estrés tenía yo antes del último episodio de picazón? (Introspección)
Terapia	El conflicto está solucionado. Acompañar reparación. En caso de recurrencia, encontrar conflicto, canales, caracterizaciones y dogmas. Enjuagar conducto auditivo o usar limpiadores de oído para evitar recidivas. Idea central en caso de recurrencia: *"Hay una pared de cristal a mi alrededor"*. *"Por un oído me entra y por otro me sale"*. Flores de Bach: Manzano silvestre. Consultar inflamación del oído medio para aplicaciones y hierbas.

+ −

SBS del oído interno

FHs de la fosas auditivas laterales en la corteza cerebral

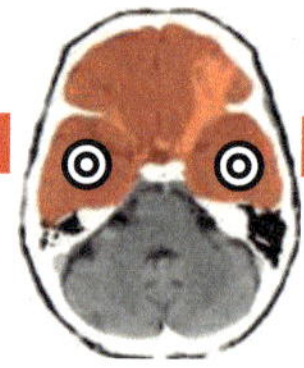

ECTO

Pérdida auditiva a causa del oído interno, tinnitus[1]

Conflicto	No querer oír algo ya oído. Se basa a menudo en que sin saberlo nunca queremos escuchar lo que otras personas quieren decirnos. Las razones pueden ser: Protegerse contra críticas, escasa confianza en sí mismo, comodidad, altanería) - Simplemente no deseamos "prestar el oído" a la otra persona. Resfrán: *„Quién predica en el desierto, pierde su sermón"*. Uno está dispuesto a "transmitir" y no a "recibir", por eso los hombres están afectados más a menudo.
Ejemplos	➜ *"Puede ser que no oiga bien".* ➜ *"No puede ser verdad lo que oigo".* ➜ *"Ese tipo me machaca los oídos".* ❁ *Una mujer diestra de 50 años de apariencia juvenil sufre desde hace cinco días de tinnitus en el oído derecho (de la pareja) y de mareos. Historia del conflicto: La paciente tiene una hermana de 53 años con problemas psíquicos. Después de cuatro meses de estancia en una clínica psiquiátrica, su situación parece estable. Hace seis días la paciente es invitada por la hermana a desayunar juntas. Esta no tarda en darse cuenta de que su hermana se encuentra en una situación bastante precaria, puesto que no para de hurgar en su doloroso pasado. Conflicto auditivo: "¡No puedo seguir oyendo esto!". Además, conflicto de caída: "No volverá a estabilizarse". La paciente se da cuenta de que ya no puede ayudar a su hermana a salir de ese embrollo. Terapia: Ella intenta dejar el destino de su hermana en manos de Dios.* (Archivo propio). ❁ *El diestro de 41 años obtiene un buen puesto como director gerente de un hotel. Un día su superior lo*

− +

1 (Véase Dr. Hamer, "Tabellenbuch" (Libro de Tablas), pág. 141, 145.

llama para hablar con él. Este le comunica que el hotel va a cerrar pronto y que será vendido. Al paciente le queda claro que eso le costará su puesto de trabajo. Conflicto auditivo: "Pero no puede ser verdad lo que oigo". Desde que tuvo la conversación sufre de tinnitus en ambos oídos. (Archivo propio).

Conflicto activo Pérdida funcional del oído interno (sordera y / o zumbido, murmullo, silbido, pitido, tintineo en el oído). A causa del tinnitus la capacidad auditiva queda perjudicada adicionalmente.

Sentido biológico Ocultamiento de lo oído mediante una reducción funcional del oído interno. A través del ruido del tinnitus se advierte de que una situación semejante se aproxima. Según Frauenkron-Hoffmann también: El ruido del tinnitus ayuda a interrumpir ese silencio insoportable cuando uno está totalmente sólo. (El sonido suave del mar al poner la concha marina cerca del oído me consuela y me enlaza).

Fase de reparación Recuperación o mejoría de la capacidad auditiva una vez que el conflicto queda solucionado. Ocasionalmente (no siempre) se produce una sordera sensitiva súbita.

Observación Se trata del SBS de sordera más frecuente. A menudo notamos el tinnitus solamente después de la sordera sensitiva súbita: Probablemente tenemos aquí un conflicto auditivo crónico que pasó brevemente a la fase de reparación (sordera sensitiva súbita). De igual manera, palabras, frases o canciones, que pueden una y otra vez venir a la mente, funcionan según este esquema: tinnitus "de palabra" o "de música" (algo pegadizo en el oído).
La situación que provoca "oír voces" es la llamada constelación auditiva (véase pág. 335).

Preguntas Sobre la sordera: ¿Desde cuándo tiene la sordera? (En la mayoría de los casos el conflicto, ocurrido antes, está pendiente hasta ahora). ¿Qué era concretamente lo que no quería escuchar? ¿Cuál situación me enerva(ba)? ¿Me resisto a escuchar? ¿Porque me podría doler? (Críticas, objeciones). ¿Estoy siempre sólo dispuesto a transmitir? ¿Padecían también mis antepasados de sordera? ¿Me parezco a esa persona? (Indicación sobre temas familiares >)
Respecto al tinnitus: ¿Desde cuándo tiene tinnitus? ¿A qué ruido / situación me acuerda el tono de mi tinnitus? ¿En cuáles situaciones se empeora? (Indicación sobre un conflicto). ¿Cuándo se mejora? (En el fin de semana, en las vacaciones, por la tarde o por la mañana, cuando estoy con determinadas personas > indicaciones sobre un conflicto)

Terapia Encontrar conflicto, canales, caracterizaciones y dogmas. Idea central: "Seguro que también hay algo bueno en haber oído eso". "Ahora hay que pasar página". Ritual de separación: "Despedirse" mentalmente del conflicto auditivo. Drenaje linfático, acupuntura, masaje de acupuntura. Agua oxigenada (H_2O_2) 3% uso interno. Richard Willfort: Baño de vapor con hisopo. Dejar que el vapor entre en el oído. Té de licopodio, de muérdago, de hisopo, de violeta.
En caso de tinnitus, en la MC se prescriben medicamentos que favorecen la circulación sanguínea (diluyentes de sangre, pentoxifilina, almidón hidroxietílico). Esto es discutible y generalmente ineficaz. También tiene poco sentido desde el punto de vista de la Nueva Medicina.

Sordera súbita[2]

El mismo SBS que arriba. (Véase arriba). Pérdida repentina leve o total de la capacidad auditiva, generalmente sólo en un oído y sin dolor. Pueden quedar afectadas todas o algunas gamas de frecuencia.

Fase de reparación Edema en el oído interno y en el área auditiva de la corteza cerebral. Reducción a corto o largo plazo de la capacidad auditiva. Síntomas más intensos en caso de síndrome (ver pág. 240 ss.).
Según mi experiencia, a menudo no se cumple el orden primero el tinnitus y luego la sordera súbita. En la mayoría de los casos es todo lo contrario (aún no aclarado). Es imprescindible encontrar y solucionar el conflicto auditivo.

Terapia Encontrar conflicto, canales, caracterizaciones y dogmas. Preguntas véase arriba.
Idea central: *"Hay que mantener la calma, los síntomas desaparecen".*
Alimentación alcalina, drenajes linfáticos. Agua oxigenada (H_2O_2) 3% uso interno.
En caso de sordera súbita, en la MC se prescriben inmediatamente estimulantes del riego sanguíneo, diluyentes de la sangre y cortisona por infusión. Según la Nueva Medicina, esto es recomendable sólo a corto plazo. Yo personalmente sólo tomaría las medidas descritas en la pág. 64 s. y 240 s.

2 (Véase Dr. Hamer, "Tabellenbuch" (Libro de Tablas), pág. 141, 145.

SBS de la cápsula ótica

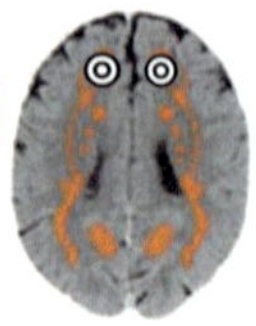

Osificación de la cápsula ótica (otosclerosis, anquilosis del estribo)

MESO NUEVO

−+

La osificación puede afectar a la ventana oval o redonda, la cóclea o a los conductos semicirculares. Es frecuente encontrar el siguiente cuadro clínico: El pie del estribo pierde movilidad por osificación y queda progresivamente fijado. Esto produce una reducción en la transmisión de sonido hacia el oído interno: pérdida auditiva.

Conflicto	Conflicto de desvalorización, olvidado, mal entendido, divulgado y de esa manera puse en peligro a otra persona o a mí mismo. Conflicto, me es imposible soportar e integrar una grave información.
Ejemplos	➜ *Pérdida auditiva tras un conflicto auditivo. El paciente oye continuamente un silbido en el oído.* ➜ *Una mujer sensible no soporta el rudo carácter de su jefe.*
Conflicto activo	Pérdida de masa ósea (osteólisis) en el laberinto óseo.
Fase de reparación	Reconstrucción (recalcificación), dolores. Otosclerosis, calcificación en la base del estribo, pérdida auditiva causada por conflicto recurrente o en **reparación pendienate.**
Sentido biológico	Refuerzo para despućs poder oír mejor.
Observación	Las osificaciones pueden originarse también por inflamaciones recurrentes del oído medio (véase arriba). Tener en cuenta lado madre/hijo o de la pareja, o conflicto local.
Preguntas	¿Desde cuándo se presentan los síntomas? (Conflicto, probablemente tenido lugar varios meses antes) ¿Cuál información no he retransmitido o he retransmitido de forma imprudente? ¿Tengo dificultades para soportar palabras groseras/rudas? ¿Hay alguien en la familia que tiene problemas similares? ¿Ha habido sucesos similares en la familia?
Terapia	Encontrar conflicto, canales, caracterizaciones y dogmas. Si es posible, dar solución real para que la reparación pendiente llegue a su fin. Idea central: "Estoy contento con mis oídos". *"Quizá sea mejor no tener que oírlo todo"*. Drenaje linfático, acupuntura, masaje de acupuntura. Bórax natural uso interno. Cura de limón y ajo. Si se trata de una situación crónica sólo es posible una ligera mejora (debido a la calcificación de la base del estribo). En su caso, operación por MC (implante, estapedectomía).

Pérdida de audición (hipoacusia)

Posibles causas

- **Drogas o intoxicación por medicamentos:** Antibióticos, diuréticos (diuréticos de asa), analgésico ácido acetilsalicílico (AAS) en altas dosis, psicofármacos, quimioterápicos, medicamentos contra la malaria, yodo (por ejemplo, como añadido en la sal o en dentrífico) pueden causar pérdida auditiva, entre otros.
- **Cóclea** – Conflicto auditivo. No querer oír algo.

En la fase activa pérdida auditiva a causa de reducción funcional del oído interno y / o tinnitus. Durante la fase de reparación, pérdida auditiva causada por edema en el oído interno (sordera súbita).

- **Mucosa del oído medio** o mucosa de la trompa de Eustaquio: conflicto de presa auditivo. Pérdida auditiva por inflamación-recidiva. Cicatrización y depósitos calcáreos en el oído medio: reducción funcional de los huesecillos del oído.
- **Músculos del oído medio.** Conflicto de desvalorización, no poder amortiguar un ruido. Probable pérdida auditiva en la fase de conflicto activo.
- **Cápsula ótica.** Conflicto de desvalorización, no poder oír bien. Pérdida auditiva en reparación pendiente o tras conclusión del SBS.
- **Obstrucción del conducto auditivo externo por cerumen.**

No es fácil distinguir cuáles de estos factores son los causantes de la pérdida auditiva en un caso particular.
Lo más fácil es el diagnóstico del SBS del oído medio. Para ello deben haberse dado varias inflamaciones del oído medio.
El tinnitus es una clara indicación del primer punto.

Terapia

- Encontrar conflicto, canales, caracterizaciones y dogmas.
- Cura de limón y ajo. Mezclar harina de mostaza en agua y aplicar detrás de la oreja (favorece la circulación).
- Drenaje linfático, acupuntura, masaje de acupuntura.
- Agua oxigenada (H_2O_2) 3% uso interno. Bórax uso interno.

Enfermedad de Ménière

La "tríada de Ménière" de la MC comprende los siguientes síntomas: vértigo rotatorio, pérdida auditiva y tinnitus. Aquí la MC hace de al menos dos SBS distintos varias fases de una misma "enfermedad". Como siempre, nosotros deducimos los conflictos a partir de los síntomas y luego buscamos una solución.

SBS de los conductos semicirculares

FHs de la fosas auditivas laterales en la corteza cerebral

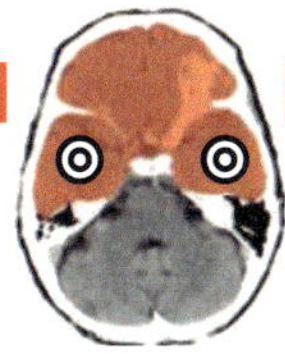

Mareos (vértigo) por conflicto de caída[1]

ECTO

Conflicto	Conflicto de caída o equilibrio. Uno mismo ha sufrido una caída o ha visto a otro caer. También en sentido figurado: perder pie en la vida. El suelo se derrumba bajo los pies. Estar colgado en el aire. Caer en un agujero. *"Esto me ha dejado tirado". "Él se ha caído de su pedestal".* Otro aspecto: Temas relacionados son engañar, mentir, disimular, manipular, tergiversar, ser desleal (a sí mismo, activa o pasivamente).
Ejemplo	*La paciente de 40 años apenas puede permitirse una vivienda de alquiler para ella a causa de sus escasos e irregulares ingresos. Después de una conferencia sobre la dramática crisis económica venidera tiene la sensación de perder el suelo bajo sus pies (conflicto de caída). Durante dos semanas sufre fuerte vértigo rotatorio, de manera que apenas puede andar ni conducir (fase de conflicto activo). Para resolver el conflicto, toma la decisión de volver a casa con sus padres. Tan pronto como toma la decisión desaparecen los mareos. (Archivo propio).* *La mujer de 55 años padece de mareos siempre cuando no puede mantener su ritmo habitual nocturno y diurno. Ella no se siente en su centro, no está equilibrada. (Archivo propio)*
Conflicto activo	Mareos, en su caso tendencia a caerse al lado opuesto. Según mi experiencia hasta la fecha, los mareos no suelen comenzar tras el conflicto, sino en cuanto comienza la relajación.
Sentido biológico	A causa de los mareos, el individuo busca terreno seguro y evita peligros: protección contra otras desgracias o caídas.
Fase de reparación	Desaparición de los mareos.
Preguntas	1. ¿Efecto secundario de algún medicamento? (Controlar si el comienzo de los síntomas coincide con el comienzo de la toma del medicamento. > En caso dado, no continuar tomando ese medicamento). 2. ¿Desde cuándo que tiene el mareo? (Conflicto anterior) 3. Aclarar si el mareo llegó en simpaticotonía (caso de conflicto activo) o en vagotonía (presión cerebral, es un síntoma general de reparación). ¿Dolores de cabeza? (= indicación sobre vagotonía). ¿Tiene las manos frías/calientes? ¿Duerme bien o mal? ¿Tiene apetito? ¿Pensamientos que dan vueltas en círculo? En caso de una simpaticotonía: ¿Una caída o un accidente durante el tiempo en cuestión? ¿Perdió el equilibrio, el apoyo? ¿A qué se debió? En caso de una vagotonía: ¿A qué se debió mi reparación? ¿Cuál estrés tenía yo antes? ¿Hay antepasados que también sufren de mareos? En caso afirmativo, ¿cuáles son los rasgos similares de carácter? ¿Deseo reanudar esta situación o me tomo la libertad de finalizarla?
Terapia	Encontrar conflicto, canales, caracterizaciones y dogmas. No correr riesgos, mantenerse en "terreno seguro". Idea central: *Meditar sobre aquello que da seguridad en la propia vida.* Actividades que tengan que ver con la tierra, jardinería, trabajos manuales, andar descalzo, entrenamiento con pesas, ritual de conexión a la tierra. Cura de limón y ajo. Flores de Bach: Clematis, álamo temblón, ceratostigma, madreselva. Té de hierba de San Juan o muérdago.

(Véase Dr. Hamer, "Tabellenbuch" (Libro de Tablas), pág. 141, 145.

Mareos – otras causas

- **Drogas o intoxicación por medicamentos:** Fármacos antihipertensivos (beta-bloqueadores y otros), analgésicos, medicamentos para la epilepsia, tranquilizantes, antidepresivos, antiespasmódicos, antibióticos, antifúngicos, diuréticos, antialérgicos, medios de contraste, etc. Proceso: Estrés por intoxicación, simpaticotonía ("éxito" de la medicación), una vez que el cuerpo neutraliza el veneno entra en reparación (vagotonía), mareos, dolores de cabeza.
- **Presión en el cerebro (síntoma general de reparación).** La interacción entre ojos, órgano del equilibrio (oído interno) y los receptores de los músculos y articulaciones se ve perturbado por una expansión (presión) en el cerebro: mareos.
- **Cervicales o cráneo en reparación** (o bien reparación pendiente). Expansión que llega a afectar a la zona del oído interno: mareos (véase pág. 311).
- **Hipertensión** véase pág. 68.
- **Hipoglucemia** véase pág. 235 s.
- **Tumor en nervio estatoacústico:** mareos véase pág. 111.

HIPÓFISIS

La hipófisis tiene forma de guisante y se encuentra en la base del diencéfalo. Cabe distinguir entre la adenohipófisis con origen endodérmico (en principio, una glándula hormonal situada en el cerebro), y la neurohipófisis con origen ectodérmico (parte del diencéfalo). Algunas hormonas de la adenohipófisis sólo tienen un efecto indirecto, es decir, estas regulan la actividad de otras glándulas hormonales.

Entre ellas se encuentran la hormona foliculoestimulante (FSH) y la hormona luteinizante (LH), que regulan la maduración de óvulos o espermatozoides en las glándulas sexuales, la hormona adenocorticotropa (ACTH), que estimula la corteza suprarrenal, y la hormona estimulante de la tiroides (TSH), que estimula la glándula tiroides. Debe investigarse aún si existen conflictos propios de estas funciones hormonales. Lamentablemente tengo sólo escasa experiencia con el órgano de la glándula pituitaria. Por lo tanto, este capítulo debe entenderse con reservas, ya que no se basa en experiencias prácticas.

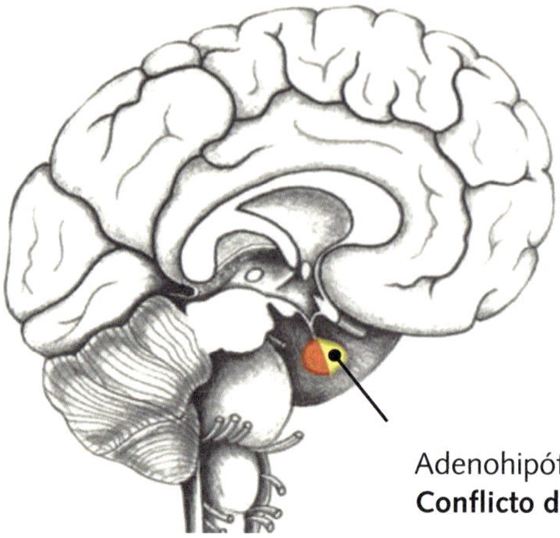

Adenohipófisis
Conflicto de presa

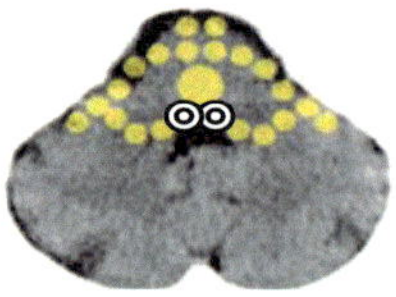

SBS de la adenohipófisis

ENDO

Tumor en las células de la adenohipófisis estimulantes de la glándula mamaria (prolactinoma)[1]

Conflicto	Conflicto de presa: Una persona superior (un familiar de más edad, los padres, las autoridades) me ha preocupado porque opina que no puedo alimentar a mis críos o a mi familia.
Ejemplos	➜ *Un padre de familia, que apenas gana lo suficiente para mantener a su familia, pierde su trabajo.* ➜ *Una madre soltera ya no sabe como podrá sacar adelante a sus hijos.*
Conflicto activo	Crecimiento de células adicionales estimulantes de las glándulas mamarias (adcar. hipofisiario en forma de coliflor con calidad secretora: producción de más hormonas lactotropas (prolactina). Debido a la proximidad al nervio óptico, se puede producir una pérdida del campo visual en caso de que el tumor sea muy grande. En este caso se hace estrictamente necesaria una intervención. Efecto en la mujer: Aumento en la producción de leche, en caso de que dé el pecho. Si no da el pecho, posible secreción lechosa del pecho (galactorrea), reducción de la líbido, ausencia de ovulación o de la menstruación (amenorrea). Efecto en el hombre: Reducción de la líbido, posible impotencia y esterilidad.
Sentido biológico	Producción de más prolactina para que los niños o la pareja puedan ser mejor alimentados con más leche materna. Un mayor nivel de prolactina fomenta un comportamiento dirigido a la crianza y tiene un efecto atenuante en la sexualidad y preventivo del embarazo (un embarazo y más descendencia sería lo último que esta persona necesitaría).
Fase de reparación	Si hay presentes hongos, micobacterias: reducción tumoral por necrosis tuberculosa y normalización en la producción de prolactina, disminución de la producción de leche. Inflamación, demanda de espacio, dolores de cabeza, visión doble, eventualmente.
Preguntas	¿Desde cuándo se presentan los síntomas? (Conflicto anterior) ¿Está en juego mi papel de sostén económico de la familia? ¿Cuál es el estrés relacionado con ese papel? ¿Hay antepasados que están en una situación similar? (Sus experiencias me han caracterizado).
Terapia	Encontrar conflicto, canales, caracterizaciones y dogmas. Idea central: Tener presente que uno no está sólo en la tarea de mantener a la familia. Hay parientes, amigos y organismos sociales que se ocupan del bienestar de la familia. *"Hay suficiente comida para todos, todos están bien cuidados, ¡eso es lo importante!"*. Flores de Bach: Olmo, castaño rojo, en su caso pino. Aceite de linaza (ácidos grasos omega 3). Oro coloidal. Operación en caso de que el tamaño del tumor ocasione problemas (presión en el nervio óptico).

1 (Véase Dr. Hamer, "Tabellenbuch" (Libro de Tablas), pág. 17, 34.

Tumor de la adenohipófisis, gigantismo, crecimiento de las extremidades (acromegalia)

Conflicto	Conflicto de presa: no recibir algo porque se es muy pequeño. Conflicto por ser muy pequeño. Eventualmente también: Una persona superior (los padres, las autoridades) me hacen pequeño, me siento como un "pobre diablo".
Ejemplos	➜ *Una cría de animal es muy pequeña y se queda corta siempre a la hora de amamantarse.* ➜ *Un alumno recibe burlas por ser el más pequeño de la clase.*
Conflicto activo	Aumento funcional, crecimiento de adcar. en hipófisis con calidad secretora. Secreción de más hormona del crecimiento (somatotropina). Conflicto en edad de crecimiento: crecimiento más rápido o gigantismo. Conflicto en edad adulta: aumento de tamaño de manos, pies, mandíbula inferior, barbilla, boca, nariz, órganos genitales (acromegalia). A menudo se presentan problemas cardiovasculares.
Sentido biológico	Producción de más hormona del crecimiento para que el individuo en su totalidad o la apertura de su garganta crezca.
Fase de reparación	Normalización del funcionamiento. Si hay presentes hongos, micobacterias: reducción tumoral por necrosis tuberculosa y normalización en la producción de somatotropina. Debido a la inflamación, a corto plazo el tumor crece más: Demanda de espacio > dolores de cabeza, trastornos visuales.
Terapia	Encontrar el conflicto, los canales y caracterizaciones. Operación en caso de que el tamaño del tumor ocasione problemas.

Enanismo por deficiencia de somatotropina

El mismo SBS que arriba. (Véase arriba).

Fase	**Reparación pendiente.** Escasez de somatotropina. Retraso en el crecimiento o enanismo, producción insuficiente de tejido muscular, demasiado tejido adiposo.
Terapia	Renunciar a la cena, practicar deporte y dormir lo suficiente aumentan el nivel de somatotropina. Baloncesto, voleibol, en este tipo de deportes las personas altas tienen ventaja: por ello las personas más bajas entran en conflicto, el cual puede estimular la producción de somatotropina (crecimiento). Consumo de proteínas de alta calidad, por ejemplo, huevos. Aceite de linaza. Tomar el sol.

Tumor de las células estimulantes de las cortezas suprarenales (corticotropinoma)

Conflicto	Probablemente se trata de un conflicto de presa, debido a que una autoridad nos apremia / obliga a cambiar la dirección de mi vida. Es un influjo indeseado sobre mi propio camino.
Conflicto activo	Se trata de un tumor hipofisario relativamente poco frecuente. Crecimiento de células adicionales estimulantes de las cortezas suprarrenales > aumento de secreción de la hormona adrenocorticotrofina (ACTH) > Morbus Cushing (pág. 122)
Sentido biológico	Altos niveles de cortisol o aldosterona proporcionan mucha energía. De esta manera podemos encontrar el camino correcto hacia nosotros o bien podemos reanudarlo.
Fase de reparación	Normalización de la secreción hormonal, eventualmente se reduce el tumor, si tiene bacterias.
Terapia	Buscar y solucionar el conflicto, caracterizaciones y dogmas. Operación, si el tumor está demasiado grande.

Tumor de las células estimulantes de la glándula tiroides (tireotropinoma)

Conflicto	Se trata probablemente de un conflicto de presa, porque a uno le obligan desde el exterior a llevar un ritmo demasiado rápido.
Conflicto activo	Es un tumor muy poco frecuente. Crecimiento adicional de células TSH (hormona estimulante del tiroides) > hipo o hipertiroidismo.
Sentido biológico	El individuo aumenta su ritmo gracias a la secreción de tiroxina de la glándula tiroides.
Fase de reparación	Normalización de la secreción hormonal, eventualmente se reduce el tumor, si tiene bacterias.
Terapia	Buscar y solucionar el conflicto, caracterizaciones y dogmas. Operación, si el tumor está demasiado grande.

Tumor hormonalmente neutro de la pituitaria anterior

Un 30% de los tumores hipofisarios ya no producen (más) hormonas. Uno de los SBSs descritos más arriba ha expirado y llegó a su fin. Es decir, el conflicto está entretanto solucionado, la producción hormonal se redujo nuevamente (se normalizó).

Enanismo

Si se excluyen los siguientes factores: carencias nutricionales, carencia de vitaminas (vitamina D), problemas en la absorción de alimentos (véase intestino), intoxicación por quimioterapia, daños por radiación y otros; hay que considerar las siguientes causas:

- **Constelación de conflicto(s)** territorial(es) (corteza cerebral) durante la fase de crecimiento. Simultáneamente, focos de Hamer activos a la derecha e izquierda en las zonas territoriales provocan cambios psíquicos y una parada o retraso en el desarrollo corporal. Desde el comienzo de la constelación (segundo conflicto), se paraliza el crecimiento del individuo.
Características: Apariencia enjuta, hombros delgados, pocos músculos, dilación en ovulación o maduración sexual, cara aniñada (véase pág. 314 ss., bibliografía del Dr. Hamer).
- **SBS de los huesos** durante fase de crecimiento. Conflicto de desvalorización activo, duradero y generalizado. Reducción del metabolismo óseo y del crecimiento causada por actividad de conflicto pendiente (véase pág. 284 ss.). Características: Anemia, dolores en los huesos y articulaciones en las fases de reparación intermedias.
- **Testículos.** Actividad de conflicto durante la fase de crecimiento. Reducción (necrosis) de tejido testicular, reducción de la producción de testosterona por actividad de conflicto pendiente: desánimo, ralentización del crecimiento de músculos y cuerpo (véase pág. 268 s.).
- **Hipófisis** (glándula pituitaria). Reparación pendiente durante fase de crecimiento (véase arriba).

TÁLAMO

La pareja del tálamo de tamaño de huevo de paloma forma parte del interencéfalo y se considera como el "portal hacia el consciente". Los núcleos del tálamo transmiten a la corteza cerebral aquellas informaciones de las cuales debemos estar conscientes. El tálamo filtra esas informaciones separando las importantes de las no importantes, ya que de otra manera esa multitud de sensaciones nos agotaría en poco tiempo. La causa del conflicto no está completamente segura, sin embargo podemos deducir lo siguiente de la función: **No me es posible distinguir entre lo importante y lo no importante, razón por la cual me pongo o pongo a otros en peligro.** El tálamo transmite también señales motóricas. Me es completamente incierto el contenido del conflicto relativo a esta función.

HYPOTHALAMUS

El hipotálamo se encuentra detrás del tálamo en la zona de cruce del nervio óptico y del tercer ventrículo. Está unido con la glándula pituitaria a través del pedúnculo hipofisario. Este pequeño órgano impar es un eslabón importante entre el sistema nervioso y el sistema hormonal. Produce diferentes hormonas (por ejemplo, vasopresina y oxitocina) y juega un papel determinante en el control del sistema nervioso vegetativo (circulación sanguínea, respiración, temperatura del cuerpo, metabolismo, comportamiento sexual).

SBS del hipotálamo

ECTO

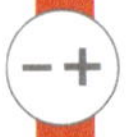

Desviación hormonal y vegetativa, tumor del hipotálamo

Conflicto	que uno se ha rendido. Resignamos y abandonamos todo. Este es, fuera del miedo a morir, el conflicto clásico causado por el shock del diagnóstico.
Ejemplos	❁ *Una mujer desea que en el hospital le examinen un gran nodo que tiene en el seno. El médico le dice sin rodeo que su espectativa de vida es de sólo 4 meses. La mujer se desmaya. (Archivo propio)*
Conflicto activo	Se trata de una múltiple desviación hormonal y vegetativa: Inquietud, insomnio, falta de apetito, anomalías/trastornos sexuales y muchos más. No obstante, los tumores de hipotálamo se presentan en casos extremadamente raros (síndrome de Froehlich).
Sentido biológico	Lo único que puede salvarnos de esta situación nefasta es un reinicio total (algo similar al reseteo en el ordenador). Mediante una reducción de todos los valores, el individuo puede obtener percepciones radicalmente nuevas.
Fase de reparación	Normalización lenta de los valores hormonales y del sistema vegetativo, hinchamiento del cerebro (demanda de espacio).
Terapia	Buscar y solucionar el conflicto, caracterizaciones y dogmas. La idea central es: *"Compruebo todo lo que he hecho y he pensado hasta ahora. ¿Qué es realmente importante en la vida? Quizás existe una posibilidad de quedarme, si reorganizo completamente mi vida."*

GLÁNDULAS SUPRARRENALES

Las glándulas suprarrenales son un par de glándulas hormonales situadas sobre los riñones. En la médula suprarrenal, según el Dr. Hamer de origen endodérmico, se generan las hormonas del estrés dopamina, noradrenalina y adrenalina. La corteza suprarrenal es de origen mesodérmico y produce cortisol, aldosterona (también una hormona del estrés) y hormonas sexuales masculinas a partir del colesterol.

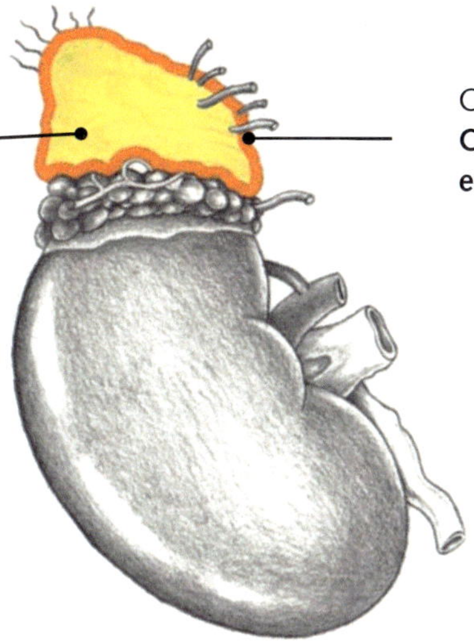

SBS de la corteza suprarrenal

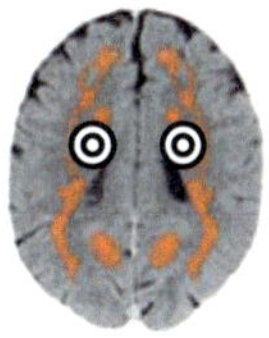

MESO NUEVO

Fatiga crónica (CFS), hipofunción de la corteza suprarrenal (síndrome de Waterhouse-Friderichsen, insuficiencia suprarrenal, enfermedad de Addison)[1]

Conflicto — Haber perdido el camino o haber apostado por la carta errónea. Haber tomado una decisión errónea. Tomar el camino equivocado. Caer en las manos equivocadas.

Ejemplos — *➜ Por falta de atención, un antílope pierde el contacto con su manada (= peligro mortal, Se inicia un SBS de la corteza suprarrena). Si continúa corriendo en la dirección incorrecta, se activará este programa - el antílope se fatiga. Pero si casualmente corre en dirección de la manada, el freno se afloja, se inicia el turbo de cortisol, y el antílope galopará cada vez más rápido en la dirección correcta. > Esa es la mejor manera para que el antílope alcance nuevamente a su manada.*

❁ La joven ha crecido en una buena familia. A causa del matrimonio y de haber tenido tres hijos seguidos es puesta a prueba por primera vez. Los hijos la mantienen ocupada y en su opinión su marido se ocupa muy poco de ella. La situación llega tan lejos que ella llega a cuestionar su matrimonio: conflicto por haber elegido la pareja inadecuada. En el hospital se le diagnostica una hipofunción de las glándulas suprarrenales (conflicto activo). (Archivo propio).

❁ Un alemán se casa con una mujer de origen turco. En la boda entra en contacto con las costumbres turcas, con las que no se siente a gusto. Tiene por ello la impresión de haber tomado el camino erróneo al casarse. (Véase Rainer Körner. "BioLogisches Heilwissen" (Conocimiento curativo biológico), pág. 257, ver bibliografía).

Conflicto activo — Pérdida de tejido (necrosis), reducción en la secreción de cortisol: estrés y cansancio. Es el SBS más importante para el CFS (síndrome de cansancio crónico). El individuo es frenado violentamente en el camino equivocado. La hipofunción aguda de las glándulas suprarrenales se denomina en la MC "síndrome de Waterhouse-Friederichsen". A la hipofunción crónica de las glándulas suprarrenales

1 (Véase Dr. Hamer, "Tabellenbuch" (Libro de Tablas), pág. 67, 78.

(actividad de conflicto pendiente), también enfermedad de Addison, se asocian los siguientes síntomas: debilidad y cansancio en aumento, falta de apetito (anorexia), náuseas, vómitos, pérdida de peso, hipotensión, hipoglucemia, coloración morena de la piel. En la fase de reparación de cualquier SBS baja el nivel de cortisol provisionalmente.

Fase de reparación — Recuperación del tejido, mayor producción de cortisol o aldosterona.

Sentido biológico — Un nivel alto de cortisol o de aldosterona suponen un aporte extra de energía. Así, a pesar de la vagotonía, el individuo es bastante productivo. De esta manera puede regresar rápidamente al camino correcto y recuperar lo perdido.

Preguntas — Respecto a la fatiga: ¿Desde cuándo tiene la fatiga? (Conflicto anterior). ¿Qué cambié antaño en mi vida? (Cambio de pareja, de domicilio, de puesto de trabajo). ¿O posiblemente tomé una decisión interior en la dirección incorrecta? ¿Con qué estoy descontento desde entonces? ¿Tomaría hoy otra decisión? ¿La fatiga se presenta sólo durante la vida cotidiana o también durante las vacaciones? (Indicación sobre un conflicto). ¿Está relacionada mi fatiga con determinadas personas? ¿Tomé yo mismo esa decisión? ¿Me identifico con ella? En caso negativo ¿porqué la acepté? ¿Hay casos similares en la familia? ¿Llevo conmigo algo de mis antepasados? En caso afirmativo ¿me tomo la libertad de dejar esta situación?

Terapia — Encontrar conflicto, caracterizaciones, canales y dogmas. Idea central: *"Hago una parada y me oriento de nuevo.* Entonces puedo seguir mi camino". Terapia de reemplazo hormonal de la MC con cortisol y fludrocortisona (aldosterona), cuando los valores hormonales no mejoran y los síntomas lo hacen necesario (actividad de conflicto pendiente irresoluble). Zumo de pomelo.

MESO NUEVO

−+

Hiperfunción de la corteza suprarrenal (Cortisol: hipercortisolismo, síndrome de Cushing) (Aldosterona: hiperaldosteronismo, síndrome de Conn)

El mismo SBS que arriba. (Véase arriba). Un nivel elevado de cortisol de manera permanente se asemeja a una terapia de cortisona: hipertensión, cara hinchada y redonda, "cuello de búfalo", obesidad abdominal, exceso de azúcar, atrofia muscular. (Síndrome de Cushing).
Un exceso permanente de aldosterona provoca hipertensión, nivel bajo de potasio (hipopotasemia), lo que provoca debilidad muscular, trastornos del ritmo cardíaco, sed constante (polidipsia) y mayor urgencia urinaria (poliuria), especialmente por la noche (síndrome de Conn).

Fase de reparación — Regeneración del tejido. Mayor producción de cortisol o aldosterona. **Reparación pendiente:** Síndrome de Cushing (exceso de cortisol), síndrome de Conn (exceso de aldosterona).

Observación — En la fase activa de cualquier SBS aumenta el nivel de cortisol provisionalmente. Es probable que en caso de síndrome de Cushing (retención de líquidos) estén además activos los túbulos colectores del riñón.

Terapia — Encontrar conflicto, canales y caracterizaciones. Preguntas véase arriba. Buscar dónde se encuentra el amor - ahí está la solución. Si es posible, dar solución real para que la reparación pendiente llegue a su fin. Idea central: "Me encuentro de nuevo en mi camino y puedo aminorar la marcha". "Dios me guía en mi camino". "Todo vuelve a estar bien". Flores de Bach: Hojarazo, roble. Operación, en caso de que los síntomas lo requieran.

Tumor de la corteza suprarrenal

El mismo SBS que arriba. (Véase pág. 106, 107).

Fase — **Fase de reparación** – Regeneración del tejido. Se desarrolla un quiste suprarrenal del tamaño de un puño, al principio lleno de líquido. Crecimiento progresivo de tejido funcional (en la MC "adenoma o carcinoma de la corteza suprarrenal"), llega a pesar varios kilos, aumento de producción de cortisol o aldosterona (hiperfunción de la corteza suprarrenal).

Terapia — Encontrar conflicto, canales y caracterizaciones. Preguntas véase arriba. Operación en caso de que el tumor ocasione problemas a causa de los síntomas.

SBS de la médula suprarrenal

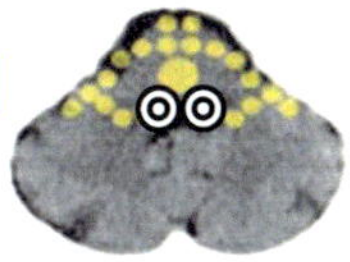

Tumor de la médula suprarrenal (feocromocitoma, neuroblastoma)[1]

Conflicto	Tensión extrema a causa de estrés excesivo. Es prácticamente imposible lograr algo a tiempo, en el trabajo, en la escuela o algo semejante. "La cosa está apretada".
Ejemplos	➜ *Esto ya es demasiado. Ya no se sabe por dónde empezar.* ➜ *En una empresa se exige mucho de un empleado. Demasiadas tareas y mucha presión para que todo vaya deprisa.* ➜ *Alguien ocasiona un grave accidente de tráfico.*
Conflicto activo	Aumento funcional, crecimiento de adcar. en hipófisis con calidad secretora (feocromocitoma, neuroblastoma): aumento en la producción de dopamina, noradrenalina o adrenalina (hiperfunción de la médula suprarrenal). Síntomas: Hipertensión súbita, taquicardia, exceso de azúcar, sudores, temblores.
Observación	En la fase activa de cualquier SBS aumenta igualmente el nivel de adrenalina provisionalmente.
Sentido biológico	Se puede superar mejor el estrés extremo. Se puede lograr un rendimiento excepcional.
Fase de reparación	Normalización del funcionamiento, degradación del tumor con hongos o micobacterias. Al final pueden quedar huecos en el tejido (cavernas). Reparación pendiente: hipofunción de la médula suprarrenal. En la fase de reparación de cualquier SBS baja igualmente el nivel de adrenalina provisionalmente.
Preguntas	¿Desde cuándo se presentan los síntomas? (Buscar el conflicto en este período de tiempo). Indagar si hay signos que indiquen un conflicto activo: Si se duerme bien, se tiene apetito, manos frías, sueños, alegría de vivir y muchos más. ¿Qué me estresaba entonces (y quizás hasta ahora)? (Nuevo puesto de trabajo, jefe muy exigente, estrés con la pareja). ¿Qué cambió en mi vida? (Trabajo adicional, pareja descontenta). ¿Porqué no puedo superar esos problemas? ¿He hablado sobre la situación con la persona respectiva? ¿Qué debo cambiar en mi interior para facilitar el manejo de la situación?
Terapia	Encontrar conflicto, caracterizaciones, canales y dogmas. Buscar dónde se encuentra el amor - ahí está la solución. Idea central: *"No hay nada que me haga perder la calma". "Eso no es motivo para alterarse"*. Terapia "Vía Láctea". Flores de Bach: Olivo, castaño dulce. Operación en caso de que el tamaño del tumor ocasione problemas en las inmediaciones.

ENDO

+ −

1 (Véase Dr. Hamer, "Tabellenbuch" (Libro de Tablas), pág. 17, 27.

GLÁNDULA TIROIDES Y GLÁNDULA PARATIROIDES

La glándula tiroides tiene forma de mariposa y se encuentra debajo de la laringe delante de la tráquea.

La función principal del tejido de origen endodérmico de la glándula tiroides es la producción de tiroxina (T3 y T4) y el almacenamiento de yodo.
Además, la glándula tiroides segrega la hormona calcitonina, que reduce el nivel de calcio.
La calcitonina es la complementaria de la parathormona de la glándula paratiroides, que eleva el nivel de calcio.
Desde el punto de vista ontogenético, las glándulas tiroides y paratiroides, de origen endodérmico, liberaban antes sus hormonas en el intestino. Ahora lo hacen directamente en la sangre.
Los conductos tiroideos con origen ectodérmico liberaban al principio tiroxina en el intestino.
Nos podemos imaginar estos conductos tiroideos como vías biliares, que transportan la bilis desde el hígado hasta el intestino.
Según mi conocimiento, estos siguen estando ahí, pero no cumplen ahora ninguna función.
El Dr. Hamer ha descubierto que estos reaccionan en caso de un conflicto de sentirse impotente.

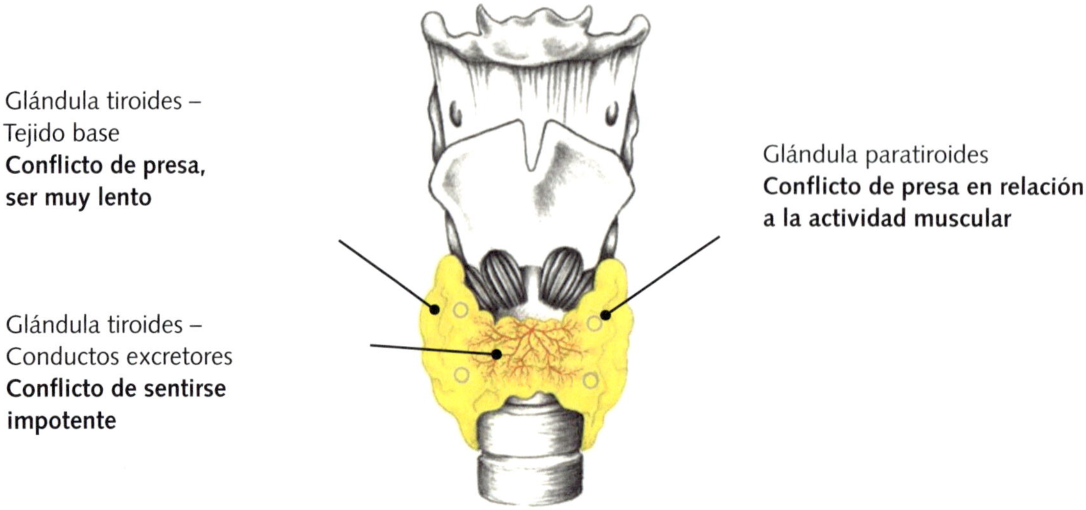

SBS del parénquima de la glándula tiroides

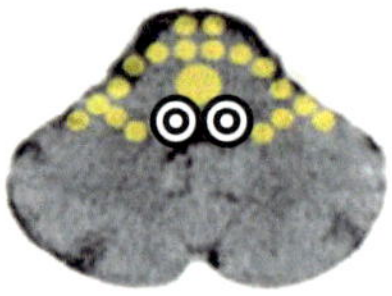

Aumento de tamaño en glándula tiroides, tumor glándula tiroides (adcar., adenoma autónomo, adenoma tóxico)[1]

ENDO

+ −

Conflicto
Conflicto de presa. Lóbulo derecho: No obtener algo bueno porque se es muy lento.
Lóbulo izquierdo: No poder deshacerse de algo malo porque se es muy lento.
Simplemente, tener un conflicto por ser lento. Estar bajo presión para ser más rápido. Muy poco tiempo para muchas cosas.

Ejemplos
❁ *Una jubilada trabaja desde hace años realizando labores domésticas en una familia, en la que está integrada como si fuese un miembro más. Un buen día se lleva una sorpresa cuando la despiden con las siguientes palabras: "Eres demasiado lenta para nosotros". Ella no puede mantener la "presa de alimento-ocupación", porque es muy lenta. Se desarrolla un tumor en la glándula tiroides durante la fase activa. El tumor se extrae mediante una intervención en la MC (Archivo propio).*
❁ *Un empleado entrado en años se da cuenta de que no puede seguir el ritmo de los jóvenes en la empresa. Con su toque meticuloso y algo anticuado no puede ajustarse a los tiempos establecidos. A la dirección de la empresa le gustaría contratar a una persona joven y dinámica en su lugar. Quieren que se jubile. Algún tiempo después se le diagnostica un carcinoma de la glándula tiroides: no poder hacerse con la presa alimento-puesto de trabajo, porque se es muy lento. Se extirpa el tumor de la glándula tiroides. (Archivo propio).*
→ *Alguien ha ido a examinar una casa y le gustaría comprarla. Antes debe negociar la hipoteca con el banco, pero entretanto se lleva la casa alguien que paga en efectivo: no poder obtener la presa alimento-casa por ser muy lento. (Lóbulo derecho).*
→ *Una persona espera demasiado tiempo para vender sus acciones y pierde la mitad de sus bienes: no haber expulsado el bocado acciones-excremento lo suficientemente rápido. (Lóbulo izquierdo).*

Conflicto activo
Aumento funcional, crecimiento de adenoma compacto en forma de coliflor con calidad secretora: bocio, aumento en la producción de tiroxina, aumento de los valores de T3 y T4 en la sangre, aceleración del metabolismo, ansiedad, posible nudo en la garganta, dificultad para respirar sin tos o ronquera por expansión en la zona.

Sentido biológico
Una mayor cantidad de tiroxina hace posible que el individuo sea más rápido.

Fase de reparación
Inflamación de la glándula tiroides con altos niveles de tiroxina (reducción del tumor por caseificación

---

1 (Véase Dr. Hamer, "Tabellenbuch" (Libro de Tablas), pág. 20, 30.

tuberculosa). Sólo después se produce una normalización del funcionamiento (niveles normales de tiroxina). Si no hay presentes hongos o micobacterias, se produce una encapsulación del tumor. En este caso, el nivel de tiroxina seguirá alto.

Preguntas: ¿Cuándo comenzó a crecer el nodo? (El conflicto tuvo lugar alguna semanas / meses antes) ¿Sentía/siento que soy demasiado lento / a? ¿Me siento presionado / a por mí mismo / a? ¿Es necesario hacer todo al mismo tiempo? ¿Hay un familiar que tiene bocio? (Indicación sobre un tema de la familia) ¿Qué me caracterizó en relación con mi conflicto? (Los padres, antepasados, infancia) ¿A qué dirección deseo reorientarme interiormente? ¿Qué puedo cambiar exteriormente?

Terapia: Encontrar conflicto, caracterizaciones, canales y dogmas. Idea central: "Soy lo suficientemente rápido y estoy satisfecho con mi velocidad. Yo soy el que marco mi ritmo y nadie más". "Cuanto más deprisa, más despacio". Flores de Bach: Impaciencia, verbena. Hildegarda: Receta especial de mezcla de levístico. Operación si el tamaño del tumor ocasiona problemas.

Hipertiroidismo (enfermedad de Graves-Basedow)

El mismo SBS que arriba. (Véase arriba).

Fase: Fase activa de conflicto, generalmente **conflicto activo pendiente.** Aumento en la producción de tiroxina a causa de un mayor número de células tiroideas (adcar.). Síntomas: Generalmente bocio, aumento del metabolismo, hambre intensa, calor, piel húmeda y enrojecida, pulso acelerado, exoftalmia ("ojos saltones") y ojos muy abiertos, frecuente pérdida de peso por la alta demanda de energía, sensibilidad al calor, ansiedad, trastornos del sueño o de la concentración.

Observación: En la fase activa de cualquier SBS aumenta el nivel de tiroxina provisionalmente. En caso de un SBS de los conductos tiroideos se produce igualmente un pequeño aumento en los niveles de tiroxina durante la fase activa.

Terapia: Encontrar conflicto, canales y caracterizaciones. Preguntas véase arriba. Evitar "energéticos": café, té negro o verde, sal yodada, preparados de hierro, baños de sol prolongados. Operación si procede.

Inflamación aguda de la glándula tiroides (tiroiditis)

El mismo SBS que arriba. (Véase pág. 124).

Fase: **Fase de reparación** – Degradación de tejido tiroideo. Dolores, enrojecimiento, hinchazón, posible fiebre, sudores nocturnos. A corto plazo se mantendrán niveles altos de tiroxina a causa de la rotura de folículos tiroideos.

Terapia: El conflicto está solucionado. Acompañar reparación y evitar recidiva.
Drenajes linfáticos, compresas frías o de requesón (por ejemplo, paño empapado en agua con sal).

Hipotiroidismo I (mixedema)

El mismo SBS que arriba, siempre que antes hubiera tenido lugar una inflamación de la glándula tiroides. En caso negativo, probablemente tiene lugar un SBS de los conductos excretores de la glándula tiroides (véase la página siguiente).

Síntomas: Retraso en el desarrollo (edad infantil), debilidad, desánimo, agotamiento, sensibilidad al frío, falta de apetito, estreñimiento, piel flácida e hinchada (mixedema), enoftalmia (ojos hundidos), reducción de sudoración, desaceleración del pulso y reflejos, bajada de tensión, respiración superficial, aumento de peso, nivel más alto de colesterol en la sangre.

Fase: **Reparación pendiente** o situación posterior. Degradación excesiva del tumor tiroideo: reducción del nivel de tiroxina por debajo de niveles normales (hipotiroidismo).

Observación: En la fase de reparación de cualquier SBS baja el nivel de tiroxina provisionalmente.

Terapia: Encontrar conflicto, canales y caracterizaciones. Preguntas véase arriba. Si es posible, dar solución real para que la reparación pendiente llegue a su fin. Sustituto de tiroxina a través de medicación en caso de que no se recupere la producción de tiroxina tras la solución del conflicto. Sin embargo, si se produce un reemplazo prematuro de tiroxina se reduce más aún la producción de tiroxina, por lo que apenas sería posible una vuelta atrás: necesidad de medicación durante toda la vida. Naturalmente, esto también sería el caso si se opta por una operación total.

SBS de los conductos tiroideos

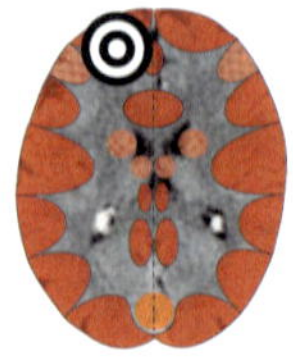

Bocio sin cambio en nivel de tiroxina (sólo nivel de TSH) (bocio eutiroideo, quiste eutiroideo, quiste tirogloso)[1]

Conflicto
Conflicto de impotencia o de miedo frontal (sujeto a sexo, lateralidad, situación hormonal y edad). Según mi experiencia, el conflicto de impotencia viene siempre acompañado del tema "soy demasiado lento". Aclaración: La impotencia-desmayo es la reacción femenina a un peligro que se acerca. Sentirse impotente, desvalido y sin escapatoria. No puede evitarse algo malo. El tiempo se va. No se hace nada, y precisamente por eso se está en tensión.

Ejemplos
(de conflictos de impotencia, para ejemplos de conflicto de miedo frontal véase pág. 153 s).
➜ *"Se debería hacer algo rápido, pero nadie hace nada". "Tengo las manos atadas, no puedo hacer nada".*
❁ *A una inteligente alumna de primaria de nueve años le crece un nódulo desplazable un poco más abajo de la laringe. Con ayuda de una ecografía se le diagnostica en el hospital un quiste de 3 x 2 cm ("quiste tirogloso" o "linfangioma" en la M.C.).*
Historia del conflicto: Hace casi tres años descubre la pequeña paciente que su padre tiene una relación con la mejor amiga de su madre. Después de muchas vueltas los padres terminan separándose: conflicto de impotencia de la hija. A la pequeña le gustaría que su padre volviera al lado de su madre. Ella se siente impotente frente a la situación.
Después de dos años de actividad de conflicto entra poco a poco en fase de reparación, entonces empieza a aceptar que los padres ya no viven juntos y que, no obstante, la quieren. Debido a recidivas (¿por qué papá y mamá ya no están juntos?) crece el quiste tirogloso arriba descrito. Cuando la madre descubre la conexión decide celebrar para su hija un "ritual familiar" alrededor de una hoguera, en el que también se encuentre presente el padre. (Archivo propio).
❁ *El padre de una joven recibe una carta de la dirección de la escuela en la que le comunican que su hija es expulsada de la escuela. La hija siempre estaba dando la nota, pero no contaba con una expulsión. (Archivo propio).*

Conflicto activo
Úlcera en tejido epitelial de los conductos tiroideos, que entretanto se encuentra cerrado hacia fuera. Al mismo tiempo flaccidez de los músculos lisos subyacentes (partes anulares) > expansión transversa, dolor tirante, producción de tiroxina ligeramente elevada a causa del acoplamiento funcional con el tejido glandular.

Sentido biológico
Aumento del perfil de los conductos con el fin de mejorar la secreción de tiroxina.

Fase de reparación
Recuperación del epitelio, hinchazón sin dolor, formación de un quiste. Posible dificultad al tragar o respirar. De igual manera, esta hinchazón se diagnostica como bocio o como el llamado "quiste tirogloso". En caso de síndrome surgen quistes de gran tamaño. Puesto que no se tratan de células productoras de tiroxina (tirocitos), sino de células epiteliales, los niveles de tiroxina suelen permanecer normales (en la MC "bocio eutiroideo", "quiste eutiroideo", "quistes tirogloso en la linea media" o "bocio retroesternal"). No obstante, el nivel de TSH suele ser demasiado alto o demasiado bajo. En su mayoría es un **conflicto recurrente.**

Preguntas
¿Desde cuándo se presentan los síntomas? (Conflicto anterior) ¿Ante qué situación me siento impotente? ¿Dónde creo que debo hacer algo? ¿Cuál patrón sigue mi comportamiento?

Terapia
El conflicto está solucionado. Acompañar reparación. En caso de recurrencia, encontrar conflicto, canales, caracterizaciones y dogmas. Resolver conflicto de refugiado si se encuentra activo.
Idea central: *"No debo sentirme responsable de todo". "Lo dejo en manos de Dios".* "Todo volverá a estar bien".
Drenajes linfáticos, compresas frías o de requesón (por ejemplo, paño empapado en agua con sal). Flores de Bach: Rock Rose, Álamo temblón, mímulo. Humedecer cuello con plata coloidal, tintura de incienso o mirra. Operación en caso de que el tamaño del tumor ocasione problemas.

1 (Véase Dr. Hamer, "Tabellenbuch", pág. 124.

Tiroiditis crónica, Hipotiroidismo II (enfermedad de Hashimoto)

Según la MC es una enfermedad autoinmune. Según las 5 Leyes Naturales Biológicas eso no existe (véase Sistema inmunológico, pág. 23). Sin embargo, el cuadro clínico es real: Se distingue por una breve hiperfunción que en su mayoría pasa desapercibida y luego una hipofunción persistente.

Fase	Hipotiroidismo debido a un **conflicto recurrente.** Síntomas: Tendencia a estreñimiento, falta de impulso vital (se diagnostica depresión, eventualmente), pérdida de cabello, piel seca, pulso lento. En la mayoría de los casos aiumenta el valor TSH (hormona estimulante del tiroides), pero a veces también disminuye.
Observación	A menudo es difícil distinguir cuál es el SBS en curso (grupo amarillo o rojo). Es recomendable considerar ambas posibilidades y mostrar claramente el conflicto individual.
Preguntas/Terapia	Véase Página anterior.

Nódulos calientes, nódulos fríos

Los nódulos calientes pueden detectarse mediante escintigrafías. Estos presentan zonas de alta actividad metabólica en el tejido tiroideo, que generalmente están asociadas a altos niveles de tiroxina.
Nódulos fríos son zonas de baja actividad metabólica. Estos producen poca o ninguna tiroxina y van por tanto generalmente acompañados de hipofunción.
Ambos SBS pueden entrar en consideración (véase arriba):

- SBS del parénquima tiroideo
- SBS de los conductos tiroideos

SBS de la glándula paratiroides

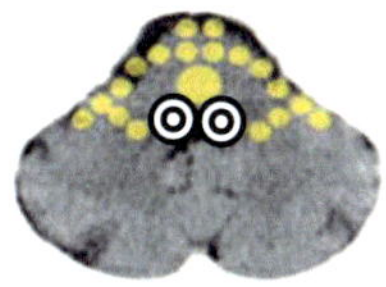

Tumor de la glándula paratiroides (adcar.), nivel elevado de parathormona hiperparatiroidismo o nivel elevado de calcio (hipercalcemia)[1]

Conflicto	Conflicto de presa: A causa de debilidad muscular no poder obtener algo deseado (lado derecho) o no poder deshacerse de algo no deseado (lado izquierdo). En otras palabras: No se obtiene algo porque se es débil, pasivo, indolente o perezoso.
Conflicto activo	Aumento funcional, crecimiento de adenoma compacto en forma de coliflor con calidad secretora: multiplicación de las células que producen parathormona (bocio), mayor secreción de parathormonas (hiperparatiroidismo), aumento del nivel de calcio en la sangre por degradación del calcio en los huesos. En caso de actividad de conflicto prolongada se puede producir una descalcificación de los huesos.
Sentido biológico	Aumento de la actividad muscular por un elevado nivel de calcio.
Fase de reparación	Normalización del funcionamiento, degradación del tumor por caseificación tuberculosa y normalización del nivel de parathormonas, o bien, encapsulamiento en caso de que no haya micobacterias. Nivel demasiado bajo de parathormonas (hipoparatiroidismo) por reparación pendiente (degradación excesiva del tumor).
Observación	Tanto un nivel demasiado bajo de calcio en la sangre como uno demasiado alto pueden ser indicativos de una carencia de calcio.
Terapia	Encontrar conflicto, canales y caracterizaciones. Un aporte de calcio debe siempre combinarse con vitamina D, si es posible de origen orgánico.

1 (Véase Dr. Hamer, "Tabellenbuch" (Libro de Tablas), pág. 20, 30.

CORAZÓN

El corazón, de aproximadamente el tamaño de un puño, se encuentra detrás del esternón en el pericardio. Consta de dos mitades: el corazón izquierdo con más fuerza muscular y el derecho con paredes más delgadas. Ambos están separados por el tabique interventricular (septum).

Las dos mitades se dividen en aurículas (atrios) y ventrículos, unidas mediante las válvulas atrioventriculares de origen mesodérmico.

Las válvulas semilunares (igualmente de origen mesodérmico) se encuentran entre los ventrículos y las grandes arterias, la aorta y la arteria pulmonar.

Las aurículas se componen, según el Dr. Hamer, de musculatura lisa y están controladas desde el mesencéfalo, mientras que los ventrículos constan en su mayoría de musculatura estriada y están controladas por la sustancia blanca (metabolismo), o bien por la corteza cerebral (corteza motora). El pericardio (mesodermo antiguo) sirve como cubierta protectora y superficie de deslizamiento. Su capa interna (epicardio) se encuentra unida a la parte superficial del corazón. La capa externa constituye el verdadero "envoltorio" del corazón.

En la MC se conoce UN ataque cardíaco, que se asocia al siguiente cuadro: vasos coronarios obstruidos causan una carencia de oxígeno en el tejido muscular cardíaco, lo que provoca la pérdida del mismo. Cuando se encuentra afectada una extensa zona, el paciente muere.

¿Por qué entonces hay tantos pacientes fallecidos con ataques cardíacos en los que la autopsia revela unas arterias coronarias "limpias", mientras que hay personas que viven sin molestias con una arteriosclerosis grave en los vasos coronarios?

¿Por qué hay pacientes operados con un stent que no tienen molestias, a pesar de que su stent a los pocos años ya se encuentra obstruido?

De nuevo, es el Dr. Hamer el que nos ha aclarado estas contradicciones: él ha descubierto que hay dos tipos de ataques cardíacos. En cada tipo los contenidos de conflicto, así como los centros de control en el cerebro, son diferentes.

En ambos casos se puede morir o sobrevivir dependiendo de la gravedad y duración del conflicto.

Los conflictos de sobreexigencia o engaño están controlados por la sustancia blanca y afectan al músculo del corazón provocando pérdida de tejido.

El conflicto de pérdida de territorio está controlado por la corteza cerebral y afecta a los vasos coronarios provocando arteriosclerosis durante la fase de reparación.

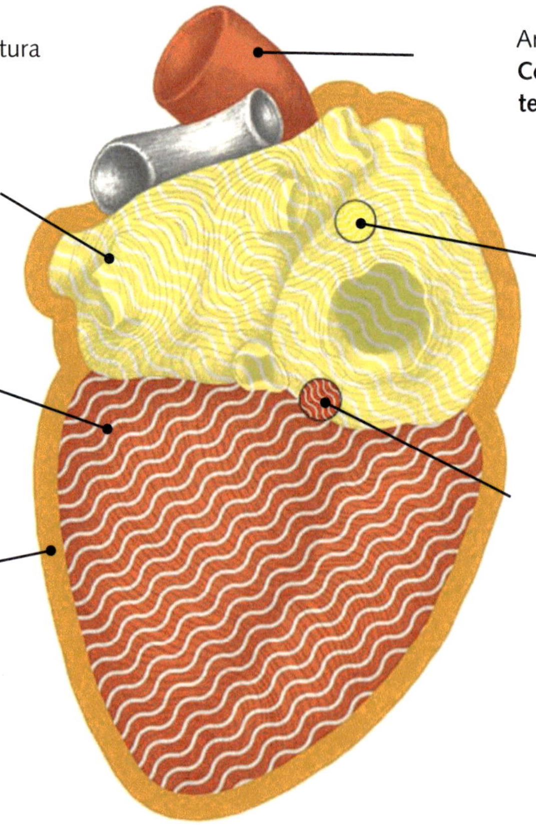

La imagen arriba está basada en los gráficos del Dr. Hamer: "Wissenschaftliche Tabelle der Neuen Medizin" (Tabla Científica de la Nueva Medicina). Amici di Dirk Ediciones, pág. 3 centro izqda.

Apéndice: El corazón no es una bomba

Los "datos técnicos" del corazón y de la circulación sanguínea hacen dudar sobre la teoría de la bomba que sostiene la MC ¿Cómo puede una bomba de 70 vatios y 300 g de peso ser responsable de impulsar la sangre, que presenta una viscosidad cinco veces mayor que el agua, a través de miles de kilómetros de vasos sanguíneos (según la MC entre 1.000 y 100.000 km)? El 99% de los mismos son capilares, en su mayoría tan estrechos que los glóbulos rojos tienen que ser comprimidos para atravesarlos.
Ya en 1860, Chauveau y Lortet comprobaron que la presión en el ventrículo izquierdo durante la sístole ventricular es más baja que la de la aorta. Según la teoría de la bomba, esto no debería ser así.
Bremer observó la circulación sanguínea de jóvenes embriones de pollo antes de la formación de las válvulas cardíacas.
Él comprobó que la sangre circulaba siguiendo una espiral sobre el eje longitudinal sin un mecanismo de impulso visible. El corazón con los latidos sólo intensifica la corriente sanguínea que va formando espirales.

Un medio sólo no puede formar remolinos. Para ello se necesitan dos medios densos distintos. La sangre contiene entre otros oxígeno libre, dióxido de carbono y nitrógeno. Estos gases juegan un papel determinante en la formación de turbulencias.
Un investigador del agua, el austriaco Viktor Schauberger, obtuvo a raíz de su investigación de los remolinos en ríos resultados similares a los de Chauveau, Lortet y Rudolf Steiner a partir de la observación de la circulación sanguínea.[1]
Resumen: La capacidad de bombeo del corazón alcanza sólo para un par de metros. Para la distancia restante, digamos unos 10.000 km, la sangre es impulsada hacia adelante mediante movimientos peristálticos de los vasos, remolinos en espiral y fuerzas de succión todavía desconocidas. Al corazón le correspondería el papel de impulsor y controlador de frecuencia.

1 (Véase Serie de artículos "Das Herz ist keine Pumpe" (El corazón no es una bomba). Raum & Zeit 1998 (revista alemana "Espacio & Tiempo"), números 91, 92, 93.

SBS de las arterias coronarias

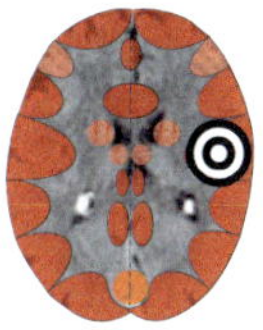

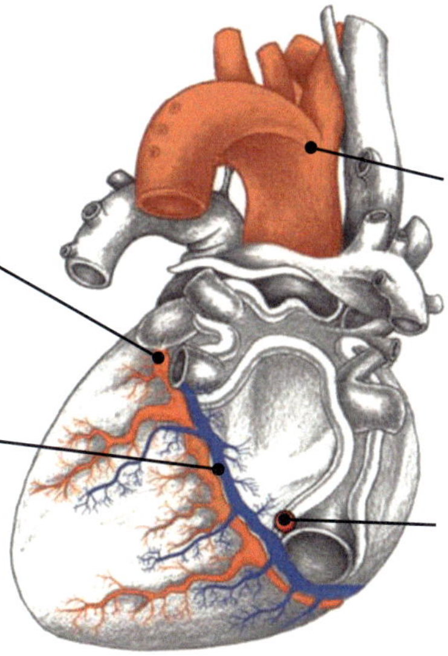

ECTO

–+

Angina de pecho[1]

Conflicto	Conflicto de pérdida de territorio masculino o conflicto sexual de pérdida de territorio femenino (sujeto a sexo, lateralidad, conflictos previos, situación hormonal y edad). El conflicto de pérdida de territorio masculino conlleva la pérdida de todo el territorio o de algo contenido en el mismo. Por ejemplo, alguien pierde a su pareja, su puesto de trabajo o su rango. Alguien pierde su casa, su empresa o su dinero. *"¡Me rompe el corazón!"*. En el conflicto de pérdida de territorio masculino se trata del "territorio externo", en el femenino del "territorio interno".

1 (Véase Dr. Hamer, "Tabellenbuch", pág. 113.

Ejemplos

Conflictos de pérdida de territorio masculinos (para pérdida de territorio femenino véase pág. 173 s.):

- *Un hombre diestro de 50 años ha tenido una terrible discusión con su superior (conflicto de pérdida de territorio). Siente que le han robado su departamento. (Archivo propio).*
- *El padre de un alumno de 9 años engaña a su mujer. Desde entonces el matrimonio deja de funcionar y hay constantes discusiones: conflicto de pérdida de territorio que afecta a las arterias coronarias del niño. Se ha acabado la integridad territorial de la familia. (Archivo propio).*
- *Siempre que una profesora (prejubilada, zurda de 56 años) piensa en su antiguo jefe, un autoritario director de escuela, sufre de angina de pecho. Estas molestias las tiene desde hace tres años, cuando una mañana llega tarde a la escuela y es llamada a presentarse ante el director. Ella consiguió entonces contenerse exteriormente, pero interiormente estaba tan tensa que iba a explotar. De camino a la escuela casi había tenido un accidente de colisión frontal, del que salió ilesa de milagro. Además, días antes la había dejado su novio, su "gran amor". A causa de esta terrible combinación, sufrió un conflicto de pérdida de territorio masculino que le afectó a las arterias coronarias. (Archivo propio). Observación: Debido a que el conflicto se remonta a 3 años atrás, sería arriesgado resolverlo. En este caso es mejor no hacer nada y pensar de vez en cuando en aquel jefe desagradable.*
- *Un trabajador de imprenta, diestro de 55 años, sufre desde hace dos años y medio trastornos del ritmo cardíaco (arritmia). Historia del conflicto: Hace cinco años se cambió la antigua máquina de papel, con la que se había encariñado y de la que sólo él era responsable, por una nueva. Esta nueva máquina requiere el trabajo de varios operarios al mismo tiempo. A esto hay que añadir que se le ha reducido el sueldo: conflicto de pérdida de territorio que afecta a las arterias coronarias. El paciente sufre por ello una leve depresión. Hace dos años y medio el paciente recibe una nueva función en la empresa y entra en reparación pendiente: trastornos del ritmo cardíaco. Terapia: Distanciarse de la empresa, estrofantina. (Archivo propio).*

Conflicto activo

Restricción funcional, al mismo tiempo flaccidez de los músculos lisos subyacentes (partes anulares), después una pérdida celular (úlcera) del tejido epitelial dotado con terminaciones sensitivas en las superficies lisas de las arterias coronarias (íntima de las arterias coronarias). Este "ahuecamiento" de los vasos apenas se diagnostica, ya que en la MC se buscan estrechamientos, no un aumento en la sección arterial. Angina de pecho. Un conflicto territorial activo hace autoritario, dominante, despótico, se destaca el propio poder.

Sentido biológico

Ensancha el lumen de las arterias coronarias: mejor suministro de sangre por parte del corazón y aumento de la capacidad del corazón para poder recuperar de nuevo el territorio o el contenido del mismo. Por ejemplo, para recuperar el puesto de trabajo o volver a conquistar a la pareja (una segunda oportunidad mediante una "puesta a punto" biológica).

Fase de reparación

Reparación, reconstrucción del tejido epitelial de las arterias coronarias. Estrechamiento (estenosis) de las arterias coronarias debido a hinchazón durante la reparación (enfermedad coronaria de la MC o arteriosclerosis). Posible valor alto de colesterol LDL.

Crisis de reparación

Ataque cardíaco, de 2 a 6 semanas tras el comienzo de la fase de reparación si no hay constelación (ver abajo).

Preguntas

¿Desde cuándo siento angina de pecho? (Conflicto poco antes) ¿De cuál territorio se trata? (Pareja, familia, puesto de trabajo) ¿Hay mejoría durante las vacaciones? (Indicación sobre un conflicto en la vida cotidiana) ¿Cuándo se presenta la peor situación? (Esencia del conflicto) ¿Cuál es el estrés que me es más difícil de manejar? ¿Qué sentimientos tengo durante ese estrés? ¿He tenido sentimientos similares en la infancia? (Buscar caracterizaciones, por ejemplo, mamá me dejó plantado/a cuando yo más la necesitaba. O todos me evitaban en mi infancia). ¿Hay antepasados que también tienen dificultades con el corazón? (Indicación sobre un tema familiar). ¿Cuáles de mis rasgos son similares a los de este(os) antepasado(s)? (Buscar los patrones comunes).

Terapia

Encontrar conflicto y reflexionar sobre si debemos resolverlo.

Cuando un conflicto que viene sólo (sin constelación) dura activo más de 6-9 meses, se puede sufrir un ataque cardíaco entre 2 y 6 semanas tras el comienzo de la fase de reparación. En tales casos, el Dr. Hamer recomienda mantener activo el conflicto de manera consciente, "gruñendo" de vez en cuando al adversario. En caso de corta duración, menor intensidad o en constelación, la crisis de reparación pasa generalmente desapercibida. Para nuestra tranquilidad, la mayoría de nosotros se encuentra en una constelación segura. De todas formas, según mi experiencia apenas se puede influir en la solución (o no solución) de un conflicto. (Goethe: "Toda teoría es gris, querido amigo, y verde es el dorado árbol de la vida"). Preparación anímica: Permanecer sereno. Preparación corporal: estrofantina. (Información: http://

www.strophantus.de/la-estrofantina-st-1.html. Por ahora, la mejor fuente y más barata es: www.teebrasil.com). Cualquier medida que fomente nuestra salud y nuestras energías: dormir lo suficiente, alimentación alcalina, etc. Alimentos que refuerzan el corazón: espárragos, miel, cebollas, vino tinto, zumo de uva roja. Vit. D. Té: de romero, espino blanco, muérdago, árnica, de pétalos de rosa, entre otros. Bórax natural uso interno. Hildegarda: Polvo de galanga, vino de miel y perejil, receta especial de galanga y miel.

ECTO

−+

Infarto de miocardio procedente de arterias coronarias, calcificación de las arterias coronarias (arteriosclerosis de las arterias coronarias)[2]

El mismo SBS que arriba. (Véase arriba).

Fase — **Crisis de reparación:** Entre 2 y 6 semanas tras el comienzo de la fase de reparación puede producirse un infarto de las arterias coronarias (infarto de miocardio en la MC): miedo y sentimiento de destrucción, dolores agudos en el pecho que pueden extenderse por la espalda y el brazo izquierdo, escalofríos. Sin embargo, los dolores no proceden del estrechamiento u obstrucción de los vasos coronarios, sino por una fuerte tensión simpaticotónica en las paredes de los vasos (musculatura estriada según el Dr. Hamer) controlada por el cerebro: "Epilepsia" local de los músculos de los vasos, que también se puede generalizar. Dentro de este tipo de ataque cardíaco se encuentra la arteriosclerosis de los vasos coronarios, pero sin daño ni muerte del tejido muscular cardíaco. Durante el ataque cardíaco el paciente se encuentra más o menos "ausente" o inconsciente (desmayo).
En el ámbito territorial masculino de la corteza cerebral se encuentra además el centro rítmico que controla el pulso lento. Por ello, el pulso durante el infarto es irregularmente lento.
El pulso puede bajar hasta 3 o 4 pulsaciones por minuto, ritmo asociado a una respiración muy superficial ("muerte aparente").

Terapia — Cuando se presenta este SBS, en la MC se recurre a la colocación de un stent o de un bypass. Según las cinco Leyes Naturales Biológicas, esto sólo es recomendable en casos excepcionales, concretamente cuando uno de los tres vasos principales está obstruido.
Es necesario saber que el cuerpo, tan pronto como un vaso deja de funcionar por daño o acumulación, forma de manera inmediata un "canal colateral" o "bypass natural" (anastomosis). Un secreto bien guardado de la cardiología es que a los pocos meses de colocar un stent o un bypass vuelve a haber obstrucción. A pesar de ello, el paciente se encuentra bien. Véase también pág. 138.

Bloqueo AV (bloqueo auriculoventricular)

El mismo SBS que arriba. (Véase pág. 129, 130).
El bloqueo AV es un concepto innecesario de la MC basado en una idea falsa. Se piensa que la frecuencia del pulso se reduce a causa de una alteración de la transmisión eléctrica entre aurículas y ventrículos.
El Dr. Hamer ha descubierto que el nodo AV, que controla el pulso en los ventrículos, es dirigido desde la corteza cerebral izquierda y derecha (zonas territoriales). El nodo AV es la "bujía" de los ventrículos.

Síntoma — Descenso dramático del ritmo cardíaco (bradicardia) o parada cardíaca.

Tejido — Nodo AV – Ectodermo.

Fase — **Crisis de reparación** en la fase de reparación. Posible bajada considerable del pulso asociada a una respiración muy superficial ("muerte aparente"). En caso de una actividad de conflicto prolongada puede darse una parada cardíaca.

Terapia — Tras un tratamiento agudo, en la MC se procede al implante de un marcapasos. Los marcapasos son probablemente recomendables en algunos casos: conflictos crónicos-recurrentes que no tienen solución. La intervención se debe considerar en cada caso concreto. En mi opinión, los síntomas del paciente deben ser determinantes, no los parámetros.
Otros tratamientos: véase pág. 138.

2 (Véase Dr. Hamer, "Tabellenbuch" (Libro de Tablas), pág. 113

SBS de músculos / suministro nervioso

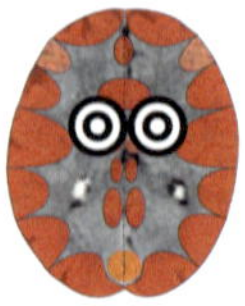

Infarto del músculo cardíaco (infarto de miocardio), síndrome de Roemheld[1]

En este segundo tipo de infarto queda afectado el músculo cardíaco. Aquí el contenido de conflicto es completamente distinto.

Conflicto

Conflicto de sobreexigencia o engaño.

Explicación: La sobreexigencia debe tener siempre un contexto social (con otras personas, animales). Una mera exigencia material (por ejemplo, en el deporte) no es suficiente. El hecho de "tener mucho trabajo que hacer" no conduce a un conflicto de sobreexigencia. Se necesita pues de un jefe que ejerza presión por todo el trabajo que hay que hacer.
Una situación frecuente según el naturópata Rainer Körner: se quiere ayudar a alguien pero no se puede. Este es el "síndrome del ayudante". No se puede ver a otros sufrir, no se puede decir "no": peligro de agotamiento.

Ejemplos

➜ *Nos han engañado o nos han dado gato por liebre (conflicto de engaño).*

❁ *El hijo de un paciente diestro es un "eterno estudiante": conflicto de sobreexigencia que afecta al músculo cardíaco derecho. Pérdida celular en el tejido muscular, infarto del músculo cardíaco en la crisis de reparación de la fase de reparación. (Archivo propio).*

❁ *Un hombre lleva siete años con una mujer cuando se da cuenta de que se está aprovechando de él y sólo quiere que la mantenga: conflicto de engaño y otros tres conflictos. (Archivo propio).*

❁ *Un padre descubre que su hijo va a perder probablemente su puesto de trabajo porque no es de fiar: conflicto de sobreexigencia, no poder hacer frente al fracaso de su hijo. (Archivo propio).*

❁ *La paciente, diestra separada de 64 años, conoce un hombre y empieza a quererlo. Al principio la relación es muy buena, pero con los años el novio se distancia cada vez más. La engaña varias veces y hay discusiones a menudo. La paciente se siente utilizada y sufre por el rechazo de su pareja. Ella llega a perder hasta 49 kg: conflicto de engaño o de sobreexigencia que afecta al músculo cardíaco izquierdo de la pareja. (Archivo propio).*

❁ *El hombre de 54 años diestro tiene una relación especialmente buena con su nieto. Él lo considera como si fuera "su hijo". Ambos son como "un alma y un corazón". Cuando el nieto tiene cinco años, la hija conoce a un alemán y decide mudarse con su hijo de Austria al norte de Alemania: conflicto de sobreexigencia por la marcha de su nieto. Queda afectado el músculo cardíaco derecho (lado madre / hijo). Cuando los dos vienen de visita tienen lugar desgarradoras escenas de despedida. Tras un año y medio, la relación con el alemán fracasa. La madre vuelve a casa con su hijo y todos vuelven a ser felices (solución del conflicto). Tres meses después el hombre sufre terribles ataques al corazón, durante medio año aproximadamente: crisis de reparación (ataques cardíacos). Después todo vuelve a estar bien. (Archivo propio).*

Conflicto activo

Pérdida (necrosis) de células en los músculos cardíacos en una o varias zonas (deterioro muscular cardíaco). Se reduce de manera más o menos notoria el rendimiento deportivo o corporal. En estas condiciones no es recomendable realizar esfuerzos, puesto que el revestimiento del corazón está debilitado y hay riesgo de rotura.

Fase de reparación

Reconstrucción del tejido muscular cardíaco en la zona afectada superando el estado inicial: aumento muscular, espesamiento del musculo cardíaco ("miocarditis" en la MC, "sarcoma del miocardio").

Crisis de reparación

Infarto del músculo cardíaco (infarto de miocardio en MC), ataque epiléptico local del músculo cardíaco: temblores cardíacos, flutter ventricular, fibrilación ventricular, posible escalofrío.
Síntomas leves: pulso elevado (taquicardia), "el corazón se sale del pecho, palpitaciones fuertes".
Infarto en el ventrículo izquierdo: hipotensión súbita, el llamado "choque circulatorio".

Infarto del ventrículo derecho: hipertensión súbita. Debido al acoplamiento del músculo ventricular derecho con el diafragma izquierdo (músculo respiratorio) y la musculatura bronquial, queda afectada la respiración: interrupción nocturna de la respiración (apnea), dificultad para respirar o parada respiratoria.

1 (Véase Dr. Hamer, "Tabellenbuch" (Libro de Tablas), pág. 61, 72.

Sentido biológico	Espesamiento y refuerzo del músculo cardíaco para poder afrontar mejor futuros retos (grupo de lujo).
Observación	El corazón sufre una rotación durante su desarrollo embrionario. Es por ello que en el músculo cardíaco y en otras partes de origen mesodérmico del corazón (válvulas) se cambian los lados madre / hijo y de la pareja. Esto quiere decir que en caso de un conflicto de sobreexigencia o engaño con relación a la madre / hijo queda afectado el músculo cardíaco derecho, mientras que, si es en relación con la pareja, lo será el izquierdo. En una persona zurda quedará afectado en relación con la madre / hijo el músculo cardíaco izquierdo. Si es con relación a la pareja quedará afectado el derecho. En este tipo de infarto no existe arteriosclerosis de las arterias coronarias (arterias sanas y "limpias"). En este caso la MC no recurre a un bypass o un stent. No obstante se observa pérdida o daño en el tejido muscular cardíaco. El acoplamiento del músculo cardíaco con el diafragma se hace notorio igualmente en caso de síndrome de Roemfeld. El infarto del músculo cardíaco se puede generalizar, es decir, es posible que afecte a la musculatura estriada del aparato locomotor: cuadro de una epilepsia normal.
Preguntas	Aclarar si se trata de las arterias coronarias o del músculo cardíaco: ¿Se llevó a cabo una angiografía coronaria? (Si las arterias están OK > músculo cardíaco). ¿Tuvo dolores durante el infarto? (En caso afirmativo > arterias coronarias). ¿Tenía el pulso lento durante el infarto? (En caso afirmativo > arterias coronarias). ¿Cuándo tuvo la arritmia o el infarto? (Poco antes debe haberse solucionado un conflicto de sobreexigencia). ¿Síntomas por primera vez? (En caso negativo: Retornar al primer episodio y buscar el conflicto de entonces). ¿Qué me sobreexigía o me estresaba? ¿Estaba relacionado con ayudar? ¿Porqué no pude manejar esa situación? (Buscar caracterización, por ejemplo, durante el embarazo, parto, infancia). ¿Hay alguien en la familia que es "parecido" a mí? (Buscar caracterización). ¿Qué formó a ese miembro de la familia? ¿Me tomo la libertad de dejar esta caracterización? ¿Está solucionado definitivamente el conflicto? (Estimar si hay conflictos recurrentes) ¿Qué deseo cambiar interior / exteriormente en mi vida?
Terapia	Véase pág. 138.

ECTO

−+

Inflamación del músculo cardíaco (miocarditis)

El mismo SBS que arriba. (Véase arriba).

Fase	**Fase de reparación** – Reconstrucción del tejido muscular cardíaco. Síntomas: Debilidad, agotamiento, respiración entrecortada, posible taquicardia (infarto).
Terapia	El conflicto está solucionado. Acompañar reparación. Reposo físico. Agua oxigenada (H_2O_2) 3% uso interno y externo. Estrofantina, en su caso en forma homeopática como G-estrofantina (véase http://www.strophantus.de / la-estrofantina-st-1.html).

Muerte súbita cardíaca (MSC)

En el 80% de los casos se encuentran según la MC arterias coronarias obstruidas en la autopsia.
Esto apunta de manera clara a un conflicto territorial masculino que afecta a las arterias coronarias.

El resto, probablemente más del 20%, se deberá a casos de conflictos de sobreexigencia que afecten al músculo cardíaco.

Lo característico de la muerte súbita es que esta ocurre en fase de vagotonía, es decir, durante el sueño, en el tiempo libre, cuando se está tranquilo o en la fase de relajación tras practicar deporte.

Ambos tipos de infarto entran en consideración:

- Infarto procedente de las arterias coronarias (80%), conflicto de pérdida de territorio. **Crisis de reparación**: El centro para la frecuencia cardíaca lenta (lado derecho del cerebro) baja el pulso prácticamente a cero (muerte "aparente" o real).
- Infarto del músculo cardíaco (frecuencia aproximadamente 20 %), conflicto de sobreexigencia. **Crisis de reparación.**
- Muerte súbita durante actividad física (por ejemplo, un jugador de fútbol que cae desplomado):
  En la mayoría de los casos se trata de rotura del revestimiento del corazón que está debilitado (rotura en caso de sobrecarga).

SBS de las válvulas cardíacas

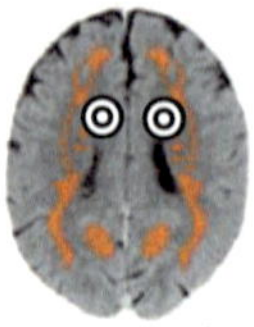

Inflamación de las válvulas cardíacas (endocarditis)

Las válvulas cardíacas tienen como función evitar que la sangre vaya en sentido contrario durante o tras una acción cardíaca. Su tejido de origen mesodérmico pertenece al revestimiento interno del corazón (endocardio).

MESO NUEVO

Conflicto — Conflicto de desvalorización con relación al corazón (por ejemplo, a causa de un mal rendimiento cardíaco).

Ejemplos — ➜ *Alguien sufre de angina de pecho u otros problemas cardíacos.*
➜ *Alguien descubre por un diagnóstico que hay algo que no está bien con su corazón. "Mi corazón ya no sirve para nada".*

Conflicto activo — Pérdida celular (necrosis) en el tejido de las válvulas cardíacas.

Fase de reparación — Recuperación por aumento del metabolismo y de la división celular: inflamación de las válvulas cardíacas (se rellenan los "agujeros").

Sentido biológico — Refuerzo de las válvulas.

Terapia — Véase medidas para reforzar el corazón pág. 138. Terapia con antibióticos de la MC en caso de síntomas graves.

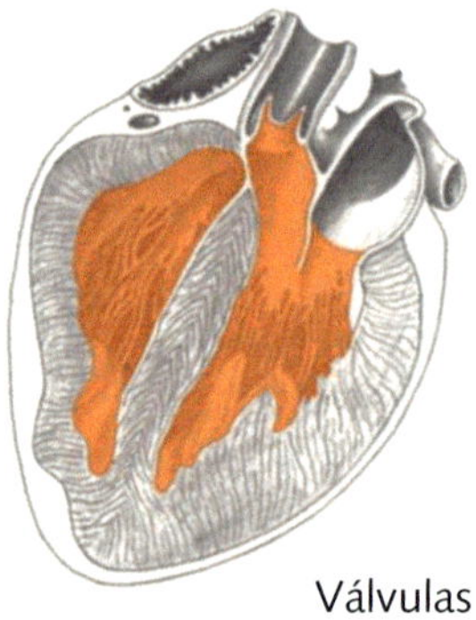

Válvulas cardíacas
Conflicto de desvalorización

−+

Calcificación / estrechamiento del anillo mitral, (estenosis mitral), calcificación / estrechamiento de la válvula aórtica (estenosis aórtica)

El mismo SBS que arriba. (Véase arriba).
Estas enfermedades se atribuyen a un mal funcionamiento de las válvulas cardíacas (valvulopatías).

Fase — **Conflicto recurrente.** A causa de recidivas se forman cicatrices por calcificación en las válvulas, generalmente en los bordes. Estas cicatrizaciones pueden afectar negativamente a la hermeticidad o capacidad de cierre de la válvula (insuficiencia valvular) o provocar un estrechamiento del lumen (estenosis).

Observación — Un estrechamiento de la válvula aórtica (estenosis aórtica) supone un obstáculo para la expulsión de sangre del ventrículo izquierdo en la circulación sanguínea mayor: el ventrículo se puede expandir de manera patológica (hipertrofia por presión).

La válvula mitral se encuentra entre la aurícula izquierda y el ventrículo izquierdo. Un estrechamiento de la válvula mitral (estenosis mitral) o una insuficiencia puede provocar que el ventrículo izquierdo no se llene completamente: el cuerpo aumenta el tamaño de la aurícula izquierda o del ventrículo izquierdo (dilatación). Las insuficiencias crónicas de las válvulas mitral o aórtica se hacen patentes cuando se presenta dificultad respiratoria en caso de esfuerzo (disnea de esfuerzo).

Preguntas — ¿Desde cuándo se presentan los síntomas? (Comienzo del conflicto en su mayoría antes de los primeros síntomas). ¿Qué pensaba yo en aquel entonces sobre mi corazón? ¿Siento mucha compasión por una persona enferma del corazón? ¿Recibí yo o alguna de mis personas queridas un diagnóstico negativo en relación con la sangre o la circulación? ¿Existían preocupaciones al respecto durante el embarazo o durante la infancia? ¿Había familiares que tenían problemas con el corazón? ¿En caso afirmativo, me parezco a ese familiar? ¿Llevo este síntoma por solidaridad? (Buscar la causa)

Terapia — Encontrar conflicto, canales y caracterizaciones. Si es posible, dar solución real para que la reparación pendiente llegue a su fin.Idea central: *"Tengo confianza en mi corazón". "No dejo que nadie me haga pensar lo contrario"*. Leer *"El corazón no es una bomba"* en pág. 114. Estrofantina, en su caso en forma homeopática como G-estrofantina (véase http://www.strophantus.de / la-estrofantina-st-1.html). Operación de las válvulas en caso de que los síntomas lo requieran. Agua oxigenada (H_2O_2) 3% uso interno.

SBS del pericardio

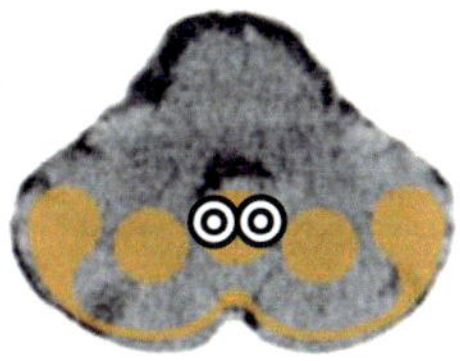

Inflamación del pericardio (pericarditis)[1]

MESO ANTIGUO

Conflicto Ataque contra el corazón *"¡Me rompe el corazón!"*.

Ejemplos → *Golpe o punzada real en el corazón (golpe, punzada, electrochoque).*
→ *Ataque mental: "Ud. está enfermo del corazón". "Estoy enfermo del corazón". O bien, "me ha golpeado directamaente en el corazón". Anuncio de una operación de corazón. Puede sentirse también por alguien.*
→ *Dolores en la zona del corazón por angina de pecho o ataque cardíaco (muy frecuente).*
❁ *Un niño pequeño quiere a su padre enfermo del corazón sobre todas las cosas. Desde que tiene dos años, vive los ataques de angina de pecho de su padre muy de cerca. En una ocasión estaba presente cuando su padre fue llevado de urgencia al hospital a causa de "sospecha de un ataque cardíaco": conflicto, ataque contra el corazón, sentido en lugar de su padre. Cuando llega a la escuela, el conflicto se soluciona. El FH en sanación se interpreta como un "tumor cerebral". El niño muere bajo los cuidados de la MC (véase Dr. Hamer, "Goldenes Buch" (Libro Dorado), vol. 1, pág. 246).*
❁ *El granjero de 52 años cría gansos. De repente, su perro empieza a ladrar. El paciente sale corriendo para ver que ocurre. Es su vecino que quiere robar sus aves. En el mismo momento siente como un hachazo cerca de su pezón izquierdo: ataque real contra el corazón. La solución del conflicto comenzó 23 años más tarde, cuando tuvo que dejar su granja debido a su edad avanzada, sufriendo un derrame pericárdico. Durante todos los años en la granja se quedó sobre los "canales", es decir, en conflicto activo. (Véase Dr. Hamer, "Goldenes Buch" (Libro Dorado), vol. 2, pág. 488).*
❁ *La mujer de 43 años se despierta a las tres de la mañana por un ataque cardíaco (crisis de reparación, infarto cardíaco derecho). Ella piensa que ha llegado su última hora. Así transcurren varias noches, lo cual le hace padecer un conflicto de "ataque contra el corazón". (Archivo propio).*

Conflicto activo División celular, crecimiento de tumor en el pericardio (mesotelioma pericárdico).

Sentido biológico Espesamiento y refuerzo del pericardio para poder afrontar mejor futuros ataques.

Fase de reparación Degradación tuberculosa del tumor (tuberculosis del pericardio). inflamación del pericardio. Dolores detrás del esternón, fiebre, sudores nocturnos. Cuando el paciente no tiene síndrome, se presenta inflamación del pericardio seca en la primera parte de la fase de reparación (pericarditis seca). Esta se volverá en todo caso húmeda (pericarditis exudativa).
No existe una linea divisoria que la separe de un derrame pericárdico (derrame por pericarditis).

Crisis de reparación Escalofríos, fuertes dolores.

Observación Una vez transcurrida la reparación pueden quedar depósitos de calcio. Después de recidivas pueden encontrarse formaciones puntuales o más extensas en el epicardio (obliteración del pericardio).
Una fuerte callosidad del pericardio (pericarditis constrictiva) da lugar a una reducción del rendimiento cardíaco por limitación en el movimiento del corazón. Peligro de círculo vicioso a causa de diagnóstico.

Terapia El conflicto está solucionado. Acompañar reparación y evitar recidiva.
Idea central: *"Mi corazón está débil sólo temporalmente. El corazón en sí se encuentra bien. Sólo está un poco inflamado, lo que es buena señal. Todo se pondrá bien".*
Estrofantina, en su caso en forma homeopática (véase http://www.strophantus.de / la-estrofantina-st-1.html). Drenaje linfático, preparado enzimático, MMS. En su caso, analgésico de la MC Agua oxigenada (H_2O_2).

Derrame pericárdico (derrame pericárdico exudativo o trasudativo)[1]

El mismo SBS que arriba (véase arriba) y además **síndrome**.

Fase **Fase de reparación:** Acumulación de líquido intersticial entre los dos epicardios durante la degradación del tumor (derrame pericárdico). A menudo interpretado en la MC como "debilidad cardíaca" (insuficiencia cardíaca). El corazón no está débil, sino que no puede moverse de manera óptima en el pericardio inflamado o apenas puede hacerlo en caso de taponamiento pericárdico: pulso elevado continuado

1 (Véase Dr. Hamer, "Tabellenbuch" (Libro de Tablas), pág. 47, 52.

para compensar la disminución del rendimiento, dificultad para respirar en caso de esfuerzo.
El pericardio está en algunas personas dividido en dos partes, izquierdo y derecho, en otras personas se encuentra abierto. Por ello hay un derrame pericárdico derecho o izquierdo, o bien uno circular (derrame pericárdico circular). El derrame pericárdico derecho causa problemas respiratorios debido a que el corazón derecho, encargado de impulsar la sangre hacia los pulmones, se encuentra afectado. En su mayoría es un **conflicto recurrente.**
Sólo en caso de síndrome (túbulos colectores del riñón activos) puede producirse un taponamiento pericárdico (derrame pericárdico masivo), una de las causas de muerte más frecuentes en lo que respecta al corazón.

Observación — El pericardio puede llenarse con líquido intersticial exudado de los alrededores (generalmente de las costillas o del esternón en reparación). Este tipo de derrame pericárdico se denomina trasudativo. Existe riesgo de círculo vicioso, ya que los problemas cardíacos por un derrame pericárdico o el diagnóstico de insuficiencia cardíaca se pueden experimentar como un nuevo ataque al corazón.

Preguntas — ¿Desde cuándo se presenta el derrame? ¿Cuál conflicto contra el corazón se solucionó entonces? (Por ejemplo, diagnóstico, afecciones cardíacas) ¿Hay indicios de túbulos colectores renales activos? (Retenciones de agua, problemas con el peso, aumento de creatinina). ¿Desde cuándo? (Hace mucho tiempo eventualmente) ¿Qué ocurrió entonces? (Me sentía sólo en la infancia o me excluían mis compañeros en la escuela? ¿Sufrían mis padres bajo escaseces?)

Terapia — Resolver conflicto de refugiado (véase tratamientos pág. 240 s.). La idea central es: *„Estoy protegido, seguro y se preocupan de mí."* Idea: El derrame de descarga por la linfa y disminuye cada vez más. No administrar cortisona. En su caso, antiinflamatorios no esteroideos, diuréticos, punción. Véase además arriba.

SBS de la musculatura auricular

FHs en el mesencéfalo – La topografía es aún desconocida

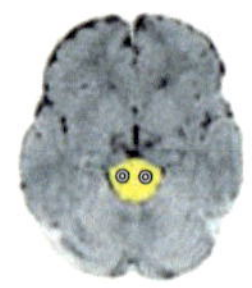

Fibrilación auricular (fibrilación auricular paroxística, arritmia absoluta)[1]

Las aurículas del corazón están controladas según el Dr. Hamer por el nodo SA. Los ventrículos por la corteza cerebral a través del nodo AV. Las aurículas se componen principalmente de musculatura lisa procedente del intestino. El principio del movimiento del intestino es el transporte con movimientos rítmicos ondulados (persitálticos). La tensión y distensión rítmica de las aurículas se corresponde con este principio.

Conflicto — Conflicto de presa, no poder transportar la sangre suficientemente por falta de peristaltismo.
En pocas palabras, el conflicto de pensar que el corazón ya no puede realizar el suministro sanguíneo o que no puede bombear suficientemente. El miedo de que el corazón tenga algo malo. Es posible que esto se pueda sentir en lugar de alguien, de un familiar o amigo. También en sentido figurado: Conflicto porque no me es posible mantener funcionando la empresa / negocio (el volumen de ventas es análogo a bombear sangre).

Ejemplos — ➜ *"Sus vasos coronarios están obstruidos en un 80%". O bien, "... la arteria carótida está estrechada".*
➜ *"Hemos descubierto que su hija tiene un coágulo en el cerebro" (conflicto de empatía).*
➜ *Deporte de resistencia excesivo, exigencia extrema del corazón y del sistema circulatorio junto con una actitud errónea.*
❁ *Un hombre de 61 años es un apasionado alpinista. Como parte de un examen de la hernia inguinal en el hospital, el médico le toma el pulso y percibe irregularidades. De repente es considerado como un paciente del corazón en estado grave. En una camilla es llevado rápidamente a la unidad de cardiología, a pesar de que él llego al hospital en bicicleta. Se le realiza dos veces un ECG de 24 horas: conflicto de que el corazón no bombea lo suficiente. El piensa: "¿Cuál es el problema con mi corazón?". Desde entonces sufre el paciente de fibrilación auricular a causa de un canal (crisis de reparación de la musculatura auricular. (Archivo propio).*

1 (Véase Dr. Hamer, "Tabellenbuch" (Libro de Tablas), pág. 37, 38.

	❁ El ambicioso aficionado al ciclismo de carreras de 69 años es el mayor de su grupo. Este verano tiene dificultades para seguir a sus compañeros (hasta 190 pulsaciones según el pulsómetro): conflicto de que el corazón no pueda suministrar sangre. Desde entonces sufre de fibrilación auricular. (Archivo propio).
Conflicto activo	Espesamiento y refuerzo de la musculatura lisa auricular. Aumento de tensión muscular.
Sentido biológico	Con una musculatura auricular más fuerte se puede "impulsar" la sangre mejor. De esta manera, la circulación sanguínea mejora.
Fase de reparación	Normalización de la tensión muscular. El espesamiento de la musculatura auricular permanece.
Crisis de reparación	Peristaltismo acelerado de manera súbita ("cólico cardíaco"): flutter auricular, fibrilación auricular (taquicardia, sensación de inquietud). Hasta 600 latidos / min. Se puede diagnosticar de manera inequívoca en el ECG, pues faltan las llamadas ondas Pág. Puede venir acompañado de escalofríos. En su mayoría es un **conflicto recurrente.**
Observación	La fibrilación auricular está entre los trastornos del ritmo cardíaco más frecuentes, pero no ponen la vida en peligro. A veces no se detecta o se percibe como "pulso irregular". Peligro de círculo vicioso: *"Hay algo que no está bien con mi corazón": necesidad interior de controlar el corazón constantemente* (control de la tensión, pulsómetro, visitas periódicas al cardiólogo, etc.).
Preguntas	¿Desde cuándo se presenta la fibrilación auricular? (Conflicto anterior). ¿Cuál era mi estrés relacionado con mi corazón o con mi circulación? ¿De qué modo deseo quedarme en forma por mucho tiempo? (Conflicto de fanatismo del deporte). ¿Estoy preocupado por otra persona? (Conflicto transmitido). ¿Hay antepasados que tienen problemas similares? ¿Tenían mi madre o mi padre problemas con el corazón / circulación durante el embarazo o durante mi temprana infancia? (Caracterización)
Terapia	El conflicto está ya solucionado. En caso de recurrencia, encontrar y solucionar conflicto, canales y caracterizaciones. Idea central: *"Mi circulación funciona perfectamente". "No dejo que nadie me diga lo contrario"*. Estrofantina, en su caso en forma homeopática como G-estrofantina (véase http://www.strophantus.de / la-estrofantina-st-1.html). Otras medidas durante la crisis de reparación, véase ataque cardíaco. La electroterapia de la MC no suele tener éxito y por tanto es poco recomendable. La cardioversión farmacológica con antiarrítmicos es, si acaso, recomendable a corto plazo.

ENDO

+ –

Insuficiencia cardíaca

Posibles causas

- **Derrame pericárdico:** Insuficiencia cardíaca por llenado insuficiente del corazón (insuficiencia cardíaca diastólica). Debido a que el pericardio se encuentra lleno de líquido no pueden llenarse los ventrículos con normalidad durante la diástole: reducción del rendimiento a pesar de que el músculo cardíaco tiene suficiente fuerza para bombear. Derrame del pericardio izquierdo: "Insuficiencia del corazón izquierdo", sistema circulatorio debilitado, hipotensión, edema pulmonar si es fuerte. Derrame del pericardio derecho: "Insuficiencia del corazón derecho", circulación pulmonar debilitada.
- **Insuficiencia del músculo cardíaco** (insuficiencia cardíaca sistólica): SBS del músculo cardíaco (miocardio) en actividad de conflicto, pérdida de células del músculo cardíaco (atrofia muscular), bajo rendimiento (véase pág. 132 s.).
- **Fallo en válvulas cardíacas:** El caso más grave es cuando la válvula aórtica no funciona (véase pág. 134).

Fallos en las válvulas cardíacas, válvulas permeables (valvulopatía, insuficienciencia valvular)

Posibles causas

- **Cicatrizaciones en la válvula.** Conflicto de desvalorización recurrente con relación al corazón: insuficiencia valvular constante (véase arriba).
- **Derrame pericárdico.** Deformación del corazón debido a presión externa. Adherencias en el epicardio (obliteración del pericardio) causan tensión en el corazón: permeabilidad transitoria de las válvulas,"insuficiencia valvular" (véase abajo).
- **Pérdida o proliferación celular en el músculo cardíaco** (miocardio). El tejido del músculo cardíaco se contrae (fase activa) o se produce un espesamiento (fase de reparación), lo que puede producir "tensión" en el corazón o que las válvulas se vuelvan permeables de manera transitoria o permanente (ver pág. 132 s.).

Trastornos del ritmo cardíaco (arritmias), "palpitaciones"

Posibles causas

- **Crisis de reparación de las arterias coronarias:** Latidos más lentos, irregulares (alteraciones bradicárdicas del ritmo). Control del ritmo lento del corazón en la corteza cerebral derecha (ámbito territorial masculino, pág. 129 s).
- **Crisis de reparación de las venas coronarias:** Latidos acelerados, irregulares (alteraciones taquicárdicas del ritmo). Control del ritmo rápido del corazón en la corteza cerebral izquierda (ámbito territorial femenino, pág. 173 s).
- **Crisis de reparación de los ventrículos:** Pulso elevado, irregular o regular, *"el corazón se sale del pecho"*, taquicardia (ver pág. 132 s).
- **Crisis de reparación de las aurículas:** Fibrilación auricular (véase arriba).

Medidas generales para reforzar el corazón

Estrofantina, en su caso en forma homeopática como G-estrofantina (véase http://www.strophantus.de/la-estrofantina-st-1.html), mejor en combinación con baños de pies con cloruro de magnesio ($MgCl_2$) y agua oxigenada (H_2O_2) 3 % uso interno. Aceite de hígado de bacalao, aceite de linaza, oro coloidal. Té: de romero, espino blanco, muérdago, árnica, de pétalos de rosa, entre otros. Bórax natural uso interno. Alimentos: Espárragos, miel, cebollas, vino tinto, zumo de uva roja, entre otros. Cura de limón y ajo. Kanne Brottrunk (marca registrada: alimento líquido derivado del pan). Hildegarda: Polvo de galanga, vino de miel y perejil, receta especial de galanga y miel.

Terapia en caso de ataque cardíaco (ambos tipos)

Procedimiento en la medicina convencional

Estimulantes de la circulación sanguínea para los vasos coronarios (nitroglicerina), tranquilizantes para el miedo (benzodiazepina), analgésicos (morfina), betabloqueador para estabilizar el ritmo cardíaco. Seguidamente operación con stent o catéter balón y/o medicamentos para disolver coágulos (heparina y medicamentos con enzimas).

El Dr. Hamer está en contra de estas intervenciones agresivas. Parece que es mejor aceptar el ritmo de la Madre Naturaleza y esperar a que pase la crisis de reparación. Tenemos que admitir sinceramente que, a falta de un hospital de la Nueva Medicina, no sabemos mucho acerca del procedimiento correcto en caso de un ataque cardíaco grave. El hecho es los falsos supuestos de la MC han dado lugar a terapias que tienen poco sentido y que no mejoran las posibilidades de supervivencia (bypass, stent).

La hormona vegetal estrofantina, según mi experiencia y la de miles de pacientes, no sólo ayuda en caso de ataque cardíaco, sino para todo tipo de problemas cardíacos. Según parece, en los años sesenta la industria farmacéutica retiró del mercado esta magnífica y efectiva medicina por motivos de lucro. Estado de la situación en 2014: la estrofantina se puede conseguir a pequeña escala. Información: http://www.strophantus.de/la-estrofantina-st-1.html. Por ahora, la mejor fuente, la más barata y sin necesidad de receta es: www.teebrasil.com.

Según mis conocimientos actuales de las cinco Leyes Naturales Biológicas

- Tranquilizar al paciente, que permanezca tendido con la parte superior del cuerpo ligeramente elevada.
- Administrar glucosa orgánica y maltodextrina 19 a intervalos cortos.
- Mantener fría la cabeza (baños fríos, compresas frías, bolsas de hielo).
- Estrofantina.
- En su caso, inyectar cortisona, preparado enzimático (por ejemplo, Wobenzym), administrar gotas de flores de Bach (Rescue Remedy).
- En caso de parada respiratoria (corazón derecho), inyección de estimulantes respiratorios (analépticos) y verter agua fría.
- Idea central en el nivel anímico: *"Es estupendo que haya resuelto mi conflicto. ¡Ahora superaré también la crisis de reparación! Intentaré permanecer tranquilo a pesar de los dolores"*.
- Reposo estricto en la cama, en su caso durante seis semanas, ya que levantarse en estado de fuerte vagotonía puede hacer que la sangre baje a las piernas y se produzca un fallo cardíaco.

Rehabilitación

En la MC se administran diluyentes de la sangre. Estos son "efectivos" porque induce al cuerpo a un estado de estrés artificial (intoxicación constante). La cumarina se emplea igualmente en venenos de ratas y es más dañino que AAS (Thrombo AS).

Desde el punto de vista de las cinco Leyes Naturales Biológicas se recomienda el reposo. Diluyentes de la sangre como máximo un par de semanas.

SANGRE

La sangre se compone en más de un 40% de partes sólidas (células sanguíneas) y aproximadamente un 60% de una solución acuosa llamada suero sanguíneo. Todas las células sanguíneas están compuestas de tejido de origen mesodérmico.
Por ello no es de extrañar que también los huesos, donde éstas se originan, sean igualmente de origen mesodérmico. Fundamentalmente diferenciamos entre glóbulos rojos (eritrocitos), glóbulos blancos (leucocitos) y las plaquetas (trombocitos). Sobre valores de la sangre, véase "La sangre y el laboratorio" en pág. 28.

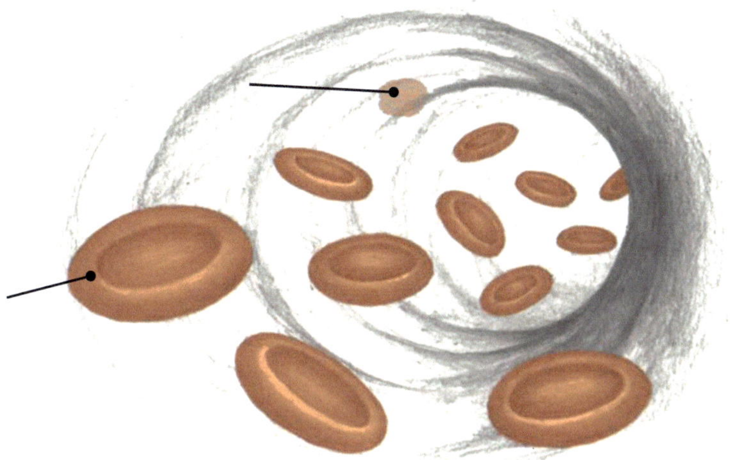

SBS del hueso

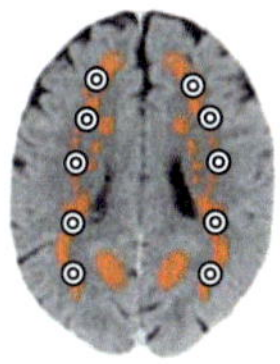

Anemia[1]

Bajo anemia se comprende en la MC una carencia de glóbulos rojos (eritrocitos) o de hemoglobina. Esta carencia hace que se modifique la proporción entre células sanguíneas y suero sanguíneo a favor de este último. El rojo representa energía y lucha - dos aspecto importantes de la vida (energía del planeta Marte).

Conflicto: Conflicto de desvalorización, poca confianza en sí mismo, poca autoestima, poco deseo de vivir, poca preparación para el combate, retiro. La mayoría de las causas está en la infancia: Me sentía demasiado poco querido o estimado por mi madre. Las mujeres están afectadas más frecuentemente - parto: *"Es sólo una niña"*

Ejemplos: ❁ *El niño de 9 años nació en un parto asistido con ventosa. La situación es crítica, de manera que tras el nacimiento debe permanecer dos meses en el hospital. Algunas veces se queda la madre con él, otras veces está sólo. Cuando el niño tiene un año, el matrimonio comienza a construir su casa por cuenta propia. Ahora se queda con su abuela y vuelve a estar a menudo lejos de su madre: conflicto generalizado de desvalorización. Por desgracia, se dan continuas recidivas del conflicto, ya que el pequeño tiene que ir a la escuela. Durante la semana suele tener las manos frías. Los fines de semana están calientes. Él siempre quiere dormir en la cama con su madre. Hay una reducción en el nivel de glóbulos rojos y hemoglobina (limitación de la formación de sangre: anemia). Además, él es muy pequeño para su edad (limitación en el desarrollo de los huesos). La mejor terapia para el pequeño sería poder estar al lado de su madre siempre que quiera. (Archivo propio).*

❁ *El padre de familia casado se separa de su mujer después de años de discusiones. En el juzgado, a causa de la parcialidad de la jueza, ella consigue todo lo que ha reclamado: conflicto de desvalorización generalizado (huesos) y conflicto sexual (próstata). Durante un reconocimiento se detecta un nivel elevado de PSA (6,5). El paciente cae en las ruedas de la MC: operación de próstata, impotencia, incontinencia, nuevos episodios de desvalorización, limitación en la formación de sangre, anemia*

MESO NUEVO

−+

1 (Véase Dr. Hamer. "Tabellenbuch" (Libro de Tablas). pág. 65. 77.

(son necesarias varias conservas de sangre). Una vez que el paciente con su autoestima empieza a entrar en reparación, comienza a tener fuertes dolores de huesos. (Archivo propio).

Fase — **Fase activa de conflicto.** Degradación de sustancia ósea, al mismo tiempo limitación en la formación de sangre (hematopoyesis) en la médula ósea: reducción de las células sanguíneas en circulación (anemia). En la primera parte de la fase de reparación la anemia empeora, pero sólo de manera aparente, ya que a través del ensanchamiento de los vasos sanguíneos durante la vagotonía la sangre se "rebaja" con más suero (valor de hematocrito más bajo). La falta de ánimo aumenta a causa de la vagotonía. Durante esta fase la producción de eritrocitos vuelve a su nivel normal, por lo que la cantidad real sube. Síntomas : Cansancio, palidez, sensación de frío, trastornos de la concentración. Véase resultados de análisis pág. 39.

Sentido biológico — En la fase activa: Quien ya no puede participar queda fuera de la competencia.Después de la fase de reparación: Quien pone manos a la obra y empieza a luchar es más fuerte que antes.

Observación — La anemia puede ser el resultado de un escaso aporte de hierro (alimentación deficiente) y de sangrados crónicos (por ejemplo, menstruación, sangrados del esófago, estómago o intestino).

Preguntas — Excluir otras causas (menstruación extrema, otros sangrados, deficiencia de hierro) ¿Desde cuándo tiene anemia? (Conflicto anterior). ¿Porqué está reducida la autoestima? (Niña en vez de niño, infancia, maestros). ¿Cómo está la autoestima de los padres? (Buscar caracterización). ¿Qué caracterizó a los padres? ¿Lucharía yo si fuera necesario?

MESO NUEVO

−+

Terapia — Encontrar conflicto, caracterizaciones, canales y dogmas. Idea central: *"Estoy lleno de confianza. Me quiero, me valoro y acepto por lo que soy.* Soy único y valioso". Tres veces a la semana sopa con cocido de huesos de vacuno, pescado y aves de corral. Una cucharadita diaria de aceite de hígado de bacalao. Té: Helenio, ortiga, lamium, centaura menor, cálamo, tomillo, cola de caballo, ginseng. Alimentación: Remolacha, ajo, tomates, vino tinto, manzanas, grosella negra, miel, aceite de linaza (ácidos grasos omega 3). Agua oxigenada (H_2O_2) 3 % uso interno. Oro coloidal. Vit. D3, bórax natural uso interno. Flores de Bach: Alerce, en su caso roble, centáurea. Hildegarda: Pelitre (raíz en polvo). Tomar el sol, solarium, luz roja. Sal de Schüssler nº 2, 8. Espirulina. Cura de limón y ajo. En caso de que sea necesario, infusiones de la MC con concentrado de eritrocitos.

Reducción de glóbulos blancos (leucopenia)

Al igual que los glóbulos rojos, los glóbulos blancos también se producen en su mayoría en la médula de los huesos planos. Se usan para aliviar las inflamaciones (fuentes de fuego) en el cuerpo y ayudan a eliminar cuerpos ajenos o tejidos.

Conflicto — Conflicto de desvalorización, uno se siente responsable de todo. Uno cree que debe estar trabajando en todas las obras (como los bomberos y los glóbulos blancos, por ejemplo), de manera que se llega a los límites de lo que se puede hacer. Uno se siente siempre responsable de todo y se preocupa de todo. (Por ejemplo, personas dependientes, problemas de otras parejas, disputas en el puesto de trabajo). Es un conflicto típico de los primogénitos o de los hermanos de personas discapacitadas (responsabilidad temprana).

Ejemplo — ❁ *Una terapeuta que conoce las cinco Leyes Naturales Biológicas presencia como su hijo sufre un fuerte ataque de asma. Por ello, ella sufre en su lugar un conflicto de desvalorización en relación con la caja torácica, ya que ella no puede ayudar a su propio hijo y se siente impotente ante la situación. Durante la fase activa se reduce la producción de sangre. En la MC se le diagnostica una leucopenia, la cual se atribuye a su "propensión" para contraer infecciones.Cuando lo supera, aparecen fuertes dolores en el esternón y en la cuarta costilla: fase de reparación con producción excesiva de glóbulos blancos. Véase: www.germanische-heilkunde.at/erfahrungsberichte (en alemán).*

Conflicto activo — Degradación de sustancia ósea, al mismo tiempo limitación en la formación de sangre (hematopoyesis) en la médula ósea: reducción de glóbulos blancos en circulación (leucopenia). = Leucopenia. Si no se activa la producción de sangre: **Conflicto recurrente.**

Fase de reparación — Una pequeña leucemia desapercibida o diagnosticada (véase más abajo y los resultados de laboratorio, pág. 39).

Sentido biológico — Al final de la fase de reparación, ha aumentado la cantidad de glóbulos blancos disponibles. Por lo tanto ahora es posible rebatir de mejor forma las inflamaciones en el cuerpo. (Es decir: Uno puede preocuparse de mejor forma de todo).

Preguntas ¿Desde cuándo se presenta la leucopenia? (El conflicto que ha durado desde entonces hasta ahota) ¿Porqué siempre creo ser responsable? (Buscar la caracterización en la infancia) ¿Disfruto el ser necesitado? ¿Porqué?

Terapia Buscar y solucionar el conflicto y las caracterizaciones. Buscar dónde se encuentra el amor - ahí está la solución. La idea central es: „*Estoy en plena liviandad y entrego todo a las manos de Dios.*"Para terapias recomendadas véase más arriba.

Cáncer de sangre (leucemia, leucemia mieloide crónica o aguda, leucemia neutrofílica crónica, leucemia eusinofílica crónica, policitemia vera, leucemia mastocítica, leucemia linfoblástica, leucemia linfocítica crónica, tricoleucemia)

El mismo SBS que arriba. (Véase pág. 139, 140). La leucemia es un aumento anormal en la producción de glóbulos blancos, sobre todo de sus precursores (leucoblastos).

Conflicto Conflicto de desvalorización (véase más arriba), sin embargo, el conflicto está pendiente: Es decir, perseveramos en tomar responsabilidades, en preocuparnos de todo, quizás incluso con sentimientos de culpa. El diagnóstico es más que nunca un gran dilema..

Ejemplos ➜ *Un niño: „¡Yo tengo la culpa de que mi mamá y mi papá siempre disputan!"*

❁ *Hace 18 meses se le diagnostica a la mujer casada de 50 años una leucemia linfocítica crónica (LLC). Historia del conflicto: Hace cuatro años el marido de la paciente sufrió una hemorragia cerebral. Este se encuentra en la cama incapaz de hablar. Los médicos del hospital le aclaran que sólo existe posibilidad de mejora durante el primer año. Después todo seguirá igual. Desde entonces trabaja día y noche en la rehabilitación de su marido. Ella apenas duerme y con los cuidados deja de lado su propio trabajo, las tareas de casa y los niños hasta el límite de lo posible: conflicto generalizado de desvalorización, "no puedo con todo". Reducción de la producción de sangre en la médula espinal. Además de agotamiento profesional se le diagnostica una anemia. Cuando dos años más tarde su marido vuelve a ser el de antes e incluso vuelve a montar en bicicleta, la paciente entra en una profunda vagotonía. Ella, que siempre ha sido muy activa y vital, está ahora débil, cansada y no le queda nada de energía. Diagnóstico de leucemia a causa del valor de leucocitos entre 10.800 y 13.500 (valor normal hasta 9.000). A continuación tiene lugar un estrecho seguimiento mediante análisis de sangre: la MC opta por una estrategia razonable de "observar y esperar" en lugar de aplicar quimioterapia. Entretanto, la paciente conoce las cinco Leyes Naturales Biológicas y empieza a ver su "enfermedad" con otros ojos. Una buena base para una salud estable. (Archivo propio).*

❁ *Un hombre de apenas 30 años se somete a un período de pruebas como barrendero. A los tres meses recibe duras palabras de su superior: "Lo siento, pero Ud. no sirve ni para barrer las calles. Búsquese otro trabajo". Conflicto generalizado de desvalorización. Durante seis meses se encuentra abatido y deprimido. Después encuentra un puesto como representante que le va bien (solución del conflicto). Durante la fase de reparación con leucemia sufre dolores de huesos en todo el cuerpo. (Véase Trupiano. "Danke Doktor Hamer" (Gracias Dr. Hamer), pág. 253).*

❁ *Una madre le niega el pecho a su hijo de dos años, ya que su hija de un año necesita más la leche materna que él. El hijo de dos años, que recibía el pecho paralelamente, se vio afectado de manera evidente: "Mamá ya no me quiere...". Conflicto de desvalorización en relación con la mandíbula. ("Ya no puedo mamar"). Cuando el pequeño lo supera, empieza a tener 40 grados de fiebre y duerme casi 48 horas seguidas. Durante seis semanas muestra todos los síntomas de una leucemia: está tan débil que apenas puede levantarse, tiene dolores en los huesos y sobre todo en la mandíbula y duerme mucho. Tras seis semanas el pequeño se encuentra totalmente regenerado.*

Fase **Reparación pendiente.** La leucemia siempre precede a una anemia o a una leucopenia en la fase activa. Mediante el incremento en la producción de células sanguíneas llegan a la sangre muchas células sanguíneas inmaduras. En primer lugar aumenta el número de glóbulos blancos, entre cuatro y seis semanas después aumenta el número de glóbulos rojos (eritrocitemia). Al mismo tiempo, el paciente sufre de dolores en los huesos y presenta todos los síntomas de vagotonía (cansancio, dolor de cabeza, etc.).

Sentido biológico Cuando se tiene numerosos glóbulos blancos, uno puede preocuparse mejor de los temas problemáticos.

Preguntas Se trata de un conflicto que en su mayoría se transmite a los niños (aclarar la situación de los padres). ¿Cuánto tiempo hace que tiene los síntomas? (Algún problema grave, que nos perjudicaba antes,

MESO NUEVO

−+

	debe haber sido resuelto entonces). ¿Porqué me he cargado con tantos problemas? ¿Cuál es la caracterización relacionada con ese papel? ¿Cuáles ventajas saco de esta enfermedad? (Las ventajas son que no necesito comprobar porque ahora estoy enfermo / a y que recibo atención / amor)
Terapia	Buscar y solucionar sosteniblemente el conflicto y las caracterizaciones. Buscar dónde se encuentra el amor - ahí está la solución. Idea central: *"Conservaré los ánimos aunque dure mucho tiempo". "Dios me ayudará a ser paciente".* Ceder ante el cansancio, mucho reposo. Acompañamiento de los síntomas cerebrales, véase pág. 56 s. Agua oxigenada (H_2O_2) 3%, bórax natural uso interno. En caso necesario, transfusiones de sangre.

MESO NUEVO

Malaria – anemia de células falciformes (anemia drepanocítica de Dresbach)

La causa de la malaria es una infección con parásitos unicelulares (plasmodios). El portador es una determinada especie de mosquito tropical. La anemia de células falciformes aparece solamente en la regiones con malaria y constituye un adapte a esta infección. En este cuadro clínico encontramos bajo el microscopio glóbulos rojos de forma curvada como una media luna. La "desventaja" de esta enfermedad consiste en que algunos de los afectados fallecen (debido a trastornos hemolíticos). Pero la "ventaja" consiste en que los sobrevivientes de la malaria quedan prácticamente invulnerables, porque los parásitos de la malaria, es decir, estos plasmodios, no soportan los eritrocitos curvados.

–+

Conflicto	para conservar la especie es necesario oponer algo al parásito de la malaria.
Conflicto activo	Fallecimiento de algunos individuos.
Fase de reparación	Se curvan los glóbulos rojos con el fin de eliminar el medio de vida de los plasmodios.
Sentido biológico	Defensa ante un parásito que pone en peligro la vida de una especie.
Terapia	Tratándose de la malaria y de la anemia de células falciformes, opino que las precauciones de orientación sintomática de la MC son razonables, así como la protección contra picaduras de insectos. La utilidad de una quimioprofilaxis es dudosa. Aún ignoramos las causas psíquicas que predisponen al individuo a una infección.

Anemia por deficiencia de vitamina B12 (anemia perniciosa)

La vitamina B12 (cobalamina) en cantidad suficiente es indispensable para la producción de sangre. La cobalamina es producida por bacterias intestinales y es absorbida de los alimentos en el intestino delgado con ayuda de una proteína del estómago (factor intrínseco). Síntomas (igual que en una anemia convencional): Cansancio, debilidad, palidez.

Posibles causas

- Conflicto de desvalorización activo (huesos) + conflicto de enojo territorial (úlcera péptica, ulcus péptico). (Véase pág. 200 s.)
- Las células parietales producen muy poco factor intrínseco: conflicto recurrente o reparación pendiente de la mucosa gástrica. Conflicto de no poder digerir un bocado o presa (véase pág. 202).
- Trastorno en la absorción de vitamina B12 en el intestino delgado (síndrome de malabsorción): conflicto recurrente de la mucosa del intestino delgado. Conflicto de no poder digerir una presa, generalmente relacionado con el pasar hambre (véase pág. 206 s.).
- Reducción de estómago o intestino delgado después de una operación.
- Carencia de vitamina B12 por deficiencia nutritiva.

Terapia según la causa.

Predisposición a sufrir hemorragias (moretones, sangrado de la nariz), hemofilia

La coagulación de la sangre es uno de los más complejos procesos bioquímicos del cuerpo y no puede explicarse sólo a base de un SBS. Aquí es necesario hablar de un complejo de SBS, ya que el hígado, el bazo, los riñones, la médula de los huesos y los vasos sanguíneos tocan en un concierto común. La finalidad del cuerpo es mantener la sangre a la óptima fluidez, para que aún así se coagule rápidamente en el lugar exacto en que se produce un sangrado. Morbus Oser pertenece también a este cuadro clínico.

La transición entre la hemorragia y la hemofilia es un proceso ininterrumpido. Las personas afectadas de la hemofilia hereditaria son casi exclusivamente hombres.

Conflicto	1. El conflicto es que yo estaba unido muy estrechamente con la familia o con un grupo y por eso me puse en peligro. Uno desea menos familia en vez de más (distanciamiento). Uno debería haber hecho su propio camino (alejándose de la familia).

	2. El conflicto es que uno mismo o un antepasado ha sufrido tormentos insoportables y desea sangrar hasta morir.
Ejemplos	• La paciente está contenta porque tiene poco que hacer con su familia. > Moretones permanentes, sangrado nasal.
Conflicto activo	Coagulación reducida de la sangre. La gravedad del trastorno de coagulación es directamente proporcional a la intensidad del conflicto.
Fase de reparación	Mejoría de la coagulación de la sangre. El aumento de los factores coagulantes aumenta nuevamente la viscosidad de la sangre.
Sentido biológico	Respecto a 1: El cuerpo trata de reducir la unión (glóbulos) entre los miembros de la familia. Respecto a 2: Es una muerte indolora en caso de una lesión.
Preguntas	¿Cuál es mi posición respecto a la pertenencia a un grupo o a la familia ? ¿Malas experiencias? ¿Qué opino sobre los vínculos y la libertad? ¿Cuál es la caracterización relacionada con ese papel? ¿Qué actitud tenían mis antepasados? ¿Circunstancias de la muerte de los antepasados? ¿Sufrió alguien lesiones o tormentos) ¿Cuál es mi actitud frente a este tema? ¿Cuál es mi reacción cuando veo películas de guerra o personas que sufren?
Terapia	Buscar y solucionar el conflicto y las caracterizaciones. Indudablemente que las terapias de la MC para hemofílicos son útiles.

Otras causas de la hemorragia

- **Huesos, conflicto de desvalorización:** Durante la fase activa baja el nivel de hematocrito causada por una reducción en la producción de células sanguíneas (dilución de la sangre). Al comienzo de la fase de reparación se da una mayor dilución de la sangre a causa del ensanchamiento de los vasos y de la introducción de más suero en el flujo sanguíneo (propensión a hemorragias, véase pág. 302 ss.).
- **Túbulos colectores del riñón,** conflicto de refugiado: Durante la fase activa o en la fase de reparación de cualquier otro SBS (síndrome). Acumulación de líquido no sólo en tejidos, sino también en la sangre. Dilución de la sangre, reducción del hematocrito: propensión a hemorragias, véase pág. 240 ss.
- **Bazo,** conflicto de desvalorización en relación con la sangre: Durante la fase activa las plaquetas se "retienen" y "almacenan" en el bazo. Disminuye el número de plaquetas que circula por la sangre: trombopenia, propensión a hemorragias (véase pág. 156 s.).
- **Diluyentes de la sangre** (por ejemplo, fenprocumon) eliminan la vitamina K en el hígado e impide la producción de factores de coagulación (reducción de la capacidad de coagulación por intoxicación). Las sustancias del tipo de las curmarinas (Marcumar) sirven como veneno para ratas. No se recomienda un consumo prolongado.

Tendencia a la trombosis (trombofilia), tendencia a la coagulación (hipercoagulabilidad)

Se trata de un SBS muy importante - mejor dicho, de un complejo de SBSs (porque aquí interactúan varios órganos). La tendencia de la sangre a coagularse es frecuente y es diametralmente opuesta a la hemorragia. Aquí la sangre tiende a formar coágulos, tendencia desfavorable porque predispone a las trombosis venosas, apoplejías, ataques al corazón, embolias y ataques pulmonares, lo cual constituye un factor decisivo para la espectativa de vida. Además, el tema de conflictos con trombosis se presenta con más frecuencia que el tema de conflictos con hemofílicos.

Conflicto	Se trata de un conflicto de escasa cohesión. Es la sensación de que la cohesión de la familia/grupo debería ser mayor para que uno mismo o alguien de la familia/grupo no caiga en peligro. Caso típico de familias que viven en el extranjero: Estamos sólos en el extranjero, por eso debemos mantenernos unidos.
Ejemplos	❁ *Una mujer de 50 años ha sufrido ya dos trombosis venosas (es un claro indicio sobre este SBS de complejo). Ella provenía de Francia y fundó con su marido en Austria una familia con 4 críos. La nostalgia genera el deseo de mantener a toda la familia reunida estrechamente. En cada día de cumpleaños y festivo se reúne toda la familia - sólo en estos momentos es ella feliz. = Conflicto, es necesario mantener unida estrechamente la familia. (Archivo propio)*
Conflicto activo	Producción y secreción aumentada de factores coagulantes de la sangre (entre otros trombina) en el hígado. Los factores coagulantes de la sangre son partículas de proteína de mínimo tamaño que poseen una gran capacidad de enlace (similar a la harina en la sopa). > Favorecimiento de la coagulación plasmática de la sangre, formación de coágulos "rojos" cuando disminuye la velocidad de la corriente sanguínea (por ejemplo, en las várices o fibrilación auricular).
Sentido biológico	Mejora el enlace entre los glóbulos. - El cuerpo trata de intensivar la unión entre los miembros de la familia (glóbulos).
Fase de reparación	Este complejo de SBS está siempre más o menos presente como música de fondo. Yo supongo que al solucionarse el conflicto comienza a mejorar lentamente la fluidez de la corriente sanguínea. En todo caso debería disminuir la probabilidad de una trombosis.

Observación — Lamentablemente las fuerzas que actúan en el fondo tratan de separar las familias y los pueblos (los hijos pequeños a la guardería, los ancianos al asilo, fomento de la homosexualidad y multicultura). La aplicación indiscriminada de anticoagulantes en los ancianos (son los medicamentos más administrados) es el equivalente en el plano de la medicin > destrucción de los enlaces naturales.

Preguntas — ¿Estaba/está amenazada la unión de mi familia? ¿Tuvimos que abandonar nuestra patria? ¿Desearía una mayor cohesión? (Más contacto con los miembros de la familia, reuniones más a menudo, más intercambio). ¿Qué me caracterizó en este sentido? (Historia de los antepasados, ¿preguntar a los padres)? ¿Qué puedo aprender de esto? ¿Qué quiero cambiar para solucionar el conflicto?

Terapia — Buscar y solucionar el conflicto y las caracterizaciones. Buscar dónde se encuentra el amor - ahí está la solución. Alimentación alcalina, deporte de resistencia al aire libre, tratamientos de agua, sauna, OPC (harina de pepitas de uva), ajo, peróxido de hidrógeno (H_2O_2) bórax interiormente, los anticoagulantes de la MC se administran demasiado rápido. Opino que son poco adecuados como tratamiento permanente. El fenprocumón (marca comercial Marcumar) desplaza la vitamina K en el hígado e inhibe la producción de factores coagulantes. Las cumarinas (Marcumar) se aplican para envenenar ratas. El ácido acetilsalicílico es menos dañino.

Policitemia

La policitemia consiste en un aumento de la cantidad de glóbulos rojos en la sangre a causa de un aumento de la producción en la médula ósea. Los valores de hemoglobina y hematocrito están igualmente altos.

Posibles causas

- SBS de los huesos. Al final de la fase de reparación se presenta a corto plazo un número elevado de células sanguíneas.
- SBS de los pulmones o el corazón. Rendimiento deficiente de pulmones o corazón: adaptación a la carencia interna de oxígeno.
- Estancia a gran altura: adaptación a la carencia exterior de oxígeno (entrenamiento en altitud, montañismo). Reducción o aumento en el número de plaquetas.

SIDA

No se trata de una "enfermedad", sino de un complejo de síntomas de 30 enfermedades diferentes, desde neumonía hasta hongos en los pies, puesto en relación de manera arbitraria por los propagandistas del SIDA en la OMS.

El SIDA no es una "enfermedad infecciosa". El virus VIH no ha sido probado hasta hoy, como tampoco han sido demostradas sus propiedades nocivas, al igual que, dicho sea de paso, todas las demás "enfermedades infecciosas".

El SIDA, o bien el VIH, fue inventado en 1983 por los médicos Montagnier y Gallo.

Si pasamos revista a los acontecimientos históricos, podemos darnos cuenta del "negocio".

Poco después de la introducción en el mercado mundial de los tests de anticuerpos VIH, el Dr. Gallo y sus colegas del Instituto Nacional del Cáncer publican el descubrimiento de una sustancia inhibidora del VIH. Un logro científico admirado en todo el mundo, todo en un corto plazo: primero el descubrimiento del "patógeno mortal del SIDA", después el desarrollo de un test de selección para "afectados por el VIH" y por último la presentación de un remedio. Se trata de la azidotimidina (AZT), llamada también zidovudina en bioquímica, el nombre de la marca es "Retrovir". No es necesario mencionar aquí a los beneficiarios (sobre los tests de SIDA véase pág. 43).

Según el Dr. Hamer, una test de VIH da positivo a causa de un canal en el esmegma (secreción en los genitales). Según esto, los afectados sufrieron un conflicto, en el cual el olor del miembro viril estaba "en el aire", quedando así almacenado en el subconsciente.

¿Por qué mueren entonces las personas de SIDA?

- Como consecuencia del choque del diagnóstico. Conflicto de miedo mortal: cáncer pulmonar con foco circular. Miedo territorial: cáncer bronquial. Conflicto de enojo indigesto: cáncer intestinal, etc.
- Por aislamiento social y los demás conflictos resultantes. Por ejemplo, "ten cuidado con él, tiene SIDA".
- Por una enfermedad ya presente con anterioridad al diagnóstico, que por el mismo adquiere más peso.
- Por el cóctel de quimioterapia.

Aquellos que sobreviven por tiempo prolongado son sin excepción personas que se niegan a la terapia, que aceptan el diagnóstico, lo consideran absurdo o al menos dudan del mismo o lo reprimen.

Terapia

- Lo más importante es que el paciente reconozca el sinsentido del SIDA como lo que es, que deje atrás su miedo y acabe con terapia de intoxicación de la MC
- Con el conocimiento de las cinco Leyes Naturales Biológicas examinamos cada uno de los síntomas del paciente, intentamos encontrar los conflictos correspondientes y solucionarlos.
- Tras una larga exposición a la quimioterapia es necesario desintoxicar el cuerpo: evitar estimulantes nocivos como el café o el tabaco, movimiento en el aire fresco, alimentación natural y sana, tratamientos de agua, sauna, agua oxigenada (H_2O_2) 3 % uso interno, bórax natural uso interno, cura de limón y ajo. Aceite de linaza (ácidos grasos omega 3), etc.

VASOS SANGUÍNEOS

Según la MC, la calcificación de las arterias es la causa del ataque cardíaco, del ataque cerebral, del tromboembolismo pulmonar y de otras "enfermedades" graves. Estos "depósitos" son una respuesta a las microlesiones de las paredes internas de los vasos, un "desorden metabólico" o un "fallo de la Naturaleza". Desde el punto de vista de las cinco Leyes Naturales Biológicas no se trata en absoluto de un fallo, sino de una medida de reparación (en parte excesiva) del cuerpo en el marco de Programas Especiales con Sentido Biológico.

Debemos examinar con exactitud donde se encuentra la calcificación, puesto que hay dos posibilidades de conflicto. Algunas arterias (las de los arcos bronquiales) reaccionan a conflictos territoriales, todas las demás arterias y venas reaccionan a conflictos de desvalorización.

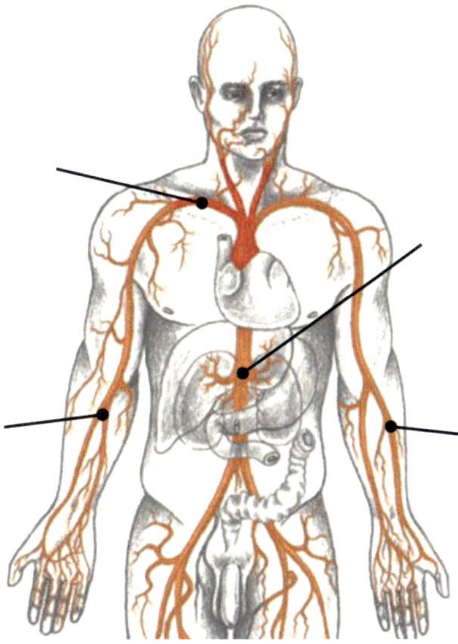

SBS de las arterias coronarias

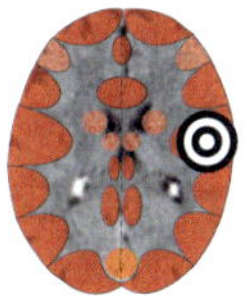

ECTO

Arteriosclerosis de las arterias coronarias, arteria carótida izquierda y derecha de la aorta ascendente, arteria subclavia derecha y en el arco aórtico[1]

Conflicto	Conflicto de pérdida de territorio masculino o conflicto sexual de pérdida de territorio femenino (sujeto a lateralidad, situación hormonal y conflictos previos, véase pág. 129 ss. ejemplos incluidos).
Conflicto activo	Restricción funcional y flaccidez de los músculos lisos subyacentes (partes anulares), después una pérdida celular (úlcera) en la parte interna (íntima) del segmento correspondiente. Este "ahuecamiento" de los vasos apenas se diagnostica, ya que en la MC se buscan estrechamientos y no un aumento en la sección arterial. Dolores en fase activa de conflicto a causa del esquema de la mucosa de la garganta (angina de pecho). En su mayoría es un **conflicto recurrente.**
Sentido biológico	Ensancha el lumen: el flujo sanguíneo mejora. Aumento de la capacidad del corazón para poder recuperar de nuevo el territorio o el contenido del mismo. Por ejemplo, para recuperar el puesto de trabajo o volver a conquistar a la pareja (una segunda oportunidad).
Fase de reparación	Reparación, reconstrucción del tejido epitelial desde dentro (arteriosclerosis en la MC). A menudo se trata de una reparación pendiente. Hinchazón durante la reparación: estrechamientos locales de los vasos (estenosis). A través de recidivas del conflicto o de canales, las placas se vuelven cada vez más gruesas y compactas. Las calcificaciones endurecen los vasos con el tiempo (cuadro clínico de arteriosclerosis).

1 (Véase Dr. Hamer, "Tabellenbuch" (Libro de Tablas), pág. 113, 126.

ECTO

−+

Observación La sustancia más importante para esta reparación es el colesterol. Esta grasa-proteína es la sustancia de partida para casi todas las hormonas y otras sustancias del cuerpo.

Los estrechamientos por arteriosclerosis de la arteria carótida (estenosis carotídea) se diagnostican mediante ultrasonido. Con frecuencia se asusta a los pacientes de manera innecesaria, puesto que un ligero estrechamiento es normal con la edad. Se piensa que los depósitos en la carótida suponen un riesgo de sufrir ataques cerebrales, lo cual no es cierto desde el punto de vista de las cinco Leyes Naturales Biológicas.

En la MC se sobrevalora el impacto de los coágulos de sangre (trombos, émbolo). Costras de reparación (émbolos) pueden obstruir vasos, por ejemplo en el caso de una embolia pulmonar. Sin embargo, en este caso el cuerpo envía la sangre a través de vasos paralelos o de desvío (anastomosis, "bypass natural"). Después de un tiempo el cuerpo se deshace por sí mismo del trombo ("recanalización") y/o utiliza el "bypass natural".

Sin duda, los émbolos son problemáticos en los grandes vasos principales, por ejemplo, en las piernas.

Terapia En caso de que sea crónico: Encontrar conflicto, canales, caracterizaciones y dogmas. Preguntas véase pág. 130. Si es posible, dar solución real para que la reparación pendiente llegue a su fin. Alimentación alcalina, alimentos medicinales: manzana, ajo, ajo silvestre, espelta, alforfón, aceite de hígado de bacalao. Agua oxigenada (H_2O_2) 3% uso interno. Bórax natural uso interno. Oro coloidal. Aceite de linaza, hojas de ginkgo, preparado enzimático. Sal de Schüssler nº 1, espirulina. No se recomiendan diluyentes de la sangre a largo plazo. Sólo son recomendables a corto plazo.

SBS de todas las demás arterias

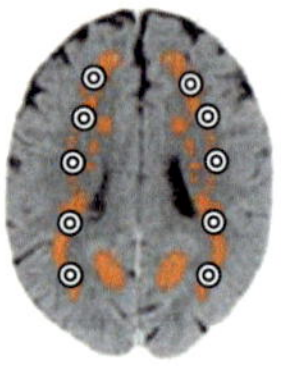

Arteriosclerosis de las demás arterias

MESO NUEVO

−+

Conflicto Conflicto de desvalorización con relación al suministro de sangre. Más específicamente, conflicto de poca circulación:

1. Sentirse separado de la corriente de la vida (por ejemplo, de los nietos, hijos). La vida pasa de largo. Uno cree que debe ser más eficiente (por ejemplo, un deportista)o aumentar las ventas (un negociante), que debe cuidar más a alguien.
2. Uno se siente restringido como en una faja (por la familia, por las condiciones de vida).

Ejemplo ❁ *El marido de la paciente le prohíbe conducir el coche común, visitar a sus amigas o conectarse a Internet. A causa de este conflicto crónico-recurrente) se produce una grave arteriosclerosis en la arteria de la pierna derecha (sólo en ese lugar, lado de la pareja). (Archivo propio).*

❁ *El trabajador de montaje trabaja todo el día pensando que "debería ir más rápido" (conflicto de desvalorización). Después de un tiempo de estrés extremo, entre finales y principios del año (fase de reparación), se le diagnostica una obstrucción de la arteria en la pierna: operación (archivo propio).*

Conflicto activo Pérdida celular (necrosis) en la capa interna de la arteria (íntima), a menudo inadvertida.

Fase de reparación Recuperación y refuerzo de la capa interna por división celular. Dolores, hinchazón: inflamación de las arterias (arteritis). Al final pueden quedar espesamientos locales. Mediante **recidivas** se forman placas que estrechan el lumen (arteriosclerosis).

Sentido biológico Refuerzo de la pared de las arterias para que el flujo sanguíneo pueda circular mejor.

Observación La alimentación juega un papel importante en el origen y terapia de las enfermedades vasculares. Tener en cuenta lado madre / hijo o de la pareja, o conflicto local.

Preguntas ¿Cuándo se diagnosticó? (El conflicto tuvo lugar probablemente mucho antes) ¿Diestro o zurdo? ¿Cuál parte del cuerpo? ¿Qué hago con esta parte del cuerpo? ¿Me afectó una enfermedad cardiovascular (mi propia enfermedad o de alguien en la familia)? ¿Qué es lo que más me inquieta en relación con la salud? ¿Me siento aislado / a de la vida o de mi familia? ¿Hubo alguna disputa que me aisló? ¿Llevo conmigo algo de mis antepasados? ¿Porqué me siento así?

Terapia Véase arriba.

MESO NUEVO

Claudicación intermitente (síndrome del escaparate),Obstrucción arterial

El mismo SBS que arriba. (Véase pág. 146)

Ejemplo ❁ *El pie derecho de una vital y vivaracha mujer de 70 años (ella es diestra) se ha amoratado en pocos días. En el hospital la operaron inmediatamente para instalarle un bypass y pudieron salvarle el pie. Historia: Ella sufre porque en los últimos meses su marido se ha vuelto cada vez más pesimista y ya no quiere salir y hacer algo junto con ella. Pasa sentado todo el día en el apartamento. = Conflicto porque se siente aislada de la corriente de la vida, conflicto pendiente. (Archivo propio)*

Fase **Conflicto recurrente** o reparación pendiente: reparación excesiva de la pared vascular, formación de placas ateroscleróticas en una arteria grande de la pierna, reducción del diámetro vascular, obstrucción del flujo sanguíneo en la pierna, dolores en la pierna o extremidades frías por falta de oxígeno, en trayectos a pie es necesario hacer pausas porque se agota el oxígeno en los músculos (síndrome del escaparate).

Observación Es probable que esté combinado con un brutal conflicto de separación que afecta al periostio: mala circulación, disminución del aporte en tejidos de la pierna (pies fríos, dolores en simpaticotonía). En caso de obstrucción de grandes vasos, los miembros al final de las extremidades pueden recibir una coloración oscura a causa de falta de oxígeno, o incluso morir (gangrena).

Terapia Buscar y solucionar el conflicto y las caracterizaciones. Preguntas véase arriba. Gimnasia, movimiento, tratamientos de agua, masajes clásicos y de acupuntura, drenajes linfáticos. Hildegarda: Zapatillas o plantillas de piel de tejón. Agua oxigenada (H_2O_2) 3% uso interno y externo. Alga espirulina. Aceite de hígado de bacalao. Para el resto véase arteriosclerosis de las arterias coronarias en página anterior.

−+

Tumor de los vasos sanguíneos (hemangiosarcoma, angiosarcoma)[1]

En su mayoría en la cara o labios, en un 75% de los casos se presentan desde el nacimiento turgencias de rojizo a azuladas. Contrariamente a la mancha de Bossard o nevo de Unna están también expandidos los vasos sanguíneos más grandes y más profundos (hemangioma cavernoso) y existe la tendencia de que el tumor siga creciendo. > Por lo tanto es necesario buscar la solución del conflicto.

Conflicto Conflicto familiar de desvalorización relacionado con el hablar (labios), pensar (cabeza), oír (oído). En los niños la causa está siempre en los padres o antepasados.

Fase **Reparación pendiente** – División celular en la pared del vaso sanguíneo (hemangiosarcoma).

Preguntas ¿Hay antepasados que también tienen este síntoma? ¿Cómo fue el embarazo? ¿Qué me emocionó / afectó? ¿Hay estrés en la familia respecto a este tema? ¿Sigo dogmas similares a los de mis antepasados? ¿Son condiciones de vida similares? ¿Qué podría servir de solución?

Terapia Encontrar conflicto, canales, caracterizaciones y dogmas. Si es posible, dar solución real para que la reparación pendiente llegue a su fin. Vit. D3, agua oxigenada (H_2O_2) 3% uso interno y externo.

Sacos de sangre (aneurisma) o estrechamiento (estenosis) en la aorta abdominal o pélvica

Conflicto Conflicto de desvalorización porque uno cree que el flujo sanguíneo es demasiado lento o insuficiente. Según el Dr. Sabbah: Discusión con un miembro de la familia que desea obligarme a hacer algo determinado.

Ejemplo ➜ *Alguien recibe la noticia tras un examen de que los vasos coronarios están muy calcificados.*
❁ *La paciente ha superado un ataque cardíaco. Posteriormente, el médico le comunica que el rendimiento de su corazón es sólo de un 45%. Ella piensa que ya no circula suficiente sangre por su cuerpo. En la fase de reparación se produce una obstrucción casi total de la aorta abdominal. (Archivo propio).*

Fase **Conflicto activo pendiente.** Pérdida celular en la pared de la arteria > debilitación > aneurisma.

Fase de reparación o **reparación pendiente**. Recuperación y refuerzo de la capa interna por división celular: estrechamiento de la aorta.

Observación Los aneurismas se encuentran normalmente en la arteria abdominal. Generalmente son segmentos alterados por arteriosclerosis (indicación de un conflicto presente por tiempo prolongado). Los sacos de sangre se producen por un debilitamiento de la pared de la arteria. Muchos aneurismas no se

1 (Véase Dr. Hamer, "Tabellenbuch" (Libro de Tablas), pág. 67, 79.

descubren, puesto que pasan desapercibidos. Cuando un aneurisma se rompe se corre riesgo de muerte, pues el paciente sangra en la zona del abdomen (hemorragia): operación inmediata.

Terapia — Encontrar conflicto, canales y caracterizaciones. Preguntas véase arriba. Idea central: *"Mi sangre circula perfectamente"*. Agua oxigenada (H_2O_2) 3% uso interno y externo. Vit. D3, alga espirulina. En caso de ruptura, operación de emergencia.

Dilatación vascular en la cara (eritrosis facial), acné eritematosa (rosácea), nariz de cobre (rinofima)

MESO NUEVO

La eritrosis facial puede desarrollar una rosácea y finalmente una rinofima. Estos tres cuadros clínicos constituyen una forma de incremento del mismo SBS. La solución del conflicto puede resultar en una reparación / mejoría de cada una de esas fases..

Conflicto — Conflicto de desvalorización porque la familia (parentesco por consanguinidad) no reconoce / acepta a alguien. Según mi experiencia, si la nariz está afectada (rinofima), la persona afectada se siente descentrada de la familia y de lo que ocurre con ella. (Nariz = es el centro de la cara)

Ejemplo — ➜ *Alguien siente que la familia lo ha excluido.*

❁ *Una mujer de 60 años madre de tres hijos se ha divorciado de su marido. Lamentablemente no siempre la invitan cuando hay reuniones familiares. Se siente excluida, siente que ya no está en el centro de la familia, donde le gustaría estar. Esto le causa una rosácea en la nariz.* (Archivo propio)

Fase — Debilitación de los vasos capilares (mesodermo nuevo) en el conflicto activo (diurno), recuperación en la fase de reparación (nocturno). **Conflicto recurrente.** Dilatación vascular (eritrosis facial) después de meses > con el correr de los años coalescencia vascular (rosácea) > eventualmente aumento del tamaño de la nariz (rinofima).

Sentido biológico — Uno llama la atención por el enrojecimiento de la cara (como el semáforo en rojo). Indicamos a los parientes que en nuestras venas fluye la misma sangre (familiar).

Preguntas — ¿Cuál es la causa de la caracterización de que no me siento aceptado / a? ¿Quién en la familia tiene una actitud similar?

Terapia — Buscar y solucionar el conflicto y las caracterizaciones. Buscar dónde se encuentra el amor - ahí está la solución. Alimentación alcalina. Remedios para los vasos sanguíneos: OPC (harina de pepitas de uva), ginko, castaño de indias, en caso dado extirpar con láser y solucionar el conflicto.

Pierna ulcerada (ulcus cruris)

Combinación de conflictos

- Conflicto de separación brutal, que afecta al periostio, fase activa o conflicto recurrente, Corteza postsensorial-cerebral-ectodermo. Mala circulación, disminución del aporte en tejidos de la pierna: pies fríos, dolores en simpaticotonía. Esquema de la mucosa de la garganta (véase pág. 310).
- En caso de que las venas se vean afectadas (frecuente): conflicto de lastre en la pierna. Conflicto recurrente – Mesodermo nuevo. Mal transporte de la sangre debido a degeneración de venas y válvulas: inflamación de las venas, várices, con frecuencia quedan afectados los pies y parte interna de las piernas.
- En caso de que se vean afectadas las arterias (poco común): conflicto de desvalorización que afecta al suministro de sangre y a la zona. Conflicto recurrente – Mesodermo nuevo. Mal aporte de sangre, suministro de oxígeno deficiente, deterioro de tejido que generalmente afecta a los pies y la parte interna de las piernas.
- Conflicto de desfiguración que afecta a la dermis ("¡mira que várices!"). Reparación pendiente o conflicto recurrente – Mesodermo antiguo. Adelgazamiento de la dermis por tuberculosis.

Observación

Empeoramiento por acidificación, falta de movimiento, estar permanentemente de pie, sobrepeso.

Terapia

- Resolver el conflicto para que pueda comenzar la reparación.
- Alimentación ligera y alcalina, en particular alforfón, espirulina.
- Movimiento, gimnasia, en su caso vendaje para descargar.
- Reblandecer (golpear) hojas de repollo y aplicar.
- Hildegarda: Receta especial de artemisa-miel o brionia.
- En su caso venda de compresión, Agua oxigenada (H_2O_2).
- Plata coloidal, bórax natural uso interno y externo.
- Vitamina D3, en su caso cura de petróleo.
- Para más medidas véase várices.

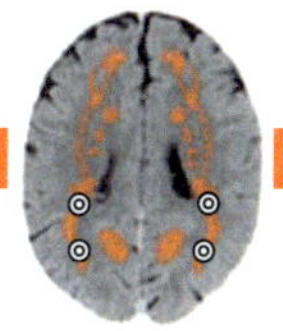

SBS en las venas de las piernas

Inflamación de venas de las piernas (flebitis, tromboflebitis)[1]

Conflicto — Conflicto de lastre en la pierna - conflicto de desvalorización. Reducción de la libertad personal. Se llevan a cuestas lastres y cargas innecesarias. Conflicto porque ya no puedo regresar (tal como la sangre). O bien la familia es para mí un lastre, una carga pesada.

Ejemplos — ❁ *Una mujer joven queda embarazada y percibe el niño como un "lastre". Su libertad queda reducida de repente, queda "enganchada" día y noche. Durante la fase activa se reducen las células y se reconstruyen (inflamación de las venas) durante la fase de reparación. (Archivo propio).*
❁ *Alguien se siente "secuestrado" en su puesto de trabajo. Continuamente piensa en todo lo que se está perdiendo "ahí fuera". (A. propio).*

Conflicto activo — Pérdida celular (necrosis) en la capa más interna de las venas (íntima), a menudo inadvertida.

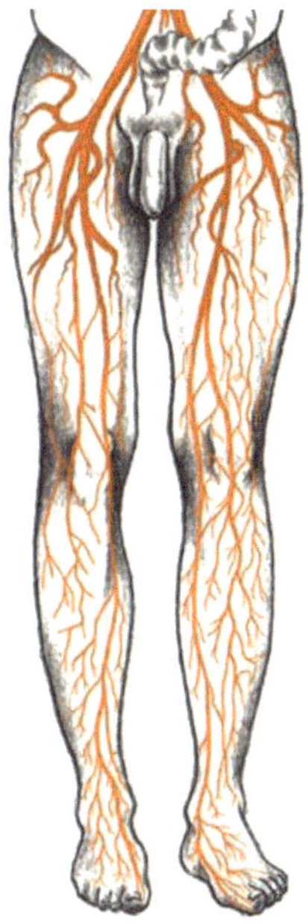

Fase de reparación — Recuperación y refuerzo de la capa interna por división celular. Venas calientes, enrojecidas, dolores, hinchazón (inflamación de las venas).

Crisis de reparación — Dolores fuertes, pulsantes en las venas, en su caso escalofríos.

Sentido biológico — Refuerzo de la pared de las venas.

Observación — Con frecuencia, en caso de una hinchazón mas pronunciada, se diagnostica por error una tromboflebitis (obstrucción por trombo e inflamación). No obstante, se trata en la mayoría de los casos de una normal inflamación de las venas con síndrome. Tener en cuenta lado madre / hijo o de la pareja, o conflicto local (por ejemplo, mediante lesión).

Terapia — El conflicto está ya solucionado. Acompañar reparación, evitar recidiva. Venda de compresión, mantener piernas en alto, baños fríos, nadar en agua fría, drenajes linfáticos, preparados enzimáticos, sal de Schüssler nº 1, 3. Alimentación alcalina, comer alforfón a menudo. Vitamina D3. Plata coloidal uso interno y externo. Agua oxigenada (H_2O_2) 3% uso interno y externo. Bórax natural, aceite de linaza, alga espirulina. Cura de limón y ajo. Hildegarda: Receta especial de compresas con jugo de ortiga-cáñamo. Se recomiendan las inyecciones de heparina de la MC

MESO NUEVO

−+

Obstrucción de las venas de las piernas (trombosis venosa, flebotrombosis)

Fase — Conflicto recurrente, **reparación pendiente.** Una trombosis venosa se produce cuando una vena estrechada por arteriosclerosis entra en reparación: hinchazón por reparación, placas ateroscleróticas y **síndrome** (obstrucción, trombosis venosa).

Terapia — Buscar y solucionar el conflicto y las caracterizaciones. Para preguntas véase más abajo. Si es posible, dar solución real para que la reparación pendiente llegue a su fin. Resolver conflicto de refugiado si se encuentra activo. Idea central: *"Soy libre e independiente". "Tengo derecho a disfrutar de mi libertad". Otras medidas, véase inflamación de venas de las piernas.* Se recomiendan las inyecciones de heparina de la MC

Várices[1]

El mismo SBS que arriba. (Véase pág. 148, 149.) Nos imaginamos las várices o venas varicosas como venas retorcidas y dilatadas.

Conflicto — Conflicto de lastre en la pierna - conflicto de desvalorización. Reducción de la libertad personal.

Ejemplo — ❁ *La paciente de 59 años se alegraba mucho por la libertad que tendría tras la jubilación. Ella planeaba proyectos y viajes para entonces. Sin embargo, dos años después de su jubilación su madre se convierte en un paciente dependiente. Aunque la madre ingresa en una residencia, no obstante, ya no puede viajar, puesto que tendría mala conciencia si no visitase a su madre a menudo. Percibe a su madre como un "lastre". El conflicto entra en reparación cuando las cosas empiezan a ser más fáciles. A lo largo de los años surgen venas varicosas.(Archivo propio).*

Fase — **Conflicto recurrente,** reparación pendiente. Inflamaciones latentes de las venas (refuerzo de las

1 (Véase Dr. Hamer, "Tabellenbuch" (Libro de Tablas), pág. 68, 79.

venas). Las válvulas de las venas también se ven afectadas por este SBS. De esta manera se produce una cicatrización degenerativa: las válvulas permeables no pueden aguantar la columna de sangre. Se produce la ampliación, refuerzo y el serpenteo de las venas (várices).

Observación — Según el Dr. Hamer, la musculatura lisa de los vasos podría también jugar un papel en el espesamiento de los vasos: espesamiento de la musculatura lisa en la fase de conflicto activo, lo que la Naturaleza nivela con un adelgazamiento de la pared interna. La musculatura lisa permanece hinchada tras la finalización del SBS: espesamiento de las venas, venas "retorcidas", várices. Tener en cuenta lado madre / hijo o de la pareja, o conflicto local (por ejemplo, mediante lesión).

Preguntas — ¿Las várices se presentaron poco a poco o súbitamente? (Si fue súbitamente es una indicación sobre un acontecimiento concreto que las generó) ¿Qué es lo que restringe mi libertad? (Un niño, una persona dependiente) ¿Qué es lo que echo de menos? (Viajes, días sin planes) ¿Cuál sería el precio de mi libertad? ¿Cuáles rasgos de carácter puedo desarrollar por la restricción? ¿Tenían várices mis antepasados? ¿Hay rasgos comunes y cuales serían? ¿Cuáles restricciones concretas experimentaron mis antepasados? ¿Debo yo cargar con esas restricciones?

Terapia — Encontrar conflicto, canales, caracterizaciones y dogmas. Si es posible, dar solución real para que la reparación llegue a su fin. Idea central: *"Soy libre e independiente, como un pájaro en el cielo". "Dejo atrás todos los lastres". "Puedo hacer y dejar de hacer lo que yo quiera".* Movimiento, deporte, gimnasia, natación, etc. Venda de compresión. Agua oxigenada (H_2O_2) 3% uso interno y externo. Alimentación alcalina, especialmente alforfón, aceite de linaza (omega-3), mantener peso saludable. No permanecer sentado o de pie por mucho tiempo. Poner con frecuencia las piernas en alto. Hidroterapia Kneipp, baños fríos. Plata coloidal uso interno y externo. Sal de Schüssler nº 4, 9, 11, masajes, drenajes linfáticos. Cura de limón y ajo. Cayce: Compresas con hojas de verbasco e infusión de verbasco. Frotación o compresa con decocción (en frío) de corteza de roble. Operación en caso de que las molestias lo hagan necesario. La operación debería realizarse, naturalmente, de la manera más cuidadosa posible, no hacerlo en una fase temprana, ni tampoco muy tarde. Las medidas que aparecen arriba son también adecuadas para después de la operación.

SBS de los capilares de la piel

Mancha de Bossard (nevo de Unna)

La mayoría de las mancha de Bossard y nevos de Unna aparecen en la cara o en el torso. Estas manchas rojizas hasta violetas son capilares de la piel dilatados y su mayoría aparece ya antes del nacimiento. Ejerciendo presión sobre las manchas, desaparecen por breve tiempo.

Conflicto — Conflicto de susto por desvalorización familiar sufrido en el útero (generalmente junto con la madre). La localización informa acerca de cual tema se trataba o se trata. Cabeza, cuello: Desvalorización intelectual. Cara: Desvalorización relacionada con el reconocimiento, la reputación.

Ejemplo — ❁ La futura madre recibe durante el embarazo una noticia terrible y espantada lleva las manos a su pecho. El niño nace con una mancha de Bossard en el esternón. (Archivo propio)
➜ „El susto me heló la sangre en las venas."

Conflicto activo — citólisis (necrosis) en los capilares de la piel del lugar afectado.

Fase de reparación — Recuperación, nueva formación, aumento y mejor irrigación de los vasos sanguíneos > enrojecimiento, formación de una mancha de Bossard o bien de un nevo de Unna.

Sentido biológico — Mejoría de la irrigación sanguínea (> más energía). La Naturaleza dirige la atención de los padres o del afectado al tema específico, para que sea tratado.

Preguntas — ¿Hubo acontecimientos relacionados con la zona afectada durante el embarazo? ¿Hubo disputas/ estrés con la pareja o familia? ¿Ofensas, insultos? ¿Qué se me ocurre espontáneamente?

Terapia — Buscar y solucionar el conflicto, caracterizaciones y dogmas. La mayoría de las manchas de Bossard desaparecen por sí solas. Ignoro si los nevos de Unna pueden desaparecer una vez solucionado el conflicto. Si son molestos estéticamente, eliminarlos mediante láser.

SBS de la musculatura plana de los vasos

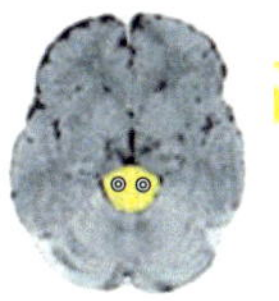

FHs en el mesencéfalo – La topografía es aún desconocida

Hipertensión arterial causada por angiotonía

Es el tipo más frecuente de hipertensión arterial. La hipotensión o la hipertensión son extremadamente hereditarias en las familias. Por lo tanto, este es un tema familiar, vale decir es un conflicto que en la mayoría de los casos abarca generaciones.

Conflicto	Conflicto de tensión. Uno cree poder manejar la vida sólo con tensión y "acción". Uno permite que lo presionen o uno presiona a otras personas. Dr. Sabbah: Hay que soportar la presión/las obligaciones de la familia (la familia representa a la sangre). Hay personas en algunas familias que requieren orden y otras personas que sufren con el orden. Esta fricción causa un aumento de la presión sanguínea, por lo menos en un lado.
Conflicto activo	Tensión permanente de la musculatura plana de los vasos > alta presión arterial.
Sentido biológico	Con una mayor tensión de los vasos sanguíneos se obtiene un flujo sanguíneo (la vida familiar) más rígido. Por ejemplo, al ponerse de pie rápidamente puede uno perder el conocimiento. Uno está siempre listo para actuar.
Fase de reparación	Normalización de la tensión de los vasos y de la presión sanguínea. Durante la crisis de reparación es posible una fluctuación de la presión sanguínea.
Observación	Esta mentalidad eficientista afecta a menudo varias generaciones. Son personas que permanentemente están bajo "tensión" y que se exasperan por cualquier detalle. Exteriormente algunas personas están tranquilas, pero interiormente están bajo tensión. = Falta de serenidad
Preguntas	¿Porqué pienso que debo siempre intervenir? ¿Cómo trato la opinión de otras personas? ¿Cuáles son las reglas tácitas de la familia? ¿Cuál miembro de la familia juzga? ¿Es razonable la disciplina?
Terapia	Menos juicios, menos orden, menos disciplina. Más tolerancia - dejamos a la otra persona "ser como es". Considerando el contexto del conflicto entenderemos también el efecto positivo que tiene el deporte de resistencia en la hipertonía: Uno corre/camina superando los estrechos límites saliendo hacia el exterior sin obligaciones ni restricciones > relajamiento de la musculatura de los vasos > reducción de la presión sanguínea. Véase también pág. 68.

Síndrome angioespástico traumático de los dedos (síndrome de Raynaud)

Algunos dedos o las puntas de los dedos de persona que sufren del síndrome de Raynaud empalidecen súbitamente como si fueran a necrosarse, especialmente si hace frío (en lenguaje popular: "dedos de cera" o "dedos de muerto").

Conflicto	No deseamos sentir la muerte o los cadáveres fríos (de animales también).
Fase	**Conflicto activo pendiente/Crisis de reparación.** Tensión de la musculatura vascular > alimentación insuficiente del tejido > blanqueamiento, dolores en simpaticotonía.
Ejemplo	❁ *Una mujer actualmente de 53 años ha trabajado a regañadientes 25 años en la carnicería de los padres. A ella la carne siempre la asqueaba. = Conflicto porque no deseo sentir la carne (cadáveres de animales) Ella sufre del síndrome de Raynaud regularmente cuando el tiempo está frío. A los 43 años de edad aprende su profesión favorita: masajista. Desde entonces han desaparecido los síntomas. (Archivo propio)*
Preguntas	¿Desde cuándo se presentan los síntomas? ¿Alguna experiencia con personas/animales muertos? ¿Experiencia con cadáveres de antepasados? ¿Cuándo tuve contacto con seres muertos? ¿Pude manejar esa situación? ¿Pude superar la experiencia?
Terapia	Buscar y si es posible solucionar el conflicto, los canales y las caracterizaciones. Tratamientos de calor. La idea central es: *"Reconozco lo que ocurrió y hago la paz con ello."*

SISTEMA LINFÁTICO

El sistema linfático es, al contrario que el sistema circulatorio, una "vía de sentido único". En el ángulo venoso tiene lugar la salida de la linfa a la sangre.
Al igual que un hilo de perlas, los ganglios linfáticos se encuentran rodeando los vasos linfáticos. Los ganglios linfáticos son el lugar de creación y "almacenamiento" de los linfocitos.

El sistema linfático puede considerarse como el "sistema de canalización o drenaje" del cuerpo. Es el encargado de captar productos metabólicos de desecho, toxinas, residuos celulares y excesos de líquido intersticial (carga linfática). Estos materiales son expulsados posteriormente a través de los riñones.

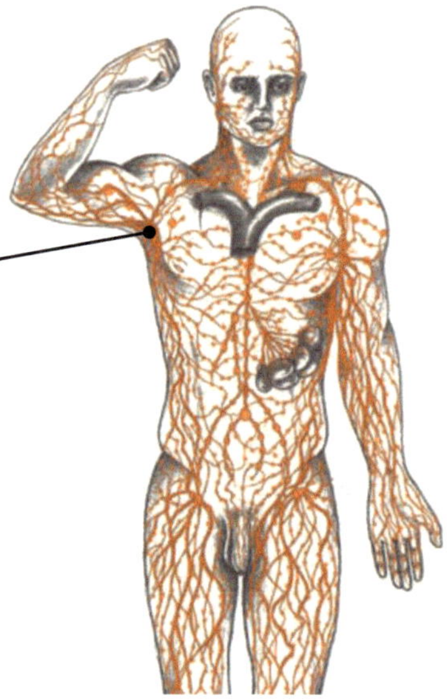

SBS de los ganglios linfáticos

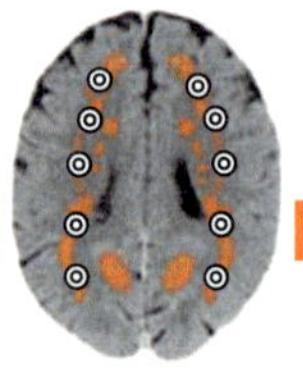

Inflamación o hinchazón de los ganglios linfáticos (adenopatía, linfadenitis, enfermedad de Pfeiffer), inflamación de los vasos linfáticos (linfangitis), cáncer de los ganglios linfáticos (linfoma maligno, enfermedad de Hodgkin)

MESO NUEVO

−+

Conflicto	Conflicto de desvalorización, no poder transportar algo a su zona de drenaje o no poder limpiar algo. Ha sido imposible desechar una basura. Según el Dr. Hamer, un conflicto de "derrumbamiento localizado de la autoestima". En realidad, se trata por lo general del miedo que alguien posee de un tumor que no desea tener. En sentido figurado: no poder deshacerse de una carga pesada. No poder deshacerse de algo malo o molesto, o no poder limpiar algo.
Ejemplo	*Una mujer sufre miedo día y noche por un tumor en su pecho derecho: crecimiento del ganglio linfático axilar para que el tumor pueda ser eliminado más fácilmente. (Archivo propio). Observación: En la MC se habla de metástasis.* → *Alguien no puede deshacerse del veneno esparcido sobre él.* → *Alguien no puede quitarse algo de "delante".* (Véase ejemplo real pág. 157).
Conflicto activo	Pérdida celular (necrosis) en los ganglios linfáticos. "Agujeros" como en un queso suizo. A menudo inadvertido, sin dolores. Cuando el conflicto se percibe de manera local, sólo se ven afectados los ganglios linfáticos locales. En caso de que se sienta un conflicto generalizado, pueden verse afectados los ganglios linfáticos en todo el cuerpo o en el bazo. En su mayoría es un **conflicto recurrente.**
Fase de reparación	Regeneración por división celular (mitosis) en ganglios linfáticos. Diagnóstico en MC: "maligno",

enfermedad de Hodgkin. Inflamación de los ganglios linfáticos, dolores, hinchazón, enrojecimiento. Síntomas más intensos en caso de síndrome. El tamaño de los ganglios linfáticos sigue siendo mayor después de la reparación.

Sentido biológico	Refuerzo y aumento de los ganglios linfáticos: aumento de su capacidad (grupo de lujo).
Observación	Tener en cuenta lado madre / hijo o de la pareja, o conflicto local.
Otras causas	Hinchazón en ganglios linfáticos: Fase de reparación, "río arriba". Cada inflamación (fase de reparación) viene acompañada de un aumento del metabolismo y formación de líquido en el espacio intersticial. Los ganglios linfáticos se hinchan en las zonas de drenaje porque transportan gran cantidad de líquido y productos de desecho. No se da un SBS propio en los ganglios linfáticos (sin división celular), sino una "inundación" en el correspondiente segmento linfático. Por ejemplo, ganglios linfáticos inflamados en el cuello por una infección en las amígdalas, faringitis o diente purulento. Los ganglios linfáticos de la ingle están inflamados por una inflamación de la articulación de la rodilla (véase capítulo del órgano correspondiente).
Terapia	Si el problema es crónico, encontrar el conflicto, los canales, las caracterizaciones, dogmas y luego presentar una solución. Poner zona en alto, reposo, drenaje linfático, reblandecer (golpear) hojas de repollo y aplicar. Medicamento Lymphomyosot, Sal de Schüssler nº 2, 4, 10. Infusión de raíz de ononis, saúco, alholva. Alga espirulina. Cura de limón y ajo. Plata coloidal uso interno y externo. Vitamina D3. Hildegarda: Receta especial de hojas de aquilegia. Cáncer de ganglios linfáticos: Los ganglios que están muy inflamados o son antiestéticos deberían extraerse mediante operación (sin quimioterapia anterior o posterior).

Toxoplasmosis

El mismo SBS de más arriba. Es poco probable que los síntomas de los afectados se deban realmente a los parásitos unicelulares toxoplasma gondii. Así como el presunto peligro para el feto. Desde el punto de vista de la Nueva Medicina, partimos como siempre del cuadro clínico: Ganglios linfáticos y fiebre, se trata evidentemente de síntomas de la fase de reparación. Opino que aquí no se justifica una terapia con antibióticos, basándose sólo en tests positivos de anticuerpos.

SBS de los arcos branquiales

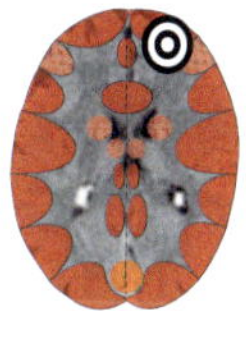

Linfoma no-Hodgkin, quiste lateral de cuello (quiste branquiógeno)[1]

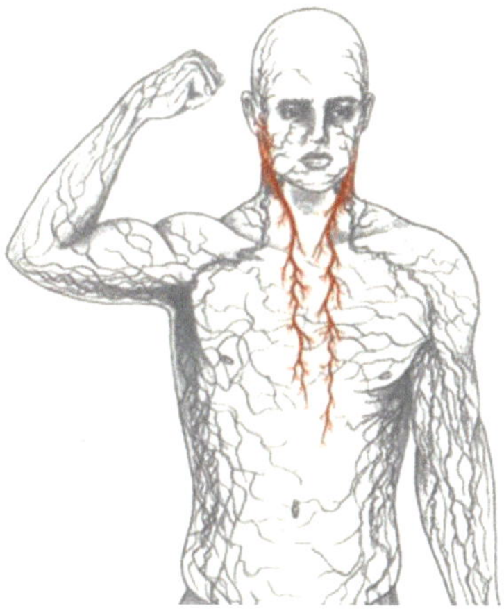

En la MC el linfoma no-Hodgkin se engloba dentro del cáncer linfático. El Dr. Hamer ha descubierto que ante esta "enfermedad" no se ven afectados los ganglios linfáticos, sino los conductos branquiales (arcos faríngeos, arco branquial). Los arcos branquiales son un componente ancestral de la Naturaleza, del reino de los organismos acuáticos. En peces y anfibios se forman las branquias a partir de la hendidura branquial, que igualmente se encuentra en embriones humanos.
En los seres humanos se encuentran seis arcos branquiales. Estos tubos inactivos se sitúan en el mediastino y van desde el cuello hasta el diafragma. Estos están recubiertos por tejido epitelial de origen ectodérmico y reaccionan, según el esquema de la mucosa de la garganta, con dolor durante la fase activa. Excepto en la embriología o en el marco de los nervios craneales ("nervios de los arcos branquiales"), en MC no se menciona prácticamente nada sobre estos conductos.

1 (Véase Dr. Hamer, "Tabellenbuch", pág. 111.

ECTO

−+

Conflicto	Conflicto de miedo frontal. Miedo ante una amenaza que se avecina de manera imparable. O bien conflicto de sentirse impotente (sujeto a lateralidad, situación hormonal y conflictos previos).
Ejemplos	(de conflictos de miedo frontal, para conflictos de sentirse impotente véase pág. 126): ➜ *Muy frecuente: Miedo ante el cáncer. Se ve el peligro y no se puede esquivar.* ❁ *Una mujer joven no quiere tener hijos y tiene miedo de quedarse embarazada cada vez que se acuesta con su marido: conflicto de miedo frontal, pérdida celular en el arco faríngeo durante la fase activa, linfoma no-Hodgkin durante la fase de reparación. (Archivo propio).* ❁ *Una mujer diestra de 46 años sufre un conflicto de miedo frontal cuando su marido enferma de cáncer de riñón. Ella se ocupa mucho de la enfermedad y lee en libros de medicina sobre la "esperanza de vida de 5 años". Ella piensa: "¡Si sobrevive los cinco años lo habrá conseguido!". El marido sigue vivo tras los cinco años, está sano y la paciente entra en reparación. El cuello se hincha de manera pronunciada en ambos lados, cada vez tiene menos fuerzas y tiene tos seca. Por medio de una TC y de una fracasada endoscopia de mediastino se le diagnostica un linfoma no-Hodgkin. Dos años antes, el marido enferma de nuevo de cáncer: recidiva de miedo frontal. Ambos conocen la Nueva Medicina y hacen todo lo posible, pero su situación empeora cada vez más. Conflicto de existencia (síndrome) debido al miedo por su marido. La paciente acumula gran cantidad de líquido. Dos meses antes de la muerte de su marido, la presión en el cuello se vuelve tan fuerte que va al hospital para que la examinen. Por medio de una TC del tórax se comprueba que la vena cava está completamente comprimida (obstruida) a causa de una expansión de los conductos branquiales. Durante este tiempo la funcionalidad del corazón se reduce a sólo un 25%. (Archivo propio).*
Conflicto activo	Restricción funcional y después pérdida celular (úlcera) en los conductos branquiales. Flaccidez de los músculos lisos subyacentes (partes anulares) > aumento de la sección transversal, dolor leve en el cuello. En su mayoría es un **conflicto recurrente.**
Sentido biológico	Mejor flujo y mejor respiración mediante una expansión de los conductos branquiales (sólo comprensible desde el punto de vista ontogenético).
Fase de reparación	Reconstrucción del tejido epitelial con hinchazón, inflamación. Se forman quistes que pueden ser relativamente grandes, especialmente en caso de síndrome. Dolores también durante la crisis de reparación. Conocido en MC como "linfoma no-Hodgkin", "quiste lateral" o "carcinoma bronquial microcítico".
Preguntas	¿Cuándo se diagnosticó el tumor? (Buscar el conflicto antes) ¿Qué peligro corrí? ¿Fue un accidente? ¿Qué cambió en mi vida en aquel entonces? (Preguntar si hubo problemas en el trabajo, con la pareja, con la familia) ¿Cuáles dogmas me condujeron a esta situación? ¿Cuáles son las caracterizaciones más tempranas respecto a este tema? (Embarazo, parto, infancia) ¿Cómo se sentían mis padres al respecto?
Terapia	Si se trata de un tumor, buscar y solucionar el conflicto y las caracterizaciones. Drenaje linfático, ejercicios de respiración. Agua oxigenada (H_2O_2) 3% uso interno. Por desgracia, los tumores en el mediastino no se pueden operar y se tratan sin éxito por medio de quimioterapia. Naturalmente no es recomendable.

SBS del tejido adiposo

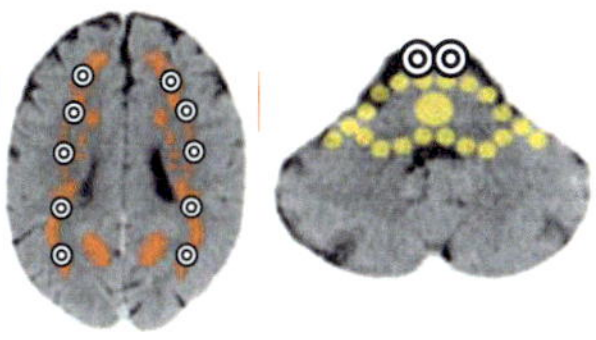

"Piernas hinchadas", también "retención linfática"
"Piel de naranja", celulitis en las piernas, elefantiasis

MESO NUEVO

−+

Conflicto Conflicto de desvalorización, sentir que las piernas o nalgas son antiestéticas, además síndrome.

Ejemplos
➜ *Una mujer tiene piernas gruesas y se siente por ello poco atractiva.*
➜ *Un niño crece en el vientre de su madre mientras la madre se siente sola y descontenta con sus nalgas y sus piernas: conflictos y síntomas semejantes en etapas posteriores de la vida.*

Conflicto activo Pérdida (necrosis) de tejido adiposo.

Fase de reparación Recuperación del tejido adiposo. En la Naturaleza no hay nada "muy gordo". Un individuo obeso es hermoso y codiciado, ya que tiene éxito en la obtención de alimentos. Adelgazar es algo que ocurre por sí sólo. Producción excesiva de tejido adiposo en reparación pendiente.
En su mayoría es un **conflicto recurrente.**

Sentido biológico Producción de tejido adiposo, refuerzo de la capa de grasa, puesto que *"gordo es hermoso"*. Peligro de círculo vicioso.

Observación Es difícil salir de este SBS, puesto que cada día se siente frustración ante el espejo (observación crítica de las zonas "problemáticas"), lo cual lleva a un círculo vicioso.

Posibles causas vinculadas: 1. Systema venoso en mal estado: SBS de las venas, conflicto de lastre en la pierna (véase pág. 149). Cuando se interrumpe el transporte de sangre que viene de vuelta por las venas, tiene que activarse el sistema linfático como "sistema de desborde". El límite de capacidad se alcanza pronto: el líquido permanece en el espacio intersticial.
2. Alimentación excesiva y malos hábitos alimenticios, falta de movimiento (permanecer todo el tiempo sentado o de pie), falta de sanos estímulos de frío y calor, debilitación.
Siempre en relación con túbulos colectores del riñón activos. Sin síndrome no hay piernas obesas.

Preguntas ¿Porqué no me siento atractiva? (¿Desvalorización por el padre o la madre?) ¿Se sentía atractiva mi madre? ¿Mi abuela? (No > es un tema/conflicto familiar que debe ser reparado. Por ejemplo, mediante conversaciones francas, meditación, configuración de la familia) ¿Cuál es mi actitud respecto a los alimentos que como? (Sentimientos de culpa o vergüenza) ¿Es posible que mi obesidad tenga ventajas? (Por ejemplo, que los hombres me dejen tranquila, que amigas no me contemplen como rival, para que nadie se propase conmigo) ¿Qué papel juega el cuerpo realmente en relación con el sentido de la vida?

Terapia Encontrar conflicto de refugiado o de desvalorización y dar solución real. Por ejemplo, retirar todos los espejos de la casa. Aceptar el cuerpo completamente. Movimiento y deporte en lugar de estar permanentemente sentado.
En su caso, venda de comprensión si aparecen molestias graves.
Reducción o modificación de la alimentación.
Agua oxigenada (H_2O_2) 3% uso interno y externo. Vitamina D3.
Hidroterapia Kneipp, natación, drenaje linfático, masaje. Medicamento Lymphomyosot.

Hinchazón tras lesión grave u operación

Tras un esguince, distensión, rotura de ligamentos, magulladura, contusión u operación, se produce hinchazón en la zona (reparación, aumento del metabolismo). Las estructuras lesionadas se ponen "bajo agua" para optimizar el aporte de nutrientes y la eliminación de toxinas, además se impide que los tejidos se aglutinen.
Por otra parte, la hinchazón lleva consigo una limitación de los movimientos (efecto del vendaje). Inmovilización (sentido biológico). ¡Fuerte hinchazón en caso de síndrome!

Terapia
- Poner zona en alto, bolsas de hielo, drenaje linfático.
- Compresas frías con requesón o arcilla acética.
- Sólo movimientos suaves, en su caso gimnasia ligera.
- Preparado enzimático.

BAZO

El bajo, de aproximadamente el tamaño de un puño, se encuentra en la parte izquierda detrás del diafragma.
Por mucho tiempo se cuestionó el papel que juega el bazo en el cuerpo, ya que su extracción no conlleva efectos significativos. Hoy se conocen sus importantes funciones:
1. En el tejido rojo regado por la sangre (pulpa roja) se almacenan plaquetas y glóbulos blancos, que se liberan en caso de emergencia. Además, en la pulpa roja se eliminan células sanguíneas viejas o deterioradas mediante filtración o "devoración" (fagocitosis).
2. El tejido linfático blanco (pulpa blanca) tiene en principio las mismas funciones que los ganglios linfáticos fuera del bazo: aquí se filtran y se hacen inofensivas las sustancias metabólicas, toxinas y residuos celulares.
El bazo se compone en su totalidad de tejido de origen mesodérmico.
El número de trombocitos oscila en una persona sana de 150.000 a 350.000 / microlitro.

Bazo
Pulpa roja: **Conflicto de desvalorización en relación a la sangre**

Pulpa blanca: **Conflicto de desvalorización, no poder transportar o limpiar algo**

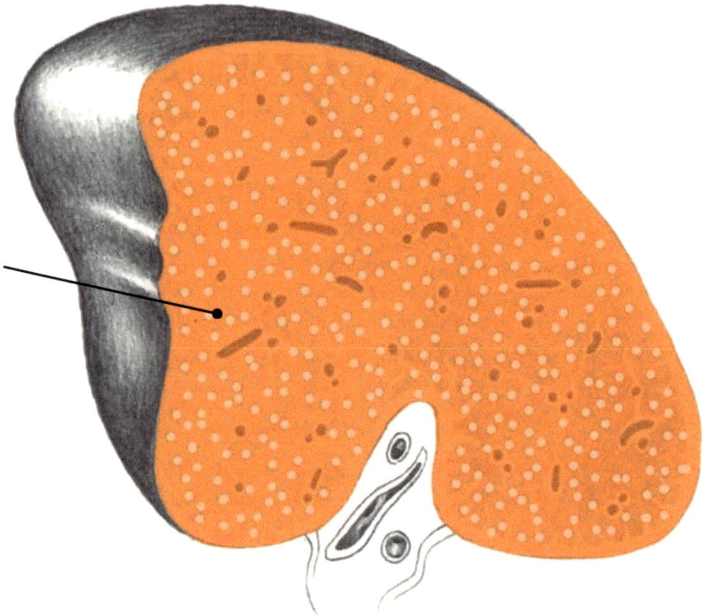

SBS del bazo

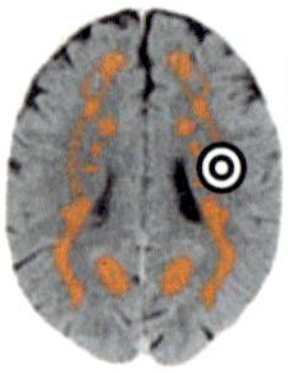

Agrandamiento del bazo (esplenomegalia), inflamación del bazo (esplenitis), absceso del bazo, quiste del bazo

MESO NUEVO

−+

Conflicto
1. Pulpa roja: Conflicto de desvalorización en relación a la sangre, conflicto de sangre.
2. Pulpa blanca: Conflicto de desvalorización, no poder transportar o limpiar algo.

Ejemplos
➜ *Una persona o un animal es herido o sangra (conflicto de desvalorización-hemorragia).*
➜ *Alguien recibe un diagnóstico de "cáncer de sangre" o una transfusión de sangre: conflicto de desvalorización en relación a la sangre.*
❁ *Una mujer joven advierte durante cinco semanas la presencia de grandes cantidades de sangre en las heces a causa de un SBS del intestino: conflicto de desvalorización-hemorragia. Los trombocitos se reducen durante este tiempo a menos de 5.000 (fase activa). En la fase de reparación se inflama el bazo. (Archivo propio).*
❁ *Una mujer muy consciente de su salud se somete a un análisis de sangre. Se encuentra un nivel*

MESO NUEVO

elevado de lípidos sanguíneos. Presa del miedo va una y otra vez al médico para que investiguen los valores: "Hay algo en mi sangre que no está bien": conflicto de desvalorización en relación a la sangre. (Archivo propio).

El estudiante de 28 años casi ha terminado su carrera, sólo le falta la tesina. Aunque el tema ya está fijado, pasa meses sin poder escribir una palabra. "Ya casi debería estar listo, pero no sé ni por dónde empezar". Conflicto de no sacar nada adelante. No poder "evacuar" la tesina. Entra en reparación cuando finalmente supera su bloqueo de escritura y termina las primeras páginas. División celular en los ganglios linfáticos y en el bazo (pulpa blanca). Diagnósticos de la MC: "Numerosos ganglios patológicos en su totalidad, de hasta 4 cm de diámetro [...] el bazo, con un diámetro de 14,5 cm, ha aumentado su tamaño muy por encima de su valor normal [...] adenopatía grave generalizada". El paciente conoce la Nueva Medicina y puede mantener la calma ante el diagnóstico. Los ganglios linfáticos reducen su tamaño a la mitad tras la solución del conflicto. (Archivo propio).

Conflicto activo

Sobre 1: Pérdida celular en la pulpa roja (necrosis del bazo). Surgen espacios huecos para el almacenamiento de células sanguíneas: disminuye el número de plaquetas en la sangre en circulación. Estas son "atrapadas" por el bazo y "almacenadas" en los huecos resultantes. Sin embargo, en zonas locales de herida los trombocitos se encargan de una coagulación rápida.

−+

Sobre 2: Pérdida celular en la pulpa blanca (necrosis del bazo), agujeros como en un "queso suizo". Sólo cuando se siente un conflicto generalizado, puede verse afectado el bazo, por lo demás sólo se ven afectados los ganglios linfáticos de la zona en cuestión (véase pág. 152 s.).

La fase activa pasa desapercibida por lo general, sin dolores.

Fase de reparación

Aumento del metabolismo, división celular (inflamación del bazo, esplenitis). Esto produce una fuerte inflamación del bazo (esplenomegalia). En lo que sigue, el bazo sigue teniendo un tamaño algo mayor.

Dentro del marco de la fase de reparación, un conflicto recurrente puede dar lugar a abscesos del bazo.

<u>Quistes del bazo</u> son indicativos de un SBS finalizado o de un proceso recurrente.

Sentido biológico

El tamaño del bazo sigue siendo mayor tras la fase de reparación. Esto permite más capacidad de filtrado y de almacenamiento de sangre. Además, el cuerpo puede superar mejor fuertes hemorragias o, por ejemplo, retirar de la circulación células sanguíneas dañadas en caso de una intoxicación.

Preguntas

Respecto a 1: Aclarar de qué fase se trata: ¿Hemograma? (Cantidad de trombocitos aumentada, disminuida) ¿Inflamación, dolores? (> Fase de reparación) ¿Cuál acontecimiento causó mi reparación? Quistes esplénicos: ¿Tuve alguna vez una hemorragia grave? ¿Compadecía yo a alguien que tenía una hemorragia o que sangró hasta morir? ¿Me preocupan demasiado mis niveles de sangre? ¿Manejo bien la situación en casos de accidentes? ¿Tuvieron algunos de mis antepasados hemorragias dramáticas que me caracterizan? ¿Sueños? Respecto a 2: ¿Tengo hinchados los ganglios linfáticos? Sí > ¿Qué es lo que no puedo eliminar? (Tumor, problema)

Terapia

El conflicto está ya solucionado.
Si el problema es crónico, encontrar el conflicto, los canales, las caracterizaciones, dogmas y luego presentar una solución.
Drenaje linfático, compresa en el bazo: cubrir el vientre con un paño húmedo y caliente, poner un paño seco encima y acostarse.
En su caso, empapar en agua salada.
Agua oxigenada (H_2O_2) 3%. Infusión de alholva, semillas de hinojo, anemone hepática, linaria, ortiga muerta, ajenjo. Cura de limón y ajo.
Hildegarda: Comer castañas calientes , bálsamo de abeto.
Aceite de hígado de bacalao. Alga espirulina.

NARIZ Y SENOS PARANASALES

Se dice que los estímulos olfativos son, entre todos los sentidos, los que guardan una conexión más fuerte con el subconsciente. Quizá sea ese el motivo por el cual la nariz es el órgano que con más frecuencia reacciona ante un SBS y que sean tan comunes los canales (alergias).

Las fosas nasales (cavum nasi) están unidas a los cuatro senos paranasales (sinus paranasales) a través de finos canales. El seno maxilar, el seno frontal, el seno esfenoidal, el seno etmoidal y las fosas nasales están recubiertos de mucosa intestinal de origen endodérmico y por encima tejido epitelial de origen ectodérmico.

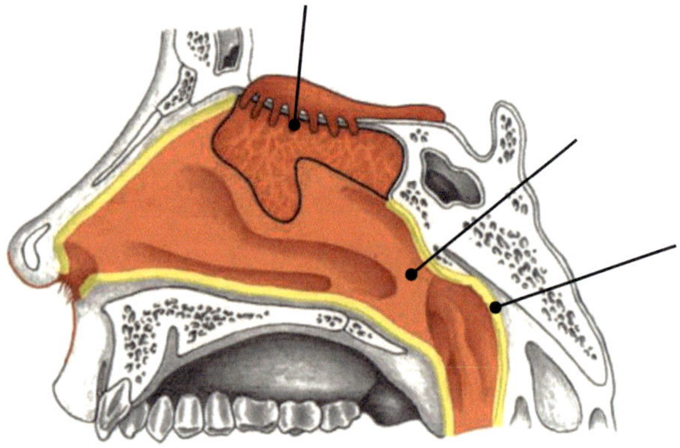

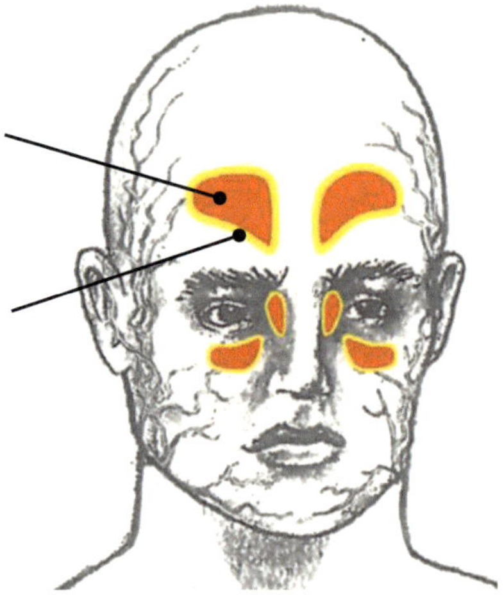

SBS de la mucosa superficial

FHs del bulbo olfatorio en el córtex cerebral

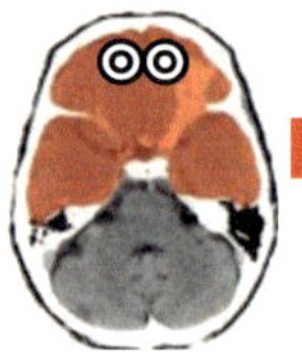

ECTO

−+

Rinitis, inflamación de los senos paranasales (sinusitis)[1]

Conflicto

Conflicto de mal olor: No querer oler algo. "Eso me asquea". "Estar hasta las narices". "Esto apesta". O bien, conflicto de olfato: no poder captar un rastro de olor. No querer saber (olfatear), qué o cuándo algo ha pasado. (Un perro olfatea para captar un rastro. Cuando lo ha captado, puede evaluar la situación).

Ejemplos

➜ *Una persona que no fuma recibe constantemente el humo de sus colegas.*

❁ *Esta persona se siente acosada. Ya no puede aguantar más a sus colegas de trabajo. "Ellos me asquean". (Archivo propio).*

❁ *El paciente de 31 años está cortando leña en las inmediaciones de una fosa de estiércol. De pronto llega el granjero con el tractor y empieza a mezclar y extraer el estiércol. Un mal olor insoportable envuelve el lugar de trabajo del paciente. No puede evitar la nube fétida, ya que no tiene otra opción que hacer su trabajo: conflicto de ¡esto apesta! Dos días más tarde entra en reparación. (Archivo propio).*

❁ *Los alumnos de una escuela de enseñanza básica reciben al final del curso la noticia de que el próximo año tendrán una nueva profesora: conflicto de olfato, "no saber lo que les acecha". Tres semanas tras el comienzo del curso, algunos alumnos se encuentran simultáneamente en reparación, tan pronto como se dan cuenta de que la nueva profesora es tan amable como la anterior se produce un resfriado colectivo. (Archivo propio).*

❁ *Los alumnos del instituto se sienten bajo presión antes de las vacaciones de Navidad. Muchos de ellos echan a perder el trabajo de matemáticas: Conflicto de mal olor: "Estoy*

1 (Véase Dr. Hamer, "Tabellenbuch" (Libro de Tablas), pág. 122, 134.

	hasta las narices de los deberes". Durante las vacaciones enferma la mitad de la clase (fase de reparación). (Archivo propio).
Conflicto activo	Restricción funcional y después pérdida celular (úlcera) del tejido epitelial de la mucosa en las fosas nasales o senos paranasales. Mientras más dure el conflicto, mayor serán los defectos de sustancia. Mucosa seca, sin riego sanguíneo, en su caso tos seca. Normalmente estos síntomas pasan inadvertidos.
Sentido biológico	del conflicto de mal olor: Supresión del olor insoportable mediante la restricción funcional.
Fase de reparación	Reconstrucción, hinchazón y estrechamiento de las fosas nasales, estridor (sonido respiratorio), picor, en su caso hemorragias nasales, resfriado. Más intenso en caso de síndrome. En su mayoría es un conflicto recurrente.
Crisis de reparación	Estornudos, hemorragias nasales, en su caso sensación de frío o escalofríos.
Preguntas	¿Cuándo tuvo el último catarro nasal? (Tiene que haber ocurrido algo bueno, por ejemplo, por fín llegó el fin de semana, una buena conversación) ¿Qué me causó el estrés antes? (Estar harto de algo o no poder evaluar algo) Aclarar también el penúltimo episodio de catarro nasal y el primero debe aclararse lo más exactamente posible: ¿Cuál tema común empieza a mostrarse? ¿Está relacionado con determinadas personas o situaciones? ¿Porqué no puedo manejar a esas personas o esas situaciones? ¿Cuáles caracterizaciones o dogmas se ocultan detrás? (Por ejemplo, "Soy tonto / a". "Es imposible entenderme bien con mi suegra". "Tengo que planear todo, de lo contrario no va a resultar") ¿Cuándo se concretó ese dogma? ¿Proviene de los padres o de otros antepasados? ¿Cómo puedo salir de esta situación? ¿Puedo cambiar la situación exterior del conflicto? ¿Y cómo? ¿Cuál es la actitud que debo propiciar?
Terapia	El conflicto está ya solucionado. Acompañar reparación. En caso de recurrencia, encontrar y solucionar conflicto, canales y caracterizaciones. Idea central: *"Podría ser todavía peor, a veces las cosas apestan". "No voy a tomarlo todo a la tremenda, debo alegrarme de mi vida". "Aun cuando desconozco las cosas que me depara el futuro, sé que todo va a salir bien porque confío en Dios".* Infusiones de malvavisco, menta, salvia, hiedra terrestre, saúco, mejorana, milenrama. Lavado nasal con solución salina, inhalaciones de té o agua con sal. Plata coloidal uso interno. Mezcla de aceites esenciales para inhalar: Cajeput, eucalipto, lavanda, tomillo. Vitamina D3. Drenaje linfático, baños calientes para los pies, paseos al aire fresco, sal de Schüssler nº 3, 8, 10. Hildegarda: Receta especial de hinojo, eneldo y mezcla de polvos de pelargonium, polvos de tanaceto. Si es crónico: Tratamientos con luz roja. Uso de sprays nasales químicos sólo en caso necesario (por ejemplo, antes de ir a la cama) y no muchos días. En caso de uso prolongado puede dañarse la mucosa de la nariz o causar inflamación nasal al depositarse.

Intolerancia histamínica

La histamina se encuentra principalmente en los mastocitos (glóbulos blancos) y en la hormona hística. Sin embargo, algunos alimentos también contienen altas concentraciones: En alimentos fermentados tales como el vino, champán, cerveza, vinagre, queso, aceitunas, chucrut. En la mayoría de los casos la histamina tiene para las alergias un efecto intensificador.

Conflicto	Conflicto de estado de alerta: El mundo es imprevisible. Tengo que estar alerta constantemente para evitar que ocurra algo. Häufig im Zusammenhang mit cholerisch-agressiven Menschen. "Hay que estar siempre muy atento".
Ejemplo	❁ *El compañero de trabajo de una persona es imprevisible y agresivo. El paciente intenta neutralizar los arrebatos de ira del colega tratando de tranquilizarlo. Durante este tiempo desarrolla una intolerancia histamínica. Ese síntoma desaparece después que despidieron al colega. (Archivo propio)*
Fase	La histamina **intensiva los síntomas de reparación** y se manifiesta principalmente en las mucosas de la nariz, ojos e intestino. Pero la histamina intensiva también todo tipo de neurodermitis (epidermis). Analogía: La histamina enciende un "fuego" (inflamación) en el tejido del paciente de acuerdo con el "fuego nutrido de agresión" que experimentó durante el conflicto.
Preguntas	¿Cuándo comenzó? (Determinar la fecha más exacta posible, si fuera necesario, trabajar con un calendario) ¿Cuál órgano estaba afectado? (Si está afectada la conjuntiva: Combinación de un conflicto de separación con un conflicto de estado de alerta) ¿Porqué o bien contra qué debo protegerme? ¿Porqué estoy a menudo en estado de alerta? ¿Qué me ha caracterizado? ¿Tienen mis antepasados

	alergias también? ¿Hay patrones comunes? ¿Cuáles patrones dogmáticos debo dejar? ¿Cuál actitud podría mejorar la situación? ¿Meditar en algo? ¿Puedo cambiar la situación real?
Terapia	Buscar y solucionar el conflicto, los canales y las caracterizaciones. Si el resultado no es satisfactorio: Evitar situaciones de ese tipo, evitar alimentos que contengan histamina En caso dado tomar antihistamínicos durante breve tiempo.

Resfriado alérgico, fiebre del heno, alergia a los ácaros (rinitis alérgica)

El mismo SBS que arriba. (Véase arriba). Según la MC, las alergias son descarrilamientos del sistema inmunológico. Las células de defensa del propio cuerpo (linfocitos T y B) se dirigen de repente, según la opinión de los expertos, contra sustancias inofensivas como el polen, excrementos de ácaros, etc.
En la realidad, las alergias están siempre basadas en canales (véase pág. 23). La nariz queda afectada con frecuencia.

Ejemplos	❁ *Un jubilado de 66 años sufre desde hace 34 años una alergia extrema al polen que le afecta a la mucosa de la nariz y de la faringe, así como a la conjuntiva del ojo. Esta comienza cada año en mayo y sólo es soportable con ayuda de periódicas inyecciones de cortisona y otros fuertes medicamentos. Historia del conflicto: Hace 40 años, cuando tenía 24 años, su mujer y él querían tener un niño. Sin embargo, el bebé falleció en un parto prematuro. Cinco años más tarde, el jefe de la unidad de partos le promete que hará todo lo posible para que esta vez salga bien. Cuando la mujer queda de nuevo embarazada, es ingresada en el hospital durante el tercer mes, donde permanecerá en cama hasta el momento del parto. Tras seis meses y medio, el 15 de mayo tiene lugar otra vez un parto prematuro: conflicto de ¡esto apesta! que afecta la mucosa de la nariz. No poder tragar con el parto prematuro, lo que afecta a la mucosa de la faringe y produce un conflicto de separación visual que afecta a la conjuntiva de los ojos.* ❁ *Los pólenes de mayo quedan fijados como canales en el subconsciente. El bebé de 1,5 kg es llevado a otro hospital para ser puesto en la incubadora. El médico no está seguro si "el bebé será capaz de sobrevivir al transporte". Su hijo tiene hoy 35 años y sufre, probablemente a causa del trauma del parto, la misma alergia al polen que su padre. (Archivo propio).* ❁ *Alergia al vino, la "primera vez". Un alumno está enamorado de una compañera de clase. Durante una semana de vacaciones los alumnos van una tarde de fiesta. Juntos compran una botella de vino blanco de dos litros y se emborrachan. La chica en cuestión coge al alumno ebrio de la mano y lo lleva a un depósito de colchones. Los dos se acostaron juntos, pero el chico no "funcionaba": conflicto de ¡esto apesta! Desde entonces, siempre que bebe vino entra en un canal con rinitis alérgica en fase de reparación. (Archivo propio).*
Fase	La duración de la actividad de conflicto puede oscilar entre algunos segundos y varios días. Por lo general, la actividad de conflicto se inicia sólo de manera breve, la fase de reparación se prolonga después por más tiempo: **reparación pendiente** ("rinitis alérgica").
Observación	Una inflamación adicional de la conjuntiva es un indicio de un conflicto de separación visual, la hinchazón en la faringe de un conflicto de no poder tragar con algo, un estrechamiento de los bronquios de un conflicto de territorio o de pánico. (Un conflicto puede dar lugar a varios SBS).
Preguntas	Véase también la página anterior. ¿Cuándo comenzó? Buscar las circunstancias concomitantes: ¿Hay un canal de pólenes? ¿Cuáles pólenes? ¿En cuál mes vuelan? ¿Cuál estrés hubo al aire libre? (Buscar una coincidencia con el momento del conflicto). ¿Canal de frío / calor? (Época del año, mejoría durante vacaciones o durante viajes) Canal polvo doméstico: ¿Hubo estrés en el tiempo en cuestión? ¿Mudanza? ¿Canal nutrición? (Estrés durante el comer / beber, disputa en la mesa / en el bar/en la cafetería) ¿Soy el(la) único(a) con alergias en la familia? (Buscar el tema familia). ¿Qué me ha sensibilizado (embarazo, parto, infancia)? > Preguntar a la madre la causa del estrés. ¿Me tomo la libertad de dejar esta caracterización? ¿Qué podría ayudarme? (Conversación, meditación de reparación en retrospectiva)
Terapia	Encontrar conflicto, canales, caracterizaciones y dogmas. Si no se consigue, se puede probar con una terapia de desensibilización de la MC Alga espirulina. Vitamina D3 (aceite de hígado de bacalao a diario). Los antihistamínicos son recomendables en casos en situaciones de riesgo, pero no para un uso prolongado. Previamente se deberían tomar en consideración las medidas descritas en la pág. 159.

E C T O

−+

SBS de la mucosa profunda

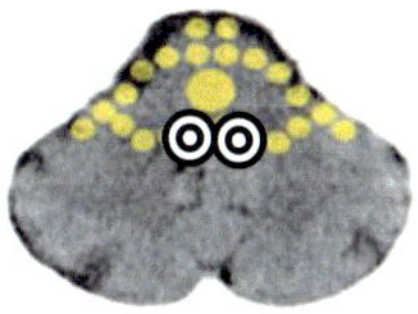

Resfriado purulento, pólipos nasales, supuración de los senos paranasales (por ejemplo, empiema del seno frontal), moqueo nasal

Mocos amarillos y purulentos y supuración en los senos paranasales indican que, bien islotes residuales de la mucosa intestinal de origen endodérmico o bien tejido conjuntivo (situado bajo el tejido epitelial) son degradados por bacterias. Los pólipos nasales son protuberancias de esta mucosa de origen endodérmico. Estos pueden formarse en las fosas nasales o en los senos paranasales y dificultar la respiración.

Conflicto	Conflicto de mal olor: No querer oler algo. "Eso me asquea". "Estar hasta las narices". "Esto apesta". O bien, conflicto de olfato: No poder captar el rastro. No poder percibir, qué o cuándo algo se nos viene encima.
Ejemplos	❁ *Una mujer joven discute continuamente con los padres. La mayoría de las visitas terminan mal. Además, la paciente ha sufrido algunas decepciones amargas con su pareja: conflicto de ¡esto apesta!. "Estar hasta las narices de las continuas riñas". Después de tres años, en los que la paciente casi continuamente sufría de supuración en los senos paranasales, las molestias cesan de repente cuando mejora la relación con sus padres (conflicto solucionado). (Archivo propio).* ❁ *Una empleada directiva de una oficina técnica presencia como su jefe no para de tomar decisiones falsas que conducen a la empresa a una situación de quiebra. Cada vez se pierden más clientes. Una vez al mes sufre de una inflamación purulenta de fosas nasales y seno esfenoidal. "Estoy hasta las narices de esta mala gestión": conflicto recurrente de ¡esto apesta! La paciente encuentra un nuevo e interesante puesto de trabajo (conflicto completamente solucionado) y desde entonces desaparecen todas las molestias. (Archivo propio).*
Conflicto activo	Aumento funcional, crecimiento de tumor plano de resorción o crecimiento de un tumor secretor en forma de coliflor (pólipo nasal). A veces la nariz moquea durante este tiempo debido al aumento de producción de secreciones nasales (claras). La formación crónica de pus en las fosas nasales puede causar dolores en la zona frontal de la cabeza.
Sentido biológico	Con más moco (células de mucosa) se puede analizar o expulsar mejor el bocado olfativo.
Fase de reparación	Normalización funcional, inflamación de los senos paranasales, reducción del espesamiento de la mucosa o de los pólipos mediante hongos o micobacterias. Mocos purulentos-amarillos, en su caso fiebre y sudores nocturnos.
Crisis de reparación	Dolores, sensación de frío, en su caso escalofríos.
Terapia	El conflicto está ya solucionado. Acompañar reparación. En caso de recurrencia, encontrar y solucionar el conflicto o los canales. Preguntas véase página anterior. Véase también medidas en pág. 159. Si no se consigue solucionar el conflicto, debe considerarse la operación de los pólipos nasales cuando estos superan un determinado tamaño y dificultan la respiración (infundibulotomía).

SBS del epitelio olfativo

FHs del bulbo olfatorio en el córtex cerebral

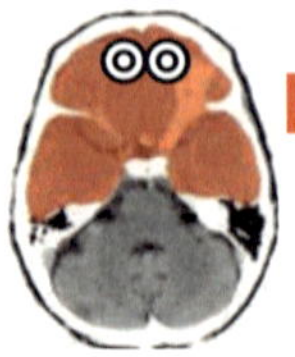

Pérdida o reducción del sentido olfativo (hiposmia o anosmia)[1]

En caso de resfriado se produce falta de ventilación de la mucosa (región) olfativa en la parte superior de las fosas nasales. También se produce una reducción del sentido olfativo sin resfriado, es decir, un conflicto sólo para la mucosa olfativa (nervio olfatorio). Aquí nos centramos en este SBS:

Conflicto	Conflicto de mal olor: No querer oler algo. *"Eso me asquea". "Estar hasta las narices". "Esto apesta".* O bien, conflicto de olfato: no poder captar un rastro de olor. No querer saber (olfatear), qué o cuándo algo ha pasado. (Un perro olfatea para captar un rastro. Cuando lo ha captado, puede evaluar la situación). Es probable que este conflicto de mucosa olfativa tenga un componente territorial. Esto lo podría diferenciar con respecto al SBS del resto de la mucosa nasal (conflicto de olfato-territorial).
Ejemplo	❁ *Una madre recibe una llamada de su hijo, el único hijo de la paciente. Este le comunica de manera escueta que se va a casar con su novia.* *La boda se va a celebrar, según le dice, a pequeña escala, por lo que la madre queda invitada al convite cuando hayan terminado en el registro civil: conflicto de olfato que afecta a la mucosa olfativa. Durante la conversación telefónica la paciente percibe en la cocina un olor a algo agrio y podrido procedente del cubo de basura orgánica. La paciente tiene continuamente este olor a podrido en la nariz por dos semanas.* *Ella piensa que tiene que haber algo en su ropa que apeste de esa manera y pregunta a los demás si ellos pueden también olerlo (paranoia olfativa en la fase activa).* *Observación: Aquí estamos ante lo que se conoce como constelación olfativa, es decir, hay un FH situado a la derecha y otro a la izquierda del bulbo olfatorio de la corteza cerebral. (Archivo propio).*
Conflicto activo	Reducción de funcionalidad de la mucosa olfativa sin pérdida celular (hiposmia o anosmia). Ya no es posible percibir sustancias aromáticas, o sólo es posible de modo parcial. Olores penetrantes como amoníaco o ácido acético pueden percibirse, ya que estos estimulan el resto de la mucosa nasal.
Sentido biológico	Ocultar el mal olor insoportable.
Fase de reparación	Recuperación de la capacidad olfativa. Sin resfriado.
Crisis de reparación	Pérdida repentina del olfato (reducción rápida del sentido del olfato).
Observación	En presencia de una constelación se produce confusión olfativa (paranoia olfativa, por ejemplo, cacosmia).
Terapia	Encontrar conflicto, canales y caracterizaciones. Preguntas véase pág. 160. Buscar dónde se encuentra el amor - ahí está la solución. Véase resfriado pág. 159 s.

E C T O

−+

1 (Véase Dr. Hamer, "Tabellenbuch" (Libro de Tablas), pág. 141, 145.

Hemorragia nasal

Posibles causas

- Tendencia a hemorragias nasales en fase de reparación, especialmente durante la crisis de reparación de un conflicto de ¡esto apesta! o de olfato. Las llagas en la mucosa de la nariz sangran cuando se están curando.
- Fuertes hemorragias nasales: Además de un SBS de la nariz se da un conflicto de desvalorización en reparación. Al inicio de la fase de reparación de un conflicto de desvalorización, la sangre está más clara por el ensanchamiento de los vasos sanguíneos y el escaso número de células sanguíneas (valor bajo de hematocrito): demora en la coagulación, tendencia a hemorragias.
- Número reducido de trombocitos (trombocitopenia) por un SBS del bazo: conflicto de hemorragia, fase activa (demora en la coagulación).

Terapia

- Según la causa.
- Hemorragia: Inclinar la cabeza ligeramente hacia adelante y tapar la nariz con el pulgar y el índice durante 10 minutos. Aplicar frío en el cuello.
- Hildegarda: Receta especial de polvos de eneldo y milenrama.

LARINGE

La laringe se encuentra entre la faringe y la tráquea. Está formada por tres cartílagos unidos por músculos y ligamentos, entre los que destaca uno en el cuello, conocido por la "nuez".
Las dos funciones de la laringe
1. Deglución: La epiglotis cierra la tráquea al tragar y conduce el bolo alimenticio hacia el esófago.
2. Formación de la voz: Gracias a las cuerdas vocales, la laringe juega un papel fundamental en la emisión de la voz y el habla.
La superficie interna de la laringe y de las cuerdas vocales están revestidas con mucosa-tejido epitelial, subyacente a esta se encuentra musculatura estriada y lisa. La laringe es, desde el punto de vista de las cinco Leyes Naturales Biológicas, un pequeño pero importante órgano, ya que los conflictos de la laringe cuentan entre los conflictos territoriales.

Mucosa laríngea
Conflicto de pánico o de no poder hablar

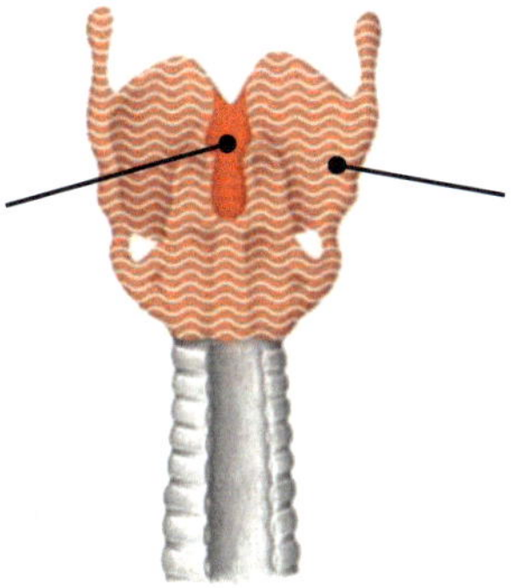

Músculos de la laringe
Conflicto de pánico o de no poder hablar (motor)

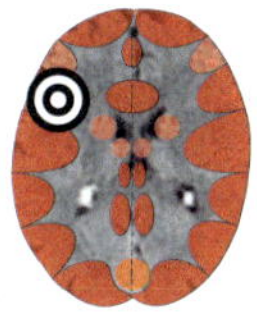

SBS de la mucosa laringea

Inflamación de la laringe (laringitis), cáncer de laringe (carcinoma o papiloma de laringe)[1]

Conflicto

Conflicto de pánico o de no poder hablar, o bien conflicto de miedo territorial (sujeto a lateralidad, situación hormonal y conflictos previos). Alguien se asusta por un peligro o ruido repentino. No se puede hablar o gritar lo suficientemente fuerte (conflicto de profesor o entrenador de fútbol). "¡Me ha dejado sin habla!". *"Me ha dado un susto de muerte". "Me he quedado de piedra". "Se me quedan las palabras atragantadas en la garganta".* El conflicto de pánico es la reacción femenina-pasiva a una amenaza. El conflicto de miedo territorial sería la reacción activa-masculina. (El macho reacciona con un ataque, la hembra con miedo pasivo).

Ejemplos

de conflicto de pánico o de no poder hablar (para conflictos de miedo territorial véase pág. 169 ss.):
➜ *Alguien necesita decir algo en una conversación, pero no puede obtener la palabra.*
➜ *Alguien se encuentra bajo presión por falta de tiempo o por una agenda apretada.*
❁ *Una mujer embarazada sufre una colisión frontal contra otro coche. En el accidente sale disparada del vehículo. Tiene mucho miedo de haber perdido a su hijo: conflicto de pánico. Pérdida celular en mucosa durante la fase activa, recuperación en la fase de reparación (inflamación de la laringe). (Véase Gisela Hompesch, "Meine Heilung von Krebs" (Mi reparación del cáncer), pág. 57.*
❁ *Alguien es sorprendido por teléfono con una mala noticia (conflicto de pánico). (Archivo propio).*
❁ *El marido de la paciente, jubilada zurda de 60 años, sufre desde hace años de problemas del corazón. En los últimos meses la situación ha empeorado. Este le exige continuamente a la paciente que se ocupe de todo y le dice lo que tiene que hacer. La paciente siente que su marido le priva de su libertad y le quita su tiempo: conflicto de pánico o de miedo territorial. El problema es que su marido se está volviendo verdaderamente una persona dependiente y no puede arreglárselas sólo. El espacio libre de la paciente es cada vez más reducido. Cuando el marido se marcha por varias semanas para realizar un tratamiento, ada vez más reducido. Cuando el marido se marcha por varias semanas para realizar un tratamiento,ada vez más reducido. Cuando el marido se marcha por varias semanas para realizar un tratamiento, la paciente entra en reparación (al menos por lo pronto): inflamación y estrechamiento de la laringe. (Archivo propio).*
❁ *Hace cuatro años un empresario cede su empresa a su sucesor. Este deja su lugar poco a poco,*

ECTO

−+

1 (Véase Dr. Hamer, "Tabellenbuch" (Libro de Tablas), pág. 124.

	ya que es muy importante para él asegurar la continuidad su empresa, la obra de su vida. Un día, un amigo de negocios con el que ha estado trabajando durante 30 años, entra en contacto con él y se lamenta por tener que poner fin al trabajo conjunto a finales de año: conflicto de pánico (laringe), conflicto de no poder demarcar límites (vejiga) y conflicto de presa (intestino). Cuatro días después entra en reparación, ya que poco a poco lo ve todo más claro: "Ya no es mi empresa, ya no es asunto mío y no es mi culpa, no te vuelvas loco".
Conflicto activo	Restricción funcional, después pérdida celular en el tejido epitelial de la mucosa de la laringe o en las cuerdas vocales. Al mismo tiempo flaccidez de la musculatura subyacente estriada, según el Dr. Hamer. La voz se vuelve débil, ronca o cambiada. Se carraspea continuamente. Por lo general, la fase activa del conflicto transcurre no obstante sin síntomas. Sin dolor. En su caso, se siente una mayor necesidad de hablar o de no decir nada (bloqueo de la voz).
Sentido biológico	Debido a la restricción de la voz y a la deficiente formación de los sonidos uno se retira y tiene tiempo para reflexionar (reacción femenina).
Fase de reparación	Reconstrucción de la mucosa laríngea: inflamación o cáncer de laringe (hinchazón, enrojecimiento, dolor). Cambio en la voz, voz bronca, ronquera o afonía. Gran hinchazón con dificultad en la respiración en caso de síndrome. Tos debido al "picor de la reparación". En su mayoría es un **conflicto recurrente.**
Crisis de reparación	Tos, ataques de tos, generalmente con implicación de la musculatura de la laringe, dolores, sensación de frío, en su caso escalofríos.
Observación	El cáncer de laringe se diagnostica durante la fase de reparación. Suele acompañarse de síndrome.
Preguntas	¿Cuándo comenzó la langiritis? (Poco antes debe haberse solucionado el conflicto territorial. Por ejemplo, vacaciones, reconciliación, una buena conversación, un reencuentro). ¿Qué me estresaba antes? ¿Sobre cuáles temas no podía / debía conversar? ¿Cuál fue el primer episodio? (En caso negativo, buscar el conflicto originario porque los episodios ulteriores se basaban en este conflicto). ¿Cuál fue la caracterización que no me permite manejar bien esta situación? (Experiencias tempranas en la infancia, estrés de la madre durante el embarazo/parto o estrés de los antepasados en situaciones similares > pedir al paciente que cuente la historia de sus antepasados. ¿Cuál actitud nueva sería propicia? ¿Estoy dispuesto(a) a dejar esos temas viejos?
Terapia	El conflicto está ya solucionado. Acompañar reparación. En caso de recurrencia, encontrar y solucionar conflicto, canales y caracterizaciones. Idea central: *"Lo único que está en juego es mi cabeza". "Permanezco tranquilo, puesto que confío en la Divina Providencia". "La próxima vez lo diré abiertamente".* Paseos al aire fresco. Compresas frías con requesón o agua de sal. Infusiones: Malva, arándanos, pulmonaria, salvia con miel. Sal de Schüssler nº 3, 4, 8. Plata coloidal uso interno. Vitamina D3 (aceite de hígado de bacalao a diario). Hildegarda: Receta especial de marrubio y verbasco-hinojo.

Pólipos de las cuerdas vocales

El mismo SBS que arriba. (Véase arriba).
El síntoma principal de los pólipos en las cuerdas vocales es una ronquera continua. A veces tos seca.

Fase	**Conflicto recurrente** – reparación pendiente. Reconstrucción excesiva del tejido epitelial de la mucosa: crecimiento de pólipos de las cuerdas vocales.
Terapia	Encontrar conflicto, canales, caracterizaciones, dogmas y solucionar para que la reparación pendiente llegue a su fin. Preguntas véase arriba. En su caso extirpación, si la solución del conflicto no cambia nada.

Tartamudear (disfemia)

Conflicto	Según Frauenkron-Hoffmann: Uno se asusta (miedo), pero no grita - uno no lo deja salir.
Sentido biológico	Ganar tiempo – puedo esperar más tiempo hasta dar una respuesta.
Fase	**Conflicto activo.** El impulso de tartamudeo proviene exclusivamente del cerebro (no hay alteraciones orgánicas).
Terapia	Preguntas véase arriba. Buscar y solucionar el conflicto y las caracterizaciones (por ejemplo, un antepasado nunca hablaba sobre lo que lo inquietaba, reprimía palabras importantes). Llevar a cabo una retrospectiva para permitir al paciente gritar en aquella situación concreta. > Buenas espectativas de reparación porque sólo es necesario conmutar un interruptor en el cerebro.

SBS de los músculos de la laringe

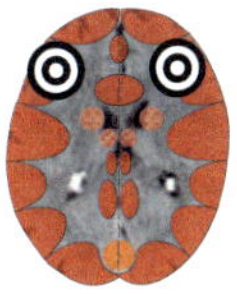

Estrechamiento de la laringe (asma laríngeo)[1]

En caso de asma laríngeo, la aspiración resulta particularmente difícil. Esto lleva consigo una aspiración más fuerte y prolongada (tomar aire). El SBS de la musculatura laríngea está a menudo asociado con el SBS de la mucosa laríngea. En caso de asociación se dan simultáneamente inflamación de la laringe y asma.

Conflicto	Conflicto motor de pánico o de no poder hablar, o bien conflicto de miedo territorial. Además, un conflicto activo en el lado opuesto de la corteza cerebral (ejemplos véase pág. 163 s.).
Conflicto activo	Limitación de la inervación controlada desde la corteza cerebral: parálisis motora. Al mismo tiempo tiene lugar una pérdida celular de la musculatura laríngea (necrosis muscular) controlada por la sustancia blanca: debilidad muscular. Tiene como resultado una "voz débil" (a menudo inadvertido). Generalmente asociado a una degradación de la mucosa laríngea.
Sentido biológico	Ampliación del lumen laríngeo mediante una musculatura laríngea más relajada, para poder respirar mejor.
Fase de reparación	Reconstrucción de la musculatura laríngea y vuelta de la inervación. Generalmente acompañada de una inflamación de la laringe.
Crisis de reparación	Ataque de asma laríngeo: Tos espasmódica o tensión continua de la musculatura laríngea. Puede durar de algunos minutos a varios días, sensación de frío.
Observación	El ataque tiene lugar sólo cuando hay un conflicto activo o igualmente en crisis de reparación en la mitad derecha opuesta de la corteza cerebral (constelación). Un peligroso "estado asmático" sólo se produce si la zona de la musculatura bronquial en la corteza cerebral derecha se encuentra simultáneamente en crisis de reparación junto con la zona de la musculatura laríngea (véase el gráfico del cerebro arriba). En caso de asma alérgico laríngeo, el conflicto se inicia brevemente a causa de un canal (alérgenos de la MC). Durante la crisis de reparación vuelve a producirse un ataque de asma.
Terapia	Encontrar conflicto, canales y caracterizaciones. Preguntas véase página anterior. Idea central: *"Estoy tranquilo y relajado y confío en el modo en que llevo las cosas"*. Pasear al aire fresco. Comer raspadura de rábano, o bien ahuecar un rábano, poner azúcar moreno o miel y tomar el jugo resultante. Vitamina D3. Infusiones: Marrubio, malvavisco, hojas de frambuesa, primavera, llantén, fárfara, musgo islandés, violeta con miel. Flores de Bach: Rescue Remedy, álamo temblón, Cherry Plum. Hildegarda: Condimentar la comida con polvos de tanaceto. Cayce: Mezclar jarabe de marrubio con whisky y tomar en pequeñas dosis. Los inhaladores de la MC (cortisona, antiespasmódicos) sólo son recomendables en casos graves. Un uso prolongado no es recomendable a causa de los efectos secundarios.

E
C
T
O

−+

Tos procedente de la laringe, inflamación de la laringe con tos (Crup o laringitis diftérica, pseudocrup o laringitis subglótica estenosante)[1]

El mismo SBS que arriba (conflicto-constelación). Según la MC, se puede distinguir entre crup y pseudocrup, ya que en caso de "verdadero crup" se puede comprobar la presencia de bacterias de difteria.
Gracias a la Nueva Medicina sabemos que es posible encontrar también bacterias en el llamado pseudocrupág.

Terapia	Véase arriba. En su caso, medicamentos mucolíticos y expectorantes. Ataques de tos violenta: generar estado de calma. En su caso, si no ayuda nada, administrar cortisona (inhalador). Atención: La mayoría de los jarabes sintéticos para la tos contienen codeína (derivado de la morfina, peligro de adicción).

1 (Véase Dr. Hamer, "Tabellenbuch" (Libro de Tablas), pág. 124.

Difteria

Según la MC la difteria esta ocasionada por una toxina de la bacteria denominada Corynebacterium diphtheriae. El cuadro clínico es diverso: inflamación de laringe, faringe, nariz y amígdalas, hinchazón de los ganglios linfáticos, fiebre.

El diagnóstico de la "difteria" no nos sirve para nada. Como siempre, tiene más sentido atender a los síntomas del paciente y descubrir los conflictos.
Fase: Uno o varios SBS distintos **en reparación.**

PULMONES, BRONQUIOS, TRÁQUEA

Los pulmones, con sus dos órganos rodeados por la pleura, ocupan prácticamente todo el espacio torácico. Ambos órganos están unidos por la tráquea y los grandes bronquios. El pulmón derecho se compone de tres lóbulos, el izquierdo de dos. La unidad más pequeña de los pulmones son los 300 - 400 millones de alvéolos de origen endodérmico, que suponen en total una superficie de respiración de entre 80 y 100 m^2. Es en los alvéolos donde verdaderamente tiene lugar la respiración mediante la captación de oxígeno y la expulsión de dióxido de carbono.

La tráquea y los bronquios son conductos cartilaginosos con músculos recubiertos por tejido epitelial de origen ectodérmico. Pertenecen a las zonas territoriales controladas por la corteza cerebral.

Las células caliciformes de origen endodérmico segregan material mucoso y se encuentran en toda la tráquea y los bronquios y se ocupan de humedecer las vías respiratorias.

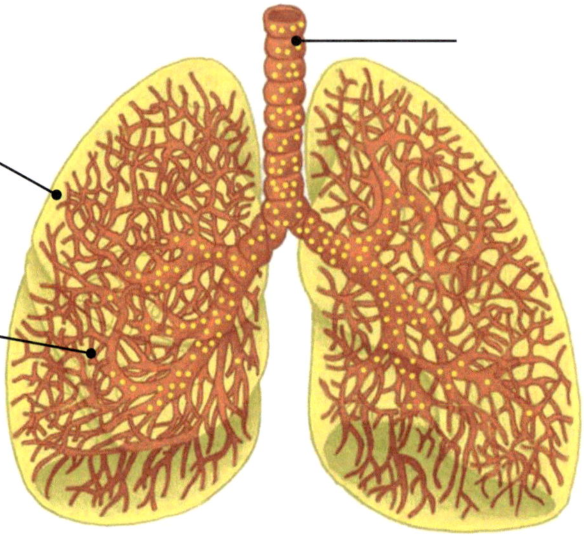

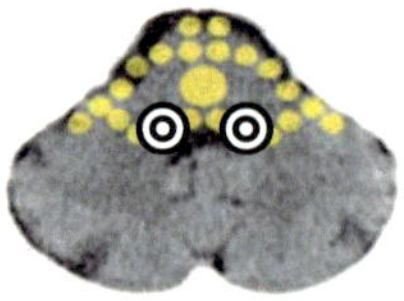

SBS de los alvéolos

Cáncer pulmonar de foco circular (adcar. alveolar), tuberculosis pulmonar, neumonía pulmonar (neumonía por hongos, Pneumocystis carinii, Staphylococcus, de Friedländer, por Legionella, neumonía alveolar), absceso pulmonar[1]

Se puede pasar relativamente mucho tiempo sin comer ni beber. Sin embargo, morimos en unos tres minutos si nos falta el aire. En la Naturaleza, no obtener aire supone el final de todo. Por ello, es en los alvéolos donde se inicia un SBS en caso de miedo mortal.

ENDO

Conflicto	Miedo mortal, miedo a morir o frente a la muerte, situaciones de pánico.
Ejemplos	➜ *A menudo mediante un diagnóstico o por el choque de un pronóstico: "Su cáncer es muy maligno. Es posible que podamos frenar su crecimiento con quimioterapia".* ❁ *El niño de 11 años comparte con sus hermanos un dormitorio en la granja de los padres. Al ser el más pequeño se tiene que conformar con que su cama esté cerca de la puerta.* *Por desgracia su hermano mayor es alcohólico. Este sigue viviendo con 24 años en la granja. Toda la familia tiene miedo cuando él vuelve borracho a casa, puesto que es muy agresivo e impredecible. Una noche llegó completamente borracho y se dirigió hacia donde estaba su hermano menor con un cuchillo de cocina: conflicto de miedo mortal. El pequeño apenas podía tranquilizarse y de manera excepcional se le permitió que durmiera entre sus padres en la cama del matrimonio. Siempre tienen lugar situaciones peligrosas con su hermano. Sus padres también se encuentran indefensos frente*

1 (Véase Dr. Hamer, "Tabellenbuch" (Libro de Tablas), pág. 21.

E N D O

a él. Como medida de seguridad se da la orden de encender las luces en toda la casa cuando él llega. Cuando el joven cumple los 15 años, su hermano alcohólico se marcha para trabajar a Suiza: solución del conflicto. Entonces se le diagnostica una tuberculosis pulmonar fase de reparación. El joven es mandado inmediatamente a una residencia lejos de casa por el "grave peligro de contagio". Él se siente allí completamente sólo. Su peso aumenta, a pesar de su pequeña estatura, a 85 kg (retención de líquidos a causa de un conflicto de refugiado activo). (Archivo propio).

❁ *Un hombre joven y fuerte no fuma y es aficionado al submarinismo. Cuando ocurrió el accidente, estaba buceando con su mejor amigo. Este sufre una embolia pulmonar al emerger y muere en los brazos del paciente cuando todavía se encontraba en el agua: miedo mortal por el amigo. Se forma un único foco circular en los pulmones, puesto que se trata de otra persona y no de sí mismo. Después de un mes con problemas respiratorios se le diagnostica un carcinoma en la MC (véase Claudio Trupiano. "Danke Doktor Hamer" (Gracias Dr. Hamer), pág. 180).*

+ −

❁ *Caso Olivia: Un redactor de Spiegel-TV persigue a Olivia, que va al lado del Dr. Hamer, y se dirige a ambos en voz alta: "Sr. Hamer, ¿qué hace Ud. si Olivia muere mañana?". Olivia sufre por ello un conflicto de miedo mortal. (Véase Olivia Pilhar, "Tagebuch eines Schicksals" (Diario de un Destino).*

Conflicto activo Aumento funcional, división celular en los alvéolos. Crecimiento de focos circulares pulmonares (adcar. alveolar) de los alvéolos receptores o excretores (captación de oxígeno o expulsión de dióxido de carbono), generalmente sin síntomas. En caso de miedo mortal en lugar de otra persona surge sólo un foco circular. En caso de miedo mortal por sí mismo surgen múltiples focos circulares.

Sentido biológico Con más tejido alveolar se puede aprovechar mejor el aire: mejora del intercambio gaseoso y hay más oportunidades de sobrevivir en caso de escasez de aire.

Fase de reparación El proceso normal biológico es la degradación del tumor por caseificación tuberculosa: tuberculosis pulmonar. (En la MC neumonía, absceso pulmonar). Expulsión de sangre, tos con expectoración sanguínea (hemoptitis), fiebre y mucho sudor nocturno, halitosis. Al final quedan cavernas.

En caso de que no se encuentren hongos o micobacterias, el tumor es encapsulado por tejido conjuntivo y aislado del metabolismo. Por cierto que aquí también es válido lo siguiente: Una actividad demasiado prolongada aumenta el tamaño de los tumores hasta que ya no hay posibilidades de autoreparación. > Es necesaria una operación Son raros los casos de tuberculosis en los países industrializados, ya que casi todo se detecta durante la fase activa. Es por ello que nunca llega a haber tuberculosis.

Crisis de reparación Escalofríos, fuertes dolores. Tos con esputo sanguinolento.

Preguntas Primero aclarar si se trata de un adenocarcinoma (miedo de morir) o de un carcinoma broncopulmonar (miedo territorial). (Estudiar el hallazgo histológico de la MC). ¿Esputo sanguinolento? (Indicación sobre reparación de un adenocarcinoma) ¿Sudor nocturno? (Indicación sobre reparación, más bien de un adenocarcinoma) ¿Cuándo tuvo lugar la última radiografía de los pulmones? (Indicación sobre el momento del conflicto) ¿Desde cuándo tiene tos, sudor nocturno? (Indicación de una solución (parcial) ¿Tenía yo algún pánico? ¿Tenía miedo por mí? ¿Miedo por otras personas? (Miembro de la familia, amigo) ¿Porqué reacciono tan sensiblemente? (Experiencias en la infancia, estrés de la madre durante el embarazo > buscar todos los detalles) ¿Cuál actitud nueva podría curarme?

Terapia Encontrar conflicto, canales, caracterizaciones y dogmas.

La tuberculosis no es algo inofensivo. El tejido pulmonar pierde provisionalmente estabilidad. Las zonas con los focos circulares se "desintegran". En lenguaje popular "apolillarse". No realizar ningún esfuerzo, al menos mientras duran los sudores nocturnos.

Idea central: *"He comprendido el contexto". "Todo se va a poner bien". Alimentación sana, variada y rica en proteínas.* Infusiones: Marrubio, licopodio, consuelda, romero, tomillo, llantén. Agua oxigenada (H_2O_2) 3%. Hildegarda: Receta de polvo de laurel y vino de enula campana.

Operar, si el tumor crece es mejor cuanto antes.

Pérdida de tejido alveolar (enfisema pulmonar)

El mismo SBS que arriba. (Véase arriba). En caso de enfisema pulmonar se reduce la superficie de intercambio gaseoso. Esto produce una insuficiencia respiratoria crónica (disnea) y carencia de oxígeno (hipoxia).

Fase **Conflicto recurrente** – Situación residual tras muchas fases de reparación. Normalmente, cuando los focos circulares se degradan, estos dejan cavernas tras de sí (las cuales se ven en una radiografía en forma de "sombras circulares"). Un enfisema pulmonar progresivo produce la pérdida de funcionalidad de cada vez más alvéolos.

Terapia — Encontrar conflicto, canales, caracterizaciones y solucionar para que el SBS llegue a su fin. Preguntas véase página anterior. Idea central: *"Me siento seguro". "El peligro ha pasado" "Estoy completamente en las manos del Señor". Ejercicios de respiración, gimnasia de estiramientos, yoga.* Agua oxigenada (H_2O_2) 3% uso interno. Aceite de linaza. Hildegarda: Infusión de pulmonaria. Hervir la hierba, dejarla en el agua y beber en ayunas durante varios días. Véase también remedios para los pulmones en pág. 177.

Inflamación de los ganglios linfáticos-pulmones y nódulos de tejido conjuntivo (sarcoidosis pulmonar, enfermedad de Boeck)

El mismo SBS que arriba. (Véase pág. 166 - 167). En su caso, conflicto con componentes de desvalorización ("no poder respirar bien").
Según la MC se trata de una "enfermedad sistémica" del mesodermo, con el pulmón como principal órgano afectado. Desde el punto de vista de las cinco Leyes Naturales Biológicas no existen tales "enfermedades sistémicas". Por ello, nosotros atendemos a los síntomas: una inflamación de los ganglios linfáticos en la raíz del pulmón indica una fase de reparación (estado inicial en MC de la sarcoidosis). La transformación en el pulmón de tejido funcional en tejido conjuntivo indica un suceso recurrente (en MC tercer estadio de la sarcoidosis).

E N D O

+ −

Ejemplo — ❁ *Un estudiante en bicicleta reanuda la marcha demasiado pronto en un semáforo y casi es atropellado por un coche. No ocurre nada, pero por un momento piensa que "su vida es cosa del pasado": conflicto de miedo mortal.*
Tiene recidivas del conflicto a diario, puesto que todos los días de camino a la universidad cruza la misma calle en bicicleta. Dos años después va al médico, ya que cuando realiza un esfuerzo jadea y respira con dificultad. Diagnóstico: Sarcoidosis pulmonar. Es tratado con 35 mg de cortisona al día, pero la capacidad pulmonar permanece en un 70%. El conflicto se soluciona cuando conoce las cinco Leyes Naturales Biológicas y, como "terapia", evita pasar por el semáforo. La sarcoidosis retrocede casi en su totalidad. Véase: www.germanische-heilkunde.at/erfahrungsberichte (en alemán).

Fase — **Conflicto recurrente**, que afecta a los alvéolos: formación de tejido cicatricial.

Observación — Es también posible, que se realice un diagnóstico de sarcoidosis a causa de múltiples cicatrizaciones en los bronquios (debidas a conflictos recurrentes de miedo territorial).

Terapia — Encontrar conflicto, canales, caracterizaciónes y solucionar para que el conflicto recurrente llegue a su fin. Preguntas véase página anterior. Idea central: véase arriba. Véase también más abajo remedios para los pulmones. Ejercicios de respiración, gimnasia, movimiento al aire libre. Hildegarda: Receta especial mezcla de polvos de mijo común.
En la MC se administran prácticamente los mismos medicamentos en casos de asma, enfisema pulmonar y sarcoidosis (broncodilatadores, cortisona). En estados graves (crisis de reparación) son recomendables sin duda. Sin embargo, no se recomienda un uso prolongado debido a sus efectos secundarios.

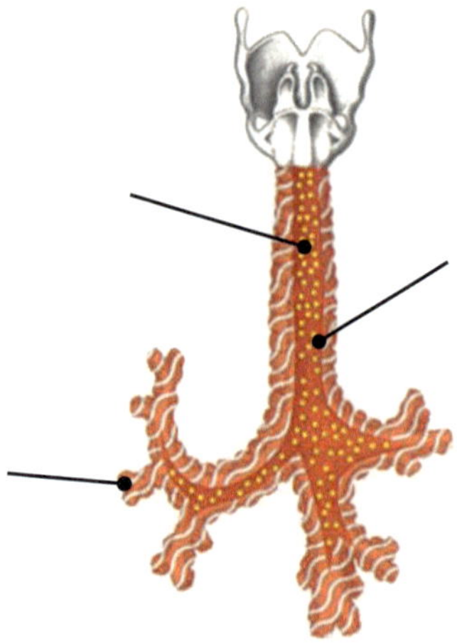

SBS de la mucosa bronquial y traqueal

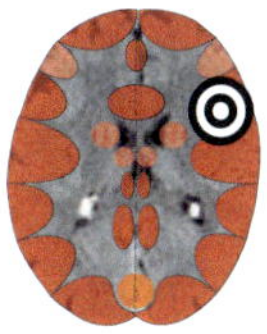

Tumor bronquial (carcinoma bronquial del tejido epitelial, carcinoma ulcerado de los bronquios)[1]

Conflicto Conflicto de miedo territorial o de pánico (sujeto a lateralidad, situación hormonal y conflictos previos).

Explicación Se tiene miedo de perder el territorio (por ejemplo, pareja, puesto de trabajo) o su posición en el territorio (posición, rango). Es posible que todavía no haya pasado nada, pero se puede oler el peligro. Se está en estado de extrema inquietud, suena la señal de alarma. *"Tener pánico o pavor". "Se me encoge el ombligo". "Siento terror".*
El conflicto de miedo territorial es la reacción activa-masculina a una amenaza en el territorio.
El conflicto de pánico es la reacción femenina-pasiva. (El macho reacciona con un ataque, la hembra con miedo pasivo).

Ejemplos de conflicto de miedo territorial (para ejemplos de conflicto de pánico véase pág. 163 s.):

❁ *La mujer tiene un marido que la engaña continuamente. Ella nunca está segura si él la ha vuelto a engañar: conflicto de miedo territorial con pérdida celular en los bronquios durante la fase activa. Ella entra en reparación cuando se separa de su marido y conoce a otro hombre que la quiere sincera y fervientemente. Con esta nueva pareja se siente segura de que él no la engaña. Reconstrucción de la mucosa bronquial: bronquitis o carcinoma bronquial. (Véase Ursula Homm, "Lebensmittelheilkunde für die Neue Medizin" (Alimentos medicinales para la Nueva Medicina), pág. 38.*

❁ *Un padre de familia trabaja en una pequeña empresa de instalación y le quedan dos años para su jubilación. Este tiene una relación amistosa con su jefe. Un buen día, su jefe decide aliarse con un socio. El nuevo socio no se lleva nada bien con el paciente. La relación empeora cada vez más y el paciente tiene miedo cada día de ser despedido. Eso sería horrible. Él tiene que criar todavía a dos hijas jóvenes y si es despedido sería prácticamente imposible encontrar otro empleo (conflicto de miedo territorial). Dos años más tarde, justo antes de la jubilación, desaparece el miedo por su puesto de trabajo. Empieza a toser y piensa en una bronquitis. Cuando los síntomas empeoran, se le hace una radiografía de los pulmones. El diagnóstico es "carcinoma bronquial". Esto le hace sentir un conflicto de miedo mortal. El paciente muere tras la realización de todas las terapias posibles. (Véase Claudio Trupiano. "Danke Doktor Hamer" (Gracias Dr. Hamer), pág. 327).*

➜ *A menudo también amenaza del "territorio temporal"✎ Por ejemplo, se pone a alguien bajo presión para que cumpla un plazo, a alguien se le roba su tiempo, o se dispone de su tiempo.*

❁ *El zurdo de 26 años crea una pequeña empresa junto con un amigo. Con el tiempo surgen tremendas peleas sobre la regulación de la asistencia. El paciente quiere disponer de libertad para trabajar de una manera flexible en su empresa según las exigencias. Su compañero reclama un riguroso horario de servicio: conflicto de miedo territorial, que afecta la laringe (zurdo). Después de una desagradable ruptura con su socio el paciente es libre para gestionar su tiempo de trabajo, el conflicto parece haberse solucionado.*
Por desgracia queda un canal: siempre que en su ámbito privado o en los negocios le "imponen" un plazo, reacciona con miedo territorial. Una vez ha pasado la fecha, tiene durante los días siguientes mucosidad en la laringe y voz ronca (fase de reparación). (Archivo propio).

❁ *Una madre de 47 años con dos hijos conoce a su "mejor amiga" desde hace 30 años y se encuentra con ella dos veces a la semana. Sin embargo, desde hace medio año su amiga dejó de pronto de tener contacto con ella. Después de intentarlo varias veces en vano, quedó decepcionada y se dio por vencida: conflicto de miedo territorial, la amiga se va de mi territorio. Ella entra en reparación cuando llama a su amiga por su cumpleaños y tiene una conversación con ella. Ahora puede interiormente poner fin a esta historia. Una semana después sufre una neumonía. Los antibióticos no tienen efecto, así que se le hace una broncoscopia. Se le diagnostica un carcinoma bronquial. (Archivo propio).*

Conflicto activo Restricción funcional, después pérdida celular (úlcera) de la mucosa bronquial, a menudo inadvertida. Al mismo tiempo flaccidez de la musculatura subyacente estriada, según el Dr. Hamer. La zona afectada

ECTO

1 (Véase Dr. Hamer, "Tabellenbuch" (Libro de Tablas), pág. 111.

ECTO

	puede extenderse desde el inicio de la tráquea hasta las más pequeñas ramificaciones bronquiales: "carcinoma ulcerado de los bronquios" en la MC Aumento de la necesidad de comunicación durante la fase activa.
Sentido biológico	Bronquios dilatados debido a la flaccidez de la musculatura anular. De esta manera se puede tomar aire mejor, para defender el territorio más eficazmente. Mejor capacidad respiratoria.
Fase de reparación	Reconstrucción de la mucosa bronquial o traqueal (bronquitis), neumonía, cáncer bronquial: inflamación, enrojecimiento, tos, en su caso expectoración sanguínea, dolores. Fuerte inflamación con dificultad para espirar en caso de síndrome. A causa de la inflamación, es posible que haya una parte del pulmón aislada de la corriente respiratoria de manera provisional (falta de conducción de aire por atelectasia). Tan pronto como la hinchazón remita, la conducción de aire se abre de nuevo y desaparece la atelectasia. Bronquitis de larga duración por recidivas o canales. En su mayoría es un **conflicto recurrente.**
Crisis de reparación	Tos o tos espasmódica a causa de una implicación de la musculatura bronquial, escalofríos.
Observación	El cáncer bronquial se diagnostica normalmente durante la fase de reparación. A menudo con síndrome.
Preguntas	¿Desde cuándo se presentan los síntomas? ¿De cuál territorio se trata? (Pareja, vivienda, trabajo). ¿Qué me estresaba durante el tiempo en cuestión? ¿En qué tengo que pensar cuando no puedo dormir? ¿Sueños? (Indicaciones sobre conflicto) ¿Porqué manejo tan mal esta situación? ¿Está confrontado alguien de mis antepasados con una situación similar? ¿Cuál situación se ha transportado a través de las generaciones? ¿Qué caracterización me sensibilizó? ¿Cuál fue el dogma que provocó el dilema? ¿Estoy dispuesto(a) a empezar nuevamente?
Terapia	En caso de recurrencia, encontrar y solucionar conflicto, canales y caracterizaciones. Preparado enzimático, drenaje linfático. Hildegarda: Receta especial elixir de hiedra terrestre. Vitamina D3. Agua oxigenada (H_2O_2) 3% uso interno. Véase también remedios para los pulmones en pág. 161. En su caso, operación si el tumor es muy grande o si grandes ramas bronquiales se ven afectadas.

−+

Inflamación de los bronquios (bronquitis)[2]

El mismo SBS que arriba. (Véase arriba).

Fase	**Fase de reparación** – Reconstrucción de la mucosa del tejido epitelial. Dolores, estrechamiento bronquial (estenosis) u oclusión (atelectasia) a causa de una inflamación durante la reparación, sonidos respiratorios (estridor). Expulsión de flema (esputo). Tos (crisis de reparación de la musculatura bronquial). El sentido biológico de la tos es la expulsión de flema.
Observación	En caso de conflicto recurrente o de reparación pendiente se habla en la MC de una "bronquitis hipertrófica crónica". Se podría igualmente diagnosticar un "carcinoma bronquial" si se hace una radiografía de los pulmones. En caso de conflictos recurrentes con largas fases activas, el diagnóstico de la MC puede ser "bronquitis crónica destructiva" (degradación de estructuras de pared).
Terapia	El conflicto está solucionado. Acompañar reparación y evitar recidiva. Inhalaciones de té o de agua con sal. Infusiones: Malvavisco, musgo islandés, malva, primavera, verbasco, saúco. Plata coloidal uso interno. Té negro o café durante la crisis de reparación. En su caso, cortisona o antiespasmódicos de la MC Véase también remedios para los pulmones en pág. 177.

Dilatación de los bronquios (bronquiectasia)

El mismo SBS que arriba. (Véase pág. 152, 153). Degradación de las estructuras de las paredes bronquiales como consecuencia de inflamaciones crónicas. Síntomas: Expulsión por la mañana de grandes cantidades de flema purulenta.

Fase	**Conflicto activo recurrente-pendiente** con pérdida celular local de la mucosa bronquial: aneurisma por debilitamiento de la mucosa. Entre las fases de reparación se producen obstrucciones por mucosidad, tos en las crisis de reparación.
Terapia	Encontrar conflicto, canales y caracterizaciones. Preguntas véase página anterior. Véase también remedios para los pulmones en pág. 177.

2 (Véase Dr. Hamer, "Tabellenbuch" (Libro de Tablas), pág. 111.

Inflamación de la tráquea (traqueítis), cáncer de la tráquea (carcinoma espinocelular de la tráquea)

El mismo SBS que arriba. (Véase pág. 152, 153). En lo que respecta a los conflictos, la mucosa de la tráquea pertenece a los bronquios.

Fase — **Fase de reparación** – Reconstrucción de la mucosa del tejido epitelial. Dolores bajo el esternón, posible estrechamiento de la tráquea (estenosis traqueal) por inflamación durante la reparación, especialmente en caso de síndrome. Cuando la pérdida celular es prolongada e intensa, puede prolongarse igualmente la reparación. En este caso puede diagnosticarse cáncer de la tráquea. Tos durante la crisis de reparación.

Terapia — El conflicto está solucionado. Acompañar reparación y evitar recidiva. Véase también remedios para los pulmones en pág. 177. Durante la crisis de reparación, cortisona en caso necesario (MC), antiespasmódicos. Si el conflicto aún está activo: Conflicto, buscar y solucionar caracterizaciones y dogmas. Operación si procede.

SBS de la musculatura bronquial

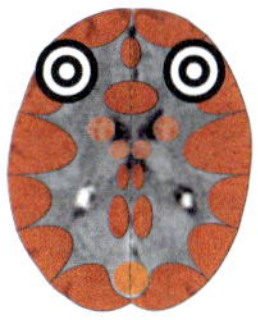

Estrechamiento bronquial (asma bronquial), bronquitis espástica[1]

En caso de asma bronquial, la espiración resulta particularmente difícil: espiración fuerte y prolongada. Cuando se ven afectadas la musculatura y la mucosa, tiene lugar simultáneamente bronquitis y estrechamiento bronquial.

Conflicto — Conflicto de miedo territorial, o bien conflicto de pánico o de no poder hablar mientras tiene lugar la crisis de reparación (sujeto a lateralidad, situación hormonal y conflictos previos). Además, un conflicto activo o una crisis de reparación en el lado opuesto izquierdo de la corteza cerebral (explicación del conflicto véase pág. 169).

Ejemplos — *Un asmático diestro de 33 años tuvo que presenciar de niño las fuertes discusiones de sus padres. Seguidamente los padres se separan: conflicto de miedo territorial que afecta a los bronquios, conflicto de pánico que afecta a la laringe y conflicto de ¡esto apesta! que afecta a la mucosa de la nariz. Durante los tres SBS se da pérdida celular durante la fase activa y recuperación en la fase de reparación. El paciente tiene varias canales: tiempo húmedo o de bochorno, discusiones, separaciones o discrepancias de cualquier tipo. A través de los canales entra brevemente en actividad y después en reparación, con asma y catarro como síntomas. (Archivo propio).*

El jubilado diestro de 60 años con dos hijos adultos tiene desde que tenía 18 años alergia a los gatos. Siempre que se encuentra cerca de un gato por más de media hora se estrechan los bronquios y apenas puede respirar. Y eso a pesar de que le gustan los gatos. Conmovido hasta las lágrimas recuerda el conflicto originario hace 40 años: su gato querido robaba a veces comida de la mesa. Una vez, su madre lo pilló y en el acto le pegó tanto que el gato se escondió en el sótano. A partir de ahí no dejó que ningún miembro familiar lo tocara excepto él: conflicto de miedo territorial. Él baja siempre y acaricia al cariñoso animal. El animal entonces le lame la sien en agradecimiento. El gato murió más adelante. Diagnóstico paralelo: El paciente presenta un basalioma exactamente en ese lugar de la sien (conflicto pendiente de separación desde hace 40 años, pérdida de contacto cercano con el gato). Observación: La alergia a los gatos del paciente se basa, como todas las alergias, en un canal. Para el subconsciente de este hombre, los gatos son una señal de alarma: podría pasar algo malo, como ocurrió entonces. Esto provoca el inicio de un SBS bronquial, atonía de la musculatura bronquial durante la fase activa, tensión (asma en MC) durante la crisis de reparación. (Archivo propio).

Conflicto activo — Pérdida celular de la musculatura bronquial (necrosis muscular) controlada por la sustancia blanca: debilidad muscular. Al mismo tiempo, limitación de la inervación controlada desde la corteza cerebral: parálisis. En caso de conflicto asociado: pérdida simultánea de mucosa bronquial. En su mayor parte, todo transcurre sin síntomas.

1 (Véase Dr. Hamer, "Tabellenbuch" (Libro de Tablas), pág. 111, 112.

Sentido biológico	Ampliación del lumen bronquial mediante la "relajación" de la musculatura bronquial: el aire pasa más rápido y mejor.
Fase de reparación	Recuperación de la musculatura bronquial y vuelta de la inervación. Ganas de toser. En caso de asociación se produce al mismo tiempo una inflamación bronquial con expectoración.
Crisis de reparación	Ataque de asma bronquial: Tos espasmódica, espiración prolongada o con jadeos, puede durar de algunos minutos a unos tres días como máximo. Estrechamiento de los bronquios o de la tráquea, en su caso con sonido bronco al respirar (estridor traqueal).
Observación	El ataque tiene lugar cuando hay un conflicto activo o igualmente en crisis de reparación en la mitad izquierda opuesta de la corteza cerebral. Esta constelación es la que hace posible el asma bronquial. Un peligroso "estado asmático" se produce si la musculatura laríngea (corteza cerebral izquierda) se encuentra simultáneamente en crisis de reparación junto con la musculatura bronquial (corteza cerebral derecha). En caso de asma alérgico bronquial, el conflicto se inicia brevemente a causa de un canal (alérgenos de la MC).
Terapia	Encontrar conflicto, canales, caracterizaciones y dogmas. Preguntas véase pág. 170. Si es posible, dar solución real. Idea central: *"Me siento seguro"*. " *"Estoy protegido en manos del Señor"*. Ejercicios de respiración, bailar, cantar. Agua oxigenada (H_2O_2) 3 % uso interno. Vitamina D3 (aceite de hígado de bacalao a diario). Aceite de neguilla. Té negro o café durante la crisis de reparación. En su caso, cortisona o antiespasmódicos de la MC, o bien broncodilatadores. No se recomienda un uso prolongado debido a sus efectos secundarios.

SBS de las células caliciformes

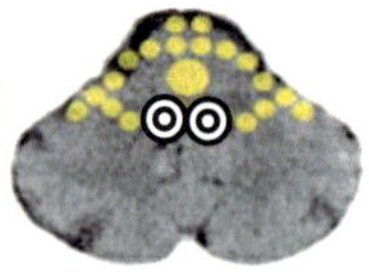

Obstrucción extrema de los bronquios (Bronquitis catarral crónica), tumor de células caliciformes (adcar.)

Las células caliciformes son, desde el punto de vista ontogenético, descendientes de glándulas de la mucosa del intestino. Estas tienen como función la expulsión de mucosidad y mantienen húmedas las vías respiratorias.

Conflicto	Conflicto de presa: No poder aspirar el aire o no poder humedecerlo. Miedo de asfixia. Prácticamente: Miedo de asfixia, vías respiratorias obstruídas (cuerpo ajeno, intubación) *"No me llega nada de aire"*. *"Estoy jadeando por aire"*.
Ejemplos	➜ *Un niño de pecho casi se ahoga porque una almohada le tapa la nariz y la boca: miedo de asfixia, con proliferación celular en las células caliciformes durante la fase activa y pérdida celular durante la fase de reparación.* ➜ *Miedo de asfixia mediante respiración artificial (intubación).* ➜ *El cordón umbilical de un recién nacido se corta demasiado pronto: carencia en el suministro de oxígeno del bebé.* ➜ *Una persona cree que se va a ahogar durante un ataque de asma.* ➜ *Alguien está demasiado expuesto al polvo o a gases de combustión (fuego, polvo en puesto de trabajo, mina, pulido de piedras, etc.).*
Conflicto activo	Aumento funcional, proliferación de las células caliciformes (tumor de las células caliciformes, "bronquitis catarral crónica" en la MC), carcinoma interbronquial de células caliciformes, hiperplasia de células caliciformes (obstrucción de los bronquios por mucosidad excesiva).
Sentido biológico	Mejor respiración o expulsión de polvo gracias al aumento de mucosidad bronquial.
Fase de reparación	Normalización del funcionamiento. Si hay presentes hongos o microbacterias: reducción por caseificación tuberculosa del pequeño "tumor" de las células caliciformes. Esputo mucoso amarillo (purulento), fiebre, sudores nocturnos, halitosis. En su mayoría es un **conflicto recurrente.**
Observación	Este SBS es poco habitual. Es difícil de diferenciar con respecto a la bronquitis (miedo territorial), en la cual también hay mucosidad. Rasgo característico: Muestra de micobacterias (laboratorio), esputo

amarillo-purulento, sudores nocturnos en caso de reducción por carcinoma de las células caliciformes. Este SBS es la explicación de por qué personas asmáticas, quienes normalmente tienen miedo de ahogarse, tienen con frecuencia mucha mucosidad.

Preguntas
¿Desde cuándo se presenta la hipersecreción mucosa? (Conflicto anterior). ¿Qué produjo el miedo de asfixia? (Es el asma propio o el de una persona querida, puesto de trabajo con mucho polvo, respiración y similares). ¿Qué me sensibilizó? ¿Qué experimentaron mis padres / antepasados? (Minero, enfermedad pulmonar). ¿Juega un papel el embarazo o el parto?

Terapia
Encontrar conflicto, caracterizaciones, canales y dogmas. Infusiones: Malvavisco, anís, alholva, verónica, linaza, hiedra terrestre. Vitamina D3 (aceite de hígado de bacalao a diario), aceite de neguilla. Plata coloidal uso interno. Hildegarda: Receta especial elixir de zarzamora.

Viscosidad excesiva, agotamiento de la mucosidad bronquial (mucoviscidosis)

El mismo SBS que arriba. (Véase arriba).

Fase
Reparación pendiente, generalmente recidivas en edad de la lactancia: cada vez se "funde" más tejido funcional de las células caliciformes, se transforma en tejido conjuntivo. Por ello se produce cada vez menos mucosidad, o bien la producción de mucosidad cesa por completo (mucoviscidosis).

Terapia
Encontrar conflicto, canales y caracterizaciones. Preguntas véase arriba. Si es posible, dar solución real para que la reparación pendiente llegue a su fin y las células caliciformes se puedan regenerar. Drenaje linfático, acupuntura, masaje de acupuntura, masaje clásico. Plata coloidal uso interno. Véase también más abajo remedios para los pulmones.

SBS de las venas coronarias

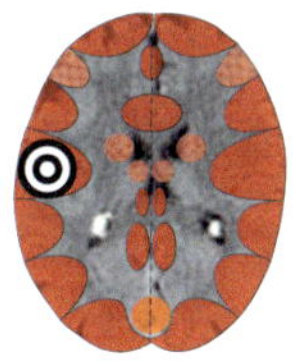

Obstrucción de la arteria pulmonar (tromboembolia pulmonar)[1]

Esta "enfermedad" pertenece en realidad al capítulo sobre el corazón, puesto que el pulmón sólo sufre las consecuencias de un SBS del corazón. Según la MC, los trombos sanguíneos que causan una embolia pulmonar proceden de las venas de las piernas. Sin embargo, el Dr. Hamer ha descubierto que los trombos que causan embolia pulmonar proceden del sistema venoso de los vasos coronarios (venas coronarias).

Yo dudo que esta explicación sea válida para todas las embolias pulmonares. ¿Es posible que ambas explicaciones sean ciertas? ¿Puede ser que tanto las venas de las piernas (SBS de las venas pág. 149) como las venas coronarias estén implicadas? En cada caso se debe aclarar esto a partir de los síntomas, o por medio de una TC. A continuación el desarrollo según el Dr. Hamer:

El riego sanguíneo del corazón: El músculo cardíaco recibe la sangre cargada de oxígeno a través de las arterias coronarias. Después de la hematosis en el músculo cardíaco, las venas coronarias reciben la sangre pobre en oxígeno y la conducen hacia la aurícula derecha. Desde ahí pasa al ventrículo derecho y a través de la arteria pulmonar (sangre pobre en oxígeno) llega a los pulmones para que la sangre se enriquezca nuevamente de oxígeno. Si se desprende un trombo en las venas coronarias, este puede bloquear la arteria pulmonar (embolia pulmonar).

Conflicto
Conflicto de pérdida de territorio femenino o conflicto de frustración sexual por no aparearse. *"Me rompe el corazón"*. O bien, conflicto de pérdida de territorio masculino (sujeto a lateralidad, situación hormonal y conflictos previos).
Explicación: El conflicto de pérdida de territorio femenino siempre está relacionado con la pareja o con un rasgo sexual. Se trata del "territorio interno". La pareja es el "territorio" de la mujer. Por ello es mejor, cuando el hombre hace entrar a la mujer en su territorio. De esta manera, el hombre tiene su territorio y la mujer su pareja. Cuando el hombre cambia su lugar por el de la mujer, la mujer tiene su pareja pero el hombre se queda sin territorio.

1 (Véase Dr. Hamer, "Tabellenbuch" (Libro de Tablas), pág. 126.

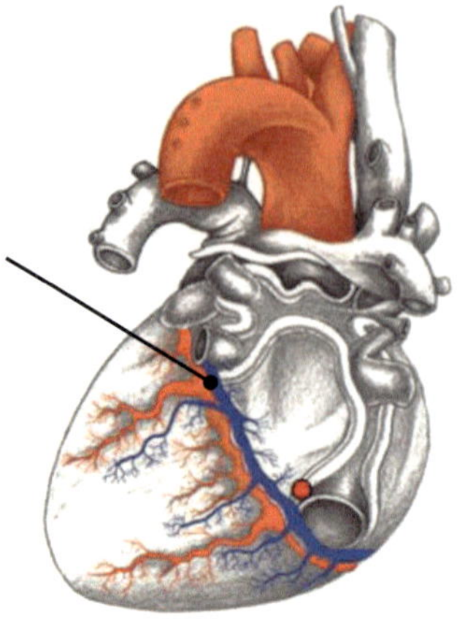

E C T O

−+

Ejemplos (de pérdida de territorio femenino, para conflictos de pérdida de territorio masculino véase pág. 129 s.):

➜ *Una mujer es abandonada por un hombre, maltratada u obligada a tener relaciones sexuales.*

❁ *La alumna diestra de 15 años se acuesta por primera vez con un joven. Por desgracia, el preservativo se rompe. Por miedo a quedar embarazada toma la "píldora del día después". Lo que de verdad le hace daño, es que su compañero va contando la historia a todo el mundo. Incluso la madre de la paciente se entera del percance no por su hija, sino por los "rumores": conflicto de frustración sexual que afecta las venas coronarias y el cuello uterino. Pérdida celular en las venas coronarias durante la fase activa. La alumna entra en reparación cuatro semanas después con reconstrucción de las venas coronarias. Por un período de cuatro meses padece repetidas situaciones de ausencia con taquicardia. (Archivo propio).*

❁ *Una paciente, de 32 años y educada con valores cristianos, tiene una pareja que la quiere, pero que "por principio" no quiere casarse: conflicto de frustración sexual. Después de 10 años de "amancebamiento", él le propone matrimonio. Tras la proposición de matrimonio (inicio de la fase de reparación), la mujer se vuelve cada vez más débil y tiene dificultad para respirar. Seis semanas después se produce una embolia pulmonar y hemorragias extremas durante dos meses procedentes del cuello uterino (fase de reparación). (Archivo propio).*

❁ *Una mujer diestra de 35 años tenía dos años y medio cuando su padre se "despide" de su madre y de su hija. Antes de eso hubo fuertes discusiones y la madre tuvo que proteger a su hija ante sus agresiones. Años después, ella vuelve a encontrarse con su padre. Todavía hoy puede recordarlo. Cuando tenía 7 años estaba jugando en el mesón de su madre (dueña del local). Entonces entró un hombre y le dijo: "Hola, soy tu padre". A continuación, el hombre se sentó en el bar dándole la espalda. A los nueve años supo que su padre había muerto: conflicto sexual de territorio femenino, además conflicto de resistencia y de miedo-repugnancia. Poco después se le diagnostica diabetes. Con frecuencia, la paciente sufre de angina de pecho cuando tiene estrés (conflicto territorial activo). Al subir escaleras siente como si su corazón estuviese "comprimido". Tiene además fuertes molestias menstruales. (Archivo propio).*

Conflicto activo Restricción funcional, después pérdida celular (úlcera) en la pared interna de las venas coronarias (íntima). Al mismo tiempo flaccidez de los músculos lisos subyacentes (partes anulares). > Aumento de la sección transversal En su caso, ligeros dolores de pecho (estenocardia, angina de pecho). Simultáneamente, pérdida celular de la mucosa del cuello uterino.

Sentido biológico Mediante pérdida celular se ensancha el lumen de las venas coronarias: mejor salida de sangre del corazón: aumento de su capacidad para poder recuperar el territorio perdido (por ejemplo, la pareja).

Fase de reparación Reparación, reconstrucción del tejido epitelial de las venas coronarias. Formación de costras de reparación (placas). En su caso, nivel alto de colesterol HDL.

Crisis de reparación Entre 3 y 6 semanas tras el comienzo de la fase de reparación puede producirse una embolia pulmonar: dificultad respiratoria, miedo y sentimiento de destrucción, en su caso escalofríos. Durante la crisis de reparación se contrae convulsivamente la musculatura estriada de los vasos sanguíneos (epilepsia local) que se encuentra bajo el tejido epitelial. De esta manera se desprenden las costras de reparación y son arrastradas por la sangre hacia la arteria pulmonar a través del corazón derecho: embolia pulmonar. Los trozos mayores pueden obstruir vasos mayores, mientras que los trozos más pequeños van a parar a ramificaciones más pequeñas de la arteria pulmonar. El bloqueo del flujo sanguíneo en vasos pequeños o medianos no es un gran problema, ya que hay vasos de desvío (anastomosis) que aseguran el suministro de sangre. El coágulo de sangre suele desprenderse en unas semanas sin intervención terapéutica (recanalización). Lo problemático es el nivel cerebral: hinchazón por la reparación del FH y contracción brusca durante la crisis de reparación.

Observación — En el relé de las venas coronarias y el cuello uterino se encuentra además el centro rítmico que controla el pulso rápido. Por ello, durante la crisis de reparación puede acelerarse el pulso de manera súbita (taquicardia), en su caso con "interrupciones" (taquicardia arrítmica). Posible flutter ventricular mortal si el conflicto estuvo activo durante mucho tiempo.

Preguntas — ¿Cuál conflicto territorial se solucionó 3 – 6 semanas antes de la embolia? (Pareja, amistad, casa y similares). ¿Qué me causaba el estrés? (Mientras estaba activo el conflicto la paciente debe haber estado levemente maníaca, ahora se tranquilizó nuevamente) ¿Durante este tiempo estaba ausente la menstruación? (Sí > Indicación sobre actividad de conflicto). ¿Cuáles emociones acompañaban el conflicto? ¿Qué me causó estas dificultades realmente? ¿Cuáles dogmas se ocultan detrás? ¿Qué me ha caracterizado? (Por ejemplo, experiencias en la infancia). ¿Hay paralelismos con los antepasados? (Pedir a la paciente que cuente las historias de vida de los antepasados) ¿Cuál reorientación interior podría evitar conflictos recidivos? ¿Cuáles patrones y dogmas viejos quiero echar por la borda?

Terapia — El conflicto está ya solucionado. Acompañar reparación. En caso de recurrencia, encontrar y solucionar conflicto, canales y caracterizaciones. Generar estado de calma. En su caso, administrar cortisona al final de la crisis de reparación. Reposo, tranquilidad. Agua oxigenada (H_2O_2) 3%. Hildegarda: Receta especial de rábano picante-galanga o elixir de lavanda(-valeriana). Bórax natural uso interno. Vitamina D3.En su caso, diluyentes de la sangre (anticoagulantes) durante la fase aguda. Estos tienen el inconveniente de retrasar la reparación de las venas coronarias y pueden provocar una hemorragia en el cuello uterino. Si es necesario, tomar durante un corto plazo y sólo si el cuello uterino no sangra (mujer).

SBS de los conductos de los arcos branquiales

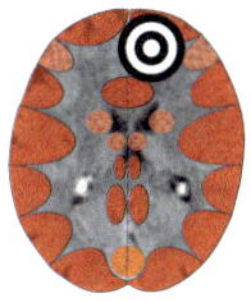

Carcinoma bronquial microcítico[1]

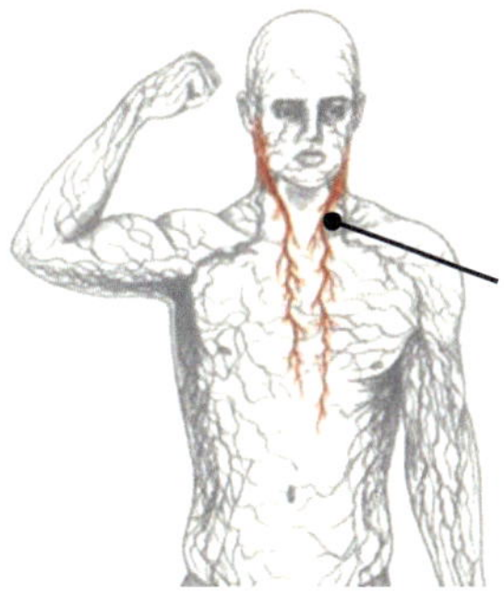

Arco branquial
Conflicto de miedo frontal.

Este tumor se atribuye en la MC a los tumores bronquiales. Sin embargo, según el Dr. Hamer se trata verdaderamente de un SBS de los conductos de los arcos branquiales o de una salida de líquido óseo de un hueso fracturado en por esa zona. Puede tratarse de las vértebras, costillas o del esternón. (Véase osteosarcoma, pág. 290). Debido a que no es accesible por su situación en el centro del espacio torácico, este tumor se considera en la MC como no operable y apenas curable. Descripción del SBS de los conductos de los arcos branquiales:

Conflicto — Conflicto de miedo frontal. Miedo ante una amenaza que se avecina de manera imparable. O bien conflicto de sentirse impotente (véase también linfoma no-Hodgkin).

Ejemplos — ❁ *El paciente, diestro de 43 años y felizmente casado, tiene un hijo de 12 años. Un día, el padre debe someterse a una operación de menisco. Cuando despierta de la anestesia su mujer le comunica que su hijo se encuentra en el hospital porque se ha herido de gravedad en la cabeza al saltar de cabeza al agua. Al día siguiente recibe la noticia de que su hijo tiene que ser operado de urgencia en la cabeza. La vida del chico está en peligro. El paciente sufre, encontrándose todavía en el hospital, un conflicto de miedo frontal por el peligro que viene (operación) y un conflicto de miedo mortal (ambos sentidos en lugar de su hijo). Si su hijo muriese, sentiría deseos de tirarse por la ventana*

1 (Véase Dr. Hamer, "Tabellenbuch" (Libro de Tablas), pág. 111.

ECTO

(alta intensidad de conflicto). Durante la fase de reparación percibe un dolor tirante desde la oreja izquierda hacia abajo en dirección al cuello y el esternón con fuerte presión y sensación de opresión. Por encima de la clavícula surge un quiste (conducto del arco branquial en reparación). Además, tiene fuertes sudores nocturnos y tiene tos con sangre (alvéolos en reparación). Cuando se determinan los síntomas en el hospital se le diagnostica un adcar. alveolar y un carcinoma bronquial microcítico. (Archivo propio).

Fase de reparación	División celular, recuperación de los conductos de los arcos branquiales (carcinoma bronquial microcítico en la MC). En su mayoría es un **conflicto recurrente.**
−+ Preguntas	¿Sentí una tracción bajo el esternón, tal vez mucho antes de me hicieran el diagnóstico (= comienzo del conflicto). ¿De qué peligro se trataba? ¿Está solucionado definitivamente el problema? (Excluir recidivas)
Terapia	En caso de recurrencia, encontrar y solucionar conflicto, canales y caracterizaciones. Idea central: *"El peligro ha pasado. Me encuentro seguro. ¡Todo está bien!"*. Drenaje linfático. Lo decisivo es superar el choque producido por el diagnóstico y dejar atrás el miedo.

Líquido en los pulmones (edema pulmonar intersticial o alveolar)

Lo típico en pacientes con líquido en los pulmones es que estos sólo pueden dormir sentados (en esta posición queda al menos la parte superior de los pulmones libre de agua para respirar). Al auscultar puede oírse un típico estertor. Este síntoma debe tomarse en serio y es señal de una situación general grave. En la mayoría de los casos están implicados también los túbulos colectores del riñón. Las siguientes causas entran en consideración:

- **Edema pulmonar por intoxicación**

Gases irritantes: cloro, amoníaco, ácido clorhídrico, etc. (edema pulmonar grave), drogas (heroína, metadona), intoxicación por quimio (destrucción de alvéolos y capilares), lo que conlleva salida de líquido al pulmón (edema pulmonar).

- **Debilidad del ventrículo izquierdo (insuficiencia cardíaca)**

Atasco de sangre en la circulación pulmonar: salida de plasma sanguíneo en los capilares pulmonares (líquido en los pulmones). Causa más frecuente de edema pulmonar (véase pág. 132 s).

- **Fase de reparación de la mucosa bronquial**

Inflamación de la mucosa bronquial (bronquitis). Edema pulmonar en caso de síndrome (véase pág. 169 ss.).

- **Fase de reparación en los alvéolos**

Inflamación de los alvéolos (tuberculosis pulmonar): exudación de pus y agua, edema pulmonar en caso de síndrome (véase pág. 166 ss.).

Terapia
según la causa.
Es necesario actuar si el edema pulmonar es grave o crónico. Deben tomarse en consideración los tratamientos para los túbulos colectores del riñón en pág. 240 ss.

Enfermedad pulmonar obstructiva crónica (EPOC)

EPOC es un concepto que recoge diferentes enfermedades crónicas de los pulmones. Entre ellas se encuentran sobre todo el enfisema pulmonar y la bronquitis crónica.
En nuestra opinión, este diagnóstico es trivial, con excepción del concepto de "crónico": SBS recurrente de los alvéolos (véase pág. 166 ss.) y/o SBS recurrente de los bronquios (véase pág. 169 ss.).

Terapia: Véase SBS correspondiente. En su caso aceite de cannabis.

Tos ferina

Según la MC la tos ferina está causada por la bacteria Bordetella pertussis y se cuenta entre las llamadas enfermedades infantiles. La tos ferina puede proceder de la musculatura laríngea o de la musculatura bronquial:

- **Laringe:** Crisis de reparación de la musculatura laríngea o picor de la mucosa laríngea en la fase de reparación (conflicto de pánico, véase pág. 146 s.).
- **Bronquios:** Crisis de reparación de la musculatura bronquial o picor de la mucosa bronquial durante la fase de reparación (conflicto de miedo territorial, véase arriba).

En ambos casos, la tos tiene como sentido biológico la expulsión de mucosidad causada por la inflamación. Los ataques de tos ferina asociados con síndrome son especialmente graves.

Terapia

- Conflicto ya solucionado. Acompañar fase de reparación.
- En caso de ataque (crisis de reparación): Levantarse, salir al fresco, bebidas frías, té negro o café, en su caso cortisona de la MC, antiespasmódicos, broncodilatadores.
- Infusiones: Malvavisco, hiedra, tomillo, llantén, menta.
- En caso de conflicto recurrente: Ejercicios de respiración, tomar el sol, solarium, sauna, cabina de infrarrojos. Cataplasma sobre el pecho.

Inhalación de polvo (neumoconiosis, silicosis, asbestosis)

Es una de las enfermedades profesionales más frecuentes.

Hasta cierto punto, el polvo se "intercepta" por la mucosa de la nariz, de la faringe, de la tráquea y de los bronquios y se expulsa mediante los cilios o al toser. Partículas muy pequeñas o finas pueden no obstante penetrar hasta los bronquiolos y permanecer allí. Las partículas más pequeñas pueden penetrar incluso hasta los alvéolos. El cuerpo forma alrededor de estas partículas un recubrimiento de tejido conjuntivo, lo cual en sí no es nada malo. Si a lo largo de los años se sigue respirando polvo, este tejido cicatricial ocupa cada vez más espacio, de manera que se reduce la capacidad pulmonar. Se puede hablar entonces de una "fibrosis pulmonar por inhalación de polvo": no hay conflicto, sino daño ocasionado por el polvo. Estas adherencias de tejido conjuntivo se interpretan a menudo como "cáncer".

Inhalar polvo puede además percibirse como conflicto ("ataque contra el espacio torácico interno"), al igual que un diagnóstico de neumoconiosis (por ejemplo, silicosis, véase pleura pág. 178 ss).

Terapia

Evitar en adelante la intoxicación por polvo. Idea central: *"Mis pulmones están llenos de luz y energía"*. Ejercicios de respiración, gimnasia, deporte para limpiar los pulmones. Véase también remedios para los pulmones.

El tabaco y los pulmones

Está claro que fumar es perjudicial. Fumar contamina las vías respiratorias con alquitrán y hollín. La nicotina y otros componentes son absorbidos por el cuerpo, que se intoxica progresivamente desde dentro. La nicotina, como todas las drogas y sustancias tóxicas, nos pone momentáneamente en simpaticotonía *("colocados")*.

Pagamos pues un alto precio por esa *"buena sensación"* al fumar:

- Pérdida de libertad (por dependencia).
- Pérdida de energía vital por mala conciencia.
- Intoxicación general y local.

Sin embargo, es falso que fumar provoque cáncer en general. La señal de división celular en los bronquios o alvéolos viene del cerebro. Sin orden del cerebro no hay división celular. Incluso la formación de tejido cicatricial ocasionada por la suciedad en los bronquios está controlada por el cerebro.

¿Por qué se diagnostica con más frecuencia cáncer de pulmón entre los fumadores?

- Los fumadores son examinados más frecuentemente en los pulmones a causa de tos seca o por "prevención".
- Los médicos buscan expresamente cáncer de pulmón en los fumadores. Un tejido epitelial hinchado, inflamado, con hollín, cicatrizado se toma por "cáncer".
- Algunos fumadores piensan que van a enfermar de cáncer de pulmón a causa del tabaco. Quien fuma con esta idea, atrae la desgracia sobre sí y puede sufrir conflictos de miedo mortal.

Terapia para el tabaco

Dejar de fumar, si es posible, sin obligarse. Una abstinencia extrema esconde un potencial de conflicto considerable. Idea central: *"¡Soy libre e independiente! Esto es verdaderamente calidad de vida"*.

Remedios para los pulmones

- Hacer ejercicios de respiración con regularidad, gimnasia.
- Infusiones: Malvavisco, pulmonaria, hojas de pino, agrimonia, salvia, llantén, centinodia.
- Masaje clásico, masaje de cabeza, acupuntura.
- Extracto de raíz de Pelargonium en Kaloba.
- Tomar el sol. Vitamina D3 (aceite de hígado de bacalao a diario).
- En su caso aceite de cannabis.
- Cayce: Jarabe de marrubio.
- Hildegarda: Leche de cabra.
- Agua oxigenada (H_2O_2) 3% uso interno.

PLEURA

La cavidad torácica se encuentra recubierta por la pleura. Está controlada por el cerebelo y se compone enteramente de tejido de origen mesodérmico. Se pueden diferenciar dos capas: una más externa (pleura parietal) que se encuentra unida al tórax y otra interna (pleura pulmonar) que conforma el recubrimiento más externo de los pulmones (pleura). En la fina cavidad pleural, entre las dos capas, se encuentra líquido lubricante para que los pulmones puedan moverse al respirar.

Pleura
Ataque contra el tórax o espacio torácico

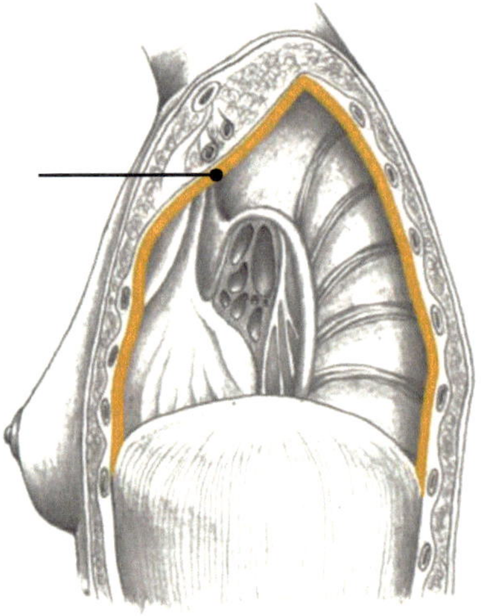

SBS de la pleura

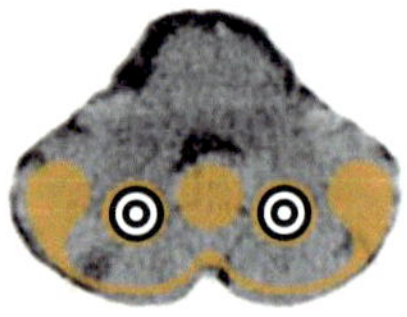

MESO ANTIGUO

Cáncer de pleura (mesotelioma, carcinoma de la pleura)[1]

Conflicto	Ataque contra el tórax o el interior del espacio torácico. Ataque real o amenaza, o bien representación de un ataque o una lesión.
Ejemplos	➜ *Fuertes dolores en el espacio torácico (pulmones, pecho, corazón, costillas, columna vertebral).* ❁ *A una persona se le diagnostica un foco circular pulmonar (carcinoma pulmonar): conflicto, ataque contra el tórax. Durante la fase activa del conflicto se desarrolla un mesotelioma pleural. (Archivo propio).* ❁ *Hace 15 años una mujer delgada padece un cáncer de mama (adcar.). Puesto que ella conoce las cinco Leyes Naturales Biológicas, no se ocupa del tumor y sigue con su vida normal. Por desgracia, hace seis años fue a que le hicieran una biopsia. El pecho no se cierra, se queda abierto durante tres años. Ahora ella tiene miedo y sufre un conflicto de ataque contra el espacio torácico: crecimiento de un mesotelioma pleural. Una vez que se le cierra el pecho mediante una operación (injerto de piel), la paciente entra en reparación con un derrame pleural. (Archivo propio).*
Conflicto activo	Proliferación celular en la pleura. Desarrollo de un mesotelioma pleural. Dependiendo del tipo de ataque experimentado se da un crecimiento de superficie o puntual.
Sentido biológico	Protección del interior del espacio torácico mediante el espesamiento de la pleura.
Fase de reparación	Reducción del tumor por caseificación tuberculosa: inflamación de la pleura (pleuritis), dolores, fiebre, sudores nocturnos. Problemas respiratorios, dolores de pecho. Derrame pleural por síndrome.
Crisis de reparación	Escalofríos, fuertes dolores.
Observación	La mayoría de casos de cáncer de pleura se producen debido al choque ocasionado por un diagnóstico y se interpretan en la MC como una "metástasis". Por lo tanto, el pronóstico es malo. Con el conocimiento de las cinco Leyes Naturales Biológicas los tumores de pleura serán poco frecuentes y las personas morirán en raras ocasiones por ese motivo.
Preguntas	¿Desde cuando tiene los síntomas? (aclarar la fase ya que los malestares normalmente comienzan sólo en la fase de reparación) ¿Qué tipo de intervención/ataque experimenté? (Operación, diagnóstico, altercado, accidente o similares). ¿Manejo bien mis diagnósticos? ¿En cuáles caracterizaciones se basan? (Infancia, antepasados)

1 (Véase Dr. Hamer, "Tabellenbuch" (Libro de Tablas), pág. 47, 52.

Terapia — Encontrar conflicto, caracterizaciones, canales y dogmas. Una terapia importante es el conocimiento de las Relaciones Biológicas. Idea central: *"Hay una muralla de cristal a mi alrededor"*. *"Estoy seguro y protegido"*. *"Nada ni nadie me podrá hacer algo"*. *Drenaje linfático, masaje de acupuntura, ejercicios de respiración.* En la MC se realiza un tratamiento con operación, quimio y radioterapia y se conforman con alargar la vida por unos tres meses. Con frecuencia, después de la intervención vuelven a desarrollarse mesoteliomas en la herida de la operación. Lo cual es comprensible desde nuestro punto de vista (y desde el "punto de vista de la pleura"), puesto que la operación supone un nuevo ataque. No se recomienda dadas las escasas posibilidades de éxito.

Inflamación de la pleura (pleuritis), acumulación de pus en la pleura (empiema pleural), adherencias en la pleura (pleuritis fibrinosa o granulomatosa)[1]

El mismo SBS que arriba. (Véase arriba).

Fase — **Fase de reparación:** Degradación del tumor pleural. Inflamación, dolores fuertes al respirar, especialmente en caso de inflamación seca de la pleura (pleuritis seca), fiebre, sudores nocturnos.

Adherencias a causa de conflictos o desarrollos crónicos-recurrentes (canales).

Terapia — En caso de recurrencia, encontrar y solucionar conflicto, canales y caracterizaciones. El mayor problema son los dolores. El efecto analgésico del cannabis es lamentablemente sólo muy leve. Plata coloidal uso interno. Cataplasmas húmedas en el abdomen o en todo el cuerpo con agua salada, preparado enzimático, drenaje linfático.

MESO ANTIGUO

+ −

Inflamación de la pleura o adherencias causadas por polvo (por ejemplo, derrame pleural causado por asbesto)

El mismo SBS que arriba. (Véase pág. 178)

Fase — Fase de reparación: Degradación del tumor pleural. Aunque la pleura no tiene contacto directo con el polvo, la pleura puede también verse afectada: respirar polvo es algo molesto para todo el mundo. La inhalación constante o intensiva de polvo puede suponer un conflicto de ataque de polvo contra los pulmones. *"¡Este polvo es tóxico y yo tengo que respirarlo todo el tiempo!"*. Desarrollo de un mesotelioma pleural, inflamación de la pleura durante la fase de reparación con dolores, fiebre, sudores nocturnos. Placas pleurales a causa de recidivas. En su mayoría es un **conflicto recurrente.**

Terapia — En caso de recurrencia, encontrar conflicto, canales, caracterizaciones y dogmas. Preguntas véase página anterior. Real en este caso quiere decir que hay que evitar el contacto con el polvo.
Masajes, drenaje linfático, ejercicios de respiración para limpiar y reforzar, preparado enzimático.

Acumulación de líquido en la pleura, procedente de la pleura (derrame pleural exudativo)[1]

Aquí encontramos un contenido en proteínas de más de 30 g / l. El mismo SBS que arriba (véase pág. 162) y además **síndrome**.

Ejemplo — ❁ *En un paciente se detectan quistes en el arco branquial. Diagnósticos de la MC: "Linfoma no-Hodgkin". Se le dice que es necesario realizar una operación mayor en el tórax, para acceder por ambas partes: conflicto local, ataque contra el espacio torácico. El paciente muere tras la operación durante la fase de reparación por un derrame pleural masivo en ambos lados. (Véase Dr. Hamer, "Goldenes Buch" (Libro Dorado), vol. 2, pág. 135).*

Fase — Fase de reparación – Entre la capa externa e interna de la pleura se acumula líquido a causa de la degradación del tumor: "exudación" de la pleura. Esto es normal hasta cierto grado, ya que en toda inflamación se produce líquido. No obstante, en caso de síndrome el derrame puede ser peligroso. En su mayoría es un **conflicto recurrente.**
Los derrames pleurales exudativos son ricos en proteínas. Aquí radica el problema de las punciones. Mediante una reiterada extracción de líquido, el cuerpo pierde grandes cantidades de proteína: baja el nivel de albúmina en sangre. Un bajo contenido de proteína en sangre conlleva una reducción de la atracción de líquido en el sistema sanguíneo (presión oncótica) y provoca retención de líquidos (primer círculo vicioso).

	En el nivel anímico, las punciones pueden provocar un segundo y más grave círculo vicioso cuando las dolorosas y peligrosas punciones (peligro de neumotórax) son percibidas como un ataque contra el espacio torácico (segundo círculo vicioso).
Terapia	El conflicto está solucionado. Acompañar reparación. Solucionar el conflicto de refugiado. No administrar infusión salina, preparado enzimático, drenaje linfático. Plata coloidal uso interno. Baño o cataplasma con agua de sal. Infusiones: Ortiga, cola de caballo, solidago. Todos los tratamientos de los túbulos colectores del riñón (véase pág. 240). Aporte de proteínas valiosas (por ejemplo, huevos, requesón). Agua oxigenada (H_2O_2) 3%. Vitamina D3. La punción debe ser el último recurso. Si es necesario, infusiones de albúmina a causa de la pérdida de proteína por las punciones. Alargamiento progresivo del intervalo entre punciones.

Acumulación de líquido en la pleura, procedente de la zona adyacente (derrame pleural trasudativo)

En el derrame pleural trasudativo (contenido de proteína menor de 30 g/l) se filtra el líquido en la cavidad pleural desde el tejido inflamado adyacente o con líquido retenido. Aquí entran en cuestión un corazón débil (insuficiencia cardíaca pág. 135), un nivel bajo de proteínas en la sangre (edema nutricional), sobre todo costillas, esternón, vértebras dorsales, pulmones o bronquios en reparación. Sólo se dan retenciones de líquido considerables en caso de síndrome.

Conflicto	No hay SBS de la pleura, sino otro SBS en la fase de reparación (generalmente de los huesos) con síndrome.
Ejemplo	❁ *Una mujer con cáncer de mama se somete a radio y quimioterapia. Como consecuencia, el pecho se queda pequeño y antiestético. La paciente sufre por ello un conflicto de desvalorización que afecta al esternón. Cuando se inicia la reparación, el hueso que se está curando presiona el líquido resultante en la pleura (derrame pleural trasudativo). (Véase Dr. Hamer, "Goldenes Buch" (Libro Dorado), vol. 2, pág. 364).*
Terapia	Véase arriba terapia para el derrame pleural exudativo.

LABIOS, BOCA Y FARINGE

La boca y la faringe conforman la primera parte del "conducto alimentario" y son además los órganos que generan la voz y el habla. Por encima de la "mucosa intestinal" de origen endodérmico se ha formado tejido epitelial de origen ectodérmico que procede de la piel externa. La mayoría de los SBS de labios, boca y faringe tienen lugar en la mucosa superficial.

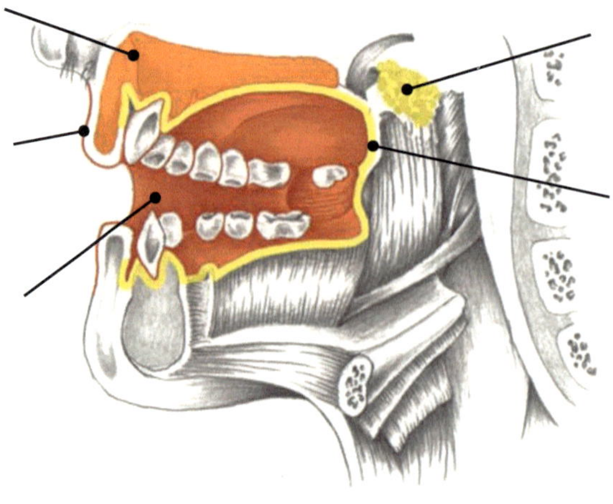

SBS de la mucosa superficial de labios y boca

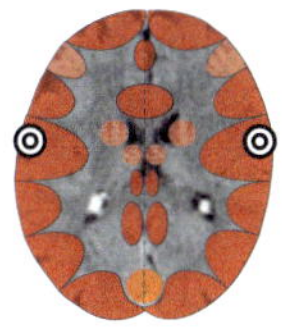

Erosiones o vesículas dolorosas en la boca (aftas)

Las aftas son erosiones puntuales (úlceras) de la mucosa de la boca.

Conflicto — Conflicto de separación con relación a los labios, boca o lengua. Haberse separado o querer separarse. No querer, deber o poder decir algo. No querer haber dicho algo. Querer o no querer tener contacto (por ejemplo, caricia, besos). También en relación con la comida o con requisitos dietéticos (renunciar a comer algo que se desea).

Ejemplos — ➜ *"Yo podría morderme la lengua". "No me atrevo a decirlo". "Gastar saliva en balde". "¡Me he ido de la lengua!".*

❁ *Una mujer padece de aftas en la boca desde hace 50 años. Cuando era niña le dieron una tremenda paliza por comer nueces del jardín de los vecinos: conflicto de boca. Desde entonces es alérgica a las nueces y reacciona con aftas durante la fase de reparación. Cuando comprende el contexto se dice a sí misma: "Las nueces no pueden hacerme nada" (solución del conflicto). Las aftas desaparecen para siempre. (Véase Dr. Hamer, "¿Qué es realmente la Nueva Medicina?" (¿Qué es en realidad la Nueva Medicina?).*

❁ *Una paciente diestra de 45 años está casada y es aficionada a la jardinería. Su marido sale con una tijeras para cartón a podar los brotes de la vid. La paciente lo ve y le dice: "¿No sabes que para eso hay que coger una podadora?". Acto seguido le ofrece la podadora a su marido: "Aquí tienes la podadora, córtatelos a ti mismo" (conflicto de separación, ella se ha ido de la lengua). La paciente se aleja sin palabras como si la hubiese alcanzado un rayo y se dice a sí misma: "Ya no le diré nunca nada más, puesto que no sirve de nada" (fase activa, pérdida celular en la mucosa de la lengua, dolores). Cuando unos días después olvida el asunto, aparece un afta en la parte derecha (de la pareja) de la punta de la lengua: fase de reparación con recuperación de la mucosa. (Archivo propio).*

Conflicto activo — Aumento de la sensibilidad de la mucosa bucal. Aparición de pequeños o grandes defectos de la mucosa (aftas). Mientras más dure el conflicto, mayor serán los dolores durante la fase activa y en la crisis de reparación (esquema de la mucosa de la garganta).

Sentido biológico — Aumento de sensibilidad para no decir algo irreflexivo, para sentir más los besos y las comidas.

Fase de reparación — Reconstrucción de la mucosa del tejido epitelial (vesículas). Inflamación, hinchazón, enrojecimiento.

Crisis de reparación — Fuertes dolores, las vesículas pueden sangrar a corto plazo.

Observación — Fases activas y de reparación pueden alternarse con rapidez. Es posible que a veces se diagnostiquen como aftas pequeñas inflamaciones en capas más profundas de la mucosa endodérmica de la boca. Si es así: dolores y halitosis durante la fase de reparación (véase SBS de la mucosa profunda de la boca, estomatitis aftosa, pág. 183).

Preguntas — ¿Cuándo se presentaron los síntomas? (Conflicto poco antes) Preguntar por las tres posibilidades más importantes: ¿Hablar / besar / comer? (En la mayoría de los casos se trata del habla). ¿En cuáles situaciones mejora / empeora? ¿Tiene que ver el conflicto con una persona? ¿Porqué reacciono sensiblemente ante este tema? ¿Cuál experiencia dolorosa de mis antepasados llevo conmigo relacionada con este tema? (Pedir que cuente la historia). ¿Me permito dejar estas experiencia?

Terapia — Encontrar conflicto, canales, caracterizaciones y dogmas. Idea central: *"Mis palabras están olvidadas desde hace tiempo". "Desde ahora diré inmediatamente todo lo que tenga en la punta de la lengua".* Lavyl 32, hacer gárgaras con infusión de salvia, aceite del árbol del té, plata coloidal, EM, peróxido de hidrógeno diluido.

Cáncer en tejido epitelial de labios, boca, paladar o lengua[1]

El mismo SBS que arriba. (Véase arriba).

Lenguaje popular: — *"Tengo algo en la punta de la lengua". "Me quemé la lengua". "Podría morderme la lengua". "Gastar saliva en balde".*

Ejemplos — ❁ *Una mujer casada zurda ve cómo su nieto de cuatro años rompe el cristal de una ventana con*

1 (Véase Dr. Hamer, "Tabellenbuch" (Libro de Tablas), pág. 122, 135.

E C T O

−+

una piedra cuando este se encuentra de visita en casa de unos parientes. La paciente cree que deberían dar noticia de lo ocurrido a los padres del niño. Sin embargo, su marido se opone porque no quiere peleas: conflicto de no poder decir algo. A las dos semanas reunió el coraje necesario y escribió un correo a la madre del niño (solución del conflicto). Dos días después se produce una hinchazón de 1,5 cm en la parte derecha de la lengua (fase de reparación). A las dos semanas se reduce la hinchazón. Véase: www.germanische-heilkunde.at/erfahrungsberichte (en alemán).

❁ *A una madre, casada con cinco hijos y diestra de 67 años, se le forma una verruga central (papiloma en la lengua) de unos 8 mm en el transcurso de unas semanas, justo debajo de la punta de la lengua: conflicto de no poder decir algo, en reparación pendiente. Historia del conflicto: Su marido tiene un carácter tempestuoso. La paciente, por su parte, valora mucho la convivencia armónica. Por ello, ella tiene que allanar la situación todo el tiempo. A menudo quiere decir cosas (lo tiene en la punta de la lengua) pero tras pensar un poco prefiere morderse la lengua para no provocar a su marido. Por un lance fortuito, su marido se vuelve más equilibrado: ha descubierto la cocina como su nueva afición. La paciente puede ahora, cada vez más a menudo, decir lo que piensa. (Archivo propio).*

Fase — Fase de reparación: Reconstrucción del tejido epitelial (cáncer del tejido epitelial). Placa blanca (leucoplasia), hinchazón, en su caso hemorragia sin dolor. Dolores (por ejemplo, quemazón en la lengua) durante la fase activa y en la crisis de reparación según el esquema de la mucosa de la garganta. En su mayoría es un **conflicto recurrente.**

Terapia — En caso de recurrencia, encontrar y solucionar conflicto, canales y caracterizaciones. Preguntas, Para consejos terapéuticos véase página anterior. Véase también arriba. Durante la reparación pendiente o tras una prolongada actividad de conflicto puede darse una producción excesiva de tejido (pueden surgir tumores grandes). En su caso, operación sin quimio o radioterapia.

Escarlatina (que afecta a la boca)

El mismo SBS que arriba (véase pág. 181) y otros programas especiales. Los principales síntomas de la escarlatina son la inflamación y el enrojecimiento de la boca y de la mucosa de la lengua (lengua de fresa) y la inflamación de las amígdalas.

Ejemplos
→ *Un niño quiere un dulce a toda costa pero no lo recibe.*
→ *A un niño se le "desacostumbra" del chupete.*

Fase — Inflamación en la mucosa de la boca (lengua de fresa): **Fase de reparación de un conflicto de separación**. Reconstrucción de la mucosa del tejido epitelial. Amígdalas inflamadas: **Fase de reparación de un conflicto de presa.** Erupción cutánea: **Fase de reparación de un conflicto de separación**.

Terapia — El conflicto está ya solucionado. Acompañar reparación, evitar recidiva. Véase terapia para las aftas en página anterior.

Herpes labial (herpes simple)

El mismo SBS que arriba. (Véase pág. 181).

Ejemplos
→ *Un niño no quiere que su tía le dé un beso, pero esta le da un enorme beso cada vez que lo ve: el niño quiere que lo separen.*
→ *Una persona come más de la cuenta y se arrepiente después por la glotonería: querer deshacer el contacto de los labios con toda la comida ingerida.*
❁ *Un hombre toma una bebida con una pajita. Después una persona le advierte de que antes un gato había estado lamiendo la pajita. Esto le da asco: conflicto de separación en los labios. Durante la fase de reparación se produce un herpes. Nota: No era cierto que un gato había lamido la pajita. Se le hizo una broma. Cf. www.germanische-heilkunde.at/erfahrungsberichte (en alemán). Nota: Los conflictos pueden ser hasta tal punto subjetivos y estar basados en la imaginación.*
❁ *Una mujer se da cuenta con espanto de que sus palabras irreflexivas han herido a su pareja: Conflicto de no querer haber dicho algo. Siempre que tiene semejantes tropiezos le aparece a los dos días un herpes (fase de reparación). (Archivo propio).*

Fase — **Fase de reparación:** Herpes, hinchazón, costras, sin dolores.

Crisis de reparación — Dolores, hemorragia.

Observación — Dolor durante la pérdida celular (úlcera), por lo tanto antes de que aparezca el herpes. Tener en cuenta lado madre / hijo o de la pareja, o conflicto local.

Terapia — En caso de recurrencia, encontrar y solucionar conflicto, canales y caracterizaciones. Preguntas véase arriba. Idea central: Véase página anterior. Engrasar los labios, por ejemplo, con bálsamo de propóleo (actúa como sellador). Agua oxigenada uso externo.Ungüento de hisopo: Añadir algunas gotas de aceite de hisopo a una base natural de pomada. Plata coloidal.

Grietas en ángulos de la boca (rágades)

Conflicto — Conflicto de separación porque uno no abrió la boca en el momento propicio. Sería necesario decir algo, pero uno no abre la boca. El maestro en la escuela: *„¡De una vez por todas, abre la boca!"*

Ejemplo — ❁ *Desde que está junto con su pareja, la vendedora de 25 años tiene siempre rota la comisura de la boca. Su compañero explota por cualquier detalle. La vendedora tiene miedo y para no enfadarlo más nada dice en estas situaciones. = Conflicto porque ella no puede abrir la boca.* (Archivo propio)

Fase — Roturas dolorosas durante la **fase de conflicto activo**, formación de costras y escaras en la fase de reparación.

Sentido biológico — Aumento de la sensibilidad de la boca > la atención se dirige a los labios para que una vez por todas uno abra (bien) la boca.

Terapia — Buscar y solucionar el conflicto, caracterizaciones y dogmas. Debo ejercitarme en decir francamente mi opinión. Engrasar las comisuras, por ejemplo con pomada de propóleo.

SBS de la mucosa profunda de la boca

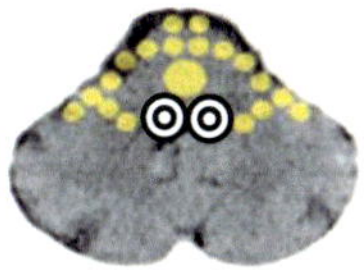

Estomatitis aftosa (candidiasis, aftas, leucoplasia), "lengua geográfica"[1]

Las aftas menores son una enfermedad típica de los niños: La mucosa bucal está cubierta de una película amarilla blanquizca maloliente.

Conflicto — Conflicto de presa: no poder hacerse con un bocado-alimento (derecha), o no poder escupir algo malo (izquierda) de lo que uno quiere deshacerse. En pocas palabras, conflicto por no poder obtener algo que se quiere (leche materna, juguete, coche) o por no poder deshacerse de algo indeseado (las espinacas que el niño no quiere).

Ejemplo — ❁ *Una mujer joven quiere desde hace años empezar con una dieta vegetariana. Sin embargo, no lo consigue. Por falta de tiempo come a menudo bocatas con embutido y cosas semejantes: conflicto de no poder recibir el bocado-alimento correcto. Un día, ella y su pareja deciden hacerse vegetarianos (comienzo de la fase de reparación con dolorosas aftas en el paladar. (Archivo propio).*

❁ *Una madre tiene problemas al principio para dar el pecho. Durante algunos días el bebé se queda con hambre: conflicto de no poder recibir el bocado-alimento (leche). Cuando por fin queda saciado aparecen aftas en la boca. Una situación bastante frecuente. (Archivo propio).*

Conflicto activo — Crecimiento de un tumor plano (a menudo inadvertido) con forma de césped bajo el tejido epitelial-mucosa de la boca (adcar.).

Sentido biológico — Al haber más células glandulares (intestinales) se produce más mucosa, de manera que el bocado puede deslizarse mejor en la garganta.

Fase de reparación — Reducción del tumor por caseificación tuberculosa, se forman manchas blanquecinas (las llamadas placas). Es posible que en la MC se diagnostiquen como leucoplasia. Halitosis (estomatitis aftosa).

Terapia — El conflicto está ya solucionado. Acompañar reparación, evitar recidiva. Véase también pág. 173 abajo.

Cáncer del paladar (adcar.)[1]

Conflicto — Es el mismo conflicto que en el SBS de la mucosa bucal inferior. Véase arriba.

Ejemplo — ❁ *Alguien cree que ha ganado en la lotería, pero el billete estaba por un error mal registrado en la*

1 (Véase Dr. Hamer, "Tabellenbuch" (Libro de Tablas), pág. 19, 31.

	administración de loterías: conflicto de no poder obtener (tragar) el bocado-premio de la lotería. (Véase Dr. Hamer, "Tabellenbuch" (Libro de Tablas), pág. 19
Conflicto activo	Crecimiento de un tumor secretor en forma de coliflor, o bien de un tumor plano de resorción (adcar.) bajo el tejido epitelial-mucosa de la boca.
Sentido biológico	Véase arriba.
Fase de reparación	Degradación fétida por caseificación tuberculosa del tumor mediante hongos y micobacterias. Se pueden formar placas blancas (leucoplasia), dolores, halitosis, desagradable sabor a podrido en la boca.
Terapia	Encontrar conflicto, canales y caracterizaciones. Operación si procede.

SBS de las amígdalas

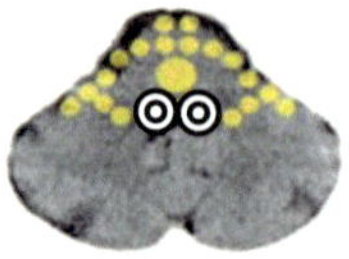

ENDO

Amigdalitis (anginas, tonsilitis), cáncer de amígdalas (adcar.), pólipos faríngeos[1]

Las amígdalas faríngeas, tubáricas, palatinas y linguales forman el así llamado cordón lateral del anillo de Waldeyer. Las amígdalas son sensores linfáticos que controlan si lo que se va a ingerir está en orden. Al aumentar la edad se encogen las amígdalas porque ya han cumplido su función (en la fase de aprendizaje y caracterización de la infancia).

Conflicto	porque no es posible controlar suficientemente la presa que se está ingiriendo. Simplemente: Uno no puede/debe controlar (estimar) si lo que se va a comer está bueno o malo. Conflicto porque a uno lo ponen ante hechos consumados (sin poder controlarlos). („*Eso tienes que comerlo!*"). No me es posible entregarme al flujo de la vida sino que quiero imponer todo según mis deseos. („*Yo quiero ..., yo quiero ...*")
Ejemplo	➜ *A un niño se le obliga a comer algo que no le gusta: querer deshacerse del bocado de alimento-excremento.* ❁ *A la niña la dejaron de amamantar ya a los seis meses. Por eso sufre del conflicto de presa afectando a las amígdalas y a la mucosa bucal inferior. Tres meses después de haber aceptado resignada que ya no le dan más leche materna, sufre de estomatitis micótica (boca blanca) y poco después una amigdalitis = fase de reparación de ambos conflictos de presa (Archivo propio).*
Conflicto activo	Aumento de la sensibilidad del tronco encefálico debido al aumento de la superficie de las amígdalas = aumento de las tonsilas, adenoides. Posible dificultad al tragar o respirar.
Sentido biológico	La superficie aumentada y la mayor sensibilidad permiten un mejor control del quimo.
Fase de reparación	Normalización del funcionamiento, degradación fétida por caseificación tuberculosa del tumor (células "desechables") con hongos o micobacterias (angina). Estrechamiento de la faringe por la inflamación durante la reparación. Mayor intensidad en caso de síndrome. Dolores, hinchazón, halitosis, amígdalas purulentas, absceso de las amígdalas, sudores nocturnos.
Observación	"Amígdalas cavernosas" después de recidivas. Cada vez más se diagnostica "cáncer de amígdalas" en lugar de "amigdalitis" o de un aumento de tamaño de las amígdalas.
Preguntas	Si el afectado es un niño: ¿Cuándo sufrió la primera angina? (Buscar el conflicto inicial, pero sin dejar de considerar que podría ser un conflicto transferido: (Los padres tienen un conflicto a el niño lo lleva / materializa > preguntar por el estrés del niño y por el estrés de los padres). Por ejemplo, no le dan sus juguetes o su comida favorita, los padres discuten. ¿Qué causó la reparación? (Por ejemplo, le dieron su juguete / comida). ¿Hubo una situación conflictiva en este episodio? (Buscar analogías con el conflicto inicial). ¿Cuál acontecimiento sensibilizó al niño (caracterización)?
Terapia	En caso de recurrencia, encontrar y solucionar conflicto, canales y caracterizaciones. Idea central: *"Estoy satisfecho con lo que tengo". "No puedo tenerlo todo".* Hacer gárgaras con plata coloidal. En su caso, usar por la noche un vendaje para la barbilla, de manera que la boca permanezca cerrada mientras se duerme. De esta manera se favorece una reducción del tamaño de las amígdalas. Se recomienda operación si aparecen muchas recidivas y las amígdalas están muy cavernosas. Véase también pág. 189 abajo.

1 (Véase Dr. Hamer, "Tabellenbuch" (Libro de Tablas), pág. 19, 32.

SBS de la mucosa de la faringe

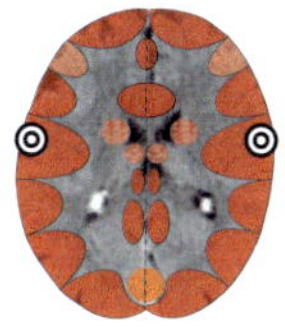

E C T O

Faringitis

SBS frecuente en caso de "infecciones", "resfriados", "gripes".

Conflicto	Conflicto de separación, no querer tragar algo, algo se prefiere mejor escupir y echarlo fuera (hostigamiento, críticas, insultos). *"Es difícil de tragar con eso"*. También conflicto de separación por no poder tragar alguna comida o determinados platos (por ejemplo, en caso de dieta).
Ejemplos	➜ *Una mujer siempre tiene que "tragar" con lo que ocurre en su puesto de trabajo. Durante las vacaciones entra en reparación (faringitis).* ➜ *A un niño le prohíben los dulces. En su lugar debe comer verduras: no querer tragar las verduras.* ➜ *Alguien es criticado continuamente por su pareja: lo que más le gustaría sería escupir las críticas. Pérdida celular en la mucosa de la faringe durante la fase activa y recuperación en la fase de reparación.* ➜ *Un alumno tiene que estudiar matemáticas todos los días, ya que de lo contrario no pasaría de curso: no querer tragar la materia. Cuando se aproximan las vacaciones entra en reparación (faringitis).*
Conflicto activo	Aumento de sensibilidad, después pérdida celular (úlcera) en el tejido epitelial-faringe, con dolores.
Sentido biológico	La mayor sensibilidad me permite controlar mejor lo que quiero comer y lo que no quiero comer.
Fase de reparación	Recuperación de los defectos en la mucosa (faringitis). Hinchazón, dolores al tragar. Mayor intensidad en caso de síndrome.
Crisis de reparación	Fuertes dolores al tragar, en su caso continuos escalofríos por unos días.
Preguntas	¿Desde cuándo se presenta la inflamación? (Solución del conflicto, por ejemplo, tuve una buena conversación, fin de semana, algo me distrajo). ¿Qué es lo que yo no quería comer antes? ¿Fue éste el primer episodio? (En caso negativo, retornar al primer episodio para explicar este conflicto = conflicto inicial). ¿Qué me caracterizó? (Por ejemplo, la infancia)
Terapia	El conflicto está ya solucionado. Acompañar reparación. En caso de recurrencia, encontrar y solucionar conflicto, canales y caracterizaciones. Idea central: *"Sólo trago aquello que me sienta bien". "No dejaré que me obliguen a tragar nada".* Véase también pág. 189 abajo.

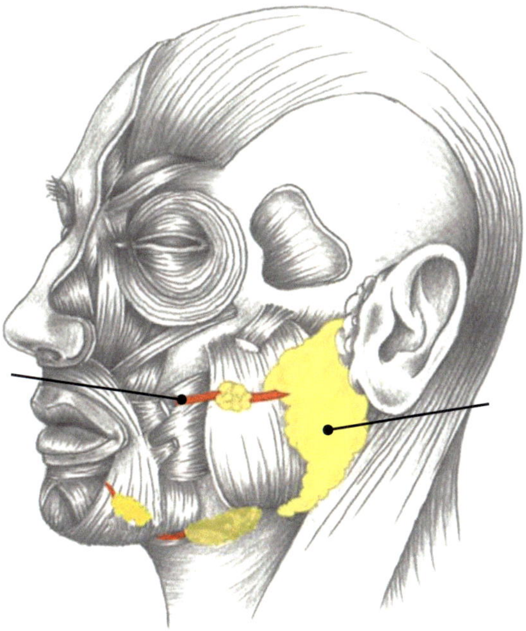

SBS de las glándulas salivales

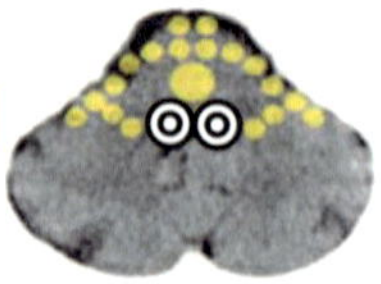

ENDO

Tumor de la glándula parótida, sublingual o submandibular (adcar.), inflamación de la glándula parótida, sublingual o submandibular (sialadenitis)[1]

La edad de las personas afectadas con mayor frecuencia por una sialadenitis (inflamación de la glándula salival) está entre 20 y 50 años.

Conflicto: Es el mismo conflicto que en el SBS de la mucosa bucal inferior (véase página anterior)

Ejemplos:
➜ *Un niño tiene que comérselo todo aunque no tenga hambre. (No poder evitar la comida).*
➜ *Un niño no puede recibir un juguete que desea. Esto pasa con frecuencia en las guarderías cuando un hijo único debe compartir con otros niños.*
❁ *El padre de un niño con notable falta de peso piensa que este sufre de bulimia nerviosa. No puede pensar en ninguna otra cosa. No poder digerir el bocado, sentido en lugar de su hijo. Durante la fase activa se produce un tumor de las glándulas salivales. (Archivo propio).*
❁ *Un paciente de 44 años firma un contrato de alquiler con un granjero sobre una pequeña granja para vivir allí con su familia. Tras la entrega de las llaves y después de haberse mudado con su familia, aparece el granjero borracho y se muestra bastante desagradable. Dice que antes de instalarse deben "limpiar las ventanas". En los meses que siguen el paciente no puede disfrutar de la casa, ya que el dueño se inmiscuye constantemente: conflicto de no poder salivar el "bocado-casa". Al final sólo mantienen contacto a través del abogado y obtienen el desahucio a la primera de cambio. Durante este tiempo se desarrolla un tumor en la glándula parótida derecha. El paciente conoce las cinco Leyes Naturales Biológicas y se toma el diagnóstico con calma. Tienen lugar repetidas recidivas, de manera que el tumor no puede entrar completamente en reparación. No obstante, este sólo provoca leves molestias por presión. (Archivo propio).*

Conflicto activo: Aumento funcional, crecimiento de tumor (adcar.) en forma de coliflor con calidad secretora. Aumento de tamaño y de capacidad de las glándulas salivales.

Sentido biológico: Con más producción de saliva se puede ingerir o expulsar mejor el bocado.

Fase de reparación: Normalización funcional, caseificación tuberculosa, saliva fétida, halitosis, dolores, inflamación, reducción ("fundido") del tumor mediante hongos (micosis) o micobacterias (inflamación de las glándulas salivales, fiebre, sudores nocturnos.

Crisis de reparación: Escalofríos, fuertes dolores.

Observación: La glándula parótida se ve afectada en un 80%, el resto de glándulas sólo en un 20%.

Terapia: Buscar y solucionar el conflicto y las caracterizaciones, si aún estuviera activo.
Idea central: *"La vida no es color de rosa". "No puedo tenerlo todo y lo acepto plenamente".*
Reblandecer (golpear) hojas de repollo y aplicar.
Cura de enjuagues con aceite.
Mascando chicle puede estimularse la producción de saliva y favorecer la eliminación de gérmenes en las glándulas.
Véase también pág. 189 abajo.

Sequedad de la boca (mucoviscidosis de las glándulas salivales)[1]

El mismo SBS que arriba. (Véase arriba).

Fase: **Reparación pendiente** o situación tras reparación pendiente. Degeneración cicatricial del tejido glandular por recidivas (reducción en la producción de saliva). Sin embargo, las causas indicadas abajo son más frecuentes.

Observación: La sequedad de la boca que aparece con frecuencia después de la menopausia guarda no obstante relación con la reducción del nivel de estrógenos (sequedad de las mucosas). Intensificación de la sequedad causada por túbulos colectores del riñón activos. Tanto la radioterapia como la

1 (Véase Dr. Hamer, "Tabellenbuch" (Libro de Tablas), pág. 20, 31.

	radioyodoterapia pueden dañar la mucosa y causar aptialia (boca seca). Este síntoma puede presentarse también con medicamentos tales como hipotensores, antidepresivos, deshidratantes y con alcohol. La sequedad de la boca puede ser un síntoma de diabetes.
Terapia	Encontrar conflicto, canales, caracterizaciones y dogmas, para que la reparación pendiente llegue a su fin. Enjuagues con aceite, drenajes linfáticos para que la linfa entre de nuevo en circulación. Gárgaras con agua salina (sal natural).

Quiste de las glándulas salivales

Se produce normalmente en las glándulas salivales pequeñas que se encuentran repartidas por toda la boca, por ejemplo al morderse el labio inferior. Acumulación de mucosa que se solidifica (mucocele).
Si no se trata de una lesión (normalmente al morderse sin querer en la mejilla): el mismo SBS que arriba.

Fase	Reparación finalizada o **situación tras recidivas.** El tumor ya degradado deja tras de sí un hueco (quiste). El quiste se puede "hinchar" en caso de síndrome.
Terapia	El conflicto está solucionado. Acompañar reparación y evitar recidiva. Resolver conflicto de refugiado si se encuentra activo. Operación si procede.

SBS de los huesos y cartílagos palatinos

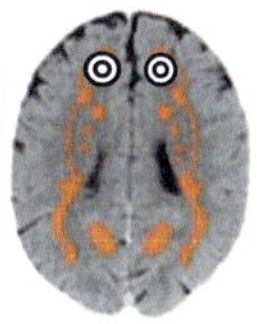

Labio hendido, fisura mandibular, fisura del paladar duro (labio leporino, boca de lobo)

Es una de las malformaciones congénitas más frecuentes: Se trata de la fusión incompleta de las placas nasales y maxilares izquierda y derecha en el estado embrional. Tal como en todas las enfermedades hereditarias, nuestra atención se concentra en los padres y en la familia.

Conflicto	Según Frauenkron Hoffmann: Conflicto de desvalorización, uno no necesita el paladar ya que no es capaz de comer ni de tragar la presa. Conflicto transferido (buscar la causa en los padres/antepasados). Resignación relacionada con sobrevivir/tener éxito.
Conflicto activo	Unión restringida de las mitades de los tejidos durante el desarrollo embrional.
Fase de reparación	Un cierre de la fisura, una subsanación del desarrollo, probablemente es posible solamente durante el embarazo. No se puede excluir una reconstitución sin operación después del nacimiento, pero no se ha documentado (indagación propia).
Sentido biológico	Un sentido biológico para el individuo no es identificable. La malformación debe llamar la atención de la familia y como toda discapacidad, ofrece grandes posibilidades de aprendizaje y desarrollo para todos.
Preguntas	¿Han tenido esta malformación también los antepasados? ¿Ha afectado este tema a los antepasados? ¿Hubo durante el embarazo algún conflicto/resignación en el sentido siguiente: *„de ningún modo recibiré/recibiremos eso"*?
Terapia	Encontrar y solucionar el conflicto y la caracterización causante a fin de que ese tema quede reparado en la familia. Indudablemente que esta forma de proceder es favorable también para la reparación después de las operaciones (probablemente necesarias).

SBS en conductos excretores de glándulas salivales

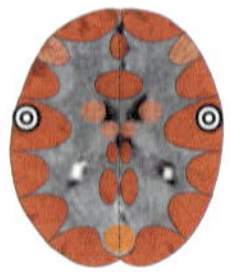

ECTO

Inflamación de los conductos excretores de las glándulas parótidas (parotiditis)[1]

Según la MC, en caso de parotiditis se ve afectada la glándula parótida.
No obstante, según el Dr. Hamer la parotiditis es una inflamación de los conductos excretores de las glándulas parótidas.

Conflicto	Algo no se debe o no se quiere comer (salivar).
Ejemplo	➜ *A un niño se le obliga a que se lo coma todo. "Hay que comerse todo lo que se ponga en la mesa".*
Conflicto activo	Restricción funcional del tejido epitelial de los conductos excretores, flaccidez de los músculos lisos subyacentes (partes anulares). > Aumento de la sección transversal. Después pérdida celular (úlcera) en los conductos excretores, dolor tirante.
Sentido biológico	Una mayor sección: mejora en la expulsión de saliva, mejor salivación de los alimentos.
Fase de reparación	Hinchazón y enrojecimiento de los conductos excretores. Posible obstrucción y estancamiento de mucosa (parotiditis). Se puede confundir con una inflamación de las glándulas. Más intenso por síndrome.
Observación	Es difícil de diferenciar con una inflamación de las glándulas parótidas.
Terapia	El conflicto está ya solucionado. Acompañar reparación, evitar recidiva. Mascando chicle puede estimularse la producción de saliva y favorecer la eliminación de gérmenes en las glándulas. Véase también pág. 189 abajo.

1 (Véase Dr. Hamer, "Tabellenbuch" (Libro de Tablas), pág. 123, 136.

Cálculo de la glándula salival (sialolitiasis)

Se encuentra en el conducto excretor de la glándula parótida en un 80% de los casos.

Posibles causas

• Inflamación recurrente de la glándula salival
Reparación pendiente o situación tras reparación pendiente. Al final de cualquier reparación tuberculosa quedan restos de calcio. Degeneración cicatricial del tejido glandular por recidivas.

Espesamiento y apelmazamiento de la saliva, depósito de minerales: cálculo salival.

• Inflamación recurrente de los conductos excretores
Reparación pendiente de los conductos excretores o situación tras reparación pendiente. Repetidas inflamaciones y obstrucciones en los conductos excretores: apelmazamiento, espesamiento, depósito de minerales (cálculo salival).

SBS de los conductos tiroideos

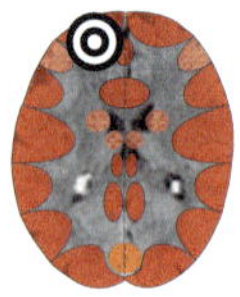

ECTO

Quiste tirogloso (posición central)

Estos quistes se encuentran en los restos todavía presentes del conducto tirogloso en el eje central del cuerpo entre la base de la lengua, la laringe y la glándula tiroides.

Conflicto	Conflicto de sentirse impotente o de miedo frontal (véase pág. 126).
Tejido	Conductos tiroideos-tejido epitelial – Ectodermo.
Fase	**Reparación pendiente:** Hinchazón causada por la reparación de los conductos tiroideos. Formación de mayores quistes mediante conflictos recurrentes y síndrome.
Terapia	Véase pág. 126.

SBS de los conductos de los arcos branquiales

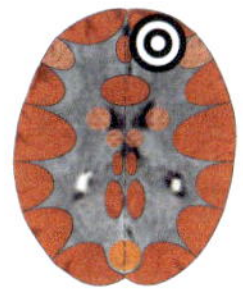

Quiste de cuello o fístula (lateral o branquiógeno)

Normalmente se piensa en los ganglios linfáticos cuando se ve una hinchazón en el cuello. Sin embargo, son raros los casos en los que se trata de un quiste lateral de cuello. Los quistes laterales se encuentran normalmente en el extremo delantero del músculo rotador del cuello (esternocleidomastoideo).

Conflicto	Conflicto de miedo frontal. Miedo ante una amenaza que se avecina de manera imparable (véase también pág. 153).
Fase	Fase de reparación: Recuperación del tejido epitelial de los arcos branquiales. A causa de la hinchazón durante la reparación puede acumularse líquido, dando lugar a quistes. Cuando el quiste se abre hacia fuera se habla de un quiste tirogloso (branquiógeno). Mayor intensidad en caso de síndrome. En su mayoría es un **conflicto recurrente.**
Terapia	En caso de recurrencia, encontrar y solucionar conflicto, canales y caracterizaciones. Resolver conflicto de refugiado si se encuentra activo. Drenaje linfático.

SBS de la musculatura de la lengua

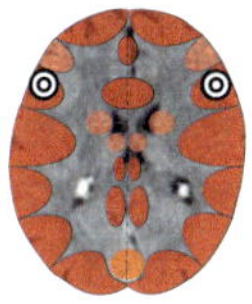

FHs Habilidades motóricas en la corteza cerebral

Parálisis de la lengua

Una parálisis total tiene lugar sólo en caso de ataque cerebral (parálisis del hipogloso).
Una parálisis parcial se manifiesta mediante la desviación lateral al sacar la lengua hacia el lado de la parálisis.

Conflicto	Conflicto motor, no querer, no deber o no poder decir algo. No querer haber dicho algo. *"Debería haberme mordido la lengua"*. *"Me quemé la lengua"*. *"No debería haber dicho nada"*. No poder alcanzar algo con la lengua (por ejemplo, echar de menos la comida).
Fase	Parálisis durante la **fase activa de conflicto**. Lenta recuperación durante la fase de reparación. Una apoplejía caliente implica que el conflicto ya se encuentra en una fase de reparación (parálisis debida a la dilatación de las sinapsis en la zona cortical motórica).
Preguntas	¿Desde cuándo se presenta la parálisis? ¿Hay síntomas de un conflicto activo (obsesiones, dormir mal, manos frías) o síntomas de reparación (solución mental, dolores de cabeza, manos tibias) en el sentido de una apoplejía caliente? ¿Cuál estrés se presentó respecto al habla? ¿Dije algo incorrecto o no me atreví a hablar? ¿Porqué estoy sensibilizado(a) al respecto? ¿Tengo antepasados con cualidades similares?
Terapia	Encontrar conflicto, caracterizaciones, canales y dogmas.

Remedios para inflamaciones en la boca o faringe

- Infusiones: alholva, manzanilla, agrimonia, salvia, raíz de bardana, anís, malva, cola de caballo, entre otras.
- Enjuagues con aceite (véase pág. 65).
- MMS (Miracle Mineral Solution) como sustituto de antibióticos.
- Enjuagar durante 5 min. con amargo sueco, hacer gárgaras y después tragar.
- Vitamina D3 (aceite de hígado de bacalao).
- Para hacer gárgaras: Agua salina natural concentrada o diluida.
- Enjuagar la boca durante 10 minutos y escupir después. Esto extrae agua del tejido, aporta electrolitos y alivia la inflamación.
- Hacer gárgaras también con plata coloidal.
- Para hacer gárgaras: Cocer cáscaras de frutos secos y corteza de roble durante algunas horas, colar después y conservar en lugar frío.
- Hacer gárgaras y enjuagar varias veces al día.
- Symbioflor 1, EM (véase pág. 63) o Kanne Brottrunk para el asentamiento de simbiontes.
- Compresa de requesón en el cuello, drenaje linfático.
- Aplicar cuidadosamente DSMO (dimetilsulfóxido).

DIENTES Y MANDÍBULA

Cada diente consta de corona, cuello del diente y raíz dental. Aquello que se ve en la parte externa de una dentadura sana es sólo el esmalte dental ectodérmico, que cubre la dentina mesodérmica a modo de revestimiento. La dentina a su vez recubre la pulpa dental que contiene vasos y nervios.
Los dientes están unidos al hueso maxilar de manera elástica mediante el cemento dental de origen mesodérmico. Entre el hueso maxilar y la mucosa ectodérmica de la boca se encuentra una vieja capa de mucosa intestinal endodérmica.
Según el Dr. Hamer, los dientes se rigen igualmente de manera estricta según las cinco Leyes Naturales Biológicas.
En principio esto puede ser cierto, pero, por desgracia en este ámbito la práctica no se corresponde con la teoría.
A raíz de mis propias experiencias y de conversaciones con dentistas de la Nueva Medicina tuve que modificar significativamente este capítulo. En primer lugar, la alimentación es mucho más importante de lo que se pensaba. Por otra parte, la recuperación (recalcificación) presenta, en el más estricto sentido, "defectos estéticos".

En el mejor de los casos, es decir, cuando se resuelve un conflicto de morder de manera permanente y se cambia consecuentemente la alimentación, el agujero no se hace más grande y las zonas con caries (y el resto de los dientes) se fortalecen. Las zonas negras con caries se endurecen desde dentro e incluso reciben de nuevo una superficie dura.

Si no se hace nada, es decir, sin terapias concretas, los agujeros no mejoran. Al contrario, se hacen más grandes.

Resumen: La solución del conflicto y un cambio en la alimentación tienen prioridad. Se recomienda la asistencia médica de un dentista con intervenciones mínimamente invasivas, al menos por motivos estéticos.

¿Dónde se ha observado una recuperación?
- En el hueso maxilar, periodonto y en la encías.
- En la dentina y en el esmalte dental en caso de pequeños defectos. Los agujeros grandes no vuelven a rellenarse.

La alimentación y los dientes
Una alimentación adecuada es tan importante para los dientes como lo es la serenidad del ánimo. Ramiel Nagel muestra en "Cure la Caries Dental" (véase bibliografía, un libro magníficamente fundado), como la decadencia de los dientes va de la mano con la nueva industria alimentaria. También desde su punto de vista, la caries no está causada por bacterias ni por su excreción de ácido, sino por deficiencias nutritivas y estrés.
La recomendación de Nagel para la regeneración de los dientes y las encías en pocas palabras:
Evite el azúcar (por ejemplo, en dulces, chocolate, refrescos, frutas dulces), almidón aislado (harina blanca, pan, pasta). Estos hidratos de carbono de cadena corta causan picos de glucemia en la sangre que alteran el equilibrio calcio-fosfato.
Consuma en su lugar alimentos naturales ricos en vitaminas. Especialmente importante: Calcio y fosfato naturales (por ejemplo, en verduras, productos lácteos no pasterizados, pescado), vitaminas A, D, C presentes de manera natural (por ejemplo, aceite de hígado de bacalao, pescado, huevos, mantequilla no pasteurizada, nata, queso, aguacates, hiervas, fruta).

Higiene dental, lavarse los dientes
Todos los dentistas de la Nueva Medicina a los que he preguntado me dicen que el cuidado y una buena alimentación son decisivos para unos dientes sanos. Unos dientes cuidados y un aliento agradable favorecen además la confianza en uno mismo y la convivencia.
- Yo personalmente me lavo los dientes con una solución salina. (Disolver sal marina o del Himalaya en agua y conservar en una botella de cristal. Verter una cucharadita de la solución en la boca y limpiarse los dientes de forma habitual. En caso de encías sensibles, puede diluirse la concentración).
- Cayce: Limpiar los dientes y las encías con una mezcla de sal marina y bicarbonato de sodio.
- Evitar en todo caso pastas de dientes con flúor.

¿Se debe esperar, si se tiene un agujero?
No, puesto que agujeros grandes no vuelven a rellenarse. Cualquier dentista que sea sensato eliminará sólo lo necesario y conservará los dientes en la medida de lo posible. En caso de que haya dolor pero este no sea definido, es mejor esperar antes de "sacrificar" un diente de manera innecesaria.

A continuación las Relaciones Biológicas descubiertas por el Dr. Hamer en relación con los dientes:

Las funciones de los dientes
- Incisivos: Morder, dar un bocado o enseñar los dientes.
- Colmillos: Agarrar, apresar, capturar y retener.
- Premolares: Masticar.
- Molares: Triturar.

Conflictos derivados de ello:
- Incisivos: No poder o no deber morder, dar un bocado o enseñar los dientes.
- Colmillos: No poder o no deber agarrar, apresar, capturar o retener.
- Premolares: No poder o no deber masticar.
- Molares: No poder o no deber triturar. [1]

"No poder" significa no atreverse, ser muy débil, cobarde, tímido o prudente. No poder morder porque está fuera de las posibilidades (por ejemplo, empleado-jefe, alumno-profesor). Tejido afectado: Dentina – Conflicto de desvalorización – Sustancia blanca.

"No deber" significa que alguien o algo impide morder (por ejemplo, por "lo políticamente correcto" o por "normas de civismo"). Tejido afectado: Esmalte dental – Conflicto de separación – Corteza cerebral.

1 Dr. Hamer, "Zahntabelle" (Tabla de los Dientes), columna 1 - 6.

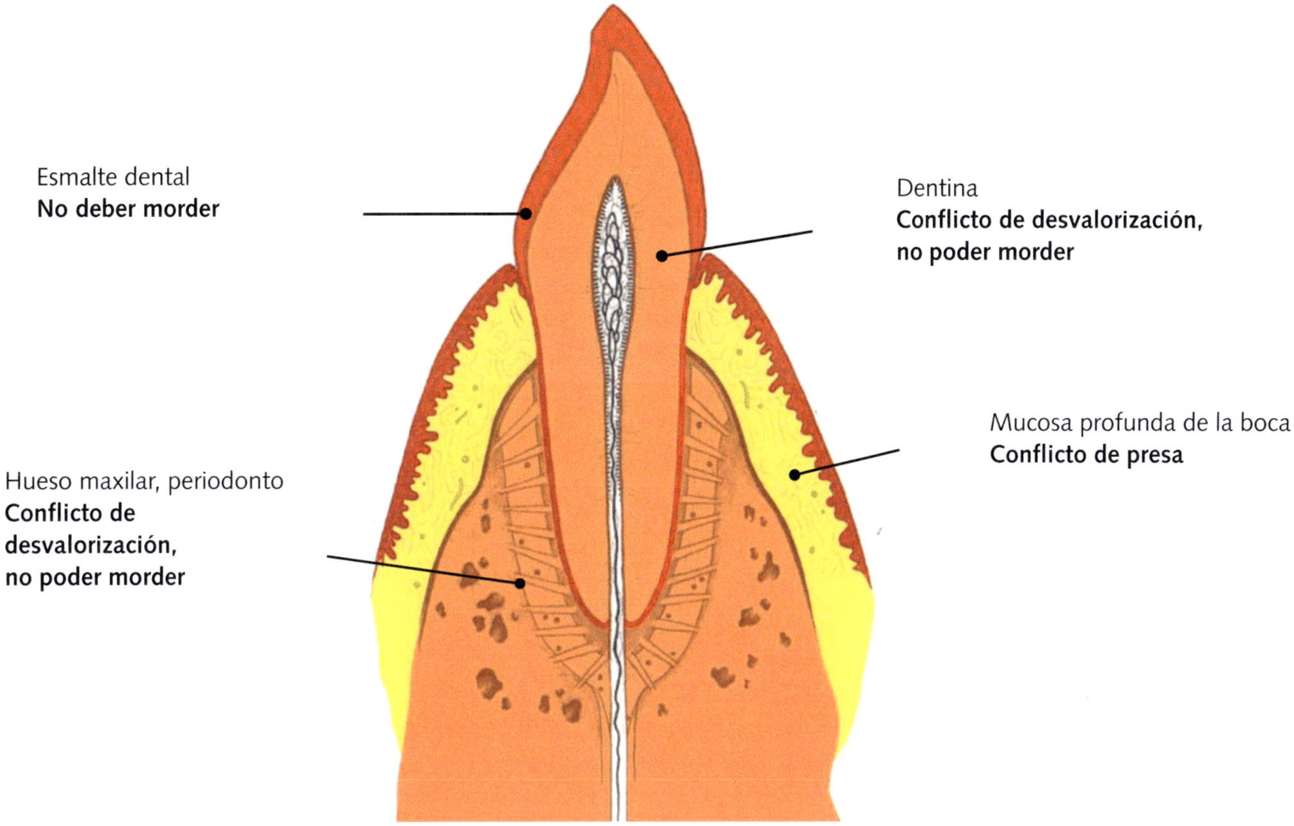

SBS de la dentina

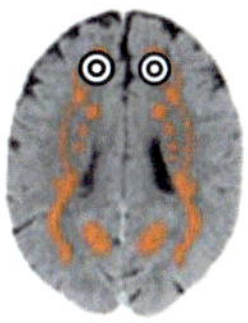

Caries profunda que afecta la dentina[1]

Conflicto Conflicto de desvalorización, no poder morder, defenderse, afirmarse, oponerse o imponerse. No poder abrirse paso frente a una situación. Matiz del conflicto según localización. Si está afectada la raíz del diente, se trata de nuestras raíces / origen según Frauenkron-Hoffmann o bien uno pudo resolver un problema en el origen.

Ejemplos

➜ *A un niño débil le pegan con frecuencia otros niños más fuertes en el colegio.*

➜ *Un hombre tiene siempre que "agachar la cabeza" en el trabajo. 11.März*

❁ *Un hombre diestro de 53 años tiene un hermano mayor que es muy agresivo. El paciente siempre era una víctima fácil durante la niñez, o cuando era joven y el hermano llegaba borracho a casa: conflicto de morder, "me gustaría devolver la 'mordida', pero si lo hago me llevo la peor parte". Degradación de dentina (lado de la pareja) durante la fase activa. Entretanto, el hermano tiene 60 años y no está en buenas condiciones de salud. En Navidad tiene lugar una reunión. Después de esta, el paciente habla por primera vez con su mujer en profundidad sobre los malos momentos pasados: solución del conflicto de morder. Debe hacerse un tratamiento de endodoncia. (Archivo propio).*

❁ *La hermana de una paciente diestra siempre sabe las cosas mejor que ella. Durante las pocas conversaciones telefónicas que mantienen, su hermana siempre recita monólogos: conflicto de no poder "morder" a la hermana para no alterar la paz familiar. La paciente intenta aceptar a la hermana como es y de esta manera entra en reparación. Queda afectada la dentina en una muela del lado derecho. (Archivo propio).*

❁ *Los padres de un niño de 6 años discuten constantemente. El padre siempre pierde los nervios y se pone a gritar como un poseso: conflicto de morder en el niño, "me gustaría pararle los pies a mi*

MESO NUEVO

– +

1 (Véase Dr. Hamer, "Zahntabelle" (Tabla de los Dientes), columna 3 y 4 (grupo naranja).

padre, morderle". Degradación de dentina, aparecen agujeros en casi todos los dientes. Lo que más añora es que haya paz entre su padre y su madre. Por desgracia, la situación continua durante años. Debido a que más adelante el vive con su propia familia en casa de sus padres, se alimenta el conflicto constantemente. (Archivo propio).

❁ *Yo soy zurdo y tenía 24 años cuando decidí realizar una formación como masajista. No fue fácil obtener una plaza, pero al final encontré una prometedora plaza en la consulta de un renombrado especialista en masaje de acupuntura en Salzburgo. No obstante, no tardé en darme cuenta de la clave que se escondía tras el éxito de su negocio: convencía a todo el mundo de que su pelvis no estaba derecha y que ese era el motivo de todos sus males. La simpatía que sentía por mi jefe se convirtió pronto en una fuerte antipatía. Lo que más me hubiera gustado es morderlo y triturarlo. Pero no podía hacer tal cosa, ya que entonces nadie más me aceptaría. La actividad de conflicto duró medio año. Al final, tras una conversación tuvo lugar la separación. Por suerte, pude encontrar una plaza dos semanas más tarde. Los dolores de muelas comenzaron por la noche. El diagnóstico del dentista fue una caries profunda. "Ha alcanzado el nervio": tratamiento de endodoncia. (Experiencia propia).*

Conflicto activo — Aparecen agujeros (pérdida celular) en la dentina (mesodermo nuevo). Sin dolor. En su mayoría es un **conflicto recurrente.** Tener en cuenta lado madre / hijo o de la pareja, o conflicto local.

Fase de reparación — Según los dentistas de la Nueva Medicina, recalcificación en el mejor de los casos en la capa colindante con el tejido sano, es decir, el agujero se queda, se endurece y no se hace más grande. No obstante, por experiencia el agujero se hace más grande si no se soluciona el conflicto de manera consecuente y se cambia la alimentación.

Sentido biológico — Refuerzo de la dentina, para poder morder con mayor fuerza en el futuro.

Preguntas — ¿Cuál es el diente afectado? (Dientes molares - triturar, dientes frontales - discusión abierta). ¿Paciente diestro o zurdo, lado del cuerpo? (Lado derecho en diestros > lado de la pareja, lado izquierdo en zurdos > lado madre-hijo). ¿Desde cuándo sufre de dolores? (Al comenzar los dolores tiene que haberse solucionado el conflicto de morder: Por ejemplo, uno ha podido imponerse contra un adversario, uno ha expresado claras palabras, uno ha finalizado un proyecto). ¿Empezaron los dolores de súbito? (Sí: La súbita solución del conflicto tuvo lugar poco antes. No: La solución del conflicto fue vacilante / lenta). ¿Tenían lugar los dolores durante el reposo / noche? (Sí: Se trata evidentemente de la fase aguda de reparación). Ahora debe surgir claramente el conflicto. Preguntas: ¿Qué me estresaba antes? ¿A quién quería morder? ¿Dónde me fue imposible imponerme? ¿Cómo manejo las disputas/ discordias? ¿Cedo siempre en esos casos? ¿Trato de evadir esas situaciones? ¿Hasta qué edad tenía intactos mis dientes? (Indicación sobre el comienzo del conflicto de morder, ¡pero es necesario tomar en cuenta el tiempo anterior!) ¿Cuáles son los alimentos que como? (Aclarar si la alimentación ha jugado un papel). Características: ¿Cómo maneja la familia las disputas y las diferentes opiniones? (Cultura de disputa). ¿Me han programado para "partir con los dientes" en el sentido de "abrirse paso por"? (Ambición, padre exitoso). ¿Hay antepasados que tienen importantes experiencias con ceder, violencia, morder, abrirse paso? (Buscar caracterizaciones)

Terapia emocional — Para evitar que aparezcan nuevos agujeros debe reflexionarse sobre la causa anímica. Encontrar conflicto, canales caracterizaciones, dogmas y dar solución, si es posible. Idea central: *"Soy fuerte y audaz". "Muerdo si hace falta hacerlo".* Imaginarse la situación o el causante y morder. Otra estrategia: Perdonar. Pensar de manera positiva sobre los propios dientes. Mandar a los dientes pensamientos constructivos y cariñosos. Imaginarse los dientes sanos y radiantes. Flores de Bach: Alerce, centáurea.

Terapia dental — Cambiar la alimentación según Nagel: Suprimir azúcar y harina blanca. Consumir alimentos más ricos en vitaminas. Aceite de hígado de bacalao (una cucharada diaria), sopa con huesos de bovino o de pescado y verduras (al menos 3 veces a la semana), huevos blandos o crudos con frecuencia.

En caso de agujeros grandes, permitir que un dentista los rellene. Si se trata de agujeros más pequeños, se puede esperar. Analgésicos de la MC en caso de que sea necesario. Conservar los dientes siempre que sea posible. No obstante, si después de esperar se hace necesario un tratamiento endodóntico o una extracción, a veces se prescriben antibióticos como medida preventiva. Desde el punto de vista de la Nueva Medicina, esto es por lo general innecesario. Drenaje linfático, enjuague con aceite. Enjuagues con infusiones: Consuelda, cola de caballo, en su caso gatuña, manzanilla. Xilitol. Enjuagues con agua salina, EM, plata coloidal agua oxigenada. Optimizar la higiene dental. Bórax natural, dejar en la boca antes de tragar.

Deterioro del periodonto, paradontosis[2]

El mismo SBS que arriba. (Véase arriba).

Ejemplo — *Un hombre de 46 años tiene una aventura amorosa que paga con un cáncer de próstata (véase pág. 256). Pero no sólo eso. Su mujer, después de que él confesara lo que hizo, desconfía como es natural. Ella quiere ir a todas partes con él y controlarlo. El paciente se siente culpable frente a su mujer y ya no se atreve a protestar. Así, acepta todas las limitaciones (conflicto activo de desvalorización por no ser capaz de morder). Tiene lugar una pérdida masiva y progresiva de la encía, el maxilar superior queda más afectado que el inferior. Los dientes que antes eran blancos y bonitos ahora presentan un color gris amarillento. El dentista comprueba además que se ha alterado el lugar de la mordida: los dientes se han hundido. Le practica un raspado y alisado radicular. Terapia: Una vez que la pareja ha reconocido las relaciones, practican un pequeño ritual para renovar la promesa del matrimonio. El será fiel y ella hará borrón y cuenta nueva. Dos años más tarde mejora la relación y los dientes se consolidan nuevamente. (Archivo propio).*

Conflicto activo — Pérdida de cemento dental. El cuello del diente parece más largo porque se disminuye el periodonto (paradontosis). Hasta el final de la reparación es posible que los dientes se muevan. Sin dolor. Conflictos recurrentes pueden dar lugar a una paradontosis crónica (recidivas).

Fase de reparación — Inflamación, hemorragias (al cepillarse los dientes), dolores, recuperación. Fuerte hinchazón y dolores en caso de síndrome (túbulos colectores del riñón).

Sentido biológico — Refuerzo del periodonto.

Terapia — Encontrar conflicto, canales y caracterizaciones. Preguntas véase arriba. Si esto se consigue pueden darse dolores durante la reparación. Estabilización de los dientes con aparatos o pegamento hasta que el diente esté de nuevo firme y la reparación haya finalizado. Aquí hay que tener algo de paciencia, ya que el proceso de reparación dura más de lo deseable. Alimentación alcalina, nutritiva y sana, aceite de linaza. Cambiar la alimentación según Nagel: Suprimir azúcar y harina blanca. Consumir alimentos más ricos en vitaminas. Aceite de hígado de bacalao (una cucharada diaria), sopa con huesos de bovino o de pescado y verduras (al menos 3 veces a la semana), huevos blandos o crudos con frecuencia. Flores de Bach: Alerce, centáurea. Hacer gárgaras con plata coloidal. Enjuagues con infusiones: Raíz de consuelda, cola de caballo, hojas de zarzamora, salvia. Enjuagues bucales o cepillado de dientes con agua salina, agua oxigenada. Enjuague con aceite. Edgar Cayce: En caso de paradontosis y tendencia a la caries, masajear y limpiar los dientes y encías con polvo de dientes IPSAB (hecho con corteza de fresno espinoso, el "árbol del dolor de muelas"). Bórax natural, dejar en la boca antes de tragar. Xilitol. Zeolita en polvo uso interno.

Pérdida de dientes

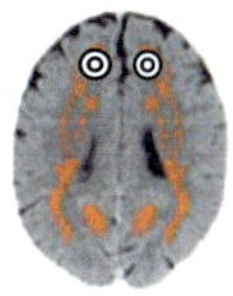

El mismo SBS que arriba. (Véase pág. 191, 192).

Fase — **Conflicto activo pendiente.** Deterioro del periodonto: Pérdida de dientes.

Terapia — Encontrar conflicto, canales y caracterizaciones. Preguntas véase pág. 192. Si es posible, dar solución real para evitar la pérdida de más dientes. Cambiar la alimentación (véase indicaciones pág. 192). Evitar cualquier tipo de sustancias tóxicas (por ejemplo, medicamentos). Otras medidas: Véase arriba.

Quiste maxilar[2]

El mismo SBS que arriba. (Véase pág. 191, 192).

Fase — **Conflicto recurrente,** generalmente con síndrome. Se suceden fases de crecimiento y pérdida: aparición de huecos (quistes). Cambiar la alimentación (véase indicaciones pág. 174).

Tumor maxilar (odontoma, mixoma, osteosarcoma)[2]

El mismo SBS que arriba. (Véase pág. 191, 192).

Ejemplo — *Una paciente de 47 años vende su caravana por 20.000 euros. Sin embargo, el comprador juega sucio y encarga un informe pericial manipulado en el cual aparece una lista con numerosos defectos.*

2 (Véase Dr. Hamer, "Zahntabelle" (Tabla de los Dientes), columna 3 y 4 (grupo naranja).

MESO NUEVO

Con éste reclama él con éxito el pago de los defectos por valor de 19.000 euros en un pleito. La paciente ha recibido un choque: conflicto de morder, ella no puede triturar al estafador. Al mismo tiempo sufre un conflicto de existencia, ya que tiene que devolver prácticamente el valor íntegro de la venta. Se produce una osteólisis del maxilar superior y de la dentina de todos los molares superiores derechos (fase activa). Una vez se ha repuesto del dolor de la pérdida, entra en reparación con síndrome. El maxilar se hincha muchísimo y pierde todos los molares (tumor maxilar en la MC). A causa de la hinchazón tiene problemas al tragar. La paciente va a una clínica naturista y sólo pide que la cuiden con cariño. Se le da morfina inmediatamente. Muere a los 30 días (véase Dr. Hamer "Zahntabelle" (Tabla de los Dientes).

Fase	Fase de reparación o reparación pendiente, en su caso con síndrome. Reconstrucción del hueso maxilar después de una anterior pérdida celular. En su mayoría es un **conflicto recurrente.**
Observación	Dolores agudos. Tener en cuenta la lateralidad y el lado (madre/hijo o de la pareja).
Terapia	El conflicto de morder está solucionado. Acompañar reparación y evitar recidiva. En su caso, resolver conflicto de refugiado. Véase preguntas pág. 192. Cambiar la alimentación (véase indicaciones pág. 192). Atención, no puncionar. Peligro de que el callo se vacíe: se puede producir un gran sarcoma. Drenaje linfático. Véase fase de reparación a nivel cerebral (pág. 64).

Sarro

La limpieza deficiente de los dientes no es necesariamente la única causa del sarro:
El sarro se localiza por lo general en las zonas donde desembocan las glándulas salivales o donde hay dientes enfermos o flojos. Durante las fases de reparación del periodonto, dentina o del hueso maxilar llega callo óseo a la cavidad bucal a través de las glándulas salivales o directamente desde las bolsas periodontales. Esta "masa ósea líquida" se endurece después (mezclada con la placa) en los cuellos dentales: acumulaciones amarillas (sarro). Según Nagel, la causa de la aparición de sarro es la presencia de mucho calcio libre, o bien cuando hay desequilibrio entre el calcio y el fosfato.

Fase	**Formación durante** fase de reparación o en reparación pendiente. En su mayoría es un **conflicto recurrente.**
Terapia	Encontrar conflicto, canales, caracterizaciones, dogmas y solucionar para que se forme menos sarro. Cambiar la alimentación (véase indicaciones pág. 192). Eliminación mecánica en el marco de una profilaxis dental.

SBS del esmalte dental

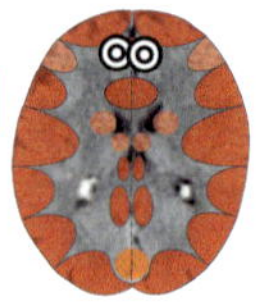

ECTO

Caries superficial que afecta al esmalte dental[1]

Conflicto	No morder, no deber oponer resistencia, matiz del conflicto según localización. (Véase arriba).
Ejemplos	➜ *Un empleado tiene que permitir siempre que sus superiores lo reprendan (muerdan), pero él no puede "devolver la mordida", de lo contrario perdería su puesto.* ❁ *Una mujer es presionada por su pareja para que finalmente oponga resistencia frente a los ataques de su hermana. Sin embargo, la paciente no quiere discutir. (Archivo propio).*
Conflicto activo	Pérdida celular (úlcera) en el esmalte dental (ectodermo). Aparición de caries (defecto en el esmalte, dolores).
Sentido biológico	La persona o asunto en cuestión debe dejar de ser "capaz de morder" mediante una hipersensibilidad provisional. Ya no se puede morder porque se siente dolor al hacerlo.
Fase de reparación	Según el Dr. Hamer: Recuperación, parestesia en caso de calor/frío o dulce/ácido. Según los

1 (Véase Dr. Hamer, "Zahntabelle" (Tabla de los Dientes), columna 1 - 6.

dentistas de la Nueva Medicina: No hay recuperación. En el mejor de los casos, el agujero se queda. Si no se hace nada, puede incluso hacerse más grande.

Terapia emocional
: Preguntas véase pág. 192. Para evitar que aparezcan nuevos agujeros debe reflexionarse sobre la causa anímica. Encontrar conflicto, canales caracterizaciones, dogmas y dar solución, si es posible. Idea central: *"Tengo derecho a oponer resistencia". "No tengo porque tolerar eso, en el futuro voy a morder".* Otra estrategia: Perdonar completamente. Pensar siempre de manera positiva sobre los propios dientes. Imaginarse los dientes sanos y radiantes.

Terapia dental
: Permitir que un dentista rellene el diente. Analgésicos de la MC en caso necesario.
Alimentación según Nagel (véase también pág. 192): Suprimir azúcar y harina blanca. Consumir alimentos más ricos en vitaminas. Aceite de hígado de bacalao (una cucharada diaria), sopa con huesos de bovino o de pescado con verduras (al menos 3 veces a la semana), huevos blandos o crudos con frecuencia.
Enjuagues con infusiones de salvia, clavo, hojas de zarzamora.
Tintura de incienso o mirra.
EM. Bórax natural, dejar el máximo tiempo posible en la boca antes de tragar.

SBS de la musculatura maxilar

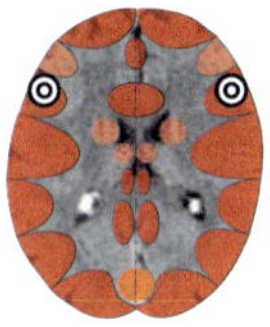

FHs Habilidades motóricas en la corteza cerebral

Rechinar los dientes (bruxismo)

Algunos hemos tomado al pie de la letra lo de "apretar los dientes". Por lo general, el rechinar de los dientes no lo percibe uno mismo, sino la pareja, ya que suele tener lugar por la noche durante crisis de reparación. Rechinar los dientes hace que se desgasten los dientes de manera innecesaria, por lo que se hace necesario intervenir.

Conflicto
: Conflicto motor, no poder o no deber morder, triturar o abrirse paso frente a algo. Se piensa que se debe hacer frente a una cosa. Rasgos del conflicto: Obstinación, tensión, fanatismo.

Ejemplo
: ➜ *A una persona le gustaría más a menudo morder en el trabajo, pero no lo hace porque es demasiado cobarde. Por la noche entra en reparación y rechina los dientes durante la crisis de reparación.*

Fase
: **Crisis de reparación** en el marco de una fase de reparación: tensión de la musculatura maxilar durante la relajación (por la noche). Rechinar de dientes ("epilepsia" de los músculos de la masticación).

Preguntas
: ¿Desde cuándo tengo rechinado? (Preguntar a la pareja, a los padres. El conflicto de morder ha comenzado a más tardar en aquel entonces). Si el rechinado era muy fuerte: ¿Qué ocurrió el día anterior? (Indicación sobre un conflicto) ¿Ocurre también durante las vacaciones? (En caso de mejoría > conflicto en la vida cotidiana) ¿Hay antepasados / familiares afectados? (En caso afirmativo, buscar el tema de la familia)

Terapia
: Encontrar conflicto, canales, caracterizaciones y dogmas. Si es posible, dar solución real para que la reparación pendiente llegue a su fin.
Idea central: *"Al mal tiempo buena cara". "Si hace falta muerdo".*
Imaginarse la situación o al causante de la misma y morder. Representar el conflicto en una situación cambiada. Esta vez debemos morder. Todo lo que le molesta a uno y con lo que uno no está de acuerdo debe hablarse y darse por resuelto. Reconciliarse interiormente con la situación o con la persona en cuestión.
Flores de Bach: Agrimonia. Usar férula dental por la noche para impedir el frote dental.

SBS de la mucosa profunda de la boca

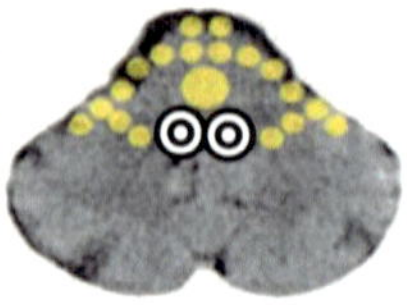

ENDO

Fístula dental (absceso periodontal profundo)

Conflicto	Conflicto de presa-de morder: No recibir un bocado de alimento (algo que se desea o algo bueno, una comida determinada, un buen puesto, un coche) por no atreverse a morder. O no deshacerse de algo indeseado o malo porque uno no puede imponerse (por ejemplo, se está atrapado en una situación que tenemos que superar o frente a la que tendríamos que abrirnos paso). Según Frauenkron-Hoffmann: Uno se atreve a mencionar / solucionar directamente el conflicto sino que prefiere tomar el „camino diplomático".
Ejemplo	❁ *Una madre soltera se ve atormentada por su hija adolescente. Ella intenta evitar duros enfrentamientos. No puede abrirse paso frente a la situación. (Archivo propio).*
Conflicto activo	Aumento funcional, crecimiento de un tumor (a menudo inadvertido) bajo el tejido epitelial-mucosa de la boca (adcar.).
Sentido biológico	Al haber más células glandulares (intestinales) se produce más mucosa, de manera que el bocado puede deslizarse mejor en la garganta.
Fase de reparación	Normalización del funcionamiento, reducción por caseificación tuberculosa. Sabor a podrido en la boca, en su caso salida local de pus, halitosis, sudores nocturnos (tuberculosis). En su mayoría es un **conflicto recurrente.**
Crisis de reparación	Fuertes dolores, en su caso escalofríos.
Terapia	En caso de recurrencia, encontrar y solucionar conflicto, canales y caracterizaciones. Preguntas véase pág. 192. Cura con enjuagues de aceite, drenaje linfático. Enjuagues con infusiones: Anís, arándanos, malva. Hacer gárgaras con plata coloidal, agua oxigenada. Bórax natural, de jar en la boca antes de tragar.

Inflamación de las encías (gingivitis) o del periodonto (periodontitis)

Posibles causas

- **Inflamación de la mucosa superficial** ectodérmica de la boca. Después de la fase de reparación: Enrojecimiento visible en la superficie, hinchazón, hemorragia pero sin dolor (excepto en la crisis de reparación). Sin apenas halitosis (pág. 189 s.).
- **Inflamación de la mucosa profunda** endodérmica de la boca. Después de la fase de reparación: Inflamación profunda, halitosis, pus fétida, sudores nocturnos (véase arriba).
- **Inflamación del periodonto** (periodontitis). Fase de curación: Inflamación profunda, diente/s flojo/s, dolores, "pus" no fétida (callo). Sin sudores nocturnos, mini leucemia.
- **Falta de calcio** o alimentación incorrecta (véase pág. 192).

Terapia

Mejorar la alimentación, suministrar especialmente vit. D, C (véase pág. 192). Hacer gárgaras con plata coloidal, agua salina, infusiones de salvia, tintura de incienso o de mirra, MMS, EM, agua oxigenada (H_2O_2). Profilaxis dental periódica.

Proliferación de la encía (hiperplasia gingival, épulis)

Entran en consideración una de estas tres causas:

- Mucosa profunda de la boca: Actividad pendiente de conflicto.
- Periodonto: Reparación pendiente.
- Tejido epitelial-mucosa de la boca: Reparación pendiente.

ESÓFAGO

El tubo muscular de aproximadamente 25 cm de largo transporta el bolo alimenticio mediante movimientos peristálticos desde la faringe hasta el estómago.
El esófago se compone de mucosa intestinal de origen endodérmico y, por debajo de esta, musculatura lisa.
En sus dos tercios superiores se ha formado tejido epitelial de origen ectodérmico con musculatura estriada procedente de la boca sobre la original mucosa intestinal del esófago. (El tejido epitelial y la musculatura estriada son una pareja en la mayoría de los casos).
En el gráfico de abajo quedan representadas otras las zonas ectodérmicas, que suponen una excepción en el resto del tracto digestivo de origen endodérmico.
La pequeña curvatura del estómago junto con el píloro y los últimos centímetros del recto y del ano.

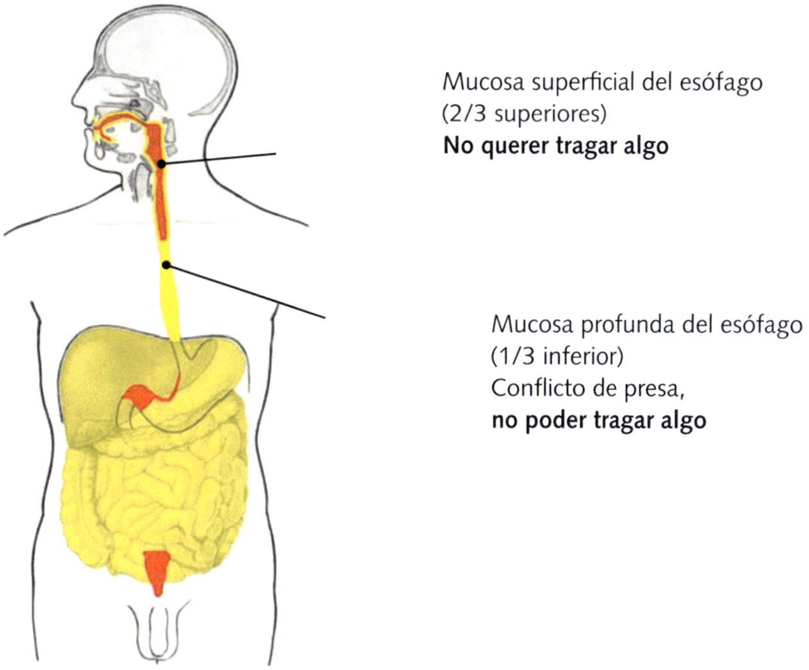

La imagen arriba está basada en los gráficos del Dr. Hamer: "Wissenschaftliche Tabelle der Neuen Medizin" (Tabla Científica de la Nueva Medicina). Amici di Dirk Ediciones, cubierta pág. 3 en el centro a la derecha.

SBS de la mucosa profunda del esófago

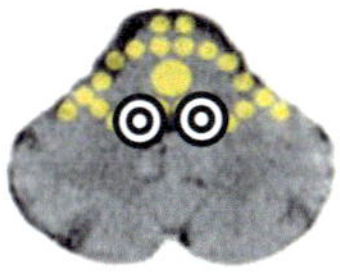

Cáncer endodérmico del esófago (adcar.)[1]

ENDO

Este cáncer se desarrolla normalmente en el tercio inferior del esófago. No obstante, también puede producirse en los 2/3 superiores como "islote residual" de la original mucosa intestinal o debajo del tejido epitelial-mucosa (submucosa).

Conflicto — Conflicto de presa: No poder tragar algo que se quiere obtener. Se hace imposible el tragar (asimilación). Se quiere recibir algo y no se obtiene.

Ejemplo — ➜ *Alguien se "queda con las ganas" en relación con un dinero, una herencia o jubilación, a pesar de que contaba con ello.*
✽ *A un jubilado casado de 70 años le gusta pasar su tiempo libre en verano en su huerto alquilado. Cuando el hombre vuelve de unas vacaciones de verano encuentra una excavadora removiendo su huerto: conflicto de no poder tragar el huerto (bocado), ya no puede asimilarlo. Durante la fase activa se desarrolla un carcinoma "maligno". El paciente tiene problemas para tragar. Por suerte, se le promete entretanto un nuevo huerto: comienzo de la fase de reparación con tos por la noche y expulsión de*

1 (Véase Dr. Hamer, "Tabellenbuch" (Libro de Tablas), pág. 21.

fragmentos del tumor caseificados. (Véase Claudio Trupiano. "Danke Doktor Hamer" (Gracias Dr. Hamer), pág. 161).

Conflicto activo Aumento funcional, crecimiento de tumor secretor en forma de coliflor, o bien de tumor plano de resorción. Estrechamiento del esófago, molestias al tragar. En su caso, sólo podrán tomarse alimentos en forma de papilla (estenosis del esófago).

Sentido biológico Calidad secretora: Poder digerir mejor el bocado que se encuentra atascado en el esófago con más jugo digestivo, poder tragarlo mejor. Calidad resortiva: Poder absorber o "asimilar" mejor el bocado mediante una absorción mejorada del alimento.

Fase de reparación Normalización del funcionamiento, o bien caseificación tuberculosa del tumor. Reducción por hongos o micobacterias. Inflamación del esófago (esofagitis, esofagitis candidiásica). Dolores detrás del esternón, peligro de hemorragia inadvertida (deposición negra, sangre en las heces), fiebre, sudores nocturnos. Mayor intensidad en caso de síndrome. Pueden quedar cicatrices, aneurisma (divertículo) o los llamados anillos y membranas esofágicos.

Crisis de reparación Fuertes dolores, hemorragia, escalofríos.

Preguntas ¿Desde cuándo se presentan las molestias? (Conflicto anterior). ¿Qué no podía yo lograr? (Suma de dinero, algo importante para mí, una vida mejor) ¿Porqué es eso tan importante para mí? (Encontrar las caracterizaciones, por ejemplo, algún acontecimiento en la infancia cuando uno no se daba cuenta) ¿Porqué para mí es eso más importante que mi vida? ¿Qué opino yo acerca de poseer algo? ¿Cuál es el sentido de la vida?

Terapia Encontrar conflicto, canales, caracterizaciones y dogmas. Idea central: *"Estoy contento con lo que tengo". "Tiene sentido que haya sucedido de esta manera". "Basta, se acabó". Operación si procede (sin quimio ni radioterapia).*

Várices del esófago

El mismo SBS que arriba. (Véase arriba). En la MC esto es un indicio de obstrucción en el sistema porta. Esta hipótesis podría ser falsa. Según el Dr. Hamer, estas várices no son un síntoma de una enfermedad del hígado, sino un SBS del mismo esófago.

Fase **Conflicto recurrente** o situación posterior. Vasos sanguíneos de la mucosa del esófago ensanchados y unidos entre sí (tejido cicatricial de vasos sanguíneos).

Terapia Encontrar conflicto, canales y caracterizaciones. Si es posible, dar solución real para poner fin al SBS. Preguntas véase arriba. Operación en caso de hemorragia aguda, peligrosa (obliteración de várices, ligadura de várices).

SBS de la mucosa superficial del esófago

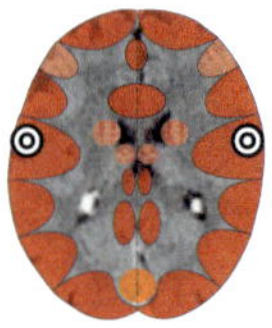

Cáncer ectodérmico del esófago (úlcera cancerosa)[1]

Este cáncer sólo se desarrolla en los 2/3 superiores del esófago.

Conflicto No querer tragar algo (aceptar). No se puede aceptar algo. Lo mejor sería vomitar.

Ejemplos

→ *"Tengo que pasar un trago amargo". "Tener algo con lo que no poder tragar".*

→ *"Esto es difícil de tragar" (por ejemplo, crítica, despido, golpe del destino).*

❁ *Un honesto cartero es acusado por su jefe de haberse apropiado de un paquete que contenía una suma de dinero: conflicto de no poder tragar con el reproche. Desarrollo de un cáncer de esófago durante la fase activa. Este se diagnostica durante la fase de reparación. (Véase Dr. Hamer, "Krankheit der Seele" (Enfermedad del Alma, pág. 296f.)*

1 (Véase Dr. Hamer, "Tabellenbuch" (Libro de Tablas), pág. 122, 135.

	❁ *Un paciente, vidriero de profesión, regresa de vuelta de sus vacaciones. Cuando llega descubre con horror que un "aprendiz" ocupa su puesto. Tiene una bronca con su jefe: no querer tragar con la situación. (véase Dr. Hamer, "Krankheit der Seele" (Enfermedad del Alma, pág. 218).*
Conflicto activo	Aumento de la sensibilidadde la mucosa superficial del esófago, al mismo tiempo flaccidez de la musculatura subyacente lisa anular > aumento de la sección transversal. Después pérdida celular (úlcera cancerosa) en el tejido epitelial. Dolor.
Sentido biológico	El aumento del diámetro del esófago permite expulsar mejor la presa, permite vomitar.
Fase de reparación	Reconstrucción de la mucosa. Inflamación del esófago (esofagitis, esofagitis por herpes o citomegalovirus, acantosis glucogénica), sin dolor pero con hinchazón, molestias al tragar. Síntomas de la reparación más intensos en caso de síndrome. Pueden quedar cicatrices, aneurisma (divertículo) o los llamados anillos y membranas esofágicos. En su mayoría es un **conflicto recurrente.**
Crisis de reparación	Dolores, posible hemorragia intensa, escalofríos.
Preguntas	Analizar y aclarar el hallazgo histológico, determinar si se trata de un adenocarcinoma (grupo amarillo) o de un carcinoma del epitelio plano (grupo rojo). Aclarar si el paciente está en la fase de vagotonía o en la fase activa: ¿Sueño en la mañana, temperatura de las manos, fiebre, apetito, sueños? Estimar el espacio de tiempo del conflicto. Si el conflicto está en la fase activa: ¿Qué no deseo tragar? (Buscar las situaciones exactas). ¿Aguanto o acepto muchas cosas en general? ¿Qué me causa estrés? ¿Hay temas que son tabú? (Éstos son a menudo conflictos activos). ¿Cuál fue la caracterización que me sensibilizó para este conflicto? (Experiencias en la infancia, educación, experiencias de los padres / antepasados) ¿Cuál fue el dogma que preparó el terreno para el conflicto? (Por ejemplo, querer complacer a todo el mundo. A mí me quieren solamente si me porto bien. Es mejor no atraer la atención). ¿Hay antepasados míos que han tenido situaciones conflictivas similares? (En caso afirmativo, solucionar el tema familiar mediante pensamientos / meditaciones / oraciones curativos).
Terapia	Encontrar conflicto, canales, caracterizaciones y dogmas. Idea central: *"Sólo trago aquello que me hace bien". "No tengo por que tragar con algo que no quiero". "Quiero estar en paz con todo".* Operación si procede (sin quimio ni radioterapia).

ECTO

−+

Inflamación del esófago (esofagitis)

Ambos SBS descritos en esta doble página entran en consideración:

- Inflamación de los 2/3 superiores del esófago (fase de reparación).
- Inflamación del tercio inferior del esófago (fase de reparación).

ESTÓMAGO

El cardias recibe el alimento del esófago, que después pasa por el píloro para dirigirse al duodeno. Las glándulas de la mucosa gástrica producen jugos gástricos (peptina, ácido clorhídrico) para la digestión de proteínas. Al igual que la mayor parte del tubo digestivo, el estómago (ventrículo) se compone fundamentalmente de tejido endodérmico. Excepciones: Pequeña curvatura y píloro. Estos están recubiertos por tejido epitelial de origen ectodérmico. Sobre este se encuentra, según el Dr. Hamer, musculatura estriada (el resto se compone de musculatura lisa).

Mucosa gástrica – Tejido epitelial
(pequeña curvatura, píloro)
Conflicto de enojo territorial

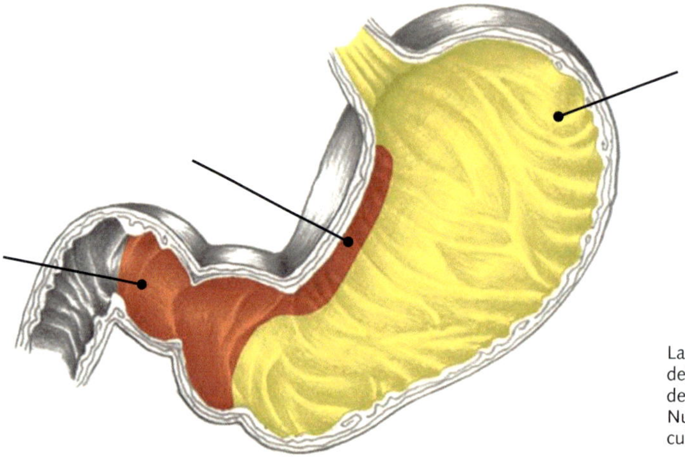

Mucosa gástrica-
epitelio cilíndrico
No poder digerir algo

Duodeno (bulbo duodenal)
Conflicto de enojo territorial

La imagen arriba está basada en los gráficos del Dr. Hamer: "Wissenschaftliche Tabelle der Neuen Medizin" (Tabla Científica de la Nueva Medicina). Amici di Dirk Ediciones, cubierta pág. 2 en el centro a la derecha.

SBS de la mucosa gástrica superficial

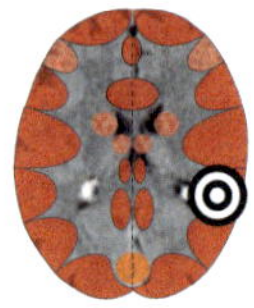

ECTO

Inflamación de la mucosa gástrica (gastritis), cáncer del tejido epitelial del estómago (úlcera gástrica cancerosa), úlcera péptica, acidez gástrica I[1]

Conflicto — Conflicto de enojo territorial o de identidad (sujeto a lateralidad, situación hormonal y conflictos previos).

Ejemplos

➜ *Generalmente hay agresión en juego. Bien sea la propia rabia o la de otra persona.*

➜ *Disputas por los límites del terreno con el vecino, discusiones con la suegra o con los compañeros.*

➜ *Uno se ve obligado a someterse, a "dar su brazo a torcer".*

❁ *Un hombre percibe cada vez más a su compañero de trabajo como su competidor. "Eso me sienta como un tiro". (Archivo propio).*

❁ *Una mujer de 34 años comparte la oficina con una agradable compañera. De pronto llegan tres nuevos empleados de distintas nacionalidades. Las reglas anteriores son ignoradas, la cocina y el baño están sucios y tampoco se respetan los horarios de trabajo: conflicto de enojo territorial. Tras unas semanas se soluciona el conflicto cuando su novio le cuenta sobre una oferta de empleo en otra empresa. Desde entonces puede tomarse la situación con más calma. Durante la fase de reparación o en la crisis de reparación la paciente siente ganas de vomitar. Véase: www.germanische-heilkunde.at (en alemán).*

❁ *Un paciente, actualmente con 41 años, tiene un padre violento por el que sufre hasta el día de hoy. Su padre le pega constantemente a la madre y a él mismo lo insultaba y lo ponía por los suelos desde niño. Todo el tiempo lo llamaba fracasado: conflicto de enojo territorial, pérdida celular en la mucosa gástrica. Repetidas veces siente un ligero ardor (fase activa). Hace siete meses se le cruzó*

1 (Véase Dr. Hamer, "Tabellenbuch" (Libro de Tablas), pág. 115

	un niño delante del coche. Él no tuvo la culpa, pero a pesar de ello vuelve a salir del subconsciente: "Fracasado" (recidiva). Desde el accidente sufre durante medio año de una fuerte acidez de estómago (fase activa). El paciente está constantemente en ligera actividad de conflicto, ya que vive en la granja de sus padres, casi puerta con puerta al lado de su padre. La mejor terapia sería irse de la granja, pero el paciente no quiere siquiera planteárselo. (Archivo propio).
Conflicto activo	Aumento de sensibilidad de la mucosa gástrica, pequeña curvatura, después pérdida celular en la zona en cuestión del tejido epitelial-mucosa gástrica. Mientras más dure el conflicto, mayor serán los daños en el tejido (úlcera), dolores. Parálisis de la musculatura estriada inferior, por ello mayor lumen del estómago.
Sentido biológico	La mayor sensibilidad le permite a uno sentir mejor lo que es digerible y lo que es indigerible (lo que es nauseabundo).
Fase de reparación	Recuperación del tejido epitelial-mucosa gástrica. Úlcera péptica hemorrágica, en su caso deposición negra (sangre oculta).
Crisis de reparación	Fuerte dolor de cólico, fuerte hemorragia (deposición negra), pérdidas de conciencia, colitis estomacal, en su caso escalofríos.
Observación	Diluyentes de la sangre (anticoagulantes) pueden intensificar la hemorragia.
Preguntas	¿Desde cuándo se presentan los síntomas? (El conflicto tuvo lugar poco antes o justamente durante los síntomas). ¿Qué me causaba estrés durante la acidez? (Revisar todas las situaciones recientes). ¿Fueron los primeros síntomas en la vida? (En caso negativo, analizar la situación en aquel tiempo = conflicto territorial inicial). ¿Qué me caracterizó de tal modo que tales situaciones me enfurecían? (Experiencias de la infancia, embarazo, experiencias de los padres, las cuales inconscientemente son mías también). Buscar analogías con los antepasados > estar consciente de ellas > preguntarme a mí mismo si estoy dispuesto a salir de esa situación. ¿Qué quiero cambiar exteriormente?
Terapia	Encontrar conflicto, canales, caracterizaciones y dogmas. Si es posible, dar solución real para que se regenere la mucosa gástrica. Buscar dónde se encuentra el amor - ahí está la solución. Idea central: *"Ya no hay enojo en mi corazón". "No hay nada que pueda alterar mi paz". "Si hace falta, lucharé". Polvos alcalinos (sería mejor, no obstante, bases de origen orgánico).* Es decir, mucha fruta, hierbas silvestres, verdura (en especial manzanas, zanahorias, patatas, repollo blanco cocido). Richard Willfort: Cura de tres semanas con jugo de repollo recién exprimido. Tomar entre 0,5 y 1 litro repartido a lo largo del día. Plata coloidal uso interno. Masaje segmentario y de las zonas reflejas, acupuntura. Hildegarda: Semillas y hojas de hinojo, hojas de menta poleo, salvia, elixir de salvia moscatel. Los neutralizadores de acidez (antiácidos, generalmente carbonato sódico) son medicamentos inofensivos que pueden ayudar al organismo en caso de hiperacidificación (durante SBS activo de los túbulos colectores del riñón). Otro caso distinto es el de los bloqueadores de acidez (inhibidores de la bomba de protones, antihistamínicos H2). Estos son perjudiciales a largo plazo. Véase también remedios para el estómago en pág. 203.

Perforación de la pared del estómago, úlcera perforada

El mismo SBS que arriba. (Véase arriba).

Fase	**Conflicto activo pendiente,** por lo que la úlcera se hace cada vez más grande.
Observación	Una úlcera perforada puede ser mortal (abdomen agudo).
Terapia	Encontrar conflicto, canales, caracterizaciones y dogmas. Si es posible, dar solución real para que se regenere la mucosa gástrica. Operación si es necesario. Véase arriba y remedios para el estómago en pág. 203.

Gastroptosis, laxitud de la musculatura del estómago, Gastroparesia, alteración del estómago en el duodeno (prolapso gastroduodenal)

El mismo SBS que arriba. (Véase pág. 200 s).

Fase	**Fase activa de conflicto:** Descenso del estómago o alteración en el duodeno por parálisis de la musculatura estriada.
Terapia	Encontrar conflicto, caracterizaciones, canales y dogmas.

SBS de la mucosa gástrica profunda

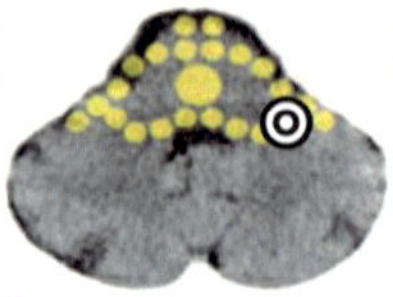

Cáncer de estómago (adcar.), pólipo de estómago, hiperplasia de células parietales, espesamiento de las paredes del estómago[1]

Conflicto	Conflicto de presa: No poder digerir algo. Una discusión con la suegra, con los hermanos, niños, con el jefe, etc. *"Eso me resulta indigesto". "Me da náuseas".*
Ejemplos	➔ *A una persona no se le paga el aumento de sueldo que se le prometió. Alguien debe vender el coche muy por debajo de su precio a pesar de que necesita el dinero. Una persona discute todos los días con la suegra que vive en la misma casa.* ❁ *Una madre casada de 45 años con dos niños trabaja en una institución social como terapeuta de actividad física. Para la paciente este trabajo no es en absoluto satisfactorio y se pregunta qué sentido tiene: conflicto de enojo indigesto. Cuando cambia de trabajo entra en reparación con sudores nocturnos y dolores de estómago. En la MC se le diagnostica una metaplasia gástrica. (Archivo propio).*
Conflicto activo	Aumento funcional, crecimiento de tumor secretor en forma de coliflor del tamaño de la cabeza de un niño, o bien de carcinoma plano de resorción (en MC "espesamiento de la pared gástrica", "hiperplasia de la mucosa"). En principio, los pólipos son también cáncer. En la MC es el tamaño lo que supone a menudo la diferencia entre *"cáncer maligno"* y *"pólipo inofensivo"*.
Sentido biológico	Poder digerir mejor el bocado que se encuentra atascado en el esófago con más jugo digestivo (calidad secretora), o bien poder absorberlo mejor (calidad resortiva).
Fase de reparación	Normalización del funcionamiento, degradación del tumor por caseificación tuberculosa con ligera hemorragia, dolores y sudores nocturnos, o bien encapsulamiento del tumor en caso de que no haya bacterias de la tuberculosis. Con un tumor encapsulado se puede vivir durante años sin molestias, siempre que el bolo alimenticio tenga sitio suficiente y el paso no esté bloqueado.
Crisis de reparación	Fuerte hemorragia y dolores, escalofríos.
Observación	Advertencia para el diagnóstico: Los bloqueadores de acidez sólo ayudan en caso de SBS de la mucosa gástrica superficial, pero no ante un SBS de la mucosa profunda.
Preguntas	En primer lugar determinar a base de los síntomas, si el conflicto está activo o en reparación: Si está activo o recurrente: ¿Cuándo se diagnosticó? (El conflicto tuvo lugar probablemente mucho antes). ¿Qué ocurrió en el espacio de tiempo en cuestión? ¿Cuáles fueron las situaciones estresantes? ¿Qué cambió en mi vida? (Profesión, pareja, amigos, situación de vida, información grave) ¿En cuál caracterización se basa el conflicto? (Infancia, embarazo, experiencia de los padres / antepasados). ¿Cuáles dogmas jugaron un papel?
Terapia	Encontrar conflicto, canales, caracterizaciones y dogmas. Idea central: *"Hago las paces conmigo mismo y con mi familia". "Lo que ha ocurrido está bien, tenía su sentido".* En su caso, operación, preferible temprano que tarde. Véase también remedios para el estómago en pág. 203.

Gastritis con fiebre y sudores nocturnos, candidiasis gástrica[1]

El mismo SBS que arriba. (Véase arriba).

Fase	**Fase de reparación:** Reducción por caseificación tuberculosa que produce necrosis del tumor mediante hongos acidorresistentes y micobacterias. "Candidiasis gástrica".
Terapia	El conflicto está ya solucionado. Acompañar reparación. Plata coloidal uso interno. Sal de Schüssler nº 5, 8, 9. Véase también remedios para el estómago en pág. 203.

1 (Véase Dr. Hamer, "Tabellenbuch" (Libro de Tablas), pág. 22

SBS del cardias

FHs en el mesencéfalo – La topografía es aún desconocida

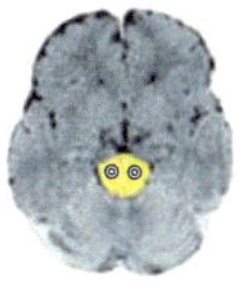

E N D O

+ −

Acidez II, regreso del jugo gástrico al esófago (reflujo, reflujo gastroesofágico, esófago de Barrett), insuficiencia del cardias

En caso de acidez se inflama el esófago a causa del jugo gástrico que sube (reflujo gastroesofágico). En caso de reflujo gastroesofágico, debemos considerar un conflicto territorial (pág. 200 s), y luego este SBS:

Conflicto	No poder escupir lo tragado (malo) o no poder ingerir o "aceptar" lo tragado (bueno).
Ejemplo	❁ *Un hombre introvertido, entonces con 20 años, no se siente bien en sociedad. No obstante, va siempre después del entrenamiento de balonmano a tomar algo al bar con los compañeros. Allí son ellos los que tienen el mando. Él tiene que "tragar" cosas allí que no le "gustan" nada: conflicto de no poder escupir lo tragado. Siempre que tiene que ponerse a la defensiva en las conversaciones, o cuando toma alcohol, entra en un canal: acidez (diagnóstico de reflujo gastroesofágico) desde hace 16 años. (Archivo propio).*
Conflicto activo	El cardias se abre en simpaticotonía: los jugos gástricos suben por el esófago (acidez). Conflicto pendiente: abrasión del esófago, reflujo gastroesofágico.
Sentido biológico	Apertura del cardias, para que lo tragado (malo) se pueda expulsar mejor o lo tragado (bueno) se pueda ingerir mejor.
Fase de reparación	Normalización en la tensión muscular. Calambres de estómago y esófago de manera súbita durante la crisis de reparación. En su mayoría es un **conflicto recurrente.**
Terapia	Encontrar conflicto, canales, caracterizaciones y dogmas. Idea central: *"A partir de hoy sólo tragaré aquello que me siente bien. En caso contrario me negaré"*. Alimentación alcalina. Véase remedios para el estómago. En su caso, bloqueadores de acidez, inhibidores de la bomba de protones durante un corto plazo.

Hemorragia gástrica, deposiciones negras, colitis estomacal, vómito de sangre

- **Inflamación del tejido epitelial** (gastritis). Después de la fase de reparación: Las úlceras gástricas sangran en reparación. Deposiciones negras. En su caso, fuerte hemorragia durante la crisis de reparación, cólico, "coma gástrico".
- **Adeno-Ca Fase de reparación:** Reducción del tumor por caseificación mediante micobacterias. Hemorragia, fiebre, sudores nocturnos. Fuerte hemorragia durante la fase de reparación: Hiperperistalsis. En su caso, vómito con sangre.

Terapia

Conflicto ya solucionado. Acompañar reparación. Análisis de sangre en caso de hemorragias extremas. En caso necesario, suministrar transfusiones de manera provisional. Atención: Los diluyentes de la sangre (anticoagulantes) intensifican la hemorragia.

Náuseas, vómitos

- **Inflamación del tejido epitelial** (gastritis). Ligeras náuseas en fase activa de conflicto. Vómitos en crisis de reparación (pág. 184 s.).
- **Adcar. del estómago:** Crisis de reparación en el marco de la fase de reparación (peristalsis invertida), vómitos (pág. 202).

Remedios para el estómago

- Infusiones: Centaura menor, ajenjo, cálamo, mejorana, hinojo, anís, raíz de genciana, lúpulo, hojas de frambuesa.
- Masticar abundantemente, disfrutar de la comida y "desacelerar".
- Flores de Bach: Acebo, sauce (willow).
- Amargo sueco, Nußgeist (licor de nueces), Kanne-Brottrunk.
- El estómago puede tratarse muy bien mediante masajes en segmento de la espalda (alrededor del omóplato izquierdo).
- Zeolita en polvo uso interno.
- Tratamientos con luz roja, calor.
- Masaje en las zonas reflejas y acupuntura.
- Mejor momento para la terapia según el reloj orgánico: entre las 7 y las 9.
- Hildegarda: Malva, cereza silvestre, menta piperita, comer laurel, receta especial mezcla de hinojo y levístico.
- Richard Willfort: Cura de tres semanas con jugo de repollo recién exprimido. Tomar entre 0,5 y 1 litro repartido a lo largo del día.

INTESTINO DELGADO – DUODENO

El duodeno tiene aproximadamente 25 cm de largo y recibe el alimento del píloro. La primera sección se ve ampliada con la ampolla (bulbo duodenal). El duodeno se estrecha en la zona de las papilas. Aquí se encuentra la desembocadura de los conductos biliares y excretores del páncreas. La ampolla está revestida con tejido epitelial de origen ectodérmico. Todas las partes que se encuentran "río abajo" se componen, al igual que el resto de intestino, de tejido endodérmico.

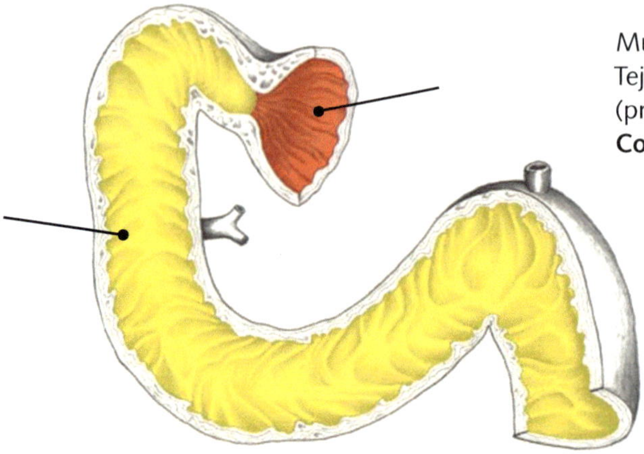

SBS de la mucosa duodenal superficial

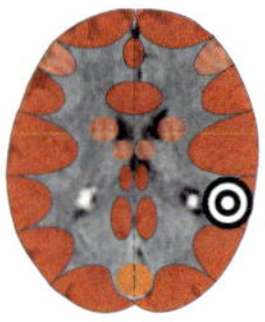

Úlcera duodenal, cáncer de duodeno (úlcera cancerosa)[1]

E C T O

Conflicto	Conflicto de enojo territorial o de identidad (sujeto a sexo, lateralidad, situación hormonal y edad). Nos enojamos porque el territorio o sus límites no son respetados.
Ejemplos	➜ *Disputas sobre el territorio, comportamiento agresivo propio o de otros. "Estoy hecho una furia".* ➜ *La pareja de un hombre coquetea con otro. El cree que tiene una relación con él.* ❁ *Un hombre se queda impotente a causa de una extirpación de próstata y ya no puede satisfacer a su mujer: conflicto de enojo territorial, pérdida celular durante la fase activa y recuperación en la fase de reparación. (Archivo propio).* ❁ *La paciente, actualmente con 53 años, conoce a su marido desde el colegio. Con 16 años se encuentra por primera vez con su suegro. Este hombre le produce repulsión: conflicto de enojo territorial y de miedo-repugnancia. Desde este encuentro ha sufrido bulimia por varios años (véase pág. 318). La relación con su suegro ha seguido siendo mala hasta hoy. Cuando viene de visita, exige justamente el lugar en la mesa donde la paciente se sienta normalmente, de lo contrario se enoja y no habla ni una palabra. La paciente se enfada siempre porque tiene que ceder siempre su sitio a causa de su terquedad (recidiva de enojo territorial). Terapia: "Borrar-Nuevo", no invitar más al suegro, tomar zumo de patata cruda. (Archivo propio).*
Conflicto activo	Aumento de sensibilidad del duodeno – "Ampolla" –tejido epitelial, después pérdida celular en la mucosa afectada, dolor. Mientras más dure el conflicto, mayor serán los daños en el tejido (úlcera).
Sentido biológico	La mayor sensibilidad le permite a uno sentir mejor lo que es digerible y lo que es indigerible (lo que es nauseabundo).
Fase de reparación	Hemorragias de las úlceras en reparación (deposición negra a causa de la sangre), sin dolor.
Crisis de reparación	Fuertes dolores de cólico, hemorragia intensa, en su caso pérdidas de consciencia, escalofríos.
Terapia	Encontrar el conflicto, los canales y caracterizaciones. Véase también Preguntas, terapia pág. 200 s.

1 (Véase Dr. Hamer, "Tabellenbuch" (Libro de Tablas), pág. 115

SBS de la mucosa duodenal profunda

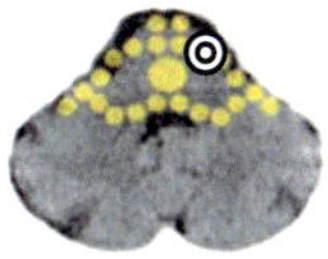

Cáncer de duodeno (adcar.), pólipos duodenales[1]

ENDO

Conflicto	Conflicto de presa: No poder digerir algo. *"El asunto me resulta indigesto"*.
Ejemplos	➜ *Riñas con parientes, compañeros, vecinos.* ➜ *Una mujer debe cuidar de su madre día y noche. Ella no puede disfrutar en absoluto de la ansiada jubilación.*
Conflicto activo	Crecimiento de tumor secretor en forma de coliflor (epitelio cilíndrico), o bien de tumor plano (adcar.) de resorción.
Sentido biológico	Con más "células intestinales" puede digerirse o absorberse mejor el bocado-enfado que se encuentra atascado.
Fase de reparación	Reducción por caseificación tuberculosa que produce necrosis del tumor mediante hongos acidorresistentes y micobacterias. Fiebre, sudores nocturnos, inflamación del duodeno o tuberculosis. Encapsulación del tumor si no hay bacterias.
Preguntas	En primer lugar determinar a base de los síntomas, si el conflicto está activo o en reparación: Si está activo o recurrente: ¿Cuándo se diagnosticó? (El conflicto tuvo lugar probablemente mucho antes). ¿Qué ocurrió en el espacio de tiempo en cuestión? ¿Cuáles fueron las situaciones estresantes? ¿Qué presa no podía yo digestir? ¿Qué me presionaba? ¿Cuáles situaciones me llevaban al canal? ¿Cuáles acontecimientos de la infancia relacionados a estas situaciones puedo recordar? ¿Hay otras caracterizaciones más? ¿Embarazo, experiencias de los padres / antepasados?
Terapia	Encontrar conflicto, caracterizaciones, canales y dogmas. Idea central: *"Hago las paces conmigo mismo y con mi familia"*. *"Lo que ha ocurrido está bien, tenía su sentido"*. Véase también remedios para el intestino pág. 219. Operación si procede.

1 (Véase Dr. Hamer, "Tabellenbuch" (Libro de Tablas), pág. 22

Sangrado del duodeno, heces negras

Posibles causas

• Tumor en el duodeno – conflicto territorial, fase de reparación: Sangran las úlceras del duodeno que están en reparación. Dolores y fuertes sangrados durante la crisis de reparación. Heces negras.

• Adeno-Ca – Conflicto de presa, hay algo que no puedo digerir, fase de reparación: Hongos y bacterias resistentes al ácido llevan a cabo una degradación del tumor con caseificación tuberculosa necrotizante. Fiebre, sudor nocturno, sangrado. Dolores y fuertes sangrados durante la crisis de reparación.

Observación

Atención: Los medicamentos diluyentes de la sangre (anticoagulantes) aumentan el sangrado.

Terapia

El conflicto está solucionado. Acompañar la reparación.

INTESTINO DELGADO – YEYUNO E ÍLEON

El yeyuno y el íleon juntos miden entre 5 y 7 metros de largo. Están conectados con el duodeno. Ambos forman el intestino delgado. Por medio de pliegues, vellosidades y cilios se forma una extensa superficie (aproximadamente 60 m²) de gran actividad metabólica. El yeyuno y el íleon se componen únicamente de tejido endodérmico.

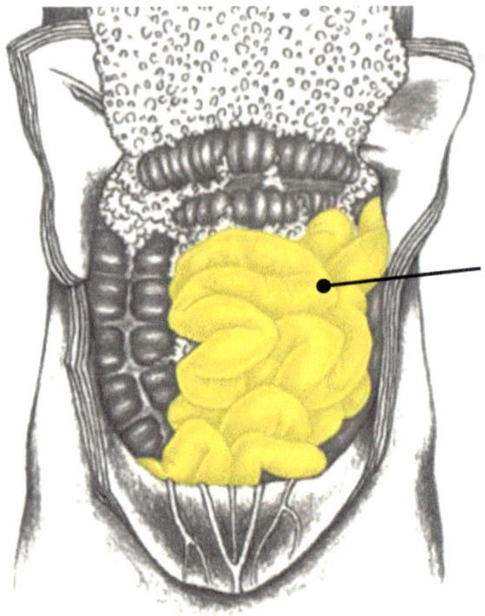

Mucosa del intestino delgado – epitelio cilíndrico
No poder digerir algo, generalmente relacionado con el pasar hambre

SBS de la mucosa del intestino delgado

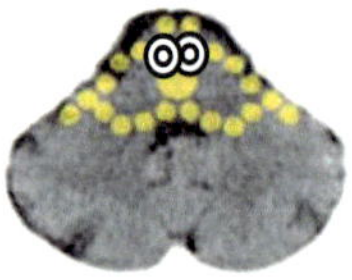

ENDO

+−

Cáncer de intestino delgado (adcar.), pólipos de intestino delgado, engrosamiento tumoral de la pared del intestino[1]

Conflicto: Conflicto de presa: No poder digerir algo. Generalmente relacionado con el pasar hambre. No poder sacar la ganancia esperada de un asunto o un proyecto. *"Dejar pasar la mano". "Irse con las manos vacías".*

Ejemplos: ➜ *Se deja de darle el pecho a un bebé. Cree que se va a morir de hambre, porque no puede soportar la papilla.*
❁ *Una secretaria de dirección de 40 años se ve envuelta en una desagradable situación: tiene que comunicarle a su jefe que una empleada ha "propagado" un importante secreto de empresa. Ahora ella queda como delatora frente a su compañera (enfado indigesto). Dos días después intenta hablar para aclarar las cosas con su compañera (solución parcial del conflicto). Sin embargo, siempre que vuelve a ver a su compañera se acuerda del asunto (canal). Desde entonces la paciente sufre por las noches de diarrea y sudores (reparación pendiente). Gracias a una segunda conversación con su compañera puede finalmente solucionar el conflicto. (Archivo propio).*
❁ *Un hombre pierde el habla a causa de un infarto cerebral. Él no puede aceptar la situación. Antes era un hombre con carisma que siempre estaba en el centro de todo y al que se le pedía consejo. De pronto no puede pronunciar ni una palabra (conflicto de enojo indigesto): crecimiento de un tumor durante la fase activa, diagnóstico de "cáncer intestinal maligno" en la MC (Archivo propio).*

Conflicto activo: Aumento funcional, crecimiento de tumor secretor en forma de coliflor , o bien de tumor plano (adcar., epitelio cilíndrico) de resorción. Los tumores en forma de coliflor pueden provocar, en caso duración prolongada de conflicto, una obstrucción (íleo) intestinal.

Fase de reparación: Reducción por caseificación tuberculosa que produce necrosis del tumor mediante hongos acidorresistentes y micobacterias. Fiebre, sudores nocturnos, hemorragias, diarrea, en su caso gastroenteritis si el tumor se encuentra en el yeyuno. Encapsulación del tumor si no hay bacterias.

Crisis de reparación: Escalofríos, hemorragia intensa, calambres intestinales (espasmos), cólicos por implicación de la musculatura intestinal.

Sentido biológico: Proliferación celular de calidad secretora, para producir más jugo gástrico y así digerir más rápido

1 (Véase Dr. Hamer, "Tabellenbuch" (Libro de Tablas), pág. 22, 27.

el bocado atascado. Proliferación celular de calidad resortiva para asimilar el bocado mejor (mejor "aprovechamiento" de la comida).

Preguntas — En primer lugar determinar a base de los síntomas, si el conflicto está activo o solucionado (tiempo sin síntomas = fase activa. Sudor nocturno, dolores, cólicos = fase de reparación Si éstos síntomas han durado más de seis meses = conflicto recurrente. ¿Cuándo se diagnosticó? (Conflicto tuvo lugar antes probablemente) ¿Qué no puedo digerir, qué no puedo comer? ¿Salí perdiendo? ¿Tuve una situación de inanición? (Shock por un diagnóstico, compasión con una persona moribunda, bancarrota, robo, emergencia) ¿Porqué reaccioné tan sensiblemente? ¿Quién de la familia experimentó algo similar? (Indagar en la historia de la familia). ¿En cuáles dogmas se basaba el conflicto? (Por ejemplo, *„Quién nada hace, pierde."*) ¿Me atrevo a dejar tras mío esa vieja situación? ¿Qué es preciso cambiar para mejorar la situación? Obstáculos para la reparación: ¿Tengo ventajas gracias a esa enfermedad y por eso me aferro a ella? (*„En realidad así me siento más cómodo(a)."*) ¿Estoy dispuesto(a) a tomar la responsabilidad (con todas sus consecuencias)?

Terapia — Encontrar conflicto, canales, caracterizaciones y dogmas. Idea central: "Estoy en paz con mis allegados y todas las demás personas". "Tenemos bastante para comer, tengo mi parte". Operación si se encuentra obstruido el paso, o si el pólipo o tumor es demasiado grande. Es mejor operar con tiempo, ya que en la MC actual se diagnostican pequeños tumores como "benignos". Esto supone menos estrés para el afectado. Véase también remedios para el intestino pág. 219.

Inflamación aguda del intestino, hemorragia en el intestino delgado, deposiciones negras[2]

El mismo SBS que arriba. (Véase arriba).

Fase — **Fase de reparación o crisis de reparación.** Reducción por caseificación tuberculosa que produce necrosis del tumor mediante hongos acidorresistentes y micobacterias. Fiebre, sudores nocturnos, sangre negra en las deposiciones, por lo general diarrea. Atención: Los diluyentes de la sangre (anticoagulantes) intensifican la hemorragia.

Terapia — El conflicto está ya solucionado. Acompañar reparación, evitar recidiva. Análisis de sangre en caso de hemorragias extremas. En caso necesario, suministrar transfusiones. Operación si procede. Sal de Schüssler nº 13. Véase también remedios para el intestino pág. 219.

Intolerancia al gluten (celiaquía), intolerancia a la lactosa

El mismo SBS que arriba. (Véase pág. 206).

Fase — **Reparación pendiente:** Canales de conflicto gluten o proteína láctea. En caso de duración prolongada degradación de las vellosidades intestinales: trastorno en la absorción de nutrientes y problemas digestivos crónicos, generalmente diarrea, posibles carencias.

Ejemplo — *❁ Un niño de 6 años es enviado 600 km lejos de sus padres por seis semanas para que "descanse". Hoy cuenta el hombre, que actualmente tiene 49 años, que las primeras semanas fueron "un infierno". El pequeño tiene que beber leche en contra de su voluntad. En parte, se niega por ello también a comer: conflicto de no poder digerir un bocado, enojo indigesto relacionado con el pasar hambre. Beber leche es el canal. Normalmente no toma nunca leche en casa. Por ello el paciente sufre diarreas desde hace 43 años cuando toma leche o productos lácteos ocultos (reaparición del conflicto por el canal de la leche). Cuando conoce las cinco Leyes Naturales Biológicas y lo comprende todo se soluciona el conflicto súbitamente. Desde entonces el paciente puede beber leche sin restricciones. Véase: www.germanische-heilkunde.at (en alemán).*

Terapia — Encontrar conflicto, canales, caracterizaciones y dogmas. Si es posible, dar solución real para que la reparación pendiente llegue a su fin. En caso de que no sea posible una solución deberán evitarse los alimentos en cuestión (dieta).

"Tromboembolia intestinal", sangrado en el intestino con edema (infarto intestinal)

El mismo SBS que arriba. (Véase pág. 206). Según la MC es una "oclusión arterial" lo que produce el infarto intestinal.Sin embargo, nuestros vasos sanguíneos presentan una estructura en forma de red. Por todos lados pueden encontrarse vasos

2 (Véase Dr. Hamer, "Tabellenbuch" (Libro de Tablas), pág. 22, 27.

paralelos (colaterales) que aseguran el riego sanguíneo en todo momento. Es probable que estos síntomas sean malinterpretados por la MC Pero si en la angiografía se comprueba realmente un trombo, probablemente la causa es una tendencia a la trombosis, un síntoma sería que en tiempos anteriores también se formaron trombos en otros lugares (véase pág. 143 s).

Fase	**Crisis de reparación** en la fase de reparación, de ahí la hemorragia. Edema intenso en caso de **síndrome**.
Terapia	El conflicto está ya solucionado. Acompañar reparación, evitar recidiva. Análisis de sangre en caso de hemorragias extremas. En caso necesario, suministrar transfusiones. Operación si procede.

Candidiasis intestinal (por ejemplo, Candida albicans, género Aspergillus o Mucor)

El mismo SBS que arriba. (Véase pág. 206, 207).

Fase	**Fase de reparación:** Reducción del adcar. mediante hongos y micobacterias. Los tumores planos no se detectan por lo general en la MC, ya que estos aparecen muy estirados.
Observación	Los hongos forman parte de la flora de una persona sana. Estos se multiplican en el intestino durante fases de reparación. Si se detectan mediante un análisis de las heces, se habla en MC de una "infección por hongos". A través del consumo de azúcar aumenta igualmente la población de hongos sin que haya conflicto.
Terapia	El conflicto está ya solucionado. Acompañar la reparación, evitar recidiva. Plata coloidal. Véase también remedios para el intestino pág. 219.

"Infecciones bacterianas", shigelosis (disentería) del intestino: bacterias del tifus o paratifus (salmonelosis), bacterias del cólera, Escherichia coli o Campylobacter

ENDO

En caso de conflicto, el mismo SBS que el descrito en la pág. 206. Agua potable sucia, por ejemplo contaminada con heces, no supone una "infección" sino una intoxicación. El cuerpo reacciona con una respuesta rápida: diarrea, vómito, sudores. En principio, las intoxicaciones no forman parte del ámbito de validez de las cinco Leyes Naturales Biológicas. En caso de conflicto:

+ –

Fase	**Fase de reparación.**
Observación	La distinción entre intoxicación y conflicto a menudo no está clara. No obstante, la intoxicación tampoco es casual desde el punto de vista anímico Todo lo que ocurre con nosotros tiene sentido y un significado.
Terapia	El conflicto está ya solucionado. Acompañar la reparación, evitar recidiva. Plata coloidal, MMS. Véase también remedios para el intestino pág. 219.

"Infecciones virales" del intestino: echovirus, coxsackievirus, adenovirus, rotavirus, virus de Norwalk, parvovirus

El mismo SBS que arriba. (Véase pág. 206, 207). Debido a que en la MC no se conocen las causas de la mayoría de las enfermedades, se inventan nuevos patógenos. Hasta hoy no ha sido demostrado correctamente ningún virus.

Fase	**Fase de reparación.**
Terapia	El conflicto está ya solucionado. Acompañar la reparación, evitar recidiva. Véase también remedios para el intestino pág. 219.

"Plagas de gusanos", amebiasis, infestación de gusanos (por ejemplo, esquistosomiasis)

¿Tienen también las amebas, tenias, lombrices o los oxiuros una misión específica, un sentido biológico? ¿Es posible que una "plaga" de gusanos no sea algo azaroso, que esta sea incluso curativa? ¿Le pasa sólo a las personas que lo necesitan? En la universidad de Iowa se han obtenido grandes éxitos en el tratamiento de pacientes con la enfermedad de Crohn usando gusanos látigo. Es probable que los gusanos trabajen de la mano con bacterias de la tuberculosis en la degradación de mucosa intestinal excedente. Al menos, los médicos en Iowa comprobaron que la flora bacteriana mejora bajo la influencia de los gusanos.

Divertículo en la pared del intestino delgado (divertículo de Meckel)

Los divertículos de Meckel se consideran una reliquia del saco vitelino, por lo que no queda claro si tienen un conflicto como causa.

SBS de la musculatura intestinal

FHs en el mesencéfalo – La topografía es aún desconocida

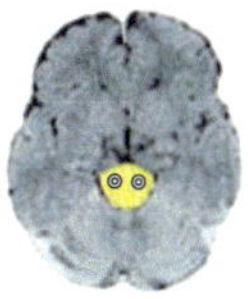

Musculatura lisa longitudinal del intestino [1]
(pertenece al simpático)
Conflicto motor, no poder transportar un bocado

1 "Modelo originario" para los músculos lisos longitudinales del cuerpo.

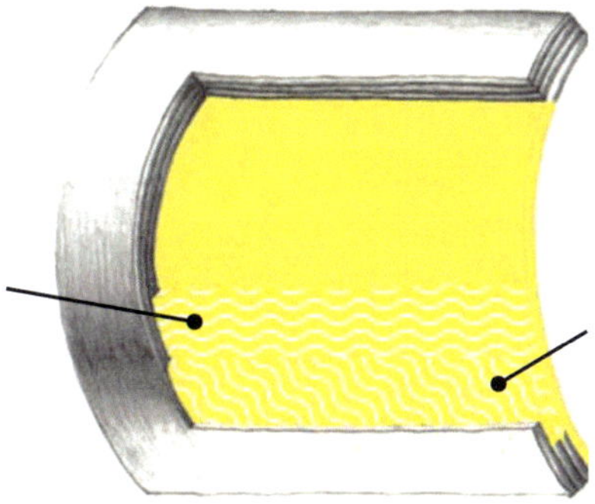

Musculatura lisa transversal del intestino [1]
(pertenece al parasimpático)
Conflicto motor, no poder transportar un bocado

1 "Modelo originario" para los esfínteres (con forma de anillo) en el cuerpo.

Estreñimiento, diarrea, repliegue de un segmento del intestino dentro de otro (invaginación intestinal), giro del intestino sobre el propio eje (vólvulo)

Evitar en este caso intoxicación por medicamentos (por ejemplo, morfina, somníferos, diuréticos, antihipertensivos, antiepilépticos, etc.).

Conflicto	Conflicto motor, no poder transportar un bocado (en sentido literal o figurado). No sacar algo hacia adelante. Trasfondo de parada, estancamiento. Estreñimiento: Una cosa / asunto aún no está gestionado completamente (requiere una solución / aclaramiento). O bien uno quiere retener algo.
Analogía	Nosotros sabemos que para el intestino es mejor cuando una comida es simple y no demasiado variada. Probablemente es esa la razón de que el intestino reaccione a menudo ante ese conflicto: *"Todos quieren algo de mí. Yo no puedo hacer todo al mismo tiempo."* (conflicto de multitasking)
Ejemplos	➜ *"Las cosas no van hacia adelante". "No consigo sacar las cosas hacia adelante". "No puedo avanzar".* • *El hijo de 33 años de un granjero sigue sin saber si se hará cargo de la granja. El granjero (nuestro paciente) tiene que posponer decisiones mientras que el negocio y la familia se estancan: conflicto porque la cosa no avanza. Desde esta situación de estancamiento el granjero sufre de estreñimiento y debe eructar continuamente. (Archivo propio).* ❁ *Al jefe de obra de 45 años de edad se ha encargado trabajar en varias obras al mismo tiempo, porque "el tiempo apremia". (Archivo propio)*
Conflicto activo	Aumento en la tensión de la musculatura longitudinal del intestino: reducción de la peristalsis, vientre tenso, hinchado, dolores de barriga, estreñimiento / diarrea (véase también pág. 201 ss.). Si nada avanza, a veces se produce inquietud, desasosiego. Crónico equivale a actividad pendiente, pasividad, resignación.
Crisis de reparación	Cólicos, diarrea repentina, dolores.
Fase de reparación	Mayor tensión de la musculatura transversal. Normalización en el vientre, estreñimiento / diarrea.
Invaginación	Cuando sucede se desplaza una parte del intestino dentro de la otra. Un segmento permanece en simpaticotonía (ampliación) mientras que el otro lo hace en parasimpaticotonía (estrechamiento). En una persona sana, la onda de contracción peristáltica recorre todo el intestino (ondas longitudinales y transversales). No está claro a qué fase pertenece. Operación si procede.
Vólvulo	Relajación en la musculatura lisa del intestino, rotación del intestino sobre el propio eje. Se corre el riesgo de un íleo o de necrosis (gangrena) en el tejido intestinal a causa de un bloqueo. Operación si procede.
Preguntas	¿Dónde tengo el estancamiento? ¿Qué no está aún bien digerido? ¿Qué no deseo entregar? ¿Porqué? ¿Caracterizaciones?
Terapia	Encontrar conflicto, canales, caracterizaciones y dogmas. Véase también remedios para el intestino pág. 219.

INTESTINO GRUESO – CIEGO Y APÉNDICE

La cabeza del colon 7 cm de longitud (caecum) es el extremo ciego del comienzo del intestino grueso. La MC convencional no ha reconocido hasta el día de hoy su importante función, razón por la cual se extirpaba frecuentemente hasta hace poco años atrás. (Era una operación ideal para que se ejercitaran los médicos jóvenes). Los animales herbívoros tienen una cabeza de colon y un apéndice vermicular extra largos. Aquí se disgregan mediante bacterias especiales los componentes de los alimentos que son indigeribles (celulosa). Además, esta sección del intestino sirve de refugio o lugar de reserva para las bacterias intestinales durante diarreas o intoxicaciones. (Es comparable con el afluente de un río usado como refugio por los peces durante inundaciones y del cual pueden salir nuevamente después de la inundación).

SBS de la mucosa del apéndice

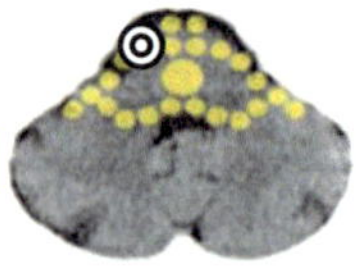

Inflamación aguda del ciego o del apéndice (apendicitis), rotura del apéndice[1]

ENDO

Conflicto: Conflicto de presa: Temor de tener que utilizar las reservas y subsistir con menos ingresos. Las reservas / recursos ocultos están en peligro, se acabaron los ahorros. En el mundo moderno el dinero es la reserva más importante; es por eso que en este conflicto se trata en su gran mayoría del dinero. Si es un niño el afectado, el conflicto proviene de los padres (conflicto transferido) o bien el niño mismo lo experimentó (por ejemplo, un amigo lo abandona, perdió un juguete o su dinero de bolsillo).

Ejemplos: ➜ *Un niño tiene que presenciar continuamente las discusiones de sus padres. Lo que él más desea es que sus padres se lleven bien.*

❁ *Un hombre de negocios confía en un primo suyo y lo hace parte integrante de la dirección. Este lo engaña de una forma bastante fea. La disputa hace que se produzcan grandes daños financieros: enojo indigesto, crecimiento de un tumor durante la fase activa. Cuando el paciente rompe completamente las relaciones con su primo se le diagnostica una apendicitis (fase de reparación). (Archivo propio).*

+ −

Conflicto activo: Aumento funcional in mucosa del intestino grues. Crecimiento de tumor secretor en forma de coliflor (adcar.), o bien de tumor plano de resorción.

Sentido biológico: Aumento de las reservas de mucosa, para proporcionar más lugar a las bacterias (más reservas).

Fase de reparación: Apendicitis, fiebre, sudores nocturnos, en su caso sangre en las heces. Reducción por caseificación tuberculosa que produce necrosis del tumor mediante hongos acidorresistentes y micobacterias o por encapsulación.

Crisis de reparación: Escalofríos, fuertes dolores, cólicos.

Observación: A través de recidivas pueden producirse apendicitis crónicas, en su caso con colección de mucina (mucocele apendicular). El apéndice puede reventar durante la fase de reparación (rotura del apéndice). En este caso la Naturaleza cuida de nosotros: el epiplón se coloca sobre la parte perforada y evita de esta manera que el contenido del intestino salga a la cavidad abdominal. La inflamación se limita al ámbito local. Ciertamente que si el apéndice se revienta, es recomendable una operación, a fin de reducir el riesgo a un mínimo.

Preguntas: ¿Se presentaron de súbito los dolores? Sí > el conflicto se solucionó súbitamente. ¿Se presentaron poco a poco los dolores? Sí > el conflicto se solucionó poco a poco. ¿Duraron los dolores un largo período de tiempo (más de 6 meses)? Sí > Conflicto pendiente. ¿Cuál experiencia positiva permitió mi reparación? ¿Cuál estrés con el dinero tuvo lugar antes de la reparación? ¿Me sentía en peligro porque se reducían mis reservas? (Una obligación de pago excepcional, pérdida de la vivienda o del puesto de trabajo, reducción de una subvención) ¿Dudaba yo si mi dinero sería suficiente para pagar eso? Si se trata de un niño: ¿Experimentó el niño un conflicto transferido? (Buscar en los padres). ¿O tenía el niño propias dificultades? (Juguetes, dinero de bolsillo, ya no tiene una habitación propia) ¿Cuáles características causaron este conflicto? (Infancia, estrés de los padres durante el embarazo, tragedia familiar). ¿Con cuál actitud nueva podría yo evitar recurrencias?

Terapia: El conflicto está ya solucionado. Acompañar la reparación, evitar recidiva. Antibióticos si procede. En su caso, operación si hay rotura.

---

1 (Véase Dr. Hamer, "Tabellenbuch" (Libro de Tablas), pág. 27

COLON ASCENDENTE, TRANSVERSO Y DESCENDENTE

El intestino grueso tiene aproximadamente 6 cm de diámetro y 1,5 m de largo. A diferencia del intestino delgado, este no posee vellosidades. En el intestino grueso se absorben igualmente nutrientes y líquido.

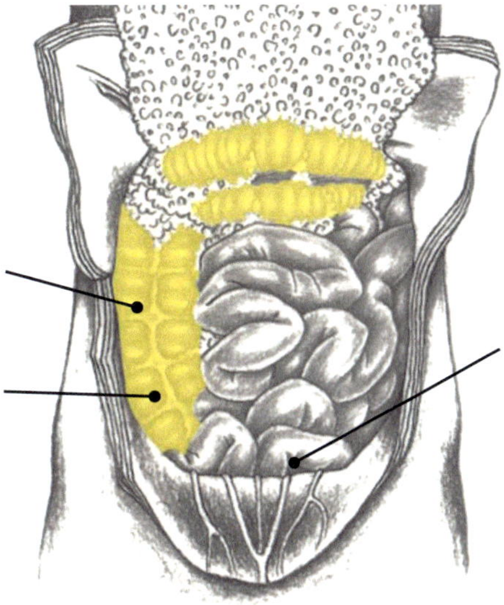

Mucosa del intestino grueso

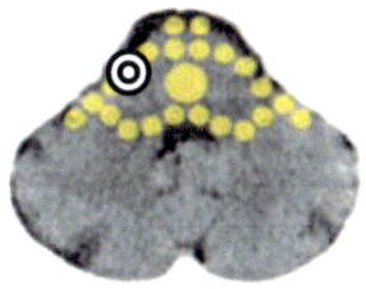

Cáncer de colon, pólipos[1]

Conflicto

Conflicto de presa: enojo indigesto. Situación desagradable, difícil de soportar.

Ejemplos

➜ *Por lo general, no poder deshacerse de algo molesto, de alguna "porquería".*

➜ *No poder soportar algo vil, taimado o infame.*

❁ *Un hombre es desde hace años miembro fundador de una asociación. Tiene lugar una gran discusión con un compañero de la asociación, porque un hostelero ya no quiere que las reuniones de la asociación se celebren en su local: enojo indigesto. Unas semanas después se le diagnostica un tumor de colon (fase activa). En una operación se extrae el tumor. Después el paciente conoce las cinco Leyes Naturales Biológicas. (Archivo propio).*

❁ *Una mujer de 43 años, casada y jefe de departamento, tiene una amistosa relación con su compañera de trabajo. Hace cuatro años llega una nueva empleada al equipo que desde el principio se vuelve en contra de la paciente. Hace un mes se entera de que esta nueva compañera ha estado hablando mal de ella en la empresa: conflicto de enojo indigesto y conflicto "ataque contra el abdomen". La paciente habla del asunto después de que haya pasado un mes. Esto lo hace con dos compañeros de confianza en la empresa y con una amiga. Ya durante la conversación se siente mejor (solución del conflicto). Durante la noche sufre fuertes cólicos intestinales (crisis de reparación), sudores nocturnos y un vientre hinchado y duro como una piedra, por lo que su marido va a buscar al médico de urgencia. En el hospital se le diagnostica una inflamación del colon y un espesamiento de la pared intestinal (tumor plano de resorción). Además se encuentra líquido en el abdomen y una mayor sedimentación de sangre (indicio de inflamación). Según la MC, es imposible que esta venga sólo del intestino: inflamación del peritoneo. El conflicto de ataque está solucionado. Unos días después todo vuelve a estar bien. (Archivo propio).*

❁ *Un empresario, de 50 años y con buen estado de forma, tiene una empresa de construcción que va de maravilla. De pronto, la suerte lo abandona. Un cliente importante entra en quiebra y pierde mucho dinero. Poco después, otro cliente se niega a pagarle el 20% de la suma acordada:*

ENDO

+ –

1 (Véase Dr. Hamer, "Tabellenbuch" (Libro de Tablas), pág. 28

conflicto de enojo indigesto. Desde este momento, siempre que tiene problemas con clientes entra en un canal. Se produce una inflamación de colon crónica (colitis ulcerosa). La enfermedad se cura completamente después de la jubilación. (Archivo propio).

Conflicto activo	Aumento funcional, crecimiento de tumor secretor en forma de coliflor (adcar.) ante el aspecto del conflicto de no poder digerir, o bien de tumor plano de resorción (adcar., "engrosamiento tumoral de la pared") ante el aspecto del conflicto de no poder asimilar algo. A menudo es un conflicto recurrente.
Sentido biológico	Poder digerir o absorber mejor el bocado-enojo que se encuentra atascado con más células intestinales.
Fase de reparación	Normalización del funcionamiento, reducción por caseificación tuberculosa que produce necrosis del tumor mediante hongos acidorresistentes y micobacterias, fiebre, sudores nocturnos. Inflamación de colon (colitis, colitis ulcerosa). Encapsulación si no hay bacterias. Sangre clara y mucosidad en las heces, diarrea.
Crisis de reparación	Escalofríos, fuerte hemorragia y dolores del cólico.
Preguntas	Aclarar primero si el conflicto está activo o solucionado. (Preguntar por los síntomas, ver niveles de sangre en inflamación). Estimar la duración del conflicto según la magnitud de los niveles. ¿Qué no pude digerir durante el espacio de tiempo en cuestión? ¿Qué me presionaba durante largo tiempo? ¿Sobre cuál tema me es difícil hablar (aislamiento)? ¿Qué basura quiero desechar? ¿En cuáles caracterizaciones se basa el conflicto? ¿Cuál actitud nueva y cuáles cambios exteriores podrían curarme?
Terapia	Encontrar conflicto, canales, caracterizaciones y dogmas. Idea central: *"Nadie saca provecho de un enfado". "Todo tiene su sentido y puedo aprender de ello".* Operación si el paso se encuentra obstruido, o si el pólipo o tumor es muy grande. Es mejor operar con tiempo, ya que en la MC actual se diagnostican pequeños tumores como "benignos". Esto supone menos estrés para el afectado. Véase también remedios para el intestino pág. 219.

ENDO

+−

Obstrucción intestinal (íleo)

Según el Dr. Hamer, este diagnóstico no se refiere por lo general a una obstrucción por un tumor, sino a una parálisis (íleo paralítico). En caso de que sea un tumor la causa: mismo SBS que arriba. (Véase arriba).

Fase	**Conflicto activo:** Se produce un íleo cuando el tumor es muy grande, pero es frecuente también al inicio de la fase de reparación a causa de la hinchazón del tumor durante la reparación.
Terapia	Encontrar conflicto, canales, caracterizaciones y dogmas. Preguntas véase arriba. Operación si procede.

Inflamación crónica del intestino (enfermedad de Crohn, colitis ulcerosa)[2]

El mismo SBS que arriba. (Véase pág. 211). La delimitación en la MC entre "enfermedad de Crohn" y "colitis ulcerosa no está clara. Para nosotros la distinción es necesaria.

Ejemplo	❁ *Un hombre tiene continuamente discusiones con su mujer: enojo indigesto. El se habría separado ya hace tiempo de su mujer, de no ser por la casa que tienen en común y que perdería en caso de una separación. El conflicto está creciendo ya desde hace dos décadas: conflicto recurrente. El paciente sufre una grave enfermedad de Crohn. (Archivo propio).* ❁ *Un alumno se siente discriminado por la profesora. Él piensa que sus notas son siempre injustas. Diagnóstico Enfermedad de Crohn a causa de las recidivas. (Archivo propio).*
Fase	**Proceso crónico-recurrente.** Se alternan las fases activas y de reparación. Crecimiento de adcar. plano de resorción, a veces también pólipos (de secreción). Sangre, mucosidad en las heces. Diarreas, estreñimientos, fases con sudores nocturnos.
Terapia	Encontrar conflicto, canales, caracterizaciones y dogmas. Preguntas véase arriba. Si es posible, dar solución real para poner fin al SBS. Idea central: véase arriba. Incluso con enfermedades prolongadas hay buenas posibilidades de reparación. Sopa de zanahorias. Véase también remedios para el intestino pág. 219. En su caso, tratamiento con gusanos látigo (véase pág. 219). No se recomiendan a largo plazo las terapias de la MC con cortisona, inmunosupresores o anti-TNF.

2 (Véase Dr. Hamer, "Tabellenbuch" (Libro de Tablas), pág. 28

INTESTINO GRUESO – COLON SIGMOIDE

El colon sigmoide, que presenta forma de S, recibe el resto de sustancias alimenticias del colon descendente. Aquí se espesa el contenido mediante absorción de líquidos y se hacen "porciones".

SBS de la mucosa del colon sigmoide

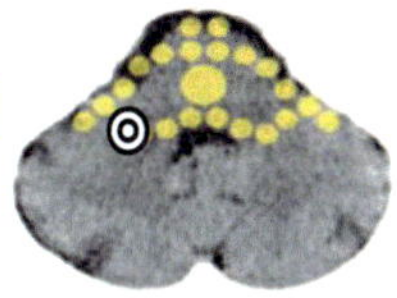

Cáncer del colon sigmoide (carcinoma), pólipos[1]

ENDO

+ –

Conflicto — Conflicto de presa: enojo indigesto. No poder eliminar (deshacerse de) algo indigesto-pesado-molesto.

Ejemplos — ➜ *No poder deshacerse de algo molesto, de alguna "porquería" (por ejemplo, un reproche).*
➜ *No poder soportar algo "venenoso".*
❁ *El matrimonio de una paciente de 54 años no transcurre de manera armónica. La pareja se muda a una nueva casa. De manera inesperada, su marido le comunica durante la mudanza que él no va mudarse con ella en la casa. Acto seguido comienza a sacar de nuevo sus cosas. Cuando después le pide a la paciente el certificado de matrimonio con motivo de la separación, tienen una fuerte discusión: enojo indigesto. Un tumor en forma de coliflor de varios centímetros crece durante la fase activa. Este se detecta 7 años después en un reconocimiento. Este no le causaba ninguna molestia. A pesar de ello, la paciente se somete a quimioterapia. (Archivo propio).*
❁ *Un joven empresario no recibe dinero de un cliente importante después de haber terminado el encargo. (Véase Dr. Hamer, "Goldenes Buch" (Libro Dorado), vol. 2, pág. 184).*
❁ *Un hombre lleva trabajando 15 años en una empresa. Surgen discrepancias con una compañera de trabajo. El jefe se pone de parte de su compañera, lo cual le produce una amarga decepción. (Archivo propio).*

Conflicto activo — Aumento funcional, crecimiento de tumor secretor en forma de coliflor (adcar.), o bien de tumor plano (adcar., en la MC "engrosamiento tumoral de la pared") de resorción.

Sentido biológico — Poder digerir o resorber mejor el bocado-enojo que se encuentra atascado con más células intestinales.

Fase de reparación — Normalización del funcionamiento, reducción por caseificación tuberculosa que produce necrosis del tumor mediante hongos acidorresistentes y micobacterias, fiebre, sudores nocturnos (inflamación del colon sigmoide).
Sangre clara y mucosidad en las heces, diarrea. En su caso, encapsulación del tumor si no se encuentran presentes las correspondientes bacterias.

Crisis de reparación — Escalofríos, fuertes dolores del cólico y fuerte hemorragia, diarrea.

Terapia — Encontrar conflicto, canales, caracterizaciones y dogmas. Preguntas véase pág. 212. Idea central: "*Esta situación ha surgido para que pueda aprender de ella*". "*La he atraído hacia mí a causa de mis pensamientos y mis acciones. Lo acepto todo tal y como es y con la ayuda de Dios sacaré provecho de ello*". Véase también remedios para el intestino pág. 219. Según mi experiencia, los pólipos deberían ser operados, ya que no se sabe si estos van a seguir creciendo. En la MC actual, cuando los pólipos tienen más de 3 cm de diámetro son considerados como "cáncer intestinal", con todas sus consecuencias.

Divertículo en la pared del intestino

El mismo SBS que arriba. (Véase arriba). La mayoría de los divertículos del intestino se encuentran en el colon sigmoide.

Fase — Degradación excedente del tumor en reparación pendiente (diverticulitis), o después de la reparación pendiente (divertículo). La mucosa debilitada se vuelve hacia fuera. En su mayoría es un **conflicto recurrente.**

Terapia — Encontrar conflicto, canales, caracterizaciones y dogmas. Si es posible, dar solución real si sigue activo para que no se formen nuevos divertículos. Preguntas véase pág. 212. Operación si procede, en caso de inflamaciones recurrentes de los divertículos.

1 (Véase Dr. Hamer, "Tabellenbuch" (Libro de Tablas), pág. 28

INTESTINO GRUESO – RECTO

En los seres humanos el recto tiene entre 15 y 30 cm de largo. Los últimos 4 cm se corresponden con el ano. El recto sirve como almacén provisional de las heces.
Lo particular de este último tramo del intestino es que la vieja mucosa intestinal se encuentra recubierta, hasta una profundidad en el recto de hasta 12 cm, por capas de tejido epitelial de la piel externa.
Es por ello que encontramos una capa superficial ectodérmica y una capa de tejido profunda endodérmica con dos contenidos de conflicto distintos.

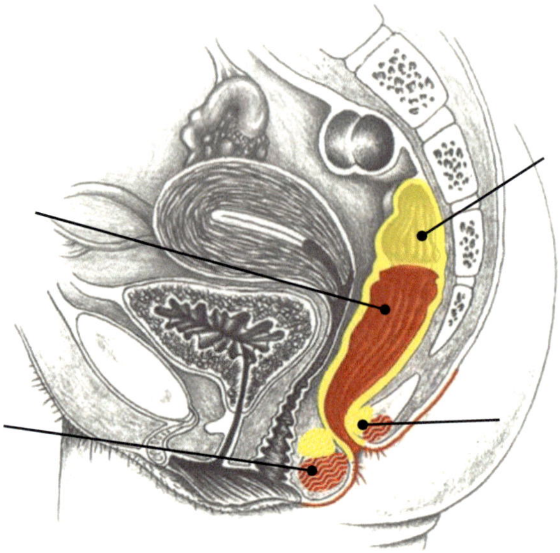

SBS de la mucosa profunda del recto

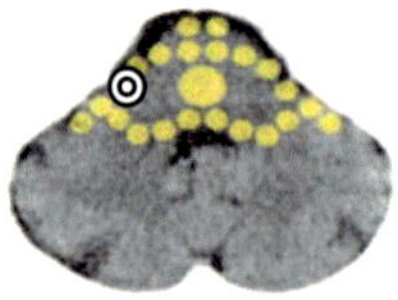

Cáncer rectal (adcar.)

ENDO

Conflicto	Conflicto de presa: enojo indigesto. No deshacerse de algo molesto, de alguna "porquería".
Ejemplo	➜ *Alguien es culpado de manera injusta o es fuertemente discriminado.* ➜ *Una persona es defraudada por un amigo.* ❁ *El hijo de una paciente ha empezado a tener malas compañías. Junto con sus amigos termina metido en un juicio. Ella está convencida de que su hijo ha caído en una trampa y por eso ha sido denunciado: crecimiento de un cáncer rectal durante la fase activa. Medio año después se le diagnostica este cáncer en la MC (Archivo propio).*
Conflicto activo (+ –)	Aumento funcional, crecimiento de tumor secretor en forma de coliflor (adcar.) ante el aspecto del conflicto de no poder (eliminar) digerir, o bien de tumor plano de resorción (adcar.) ante el aspecto del conflicto de no poder asimilar algo.
Sentido biológico	Poder digerir o resorber mejor el bocado-enojo que se encuentra atascado con más células intestinales.
Fase de reparación	Inflamación del recto, es posible que se diagnostique como "absceso anal" (véase abajo). Reducción por caseificación tuberculosa que produce necrosis del tumor mediante hongos acidorresistentes y micobacterias, fiebre, sudores nocturnos. Sangre clara y mucosidad en las heces, diarrea. Encapsulación del tumor si no hay bacterias.
Terapia	Encontrar conflicto, canales, caracterizaciones y dogmas. Preguntas véase pág. 210 y pág. 212. Idea central: *"Acepto la situación como es y la solucionaré con ayuda de Dios"*. Operación si el tumor es muy grande. Es mejor operar con tiempo, ya que en la MC actual se diagnostican pequeños tumores como "benignos". Esto supone menos estrés para el afectado. Véase también pág. 219 abajo.

Hemorroides, dolores hemorroidales (nivel profundo), absceso anal[1]

El mismo SBS que arriba. (Véase arriba).

Ejemplo — ❁ *Una diestra de 46 años suda por las noches desde hace 4 días. Cuando está en el baño tiene dolores al apretar y después aparece sangre en el papel higiénico. Historia del conflicto: Hace cinco semanas la paciente estuvo hablando con la suegra por teléfono. El tema de conversación trató sobre el reparto de una herencia tras la reciente muerte de la abuela (la paciente no tiene jurídicamente derechos, sino su marido). La suegra le dice a la paciente por teléfono: "Esto concierne sobre todo a los niños". La paciente comprende esta afirmación como una "exclusión" de ella en la reunión. El día antes de la aparición de los primeros síntomas, la suegra le hace una visita a la paciente en la que se muestra bastante amable (solución del conflicto). Reducción del conflicto con pérdida de sangre en los días sucesivos (fase de reparación). (Archivo propio).*

Fase — En su mayoría es un **conflicto recurrente.** Por lo general, durante la fase de conflicto activo crece un pequeño tumor bajo la capa de tejido epitelial que pasa inadvertido. Sólo después de la fase de reparación empieza a hacerse notar, cuando se abre hacia fuera: "Hemorroides" en la MC, "absceso anal". Sudores nocturnos, pus, sangre clara.

Observación — Un importante rasgo distintivo de las más frecuentes hemorroides superficiales son la fiebre y los sudores nocturnos durante la fase de reparación. Este SBS también puede ser la causa de las fisuras anales.

Terapia — En caso de recurrencia, encontrar y solucionar conflicto, canales y caracterizaciones. Preguntas véase pág. 210 y pág. 212. Véase también página siguiente.

1 (Véase Dr. Hamer, "Tabellenbuch" (Libro de Tablas), pág. 28

SBS de la mucosa superficial del ano

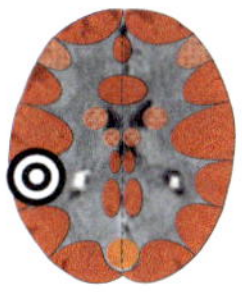

Hemorroides, dolores hemorroidales (nivel superficial), Calambres anales I[1]

Conflicto — Conflicto de identidad. No saber el lugar que a uno le corresponde. No saber qué decisiones tomar, cómo continuar. No saber qué persona es la pareja adecuada. O bien, conflicto de enojo territorial (sujeto a lateralidad, situación hormonal y conflictos previos).

Ejemplos — ❁ *Un niño de 7 años pierde a su padre. La madre cambia después varias veces de pareja. Estos no tratan bien al chico o incluso lo maltratan: conflicto de identidad. (Véase Dr. Hamer, "Krankheit der Seele" (Enfermedad del Alma, pág. 397).*

❁ *Un paciente de 69 años se somete a quimioterapia a causa de un carcinoma en la próstata. No obstante, él tiene dudas sobre si está haciendo lo correcto. "¿Debo seguir con el tratamiento?". (Conflicto de identidad). (Véase Dr. Hamer, "Celler Dokumentation", pág. 61).*

❁ *Una mujer casada se enamora de un hombre. Ella no está segura si debe separarse de su marido para irse con él: conflicto de identidad. Pérdida celular en el tejido epitelial del ano. Reconstrucción con hemorragia durante la fase de reparación. (Archivo propio).*

Conflicto activo — Reducción de la sensibilidad de la mucosa del ano (tejido epitelial superficial), al mismo tiempo flaccidez del esfínter externo del ano. Después pérdida celular en el tejido epitelial (úlcera). Posibles fisuras en el tejido epitelial del ano. Sin dolor, sin hemorragia, entumecimiento. Se busca la pertenencia, se lucha por tomar decisiones.

Sentido biológico — Gracias al esfínter relajado es posible deshacerse más fácilmente / rápidamente de las heces. En la Naturaleza las heces y la orina sirven como marcadores del territorio. El lugar de la deposición define el espacio vital y el emplazamiento del individuo. Con más excrementos, el individuo puede marcar mejor el emplazamiento y destacar la identidad. La marcación

1 (Véase Dr. Hamer, "Tabellenbuch" (Libro de Tablas), pág. 129

	con excrementos supone un "incremento" en el nivel de marcación de la orina.
Fase de reparación	Regeneración del tejido. Dolores, hinchazón, sangre clara ("hemorroides"). Mayor intensidad en caso de síndrome. En su mayoría es un **conflicto recurrente.**
Crisis de reparación	Fuerte hemorragia, en su caso escalofríos. Si se ve también afectada la musculatura estriada del ano, se pueden producir calambres anales (2ª posibilidad véase pág. 216) y necesidad dolorosa de defecar (tenesmo).
Observación	Con este SBS apenas se presentan sudores nocturnos.
Preguntas	¿Desde cuándo tiene la picazón, el sangrado? (Si tiene sangrado, el conflicto debe estar solucionado). ¿Tiene sangrado por primera vez? (No > examinar también el primer episodio. Sí > examinar sólo este episodio). ¿Cuál problema se solucionó en el día anterior o en el mismo día? (Buena conversación, decisión personal, buena noticia, fin de semana, vacaciones). Una vez determinado el problema, se identifica automáticamente el conflicto. ¿Está relacionado el conflicto siempre con la misma persona? ¿O se trata más bien de un dilema interior independiente de una persona determinada? (Precisar el conflicto). ¿Cuáles son mis experiencias más tempranas al respecto? (Infancia) ¿Tenían mis padres también problemas con ese tema? (> Analizar ese tema también para la familia y solucionarlo mediante conversaciones, meditación, perdón, oraciones) ¿Qué me caracterizó además? ¿En cuáles dogmas se basa este conflicto? ¿Estoy dispuesto(a) a comenzar nuevamente?
Terapia	Encontrar conflicto, canales, caracterizaciones y dogmas. Idea central: *"Me decido de manera clara". "De esta manera sabré cuál es mi lugar". Operación si procede.*

Fisuras en el tejido epitelial del ano

El mismo SBS que arriba.

Fase	**Fase de conflicto activo,** después dolores en la fase de reparación, si las fisuras se curan.
Terapia	Encontrar conflicto, canales, caracterizaciones y dogmas. Preguntas véase arriba.

SBS del esfínter interno del ano

FHs en el mesencéfalo – La topografía es aún desconocida

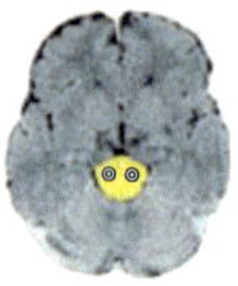

Calambres anales II (espasmo del esfínter, tenesmo)

Conflicto	Conflicto de presa: No poder retener las heces lo suficiente. En sentido figurado: Uno trata tenazmente de no molestar a nadie o de no ser entrometido. Uno permanece siempre muy reservado. Uno prefiere sacrificar su territorio en vez de caerle mal a alguien.
Ejemplo	*Una mujer está en el hospital por una operación de hemorroides. Para limpiar el intestino le ponen una lavativa, lo cual le produce náuseas a la paciente. En el último segundo sale corriendo hacia el lavabo para vomitar. Mientras vomita no puede evitar defecar también al mismo tiempo. De repente se encuentra en un charco de heces y agua. En este momento entra la médica y le pide que se acueste en la cama, puesto que le quería poner una infusión. Tiene que acostarse completamente sucia: conflicto de no poder retener las heces. Desde entonces la paciente sufre de fuertes espasmos anales. Dieciséis años visita un seminario del ing. Helmut Pilhar y descubre las Relaciones. Mediante una meditación-regresión puede solucionar el conflicto. Véase: www.germanische-heilkunde.at/erfahrungsberichte (en alemán).*
Conflicto activo	Aumento de la tensión muscular (hipertonía). Problemas durante la deposición. Cuando las heces son duras se hace más difícil la expulsión de las heces, ya que el esfínter interno no se abre completamente.
Sentido biológico	Aumento de la tensión para que las heces se puedan retener mejor.
Fase de reparación	Normalización en la tensión muscular. Calambres anales de manera súbita durante la crisis de reparación.
Preguntas	¿Había una situación real en la cuál yo no podía defecar? ¿O experimenté una situación estresante durante la defecación? ¿Me reprimo siempre? (No quiero caerle mal a nadie). ¿Qué me caracterizó?
Terapia	Encontrar conflicto, canales, caracterizaciones y dogmas. Magnesio transdérmico.

E
N
D
O

+ −

Obstinada retención de las heces en los niños

Conflicto	Hay algo que el niño desea ocultar, desea retener porque es feo o vergonzoso. Casi siempre en los niños, se trata de un conflicto sustituyente (transferido por los padres, antepasados). O bien es un conflicto de la madre durante el parto/embarazo: "Tengo que retener mi niño, no quiero que salga ahora"
Ejemplo	*La niña de 3 años de edad retiene a menudo durante varios días sus heces, como si la defecación fuese algo terrible. Los padres han hecho todo lo posible (juegos de defecación, etc.), pero sin éxito. A la pregunta de si había algo en la familia que era necesario ocultar, la madre contestó que su pareja (el padre de la niña) padecía de una enfermedad que le hacía decir maldiciones involuntariamente. Él contenía estas maldiciones con un gran esfuerzo, porque su matrimonio estaba en peligro. > La niña lleva consigo el esfuerzo del padre por contenerse. Una vez que se aclaran estas situaciones y se mejora el estado del padre, la niña puede defecar normalmente. (Archivo propio)*
Fase	**Actividad de conflicto** del esfínter externo del ano > tensión permanente.
Preguntas	¿Desde cuándo se presentan los síntomas? ¿Qué lleva la niña consigo? (Para los padres, menos frecuente para otros antepasados). ¿Qué es necesario ocultar en la familia? ¿Qué es necesario retener? (Tema tabú, algo vergonzoso, algo feo)
Terapia	Buscar y solucionar el conflicto, las caracterizaciones y dogmas causantes. Magnesio transdémico

Defecación involuntaria de los niños (encopresis)

A partir de los 3 años de edad debe funcionar el control de la defecación. En caso negativo, se trata del siguiente conflicto:

Conflicto	Según Frauenkron-Hoffmann: El niño se siente desatendido y trata de llamar la atención con el "olor". Él llama a su madre para que se preocupe. Según el Dr. Sabbah: El niño "siente" una intoxicación de los antepasados (*"Tengo que sacar el veneno"*).
Fase	**Crisis de reparación** del esfínter externo del ano.
Preguntas	¿Desde cuándo se presentan los síntomas? (¿Estrés en la escuela/familia, divorcio, disputa, discordia?) ¿Se siente desatendido el niño? ¿Hubo/hay antepasados o padres que se han intoxicado? (Tomar en cuenta también drogas y medicamentos)
Terapia	Buscar y solucionar el conflicto, las caracterizaciones y dogmas (familiares) causantes.

Remedios para el ano/hemorroides

- Infusiones/baños de asiento: Alholva, roble, verbasco, hojas de castaño de indias, milenrama, llantén.
- Cayce (ejercicios de gimnasia): Elevar ambos brazos sobre la cabeza, levantar los talones y estirar el cuerpo hacia arriba, después doblar el cuerpo hacia adelante con las manos hacia el suelo. Practicar mañana y tarde durante dos o tres minutos.
- Schüssler nº 1, 11.
- Kanne Brottrunk uso interno.
- Pomada de consuelda, bálsamo de propóleos uso externo.
- Zeolita en polvo uso interno.
- Plata coloidal uso interno y externo.
- Cloruro de magnesio ($MgCl_2$)-Baño de pies.

Diarrea

Posibles causas

- **Intoxicación**: Alimentos en mal estados, contaminados, efectos secundarios de medicamentos, en especial antibióticos, psicofármacos, intoxicación a causa del edulcorante artificial aspartamo, etc. La diarrea tiene como función la expulsión de veneno.

- **Mala alimentación**: Una combinación de alimentos desfavorables puede provocar diarrea (pág. ej fruta-azúcar-cereales).
- **Simpaticotonía general y ansiedad anticipatoria**: Diarrea por estrés (en MC "diarrea predominante"). Una de cada cinco personas en el mundo están afectadas.

En la anticipación del estrés (simpaticotonía) se abren los músculos lisos del cuerpo: los esfínteres del ano y la vejiga para "deshacerse de carga", el del estómago para un paso rápido, el esfínter de la pupila para ver mejor, etc.
Las personas enjutas, delgadas o macilentas se encuentran generalmente en simpaticotonía, es decir, suelen padecer estrés. Falta la tranquilidad, el sosiego y no puede almacenarse la grasa (según Kretschmer tipo atlético o leptosómico). Estas personas

tienden siempre a "hacérselo encima": diarrea.
Ejemplo: *Un alumno de 16 años es aficionado al esquí de competición. El día del torneo, en especial justo antes de la salida, tiene que ir continuamente al baño con diarrea: simpaticotonía general, ansiedad anticipatoria.*
A lo largo de su vida sigue padeciendo diarrea siempre que tiene una cita importante. (Archivo propio).
El tipo contrario es el pícnico (vagotonía), que son más cómodos y buenos aprovechadores de la comida con tendencia al estreñimiento.

• **Musculatura intestinal**: Cuando un conflicto de presa-enojo indigesto se encuentra atascado en el intestino, suelen comenzar dos SBS: un SBS de secreción (tumor en forma de coliflor) para disolver el bocado (presa) con más jugo gástrico, y otro conflicto de calidad motora (peristáltico) para expulsarlo. (Conflicto de no poder eliminar o expulsar un bocado que está atascado). Diarrea durante la crisis de reparación en el marco de la fase de reparación o en reparación pendiente, por ejemplo, enfermedad de Crohn, inflamación de colon, colitis ulcerosa.

• **Hígado – bilis**: Conflicto recurrente. Este tipo de diarrea viene acompañado de intolerancia a la grasa. Puede quedar afectado el parénquima endodérmico del hígado o los conductos biliares de origen ectodérmico. Una carencia de bilis impide la digestión de las grasas: deposición pastosa que permanece en la superficie del agua. Conflicto: De enojo territorial o de identidad, o bien conflicto existencial-de morir de hambre (véase pág. 229 s, 227 s).

• **Páncreas** (menos frecuente): Conflicto recurrente. Cuando se han producido varias infecciones del páncreas se degeneran las glándulas que producen jugos pancreáticos. En este caso faltan las enzimas necesarias para digerir proteínas, grasas y almidón. Defecación pastosa, fétida que permanece en la superficie del agua. Conflicto: Enfado con parientes, lucha por un bocado, conflictos de herencia (véase pág. 237).

• **Glándula tiroides** (menos frecuente): La hormona tiroxina de la glándula tiroides hace simpaticotónico. Acelera el metabolismo y fomenta el vaciado del intestino. Diarrea en la fase de conflicto activo. Conflicto: No atrapar un bocado o no poder deshacerse del mismo porque ser muy lento (véase pág. 124 ss).

Terapia en caso de diarrea: Según la causa.
- Movimiento central como en Tai Chi o entrenamiento de fuerza.
- Alimentos: Arándanos, cebada, avena, miel.
- Infusiones: Helenio, hojas de zarzamora, corteza de roble, manzanilla, achicoria, centinodia.
- Hildegarda: Condimentar con menta y menta piperita.
- Zeolita en polvo uso interno.

Gases (flatulencia)

En cada fase de la digestión se crean gases intestinales. No obstante, la mayor parte de los mismos se propagan por el torrente circulatorio y se expulsan a través de los pulmones. Se denomina flatulencia a un exceso de gases entre 0,5 y 1,5 litros al día.

Posibles causas

• **Mala alimentación:** Una proporción elevada de fibra o una combinación de alimentos desfavorables (pág. ej fruta-azúcar-cereales) causan gases. Las legumbres (moléculas de azúcar ramnosa y estaquiosa) producen un notable aumento en la producción de gases.

• **Intoxicación** mediante antibióticos u otras terapias químicas que provocan daños en la flora intestinal, digestión incompleta, fermentación y flatulencia.

• **Simpaticotonía general:** Gases en combinación con diarrea son síntoma de simpaticononía general. El paso de alimentos se ve acelerado: digestión incompleta, reabsorción de aire incompleta.

• **Hipofunción de intestino delgado o grueso**: Reabsorción de aire deficiente por degeneración de la mucosa intestinal (mala capacidad de reabsorción). Según el Dr. Hamer, los gases intestinales ayudan a que el intestino se expanda y así un bocado estancado pueda transportarse mejor.
En caso de intolerancia a la histamina o a la lactosa pueden producirse fuertes flatulencias, en parte acompañadas de diarrea: conflicto de enojo, de enojo indigesto (véase intestino delgado y grueso).

• **Páncreas o hígado:** Bajos niveles de jugos pancreáticos o de bilis, digestión incompleta, fermentación, flatulencia. Conflicto de enojo con parientes, lucha por un bocado, conflictos de herencia, o bien conflicto existencial-de morir de hambre, conflicto de enojo territorial o de identidad.

Terapia en caso de flatulencia
Según la causa (por ejemplo, cambio en la dieta).
- Movimiento / gimnasia.
- Respiración profunda para que se puedan expulsar los gases.
- Baños calientes, en su caso con sal entera o cloruro de magnesio.
- Infusiones: Anís, hinojo, melisa, perejil, flores de tilo.
- Hildegarda: Receta especial de laurel en polvo.
- Desarrollo de simbiontes con "OMNI Biotic", Symbioflor 2, EM.
- Ingerir una cucharada de mostaza en grano con agua (cura).
- Zeolita en polvo uso interno.

Estreñimiento

Posibles causas

• **Intoxicación por medicamentos**: Mal uso de laxantes, somníferos, tranquilizantes, antiácidos para el estómago (sulfato de aluminio), suplementos de hierro, diuréticos, antihipertensivos, medicamentos para el Parkinson, entiepilépticos, medicamentos para la incontinencia urinaria, morfina (la morfina paraliza el intestino a causa de una contracción permanente de la musculatura longitudinal).

- **Dieta pobre en fibra y sustancias vitales:** Alimentos industriales de baja calidad. El intestino se vuelve lento y perezoso (reducción de la peristalsis): "pereza intestinal".

- **Túbulos colectores del riñón:** Almacenamiento de agua para poder sobrevivir a una huida (por ejemplo, durante viajes) o al quedarse sólo. En el intestino grueso se absorbe el agua de las heces de manera especialmente minuciosa: heces duras, tendencia al estreñimiento (conflicto de refugiado, conflicto de sentirse sólo y abandonado, véase pág. 240 ss.).

- **Falta de movimiento:** Para el correcto funcionamiento de la peristalsis intestinal es esencial suficiente movimiento. Esto no se debe sólo a factores mecánicos del intestino, sino también guarda relación con el nervio accesorio (XI).[1] Hábitos sedentarios conllevan descuido de la respiración, reducción del funcionamiento del diafragma (músculo auxiliar de la digestión).

- **Vagotonía general**: Durante una parasimpaticotonía general es probable que todos los esfínteres del cuerpo, también el del ano, estén cerrados. Las heces son expulsadas con dificultad. Las personas que generalmente se encuentran en vagotonía poseen tendencia al estreñimiento. Los pícnicos, personas obesas, redondeadas y cómodas, son (según Kretschmer) estupendos aprovechadores de la comida. El alimento, como la vida, se disfruta y digiere con tranquilidad. Terapia: Buscar desafíos.

- **Musculatura intestinal**: Estreñimiento durante la fase de conflicto activo. Es posible que en la MC se diagnostique como "íleo paralítico". Generalmente en combinación con un SBS de secreción o resorción. Descripción véase pág. 209 s.

- **Glándula tiroides:** Reparación pendiente o situación tras reparación pendiente.

1 (Véase Dr. Hamer, "GNM® -Hirnnerventabelle" (Tabla de Nervios Cerebrales). Tabla XI.

Niveles bajos de hormona tiroxina de la glándula tiroides provocan desánimo y ralentización del metabolismo: pereza intestinal. Conflicto: No atrapar un bocado o no poder deshacerse del mismo por ser muy lento (véase pág. 124 ss).

- **Glándula paratiroides:** Fase de conflicto activo, conflicto pendiente. Un nivel elevado de parathormona puede provocar estreñimiento.

- **Íleo** (poco frecuente): Causado por tumor o giro del intestino (vólvulo). Fase de conflicto activo o fase de reparación. Estreñimiento agudo, en su caso con dolores, vómito feculento. Conflicto de enojo, de enojo indigesto (véase arriba).

Terapia en caso de estreñimiento.
Según la causa.

- Movimiento / actividad física para estimular el intestino. Especialmente apropiada es la carrera de fondo, después gimnasia.
- Alternancia clara entre fases de descanso y de actividad, para que se pongan en marcha el simpático y el vago. Por ejemplo, primero realizar actividad física y después hacer el vago.
- Masajes periódicos en el músculo romboides y en el rotador del cuello (esternocleidomastoideo). Estos dos músculos están inervados por el nervio accesorio (XI) y guardan relación directa con la musculatura intestinal.
- Beber suficiente agua pura por la mañana.
- Alimentación: Alimentos crudos, linaza, fruta seca, higos, manzanas, ajos, cebolla, chucrut crudo, remolacha roja cruda, lechuga.
- Infusiones: Agrimonia, centaurea menor, ajenjo, polipodio común, hierba de San Juan.
- Mejora de la flora bacteriana: "OMNI Biotic", Symbioflor 2, EM (microorganismos efectivos), Kanne Brottrunk.
- Lavativas / hidroterapia de colon. Terapia para la eliminación de gérmenes y para un nuevo comienzo del intestino. Estas aplicaciones no deben estar asociadas a un conflicto. En caso contrario es mejor renunciar a las mismas. Debe tenerse especial cuidado con niños (zona íntima).

Remedios para el intestino

- No tomar medicamentos cuando no sea necesario.
- Infusiones: Centaurea menor, agrimonia, hinojo, menta, milenrama, entre otros.
- En caso de agotamiento, aceite de hígado de bacalao a diario.
- Masticar abundantemente, disfrutar de la comida (véase Jürgen Schilling, "Kau dich gesund" (Salud masticando bien), editorial: Haug, 5ª ed. 2003.
- Cuidado de los simbiontes con "OMNI Biotic", EM, Symbioflor 2, kombucha, Kanne Brottrunk, yogur.
- Cayce: Comer una almendra cada día, lavados intestinales (hidroterapia de colon) y lavativas para la desintoxicación.
- Hildegarda: Condimentar con semillas de hinojo y menta.
  Receta especial bebida de genciana o de ajenjo.
  Receta especial elixir de sanícula o polvo de sanícula.
- Cura: Agua con granos de mostaza (sin masticar) y tierra medicinal. Aceite de linaza.
- Cura para el vientre con aceite de ricino (véase pág. 232).
- Cataplasma de agua con sal caliente sobre el vientre.
- Ayunar, la terapia más antigua en caso de desórdenes digestivos. A la hora de ayunar deberíamos seguir nuestros instintos y nuestras sensaciones, igual que los animales cuando no comen. El ayuno bajo presión y por obligación sólo trae nuevos conflictos, enfermedades e incluso más necesidad de comer que antes.
- Richard Willfort: Cura de tres semanas con jugo de repollo recién exprimido. Tomar entre 0,5 y 1 litro repartido a lo largo del día.
- Bórax natural uso interno.
- Zeolita en polvo uso interno.

DIAFRAGMA

El diafragma es una lámina de músculos estriados y tendones con forma de cúpula de entre 3 y 5 mm de espesor. Esta separa el espacio torácico del abdomen.

El control de la misma tiene lugar a través de la corteza cerebral motora (inervación) y de la sustancia blanca (metabolismo).

A pesar de que el diafragma, según la MC, es un músculo exclusivamente estriado, recibe impulsos del tronco cerebral para las funciones auxiliares involuntarias (autónomas) de la respiración y la circulación.

(Los músculos de los ventrículos del corazón funcionan de manera semejante: bombeado involuntario en musculatura estriada con inervación de la corteza cerebral).

Funciones del diafragma

- El diafragma trabaja generalmente de manera involuntaria. No obstante, se puede también tensar de manera voluntaria, por ejemplo al respirar profundamente o mantener la respiración.
- Como músculo auxiliar de la circulación, el diafragma trabaja completamente de manera involuntaria. Sirve de apoyo al corazón derecho en la succión de sangre venosa del sistema circulatorio (bomba de presión-succión). La mitad izquierda del diafragma tiene aquí una gran importancia, ya que el lado derecho tiene limitación de la movilidad a causa del hígado que se encuentra debajo.
- Al dar a luz, defecar u orinar tensamos voluntariamente el diafragma (al apretar).

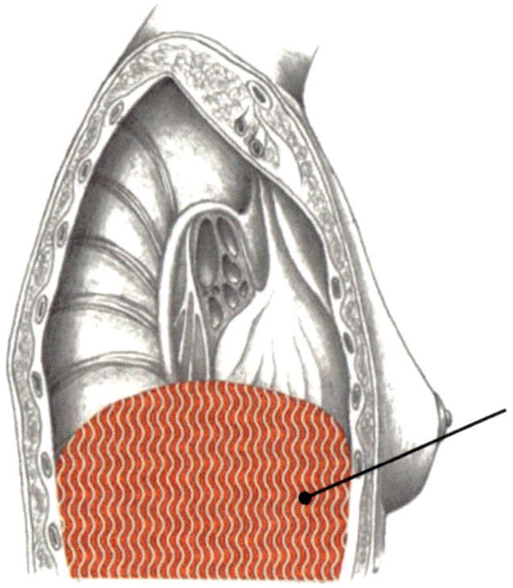

Diafragma acoplado con el músculo cardíaco
Conflicto de sobreexigencia o de engaño

Diafragma sin músculo cardíaco
No recibir suficiente aire, no poder respirar o no poder apretar

SBS de la musculatura del diafragma

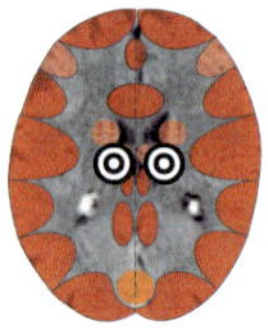

Apnea del sueño, calambre del diafragma[1]

ECTO

Conflicto	1. Conflicto de sobreexigencia: Según el Dr. Hamer, en presencia de este conflicto el diafragma se encuentra acoplado al músculo cardíaco, de manera que reacciona juntamente con el mismo (véase pág. 132 s.). 2. Conflicto sólo del diafragma: No recibir suficiente aire, no poder respirar o no poder apretar. También en sentido figurado: *"Me quedo sin aire". "Me quita el aliento". "Ahora debo tomar aire". "Me quedo sin aliento".*
Ejemplos	*Un niño de 4 años se cae de un banco cuando está jugando. Por el susto, empieza a llorar y a gritar tanto que apenas puede recibir aire: conflicto de no poder respirar, de recibir poco aire. Por la noche y durante el día siguiente entra el niño en reparación. Se queda dormido en el sofá mientras los padres lo observan: durante un momento se pone algo azul (insuficiencia respiratoria a causa de la crisis de reparación del diafragma, calambre del diafragma). Su pierna izquierda se estremece y todo el cuerpo se contrae (crisis de reparación del conflicto motor por la caída del banco). Al día siguiente todo vuelve a estar bien. Véase: www.germanische-heilkunde.at/erfahrungsberichte (en alemán).*

1 (Véase Dr. Hamer, "Tabellenbuch" (Libro de Tablas), pág. 61, 72.

E
C
T
O

−+

❁ *Una paciente de 53 años, diestra, casada en segundo matrimonio, maestra de jardín de infancia y con dos hijos de 31 y 33 años, sufre desde hace unos 25 años de un síntoma particular, del cual los médicos de la MC no tienen claro a qué pueda deberse. Cuando está relajada, en especial durante la noche, padece varias veces a la semana fuertes dolores espasmódicos debajo del arco costal izquierdo que se extienden a través del abdomen hasta las vértebras torácicas. Durante estos ataques, la paciente debe ponerse de pie para poder recibir algo de aire. La paciente cuenta que durante y después de los ataques no puede orinar ni defecar, ya que no puede hacer nada de presión en el abdomen.*
Historia del conflicto: El parto de su hijo fue difícil, pero gracias a la experiencia del médico transcurrió todo sin problemas. Durante el parto se quedó exhausta de apretar con fuerza. Por ello, el doctor presiona con la rodilla en la parte alta de su abdomen para empujar al niño hacia fuera. Dio a luz un niño sano.
Durante el parto de su hija ocurrió una situación semejante. La parturienta está muy débil para dar a luz a la niña. El bebé está atrapado en el canal de nacimiento. Se le pide a la paciente que apriete más fuerte, pero está muy débil y desiste: "Ya no puedo más, ¡no puedo sacar al bebé!". Conflicto de no poder empujar al bebé. Lo que más desearía la paciente es que estuviera allí el doctor de la última vez, pero no estaba. Se practica una incisión en el perineo, pero es demasiado tarde y el bebé debe ser sacado a la fuerza. La niña sufre una minusvalía irreversible. Cuando la madre se hace a la idea seis años más tarde, comienzan por la noche a producirse los ataques epilépticos en el diafragma. Siempre que ve a su hija piensa en el parto (conflicto pendiente). Después de 25 años de sufrimiento, un terapeuta que trabaja según las cinco Leyes Naturales Biológicas da con la clave. Como terapia se representa de nuevo el parto. El terapeuta se arrodilla sobre el abdomen de la paciente y de manera imaginaria presiona el bebé hacia fuera. El subconsciente de la paciente debe entender que "ahora todo está bien", además, su hija de 31 años con una ligera minusvalía es su "mayor tesoro". Idea central: "Es estupendo tener una hija tan buena. Todo está bien así como está, el parto ha ido bien". Después del tratamiento, la paciente sufre convulsiones durante cinco días que son más fuertes que de costumbre (crisis de reparación que tienen lugar en el marco de la fase de reparación). Después se ve libre al fin de un martirio que ha durado 25 años. (Archivo propio).

Conflicto activo	Parálisis, debilidad, limitación de la inervación o funcional: arqueo del diafragma hacia arriba por falta de tensión. Debilidad en caso de esfuerzo físico, ya que el diafragma no puede (contraerse) asistir la respiración (musculo auxiliar más importante en la respiración). Todo de manera inadvertida.
Sentido biológico	Tanatosis. Los animales carnívoros pierden el interés cuando la presa no se mueve ni respira.
Fase de reparación	Recuperación de la inervación.
Crisis de reparación	Epilepsia del diafragma (espasmos diafragmáticos). Generalmente durante la noche o en estado de relajación. Punzada o contracción a lo largo del abdomen. La respiración se ve afectada a causa del espasmo diafragmático: insuficiencia respiratoria de manera súbita, insuficiencia de oxígeno, coloración azul (cianosis).
Observación	A causa de un acoplamiento funcional con el músculo cardíaco, pueden producirse pausas de respiración (apnea) o insuficiencia respiratoria durante la crisis de reparación del músculo cardíaco. Esto fue demostrado a través de un estudio francés en el cual se colocó un marcapasos a un paciente con apnea. El resultado fue una increíble mejora de las molestias en este grupo. (Fuente: N Engl J Med 346, 2002, 444).
Preguntas	En primer lugar aclarar si el corazón está involucrado, como en la mayoría de los casos: ¿Arritmia cardíaca sin dolores y en reposo? (Sí > SBS del corazón - conflicto de sobreexigencia, véase preguntas pág. 133. No > SBS del diafragma sólo). ¿Cuánto tiempo tiene los síntomas? (Conflicto poco antes). ¿Tuve reales problemas para respirar o presionar? O en sentido figurado: ¿Qué me hizo perder el aliento? (Un susto, un estrés imprevisto, una disputa). ¿Porqué no puedo manejar esa situación? (Buscar la base del conflicto) ¿Hubo en mi infancia situaciones similares que me caracterizaron? (Preguntar a los padres, despertar recuerdos). ¿Tuvieron mis padres o antepasados experiencias similares? (Preguntar a los padres y parientes). La intención interior de las conversaciones de ese tipo es conducir la familia a la reparación, al amor)
Terapia	Encontrar conflicto, canales, caracterizaciones y dogmas. Si es posible, dar solución real en caso de

que vuelvan las pausas respiratorias o los calambres. Buscar dónde se encuentra el amor - ahí está la solución. Ejercicios de respiración, deportes rítmicos (senderismo, caminata nórdica, esquí de fondo, baile). Véase también pág. 138.

Hipo (singultus)

El mismo SBS que arriba. (Véase arriba). En caso de hipo el diafragma se tensa de manera no coordinada. A causa de la succión de aire inesperada se desplazan las cuerdas vocales en la faringe, lo que provoca el hipo.

Ejemplos

➜ *Una persona bebe con tanta avidez que se "olvida" de respirar y se produce una carencia de oxígeno.*

➜ *Una persona habla mientras corre con su compañero: conflicto de no recibir suficiente aire.*

❁ *Una mujer de 47 años planea una gran fiesta con todos sus parientes por el 80 cumpleaños de su padre. Para esto tiene que ponerse de acuerdo con sus hermanos, lo cual requiere nervios y esfuerzo. Al final, todo esta preparado y todos esperan ilusionados la fiesta que se celebrará en seis semanas. Un día la paciente habla por teléfono con su padre. Este le cuenta de pasada que no está muy de acuerdo con la fiesta y que no debería celebrarse. Esto deja a la paciente sin palabras: se queda sin aire. Por suerte, puede hablar con su pareja y sacarse la espina. Media hora después de la conversación telefónica, los dos bromean sobre su viejo y testarudo padre. De pronto, a ella le da hipo, algo que por lo demás nunca le ocurre. (Archivo propio).*

ECTO

Fase: **Crisis de reparación** en la fase de reparación – Espasmo diafragmático (hipo).

Terapia: Encontrar conflicto, canales, caracterizaciones y dogmas. Si es posible, dar solución real si es recurrente. Preguntas véase arriba. Contener la respiración, inspirar varias veces profundamente (hiperventilación) o toser, para que el diafragma recupere de nuevo su ritmo normal. Tomar una cucharadita de comino con agua sin masticar. Beber varios tragos de agua fría o de agua con limón, o tomar una cucharada de azúcar. Inhalar aceites esenciales estimulantes (alcanfor, menta, entre otros). Estas medidas provocan un cambio vegetativo, un "nuevo comienzo" en las contracciones del diafragma.

−+

Flato

El mismo SBS que arriba. (Véase pág. 220, 221).

Ejemplo: ➜ *Alguien come justo antes de realizar algún deporte.*

Fase: **Crisis de reparación** en la fase de reparación – Espasmo diafragmático (flato).

Observación: El detonante principal es la comida antes del ejercicio físico. Debido a que el estómago y los intestinos se encuentran anclados en el diafragma, este se ve empujado hacia abajo cuando el estómago está lleno: Reducción en la función auxiliar del diafragma en la respiración. - Inicio de un SBS del diafragma. Es probable que las personas con un sistema muscular y tejido conjuntivo débil tengan también un diafragma débil, que llega pronto a sus límites.

Terapia: Encontrar conflicto, canales, caracterizaciones y dogmas. Si es posible, dar solución real si es recurrente. Entrenamiento de fuerza, en especial la musculatura del tronco. Prestar atención a una correcta posición y tensión corporal. Ejercicios de respiración como, por ejemplo, en el yoga. No comer antes del ejercicio físico. No hablar mientras se practica deporte, respirar profunda y tranquilamente.

Hernia diafragmática, hernia de hiato

El mismo SBS que arriba.– Delimitación incierta con respecto a una lesión, accidente. Un agujero en el diafragma puede hacer que el estómago, intestino u otros órganos del abdomen entren en el espacio torácico. Con frecuencia, el estómago es el órgano más afectado (hernia de hiato).

Fase: **Fase activa de conflicto.** Pérdida de fibras musculares estriadas: adelgazamiento del diafragma; tendencia a la rotura en caso de carga, por ejemplo, al coger peso o al hacer abdominales.

Terapia: Encontrar conflicto, canales, caracterizaciones y dogmas. Preguntas véase arriba. Ejercicios de respiración (en su caso yoga).
Entrenamiento de fuerza, en especial la musculatura del tronco. Operación si procede.

PERITONEO, OMBLIGO, EPIPLÓN MAYOR, PARED ABDOMINAL

La cavidad abdominal está recubierta en su interior por el peritoneo. Se compone enteramente de tejido de origen mesodérmico. Se pueden diferenciar dos capas:
La capa externa (parietal) está adherida a las paredes de la cavidad abdominal, mientras que la capa interna (visceral) conforma el recubrimiento externo de los órganos.
En la fina cavidad pleural, entre las dos capas se encuentra líquido lubricante para que los órganos puedan moverse.
El epiplón mayor (también llamado omento mayor) es un pliegue de grasa, igualmente de origen mesodérmico, con forma de delantal que normalmente se encuentra delante del asa intestinal y está unido al estómago y al intestino.
Tiene movilidad propia, de esta manera puede colocarse sobre focos de infección para aislarlos. Puede tapar, por ejemplo, una rotura del apéndice evitando que el contenido del intestino pase a la cavidad abdominal. Gracias a esta propiedad podríamos considerar el epiplón como una "tapa de la suerte".

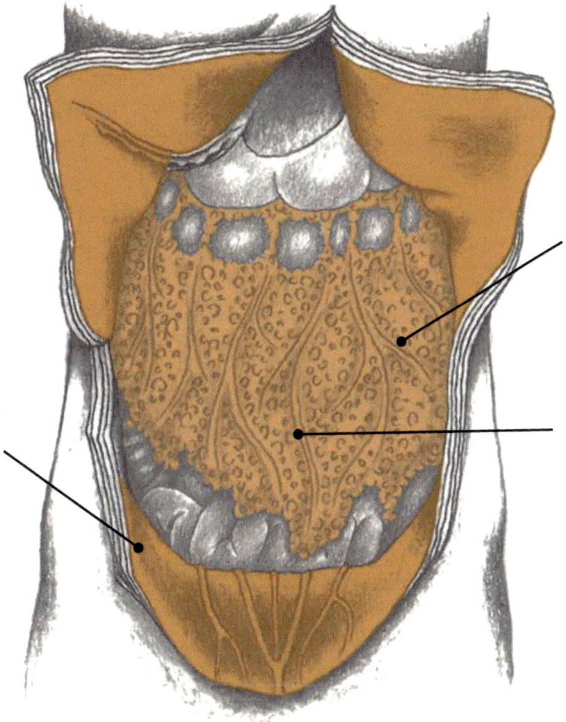

SBS del peritoneo

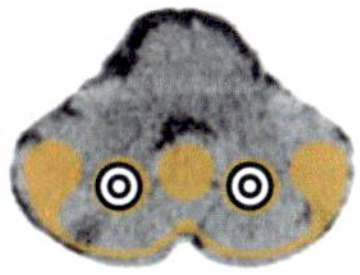

MESO ANTIGUO

Cáncer de peritoneo (carcinoma peritoneal, mesotelioma peritoneal, hiperplasia mesotelial papilar)[1]

Conflicto — Ataque contra el abdomen. Ataques reales, amenaza o representación de un ataque.

Ejemplos — *➜ Con frecuencia a través de diagnósticos graves como "hemos encontrado una metástasis también en el hígado", o bien, "Usted tiene un cáncer intestinal maligno que debemos operar inmediatamente".*
➜ Palabras fuertes o insultos que se reciben como un golpe o como un daño.
➜ Fuertes dolores abdominales, sin importar la procedencia (cólicos, intoxicaciones, etc.), pueden ser igualmente sentidos como un ataque: división celular durante la fase activa, pérdida celular durante la fase de reparación.
❁ A una mujer de 69 años se le diagnostica un cáncer de colon de 17 cm de diámetro. A causa del tamaño del cáncer se le comunica un mal pronóstico a la paciente: ataque contra el abdomen.

+ −

1 (Véase Dr. Hamer, "Tabellenbuch" (Libro de Tablas), pág. 48, 53.

(La paciente se siente amenazada por el tumor gigante dentro de su vientre). Multiplicación de las células del peritoneo (cáncer de peritoneo). A las tres semanas, cuando se opera el tumor, los cirujanos encuentran mesoteliomas con forma de tonsilotitos en el peritoneo. (Archivo propio).

Conflicto activo División celular en el peritoneo. Crecimiento de mesoteliomas pequeños o planos, dependiendo de si el paciente se siente atacado en todo el vientre o sólo en una zona.

Sentido biológico Refuerzo y espesamiento del peritoneo para poder afrontar mejor los ataques.

Fase de reparación Reducción del tumor por caseificación tuberculosa con fiebre, sudores nocturnos y generalmente fuertes dolores. Encapsulación del tumor si no se encuentran presentes las correspondientes bacterias. La fase de reparación no significa automáticamente "todo bien", ya que el conflicto puede quedar pendiente y la intensidad de los dolores de la reparación puede ser problemática. Acumulación de líquido en el abdomen (ascitis), especialmente en caso de síndrome. Una vez finalizada la reparación pueden quedar depósitos calcáreos y tejido de cicatrización.

Crisis de reparación Escalofríos, dolores muy fuertes.

Preguntar Aclarar en primer lugar, si el conflicto está activo o en reparación. ¿Se trata de un ataque real al estómago? (Accidente, golpe, operación, fuertes dolores de estómago como cólico hepático) ¿Ataque imaginado? (Diagnóstico, preocupaciones acerca de un tumor que uno podría tener). ¿Conflicto transferido? (Por ejemplo, compasión con una persona querida que tiene una efermedad del estómago) ¿Porqué me afectó tanto? ¿Cuáles caracterizaciones familiares jugaron un papel?

Terapia Encontrar conflicto, canales, caracterizaciones y dogmas. Aquí la comprensión de las Relaciones Biológicas es especialmente importante. Idea central: *"Me encuentro seguro, estoy protegido". "Todo volverá a estar bien". "Conozco las Relaciones, por eso el diagnóstico no puede afectarme".* En la MC se realiza un tratamiento con operación, quimio y radioterapia y se conforman con alargar la vida por unos tres meses. Con frecuencia, después de la intervención vuelven a desarrollarse mesoteliomas en la herida de la operación. Lo cual es comprensible desde nuestro punto de vista (y desde el "punto de vista del peritoneo"), puesto que la operación supone un nuevo ataque. Estas terapias de la MC no son recomendables dada su falta de éxito.

Inflamación del peritoneo (peritonitis)

En la MC se diferencia entre peritonitis primaria (el origen de la inflamación está en el peritoneo) y secundaria (la inflamación procede de órganos colindantes, por ejemplo, del intestino). Si se trata de la primaria: el mismo SBS que arriba.

Ejemplo *Un hombre diestro de 36 años está sentado en el asiento del copiloto cuando su novia entra en un cruce. De pronto, un coche viene por la derecha y colisiona contra el pequeño coche en el lado del copiloto. El paciente siente desde el lado un golpe en su vientre. El airbag lateral se ha abierto: conflicto local, "ataque contra el abdomen". La ambulancia lo lleva al hospital. 24 horas después del accidente siente fuertes dolores en el abdomen. La pared abdominal está dura como una piedra y es extremadamente sensible a la presión: peritonitis. 48 horas después del accidente (segundo día en el hospital) el vientre del paciente, que tiene buena condición física, se pone hinchado y duro. Con sus palabras: "Como si hubiera estado embarazado". Fase de reparación – Ascitis – Derrame exudativo del peritoneo. El vientre se queda dos días hinchado. Después el paciente orina el líquido poco a poco y los dolores van disminuyendo. (Archivo propio).*

Fase **Fase de reparación:** Inflamación del peritoneo, reducción del tumor a través de bacterias. Fiebre, sudores nocturnos. Una inflamación aguda del peritoneo es un cuadro clínico grave: fuertes dolores en el abdomen, tensión en la pared abdominal ("dura como una roca"), tensión de defensa. Fuertes dolores durante la crisis de reparación. En su mayoría es un **conflicto recurrente.**

Terapia El conflicto está ya solucionado. Acompañar la reparación, evitar recidiva.
Ligera inflamación: Compresa con agua salina o con requesón, drenaje linfático, preparado enzimático, Schüssler nº 3. En caso de inflamación grave y generalizada del peritoneo, la MC procede de la siguiente manera: elimina el tejido inflamado y la pus. Después se realiza un lavado del abdomen (lavado peritoneal). A continuación, asistencia en medicina intensiva (respiración artificial, antibióticos, analgésicos). Desconozco si todas estas medidas tan drásticas son necesarias. ¡Cada uno debe decidir por sí mismo!

MESO ANTIGUO

+ –

MESO ANTIGUO

Ascitis exudativa[1]

Se habla de ascitis cuando se acumula líquido en el espacio libre del abdomen. Se puede acumular líquido en caso de inflamación (fase de reparación) de cualquier órgano abdominal, también de los huesos, en relación con síndrome (ascitis trasudativa). La ascitis puede confundirse con una hinchazón del hígado. Una ascitis pronunciada se produce en caso de SBS del peritoneo con síndrome (ascitis exudativa): El mismo SBS que arriba (véase pág. 223-224) y además **síndrome**.

Ejemplo	❁ *Una paciente de 55 años se decide a hacerse una liposucción en el vientre, ya que su marido siempre le dice que tiene la barriga gorda. Cuando ve la larga jeringa que se abre paso a través de su abdomen, se siente atacada: conflicto local, "ataque contra el abdomen". Exactamente en los cuatro puntos de succión se forman mesoteliomas. (Véase Claudio Trupiano. "Danke Doktor Hamer" (Gracias Dr. Hamer), pág. 270).*
Fase	**Fase de reparación:** La reducción de los mesoteliomas va acompañada de formación de líquido. El sentido de esto es que no se produzca ninguna adherencia, ya que todo se encuentra "flotando" debido a la ascitis: Abdomen grueso con aumento de peso. Ascitis más fuerte en caso de síndrome. En su mayoría es un **conflicto recurrente.**
Terapia	En caso de recurrencia, encontrar y solucionar conflicto, canales y caracterizaciones. No obstante, resolver conflicto de refugiado. Infusiones: Ortiga, cola de caballo, solidago, salvia. Beber con normalidad, usar poca sal (sal entera), no consumir carne de cerdo. Drenaje linfático, baños con agua salina, preparado enzimático. En su caso analgésicos. Evitar punciones en lo posible, o bien alargamiento progresivo del intervalo entre punciones. Implante de catéter de automanejo por el paciente en caso de ascitis crónica. A menudo es un conflicto recurrente. Debido a las pérdidas considerables de proteínas mediante las punciones o los catéter, aporte natural de valiosas proteínas (por ejemplo, huevos, requesón, Super Protein 88). Por la misma razón, tomar si es necesario infusiones de albúmina.

+−

SBS del ombligo

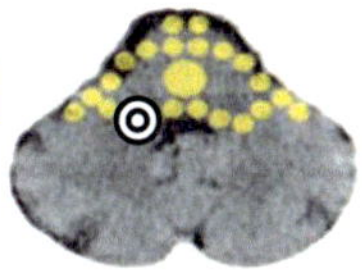

ENDO

Cáncer de ombligo interno[1]

La parte interna del ombligo desciende desde el punto de vista ontogenético de la "cloaca". Los pájaros y los reptiles no cuentan con salidas diferentes para la orina y las heces como la mayoría de los mamíferos, sino que tienen un único orificio de salida. Los órganos sexuales desembocan también en la cloaca.

Conflicto	Conflicto de presa: No poder sacar algo malo del cuerpo (conflicto de excreción).
Ejemplos	❁ *Un niño de 11 años tiene una hermana de 9. Su conflicto es que su hermana todavía se hace pis en la cama: conflicto en lugar de la hermana de no poder expulsar algo (correctamente). Cuando su hermana por fin permanece "limpia", el ombligo segrega líquido: fase de reparación, reducción del cáncer de ombligo. (Véase Ursula Homm, "Lebensmittelheilkunde für die Neue Medizin" (Alimentos medicinales para la Nueva Medizina), pág. 38.*
Conflicto activo	Aumento funcional, o bien crecimiento de tumor secretor compacto en forma de coliflor (adcar.), o bien de tumor plano de resorción.
Sentido biológico	Mejora de la excreción.
Fase de reparación	Reducción del tumor por caseificación tuberculosa mediante hongos o micobacterias, fiebre, dolores.
Preguntas	¿Qué es lo que no puedo eliminar? ¿De qué quiero deshacerme? (Para mí o representando a otra persona). ¿Porqué ha ocurrido ésto en mi vida? ¿Cuál es el mensaje para mí? ¿Cuáles caracterizaciones familiares me sensibilizaron para el conflicto?
Terapia	Encontrar conflicto, canales, caracterizaciones y dogmas. Operación si procede.

+−

1 (Véase Dr. Hamer, "Tabellenbuch" (Libro de Tablas), pág. 28

SBS del epiplón mayor

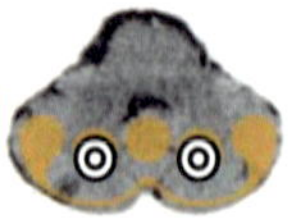

Cáncer del epiplón mayor (carcinoma del epiplón), absceso frío en el abdomen[1]

MESO ANTIGUO

+ −

Los tumores en el epiplón mayor son en gran parte desconocidos en la MC El Dr. Hamer ha vuelto en este caso a descubrir algo nuevo.

Conflicto	Conflicto en relación con el abdomen.
Ejemplo	➜ *A una persona se le encuentra un gran tumor en el abdomen.*
Conflicto activo	División celular en el peritoneo. Crecimiento de un mesotelioma pequeño o superficial, dependiendo de si el afectado se siente atacado en el abdomen completo o en un lugar determinado.
Sentido biológico	1. Provisión de más líquido lubricante para un mejor deslizamiento de las vísceras. 2."Recubrimiento" de los órganos inflamados en el abdomen mediante el movimiento autónomo del epiplón mayor.
Fase de reparación	Reducción del tumor por caseificación tuberculosa, a menudo acompañado de adhesiones.
Observación	El encapsulamiento de focos inflamatorios en el abdomen mediante el epiplón mayor se denomina igualmente "absceso frío" en la MC
Preguntas	Determinar a base de los síntomas, si el conflicto está activo o en reparación. ¿Qué ocurrió con mi estómago o con el estómago de una persona querida? (Operación, herida, diagnóstico grave, temor al diagnóstico). ¿Llevo un conflicto de mi familia? (Solidaridad familiar). ¿Existen en la familia acontecimientos no resueltos en relación con el estómago o con la digestión?
Terapia	Encontrar conflicto, caracterizaciones, canales y dogmas.

1 (Véase Dr. Hamer, "Tabellenbuch" (Libro de Tablas), pág. 48, 53.

SBS de la pared abdominal

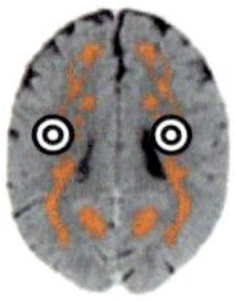

Hernia abdominal, inguinal, umbilical, femoral

MESO NUEVO

− +

El 90% de los afectados en caso de hernia son niños, ya que un mayor conducto inguinal es un "punto débil" en la pared abdominal. Este canal se puede convertir en una puerta para la hernia y el contenido del abdomen (nudo intestinal) puede abrirse paso hacia fuera.

Conflicto	Conflicto de desvalorización. Posible trasfondo: Demasiada presión, tener que oponer demasiada resistencia. Se aprieta y presiona constantemente. En caso de niños se trata siempre de un conflicto transmitido (buscar en los padres).
Conflicto activo	Pérdida celular inadvertida en los tendones planos o bien en el tejido conjuntivo de la pared abdominal. Tras una larga actividad de conflicto, los tendones pueden verse desplazados lateralmente a causa de una mayor presión en el abdomen (distensión abdominal prolongada, al presionar durante una deposición, al realizar un esfuerzo o al toser). De esta manera se forma una puerta de ruptura o protuberancia.
Fase de reparación	Recuperación sólo en caso de que la hernia permanezca varios meses en reposo (no abierta).
Sentido biológico	Refuerzo de la pared abdominal para que pueda resistir más presión.
Preguntas	¿Cuándo se observó la hernia? (La fase de conflicto activo tuvo lugar por lo menos unas semanas antes) ¿Cuál presión exterior no puedo soportar? ¿O me presiono yo mismo(a)? ¿Hay una tendencia familiar a la hernia? (Sí > buscar la tendencia familiar) ¿Porqué se perdió esa liviandad?
Terapia	Encontrar y solucionar conflicto, canales y caracterizaciones. Idea central: *"Lo dejo que fluya, no es nada difícil"*. Consuelda, sanícula uso interno y externo. Mejorar la alimentación para que no se produzcan gases y se proporcione alivio al intestino. Usar cinturón inguinal por algunos meses. La protuberancia no debe llenarse durante este tiempo. Operación si nada sirve de ayuda.

HÍGADO Y BILIS

El hígado (hepar en griego) es el órgano más grande del cuerpo humano. Es un órgano central en el metabolismo y un "laboratorio químico". A través de la vena porta se transporta sangre venosa hacia el hígado con los nutrientes absorbidos en el intestino y con las células sanguíneas construidas en el bazo. El parénquima del hígado de origen endodérmico tiene una función resortiva (de absorción) y una función secretora (productora) de bilis. Una parte de los conductos biliares se encuentra en el interior del hígado, la otra parte en el exterior (extrahepáticos). La bilis circula por los conductos biliares y penetra en el duodeno pasando por la vesícula biliar, la cual tiene forma de saco ciego. Los conductos biliares y la vesícula biliar son tubos musculares recubiertos por tejido epitelial de origen ectodérmico. El hígado pasa por ser el órgano del cuerpo con más capacidad de regenerarse.

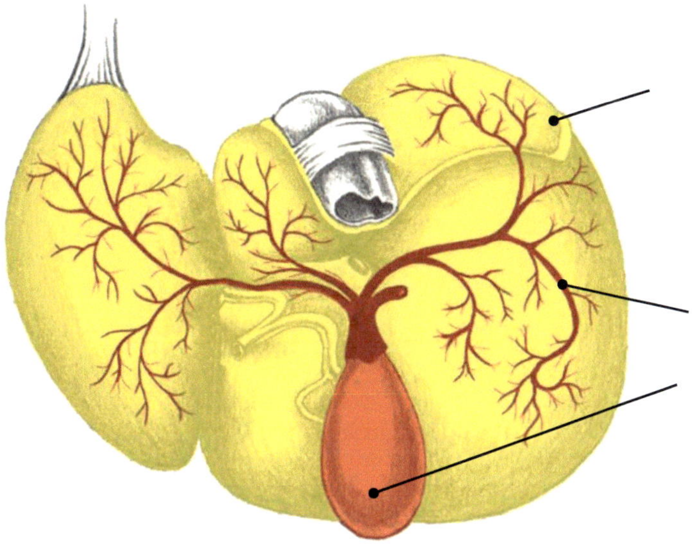

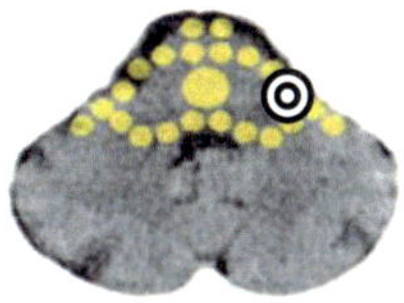

SBS del parénquima del hígado

Adcar. del hígado, focos circulares del hígado (hepatocarcinoma)[1]

ENDO

+−

Conflicto

Conflicto de morir de hambre / existencia. Miedo por la propia existencia por indigencia o carencia de alimentos. Miedo de morir de hambre o de no tener apenas nada para comer (por ejemplo, por una pérdida de la cosecha o del trabajo). Miedo existencial por falta de amor, de dinero, de atención, reconocimiento.

Ejemplos

➜ *Con frecuencia, conflicto como consecuencia de un diagnóstico de cáncer intestinal. Muchos pacientes piensan que van a morirse de hambre a causa de un cáncer intestinal: crecimiento de focos circulares en el hígado durante la fase activa, reducción tuberculosa durante la fase de reparación.*

❁ *Una madre le dice a su hija de 6 años durante la Segunda Guerra Mundial: "Tienes que tomarte tu sopa de leche, si no, tendremos que mandar hacer un ataúd" (conflicto de hambre y necesidad). Como en la mayoría de niños que padecen hambre durante la guerra, se producen quistes en el hígado de los pequeños durante la fase de reparación (conflicto recurrente). (Véase Dr. Hamer, "Goldenes Buch" (Libro Dorado), vol. 2, pág. 314).*

❁ *La madre de un bebé tiene que hacer largos viajes con el coche por su trabajo. Con frecuencia tiene que dejar sólo al bebé durante mucho tiempo. Este sufre por ello conflictos de morir de hambre / existencia. (Archivo propio).*

❁ *Una paciente acomodada tiene contratada una cocinera en su casa. La cocinera presenta la dimisión*

(Véase Dr. Hamer, "Tabellenbuch" (Libro de Tablas), pág. 22

debido a que la mujer se inmiscuye siempre en sus asuntos. Las cocineras que la suceden también la abandonan al poco tiempo. En una ocasión en la que tiene muchos invitados, su cocinera vuelve a abandonarla: "¿Quién va a hacer ahora de comer para tantos invitados?". Conflicto de morir de hambre / existencia. (Véase Dr. Hamer, "Goldenes Buch" (Libro Dorado), vol. 1, pág. 254).

❁ *Una paciente, una pequeña empresaria, se encuentra en el hospital cuando descubre que el dueño del local de su negocio quiere subir el alquiler a pesar de lo que acordaron. A causa de ello sufre un conflicto de morir de hambre / existencia. (Véase Dr. Hamer, "Goldenes Buch" (Libro Dorado), vol. 1, pág. 608).*

Conflicto activo Aumento funcional, o bien crecimiento de tumor (adcar.) de secreción o de resorción: focos circulares en el hígado. Aumento de la enzima colinesterasa en sangre debido a una mayor actividad metabólica en el hígado. Un único foco circular solitario surge en caso de conflicto de morir de hambre / existencia si se siente en lugar de otra persona. Varios focos surgen en caso de que se trate de uno mismo. A menudo es un conflicto recurrente.

Hígado graso: Está probablemente asociado a un SBS de las células alfa de los islotes y puede provocar el almacenamiento de grasa en las células del hígado, lo cual se correspondería con el sentido biológico de una precariedad existencial. Es también posible que la causa sea únicamente un SBS del azúcar.

Sentido biológico Con más células del hígado con calidad resortiva la comida puede absorberse (aprovecharse) mejor. Con más células del hígado con calidad secretora se puede producir más bilis para que la comida se pueda digerir mejor. Ambos tumores contribuyen a que no se pase hambre, o bien a asegurar la existencia.

Fase de reparación Normalización del funcionamiento, reducción del tumor por caseificación tuberculosa mediante hongos o micobacterias. Inflamación del hígado, hinchazón del hígado, dolores, sudores nocturnos, fiebre. En caso de que no haya bacterias: encapsulamiento y disociación del metabolismo.

Crisis de reparación Escalofríos, fuertes dolores del hígado.

Observación Actualmente, el adcar. del hígado se da con frecuencia en las zonas de África que están azotadas por el hambre (miedo real de morir de hambre). En occidente, donde hay abundancia, suele ser consecuencia de diagnósticos de cáncer (iatrogenia). Una consecuencia típica de conflictos de morir de hambre durante los primeros años de la infancia es la falta de una sensación de saciedad. Atención: En pacientes de cáncer se confunden a menudo antiguos quistes en el hígado con "metástasis del hígado".

Prefguntas En primer lugar aclarar si se trata realmente de un SBS relevante del hígado (véase el nivel de colinesterasa). En pacientes cancerosos se diagnostica a menudo una "metástasis" cuando se trata de una mancha inofensiva en el hígado (zona hiperdensa / hipodensa). ¿Cuánto tiempo hace que tiene los síntomas? (Aclarar si se trata de síntomas de reparación o de un conflicto activo). ¿Ha tenido lugar en los últimos meses un conflicto de hambruna? Examinar la situación en el trabajo, emergencia financiera, problemas de dinero por divorcio, quiebra y similares? ¿Conflicto transferido? (Por ejemplo, compación con niño necesitado). ¿Cómo fue mi período de lactancia, mi infancia? ¿Cómo vivían mis padres? ¿Hay miembros de la familia o antepasados enfermos del hígado? (Buscar la caracterización causante - buscar situaciones similares de conflicto). ¿Cómo reacciono ante el diagnóstico? ¿He encontrado la relación?

Terapia Encontrar conflicto, canales, caracterizaciones y dogmas. Idea central: *"Voy a vivir"*. *"Mi existencia está asegurada"*. *"Hay suficiente para comer"*. *"Dios es mi guía en todas las dificultades"*. Véase también remedios para el hígado pág. 217. Operación si procede. Naturalmente sin quimio ni radioterapia.

Tuberculosis del hígado, acumulación de pus en el hígado (absceso del hígado)

El mismo SBS que arriba. (Véase arriba).

Fase **Fase de reparación:** Los focos circulares del hígado se reducen a través de bacterias por necrosis tuberculosa (tuberculosis del hígado).

Observación Si se dan recidivas del conflicto se forman cápsulas de tejido conjuntivo con pus en su interior (absceso del hígado). Ambos casos están asociados con hinchazón del hígado, dolores, sudores nocturnos, fiebre. Una vez finalizada la tuberculosis puede quedar restos de calcio ("calcificación del hígado" en la MC).

Terapia En caso de recurrencia, encontrar y solucionar conflicto, canales y caracterizaciones. Véase también remedios para el hígado pág. 232. En su caso analgésicos, antibióticos.

E N D O

+ −

SBS de los conductos biliares

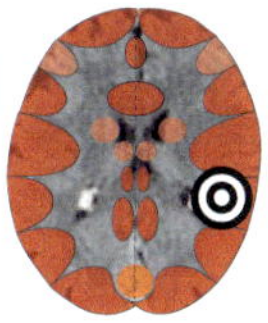

Inflamación de la vesícula biliar (colecistitis), inflamación (ectodermal) aguda o crónica del hígado (hepatitis autoinmune), cáncer de las vías biliares (colangiocarcinoma)[1]

Conflicto

Conflicto de enojo territorial o de identidad (sujeto a sexo, lateralidad, situación hormonal, edad y conflictos previos). Nos enojamos porque el territorio o sus límites no son respetados.

Ejemplos

➜ *Generalmente hay agresión en juego. Bien sea la propia rabia o la de otra persona.*

➜ *Discusiones con compañeros de trabajo o con familiares, intrusiones del vecino en el propio terreno. Disputas por dinero. Uno se "pone furioso".*

➜ *Ser provocado, hostigado o "sacado de la reserva". "¡Se me revuelve la bilis!"*

❁ *Un padre de familia y antiguo carabinero de la policía está jubilado desde hace años. Desde hace tiempo tiene molestias en el hígado, a las que él no obstante no le presta demasiada atención. Estas vienen de enfados pasados durante su antiguo trabajo. La mayor obligación del carabinero era mantener la ley y el orden, lo cual daba lugar a conflictos de enojo territorial. Un buen día cayó la gota que colmó el vaso. Descubre que su hermana ha ocultado una gran suma de dinero de la herencia de su madre: gran conflicto-recidiva de enojo territorial. Rompe con su hermana, sin embargo, eso no calma su enfado. El paciente muere por coma hepático (crisis de reparación de los conductos biliares del hígado) y síndrome. (Véase Claudio Trupiano. "Danke Doktor Hamer" (Gracias Dr. Hamer), pág. 333).*

❁ *Una mujer casada y diestra de 71 años tiene problemas con su hija de 41 años. Esta es enferma mental y ha tratado de suicidarse siete veces. Con frecuencia llama a mitad de la noche y amenaza con suicidarse. La paciente se sube al coche y recorre 40 km hasta donde se encuentra su hija: conflicto crónico activo de enojo territorial durante 26 años que afecta a los conductos biliares. Hace un año decide distanciarse con firmeza: si la hija es maleducada, cuelga inmediatamente el teléfono. Comienzo de la fase de reparación, aumento del nivel de GGT a 144 y de la GOT a 68, náuseas, hinchazón extrema del hígado, dolores en el costado. El resultado de la ecografía es "metástasis de hígado". Gracias a su confianza en Dios y por sus conocimientos de las cinco Leyes Naturales Biológicas puede superarlo todo. (Archivo propio).*

Conflicto activo

Aumento de la sensibilidad de los conductos biliares y vesícula biliar, al mismo tiempo flaccidez de la musculatura lisa anular. Später pérdida celular (úlcera) en la vesícula biliar o en los conductos biliares, en el interior o exterior del hígado (intra o extrahepático). Dolores moderados (dolores en el costado). Se está furioso con frecuencia, enfadado, agresivo.

Sentido biológico

Mediante un ensanchamiento de la vesícula biliar y de las vías biliares aumenta el lumen: la bilis se puede segregar mejor y con más rapidez en el duodeno.

Fase de reparación

Reconstrucción del tejido epitelial de los conductos biliares o de la vesícula biliar mediante un aumento del metabolismo. Recuperación de la pérdida de sustancia (inflamación de la vesícula biliar, cáncer de las vías biliares). Hinchazón durante la reparación, o bien inflamación de los conductos biliares (colangitis).

Se puede dificultar u obstruir el flujo temporalmente (colestasis). Cuando se ven afectadas la mayoría de los conductos biliares se produce ictericia.

Crisis de reparación

Fuertes dolores, escalofríos, cólicos por implicación de la musculatura de las vías biliares.

Preguntas

En caso de recurrencia: ¿Cuál es la situación territorial que me enerva? (Colega en el trabajo, jefe, pareja, vecino, hermanos). ¿Hay mejoría durante las vacaciones? (Sí > Indica que el conflicto está en la vida cotidiana, por ejemplo, en el puesto de trabajo). ¿Cuándo empezaron los trastornos? ¿Qué cambió en mi vida en aquel entonces? (Cambio de ciudad o de lugar de trabajo, separación de la pareja, nueva pareja y similares). ¿De qué situación en la infancia me recuerda el conflicto? (Padre o maestro agresivo, disputa con hermanos, disputa de los padres). ¿Hay tendencias agresivas en la familia? ¿Cuál rama de la familia? ¿Qué es lo que podría yo aprender en relación con este tema? ¿Cómo quiero continuar manejando el tema? ¿Cuál actitud podría mejorar la

1 (Véase Dr. Hamer, "Tabellenbuch" (Libro de Tablas), pág. 116

	situación? ¿Qué resentimientos o reproches me inhiben? ¿Cuáles cambios podrían ayudar?
Terapia	En caso de recurrencia, encontrar y solucionar conflicto, canales y caracterizaciones. Idea central: *"El enfado ya quedó atrás. La próxima vez mantengo la calma desde el principio"*. Preparado enzimático, sal de Schüssler nº 3, 4, 9. En su caso analgésicos, antiinflamatorios, operación. Véase también remedios para el hígado pág. 232.

Icterícia

El mismo SBS que arriba. (Véase arriba). El ciclo vital de los glóbulos rojos es de unos 120 días. Al final del mismo se degradan en la médula ósea, el bazo o el hígado dando lugar a la bilirrubina, la cual se expulsa a través de la bilis. Cuando se obstruye el flujo de bilis sube el nivel de bilirrubina en la sangre. Si se presenta un valor superior a 2 mg/dl se habla de icterícia (coloración amarillenta de la piel).

Fase	**Fase de reparación:** Hinchazón durante la reparación de los conductos biliares con oclusión transitoria: no se puede expulsar la bilirrubina, sube el nivel de bilirrubina en sangre, coloración amarillenta de la piel y globos oculares, coloración marrón de la orina. Las heces se quedan claras dada la falta de materias de colorantes de la bilis.
Observación	La icterícia puede también producirse por una degradación acelerada de los glóbulos rojos (hemólisis). Las causas de ello pueden ser transfusiones de sangre, toxinas o medicamentos, grandes hematomas (contusiones o magulladuras) y malaria.
Terapia	El conflicto está ya solucionado. Acompañar la reparación, evitar recidiva. Véase remedios para el hígado pág. 232.

Icterícia del recién nacido, icterícia nuclear

El mismo SBS que arriba. (Véase pág. 213) Muchos recién nacidos presentan una coloración amarillenta de la piel durante las dos primeras semanas (icterícia del recién nacido). Esto es algo que se considera normal en la MC (con excepción de la "icterícia nuclear"). La explicación que da la MC es la vida más corta de los glóbulos rojos (70 días en lugar de 120), un hígado inmaduro y una mayor reabsorción de bilirrubina en el intestino a causa de estreñimiento en bebés. Lo interesante sería comprobar la frecuencia de icterícia del recién nacido en culturas indígenas.
Si los niños nonatos no estuvieran expuestos a controles por ultrasonidos o del líquido amniótico, si la madre y el niño no tuvieran que sufrir estrés, seguro que habría menos casos de icterícia.
Por desgracia, las populares ecografías suponen un verdadero riesgo para los embriones o fetos. El líquido amniótico se calienta a causa de las ondas sonoras de los ultrasonidos e incluso se forman burbujas (cavitación). El ruido es sinónimo de peligro y miedo. Algunos nonatos superan esta agitación sin mayores daños, otros sufren pánico y enferman.
Desde el punto de vista de las cinco Leyes Naturales Biológicas, la icterícia del recién nacido no es algo normal, sino la consecuencia de un conflicto de enojo territorial del niño durante el embarazo o el parto. Por medio de una TC se podrían aportar pruebas de ello. Sin embargo, no sería recomendable una TC en lactantes o niños pequeños debido a la anestesia y la exposición a la radiación.

Conflicto	Conflicto de enojo territorial o de identidad (véase arriba).
Ejemplos	➜ *El parto transcurre con dificultad.* ➜ *El nonato se siente molesto en su territorio a causa del ruido del ultrasonido.* ➜ *El nonato siente cerca la aguja para la punción del líquido amniótico. Al mismo tiempo percibe el miedo de su madre ante un posible "defecto genético".* ➜ *La madre se golpea en la barriga con el pico de la mesa durante el embarazo.* ➜ *El niño oye en el seno materno cómo sus padres se insultan el uno al otro.*
Fase	**Fase de reparación:** Hinchazón durante la reparación de los conductos biliares con oclusión transitoria: subida del nivel de bilirrubina en sangre y coloración amarillenta de la piel.
Terapia	El conflicto está ya solucionado. Acompañar la reparación, evitar recidiva. La "terapia" más importante es que el niño pueda quedarse tranquilo (si es posible de manera permanente) con su madre y perciba amor y armonía. Véase también remedios para el hígado pág. 232.

Cálculos biliares (colelitiasis), arenillas biliares (microlitiasis), cólico biliar[1]

El mismo SBS que arriba. (Véase pág. 229, 230). Entre un 10 y un 25 por ciento de los adultos tienen cálculos biliares. Al inicio se forma un minúsculo núcleo de condensación, sobre el que después se van acumulando cada vez más capas de material. Estos se componen en un 98% de colesterol, el resto es calcio y pigmentos biliares. Generalmente se quedan pacíficamente en la vesícula biliar y pasan desapercibidos. Sin embargo, si entran en el conducto biliar, la paz llega a su fin: fuertes dolores, cólicos causados por irritación del tejido sensible de la mucosa-tejido epitelial. Debido a la estancación de la bilis, sube el nivel de bilirrubina en sangre (ictericia).

Fase	**Conflicto recurrente:** Después de una larga actividad de conflicto, tiene lugar un encogimiento de los conductos o de la vesícula biliar con cicatrizaciones. En este caso, inflamación (fase de reparación) significa una mayor o menor obstrucción del flujo biliar: disminución del "impulso" de la bilis, espesamiento, aparición de núcleos de condensación, crecimiento de cálculos.
Crisis de reparación	Cólico biliar, fuertes dolores en el costado, escalofríos. El cuerpo intenta expulsar el cálculo mediante contracciones peristálticas de los conductos biliares.
Observación	Los alimentos bajos en grasas (alimentos light) y la falta de sustancias amargas favorecen la formación de cálculos biliares, ya que apenas se requiere bilis: espesamiento de la bilis, formación de cálculos. (Al igual que en un río por el que fluye poca agua, se acumulan los desperdicios). En caso de síndrome (túbulos colectores del riñón activos) se favorece la formación de cálculos mediante un estrechamiento de los conductos biliares. (Mayor incidencia entre personas obesas con un alto nivel de colesterol). Es probable que el conflicto de morir de hambre / existencia (véase arriba) en reparación pendiente favorezca la formación de cálculos biliares a causa de una reducción en la producción de bilis.
Terapia	Encontrar conflicto, canales, caracterizaciones y dogmas. Si es posible, dar solución real para poner fin al SBS. Preguntas véase pág. 229. Idea central: *"Señor, dame fuerzas para cambiar lo que pueda cambiarse, dame serenidad para aceptar lo que no pueda cambiar y dame sabiduría para distinguir lo uno de lo otro".* Limpieza del hígado. Disolución de los cálculos biliares mediante una solución de sales minerales ("lithosol"). Si procede, operación para disolver los cálculos. Atención: La vesícula biliar se extrae con demasiada frecuencia. (Una operación fácil que los médicos principiantes pueden contabilizar bien). Por lo general, los cálculos biliares no molestan. Cólico: Analgésicos y antiespasmódicos. Véase también remedios para el hígado pág. 232.

ECTO

−+

Insuficiencia hepática aguda (coma hepático, encefalopatía hepática)[1]

El mismo SBS que arriba. (Véase pág. 229, 230). Los síntomas van desde una mayor necesidad de sueño hasta la pérdida de consciencia (coma). Según la MC, esto son síntomas de que el fin está cerca (función de desintoxicación insuficiente). Por desgracia, en la MC no se conoce la crisis de reparación. De lo contrario se sabría que, si bien el coma hepático es peligroso, este es una parte de la fase de reparación.

Fase	**Fase de reparación.** Se produce un coma hepático cuando empieza a caer el nivel de GGT. El Dr. Hamer ha descubierto que el peligro no sólo procede de un funcionamiento defectuoso del hígado (niveles altos de amoníaco y compuestos nitrogenados en sangre), sino también de los efectos de la crisis de reparación en el cerebro: el coma hepático es una especie de "coma cerebral" (inconsciencia por expansión en la zona y fuerte hipoglucemia).
Observación	La enzima GGT es para nosotros el parámetro del laboratorio con más valor informativo en relación con los conductos biliares. Se considera normal un valor de hasta 40 u/l en mujeres y de hasta 70 u/l en hombres (medido en Unidades Internacionales). La fase aguda (crisis de reparación) comienza cuando el valor GGT empieza a descender. Hasta valores de 400 la crisis de reparación transcurre sin complicaciones, con valores de entre 400 y 800 la situación empeora. Cuando se dan valores tan altos se trata por lo general de un caso de síndrome.
Terapia	En caso de recurrencia, encontrar y solucionar conflicto, canales y caracterizaciones. Resolver conflicto de refugiado si se encuentra activo. Durante la crisis de reparación el cerebro funciona "al limite" y se necesita mucha glucosa: tomar glucosa por vía oral o, en caso de inconsciencia, a través de sonda gástrica. Las infusiones de glucosa tienen la desventaja de retener líquido en el cuerpo. Importante: Se requiere una asistencia amable y cariñosa por posible conflicto de refugiado en el hospital (síndrome). Véase también terapia ante síntomas de presión en el cerebro pág. 64.

Quistes de hígado, enfermedad poliquística hepática (PCLD)

Pueden aparecer quistes en el parénquima del hígado de origen endodérmico, así como en el tejido epitelial ectodérmico. Ambos tipos pueden alcanzar varios cm de tamaño.
En caso de túbulos colectores del riñón activos se puede intensificar el efecto. Viejas cavernas se pueden "inflar" con líquido.

- Quistes en el parénquima del hígado (adenocarcinoma quístico, quiste hepático solitario): Conflicto de morir de hambre / existencia. Situación tras cáncer hepático de foco circular (véase adenocarcinoma de hígado).
- Quistes en el conducto biliar (tejido epitelial): Conflicto de enojo territorial o de identidad. (Ejemplos y desarrollo: Véase inflamación del hígado). Situación tras recidivas o reparación pendiente. Si la obstrucción de un conducto biliar se prolonga, se ensancha el conducto biliar "río arriba": proliferación de conductos biliares, formación de quistes. Un atasco puede además provocar pérdida de parénquima del hígado ("necrosis focal" en la MC).

Cirrosis hepática

Posibles causas

- **Conductos biliares:** Los conductos biliares se extienden con sus finas ramificaciones por la práctica totalidad del hígado. Conflictos recurrentes de enojo territorial provocan un encogimiento de los conductos biliares por cicatrización. El tejido epitelial se sustituye progresivamente por un deficiente tejido conjuntivo ("cirrosis biliar primaria" en la MC). A raíz de esto se daña también el parénquima del hígado, ya que se interrumpe el transporte de la bilis: cirrosis hepática.
- **Parénquima del hígado:** Conflictos recurrentes de morir de hambre / existencia provocan la transformación en tejido conjuntivo, o bien la pérdida de parénquima del hígado (necrosis del parénquima del hígado). Situación tras varias tuberculosis hepáticas (cirrosis hepática). Síntoma: Disminución de colinesterasa en sangre.
- **Intoxicación:** No hay casi ningún medicamento que no dañe el hígado. Desde preparados hormonales hasta los más sencillos analgésicos. Toda sustancia química debe metabolizarse en el hígado. Un abuso permanente de medicamentos, drogas o alcohol daña el hígado, lo cual da lugar finalmente a una cirrosis hepática.
  No obstante, el Dr. Hamer tiene razón cuando afirma que la mayoría de los alcohólicos pertenecen a las capas bajas de la sociedad y por ello están más expuestos a sufrir conflictos. *"El cáncer no está causado por el alcohol, sino que el enojo y la desgracia son las causas del alcohol y el cáncer".*

Generalmente, la cirrosis hepática provoca obstrucción e hipertensión portal (sólo con un aumento de presión puede entrar la sangre en el hígado, hipertonía portal intrahepática).

Remedios para el hígado

- Evitar en adelante la intoxicación por medicamentos, drogas o alcohol. Comer poco por la tarde para que no se forme alcohol por fermentación en el intestino. • Vitamina D3, en su caso cura de petróleo.
- Prestar atención a las combinaciones de alimentos. No combinar almidón (cereales, pan) y azúcar. En su caso, dieta según la trofología.
- Limpieza de los conductos biliares mediante consumo de aceites vegetales (fórmula descrita por Moritz).
- Beber mucha agua por la mañana y al mediodía para favorecer la intoxicación.
- Dos cucharadas de aceite de hígado de bacalao diarias en caso de agotamiento.
- Flores de Bach: Haya, achicoria, gerciana, aulaga, sauce.
- Infusiones: Cardo mariano, hinojo, raíz de bardana, diente de león, agrimonia, celidonia, centaura menor, milenrama, agracejo, achicoria, ajenjo, té verde.
- Cura de diente de león: Masticar en primavera 5 o 6 tallos de diente de león a diario.
- Especias: Cúrcuma, hinojo, azafrán, romero, enebro.
- Hildegarda: Miel de castaña, receta especial de vino de mora. Amargo sueco.
- Masaje segmentario en las vértebras dorsales derechas y en el costado, acupuntura o masaje de acupuntura, masaje en zonas reflejas del pie.
- Cayce: Cura con compresas de aceite de ricino siete días seguidos. Empapar para ello un lienzo de 30 x 30 cm en aceite de ricino y colocar sobre el costado derecho. Poner encima un trozo de plástico y aplicar una bolsa de agua caliente. Taparse con una manta y dejar actuar durante una hora. Tomar después una pequeña dosis de aceite de oliva.
- Kanne Brottrunk uso interno. Comer capuchina fresca.
- Zeolita en polvo uso interno.
- Comer cada día un rábano negro.
- Cataplasmas húmedas y calientes sobre el hígado.
- Aceite de linaza (omega 3).

PÁNCREAS

El páncreas se encuentra en la parte superior del abdomen detrás del estómago y tiene forma de anzuelo. El parénquima endodérmico del páncreas produce a diario entre 1 y 1,5 l de jugos digestivos (jugos pancreáticos), que contienen enzimas para desintegrar las grasas, las proteínas y los hidratos de carbono.
Los conductos excretores de origen ectodérmico reciben el jugo y lo transportan hacia el duodeno (función de glándulas exocrinas).
Hay dos tipos de glándulas hormonales incrustados en el parénquima y repartidos como pasas en un bizcocho (los llamados "islotes pancreáticos endocrinos").

- Las células alfa de los islotes producen la hormona glucagón. El glucagón incrementa el azúcar en la sangre.
- Las células beta de los islotes producen la insulina. Esta reduce el nivel de azúcar en la sangre. Ambas hormonas se segregan directamente en la sangre (función glandular endocrina).

Como veremos a continuación, la Naturaleza ha planeado estrictamente ambos SBS del azúcar como programas de corto plazo, a modo de preparación para una lucha o huida. Sólo entonces tienen sentido y sirven de ayuda. Por desgracia, se pierde totalmente el sentido a causa de una carga permanente de conflictos en nuestra vida moderna.

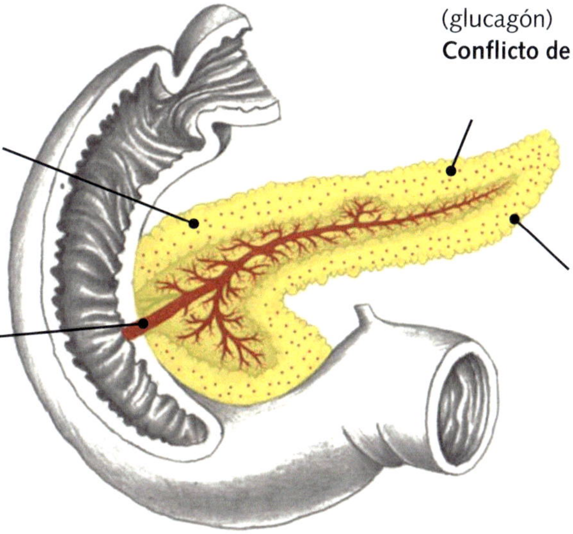

SBS en las células beta de los islotes

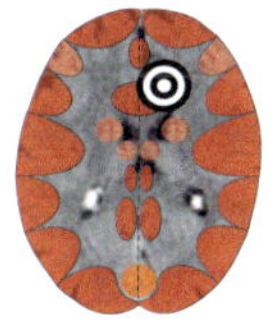

Constante nivel alto de azúcar (diabetes mellitus tipo 1 o 2 en MC)[1]

ECTO

−+

La hormona insulina reduce el nivel de azúcar en sangre y abre las puertas hacia los músculos.
Con este SBS se reduce constantemente la producción de insulina en las células beta de los islotes, de manera que se incrementa el nivel de azúcar. No obstante, hay un reducido nivel de azúcar en los músculos (por el bajo nivel de insulina). En caso de nivel alto de azúcar, esta se expulsa también a través de la orina. (De ahí el nombre "diabetes mellitus": exceso de orina con sabor a miel). Las células beta de los islotes están controladas por la corteza cerebral derecha (masculina).

Conflicto	Conflicto de rechazar. Oponerse a alguien o a algo: Rechazar algo o a alguien. Uno rechaza a alguien (en su mayoría una autoridad) o una actividad (por ejemplo, un trabajo determinado). Uno cree que debe luchar contra algo. O bien, conflicto de miedo repugnancia (sujeto a lateralidad, situación hormonal y conflictos previos). Explicación: La reacción masculina ante problemas es resistirse, oponerse y después iniciar el ataque.
Ejemplos	➜ *Alguien se siente obligado o forzado a algo. "Se me ponen los pelos de punta".* *Se tiene que hacer algo que no se desea hacer (por ejemplo, ir a la guardería o a la escuela).*

1 Contenido de conflicto: (Véase Dr. Hamer, "Tabellenbuch" (Libro de Tablas), pág. 138 Fases, sentido biológico: Cf. http://www.5bn.de/?s=zucker&x=0&y=0 de David Münnich (en alemán).

ECTO

−+

❁ Al final de la carrera política de Bettino Craxi, antiguo presidente italiano, se presentan pruebas de sus relaciones personales con la Mafia. Este se ve expuesto a todos los ataques imaginables y obligado por ello a dar explicaciones: conflicto de resistencia, no poder defenderse de las acusaciones. Cuando la presión aumenta, huye hacia Túnez. No obstante, allí tampoco consigue quedarse tranquilo porque tiene constantemente que justificarse en entrevistas: conflicto activo pendiente. Reducción de la producción de insulina, subida del nivel de azúcar (diabetes). Por haber perdido su tierra natal sufre además un conflicto de refugiado. La retención masiva de líquidos junto con la diabetes provocaron la muerte del político en el año 2000. (Véase Claudio Trupiano. "Danke Doktor Hamer" (Gracias Dr. Hamer), pág. 430).

❁ Una mujer joven zurda tiene problemas después de separarse de su pareja a causa de el pago de la pensión para sus hijos. Ella no sabe que otra cosa puede hacer y amenaza a su expareja con presentar una demanda. Sin embargo, interiormente se resiste a solucionar el problema de esta manera: conflicto de resistencia. (Archivo propio).

Conflicto activo	En la fase previa alguien se resiste a algo: actividad de conflicto. Después se reduce la función de las células beta productoras de insulina y se genera menos insulina: subida del nivel de azúcar en sangre (hiperglucemia, diabetes). No obstante, el azúcar no llega todavía a los músculos. Una buena preparación para una pronta descarga (lucha).
Fase de reparación	Descarga (lucha), huida o ambas cosas: liberación de insulina, reducción del nivel de azúcar por el acceso de la misma a los músculos, mayor oferta de azúcar para los músculos durante la lucha (al menos mientras dure la reserva de azúcar). En la segunda parte de la fase de reparación se puede producir una contrarreacción en forma de bajada de azúcar en sangre (hipoglucemia).
Sentido biológico	Según Münnich: "Acumulación" de azúcar en la sangre (almacenamiento a corto plazo) para la siguiente lucha.
Crisis de reparación	Subida fuerte del nivel de azúcar de manera súbita.
Preguntas	¿Desde cuándo se presentan los síntomas? (Conflicto / Causante poco antes) ¿Contra qué me estoy oponiendo? (Una situación desfavorable, un regaño, una obligación) ¿Qué tuve que hacer a pesar de que no quería? ¿Me obligaron o apremiaron a hacer algo? (Algo relacionado con sexo, escuela, obligación) Medición del azúcar: ¿Durante o después de cuáles situaciones aumentó / disminuyó el azúcar? (Indicación sobre una actividad de conflicto, canales o solución). ¿Alguien de la familia tiene diabetes? Sí > buscar el tema de la familia: ¿Qué paralelismos hay entre los afectados? (Destinos similares). ¿Cuáles son las características más tempranas? ¿Qué me sensibilizó para este conflicto? (Infancia, estrés de los padres durante el embarazo, experiencias de los antepasados). Niños: Tomar en cuenta también un conflicto transferido. (Estrés de los padres > el niño desarrolla síntomas). ¿Qué ventajas tiene el niño a través de la enfermedad / problemas de reparación? (Los padres se preocupan, se ocupan del niño por la enfermedad, lo ponen en el centro, privilegios, status especial en la escuela). ¿Qué deseo cambiar concretamente?
Terapia	Encontrar conflicto, canales, caracterizaciones y dogmas. Si nada de esto sirve de ayuda, sustituto de insulina de la MC. Sin embargo no es necesario apresurarse ya que el efecto negativo de un alto nivel de azúcar tiene lugar a largo plazo. La terapia con insulina tiene como consecuencia que la producción propia del cuerpo se reduce aún más. Algunas semanas con glucemia en ayunas de 300 mg/dl (el nivel normal es de 100) no constituyen problema alguno. Pero a largo plazo es necesario un tratamiento si el nivel supera los 200 mg/dl. Véase también remedios para la diabetes pág. 237.

• Nivel alto de azúcar – Otras causas

• Estrés sin un sucesivo consumo de energía. Durante el estrés el sistema endocrino aumenta el nivel de azúcar mediante una reducción de insulina, de manera que podemos luchar, huir o actuar con energía de manera óptima. Así es como funciona en los seres humanos y en los animales. La diferencia es que los animales de hecho luchan o huyen y consumen el azúcar presente en la sangre. Las personas "civilizadas" no hacen eso. Nos enfadamos cuando estamos al volante y como mucho levantamos la mano en señal de enojo. Ahí queda la cosa. Sin descarga, sin consumo de energía. Sentados en la oficina lo mismo. Igual ocurre cuando estamos en casa o delante del televisor.

La diabetes es una "enfermedad de la civilización" común: el estrés sin movimiento o el deporte hacen subir el azúcar.

- **Vacunas:** Conflicto por proceso de vacunación e intoxicación.
- **Medicamentos:** Muchos medicamentos provocan simpaticotonía y elevan de manera indirecta el nivel de azúcar. Especialmente la cortisona, catecolaminas, antibióticos, entre otros.
- **Nutrición excesiva:** Desequilibrio entre la ingesta y el consumo de energía: sobrepeso, hiperglucemia. Esto no es válido en general, sino como tendencia, puesto que no todo el que tiene sobrepeso sufre de diabetes.

SBS en las células alfa de los islotes

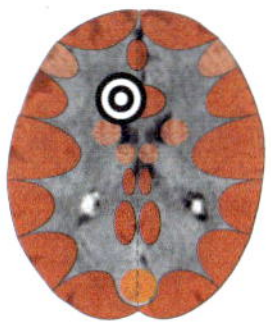

Nivel bajo de azúcar (hipoglucemia, hiperinsulinismo)[1]

La hormona glucagón recoge el azúcar del hígado y sube el nivel de azúcar en sangre. Con este SBS se reduce el nivel de glucagón: no se libera azúcar del hígado y no pasa a la sangre, nivel bajo de azúcar. En la mayoría de los casos, este SBS queda sin detectar, contrariamente al SBS de las células de islotes beta. Se considera justificadamente que un bajo nivel de glucemia no requiere tratamiento.

Conflicto
Conflicto de miedo-repugnancia ante alguien o ante algo especial. Se experimenta algo repulsivo. O bien, conflicto de resistencia (sujeto a lateralidad, situación hormonal y conflictos previos).
Explicación: La reacción femenina ante problemas es miedo y asco. Mientras que el macho se atreve a iniciar el ataque, la hembra se comporta de manera pasiva. Las células alfa de los islotes están controladas por la corteza cerebral izquierda (femenina). Las mujeres reaccionan normalmente con miedo, asco o repugnancia.

Ejemplos
➜ *Alguien siente asco o repugnancia o es presa un profundo terror.*
➜ *"Estremecerse de horror". "Querer huir de algo asqueroso". "¡Que asco!".*
➜ *Sentir asco hacia la quimioterapia, una herida que huele mal, un herido grave, o asco ante una desfiguración (por ejemplo, por un accidente).*
➜ *Asco ante algunos animales, por ejemplo, arañas, escarabajos, serpientes, ratones, ratas.*
➜ *Un niño siente asco por la comida que tiene que comerse sin dejar nada.*
➜ *Una limpiadora tiene que limpiar los sucios baños de los hombres: conflicto de miedo-repugnancia.* Por la bajada de azúcar tiene siempre mucha hambre y aumenta de peso en exceso.
❁ *Una madre de 53 años con dos hijos adultos conoce a su marido desde la escuela. Con 16 años se encuentra por primera vez con el padre de su actual pareja. Desde el principio, el encuentro fue muy negativo, ya que la paciente siente asco por este hombre. Al mismo tiempo, durante el encuentro sufre un conflicto de enojo territorial que afecta a la mucosa gástrica. Durante varios años sufre de bulimia. Observación: Una constelación de bulimia es una conjunción de conflictos de miedo-repugnancia y enojo territorial. (Véase pág. 318) (Archivo propio).*

Conflicto activo
Reducción en el funcionamiento de las células alfa de los islotes (en la MC insuficiencia de glucagón o hiperinsulinismo). Hipoglucemia, hambre intensa de cosas dulces, sudor frío, temblores, palidez, sensación de andar sobre algodón. Por un largo plazo: Trastornos de la concentración o del estado de conciencia, en su caso dolores de cabeza. Posible actitud defensiva, se mantiene distancia ante personas o cosas, manía de limpiarlo todo.

Fase de reparación
El miedo, asco o rechazo están superados: la producción de glucagón aumenta, liberación de azúcar del hígado, normalización del nivel de azúcar.

Sentido biológico
Mediante una mayor ingesta de azúcar (hambre intensa de cosas dulces) y un almacenamiento de azúcar en el hígado durante la fase de conflicto activo se acumulan buenas reservas de azúcar. De esta manera, se encuentra mucha energía disponible en caso de una acción venidera (huida o retirada).

Crisis de reparación
Fuerte caída en el nivel de azúcar a corto plazo. Posteriormente, posible subida más prolongada del nivel de azúcar.

ECTO

1 Contenido de conflicto: (Véase Dr. Hamer, "Tabellenbuch" (Libro de Tablas), pág. 143 Fases, sentido biológico: Cf. http://www.5bn.de/?s=zucker&x=0&y=0 de David Münich.

Preguntas	¿Desde cuándo se presentan los síntomas? ¿Qué me da/daba asco desde ese tiempo hasta ahora? (Situación precaria de vida, puesto de trabajo, agresión de la pareja). ¿Cuáles son los dogmas y caracterizaciones causantes?
Terapia	Encontrar conflicto, canales, caracterizaciones y dogmas. En casos graves, administrar glucagón intravenoso. No obstante, es mejor la administración de azúcar por vía oral (glucosa, zumo de fruta). Véase también remedios para la diabetes en la página siguiente.

Hambre intensa, ataques de voracidad (síndrome de binge eating, BES)

El mismo SBS de más arriba. En la MC se consideran los ataques de voracidad como un trastorno puramente psíquico. Pero ahora conocemos también los antecedentes orgánicos. Pero también es correcto que los ataques de voracidad expresan una insuficiencia interior (reconocimiento, amor).

Nivel alto, fuertes fluctuaciones de azúcar (diabetes mellitus 1 o 2 en MC)

Conflicto	Conflicto de miedo-repugnancia ante alguien o ante algo especial y al mismo tiempo conflicto de resistencia. Oponerse a alguien o a algo: combinación de hiper e hipoglucemia. Los SBS del azúcar arriba descritos están activos.
Ejemplos	❁ *Un hombre no puede abandonar la cama de un hospital a causa de un infarto cerebral. Debe permitir que un enfermero lo lave. El paciente siente asco por este enfermero, ya que este hombre tiene un aspecto sucio: conflicto de miedo-repugnancia y de resistencia. En un corto plazo sube el nivel de azúcar a 500.* (Véase Dr. Hamer, "Goldenes Buch" (Libro Dorado), vol. 1, pág. 208). ❁ *Desde pequeño, el menor de tres hermanos presencia constantemente las riñas entre sus padres. El padre "estalla" constantemente porque la madre lo "provoca". A veces incluso se le va la mano: conflicto de resistencia y miedo-repugnancia según la imagen de la TC. Al paciente, hoy de 41 años, se le diagnostica diabetes a la edad de 12 años. Actualmente, el nivel de azúcar sube notablemente cuando presencia peleas entre personas cercanas a él (canal). El paciente se niega pertinazmente a someterse a una terapia de insulina. No obstante, comprueba que las heridas cicatrizan con dificultad cuando el nivel de azúcar es alto: indicio de los efectos nocivos de la hiperglucemia. Desde hace dos años el paciente ha conseguido mantener el nivel de azúcar entre 140 y 100 gracias a la pérdida de peso mediante actividad física y a un cambio en la alimentación. Ahora la cicatrización vuelve a ser buena.* (Archivo propio).
Fase	**Alternancia de conflictos y fases.** Combinación de ambos SBS. En función del conflicto que esté acentuado en ese momento se produce hiper o hipoglucemia. Niveles fluctuantes por la "mezcla".
Terapia	Encontrar conflicto, canales, caracterizaciones y dogmas. Si nada de esto sirve de ayuda, sustituto de insulina de la MC Véase también remedios para la diabetes en la página siguiente.

ECTO

−+

Diabetes de adulto (diabetes mellitus 2)

• La diabetes de adulto puede presentarse cuando el conflicto de asco-miedo de las células de islote alfa pasa alternadamente al hemisferio opuesto del cerebro, debido al cambio del estado hormonal, activando así el relé de las células de islote beta. (Véase el mapa de la corteza cerebral, pág. 17). La hipoglucemia pasa a ser una hiperglucemia. Ésto explica también porqué las personas adiposas se enferman de diabetes. Muchas personas son obesas porque de hecho tienen una permanente falta de azúcar en la sangre, razón por la cual están siempre hambrientas. El hambre permanente se reduce por el cambio, después de lo cual se diagnostica diabetes mellitus tipo 2.

• La segunda posibilidad de enfermarse de diabetes de adulto es experimentar a una edad avanzada un conflicto de renuencia que permanece activo. > Para un alto nivel de azúcar véase pág. 233 ss.

Resumen sobre el azúcar

Normalmente la diabetes es el resultado de un conflicto activo pendiente.

La MC afirma que el azúcar causa daños vasculares (vasos retinales, pie diabético). Pero en realidad los daños son el resultado de la no transferencia del azúcar de la sangre hacia el tejido. Sea lo que sea, si el nivel de azúcar en la sangre es alto, es necesario intervenir para reducir el azúcar solucionando el conflicto, cambiando la alimentación o administrando medicamentos (insulina). Sin embargo, este paso debe pensarse dos veces: Ya que una prolongada terapia con insulina no es posible interrumpirla sin más porque con el tiempo las células de islote reducen su actividad. > En todo caso administrar la insulina en dosis reducidas.

Remedios naturales para la diabetes

Idea central: *"Si estoy interesado en algo, lo hago, de lo contrario lo dejo pasar". "Es mi camino y mi firme* decisión". "No permitiré ser presa del estrés".

- Actividad física regular. Lo mejor es deporte de resistencia moderado al aire libre. Así, se actúa según el sentido biológico y se quema el azúcar. Si el conflicto de resistencia tiene que ver con el deporte, es mejor no practicarlo, ya que de esta manera el conflicto permanece activo y sube el nivel de azúcar.
- Evitar hidratos de carbono aislados como almidón, harina refinada, azúcar, refrescos, etc.
- En su caso, cura de petróleo.
- Alimentación ecológica de alta calidad, en especial judías, alubias, lentejas, fresas, avena, patatas, zanahorias, topinambur, espárragos, rábanos picantes.
- Complemento de cromo.
- Aceite de hígado de bacalao.
- Cayce: Comer topinambur a menudo (contiene insulina).
- Infusiones: Alholva, raíz de bardana, saúco, potentilla.
- Aprender a respirar profundamente.
- Agua oxigenada (H_2O_2), aceite de linaza.

SBS del parénquima del páncreas

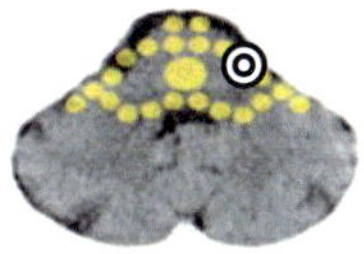

Cáncer de páncreas (carcinoma pancreático, cistoadenoma seroso, carcinoma de células acinares)[1]

Este cáncer pasa por ser en la MC uno de los más "malignos". Este pronóstico negativo junto con la terapia de la MC provocan la muerte innecesaria de la mayoría de los pacientes. Según Frauenkron-Hoffmann: Lo que ha ocurrido es una atrocidad. Indignación de otras personas por mi comportamiento o bien indignación propia por el comportamiento de otras personas (por ejemplo, riña en la familia).

Conflicto
Conflicto de presa: No poder aprovechar algo. No poder conseguir un beneficio o ganancia. Discusión con familiares, disputas por dinero, propiedad o herencia.

Ejemplos
➜ *Alguien no puede apropiarse de lo que desea.*
➜ *A una persona se le quita alguna cosa o alguien pierde algo importante.*
➜ *De manera sorprendente, alguien no puede aprovechar o asimilar algo. A menudo en relación con la familia.*

❁ *Johannes F. Mandt describe en su libro "was gesund macht" ("lo que te mantiene sano", véase bibliografía) su enfermedad de cáncer de páncreas y el conflicto que la originó: "Vivo separado desde hace ocho años. En marzo de 2002 presenté la petición de divorcio. A finales de octubre de 2002 recibí una carta de la abogada de mi mujer. Esta contenía, entre otras cosas, dos exigencias que me sorprendieron totalmente. Me cogió desprevenido, por el momento no podía pensar en otra cosa que en estas exigencias (pensamientos intrusivos). A partir de noviembre empecé a tener pies y manos fríos. El frío siempre estaba presente, también en la cama. Cada vez tenía menos apetito". (Fase de conflicto activo). El señor Mandt lo superó todo bien.*

❁ *La dueña de un centro de belleza contrata a una representante. Por desgracia, la empleada resultó ser una incompetente. Habla demasiado y el trabajo se queda sin hacer. La paciente se enoja cada vez que pasa por su lado: conflicto de enojo con familiares. (La dueña del negocio considera a sus empleadas como parte de su familia). Al final del último día de trabajo de la empleada se dice a sí misma: "Gracias a Dios, mañana ya no tendré que volver a verla" (solución del conflicto y comienzo de la fase de reparación). Se suceden vómitos y escalofríos (crisis de reparación). La paciente lo supera bien todo gracias a su conocimiento de las Relaciones Biológicas. (Véase Gisela Hompesch, "Meine Heilung von Krebs" (Mi reparación del cáncer).*

Conflicto activo
Aumento funcional, o bien crecimiento de adenoma compacto en forma de coliflor con calidad secretora. Leve aumento de la amilasa, lipasa y CA 19-9, CA 50, CEA en la sangre (véase pág. 44).

Sentido biológico
Con más tejido pancreático se pueden producir más enzimas pancreáticas para digerir mejor los alimentos.

Cuando no se obtiene una presa o bocado con el que se cuenta (herencia) la Naturaleza se ocupa de que se pueda aprovechar mejor (con células extra) lo que se tiene.

1 (Véase Dr. Hamer, "Tabellenbuch" (Libro de Tablas), pág. 23

Fase de reparación	Normalización del funcionamiento, reducción del tumor por caseificación tuberculosa (tuberculosis pancreática). Pueden quedar cavernas (cavernas del páncreas) o restos de calcio. Dolores, fiebre, sudores nocturnos, en su caso diarrea. Encapsulamiento con tejido conjuntivo y disociación del metabolismo en caso de que no haya las correspondientes bacterias. En su mayoría es un conflicto recurrente.
Crisis de reparación	Escalofríos, fuertes dolores.
Preguntas	¿Qué me era / es imposible de digerir? ¿De qué no puedo sacar la utilidad que espero? ¿Qué me ha indignado? ¿Cuál caracterización me orientó en esa dirección? (¿La infancia, la forma de pensar de mis padres, experiencias de los antepasados?) ¿Cuáles dogmas permitieron que tuviera lugar este conflicto? (Por ejemplo, „Tengo derecho a una herencia", fanatismo por equidad). ¿Qué sentido podría tener el diagnóstico para mi vida? (Reorientación, reflexión sobre el sentido de la vida). ¿Estoy dispuesto(a) a comenzar nuevamente?
Terapia	Encontrar conflicto, canales, caracterizaciones y dogmas. Buscar dónde se encuentra el amor - ahí está la solución. Completo reposo para que pueda curarse la tuberculosis. Operación si el tumor es demasiado grande, naturalmente sin quimio ni radioterapia. Por desgracia, apenas hay un cirujano que se atreva a operar con estas condiciones. Véase también abajo remedios para el páncreas.

Inflamación crónica del páncreas (insuficiencia pancreática exocrina)

El mismo SBS que arriba. (Véase arriba).

Fase	Conflicto recurrente o reparación pendiente. Degradación excesiva de parénquima. Menor producción de enzima: problemas digestivos como flato, esteatorrea y diarrea por carencia de enzimas, dolores abdominales moderados, vientre hinchado.
Terapia	Encontrar conflicto, canales, caracterizaciones y dogmas. Preguntas véase página anterior. Dieta baja en grasa, en su caso suplemento de pancreatina o alimentación rica en enzimas. Véase también abajo remedios para el páncreas.

SBS de los conductos excretores del páncreas

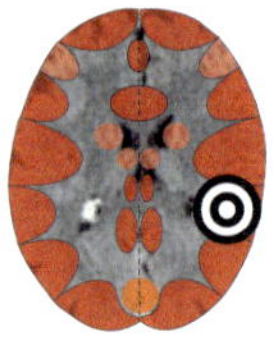

Cáncer de los conductos excretores del páncreas (carcinoma ductal pancreático, tumor papilar-mucinoso intraductal)[1]

Conflicto	Conflicto de enojo territorial o de identidad (sujeto a sexo, lateralidad, situación hormonal, edad y conflictos previos). Nos enojamos porque el territorio o sus límites no son respetados.
Ejemplos	de conflicto de enojo territorial (para ejemplos de conflictos de identidad véase pág. 215 s.):

➜ *Generalmente hay agresión en juego. Bien sea la propia rabia o la de otra persona.*

➜ *Discusiones con compañeros de trabajo o con familiares, intrusiones del vecino en el propio terreno. Disputas por dinero.*

❁ *Un gerente de 50 años se casó hace 25 con una mujer que desde siempre le ha dado a entender que ella no lo quiere a él, sino a otro. La mujer excluye completamente al paciente de la crianza de su hija, que actualmente tiene 20 años. Él siente que está de más: conflicto de enojo territorial que afecta a los conductos excretores del páncreas, ampliación de los conductos excretores durante la fase activa. Hace dos años se separó de su mujer. Madre e hija le reprochan ahora que se haya quitado de en medio. Por suerte, pronto conoce una mujer que le da el amor tan largamente anhelado. Hace dos meses, su hija decidió repentinamente estar más cerca de su padre. Dijo que percibe la relación con su madre como una prisión: solución del conflicto, el vientre se hincha y siente dolor ante la presión (inflamación del páncreas causada por la reconstrucción de los conductos excretores). Un fin de semana tiene*

1 (Véase Dr. Hamer, "Tabellenbuch" (Libro de Tablas), pág. 117

	que ir al hospital por dolores de cólico (crisis de reparación). Los niveles de amilasa y lipasa son demasiado altos. De manera innecesaria se extrae la vesícula biliar. (Archivo propio).
Conflicto activo	Aumento de la sensibilidad del esquema de la mucosa de la garganta, al mismo tiempo flaccidez de la musculatura lisa anular. Después pérdida celular (úlcera) en el conducto mayor excretor del páncreas (ducto pancreático) o en sus pequeñas ramificaciones que se extienden hasta lo más profundo del parénquima, dolores moderados.
Sentido biológico	Mediante la ampliación de los conductos excretores (ensanchamiento del lumen), los jugos pancreáticos pueden llegar más rápido y mejor al duodeno.
Fase de reparación	Reconstrucción de los conductos excretores "debilitados" mediante un metabolismo elevado (inflamación). Recuperación de la pérdida de sustancia (inflamación del páncreas, pancreatitis). En su caso, fiebre alta. A menudo es un **conflicto recurrente.** Hinchazón de los conductos excretores durante la reparación, lo que puede provocar una obstrucción transitoria. Aumento del nivel de las enzimas del páncreas (amilasa y lipasa) en la sangre. Debido a que apenas se encuentran enzimas del páncreas en el intestino delgado, en las heces pueden encontrarse alimentos no digeridos. Síntomas más agudos en caso de síndrome. Al final de la fase de reparación se vuelven a abrir los conductos: normalización de los valores. En caso de recidivas, los conductos excretores pueden sufrir alteraciones permanentes por fibrosis (cicatrización). Arqueamiento o estrechamiento, en su caso cálculos pancreáticos.
Crisis de reparación	Cólico pancreático doloroso (convulsiones en la musculatura de los conductos excretores, escalofríos).
Preguntas	Aclarar en primer lugar a base de los síntomas, si el SBS está en reparación, activo o recurrente. ¿Cuándo comienzan los síntomas? (En la mayoría de los casos en la fase de solución del conflicto) ¿Qué no podía yo soportar antes? ¿Cuál fue el estrés territorial? ¿Qué me presionaba? ¿Cuáles son las causas más profundas del conflicto? (Caracterizaciones de la infancia, experiencias de los padres). ¿Cuáles dogmas debo yo echar por la borda?
Terapia	En caso de recurrencia, encontrar y solucionar conflicto, canales y caracterizaciones. En su caso, antiinflamatorios, antipiréticos, analgésicos. Operación si procede. Véase también abajo remedios para el páncreas.

ECTO

−+

Inflamación aguda del páncreas (pancreatitis)

Posibles causas

- **Inflamación del parénquima del páncreas** – Fase de reparación: Reducción del tejido tumoral por caseificación tuberculosa (tuberculosis pancreática). Dolor abdominal irradiado en cinturón, vientre hinchado y sensible a la presión (meteorismo), flato, náuseas y vómitos. Aumento de las enzimas del páncreas amilasa y lipasa en la sangre y en la orina. Fiebre, sudores nocturnos (pág. 237 s.).

- **Inflamación de los conductos excretores**
Fase de reparación: Reparación del tejido epitelial. Dolores de cólico durante la crisis de reparación (pág. 238 s.).

Criterios de distinción

- Sudores nocturnos más fuertes, posiblemente también con olor más intenso, sólo en caso de tuberculosis pancreática. En caso de inflamación del parénquima del páncreas dolores desde el inicio hasta el final de la fase de reparación.
- En caso de SBS de los conductos excretores, dolores tirantes durante la fase de conflicto activo sin síntomas de inflamación, dolores de cólico durante la crisis de reparación, fiebre alta.

Terapia

Conflicto ya solucionado. Acompañar la reparación, evitar recidiva. Si la inflamación es intensa: analgésicos, infusiones, entre otros.

Remedios para el páncreas

- Alimentación ecológica diversa, especialmente topinambur.
- Infusiones: Muérdago, centaurea menor, hinojo, menta.
- Cayce: Cura para el vientre con aceite de ricino (véase pág. 232).
- Flores de Bach: Achicoria, brezo.
- Terapia con suplemento de pancreatina, si es necesario en caso de desarrollo crónico.
- Aceite de hígado de bacalao.
- Kanne Brottrunk (marca registrada: alimento líquido derivado del pan).
- Zeolita en polvo uso interno.

RIÑÓN Y URÉTER

Los riñones, que tienen forma de judía y pesan entre 120 y 200 gramos, se encuentran a derecha e izquierda de la columna vertebral detrás del peritoneo. La función de los riñones son el filtrado del plasma sanguíneo y la formación de orina. Estos regulan el equilibrio del agua en el cuerpo, como también el equilibrio ácido-base. En el parénquima mesodérmico de los riñones (parénquima renal) se realiza la función de filtrado. Cada día se forma en los glomérulos entre 180 y 200 litros de orina primaria. Entre un 80 y un 90% se reabsorbe en los túbulos renales, que pertenecen todavía al parénquima de los riñones. En los túbulos colectores del riñón de origen endodérmico se sigue absorbiendo agua de la orina, de manera que de la orina primaria sólo queda un 1% (orina final). El volumen de orina final es de aproximadamente 1,5 litros de aceite termoconductible: Esta se expulsa pasando por la pelvis renal de origen ectodérmico, el uréter y la vejiga.

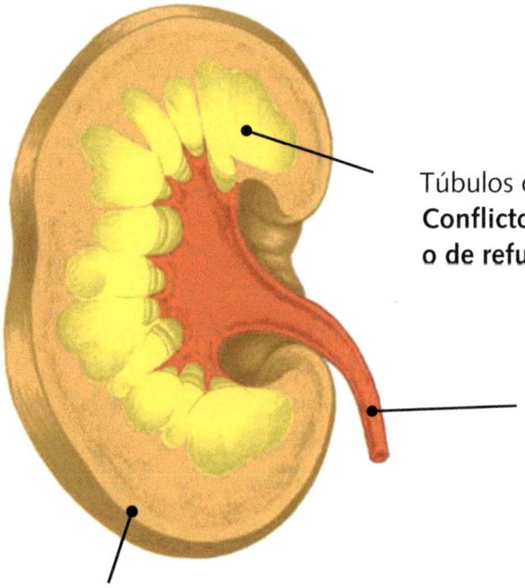

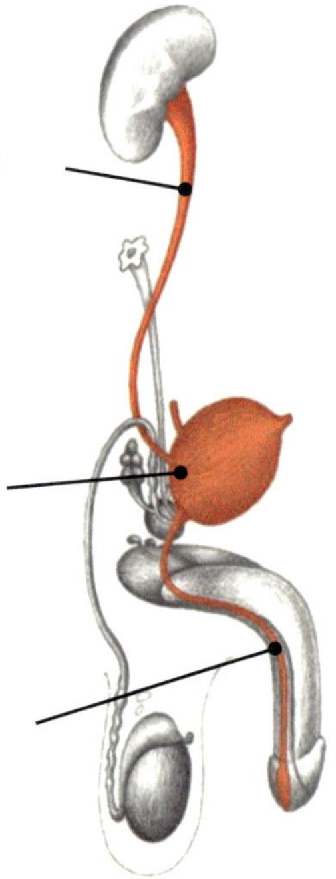

SBS de los túbulos colectores del riñón

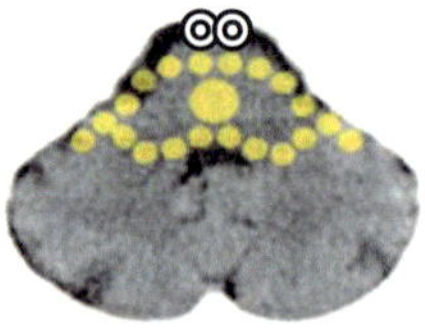

Retención de líquido, "intoxicación por urea" (uremia), tumor de los túbulos colectores, carcinoma renal (adenocarcinoma)[1]

ENDO

+ −

Cada SBS es importante en el momento decisivo, pero si hubiera que decir cuál es el SBS más importante, sería este. Cuando un terapeuta experto examina la imagen TC de un paciente, lo primero que observa, es decir, donde primero busca Focos de Hamer, son los túbulos colectores. La importancia de estos pequeños túbulos va mucho más lejos de los riñones. Cualquier otro SBS del cuerpo se encuentra influenciado de manera negativa por un SBS activo de los túbulos colectores, lo cual tiene mucha importancia desde el punto de vista terapéutico.

La fase de reparación de cualquier SBS empeora en caso de actividad de conflicto de los túbulos colectores del riñón, ya que adicionalmente se produce retención de líquidos. Esto puede, por ejemplo, tener dramáticas consecuencias durante una crisis de reparación del corazón (infarto cardíaco), o bien producir dolores agudos durante un SBS de los huesos (por ejemplo, columna vertebral). La presión puede ser también problemática en el cerebro, ya que los Focos de Hamer en reparación se pueden "inflar" por unos túbulos colectores activos.

Concepto de síndrome: El Dr. Hamer llama síndrome a la presencia simultánea de un SBS activo de los túbulos colectores

1 (Véase Dr. Hamer, "Tabellenbuch" (Libro de Tablas), pág. 25

del riñón y otro SBS activo. Por ejemplo, dolores lumbares (fase de reparación de un conflicto de desvalorización central) junto con un SBS activo de los túbulos colectores del riñón. Esto da lugar a fuertes dolores lumbares, en su caso incluso una hernia discal.

Desde el punto de vista terapéutico, tiene pues absoluta prioridad la solución del conflicto de refugiado.

Conflicto — Conflicto de existencia o de refugiado (por ejemplo, perder la casa), conflicto de tener muy poca agua, conflicto de no tener suficiente, de estar necesitado o de estar completamente sólo (soledad). Uno se siente sin reservas, desatendido(a), sin protección o abandonado(a)

Ejemplos

- *Una mujer es ingresada en el hospital. Nadie parece tener tiempo para ella. Parece que ni los médicos se ocupan de ella: conflicto de refugiado. Observación: Ocurre a menudo cuando alguien es llevado al hospital. Crecimiento de tumor en los túbulos colectores del riñón (retención de líquidos) en la fase activa, reducción por tuberculosis en la fase de reparación. (Archivo propio).*
- *A un hombre se le comunica que tiene cáncer de próstata: conflicto de existencia. (Archivo propio).*
- *Una joven de 15 años es ingresada en un internado contra su voluntad. Los padres lo hacen con buena intención, puesto que así quieren remediar sus dificultades de aprendizaje. No obstante, la joven se siente terriblemente sola y en un lugar extraño: conflicto de sentirse completamente sola. En estos años gana peso en exceso. (Archivo propio).*
- *Un niño de 10 años tiene que cambiar de domicilio con sus madres, mudándose a un lugar que está a 700 km de distancia. El pequeño echa de menos sus amigos, sus lugares de confianza y se siente sólo. Las cosas no van bien en la nueva escuela. En un período de dos meses gana demasiado peso. Aunque bebe mucho, va al baño sólo dos o tres veces al día. Siempre que vuelve a su antiguo hogar durante las vacaciones, puede ir al baño con más frecuencia y pierde peso de manera notable. Cf. véase el foro gnm-forum.eu (en alemán).*
- *Una persona tiene un préstamo con el banco. Por falta de garantías, el banco exige el pago del mismo: conflicto de existencia, conflicto de no ser "líquido". (Archivo propio).*
- *Un paciente, actualmente de 41 años, no se siente querido por su madre. Todo empezó con que ella deseaba tener una niña como tercer hijo. Ya incluso tenía buscado un nombre de niña, por lo que la decepción fue grande cuando el niño nació, por si fuera poco, además con pelos rojizos. La madre le afeitó la cabeza tres veces con la esperanza de que en su lugar crecieran pelos castaños. El paciente afirma que nunca se siente protegido, en parte por las continuas peleas entre los padres. Con el paso del tiempo, si tendrá esta sensación con su padre: conflicto de sentirse sólo. En su vida posterior gana peso hasta llegar a los 110 kg, después los vuelve a perder, por la noche siempre suda a causa de fases de reparación que surgen entretanto. (A. propio).*
- *Un viejo gato de la residencia de animales encuentra un hermoso hogar. Un buen día, un gato joven entra también a formar parte del hogar. El viejo gato se vuelve a sentir excluido. En pocos días engorda medio kilo (conflicto de existencia). (Archivo propio).*
- *Una madre de 58 años con dos hijos descubre que su marido la engaña. Ya que su marido, después de tres años, no quiere renunciar a su relación, ella presenta la petición de divorcio. En un año gana 10 kg (conflicto de refugiado activo). (Archivo propio).*

Conflicto activo — Aumento funcional in Túbulos colectores del riñón. Crecimiento de un adenocarcinoma secretor en forma de coliflor, o bien de uno plano de resorción ("carcinoma renal" en la MC). Reabsorción de líquido adicional. Agua, urea y, en su caso, otras sustancias se retienen en el cuerpo en lugar de expulsarlas. Durante los "buenos tiempos" estas sustancias son desechadas pero durante los "malos tiempos", en caso de conflicto de existencia, se "recicla" todo aquello que sea posible: nivel elevado de ácido úrico y de creatinina, reducción de la cantidad de orina y alta concentración (orina oscura).

A partir de entre 150 y 200 ml de orina al día (si no hay presencia de oliguria o anuria) el cuerpo puede expulsar todas los productos de descomposición de la orina. Los valores de creatinina pueden subir hasta 12 o 14 mg/dL (uremia en la MC). Pueden verse afectados uno o ambos riñones con respectivamente tres grupos de cálices. Un nivel de creatinina de 12 mg/dL indica que están afectados ambos riñones y todos los grupos. Sólo a partir de este nivel tiene sentido una diálisis según las cinco Leyes Naturales Biológicas. En la MC se realiza una diálisis a partir de 4 mg/dL.

Resumen de síntomas más importante para diagnosticar túbulos colectores del riñón activos:

Retenciones de líquido en el cuerpo, por ejemplo, ojos hinchados (edemas) por la mañana, tobillos hinchados. Niveles altos de creatinina, urea o ácido úrico en la sangre (generalmente, no siempre).

ENDO

	Inexplicable aumento de peso (conflicto activo grave), o bien sobrepeso (conflicto activo crónico), cuerpo blando y redondeado. No obstante, a veces se ven también afectadas personas delgadas. Tipo pícnico, síndrome de acumulación compulsiva, comprador de gangas, pensamientos de ganar y poseer, acumulación de reservas (por ejemplo, comida, dinero), tendencia a agarrarse, querer estar sentado.
Sentido biológico	Retención de líquido, urea u otras sustancias aprovechables para que el individuo pueda sobrevivir más tiempo en caso de precariedad existencial, de quedarse sólo o en caso de huida.
Fase de reparación	Reducción o normalización en el funcionamiento. Si precede una prolongada actividad de conflicto, reducción por caseificación que produce necrosis del tumor (tuberculosis renal, inflamación del riñón (nefritis): aumento en la expulsión de líquido. Sangre en la orina (hematuria), proteína en la orina (proteinuria), fuertes sudores nocturnos, fiebre, bajada en el nivel de creatinina al final de la fase de reparación. Si no hay presentes hongos o micobacterias, se puede producir una obstrucción en la salida de la pelvis renal aunque el conflicto se haya solucionado ("riñón mudo" en la MC).
Crisis de reparación	Escalofríos, fuertes dolores renales.
Observación	La Luna siempre ha estado en correlación con los líquidos. Las personas con los túbulos colectores activos pueden "percibir" la Luna con más intensidad: mayor retención de líquido con Luna llena o creciente. También son más susceptibles a los cambios de tiempo (con anterioridad a las precipitaciones). Tras recidivas pueden observarse riñones más o menos grumosos ("espongiosis medular renal" en la MC) o bien calcificaciones en los pequeños túbulos ("nefrocalcinosis" en la MC).
Preguntas	¿Cuándo se presentaron los síntomas (aumento de peso, creatinina, etc.)? ¿Qué había ocurrido? (Abandono de la pareja, caso de muerte, disputa, pérdida del puesto de trabajo, mudanza, problemas de dinero, preocupaciones por los niños). El conflicto debe buscarse aquí. Sin embargo, en la mayoría de los casos el conflicto inicial y la caracterización tuvieron lugar antes. ¿Qué me caracterizó al respecto durante mi infancia? (Escaso amor de los padres, pobreza, divorcio, mudanza, fallecimiento de un familiar). ¿Tiene uno de mis progenitores el mismo SBS? (Sí > Buscar la caracterización familiar: ¿Qué experimentaron mis antepasados?) Las experiencias de los antepasados deben valorizarse como si fueran las propias. ¿Hasta qué generación de la familia alcanza la caracterización? Consultar a los abuelos: Estas conversaciones sirven para aclarar y forman parte de la terapia. Especialmente cuando uno busca el amor. ¿Con cuál meditación podría yo ayudar a mi familia y a mí? ¿Cuáles pensamientos nuevos deberían acompañarme diariamente?
Terapia	• Si los túbulos colectores del riñón están afectados, encontrar una solución es la terapia más importante para casi todas las enfermedades. • Encontrar conflicto, canales, caracterizaciones y dogmas. Idea central: *"Tengo todo lo que necesito"*. *"Me siento seguro y protegido"*. *"Aunque piense que estoy sólo, siempre hay alguien cerca"*. *"Dios me protege"*. • Alimentación alcalina y a ser posible evitar la carne de cerdo (retiene agua). • Baños con agua salina (mínimo 0.9%). (El mar, nuestro lugar de origen). La concentración de 0,9% se corresponde con una "solución salina normal", ya que es la presente en el plasma sanguíneo. Un baño con una concentración de sal de más de 0,9% también es bueno, ya que provoca una mayor salida de agua del cuerpo, el objetivo a alcanzar. • Terapias con agua de todo tipo, por ejemplo, vacaciones en el mar, balnearios, etc. • Suero de anguila homeopático. • Sudar con regularidad, sauna, cabina de infrarrojos, baño turco o deportes que hagan sudar. • Beber suficiente agua pura y natural. Cantidad: Seguir el instinto. • No administrar cortisona, puesto que así se incrementa la simpaticotonía de los túbulos colectores del riñón. Esto aumenta la retención de líquidos y empeora los síntomas (cara de luna llena). • Crear un hogar confortable (con una decoración agradable). • Ropa interior de lana, ropa de cama cómoda y en su caso sábanas de lana. • Usar sal sin refinar en la comida. Consumir sal con moderación. • Drenajes linfáticos para fomentar la expulsión de agua. • Plata coloidal uso interno. La plata, la Luna y los riñones están en resonancia entre ellos.

ENDO

+−

• Terapia según el Prof. Kopp[2]. En una ocasión, el Prof. Kopp administró por un descuido una sobredosis de bicarbonato sódico a un paciente terminal con una insuficiencia renal grave. Para sorpresa de todos, la situación del paciente mejoró notablemente, a pesar de que apenas le daban posibilidades de sobrevivir. En los años siguientes, el Prof. Kopp (nacido el 1935) ha librado de la diálisis a más de 300 pacientes con su terapia del bicarbonato sódico. La terapia se rige según el pH de la orina.

Primer paso – Medir el valor del pH de la orina varias veces al día (poniendo tiras reactivas en contacto con la orina). Yo empleo para ello el papel de pH Uralyt-U de la empresa Madaus. El medio bioquímico ideal para la expulsión en los riñones oscila entre un pH de 6,5 y 7,5 en la orina. Este es pues el margen a alcanzar para los pacientes de los túbulos colectores.

Segundo paso – Terapia: Tomar bicarbonato sódico para alcanzar el margen deseado. Comenzar con una dosis de 1 gr tres veces al día. Después, según el valor del pH de la orina, aumentar o reducir la dosis. Si esta medida no provoca la deseada expulsión de líquido, se puede administrar según el Prof. Kopp de manera adicional un diurético, más concretamente un diurético de asa.

Según el Prof. Kopp, el diurético junto con la dosis regular de bicarbonato sódico (controlar el valor pH de la orina) mantiene su efecto, incluso en el caso de administración prolongada durante años. No obstante, es necesario un control regular del nivel de potasio en sangre. Contraindicaciones más importantes: Alcalosis metabólica y respiratoria, insuficiencia cardiopulmonar.

Inflamación de los glomérulos ("síndrome nefrótico", "glomerulonefritis", "nefropatía por IgA "), varias cavernas (poliquistosis renal)

El mismo SBS que arriba. (Véase arriba). Los principales síntomas para el diagnóstico en la MC son un exceso de proteína en la orina (proteinuria), carencia de proteínas en la sangre (hipoproteinemia) y retenciones de líquido (edemas). En la MC se piensa que el llamado "síndrome nefrótico" es un bajo nivel de proteína en sangre, puesto que el sistema de filtrado de los glomérulos no funciona. Esto sería también la explicación de por qué se encuentra proteína en la orina. No obstante, esta "enfermedad" no es una inflamación de los glomérulos, sino una inflamación, más bien, fase de reparación, de los túbulos colectores (los túbulos de los glomérulos río abajo).

Fase	**Conflicto recurrente**. En caso de desarrollo crónico se forman muchas pequeñas cavernas en los riñones a causa de las tuberculosis recurrentes en fases de reducción (poliquistosis renal).
Observación	Proteína en la orina: Durante la fase de reparación se produce una reducción tuberculosa del tumor de los túbulos colectores. La proteína degradada se expulsa a través de la orina en la vejiga/uretra: proteínas en la orina (proteinuria). Nivel demasiado bajo de proteína en sangre en caso de recidivas del conflicto, ya que se alternan fases de reconstrucción y degradación en los túbulos colectores. En el proceso de reducción del tumor el cuerpo toma proteína (sobre todo albumina) de la sangre. Esta proteína del tumor se expulsa durante la fase de reparación. Los sudores nocturnos contienen grandes cantidades de proteína: reducción del nivel de proteína en sangre (hipoproteinemia). Un nivel bajo de proteína en sangre causa además edemas por la reducción de la presión coloidosmótica.
Terapia	Encontrar conflicto, canales, caracterizaciones y dogmas. Preguntas véase pág. 242. Alimentación rica en proteínas, en su caso infusiones de albúmina. Para otras medidas véase también terapia en página anterior. La terapia de la MC con antihipertensivos, inmunosupresores y cortisona no es eficiente.

Insuficiencia renal aguda, insuficiencia renal isquémica aguda con necrosis cortical

El mismo SBS que arriba. (Véase pág. 240 ss).

Fase	**Conflicto repentino intenso de existencia:** Retención extrema de líquido y orina, fuerte subida de los niveles de creatinina y urea, escasez de orina (oliguria o anuria).
Observación	Generalmente provocado por dolores extremos, choque de diagnóstico o ingreso obligatorio.
Terapia	Encontrar conflicto, canales, caracterizaciones y dogmas. Véase preguntas, terapia pág. 242.

2 (Véase Artículo titulado "Dialyse ade?" (¿Adiós a la diálisis?). Raum & Zeit 1998 (revista alemana "Espacio & Tiempo"), número 170, año 2011.

SBS del parénquima de los riñones

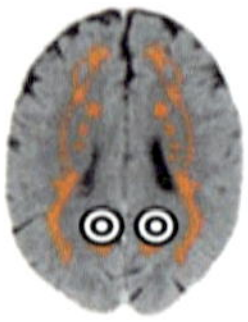

Tumor renal (tumor de Wilms, nefroblastoma), quiste renal[1]

MESO NUEVO

−+

Conflicto	Conflicto de líquido, conflicto a causa de exceso de agua o líquido. Conflicto de volverse peligroso el agua o un líquido. "Conflicto del que está en el mar y no sabe nadar".
Ejemplos	❁ *Un hombre llega a casa y descubre horrorizado que el sótano está inundado porque la manguera de entrada de la lavadora ha reventado: conflicto de líquido, pérdida celular en el parénquima de los riñones durante la fase activa, recuperación o crecimiento de un quiste durante la fase de reparación. (Archivo propio).* ❁ *El querido gato de una mujer se ahoga en la piscina. Ella encuentra el animal sin vida flotando en el agua: conflicto de líquido. Tres años mas tarde se descubre un nefroblastoma por casualidad. Se aconseja quimioterapia de manera inmediata. La mujer muere. (Archivo propio).* ❁ *"El caso Olivia": Olivia y su tía dan un paseo con un bote inflable en un lago. De repente, la tía nota que sale aire del bote y se pone a gritar con voz estridente: "Ayuda, ayuda, nos ahogamos". Olivia piensa por un momento que va a ahogarse: conflicto de líquido, necrosis durante la fase activa, proliferación celular durante la fase de reparación. Se diagnostica un tumor de Wilms. (Véase Pilhar, "Tagebuch eines Schicksals" (Diario de un Destino), pág. 564.* ❁ *Una mujer sufre de incontinencia aguda: conflicto de exceso de líquido. (Archivo propio).* ❁ *Una mujer, actualmente de 40 años, sufrió un conflicto de líquido cuando tenía 5 años. Estaba jugando con unos amigos a la orilla de un río. De repente se resbala, cae al agua y es llevada por la corriente. Por suerte, un compañero de juegos mayor que ella la sacó del agua. No obstante, todavía se acuerda de aquel momento tan terrible. Durante la fase activa se forma un "agujero" en los riñones. En la sucesiva fase de reparación se forma un quiste de 10 cm que durante los próximos 40 años no provoca molestias. Observación: La paciente está sensibilizada ante conflictos de líquido, ya que corrió peligro "con su madre" cuando todavía no había nacido durante una inundación. La madre tuvo que huir al desván cuando estaba embarazada porque todo el piso de abajo estaba inundado (conflicto de líquido). (Véase Claudio Trupiano. "Danke Doktor Hamer" (Gracias Dr. Hamer), pág. 420).*
Conflicto activo	Pérdida celular (necrosis) en una o varias zonas. Pérdida de tejido de filtración de los riñones. Por lo demás, la necrosis pasa desapercibida.
Fase de reparación	De los agujeros provocados por la pérdida celular se forma uno o varios quistes llenos de líquido (quistes renales, llamados en la MC "nefropatía poliquística" o "displasia renal"). Con el paso del tiempo los quistes se llenan de manera progresiva con tejido funcional de los riñones. Después de nueve meses se habrá formado un "riñón adicional" con arterias y venas propias. Las uniones con órganos colindantes ("crecimiento invasivo" en la MC), la cual se produce en una primera fase para asegurar la conexión con el sistema sanguíneo, se vuelven a separar cuando el sistema sanguíneo del propio quiste está terminado. En este "riñón adicional" se filtra la sangre como en el resto del parénquima. De esta manera, el aumento de presión sanguínea es innecesaria: normalización de la tensión al final de la fase de reparación. En su mayoría es un **conflicto recurrente.**
Sentido biológico	Aumento de la capacidad de filtrado y formación de orina. En el futuro podrá reaccionar mejor frente a un exceso de agua (grupo de lujo).
Observación	Sin distinción entre madre / hijo o lado de la pareja (lateralidad no determinante).
Preguntas	Aclarar la fase a base de los síntomas (presión sanguínea, imágenes de ultrasonido, radiografías, síntomas generales). ¿Qué tipo de estrés tuve en relación con agua o con otros líquidos? (Vacaciones en la playa, deporte acuático, accidente en la cocina o en el trabajo, compasión con una persona que se está ahogando). ¿Qué me ha caracterizado en relación con el agua? (Por ejemplo, experiencia en la infancia, empujón al agua, antepasados) ¿Cómo podría yo conciliarme con ello? ¿Cómo podría yo cambiar realmente la situación?
Terapia	Si el conflicto está evidentemente solucionado de forma duradera, ya no se necesitan más medidas. Operación si el nefroblastoma es muy grande. A ser posible una vez transcurridos nueve meses, cuando el tumor posee su propio sistema vascular y se ha separado de los órganos colindantes. Es conveniente esperar sólo si el conflicto está solucionado inequívocamente.

1 (Véase Dr. Hamer, "Tabellenbuch" (Libro de Tablas), pág. 69, 81.

SBS de la pelvis renal

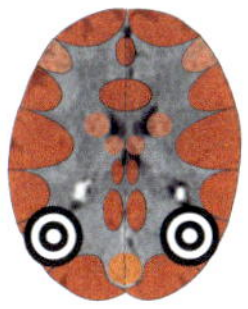

Infección urinaria alta (pielonefritis), tumor de la pelvis renal[1]

Conflicto

Conflicto de no poder demarcar límites. No se respeta los límites del territorio, no se pueden marcar. Explicación: No poder delimitarse a sí mismo o a su territorio. No saber dónde está el propio territorio (lugar). No saber qué decisión tomar. No poder tomar una decisión a solas. En la Naturaleza, los lobos machos marcan el territorio externo, mientras que las hembras marcan el interior. En el caso de los hombres se trata del territorio "externo" (puesto de trabajo, coche, asociación, etc.). En cambio, en mujeres se trata del territorio "interno" (pareja, niños, amiga, casa, etc.).

Horst Köhler indica en su libro "Lexikon der Neuen Medizin" (Diccionario de la Nueva Medicina) que el territorio más íntimo de las mujeres es su propio cuerpo. Exámenes ginecológicos, o bien relaciones sexuales no deseadas o "toleradas" son el motivo por el cual las mujeres sufren enfermedades urinarias con más frecuencia que los hombres: intrusión en el territorio.

Pelvis renal o uréter derecho: Lado femenino, conflicto de no poder marcar el territorio interno.

Pelvis renal o uréter izquierdo: Lado masculino, conflicto de no poder marcar el territorio externo.

Ejemplos

➜ *No saber dónde poner los límites. No saber cómo delimitarse.*

➜ *Un niño no tiene una habitación para él sólo o ningún ámbito propio.*

❁ *A una mujer la engaña su pareja: conflicto de no poder demarcar límites, pérdida celular inadvertida en la pelvis renal. Cuando finalmente se decide a romper la relación entra en reparación. Reconstrucción del tejido epitelial de la pelvis renal (infección urinaria alta). (Archivo propio).*

❁ *Al casarse, una mujer forma parte de una familia en la que no se siente bien. Ya no sabe dónde está su lugar. Ha dejado de tener un "espacio propio": conflicto de no poder demarcar límites. (Archivo propio).*

❁ *A un representante se le quita parte de su territorio porque produce un bajo volumen de negocio: conflicto de no poder demarcar límites. (Archivo propio).*

Conflicto activo

Reducción de la sensibilidad de la mucosa en la pelvis renal, cálices renales o uréteres. Al mismo tiempo flaccidez de la musculatura subyacente lisa anular del uréter. Después pérdida celular (úlcera). Mayor urgencia urinaria. Sin dolor, por ello generalmente inadvertido.

Sentido biológico

Debido a la flaccidez de la musculatura anular aumenta la sección transversal. Una mejor expulsión de la orina para marcar mejor el territorio.

Fase de reparación

Reconstrucción del urotelio, infección urinaria alta. En su caso, diagnóstico de "tumor de la pelvis renal" si un gran conflicto entra en reparación. Urgencia urinaria, hinchazón, dolores, sangre en la orina (hematuria).

En caso de síndrome puede obstruirse el flujo de orina a causa de la hinchazón durante la reparación.

Crisis de reparación

Calambres, cólico nefrítico, mayor urgencia urinaria, fuertes dolores, escalofríos, sangre en la orina. Durante el cólico (contracciones de la musculatura del uréter) se presiona, en caso de presencia, arenillas o cálculos renales por el cuello calicilar en la pelvis renal o a través del uréter.

Preguntas

¿Desde cuándo se presenta la inflamación / dolor? (Conflicto solucionado poco antes). ¿Cuál territorio no pude marcar anteriormente? ¿Sobrepasó alguien los límites? (Pareja, familiar, puesto de trabajo, jefe). ¿Me fue imposible dar a alguien acceso a mi territorio? (En las mujeres se trata de la pareja en la mazorjia de los casos). ¿Alguien ha ignorado mi "no" o me han pasado por alto? ¿Porqué reacciono tan sensiblemente? (Buscar la caracterización precisa). ¿Es mi reacción similar a la de mis antepasados? ¿Cuál actitud nueva podría ayudar?

Terapia

El conflicto está ya solucionado. Acompañar reparación. En caso de recurrencia, encontrar y solucionar conflicto, canales, caracterizaciones y dogmas. Idea central (en caso de recurrencia): "He tomado una decisión. Ahora sé lo que quiero". "Mi territorio es mi reino". "Yo pongo los límites y estos son respetados". Infusiones: Salvia, hojas de arándanos rojos, escaramujo, levístico, cola de caballo. Beber mucho, especialmente cerveza. Plata coloidal uso interno. En su caso antibióticos, si la fase de reparación es muy intensa. Véase también remedios para los riñones pág. 247.

1 (Véase Dr. Hamer, "Tabellenbuch" (Libro de Tablas), pág. 117, 130.

ECTO

Dilatación de la pelvis renal, inflamación del riñón (pielectasia, hidronefrosis renal)

El mismo SBS que arriba. (Véase arriba).

Fase	**Reparación pendiente:** Dilatación de la pelvis renal, o bien del uréter, en general acompañado de cálculos renales. Pérdida de parénquima de los riñones (estrechamiento de la corteza renal) por obstrucción de orina.
Terapia	Encontrar conflicto y caracterizaciones. Si es posible, dar solución real para poner fin al SBS. Véase también remedios para los riñones pág. 247.

SBS de la arteria renal

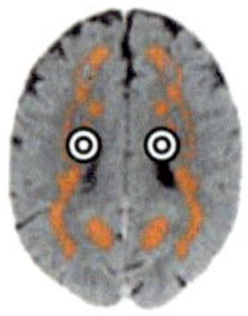

MESO NUEVO

Aumento de la presión sanguínea por la calcificación de la arteria renal (artriosclerosis renal)

El estrechamiento del vaso renal principal tiene como efecto que se reduce el suministro de sangre hacia el riñón. Los receptores de presión arterial en los riñones registran erróneamente una presión arterial baja > impulso para aumentar la presión arterial (RAAS = sistema renina-angiotensina-aldosterona) > presión arterial demasiado alta (eventualmente en forma de ataques), mareos, dolores de cabeza matinales, posiblemente es un edema pulmonar (dificultad para respirar).

Conflicto	según Dr. Sabbah: Uno se corroe de rabia por dentro y no se puede liberar de la tensión.
Fase	**Conflicto recurrente**. Las reiteradas fases de eliminación y recuperación en la arteria renal causan una acumulación de material proteínico grasoso > la MC diagnostica "aterosclerosis renal o bien estenosis arterial renal"
Sentido biológico	Refuerzo de la arteria renal. Naturalmente que el conflicto pendiente y el estrechamiento resultante de la arteria no tiene sentido. La Naturaleza supone siempre que el conflicto se solucionará rápidamente.
Preguntas	¿Qué me enfureció? ¿Porqué no dejo salir el conflicto? ¿Cuáles son las características causantes?
Terapia	Encontrar conflicto, caracterizaciones, canales y dogmas. En caso dado, operación

Cálculos renales (nefrolitos), arenillas renales

Posibles causas

- Túbulos colectores del riñón – Conflicto recurrente: Cálculos de oxalato de calcio, o bien arenilla como restos de la caseificación tuberculosa (tipo más frecuente de cálculos renales).
- **Mucosa del uréter o de la pelvis renal** – Conflicto recurrente: Cálculos de ácido úrico y otros tipos de cálculos. Hinchazón durante la reparación del uréter. Obstrucción o interrupción del flujo: Estancamiento de orina que causa depósito de sedimentos y formación de cálculos.

En el marco de la crisis de reparación se expulsan los cálculos a través del uréter o de la uretra.

Terapia

- Encontrar el conflicto para que no se formen nuevos cálculos.
- Intervención para extraer los cálculos o para triturarlos.
- Disolución mediante „Lithosol" (solución de sales minerales).
- Beber suficiente agua pura y "blanda".
- Véase también abajo remedios para los riñones.

Riñón contraído

Posibles causas

- **Parénquima** del riñón en actividad pendiente, o bien situación tras recidivas: Pérdida de parénquima del riñón, fibrosis (transformación en tejido conjuntivo). Hipertensión causada por falta de superficie de filtrado.
- **Túbulos colectores del riñón** – Conflicto recurrente – Síndrome nefrótico: encogimiento por cicatrización.
- Pelvis renal – Conflicto recurrente: inflamaciones crónicas de la pelvis renal, encogimiento por cicatrización.

Intoxicación renal (tobulopatía tóxica aguda)

No se trata de un conflicto, sino de una intoxicación por un disolvente, metal (por ejemplo, aluminio o mercurio presentes en vacunas), medicamentos (antibióticos, analgésicos, antirreumáticos, antihipertensivos, medios de contraste, quimioterápicos, etc.): daños de los glomérulos o de los pequeños túbulos.

Terapia

Evitar intoxicación en lo sucesivo. Véase también abajo.

Remedios para los riñones

- Cólico renal: Calor, movimiento, relajantes musculares, analgésicos. Beber suficiente agua pura y "blanda".
- Alimentos: Alimentación alcalina, en especial apio, zanahorias, pepino, calabaza, espárragos, fresas, judías.
- Infusiones: Ortiga, solidago, hojas de abedul, hinojo, verónica, hojas de frambuesa, saúco, galio, agrimonia.
- Cura de bayas de enebro según Kneipp: Comenzar con cuatro bayas al día, después durante nueve días tomar cada vez una baya más para después volver a las cuatro iniciales.
- Kanne Brottrunk, zeolita en polvo uso interno.
- Hildegarda: Elixir de ajenjo.
- Masaje en la zona de los riñones con aceite de alcanfor, masaje en las zonas reflejas.
- Mantener pies calientes (baños calientes).
- Baños calientes, sauna.
- Bórax natural.
- MMS (el mejor antibiótico) en caso de desarrollo crónico.
- El mejor momento para realizar los tratamientos de los riñones es entre las 17 y las 19 horas.

VEJIGA Y URETRA

La vejiga urinaria es, según la MC, un órgano hueco compuesto de musculatura lisa. El Dr. Hamer piensa que es estriada.
En este caso yo comparto la opinión de la MC
Por suerte, esta cuestión no es especialmente relevante para las enfermedades de la vejiga.
La orina que se ha formado en los riñones pasa a la vejiga a través de los uréteres y se almacena aquí hasta su expulsión por la uretra. La mayor parte de la vejiga está recubierta de tejido de origen ectodérmico, el llamado epitelio de transición (urotelio). Debajo se encuentra la submucosa endodérmica de la vejiga. Sólo en el "trígono vesical" sobresale un pequeño islote de mucosa endodérmica bajo el urotelio.
La vejiga tiene en su paso hacia la uretra dos esfínteres: El músculo vesical interno es liso e involuntario, el músculo esfínter externo de la uretra es estriado y voluntario. (En este punto coincide el parecer de la MC con el del Dr. Hamer).
La expulsión de orina se desarrolla probablemente en forma de una crisis de reparación (la crisis de reparación como componente funcional básico de la Naturaleza).

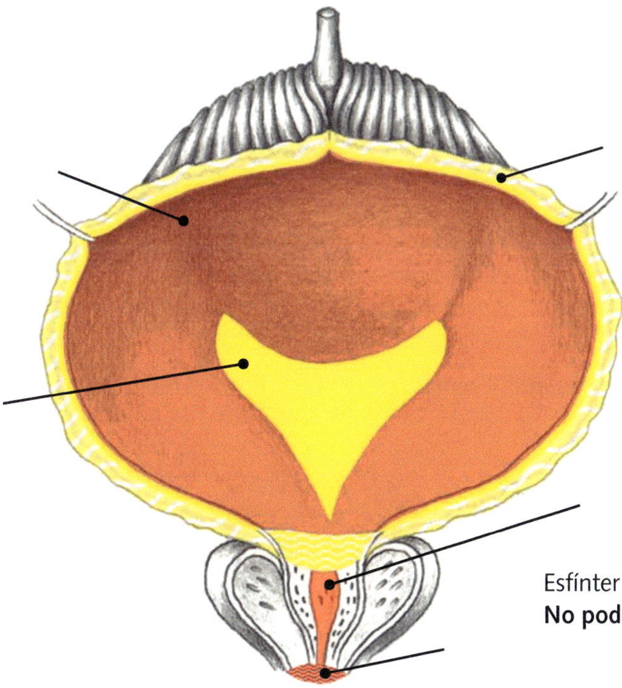

SBS de la mucosa superficial de la vejiga

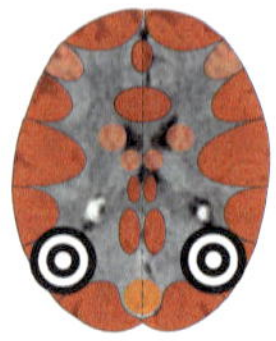

Inflamación de la vejiga (urocistitis), carcinoma de epitelio de transición (carcinoma o papiloma urotelial, papiloma invertido)[1]

Conflicto — Conflicto de no poder demarcar límites. No se respeta los límites del territorio, no se pueden marcar. Explicación del conflicto: Véase SBS de la pelvis renal en pág. 245 (también otros ejemplos).

Ejemplos — ❁ *Una paciente se acuerda todavía del terrible suceso ocurrido cuando tenía 13 años. Su padre, según su propia descripción, un "tirano y un sádico", mata intencionadamente y sin motivo su querida liebre. Ella iba a "volverse loca". Había también otras situaciones en las que su padre se pasaba de la raya con frecuencia. Ella no puede defender / marcar su territorio: conflicto de no poder demarcar límites. Durante la fase de reparación se produce una inflamación de la vejiga. Desde entonces sufre de urgencia urinaria siempre que está nerviosa (vejiga hiperactiva). (Archivo propio).*

❁ *Una madre entra por la tarde de buenas a primeras en la habitación de su hija porque "se pasa todo el tiempo hablando por teléfono". La hija no puede comprender como su madre puede entrar de esta manera tan impertinente y por las buenas en su territorio: pérdida celular en la mucosa de la vejiga durante la fase activa, recuperación en la fase de reparación. A partir de ahí, siempre sufre de inflamación de la vejiga (fase de reparación) cuando su madre se entromete en su vida (canal).*

➜ *Concepto "cistitis de la luna de miel": Solución de un conflicto de no poder demarcar límites por el entusiasmo del tiempo compartido.*

Conflicto activo — Reducción se la sensibilidad de la mucosa (urotelio) en la vejiga, uréter o en la uretra. Al mismo tiempo flaccidez de la musculatura anular de la vejiga o del esfínter. Después pérdida celular. Urgencia urinaria, pero sin dolor. Necesidad de delimitarse, se pone especial atención a los límites del territorio. Nerviosidad, susceptibilidad.

Sentido biológico — Gracias a la flaccidez de la musculatura anular de la vejiga o del esfínter es posible marcar muy bien los límites del territorio.

Fase de reparación — Reconstrucción de la mucosa: inflamación de la vejiga, uréter o de la uretra (cáncer de vejiga, carcinoma urotelial). Hinchazón de la mucosa, dolores, escozor al orinar, mayor urgencia urinaria (polaquiuria), en su caso, sangre en la orina (hematuria) y ocasional pérdida de orina. El flujo de orina puede obstruirse por la hinchazón durante la reparación, especialmente en caso de síndrome: retención urinaria, orina residual.

Crisis de reparación — Frecuente urgencia urinaria, dolores, sangre en la orina. Calambres en la vejiga por implicación de la musculatura de la vejiga, en su caso escalofríos, pérdidas de consciencia (ausencias).

Mojar la cama — Mismo SBS – conflicto de no poder demarcar límites con implicación de la musculatura de la vejiga – crisis de reparación.
Situaciones típicas: Nacimiento de un hermanito, separación de los padres, no tener habitación propia. Caso extremo: abuso sexual. Ocasionalmente se trata de la situación opuesta: Faltan los límites del territorio (educación antiautoritaria). El niño no tiene territorio real, por eso lo marca en lo único que le queda: la cama. Preguntas orinarse en la cama, véase pág. 248.

Observación — Un 90% de los tumores de vejiga son carcinomas uroteliales. Inflamación crónica de la vejiga: conflicto recurrente, espesamiento de la mucosa por cicatrización (metaplasia urotelial), "vejiga hiperactiva".

Terapia — En caso de una única inflamación de la vejiga: Conflicto ya solucionado. Acompañar reparación. En caso de recurrencia, encontrar y solucionar conflicto, canales, caracterizaciones y dogmas. Idea central: *"Ahora sé lo que quiero". "Mi territorio es mi reino". "Yo pongo los límites y estos son respetados".* Véase también abajo remedios para la vejiga.

---

1 (Véase Dr. Hamer, "Tabellenbuch" (Libro de Tablas), pág. 117, 130.

SBS de la mucosa profunda de la vejiga

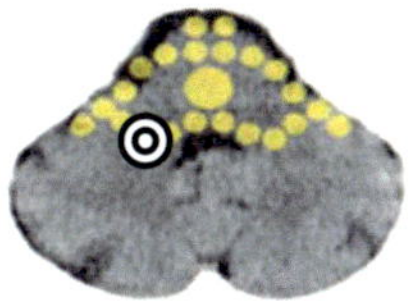

Inflamación purulenta de la vejiga, cáncer de vejiga (adcar.)[1]

Conflicto	Situación desagradable, difícil de digerir. Aproximadamente el 10% de los tumores de vejiga son de este tipo.
Ejemplos	*En una reunión con sus compañeros, se comunica a la jefa de personal de 45 años que a partir de ese momento sólo será asistente en la oficina de personal y que tiene que entregar su oficina, que hasta entonces era como su "cuarto de estar", al nuevo jefe de personal. Años más tarde la paciente sigue hablando de una "jugarreta". Poco después, se le diagnostica y seguidamente se le raspa un carcinoma en la vejiga. Sin embargo, este vuelve porque ella no puede superar el asunto. (Archivo de Antje Scherret).* *Un funcionario recibe la confirmación de que a partir del próximo año será jefe de un departamento. Este ya se estaba preparando para ello cuando recibe la noticia de que una compañera de trabajo, a la que no puede soportar, recibe el puesto: situación desagradable, proliferación celular en la mucosa profunda de la vejiga durante la fase activa, inflamación purulenta de la vejiga durante la fase de reparación. (Archivo propio).*
Conflicto activo	Aumento funcional der mucosa profunda de la vejiga. Crecimiento de tumor secretor en forma de coliflor (adcar.), o bien de tumor plano de resorción (cáncer endodérmico de vejiga).
Sentido biológico	Tipo secretor: "Digestión de una situación desagradable". Tipo resortivo: Reabsorción de orina, análoga a la de los túbulos renales, "reabsorción de una situación desagradable".
Fase de reparación	Reducción del tumor (inflamación purulenta de la vejiga). Pus, sangre en la orina, dolores, sudor nocturno.
Crisis de reparación	Urgencia urinaria constante, escalofríos, fuertes dolores, sangre en la orina.
Preguntas	¿Qué cosas desagradables no podía yo soportar? (Disputas, estafa, desilusión, engaño de la pareja, en el puesto de trabajo, entre familiares). ¿Porqué me ocupa este asunto aún hoy? ¿De qué en mi infancia me recuerda esa situación? ¿Qué me ha caracterizado adicionalmente? ¿Es similar la actitud de mis padres? ¿De cuáles dogmas debo deshacerme? (Por ejemplo, tener muchas espectativas). ¿Cuál actitud interior nueva podría ayudarme? (Por ejemplo, perdonar a alguien completamente, ver lo bueno del afectado)
Terapia	En caso de inflamación, el conflicto ya está solucionado. Acompañar reparación. Plata coloidal uso interno. Tumor sin inflamación: Encontrar conflicto, canales, caracterizaciones y dogmas. En su caso, MMS (el mejor antibiótico) o antibióticos en caso de desarrollo crónico. Operación si el tumor es muy grande. Véase también remedios para la vejiga pág. 252.

1 (Véase Dr. Hamer, "Tabellenbuch" (Libro de Tablas), pág. 29

SBS de la musculatura lisa de la vejiga

FHs en el mesencéfalo – La topografía es aún desconocida

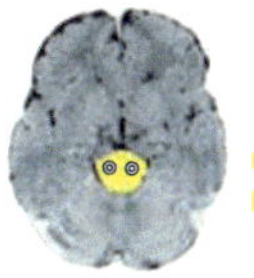

Vejiga hiperactiva ("urgente", neuralgia de la vejiga), mojar la cama (enuresis)

En caso de urgencia urinaria constante o micción frecuente con pequeña cantidad de orina (polaquiuria) se habla de vejiga hiperactiva.

Conflicto	No poder expulsar la orina de manera suficiente. Los límites no son respetados por otras personas porque estos están marcados muy débilmente. Uno no está seguro si la propia decisión es la correcta y es influenciable. *Un hombre se ve obligado a vivir en casa de su hijo y la familia de este. Él sufre mucho por el desorden. Además, cada vez que quiere ir a su habitación tiene que pasar por la de los demás. El hombre padece una "urgencia": conflicto de no poder "marcar" lo suficientemente fuerte. Él quiere, pero no puede porque no quiere alterar la paz en la familia. (Archivo propio).*

ENDO

❁ Un jubilado, de 64 años y separado, tiene que levantarse hasta 7 veces cada noche para miccionar pequeñas cantidades de orina. Según los médicos, la próstata está bien. Conflicto: El paciente, después de una ruptura matrimonial, no se plantea volver a casarse. No obstante, a su pareja de varios años le gustaría sellar la relación con una alianza: conflicto de marcado que afecta a la musculatura lisa de la vejiga. Siempre que vuelve a casa del trabajo por la tarde, ella le crispa los nervios al paciente con el tema: recidiva. Las tardes y las noches se han convertido en recidivas para el paciente. (Actividad de conflicto por la tarde y noche). Las molestias mejoran notablemente cuando están de vacaciones. (Archivo propio).

❁ Una niña de 8 años tiene que compartir la habitación con su hermana. Tras una gran discusión a causa de los juguetes, esta se orina: conflicto por los límites del territorio. (Archivo propio).

Conflicto activo Aumento de la tensión muscular (hipertonía) del músculo de la vejiga, aumento de masa muscular (hipertrofia, "vejiga hiperactiva": hiperactividad del músculo detrusor). En crisis de reparación se moja la cama por conflicto recurrente.

Sentido biológico Refuerzo del músculo de la vejiga para poder expulsar mayor cantidad de orina y poder así marcar mejor el territorio.

Fase de reparación Normalización de la tensión, el incremento de masa muscular en la vejiga permanece.

Crisis de reparación Calambres de la vejiga tónico-clónicos, urgencia urinaria o enuresis (mojar la cama) durante la noche.

Observación Los síntomas son similares a los de una inflamación recurrente de la mucosa de la vejiga. Es difícil de diferenciar. Es probable que estén conectados. También el contenido de conflicto es similar.

Preguntas ¿En cuáles situaciones se presenta ese imperativo? (Indicación sobre la causa). ¿Porqué permito que me presionen? ¿Cuál estructura de mi personalidad lo permite? ¿Quiero ser bueno con todos a cualquier precio? ¿Cómo trato a las autoridades? ¿Me siento débil antes las autoridades? ¿Qué me ha caracterizado? (Infancia, embarazo, actitud de los padres, antepasados). ¿Cuál actitud nueva deseo cultivar?
Orinar en la cama: ¿Reflejan los hijos algo a los padres? ¿Están bajo presión los padres? (Disputa en la relación, divorcio, sobreexigencia en el puesto de trabajo, presión financiera). ¿Tiene el niño su propio lugarcito? (Habitación, guardería infantil). ¿Hay disputas / celos con los hermanitos? ¿Trata el niño de llamar la atención?

Terapia Encontrar conflicto, canales, caracterizaciones y dogmas. Si es posible, dar solución real para que disminuya la tensión en la vejiga. Idea central: *"Yo soy el que toma mis propias decisiones". "No dejo que me presionen". Si se trata de niños, ofrecer soluciones prácticas y visibles.* Véase también remedios para la vejiga pág. 252. Ejercicios de suelo pélvico, ejercicios del músculo PC, practicar de manera consciente la contracción y relajación.

SBS del esfínter interno de la vejiga

FHs en el mesencéfalo – La topografía es aún desconocida

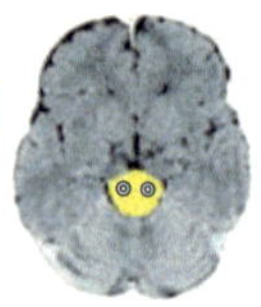

Orina residual – Esfínter interno de la vejiga

ENDO

Conflicto No poder retener la orina lo suficiente.

Ejemplo ➔ *¡Conflicto frecuente después de operación de próstata!*

❁ Un paciente de 64 años no conocía hace 8 años las cinco Leyes Naturales Biológicas y accede a someterse a una operación de próstata. Desde entonces es impotente e incontinente. Siempre que levanta algo pesado pierde algunas gotas de orina: conflicto de no poder retener la orina. Refuerzo del esfínter interno de la vejiga. Después de varios años de actividad de conflicto, la orina sale con muy poca fuerza y el paciente tiene siempre que apretar. (Archivo propio).

❁ Un paciente de 62 años se acuerda todavía de un suceso terrible de cuando tenía tres años. La madre, que era muy dominante, lo deja sólo en casa mientras va a hacer la compra. Antes de irse amenaza al pequeño: "¡No te vayas a mear en los pantalones!". Cuando el pequeño ya no puede aguantar más, pierde constantemente orina y empieza a dar brincos por toda la casa, lleno de pánico porque teme un castigo: conflicto de no poder retener la orina lo suficiente. Aumento de tensión del

	esfínter interno de la vejiga. Desde entonces tiene que estar sólo al orinar y queda siempre orina residual. (Archivo propio).
Conflicto activo	Aumento de la tensión muscular (hipertonía) des esfínter interno. Problemas al orinar, flujo débil de orina, orina residual, debido a que el esfínter interno no se abre completamente.
Sentido biológico	Refuerzo del esfínter interno para poder retener mejor la orina.
Fase de reparación	Normalización en la tensión muscular, frecuente urgencia urinaria, incontinencia repentina y calambres.
Preguntas	Aclarar en primer lugar si los síntomas están relacionados con la próstata. En caso negativo: ¿Desde cuándo tengo la orina restante? (Operación, anestesia, accidente, situación vergonzosa). ¿Trátase de un conflicto transferido? (Compasión con otra persona) ¿Cuáles caracterizaciones podrían jugar un papel? (Los padres, el parto, el embarazo, temprana infancia). ¿Cuál pensamiento podría liberarme? ¿Cuál dogma transferido deseo echar por la borda?
Terapia	Encontrar conflicto, canales, caracterizaciones y dogmas. Ejercicios de suelo pélvico, ejercicios del músculo PC. Ejercitar la contracción y relajación.

SBS del esfínter externo de la vejiga

FHs Habilidades motóricas en la corteza cerebral

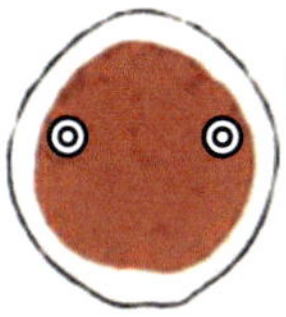

Pérdida de orina – Incontinencia urinaria

Pérdida de orina en caso de realizar esfuerzo (levantar algo, toser, estornudar, reír).

Conflicto	Conflicto de desvalorización-no poder demarcar límites, también de no poder o querer retener la orina.
Ejemplos	➜ *Una mujer mayor tiene una inflamación de la vejiga y no puede controlar la orina: conflicto de desvalorización: "Ahora sufro de incontinencia".* ➜ *Un hombre no se atreve a pararle los pies a su suegra, ya que teme provocar discusiones en su familia. Él quiere marcar el territorio, pero no puede por "motivos familiares": conflicto de desvalorización.*
Conflicto activo	Pérdida celular o reducción de la inervación des esfínter externo de la vejiga: no ser capaz de retener completamente la orina, incontinencia urinaria.
Fase de reparación	Reconstrucción (hipertrofia del esfínter), recuperación de la inervación, en su caso orina residual.
Crisis de reparación	Pérdida de orina por falta de coordinación en la apertura y cierre del esfínter: incontinencia.
Sentido biológico	Refuerzo del esfínter externo para poder retener mejor la orina.
Observación	En edad avanzada puede presentarse también sin conflicto. Debilitación de los esfínteres por una reducción en la tensión corporal y de los músculos.
Terapia	Encontrar conflicto, canales, caracterizaciones y dogmas. Ejercicios del suelo pélvico y de respiración, aumentar la tensión en el cuerpo, controlar el peso. En su caso, técnica TVT o cirugía para levantar la vejiga. Véase también remedios para la vejiga pág. 252.

Orina residual – Otras causas

- **Conductos excretores de la próstata o próstata en reparación:** Hinchazón de los conductos excretores de la próstata que produce obstrucción en la vejiga. Probablemente la causa más frecuente de orina residual en hombres (véase pág. 273 s.).
- **Inflamación de la uretra**: Orina residual sólo de manera temporal mientras dura la inflamación. Hinchazón del tejido epitelial de la uretra que produce obstrucción y orina residual (véase inflamación de la vejiga pág. 248 s.).
- **Esfínter externo** en reparación (pendiente): Tensión alta del esfínter durante la fase de reparación: orina residual (véase incontinencia urinaria pág. 251).

Litiasis urinaria (urolitos)

- Los llamados "cálculos primarios" se forman en la vejiga. Aquí entran en consideración ambos SBS de la vejiga (véase arriba).
- Los "cálculos secundarios" vienen de los riñones y se originan por un SBS de los túbulos colectores o bien por un SBS de la pelvis renal (véase pág. 245 s.).

Terapia

Encontrar el conflicto o los canales para que no se formen nuevos cálculos. Beber suficiente agua, si es posible agua "blanda", alimentación pobre en proteínas. En su caso, operación para extraer los cálculos.

- **Remedios para la vejiga**

- Infusiones: Salvia (también recomendada por Hildegarda), hinojo, licopodio, manzanilla, cola de caballo, margarita, verónica, roble, entre otros.
- En caso de inflamación aguda: Beber mucho, especialmente cerveza.
- Masaje en el hueso sacro, glúteos y piernas.
- Masaje en zonas reflejas de los pies, de acupuntura.
- Mantener los pies calientes (baños calientes para los pies).
- Baños calientes, en su caso con infusiones.
- MMS o antibióticos ayudan en caso de dolores en la vejiga o en los riñones. Recomendable en caso de reparación pendiente.
- Ejercicios de suelo pélvico, ejercicios del músculo PC para fortalecer la musculatura de la vejiga y para tener buena fuerza vital. Esta región es la base de la energía vital (chacra raíz).
- El mejor momento para realizar los tratamientos de la vejiga es entre las 15 y las 17 horas.

OVARIO

Los ovarios tienen el tamaño y la forma de dos pequeñas ciruelas y se encuentran a la derecha e izquierda del útero en la pelvis menor. Estos se componen, con excepción del cuerpo lúteo endodérmico, de tejido de origen mesodérmico.
Hay un número limitado de folículos (óvulos inmaduros) disponibles. En el momento oportuno maduran algunos de ellos y se convierten en óvulos.
En el parénquima de los ovarios se crean sobre todo los estrógenos y en el cuerpo lúteo la "hormona del embarazo".

Parénquima de los ovarios
Conflicto de pérdida

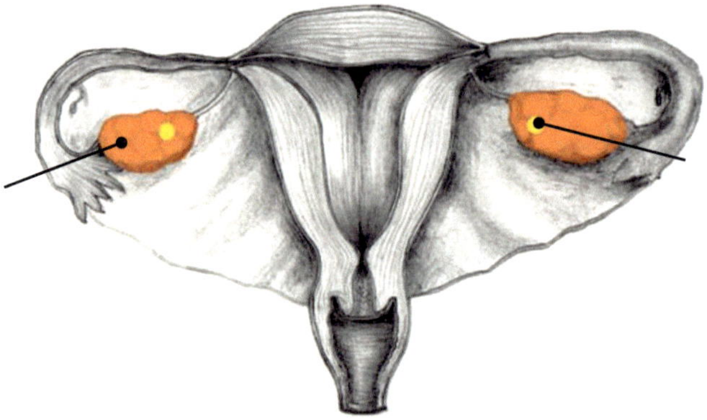

Cuerpo lúteo
Conflicto intenso de pérdida

SBS de los ovarios

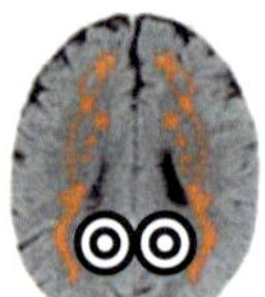

MESO NUEVO

Quiste ovárico, cáncer de ovario (carcinoma ovárico)[1]

Conflicto

Pérdida o miedo por una perdida de una persona o animal cercano. Según mi experiencia también: Deseo de niño no cumplido (simpatía para uno mismo(a) o para la hija / nieta). Uno se siente incapaz de engendrar descendientes. Dudo de mi capacidad de procreación.

Ejemplos

→ *Pérdida de un hijo, marido, pareja, padres, amigo o mascota por muerte o separación.*
→ *Un hijo se muda lejos a otra ciudad, la pareja muere o se distancia.*
❁ *A una diestra de 26 años se le detecta por ultrasonido un quiste de 7 x 6 cm en el ovario izquierdo (madre / hijo). Historia del conflicto: Hace 10 meses la paciente descubre que su madre es infiel.*

−+

1 (Véase Dr. Hamer, "Tabellenbuch" (Libro de Tablas), pág. 68 s., 80.

MESO NUEVO

Esta infidelidad supone un gran choque para la paciente, que lleva consigo el ideal de un buen matrimonio. Ella sufre un conflicto de pérdida, ya que a causa de este asunto se distancia mucho de ella emocionalmente. Hace unos 6 meses se terminó la relación y la paciente perdona a su madre. Se recupera la buena relación y la hija confía plenamente en que la madre no volverá a hacer algo así: comienzo de la fase de reparación, formación del quiste. La paciente se decide contrariamente al consejo del ginecólogo de dejar el quiste, lo cual sería conveniente para cumplir su deseo de tener un hijo. (Archivo propio).

❁ *Una jubilada de 70 años se acaba de hacer amiga de un hombre al que admira mucho. La primera vez que los dos se encuentran en una cita de verdad, él se cae al suelo durante el saludo al sufrir un infarto cerebral: conflicto de pérdida del ovario derecho (de la pareja). Durante la fase de reparación se forma un tumor ovárico de 700 g. Según la MC una "metástasis del intestino grueso". (Archivo propio).*

Conflicto activo — Pérdida celular (necrosis ovárica): "agujeros" en el parénquima ovárico (generalmente inadvertida), reducción en el nivel de estrógenos. Menstruación irregular, ausencia de la regla o sangrado por deprivación. En caso de conflicto de pérdida antes de la pubertad puede producirse una ausencia de las primeras menstruaciones (menarquia).

Fase de reparación — Recuperación, inflamación de los ovarios (salpingitis), hinchazón, dolores. A partir de los "agujeros" surge uno o varios quistes, que progresivamente incluye partes de tejido funcional (cáncer de ovario, aumento en la producción de estrógenos). Al comienzo de la fase de reparación el quiste se encuentra unido a los órganos colindantes, lo que se interpreta erróneamente como "crecimiento invasivo". Esta adhesión a los órganos colindantes se pierde tan pronto como el quiste ha desarrollado su propio sistema sanguíneo después de unos nueve meses. Se debería esperar hasta entonces para la extracción del quiste, cuando se está segura de que el conflicto está solucionado duraderamente. Pero posiblemente es un conflicto recurrente.

Sentido biológico — El tejido ovárico adicional (tumor) produce más estrógenos. De esta manera, la mujer tiene más deseo sexual (libido). Además tiene un aspecto más juvenil y una mejor ovulación: más posibilidades de quedar embarazada (compensación por la pérdida).

Observación — Un quiste ovárico mantiene joven a las mujeres: mayor nivel de estrógenos. Obsérvese lado y lateralidad.

Preguntas — ¿Cuándo se diagnosticó? ¿Estaban normales los ovarios en el examen más reciente? (Sí > la solución del conflicto después, porque los quistes comienzan a crecer sólo en la fase de reparación). ¿Cuál pérdida tuve yo en ese espacio de tiempo? (Muerte, me abandonó un ser querido, o un animal). ¿Deseo propio de tener un hijo o simpatizar con el deseo de otra persona? ¿Dudas sobre la capacidad de procreación? (Capacidad propia o de otra persona por simpatia). ¿Hubo en mi infancia fallecimientos que me conmovieron o que fueron trágicos? (Buscar caracterizaciones). ¿Fallecieron familiares antes o durante el embarazo? (Buscar caracterización). ¿Qué opino de mi propia muerte? ¿La acepto sin problemas? ¿Qué opinan mis padres al respecto? ¿Fue difícil fallecer para mis antepasados? ¿Cuál actitud podría mejorar la situación?

Terapia — El conflicto está solucionado. Evitar recidivas. Si crece constantemente: Encontrar conflicto, canales, caracterizaciones y dogmas. Meditar sobre la muerte y sobre el carácter efímero de la vida. Reconocer / aceptar que el alma es inmortal y que la muerte es una buena transición hacia otro mundo. Operación si el tumor ovárico es muy grande.

Hipogénesis congénita de la mujer (síndrome de Turner)

Según la MC el síndrome de Turner es una enfermedad congénita hereditaria cuyos síntomas principales son: Ovarios subdesarrollados que no funcionan, faltan los senos o son demasiado pequeños, enanismo. Sin embargo, la espectativa de vida no está restringida. Siempre cuando se trata de enfermedades hereditarias concentramos nuestra atención en los antepasados, en este caso en las mujeres naturalmente.

Conflicto — Es peligroso ser mujer, nadie debe ver que una es una mujer desarrollada / madura.

Ejemplos — ➜ La bisabuela de una muchacha fue violada en su infancia bajo circunstancias dramáticas durante la guerra.

Conflicto activo	Restricción en el desarrollo del sexo en especial y del cuerpo en general. Están afectados varios órganos y varios tipos de tejido.
Sentido biológico	La hipogénesis protege a la mujer contra agresiones sexuales. Es más seguro quedar niña.
Fase de reparación	Cierta madurez ulterior es realista.
Preguntas	¿Están desarrolladas completamente las antepasadas? Dramas en la familia (violación, difamación, mujeres irreconciliables y amargadas en relación con hombres). ¿Qué opino de mi feminidad?
Terapia	Buscar los conflictos, canales, caracterizaciones, dogmas y tratar de solucionarlos. Conversar con los abuelos y tías, meditación retrospectiva de reparación para las mujeres de la familia. Visualizar nuevamente el trauma, reconocerlo y tratarlo con amor. Véase también medicamentos para los ovarios, pág. 255.

SBS de la parte endodérmica del ovario

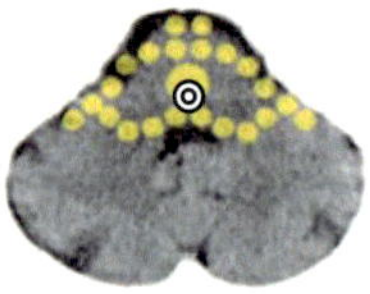

Tumor de células germinales (teratoma), absceso ovárico, quiste dermoide[1]

En este "tumor especial" se encuentra a veces, junto a tejido endodérmico, piel y pelos. El término teratoma deriva del griego "tumor monstruo". Según el Dr. Hamer, este procede en las mujeres del cuerpo lúteo. El teratoma representa un intento primitivo de duplicación. Esta forma de reproducción la encontramos en los seres vivos más sencillos como las bacterias. La división celular tiene lugar según el esquema del cerebro antiguo simpaticotónico.

Conflicto	Pérdida extremadamente dolorosa de una persona o animal.
Ejemplo	➜ *Pérdida de una persona querida o de un animal, pérdida de un familiar cercano, de un amigo o de la pareja (muerte, separación, discusión, coma, matrimonio).*
Conflicto activo	Crecimiento de un teratoma aus en mujeres procedente del cuerpo lúteo
Sentido biológico	Reproducción por duplicación, para compensar la pérdida rápidamente.
Fase de reparación	Tan sólo una lenta parada del crecimiento a causa del proceso de "desarrollo embrionario". Absceso ovárico: Reducción del tumor por hongos o micobacterias. Quiste dermoide: Cavidad una vez finalizada la reparación.
Terapia	Encontrar conflicto, canales, caracterizaciones y dogmas. Preguntas véase pág. 253. Operación si procede.

1 (Véase Dr. Hamer, "Tabellenbuch" (Libro de Tablas), pág. 24

Falta de deseo sexual (frigidez)

En un tiempo de obsesión juvenil, el cual está llegando a su fin, se considera la falta de deseo como una enfermedad. Desde el punto de vista biológico, esto tiene sentido como mucho durante el tiempo que dura la fecundidad pero no durante el largo período que viene después. Parece que la Naturaleza así lo quiere, que el apetito sexual vaya decreciendo. Por una mayor compensación entre estrógenos y testosterona, la mujer se va haciendo más hombre y el hombre más mujer. Creo que deberíamos darle la bienvenida a este hecho y alegrarnos de que el instinto y el eros queden atrás. Con el abandono de esta dependencia queda el camino libre para nuevas experiencias y horizontes. Las mujeres y los hombres que ya antes de la menopausia dejan de tener deseos sexuales, deberían estar contentos de haber encontrado antes su libertad. No dejemos que otros nos hagan pensar que hay algo en nosotros que no está bien.

Si a pesar de todo se busca una causa, por la pareja o por otros motivos, deben considerarse los puntos anteriormente citados con excepción de un "bloqueo de las trompas uterinas".

Esterilidad femenina, ausencia de la menstruación (amenorrea), menstruación irregular, reducción del deseo sexual

Posibles causas

- **Intoxicación** por quimioterapia, radiación, vacunas, ingeniería genética, etc.
- **Simpaticotonía generalizada**: Las personas y los animales sólo sienten "deseo" en estado de relajación. La concepción y el estrés son opuestos. La que concibe debe ser el centro de tranquilidad, el que engendra el centro de actividad. Los cazadores saben que las corzas sólo procrean si hay paz. La presencia de carreteras, ciclistas o de perros impiden la concepción.
- **Conflicto sexual de pérdida de territorio femenino** en fase activa: Un conflicto de territorio en el lado izquierdo "femenino" bloquea las zonas "femeninas". La "hembra" se vuelve "macho" en lo que toca al cerebro, ya que se cambia al lado derecho del mismo: masculinización ("dinamización", en su caso homosexualidad, etc.). Descenso del nivel de estrógenos, ausencia de menstruación (amenorrea secundaria), esterilidad. (Véase bibliografía del Dr. Hamer).
- **Hipofunción de los ovarios** – fase activa: Pérdida de tejido ovárico (necrosis ovárica), "agujeros" en el parénquima, disminución de los ovarios, reducción del nivel de estrógenos, menstruación irregular, ausencia del período (amenorrea primaria), infertilidad o fertilidad reducida.
- **Escasez de grasa corporal**: Los estrógenos se producen también en la grasa corporal. Las mujeres obesas, al igual que los hombres obesos, tienen un nivel más alto de estrógenos. El mínimo de grasa corporal para un embarazo es de 24%. Con menos de un 16% no tiene lugar la ovulación.
- **Bloqueo de las trompas uterinas**: Adhesiones, estrechamientos, o fibrosis en las trompas por conflictos recurrentes: infertilidad (véase pág. 257 s.).
- **Hipófisis** – fase activa: Mayor producción de prolactina (pág. 118 s.).

Terapia según la causa.

Menopausia (climaterio)

La menopausia tiene lugar en la mujer entre los 45 y los 55 años. La producción de estrógenos se reduce hasta que deja de producirse la ovulación y la menstruación. Si bien no le ocurre a todas la mujeres, hay muchas que sufren durante este tiempo de sofocos, sudoración, cambios de humor, trastornos del sueño, mareos, osteoporosis.

Desde nuestro punto de vista, la menopausia es importante en relación con los cambios en el cerebro: las mujeres diestras "trabajan" normalmente con su lado izquierdo (femenino) del cerebro. Una reducción en el nivel de estrógenos es dentro del equilibrio estrógenos-testosterona equivalente a un aumento en el nivel de testosterona: "masculinización" de la mujer por el cambio al lado derecho (masculino) del cerebro, los conflictos femeninos específicos pierden relevancia, puesto que la mujer ahora siente como un *"hombre"*. Focos de Hamer activos (conflictos sin resolver) que se encuentren en el lado femenino pierden su objeto, es decir, se resuelven mediante el cambio hormonal ("hormonalmente masculina"). No obstante, una mujer puede también entrar en la menopausia con antelación a causa de un conflicto (adicional) en el lado izquierdo (femenino) del cerebro ("masculina ante un conflicto"). Como resultado la mujer siente de manera masculina y desarrolla rasgos masculinos.

- Sudores: Síntoma de fase de reparación, mediante el cambio hormonal se solucionan conflictos específicos de la sexualidad.
- Osteoporosis: A menudo, las mujeres no pueden superar la pérdida de atractivo. Conflicto generalizado de desvalorización: pérdida de sustancia ósea.

Al igual que ocurre con una adolescente cuando llega la "explosión" de hormonas, igual ocurre con las mujeres en la menopausia, estas entran en una nueva fase. Cambios de humor, depresiones, trastornos del sueño por el cambio de lados del cerebro. Se producen numerosas embolias pulmonares, infartos cardíacos o cerebrales por la solución de conflictos activos durante años.

La menopausia es también problemática para el hombre, que de repente se las tiene que ver con un "hombre". En todo caso no con la "mujer de antes".

Los hombres llegan más tarde a la menopausia que las mujeres (descenso del nivel de testosterona, feminización). Este tiempo, hasta el momento en que el hombre también ha dado el "cambio", es especialmente crítico para las parejas (divorcios). Después del cambio, el estado de ánimo y la salud vuelven a ser estables (la serenidad de la edad madura).

Terapia

- Dar la bienvenida a esta nueva etapa en la vida.
- Idea central: *"Mis conflictos se están solucionando ahora, las molestias están de paso.* Ahora comienza una nueva etapa".
- Hormonas naturales (bioidénticas), por ejemplo según el Dr. Lee, Dr. Platt, Dr. Lenard, Dr. Rimkus. La MC y la Nueva Medicina olvidaron el importante papel que tiene la progesterona en el hombre y la mujer.
- Bórax natural.
- Dos cucharadas diarias de aceite de hígado de bacalao.

• Remedios para los ovarios

- Hormonas naturales (bioidénticas), por ejemplo según el Dr. Lee, Dr. Platt, Dr. Lenard, Dr. Rimkus.
- Raíz de dioscorea, maca, cerveza (lúpulo), polen de flores.
- Cieno uso interno y externo (producto "Trinkmoor" comercializado por SonnenMoor). El cieno contiene una alta concentración de estrógenos naturales.
- Infusiones: Flores de lúpulo, milenrama, árbol casto.
- Masaje segmentario, masaje en zonas reflejas del pie, movilización de la articulación sacroilíaca.
- Bórax natural uso interno.

TROMPA UTERINA Y ÚTERO

El útero es un músculo hueco con forma de pera (miometrio) compuesto del cuerpo uterino y el cuello uterino que se adentra en la vagina. El útero y la trompa uterina están recubiertos en su interior por mucosa de origen endodérmico (endometrio). Tan sólo en la zona del cuello uterino se ha formado por la parte de fuera tejido epitelial de origen ectodérmico.
La trompa uterina recibe el óvulo del ovario y lo conduce hacia el útero. Este se anida en la mucosa uterina y madura pasando por diversas fases hasta convertirse en un bebé.

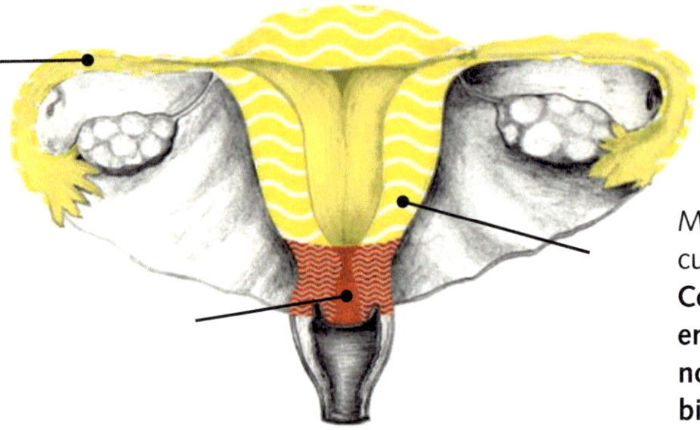

SBS de la mucosa del útero y trompa uterina

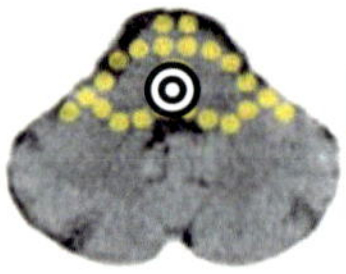

Cáncer de la mucosa uterina (adcar. uterino, carcinoma de endometrio), espesamiento de la mucosa uterina (hiperplasia endometrial)[1]

ENDO

+−

Conflicto

Conflicto sexual. Sentirse despreciada como mujer, deshonrada, insultada o sucia. Conflicto que afecta a la feminidad. Rasgos del conflicto: Reproducción, la pareja, hombres, sexualidad. Conflicto relacionado con las "tareas de la mujer" (satisfacer al marido, tener hijos y funciones similares). Según el Dr. Hamer se trata de un "conflicto semi-genital".

Ejemplos

❁ *Una mujer casada de 52 años tiene durante los últimos años cada vez menos deseos sexuales, mientras que su marido siente todavía fuertes deseos y quiere tener relaciones con ella con relativa frecuencia. A pesar de que él no es exigente, ella sufre un conflicto sexual que afecta a la mucosa uterina. Fase de reparación: En verano se va de vacaciones con dos amigas durante tres semanas. Las tres se entienden a la perfección y mantienen interesantes conversaciones. De repente se producen fuertes secreciones de manera "inexplicable" durante dos semanas y tiene sudores por la noche. (Archivo propio).*

❁ *Una mujer de 41 años vive en "amancebamiento" con su pareja. Ella sufre porque su pareja no quiere casarse. Por motivo de un aniversario, la familia de su pareja presenta una crónica familiar con un árbol genealógico, donde la paciente no aparece. Esta se siente turbada y "desvalorizada": conflicto sexual, espesamiento de la mucosa por división celular. La paciente entra en reparación cuando su pareja le propone matrimonio. La mucosa espesada es expulsada durante una intensa menstruación. La paciente suda por la noche y se siente muy débil. (Archivo propio).*

❁ *Una jubilada de 60 años, después de separarse de su marido alcohólico, tiene una relación con un hombre amable al que admira mucho. Este la abandona sin avisar ni decir nada sobre ello: conflicto sexual. Cuando lo supera todo, sufre pérdida de sangre a pesar de que hace ya tiempo que ya no tiene la regla: fase de reparación. El ginecólogo hace un raspado. En el examen histológico se encuentran*

---

1 (Véase Dr. Hamer, "Tabellenbuch" (Libro de Tablas), pág. 24, 35.

	"células malignas". Por ello se extrae quirúrgicamente el útero junto con los ovarios. (Archivo propio). ❁ *Una mujer de 36 vive con un hombre desde hace 10 años. De pronto él se va con otra mujer: conflicto sexual. (Véase Dr. Hamer, "Goldenes Buch" (Libro Dorado), vol. 2, pág. 122).*
Conflicto activo	Aumento funcional der mucosa uterina. En la cavidad uterina se desarrolla un tumor secretor en forma de coliflor o un tumor plano de resorción. Tumor plano: "Espesamiento de la mucosa" (hiperplasia endometrial).
Sentido biológico	Espesamiento de la mucosa para que el óvulo pueda anidarse mejor (tumor de crecimiento plano). Producción de más secreción para que el "asunto sucio" pueda expulsarse más rápidamente (tumor en forma de coliflor).
Fase de reparación	Inflamación del útero (endometritis). Degradación durante la menstruación. Fuertes pérdidas de sangre, degradación del espesamiento de mucosa o del tumor con decidua en la sangre. O bien, reducción sin menstruación: secreción fétida (flujo vaginal), en su caso con ligera hemorragia. En ambos casos sudores nocturnos, dolores. Después se normaliza el funcionamiento. Si es posible conflicto recurrente.
Crisis de reparación	Escalofríos o sensación de frío, fuertes dolores en el bajo vientre, fuertes hemorragias.
Preguntas	Aclarar en primer lugar si se trata de la fase de reparación o de la fase activa. (El sudor nocturno, sangrado, dolores son indicios de una reparación). Si se trata de la fase activa: ¿Qué ocurrió en ese espacio de tiempo? ¿Qué me ocurrió como mujer? (Desilusión, separación, abuso, deseo insatisfecho de tener hijos). ¿Porqué se presenta en mi vida este tema? (Buscar la causa más profunda). ¿Tenían mis antepasadas síntomas similares? (Indicación sobre un tema familiar). ¿Tenemos similitudes psíquicas? ¿Cómo experimentaron mis antepasadas su feminidad? ¿Cuáles dogmas viejos deseo dejar? ¿Estoy dispuesto(a) a empezar nuevamente? ¿Qué quiero cambiar exteriormente?
Terapia	Encontrar conflicto, canales, caracterizaciones y dogmas. Idea central: "Lo que he vivido ha sido desagradable, pero ahora miraré sin aflicción hacia adelante". "Lo que ha ocurrido tiene sentido. Ahora es el momento de comenzar de nuevo y de dejarlo todo atrás". Ritual de purificación (por ejemplo, un baño). Hormonas bioidénticas (progesterona, estradiol, entre otras). Operación si procede. Véase también remedios para el útero en pág. 263.

ENDO

+ −

Cáncer de trompas, inflamación de las trompas uterinas (salpingitis, anexitis)

En principio se trata del mismo desarrollo que en el SBS descrito arriba. (Véase arriba). En el oviducto tiene lugar lo decisivo: la fusión de las células germinales. Por esta razón, señala Daniel Stoica, es necesario considerar el siguiente aspecto adicional :

Conflicto	porque no ha tenido lugar la fecundación. > En sentido amplio, el conflicto es el temor de no quedar embarazada y de no tener hijos.
Ejemplo	❁ *A una madre casada con tres niños le hace mucha ilusión tener una preciosa hijita. Sin embargo, tras el parto del menor de sus hijos, se dejó convencer por el médico para que se sometiera a una ligadura de trompas: conflicto que se prolonga durante años por no poder quedarse embarazada. La paciente entra en reparación cuando su padre se vuelve una persona dependiente y se da cuenta de que con otro hijo no habría podido cuidar de su padre. El quiste en la trompa derecha se inflama y tiene que ser operado. (Archivo propio).*
Conflicto activo	Aumento funcional in mucosa de las trompas uterinas, división celular en la mucosa de la trompa uterina, espesamiento de la mucosa (adcar.), mayor producción de secreción.
Sentido biológico	Con más secreción los espermatozoides pueden ascender mejor por las trompas. Tras la fecundación en la ampolla de la trompa, el óvulo fecundado puede ser transportado más fácilmente hacia el útero.
Fase de reparación	Inflamación de la trompas uterinas. Reducción por caseificación tuberculosa del espesamiento de la mucosa por hongos y micobacterias. La trompa uterina puede obstruirse al comienzo de la fase de reparación por una hinchazón durante la reparación (especialmente en caso de síndrome). Flujo purulento de la vagina (secreción vaginal) o salida a la cavidad abdominal. Fiebre, dolores, sudores nocturnos.
Observación	El paso puede obstruirse por fibrosis (cicatrización) después de varias recidivas. En su caso, infertilidad.
Terapia	En caso de recurrencia, encontrar y solucionar conflicto, canales y caracterizaciones. Preguntas véase arriba. Plata coloidal uso interno.En su caso antibióticos, si la fase de reparación es muy intensa. Véase remedios para el útero en pág. 263.

Acumulación de pus en la zona de las trompas-ovarios (absceso tubo-ovárico)

El mismo SBS que arriba. (Véase arriba).

Ejemplo — ❁ *Una croata de 18 años se enamora de un joven atractivo, su primer gran amor. De un día para otro, este la deja plantada. Pese a sus afirmaciones, él no había terminado en realidad con su anterior novia y quiere volver con ella. La joven se siente vacía como mujer: proliferación celular en la mucosa de las trompas. Cuando lo supera, padece fiebre (fase de reparación, inflamación de las trompas uterinas). Debido a que toda la parte inferior del abdomen se encuentra llena de pus, los médicos se deciden a operar inmediatamente. A causa de otro desafortunado encuentro que vuelve a tener con este hombre, sufre una recidiva. Un par de semanas después vuelve a tener molestias (fase de reparación). Se diagnostican adherencias en las trompas uterinas. (A. propio).*

Fase — **Conflicto recurrente** o reparación pendiente. Adhesión purulenta de tejido en el paso de las trompas a los ovarios (fimbria ovárica). Encapsulamiento y adherencias causadas por recidivas. Consecuencia: Posible infertilidad.

Terapia — Encontrar conflicto y caracterizaciones. Preguntas véase página anterior. Si es posible, dar solución real para que la reparación llegue a su fin. Véase también arriba cáncer de la mucosa uterina y remedios para el útero en pág. 263.
Plata coloidal uso interno. En su caso, antibióticos. Operación si la fase de reparación es muy intensa.

Embarazo tubárico (embarazo ectópico)

E N D O

El mismo SBS que arriba. (Véase pág. 257 s.). En caso de ausencia del período, un test positivo de embarazo y presencia de extraños dolores en la parte inferior del abdomen, puede tratarse de un embarazo tubárico.

+ −

Fase — A causa de **recidivas de conflicto** surgen adherencias, estrechamientos o malas formaciones en las trompas. Después de cada inflamación queda tejido cicatricial: obstáculo y ralentización del óvulo en su camino hacia el útero. La anidación del óvulo se produce allí donde este se encuentre pasados 6 o 7 días tras la fecundación: embarazo tubárico. > Interrupción quirúrgica del embarazo.

Endometriosis

Se habla de una endometriosis cuando hay células de la mucosa uterina anidadas fuera del útero que se comportan según el ciclo respectivo (periódica formación de células y citólisis). Los focos de endometriosis más frecuentes se encuentran en la pared uterina exterior, ovarios, peritoneo o intestino.

Conflicto — Según Frauenkron-Hoffmann: Conflicto porque no creemos poder ofrecer al hijo un buen hogar. Las mujeres afectadas han tenido a menudo una mala infancia, mujeres que desean tener otros padres, otro hogar. Dogma: Prefiero no quedar embarazada, porque el niño tendría que crecer en un ambiente que no deseo. Tomar en cuenta siempre a los antepasados o bien que puede tratarse de un conflicto transferido (véase el caso ejemplar mencionado a continuación).

Ejemplo — ❁ *A una madre de 40 años con un niño se diagnostican focos de edometriosis en el área abdominal. Causa: Su abuela era una belleza y en su tiempo de criada quedó embarazada de cuatro hombres diferentes. Ella falleció tratando por sí misma de abortar el último niño. (Archivo propio)*

Fase — **Conflicto activo pendiente.** Crecimiento de focos de endometriosis fuera del útero. Formación y citólisis de las células de mucosa según el ciclo. A menudo se produce una restricción de la fertilidad debido a las acreciones en los oviductos y ovarios. Dolores menstruales, eventualmente dolores de estómago, espalda o pelvis.

Sentido biológico — Formación de nidos de emergencia porque el propio hogar (útero) parece ser inadecuado.

Preguntas — ¿Tengo dificultades relacionadas con un buen nido? ¿Estrés durante el embarazo / parto en relación con el futuro hogar? O bien se trata de un conflicto transferido: ¿Cuáles dramas al respecto experimentaron mis antepasadas? (Huida durante el embarazo / parto, exclusión de la familia, adopción, violación). ¿Qué significado tiene el "hogar" para mí, para mi familia?

Terapia — Encontrar y solucionar el conflicto, canales y las caracterizaciones familiares causantes. Meditar para la reparación de las antepasadas / familia. Compresas calientes, cabina de luz infrarroja. En caso dado, operación. Véase también medicamentos para el útero en pág. 263.

SBS de la mucosa del cuello uterino

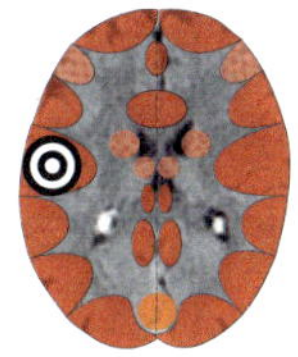

Cáncer del cuello uterino (cáncer cervical)[1]

Las áreas en el cerebro que se corresponden con el cuello uterino y las venas coronarias se encuentran muy cerca entre sí. Por este motivo, estos dos importantes SBS transcurren normalmente de manera simultánea. Esta zona representa el centro del ámbito femenino territorial y tiene gran importancia, no sólo desde el punto de vista orgánico. Véase también pág. 173 ss.

Conflicto — Conflicto sexual de frustración femenino de pérdida de territorio.

Ejemplos — ➜ *No poder consumar el acto, haber sido abandonada, haber sido rechazada.*

➜ *Haber consumado el acto en contra de la propia voluntad o en un momento no adecuado (obligada, o bien violación).*

❁ *Tras el nacimiento de su hijo, el marido de una mujer de 27 años la engaña con otra. Ella puede asimilar esto, pero cuando poco tiempo después su marido vuelve a serle infiel sufre un conflicto sexual de frustración. La regla no llega (fase de conflicto activo). En un examen ginecológico se le realiza un PAP y dio valores altos. Antes los valores eran siempre normales. (Archivo propio).*

❁ *Una niña es "acosada sexualmente" en la guardería por un niño de la misma edad: conflicto sexual de territorio. Pérdida celular en la mucosa del cuello uterino durante la fase activa y recuperación en la fase de reparación. El conflicto viene también a menudo por "jugar a los médicos". (Archivo propio).*

❁ *Una matrona vive sola después de una ruptura matrimonial. Un buen día conoce a un hombre y piensa que es el adecuado. Al poco tiempo, ambos deciden vivir juntos. Sin embargo, pocos días antes de la mudanza el hombre desaparece de repente sin dar explicaciones: conflicto sexual femenino de pérdida de territorio. Seis meses después conoce a otro hombre y comienza una relación estable con él: poco tiempo después tiene hemorragias. El ginecólogo le diagnostica un carcinoma del cuello uterino y le da en el mismo momento una cita para la operación, bien para una conización o para la extracción completa del útero. La paciente se lo piensa mejor y comienza a interesarse por los descubrimientos del Dr. Hamer. Tras haber superado la crisis de reparación con una ligera embolia pulmonar, puede disfrutar de una excelente salud. (Véase Claudio Trupiano. "Danke Doktor Hamer" (Gracias Dr. Hamer), pág. 325).*

Conflicto activo — Aumento de la sensibilidad del tejido epitelial de la mucosa del cuello uterino, flaccidez de la musculatura anular uterina. Después pérdida celular localizada, generalmente inadvertida, en su caso ausencia del período o sangrado irregular. Posible angina de pecho leve a causa de implicación de las venas coronarias. Deseo más intenso, celos, tendencia a la histeria (útero proviene del griego "hystera").

Sentido biológico — La mujer siente más debido al aumento de sensibilidad. El cuello uterino relajado facilita la penetración del pene > lo que favorece la concepción: solución al problema de frustración sexual.

Fase de reparación — Recuperación de la mucosa por aumento celular (cáncer de cuello uterino). Dolores, inflamación (cervicitis). Hinchazón provisional durante la reparación de la mucosa. Hemorragias sin menstruación o bien menstruación larga o intensa. A menudo es un conflicto recurrente.

Crisis de reparación — De 3 a 6 semanas tras el comienzo de la fase de reparación: pánico, fuertes hemorragias y calambres en la parte inferior del abdomen, embolia pulmonar (a menudo sólo percibido como "dificultad respiratoria"). Pulso elevado durante reposo y actividad, escalofríos.

Prueba PAP — Los valores de PSA para los hombres son el equivalente del PAP en las mujeres. Se trata de una prueba de cáncer innecesaria que a menudo tiene terribles consecuencias emocionales y terapéuticas.

Desde el punto de vista de las cinco Leyes Naturales Biológicas, valores elevados en la prueba PAP sólo son indicativos de un SBS activo. Los valores pueden ser elevados en la fase de conflicto activo y en la fase de reparación. Por lo general se trata de un conflicto recurrente o de una fase de reparación. Durante el embarazo, el período de lactancia o con una gripe es posible que el resultado de la prueba PAP sea más malo que el valor acostumbrado. Según nuestro punto de vista esto es lógico porque estas fases son vagotónicas.

---

1 (Véase Dr. Hamer, "Tabellenbuch" (Libro de Tablas), pág. 128

ECTO

Preguntas ¿Cuándo se diagnosticó? ¿Fue un buen hallazgo del examen más reciente? (Indicación sobre un conflicto o una reparación en el intertanto). ¿Falta la menstruación, menstruación breve, irregular? (Indicación sobre un conflicto activo). ¿Es la regla más intensa que la normal? (Indicación sobre una reparación). ¿Hay indicios de una reparación general o indicios de actividad? Pareja: ¿Separación, ideas de separación, disputas? ¿Amor despreciado? ¿Entrometimiento, agresión sexual? ¿He tenido mucho sexo o muy poco sexo? ¿Cuál fue el primer amor? (Buscar el conflicto inicial). ¿Estaba afectada también la madre o las antepasadas? (Tema familiar). ¿Cuál fue la experiencia sexual más temprana que recuerdo? ¿Cuáles caracterizaciones han desempeñado un papel? (Divorcio de los padres, similitud con la madfe o abuela, dramas de las antepasadas). ¿Qué debo cambiar en mi interior? ¿Y en mi exterior?

Terapia Encontrar conflicto, canales, caracterizaciones y dogmas. Idea central: *"Aunque no haya ido todo bien, me quiero y me acepto de manera plena". "Como mujer soy fuerte, valiente y digna de ser amada".* Desde el punto de vista de las cinco Leyes Naturales Biológicas, la conización o la extracción del útero sólo son necesarias en algunos casos. Atención: La embolia pulmonar se trata en la MC con diluyentes de sangre. Esto puede provocar fuertes hemorragias procedentes del cuello uterino: no administrar diluyentes de sangre. La vacuna del HPV, como las demás vacunas, es dañina e ineficaz, es decir, que no protege. Tras una operación de útero o de ovarios se debería administrar de manera externa hormonas para que la paciente siga siendo "mujer". Hormonas naturales (bioidénticas), por ejemplo según el Dr. Lee, Dr. Platt, Dr. Lenard, Dr. Rimkus. Véase también remedios para el útero en pág. 263.

−+

Espesamiento de la mucosa del cuello uterino (metaplasia del tejido epitelial), verrugas genitales (condilomas) en el cuello uterino

El mismo SBS que arriba. (Véase arriba).

Fase **Reparación pendiente** – Reconstrucción excesiva del tejido epitelial: espesamiento de la mucosa o formación local de verrugas (condilomas).

Terapia Encontrar conflicto, canales, caracterizaciones y dogmas. Si es posible, dar solución real para que la reparación llegue a su fin. Preguntas véase arriba. En su caso, extirpación quirúrgica de las verrugas. Véase también remedios para el útero en pág. 263.

SBS de las estructuras de sostén del útero

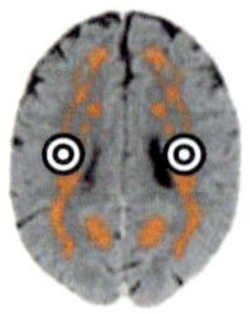

Descenso uterino, prolapso uterino

MESO NUEVO

Conflicto Conflicto de desvalorización: Una carga es difícil de llevar (niños, pareja, padres). Se lleva una carga muy pesada (Frauenkron-Hoffmann). La sensación de fondo es un padecer pasivo y un callado sufrimiento.

Ejemplos ➜ *Una madre carga con las preocupaciones de los hijos. Ella piensa que tiene que cargar con todo.*
➜ *Una mujer se somete silenciosamente a su pareja. Esto le resulta difícil, pero lo hace.*

Conflicto activo Debilitamiento de las fibras de colágeno en ligamentos y músculos: hundimiento del útero.

Fase de reparación Regeneración de las estructuras si el conflicto puede ser solucionado durante la juventud.

Observación A edad más avanzada sólo es posible una regeneración parcial. Conflicto análogo en caso de cistocele.

Terapia Encontrar conflicto, canales, caracterizaciones y dogmas. Practicar de manera consecuente ejercicios de fuerza o de suelo pélvico (músculo PC). Prestar atención a una buena tensión corporal (al andar, estar sentado), respiración profunda diafragmática. Mejorar la alimentación, ácido silícico (cola de caballo, mijo, proteínas de alta calidad). Operación si procede.

−+

SBS de la musculatura del cuerpo uterino

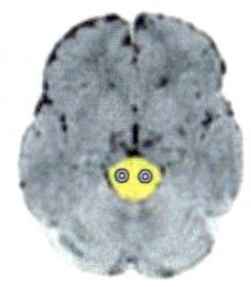

FHs en el mesencéfalo – La topografía es aún desconocida

Mioma uterino (leiomioma, tumor en tejido muscular)[1]

La musculatura del cuerpo uterino está formada por tres capas. La capa interna se compone de fibras transversales, las capas externas de fibras longitudinales.

Conflicto — Conflicto de quedarse embarazada sin quererlo o de no poder quedar embarazada, o bien de no poder dar a luz, no poder retener el embrión. En sentido amplio, deseo frustrado de ser madre. Fracasar al querer tener un hijo. Se puede sentir también en lugar de otra persona (por ejemplo, por una hija).

Ejemplos — *Una mujer quiere tener hijos, pero su pareja no quiere tener descendencia: conflicto de no quedarse embarazada. Se desarrollan miomas durante la fase activa que no producen molestias. (Archivo propio).*

Una mujer tiene hijos. Cuando se queda embarazada por tercera vez, decide abortar. Se producen miomas. (Archivo propio).

ENDO

Conflicto activo — Desarrollo de un mioma, aumento de tensión local en la musculatura lisa del cuerpo uterino.

Sentido biológico — Refuerzo de la musculatura para poder retener mejor el embrión o para que el bebé pueda nacer mejor.

+ −

Fase de reparación — Normalización en la tensión muscular. Los miomas se quedan y por lo general no provocan molestias. En su caso, se pueden presentar problemas causados por fuertes hemorragias. Operación si procede.

Preguntas — ¿Desde cuándo tiene el mioma? ¿Deseo de tener hijos, aborto, parto prematuro, mortinato, niño discapacitado? (Eventualmente compasión con la hija). ¿Cuál es la actitud de la familia en relación con tener hijos? ¿Es una obligación tener hijos? ¿Sólo así la quieren a una? ¿Tuvieron partos dramáticos las antepasadas? (Aborto, sangrado)

Terapia — Encontrar conflicto y caracterizaciones. Si es posible, dar solución real si el mioma sigue creciendo. Si el mioma ha dejado de crecer, el conflicto ya está solucionado. La terapia más fácil sería un embarazo. Idea central: *"Dios sabe muy bien lo que me depara el destino". "Tengo que saber aprovechar la oportunidad de vivir una vida sin niños". "Tengo que abrir mi mente a nuevas experiencias". "Entregaré mi amor a otras personas que me necesitan". Operación si el mioma es muy grande.* No hay nada que impida un embarazo si se tienen pequeños miomas.

1 (Véase Dr. Hamer, "Tabellenbuch" (Libro de Tablas), pág. 37, 38.

Musculatura lisa del cuerpo uterino
Conflicto de quedarse embarazada sin quererlo o de no poder quedar embarazada, o bien no poder morder dar a luz

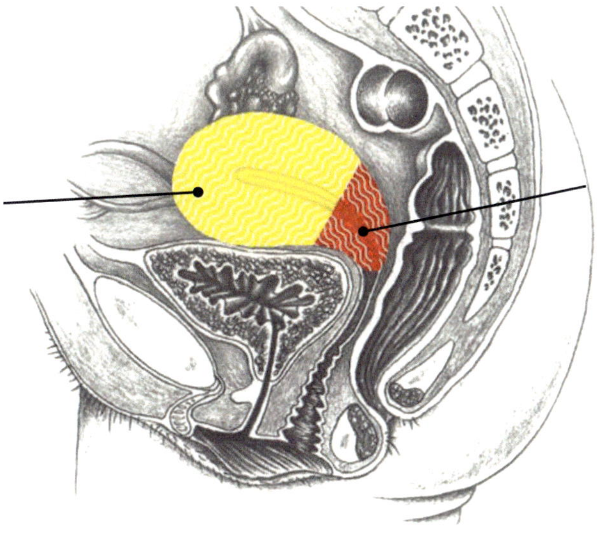

Mucosa del cuello uterino
Conflicto sexual de frustración femenino, conflicto de pérdida de territorio femenino

Dolores menstruales (molestias de la menstruación, síndrome premenstrual)

En los días anteriores a la menstruación cae considerablemente el nivel de estrógenos, mientras que aumenta el de progesterona. Justo entonces es cuando comienzan las molestias típicas: calambres en la parte inferior del abdomen, sensibilidad a la presión, náuseas, dolores de cabeza. Estos son síntomas claros de una crisis de reparación. Queda afectada la musculatura estriada del cuello uterino y posiblemente también la musculatura lisa del cuerpo uterino.

El contenido del conflicto está relacionado en sentido amplio con la feminidad, la sexualidad y con la mujer (véase pág. 259 s.). La medida bioquímica de la feminidad es el nivel de estrógenos. Por ello, no es de extrañar que una bajada del nivel de estrógenos venga acompañada de la solución del conflicto. Ahora ya no se es "tan mujer" y se "sale del conflicto". El control de este proceso tiene lugar naturalmente en el cerebro: la paciente cambia los lados en el cerebro. La mayoría de mujeres con molestias de regla se encuentran por ello en "constelación" (véase . 331 ss.) y cambian cada mes el lado durante los días de regla. Esto explica también los cambios psíquicos (cambios de humor con tendencia a la depresión o manías). De esta manera, se podría decir que el síndrome premenstrual es el "hermano menor" de las molestias de la menopausia.

- Conflicto más frecuente: Una mujer joven ha mantenido relaciones sexuales y teme estar embarazada. Cada vez que tiene relaciones, incluso aunque haya usado protección, o cada vez que llega la regla, entra en un canal. Mediante la bajada en el nivel de estrógenos entra en reparación.

Terapia

Encontrar el conflicto y resolverlo. A menudo, el conflicto se soluciona mediante un embarazo y al convertirse en madre.

Baño de pies con cloruro de magnesio ($MgCl_2$). Por lo general tiene lugar como trasfondo un SBS de los túbulos colectores del riñón (véase remedios, por ejemplo, baños de sal, en pág. 240 s.). Aceite de linaza.

Véase también remedios para el útero en pág. 263.

SBS de los túbulos colectores del riñón

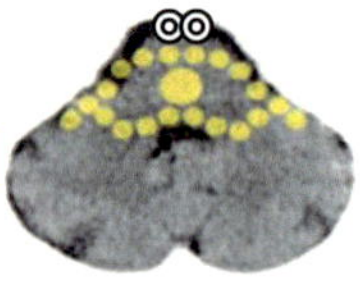

ENDO

Gestosis (preeclampsia, eclampsia, toxemia del embarazo, toxemia gravídica)

Los síntomas son expulsión de proteínas, reducción de orina, retenciones de líquido, dolores de cabeza, mareos, y problemas de visión.

Conflicto	Conflicto de existencia o de refugiado. Conflicto de tener muy poca agua, conflicto de no tener suficiente o de estar necesitado, o bien conflicto de soledad (véase pág. 240 ss.). Es probable que esté combinado con otro conflicto en reparación (síndrome).
Ejemplo	➜ *"¿Cómo voy a salir adelante económicamente con un hijo?". "¿Quién nos va a mantener?".* ❁ *Una embarazada de 33 años se siente completamente atosigada por su novio, que quiere que aborte y no tenga el bebé. Sin embargo, la paciente está decidida a tenerlo: conflicto de existencia, conflicto de no tener suficiente que afecta a los túbulos colectores del riñón. A partir del cuarto mes retiene líquido en exceso (gana más de 30 kg de peso). Debido a que sigue en el canal del miedo existencial, apenas pierde peso tras el parto. Su médico de cabecera le receta potasio para mitigar un poco la retención de líquido. Al menos, ahora puede la paciente seguir yendo al instituto. (Archivo propio).*
Fase	**Fase activa de conflicto** de túbulos colectores del riñón.
Observación	Es interesante observar el aumento de jóvenes embarazadas primerizas con sobrepeso: indicio de un conflicto de existencia o de refugiado.
Terapia	Encontrar conflicto, canales, caracterizaciones y dogmas. Preguntas véase pág. 242. Antiespasmódicos si procede. Abortar en caso de emergencia. Véase también remedios para el útero en pág. 263.

Hemorragia menstrual intensa (hipermenorrea)

Posibles causas

- **Mucosa uterina** en fase de reparación:
Degradación del espesamiento de mucosa (tumor plano) que ocasiona hemorragia intensa, decidua en la sangre. Dolores, sudores nocturnos. Cuando la hemorragia menstrual

es intensa cada mes, es un indicio de un conflicto recurrente que entra mensualmente en reparación (canales).

- **Mucosa del cuello uterino** en fase de reparación: reconstrucción del tejido epitelial. Dolores, inflamación (cervicitis). Hemorragia menstrual intensa y duradera. Hemorragias también fuera del período, generalmente con pulso elevado acompañado de problemas respiratorios (pág. 259 s.).
- **Endometriosis,** conflicto activo pendiente (véase pág. 258).
- **Quiste ovárico o endometriosis** tras la fase de reparación (véase pág. 252 s.).
- Mioma del útero: Hemorragia durante la fase de reparación, o bien en la crisis de reparación (véase pág. 261).

Observación

La hemorragia es más intensa con síndrome o durante una fuerte vagotonía, por ejemplo, por la solución de un conflicto de desvalorización (dolores en el aparato locomotor): dilución de la sangre.

Terapia

En su caso, hormonas bioidénticas según Lee, Platt, LenardBórax natural. Remedios para los túbulos colectores del riñón en pág. 242 s. Véase también abajo remedios para el útero (véase pág. 248).

Aborto, nacimiento prematuro

Probablemente hay muchas causas, sobre todo mentales o por razones kármicas.
Normalmente, no nos está permitido echar un vistazo detrás de los bastidores de la vida, de manera que las razones permanecen ocultas.
Lo que sabemos gracias a las cinco Leyes Naturales Biológicas, es que los conflictos durante el embarazo son perjudiciales para el nonato y, en el peor de los casos, pueden provocar una interrupción del embarazo.
En los tres primeros meses del embarazo, la embarazada y el embrión están ligeramente en simpaticotonía (con estrés). Durante este tiempo no se necesita mucho para que se "colme el vaso", es decir, para que surja un conflicto.
Conflicto intenso: Tensión en los vasos de la placenta, bloqueo en la alimentación y en el suministro de oxígeno.
Durante los dos últimos tercios del embarazo, el "tiempo de felicidad", el peligro ya no es tan grande, puesto que la madre y el niño están en vagotonía. Se necesita un conflicto intenso para quitarles a ambos la tranquilidad. La Naturaleza intenta ahora por todos los medios concluir el embarazo, mientras que en los tres primeros meses deja una puerta abierta para "dar marcha atrás".
El nonato puede sufrir conflictos por sí sólo (por ejemplo, ruidos fuertes, gritos, conmociones, ultrasonidos, pruebas del líquido amniótico), o bien "vinculado" a la madre. Por ejemplo, la madre tiene miedo, enfado o estrés con la pareja.
Es interesante observar que el numero de nacimientos por cesárea aumenta junto con el número de pruebas durante el embarazo. Los niños nacidos por cesárea sufren hasta cuatro veces con más frecuencia enfermedades respiratorias que los niños que han nacido normalmente.[1] (A causa de un conflicto de miedo territorial o de pánico durante el parto).
Presentación de nalgas: El niño quiere quedarse dentro e intenta "dar la vuelta".

Fase — El aborto es precedido por una fase de **conflicto activo**. El embrión fallecido se expulsa generalmente en el marco de una crisis de reparación.

Terapia — Proteger a las embarazadas de conflictos y estrés. Permanecer tranquila y en armonía.
Los padres deben ser conscientes de que su forma de pensar y de sentir conforman una base para el niño. Desde este punto de vista, es conveniente que los padres muestren cierta madurez mental y de carácter. No obstante, esto no quiere decir que la madurez de los padres los ponga a salvo de semejantes golpes del destino.

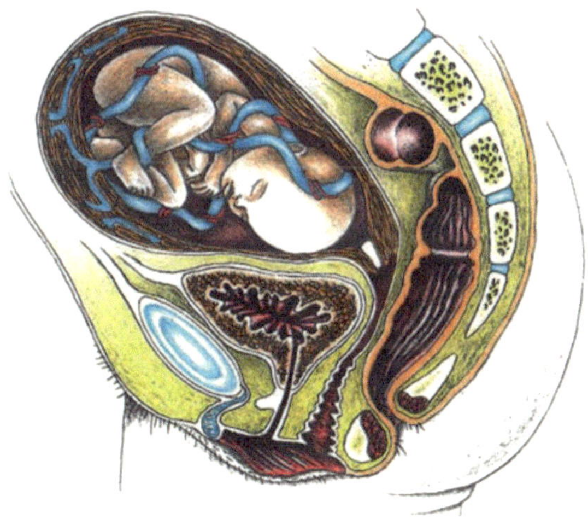

1 Berger-Lenz, M., Ray, Christopher. "faktor-L Neue Medizin 7". Faktuell Verlag, Görlitz 2009.

Remedios para el útero

- Aplicación con cieno. El cieno contiene una considerable concentración de estrógenos naturales.
- Producto Trinkmoor (de la empresa SonnenMoor).
- Hormonas bioidénticas, por ejemplo, según Lee, Platt, Lenard..
- Aceite de hígado de bacalao. • Mantener caliente la parte inferior del abdomen y los pies.
- Polen de flores, jalea real. Flores de Bach: Manzano silvestre, acebo.
- Infusiones: Melisa, milenrama, pie de león, flores de tilo, sanícula, hinojo.
- Bórax natural uso interno para la regulación hormonal.
- Osteopatía, masaje segmentario o en zonas reflejas del pie.

ÓRGANOS SEXUALES FEMENINOS EXTERNOS

Estos están formados por los labios mayores y menores, la hendidura vulvar, el clítoris, el vestíbulo de la vagina y la vagina. Los labios mayores pertenecen a la piel externa y tienen una capa de dermis bajo el tejido epitelial.
Los labios menores pertenecen al tracto urogenital y cuentan, al igual que la vagina, con mucosa endodérmica bajo la mucosa superficial. La vagina es un tubo muscular de aproximadamente 10 cm de largo que une el aparato genital externo con el útero. En el vestíbulo de la vagina se encuentran las glándulas del vestíbulo, también glándulas de Bartolini, que en caso de excitación segregan un líquido lubricante.

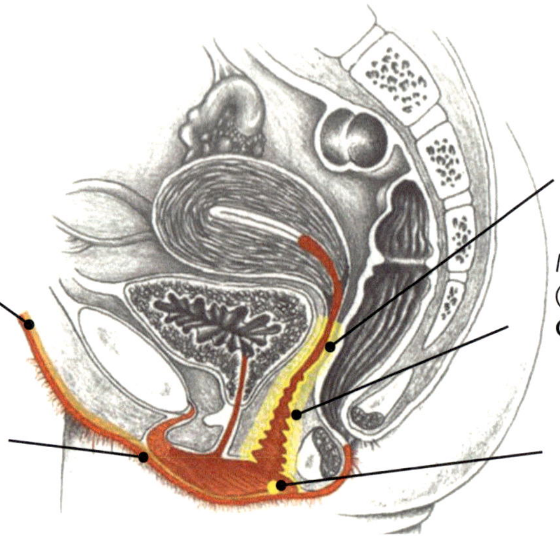

SBS de la musculatura de la vagina

Vaginismo

FHs en el mesencéfalo – La topografía es aún desconocida

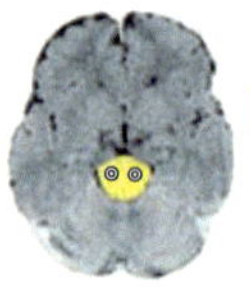

La vagina es un tubo muscular compuesto de musculatura lisa. Al igual que el intestino, se compone de fibras musculares longitudinales y en forma de anillo. En caso de vaginismo, los músculos anulares se contraen de manera que se impide o dificulta la penetración.

Conflicto	Conflicto de presa: No poder evitar la penetración o no poder retener el pene.
Ejemplo	➜ *Una mujer es obligada a mantener relaciones sexuales. O bien, una mujer quiere, pero no puede.*
Conflicto activo	Tensión de la musculatura lisa anular de la vagina. Refuerzo de la musculatura de la vagina, estrechamiento de la vagina, tensión en la vagina.
Sentido biológico	Mediante un aumento en la tensión, la musculatura anular de la vagina puede impedir mejor la penetración no deseada, o bien poder retener mejor el pene (que se quiere tener).
Fase de reparación	Disminución de la tensión.
Crisis de reparación	Vaginismo (calambres tónico-clónicos).
Observación	Cuando el tema de la sexualidad posee cierto carácter negativo a causa de los padres, es suficiente que tengan lugar pequeños sucesos o complicaciones (por ejemplo, en el primer contacto sexual) para que se ponga en marcha este SBS.
Terapia	Encontrar conflicto, canales, caracterizaciones y dogmas. Preguntas véase página anterior. Si es posible, dar solución real para eliminar la tensión. Véase también abajo remedios para los genitales externos.

E N D O

+ −

SBS de epidermis o mucosa vaginal superficial

FHs en sensores de la corteza cerebral

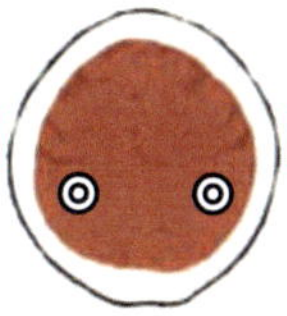

Inflamación de la zona genital externa (vulvitis), inflamación de la vagina (vaginitis), cáncer epitelial de la vagina (carcinoma epitelial, papiloma epitelial), verrugas genitales (condiloma acuminata, enfermedades relacionadas con el VPH)

Conflicto	Conflicto de separación. Querer o no querer ser tocada en la zona genital o en la vagina. Querer o no querer tener relaciones sexuales.
Ejemplos	➜ *Una mujer prefiere más bien que la abracen. Sin embargo, su marido quiere tener sexo: conflicto por no querer tener relaciones sexuales.* ❁ *Después de dos amargas decepciones, una mujer desea encontrar una pareja que quiera algo serio y no sólo para mantener relaciones sexuales: conflicto de separación por no recibir el contacto con la piel que se desea. Degradación del tejido epitelial durante la fase activa. Cuando encuentra el hombre adecuado, tiene fuertes picores durante un año en el genital externo: fase de reparación, recuperación de la pérdida de sustancia. Diagnóstico erróneo de la MC: "Hongo vaginal". (Archivo propio).* ❁ *Una mujer fue violada cuando era joven. Desde entonces, entra en un canal cuando tiene relaciones sexuales: inflamación y picor en el genital externo durante la fase de reparación después de haber tenido sexo. (Archivo propio).*
Conflicto activo	Pérdida de tejido epitelial, generalmente inadvertida, en los labios, la vagina o el clítoris (úlcera cancerosa). Sin dolor, en su caso entumecimiento.
Sentido biológico	Mediante el entumecimiento (pérdida de sensibilidad) debe olvidarse (ocultarse) la falta de contacto o bien el contacto no deseado de manera provisional.
Fase de reparación	Regeneración del tejido de cubierta – Inflamación de los labios, vagina, clítoris (carcinoma epitelial). Picor, dolores, enrojecimiento, hinchazón. Por lo general, el diagnóstico de la MC es "infección por hongos" o "infección de herpes vulvar". Verrugas o verrugas húmedas en reparación pendiente: reparación excesiva del tejido epitelial.
Preguntas	¿Desde cuándo se presenta la inflamación? (El conflicto debe haberse solucionado poco antes, es decir, se disfrutaba el erotismo o que la dejaran a una tranquila). ¿Cuándo tuvo lugar la primera inflamación? (No > buscar el conflicto inicial. A menudo la primera pareja es decisiva). ¿Juega un papel la educación o algunos dogmas religiosos? (Tener sexo es algo malo). ¿Tenía mi madre síntomas similares? (Caracterización a través de los sentimientos de la madre). ¿Cuáles dogmas (religiosos o familiares) juegan un papel? (Por ejemplo, *„Sexo es algo sucio." „Ese instinto es algo negativo" , „Los hombres siempre quieren lo mismo" „Siempre me lío a hombres malos" „Siempre hay que estar a disposición del hombre"*). ¿Cuál deberá ser mi nueva actitud ante el tema sexualidad? ¿Cuál patrón viejo deseo eliminar? ¿Cuál meditación podría ayudarme?
Terapia	El conflicto está ya solucionado. Acompañar reparación. En caso de recurrencia, encontrar conflicto, canales, caracterizaciones y dogmas. Por ejemplo, encontrar una pareja que sea adecuada en el ámbito sexual y se adapte a los propios deseos. Idea central: *"No tengo por qué hacerlo, si no quiero". "Lo haré si tengo ganas de hacerlo". "El erotismo está bien, pero una amistad verdadera y la satisfacción están más allá de lo corporal"*. Plata coloidal. Los antibióticos de la MC o cortisona sólo en caso de fases de reparación intensas. Operación si procede. Véase también pág. 267 abajo.

Chancroide o chancro blando en la mujer

El mismo SBS que arriba. (Véase arriba).

Síntoma	Pequeñas úlceras de la piel que pueden ser dolorosas en la parte externa de los órganos genitales.
Fase	**Fase activa,** degradación sin dolor del tejido epitelial: pérdida local de sustancia (úlcera de piel).
Fase de reparación	Reconstrucción del tejido epitelial con dolores. En resumen se trata de un **conflicto recurrente**.
Terapia	Encontrar conflicto, canales, caracterizaciones y dogmas. Antibióticos de la MC sólo en caso de fases de reparación intensas. Véase también pág. 267 abajo.

SBS de la mucosa profunda

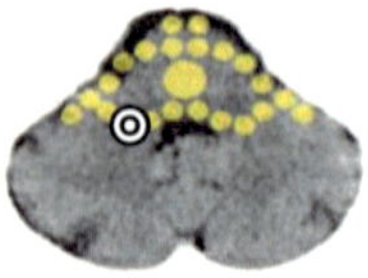

"Infección" por hongos de los labios menores o de la vagina (vulvitis por hongos, micosis vaginal)

ENDO

En caso de inflamación o picor en los genitales se diagnostica generalmente una "infección por hongos". Es probable que la mayoría de estos diagnósticos sean falsos, ya que generalmente se trata de conflictos de separación. No obstante, al igual que en la cavidad bucal, la candidiasis es también posible en la zona de los genitales, ya que debajo de la mucosa superficial de los labios menores y de la vagina se encuentra una capa de mucosa (intestinal) de origen endodérmico.

Conflicto	Conflicto de presa: No recibir o no deshacerse del pene. En pocas palabras, querer o no querer tener contacto sexual.
Ejemplos	➜ *Una mujer no quiere tener relaciones sexuales con su pareja.* ➜ *Una mujer anhela la unión con su amada pareja.*
Conflicto activo	Aumento funcional, espesamiento de la mucosa (submucosa) que se encuentra debajo del tejido epitelial.
Sentido biológico	Aumento en la producción de secreción para que el miembro pueda penetrar mejor, o bien ser mejor expulsado.
Fase de reparación	Caseificación tuberculosa, placas blancas, fuertes picores, secreción fétida.
Observación	En caso de un SBS del intestino con hongos intestinales durante la fase de reparación, a menudo es posible que la mucosa profunda de la vagina o de los labios reaccione conjuntamente: micosis vaginal sin conflicto propio de la vagina.
Terapia	El conflicto está solucionado. Acompañar reparación. En caso de recurrencia, encontrar y solucionar conflicto, canales y caracterizaciones. Preguntas véase página anterior. Plata coloidal uso externo. Antibióticos de la MC sólo en caso de fases de reparación intensas. Véase también pág. 267.

SBS de las glándulas del vestíbulo vulvar

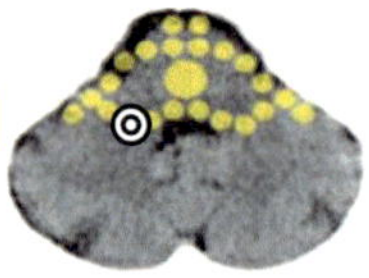

Inflamación de las glándulas del vestíbulo (de Bartolino, absceso de Bartolino)[1]

ENDO

Conflicto	Conflicto de presa: Sequedad de la vagina. No poder producir suficiente secreción para mantener relaciones sexuales.
Ejemplo	➜ *Un hombre demasiado impetuoso quiere penetrar, pero la paciente todavía no está preparada.* ➜ *Una mujer siente dolor durante el acto porque la vagina está demasiado seca.*
Conflicto activo	Crecimiento celular en las glándulas del vestíbulo: tumor de las glándulas del vestíbulo (adcar.) con mayor producción de secreción.
Sentido biológico	Aumento en la producción de secreción para que el miembro masculino pueda penetrar mejor.
Fase de reparación	Reducción del tumor por caseificación tuberculosa. Secreción fétida purulenta, en su caso ligero sudor nocturno. Conflicto recurrente: Quiste de Bartolino.
Observación	Cuando el conducto glandular se encuentra hinchado (síndrome), puede producirse una acumulación de pus del tamaño de un huevo de gallina (absceso de Bartolino o empiema), la cual puede descargarse de manera espontánea.
Terapia	El conflicto está ya solucionado. Acompañar reparación. En caso de recurrencia, encontrar conflicto, canales, caracterizaciones y dogmas. Preguntas véase pág. 265. Tener sexo sólo si se desea o usar lubricante. Plata coloidal uso externo. Antibióticos de la MC sólo en caso de fases de reparación intensas. En su caso, operación del absceso. Véase también remedios abajo.

1 (Véase Dr. Hamer, "Tabellenbuch" (Libro de Tablas), pág. 29

SBS de la dermis

FHs en el cerebelo – La topografía es aún desconocida

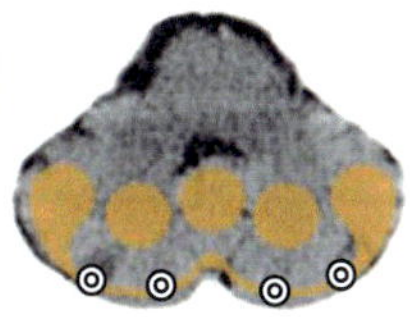

MESO ANTIGUO

"Infección" por hongos de los labios mayores y parte externa (vulvitis por hongos)

Bajo el tejido epitelial de los labios mayores se encuentra una capa de dermis.

Conflicto	Sentirse sucia o manchada en la zona genital. Violación de la integridad.
Ejemplo	➜ *Prácticas groseras, indeseadas, insultos, relaciones sexuales no deseadas.*
Tejido	Dermis – Mesodermo antiguo.
Conflicto activo	División celular local en la dermis (espesamiento).
Sentido biológico	Refuerzo de la dermis para protegerse mejor contra la suciedad o contra una violación de la integridad.
Fase de reparación	Reducción por caseificación tuberculosa mediante hongos, micobacterias, o bacterias. Hinchazón, enrojecimiento, picor.
Terapia	El conflicto está ya solucionado. Acompañar la reparación, evitar recidiva. En caso de recurrencia: Encontrar conflicto, canales, caracterizaciones y dogmas. Preguntas véase arriba. Plata coloidal, uso interno y externo. Antibióticos de la MC sólo en caso de fases de reparación intensas. Véase también pág. 267 abajo.

Secreción (flujo genital), gonorrea

Algo de secreción de consistencia clara es normal entre mujeres en edad fértil. Una secreción amarillenta, marrón o fétida puede tener las siguientes causas:

- **Inflamación del útero o de las trompas** en fase de reparación. Degradación purulenta de la mucosa (véase pág. 256 ss.).
- **Inflamación de las glándulas de Bartolino** en fase de reparación. Degradación fétida tuberculosa del tejido de la glándula (véase arriba).
- **Inflamación de la mucosa superficial o profunda:** Fase de reparación (véase arriba).
- **Inflamación purulenta de la vejiga** en fase de reparación: Reducción por caseificación tuberculosa de la mucosa endodérmica de la vejiga en la zona del trígono: no se trata en realidad de secreción, sino de orina fétida turbia (véase pág. 249 s.).

Remedios para los genitales externos

- Flores de Bach: Manzano silvestre, centaurea, ceratostigma.
- Infusiones: Melisa, milenrama, pie de león, flores de tilo, sanícula, hinojo.
- Baños o baños de asiento con agua oxigenada, tierra medicinal, EM, MMS o con decocción de milenrama, manzanilla.
- Hildegarda: Receta especial elixir de potentilla o de lengua cervina, receta especial de matricaria.
- Plata coloidal uso externo.

TESTÍCULOS

Ambos testículos se encuentran colgados por su polo superior en el escroto. Su función es la producción de testosterona (hormona sexual masculina) y las células germinales masculinas (espermatozoides). Las vías que conducen el esperma, entre las cuales también se cuentan el epidídimo y los conductos deferentes, sirven para la acumulación y maduración del mismo.

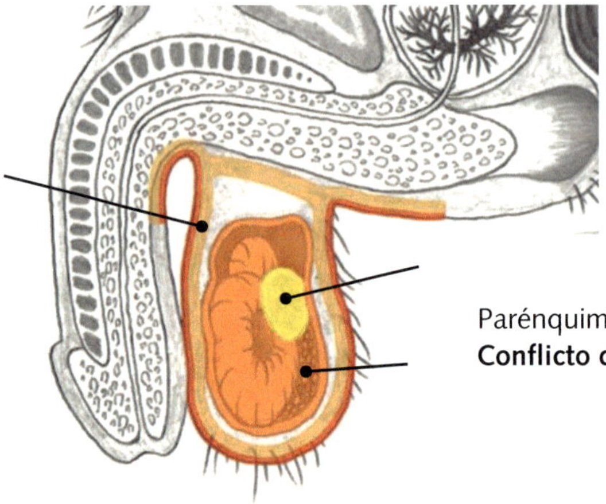

SBS de los testículos

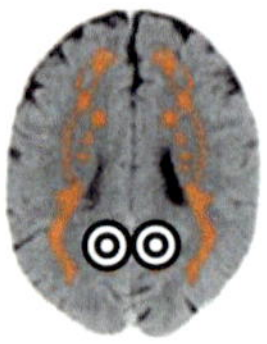

MESO NUEVO

Tumor testicular (carcinoma testicular, seminoma, tumor de células de Leydig)[1]

Conflicto	Pérdida o miedo por una perdida de una persona o animal cercano. Conflicto en relación con la virilidad.
Ejemplos	➜ *Un familiar cercano o un animal fiel muere.* ➜ *A una persona lo deja su pareja.* ➜ *Una persona se queda sola después de una ruptura.* ➜ *Un hijo se va de casa.* ❁ *La madre de un joven de 13 años muere (conflicto de pérdida). Más adelante, su mujer muere con 58 años y él entra de nuevo en el viejo canal de pérdida. Cuando se sobrepone a la pérdida, percibe durante un tiempo prolongado un dolor testicular tirante (fase de reparación): reconstrucción de las células testiculares. En una TC del cerebro se puede reconocer que el conflicto originario (la muerte de su madre) queda muy atrás en el tiempo. (Archivo propio).* ❁ *Un diestro de 60 años sufrió un fuerte conflicto de pérdida a los 38. Su novia, más joven que él, lo deja de la noche a la mañana. Esto lo supera dos años más tarde, cuando inicia una nueva relación. Durante este tiempo se le diagnostica una inflamación testicular (fase de reparación). Observación: De la misma manera, el diagnóstico podría haber sido cáncer testicular. (Archivo propio).* ❁ *La pareja del paciente sufre un fuerte ataque epiléptico y su piel toma un color azulado. El paciente piensa que su novia va a "morir en sus brazos": conflicto de pérdida. (Testimonio extraído de un foro).* ❁ *Un hombre encuentra a su querido gato muerto en un pozo de luz: conflicto de pérdida. (Archivo propio).*
Conflicto activo	Degradación de tejido testicular ("agujeros", necrosis testicular): hipofunción de las glándulas sexuales (véase abajo), bajada en el nivel de testosterona, por lo general inadvertida. Tener en cuenta lado madre / hijo o de la pareja.
Fase de reparación	Reconstrucción del tejido. Inflamación testicular (orquitis), hinchazón, dolores. De los "agujeros" se forma un quiste en el que crece tejido funcional de manera progresiva: "tumor testicular" en la MC
Sentido biológico	El tejido adicional testicular produce más testosterona y más espermatozoides: Refuerzo del deseo sexual y mejora de la capacidad reproductiva. De esta manera puede compensarse rápidamente la pérdida sufrida. o bien se puede demostrar la virilidad.
Preguntas	Si el conflicto es recurrente: ¿Cuánto tiempo hace que aumentó el tamaño de testículo? (Un conflicto debe haberse solucionado antes). Test de aplauso: Relación madre / hijo o con la

1 (Véase Dr. Hamer, "Tabellenbuch" (Libro de Tablas), pág. 69, 80.

	pareja. ¿Qué pérdida he tenido? (Fallecimiento, mudanza, accidente, separación de una persona querida o animal doméstico, conflicto transferido de un hijo, nieto). ¿Se dudaba de mi virilidad? (Impotencia, paternidad). ¿Qué me caracterizó en este sentido durante mi infancia o durante el embarazo? (Pérdida en la temprana infancia, fallecimiento de un hermanito, mortinato y sufrimiento de los padres, abandono de un hermanito mellizo). ¿Cuáles dogmas míos son ya obsoletos? (*Por ejemplo, el hombre siempre tiene que poder hacer el amor. Es importante tener sexo periódicamente*). ¿Qué quiero cambiar exterior e interiormente?
Terapia	En caso de recurrencia, encontrar conflicto, canales, caracterizaciones y dogmas. Compresas de cola de caballo según Maria Treben, compresas con cebollas rehogadas. Agrimonia uso interno y externo. Operación si el tumor molesta o es muy grande.

Hipofunción de las glándulas sexuales, "síndrome de Klinefelter"

El mismo SBS que arriba. (Véase arriba).

Fase	**Fase de conflicto activo:** Degradación de tejido testicular (necrosis testicular), bajada del nivel de testosterona, reducción de la capacidad reproductiva (menos espermatozoides, oligospermia). Generalmente se asocia la hipofunción a una hipoplasia testicular (testículos de menor tamaño): conflicto activo pendiente.
Observación	Durante la fase de reparación es de esperar la aparición de un mayor o menor tumor testicular. La hipofunción de las glándulas sexuales puede también derivarse de una carencia o exceso de otras hormonas. Por ejemplo, carencia de gonadotropina o estrógenos, prolactina o cortisona. (Hacerse un análisis de sangre).
Terapia	Encontrar conflicto, canales, caracterizaciones y dogmas. Preguntas véase página anterior. Idea central: *"Sé que la pérdida tenía un sentido para mí". "Intentaré sacar provecho de ello, dejaré a esta persona ir en paz y miraré hacia adelante". Deportes de fuerza, de lucha.* Dejar de fumar. Proteínas de alta calidad, por ejemplo, huevos, miel, polen de flores, jalea real. En caso de carencia de testosterona se puede pensar en la administración de hormonas bioidénticas (progesterona y, en su caso, testosterona). No obstante, debe prestarse atención en caso de pacientes jóvenes. El objetivo aquí tiene que ser estimular la producción corporal propia. Una dependencia de hormonas sustitutivas no estaría bien. Sólo durante un corto plazo. Hormonas naturales (bioidénticas), por ejemplo según el Dr. Lee, Dr. Platt, Dr. Lenard, Dr. Rimkus. Testosterona natural en raíz de ginseng, arbusto de damiana (infusión, cápsulas), maca (polvo), corteza de yohimbe. Bórax natural uso interno. Aceite de hígado de bacalao. Estos remedios sirven también para la falta de deseo condicionada por una carencia de testosterona.

MESO NUEVO

−+

Cliptorquidia, ectopia testicular, testículo no descendido

Los testículos se forman durante el desarrollo embrionario en el abdomen y descienden sobre el séptimo mes de embarazo hasta el escroto. Si esto no ocurre, se habla de criptorquidia. En el 75% de los casos, los testículos descienden por sí sólos durante el primer año de vida. La criptorquidia es, junto con otras alteraciones tales como una formación incompleta de los pulmones, un síntoma de inmadurez en bebés. Si los testículos siguen sin descender transcurrido un año y el niño se desarrolla con normalidad, puede darse el siguiente conflicto:

Conflicto	Según Frauenkron-Hoffmann, conflicto a menudo sentido en lugar de otra persona de la familia: no poder vivir o mostrar la masculinidad. No deber o no querer ser hombre. (Semejante a la fimosis).
Ejemplos	➜ *Una mujer entre sus antepasados fue violada y desde entonces odia a los hombres.* ➜ *Un hombre en la familia tiene problemas con su orientación sexual (por ejemplo, homosexualidad prohibida o ocultada).*
Sentido biológico	El sexo permanece oculto (testículos), no se muestra hacia fuera. Reducción de la capacidad reproductiva. "Si tiene que ser hombre, al menos que sea estéril".
Preguntas	¿A quién refleja el niño? ¿Quién no quiere / no debe ser hombre? (Nortmalmente son antepasados masculinos). ¿Porqué lleva el conflicto precisamente este niño? ¿Tenían mis antepasados también criptorquidia / fimosis? (Indicación sobre un tema de generaciones). ¿Cuáles cambios concretos queremos llevar a cabo? (Tanto en el interior como en el exterior)
Terapia	Encontrar la persona en quien se refleja el niño. Intentar después solucionar el tema en la familia. En su caso, remedios descritos arriba. Terapia hormonal de la MC si procede, o bien operación.

SBS del peritoneo

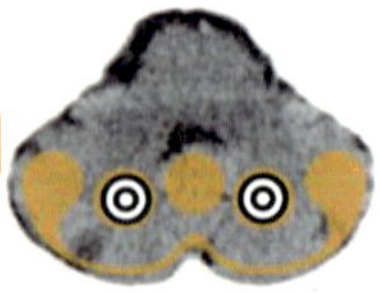

Hidrocele testicular con conducto inguinal cerrado

MESO ANTIGUO

Antes o después del nacimiento, los testículos descienden desde la cavidad abdominal hasta el escroto pasando por el conducto inguinal. Por regla general, después de esto se cierra el conducto inguinal. Si no obstante se forma un hidrocele, se presenta el siguiente caso:

Conflicto	Ataque contra los testículos y síndrome. Con frecuencia a causa de una vasectomía (esterilización).
Ejemplos	➜ *Un joven o un hombre recibe un golpe en los testículos.* ➜ *Agresión verbal: "Una patada entre las piernas". "¡Te voy a arrancar los huevos!".* ❁ *Un hombre decide someterse a una vasectomía y se arrepiente justo después de la intervención (piensa en ello noche y día). Cada vez tiene discusiones con su pareja, las asocia con la vasectomía o con sus testículos. Con el paso de los años se forma un hidrocele del tamaño de un puño en el lado de la pareja: conflicto crónico-pendiente. (Archivo propio).* ❁ *A un niño de 4 años se diagnostica un hidrocele – los médicos quieren operar. Se determina que entre los padres hay un desacuerdo desde algunos meses. La mujer desea que su marido se esterilice. = Se trata de un conflicto transferido de ataque contra los testículos. La terapia consiste en que los padres tienen que ponerse de acuerdo y agradecer al niño explicándole que él ya no necesita llevar el conflicto. Dos días después de esta explicación y agradecimiento el testículo se inflama y se hincha aún más (= fase de reparación). Los padres rechazan nuevamente una operación. 10 días después desaparece totalmente el hidrocele sin operación. (Archivo propio)*
Conflicto activo	Proliferación celular im peritoneo del escroto (mesotelioma).
Sentido biológico	Espesamiento de los testículos-peritoneo, para proteger mejor los testículos frente a agresiones.
+ − **Fase de reparación**	Degradación del tumor por caseificación tuberculosa. Formación de líquido (hidrocele testicular). El hidrocele se forma también a causa de un **conflicto recurrente** pero sólo asociado a síndrome.
Observación	Atender a lateralidad o lado. La presencia repentina de líquido en el escroto es por lo general consecuencia de una lesión, golpe o magulladura (conflicto real), o bien de una inflamación (fase de reparación).
Preguntas	¿Desde cuándo se presentan los síntomas? (Conflicto anterior). ¿Conflicto transferido? (El afectado es casi siempre un niño > buscar el conflicto en los padres). ¿Cuál ataque contra los testículos tuvo lugar? (Véase arriba). ¿Qué situaciones / patrones / comportamientos similares veo en mis antepasados? ¿Qué pasos podrían significar la solución?
Terapia	Resolver en su caso conflicto de "ataque contra los testículos". Igualmente, resolver conflicto de refugiado. Evitar punciones siempre que sea posible, ya que estas suelen suponer un nuevo conflicto. Véase terapia para túbulos colectores del riñón (pág. 242 s.). Drenaje linfático. Operación si procede.

Hidrocele testicular con conducto inguinal abierto

Si el conducto inguinal no está completamente sellado, puede entrar líquido en el escroto procedente del abdomen.

Posibles causas

- Peritoneo en fase de reparación: Formación de líquido en el abdomen (ascitis) que penetra en el escroto. Conflicto de ataque contra el abdomen (véase pág. 223 ss.).
- Escroto-peritoneo en fase de reparación: El líquido se forma en el mismo escroto. Conflicto de ataque contra los testículos (véase arriba).
- Órganos abdominales como intestino, hígado, páncreas en reparación: En cada inflamación se produce líquido. En caso de que el conducto inguinal esté abierto puede entrar líquido en el escroto.

Observación

Puesto que esta enfermedad se da mayormente en bebés, en la MC se habla de "hidrocele testicular congénito". Siempre acompañado de síndrome.

Terapia

Conflicto ya solucionado. Acompañar la reparación, evitar recidiva. Resolver conflicto de refugiado. Niño: Conflicto transferido. Drenaje linfático. Normalmente el hidrocele testicular desaparece por sí sólo. Por ello es mejor esperar antes de una intervención quirúrgica.

Teratoma ("tumor monstruo", tumor de células germinales)

Conflicto: Pérdida extremadamente dolorosa de una persona o animal. Análogo al teratoma de los ovarios (véase pág. 254).

PRÓSTATA

La próstata está parcialmente unida con el fondo de la vejiga y se presenta como un sistema muscular con glándulas endodérmicas incrustadas en el mismo. Estas producen la secreción alcalina de la próstata.

La uretra pasa por el centro del órgano, el cual tiene el tamaño de una castaña. En la próstata desembocan también los conductos deferentes de la uretra.

Los conductos excretores (conductillos prostáticos) de origen ectodérmico, revestidos con epitelio de transición (urotelio), conducen la secreción desde las glándulas prostáticas hasta la uretra.

El 40% del líquido del semen se compone de secreción prostática. En caso de eyaculación, el semen se mezcla con secreción prostática y con ayuda de musculatura lisa se expulsa por la uretra. La secreción prostática le sirve al esperma de alimento en su largo camino hasta el óvulo y le da su típico olor a almizcle y flores de castaño. El efecto del olor a almizcle es afrodisíaco.

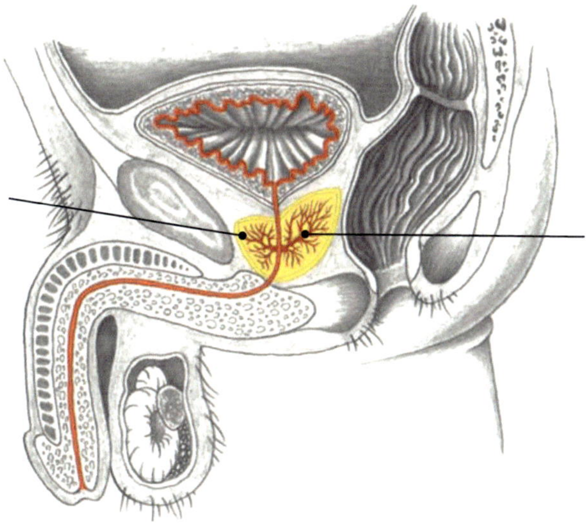

SBS del parénquima de la próstata

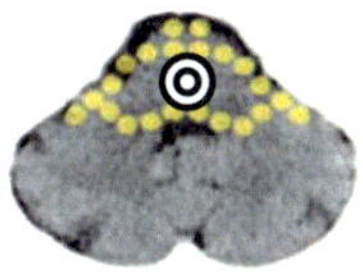

Agrandamiento de la próstata (hiperplasia prostática), cáncer de próstata (adcar.)[1]

ENDO

+ −

Conflicto

1. Conflicto sexual. No poder o no deber reproducirse. No sentirse lo suficientemente masculino (potente). Se tienen dudas sobre la propia masculinidad o capacidad de erección. Generalmente en hombres de edad más avanzada, que ya no reaccionan con conflicto territorial. (Dr. Hamer: "Conflicto semi-genital").
2. Conflicto relacionado con la "misión del hombre" (satisfacer a la mujer, engendrar hijos)
3. Según Frauenkron-Hoffmann: Se piensa, que no se le está dando a los hijos el impulso o la madurez que necesitan en su camino (por ejemplo, estímulos, una buena formación, pautas de comportamiento).

Ejemplo

➜ *Se quiere, pero no se puede (problema de potencia), o bien, el hombre quiere pero no puede (la mujer no quiere, o al menos no con tanta frecuencia como su pareja).*

❁ *Durante la ruptura con su mujer, un paciente conoce a una joven mujer que cumple en el ámbito sexual con todos sus deseos. Durante el procedimiento de divorcio se da cuenta que esta mujer le está dando información importante a la abogada de su exmujer. Esta ha traicionado al paciente: conflicto sexual. Durante la fase activa suben los valores de PSA a algo más de 4. Aunque el paciente no tiene molestias, se hace una punción de prueba. Tras 18 punciones se encuentran un par de células en crecimiento y se le diagnostica un cáncer. Tras la extracción de la próstata, el paciente*

1 (Véase Dr. Hamer, "Tabellenbuch" (Libro de Tablas), pág. 24, 35.

queda impotente e incontinente. Cuando los médicos quieren someterlo a quimioterapia, busca alternativas y conoce las cinco Leyes Naturales Biológicas. La impotencia supone para el paciente un verdadero conflicto sexual: División celular en la zona del esfínter: retención de orina, operación, radioterapia... (Archivo propio).

❁ *Hace tres años, un ejecutivo de 46 cometió una infidelidad. Cuando él quiere terminar su aventura, su amante le dice que va a destruir su familia: conflicto sexual. En la fase activa suben los niveles PSA hasta 46. El paciente conoce las cinco Leyes Naturales Biológicas y rechaza la terapia de la MC Este "confiesa" lo ocurrido y su mujer lo perdona: solución del conflicto. Durante la fase de reparación el paciente sufre de retención urinaria durante algunos días. Posteriormente, los valores PSA vuelven a bajar a 2. Como consecuencia de la aventura el paciente padece de recesión en la encía. (Continuación pág. 177).*

❁ *Un paciente descubre que su mujer lo engaña. Debido a que este no puede olvidar la situación, permanece 15 años en actividad de conflicto. (Archivo propio).*

❁ *Un padre descubre que la pareja de su hija la obliga con frecuencia a mantener relaciones sexuales: conflicto sexual sentido en lugar de su hija. (Archivo propio).*

Conflicto activo Aumento funcional del tejido glandular de la próstata, crecimiento de un tumor prostático (adcar.) en forma de coliflor: crecimiento celular en las glándulas de la próstata, subida de los valores PSA. Expansión en la zona en caso de actividad de conflicto prolongada: obstrucción del flujo, dificultad al orinar.

Sentido biológico Aumento en la producción de secreción prostática. El olor más pronunciado a almizcle en la orina y el esperma es para la mujer un indicador de potencia y disponibilidad reproductiva. Este puede mostrar su superioridad con más esperma. El macho de más edad puede mostrarle a la hembra que todavía no está "desfasado". Una mayor cantidad de secreción prostática supone más "provisiones" para los espermatozoides en su camino.

ENDO

Fase de reparación Normalización del funcionamiento, reducción por caseificación tuberculosa que produce necrosis del tumor. Orina más turbia, fétida, en su caso con sangre. Dolores, inflamación (prostatitis), hinchazón, sudores nocturnos. Encapsulación del tumor sin síntomas, en caso de que no haya bacterias presentes. Con frecuencia, aunque no siempre, retención urinaria, ya que la próstata tiene espacio suficiente a su alrededor para ensancharse. En su mayoría es un conflicto recurrente.

+−

Valores PSA La enzima PSA se produce mayormente en la glándula prostática y es por ello un indicador aproximativo del tamaño de la próstata, o bien del tumor. Lo cierto es que, por desgracia, cuanto más se controle el nivel de PSA, más personas (prácticamente sanas) mueren de cáncer de próstata. Las pruebas del antígeno prostático (PSA) y las punciones de prueba no son recomendables desde el punto de vista de las cinco Leyes Naturales Biológicas.

Para los pacientes que no conocen las Relaciones Biológicas, la mera afirmación de que hay algo que no está bien con la próstata puede causarle un conflicto adicional. Mucho más acusado es el diagnóstico de "cáncer de próstata", que generalmente se hace en función de punciones de prueba.

Preguntas ¿Desde cuándo se presentan los síntomas? (En su mayoría algunos meses / años antes). ¿Qué conflicto existe en relación con virilidad, hacer el amor, erotismo? ¿No quiero sexo con mi mujer? ¿Soy incapaz de tener sexo? ¿Me siento demasiado viejo? ¿Pienso que soy perverso? ¿Pienso que no soy un hombre hecho y derecho? ¿Maldigo mi naturaleza sexual? ¿Me preocupa el desarrollo de mi hijo? ¿Pienso que fracasé en la educación? ¿Qué me ha caracterizado? (Por ejemplo, educación católica, la forma de ser del padre respecto a mujeres y sexualidad). ¿Tenían mis antepasados también problemas con la próstata? (Sí > buscar el tema familiar). ¿Me identifico demasiado con mi sexo? ¿Quién soy? ¿Cuál es el sentido de la vida?

Terapia Encontrar conflicto, canales, caracterizaciones y dogmas. Son frecuentes los casos de impotencia e incontinencia causados por una la resección transuretral en la MC, o por una operación de próstata (prostatectomia): nuevo conflicto de la próstata y peligro de círculo vicioso. Conflicto de desvalorización local que afecta a la pelvis (metástasis ósea en la MC).

Nueva Medicina: No someterse a operación o resección transuretral en caso de antígeno prostático alto, sino únicamente si los síntomas lo hacen necesario (retención urinaria prolongada).

Antes debe probarse con la solución del conflicto, remedios naturales (véase pág. 274) y, en su caso, bloqueadores alfa de la MC

No se recomienda quimioterapia, radioterapia o bloqueo hormonal.

Gonorrea en el hombre

El mismo SBS que arriba. (Véase arriba). El síntoma principal es la secreción purulenta. Por la mañana, sale antes de la primera orina un poco de líquido purulento.

Fase	**Fase de reparación** o reparación pendiente: Degradación del tejido tumoral en la próstata. Pus en la orina, orina turbia, fétida, en su caso con sangre, secreción purulenta por la mañana, sudores nocturnos.
Observación	Hoy día apenas se diagnostica la gonorrea, lo cual no es de extrañar, puesto que los tumores prostáticos se operan inmediatamente. Por ello, no da tiempo a que se produzcan inflamaciones prostáticas con secreción purulenta, ya que los cirujanos humanos llegan antes que los microcirujanos (hongos y micobacterias). Después de un prolongado conflicto activo de no poder demarcar límites, puede igualmente aparecer pus durante la fase de reparación si el tejido conjuntivo bajo la mucosa estaba afectado. Si este es el caso, apenas se tienen sudores nocturnos.
Terapia	El conflicto está ya solucionado. Acompañar reparación. Plata coloidal uso interno. Si la fase de reparación es muy intensa: MMS o antibióticos. Véase terapia para la próstata en pág. 274.

SBS de los conductos prostáticos

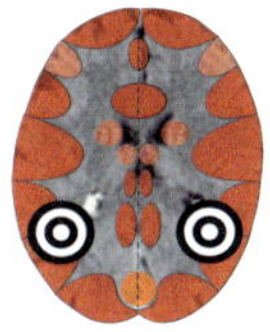

Retención urinaria sin subida considerable del PSA (carcinoma prostático intraductal, neoplasia intraepitelial prostática o PIN)

Conflicto	Conflicto con aspecto sexual de no poder demarcar límites (combinación de conflicto de próstata y vejiga).
Ejemplo	*Un empleado de 60 años tiene una mujer que desde siempre tiene poco interés en el sexo. No obstante, desde que nació su segundo hijo ya no quiere tener sexo en absoluto: conflicto con aspecto sexual de no poder demarcar límites. Con el paso del tiempo cada vez tiene más problemas al orinar: conflicto recurrente en reparación pendiente, hinchazón crónica de reparación en los conductillos de la próstata. (Archivo propio).* *La hija de un paciente está casada con un hombre que él no puede soportar. No obstante, la pareja tiene un niño al que el paciente quiere mucho. Cada vez que él y su mujer van a visitar a su nieto, el yerno sale de casa con el nieto para que sus abuelos no puedan verlo. Desde entonces sufre de retención urinaria: conflicto con aspecto sexual de no poder demarcar límites. (Archivo propio).* *Un granjero tiene una mujer 10 años más joven que él. Como él no quiere que ella fume en casa, esta se va a menudo a casa del vecino a fumar y tomar café. Cuando en una ocasión se acerca el granjero a echar una ojeada, ve a su vecino con un brazo sobre su mujer y otro sobre su hija. Si bien el vecino sólo quería ser simpático, desde entonces el granjero se pasa todo el tiempo pensando dónde puede estar metida su mujer. Empieza a tener problemas al orinar. Cuando la pareja se informa sobre las causas, la mujer deja de visitar al vecino: conflicto con aspecto sexual de no poder demarcar límites. (Véase Berger-Lenz, M., Ray, Christopher. "faktor-L Neue Medizin").*
Conflicto activo	Flaccidez de la musculatura lisa anular de los conductos prostáticos (urotelio), solamente después se produce una pérdida celular en los conductos excretores, generalmente inadvertida: ensanchamiento del lumen.
Sentido biológico	La ancha musculatura anular permite una mejor entrega del secreto prostático para marcar territorio y para el "cortejo", el olor a almizcle es señal para la mujer de potencia y disponibilidad reproductiva.
Fase de reparación	Reconstrucción del epitelio de transición. Hinchazón durante la reparación que provoca retención urinaria, orina residual. La neoplasia intraepitelial prostática (PIN) en la MC equivale a una reconstrucción del epitelio de transición. Rasgo importante: Sin valor de PSA elevado o con pequeña subida. En su mayoría es un **conflicto recurrente.**
Terapia	En caso de recurrencia, encontrar conflicto, canales, caracterizaciones y dogmas. Preguntas véase página anterior. (Véase pág. 248, 272.)

Terapia para la próstata

- Idea central: *"Hay cosas más importantes que el sexo y la potencia". "Dejaré de identificarme con estas cosas". "Voy a dejar atrás esta dependencia". "Voy a disfrutar de mi libertad y de mi nueva calidad de vida".*
- En caso de obstrucción grave de la uretra con retención, colocación de catéter hasta que la hinchazón se reduzca. La retención urinaria desaparece si se soluciona el conflicto de manera definitiva.
- Raíz de dioscorea (progesterona natural), aceite de linaza, granadas, frutos de Serenoa repens, incienso, preparado de ortiga.
- En caso de inflamación, preparado enzimático (por ejemplo, Wobenzym), sal de Schüssler nº 3, bórax natural uso interno. Aceite de linaza.
- Hildegarda: Receta especial de elixir de tanaceto.
- Selenio, zinc, coenzima Q10, vitamina B6, C, E.
- Aceite de hígado de bacalao.
- Cayce: Masajes regulares de la pelvis y piernas con aceite de cacahuete y oliva en partes iguales, quiropraxia.
- Alimentación alcalina, en especial calabaza, pipas de calabaza, espárragos, ostras, soja, tomates (componente licopeno).
- Infusiones: Pírola, epilobio, uva de oso, hojas y raíces de ortiga, té verde.
- Antiinflamatorios, relajantes musculares (bloqueadores alfa), en caso de que sea necesario.
- Una resección transuretral sólo tiene sentido si el paso de la uretra se encuentra obstruido de manera permanente (atasco en la vejiga o pelvis renal con orina residual): conflicto recurrente o reparación pendiente.
- El bloqueo hormonal que se practica en la MC (reducción de testosterona) después de la operación sólo tiene efectos en el valor PSA y produce muchos efectos secundarios.
  Este bloqueo se basa en el supuesto erróneo de que un nivel elevado de testosterona favorece el cáncer. De hecho, el valor PSA está en correlación con el nivel de testosterona.
  Algunas semanas después de la operación se debería realizar un análisis de hormonas en sangre. En caso de carencia se recomienda la administración de progesterona natural y, en su caso, testosterona.
  Hormonas naturales (bioidénticas), por ejemplo según el Dr. Lee, Dr. Platt, Dr. Lenard, Dr. Rimkus.

PENE

A grandes rasgos, el pene se compone de raíz, cuerpo y glande. El tejido eréctil de origen mesodérmico (los dos cuerpos cavernosos y el cuerpo esponjoso) son los que provocan la erección.
El prepucio es una extensión de la piel que rodea el cuerpo del pene y presenta dos caras. En la cara interna del prepucio se encuentran glándulas que producen esmegma (secreción lubricante sebosa).
La piel del cuerpo del pene y el glande está recubierta de tejido epitelial ectodérmico, al igual que la uretra (urotelio).

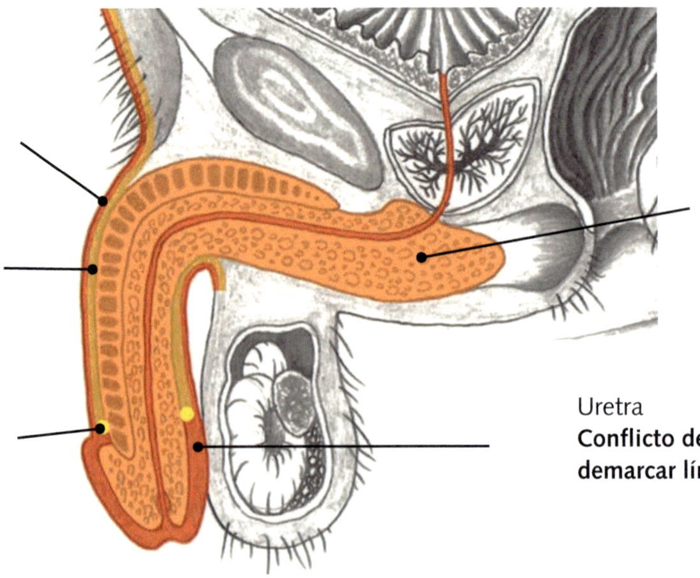

SBS de la epidermis del pene

FHs en sensores de la corteza cerebral

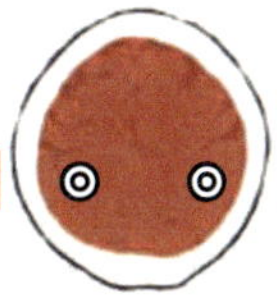

Herpes genital (en pene o testículos), picor en el pene, inflamación del prepucio I (postitis), inflamación del glande (balanitis), verrugas genitales (condiloma acuminata), pápulas perladas (hirsuties papillaris genitalis)

Conflicto	Conflicto de separación – Querer o no querer tener un contacto con el pene.
Ejemplos	➜ *Un hombre desea tener relaciones sexuales varias veces a la semana, pero su mujer no se sigue el juego: conflicto de separación por no recibir el contacto con la piel que se desea.* ➜ *Un hombre quiere que su pareja practique sexo oral, pero esta se niega rotundamente a hacerlo.* ➜ *Un hombre no quiere tener sexo. O bien, quiere tener otro tipo de sexo (conflicto de separación, no querer tener un contacto con la piel del pene).*
Conflicto activo	Pérdida celular local del tejido epitelial en el prepucio o glande. Piel pálida, en su caso entumecida (por lo general inadvertido).
Sentido biológico	Mediante el entumecimiento (pérdida de sensibilidad) debe olvidarse la falta de contacto o bien el contacto no deseado de manera provisional.
Fase de reparación	Regeneración del tejido de cubierta (herpes genital), se trata en principio de un carcinoma epitelial del pene. Inflamación del prepucio o glande, dolores, enrojecimiento, hinchazón. **Reparación pendiente:** Las verrugas en el cuerpo del pene, en el prepucio, o bien pápulas perladas debajo de la corona del glande se corresponden con un crecimiento local excesivo del tejido epitelial.
Preguntas	¿Desde cuándo se presentan los síntomas de inflamación? (Antes debe haberse solucionado el conflicto). ¿Desde cuándo tiene las verrugas? (El conflicto anterior dura hasta hoy, está "pendiente"). ¿Con qué no estoy satisfecho respecto a la sexualidad? (Poco contacto, mucho contacto, otra mujer, otra práctica). ¿Cómo fue mi primera relación sexual? ¿Funcionó o no funcionó? ¿Qué me ha caracterizado además? (Tomar en cuenta, preguntar por las necesidades sexuales de los antepasados). ¿Juega un papel la educación religiosa? (La sexualidad es algo negativo). ¿He hablado sobre ese tema con mi pareja? (La solución está en conversar sobre el tabú)
Terapia	En caso de inflamación, el conflicto ya está solucionado. Acompañar la reparación, evitar recidiva. Verrugas, pápulas perladas: Encontrar conflicto, canales, caracterizaciones y dogmas. Si es posible, dar solución real para que la reparación pendiente llegue a su fin. En caso necesario, extirpación quirúrgica.

E C T O

−+

Chancroide o chancro blando en el hombre

El mismo SBS que arriba. (Véase arriba). Síntoma: Pequeñas úlceras de la piel del pene que pueden ser dolorosas.

Fases	Fase de conflicto activo: Degradación de tejido epitelial, pérdida local de sustancia sin dolor (úlcera). Fase de reparación: Regeneración del tejido epitelial con dolores. Meist **conflicto recurrente.**
Terapia	Encontrar conflicto, caracterizaciones, canales y dogmas. Preguntas véase arriba.

Sífilis, lúes

El mismo SBS que arriba. (Véase arriba en esta página). La MC describe la sífilis como una enfermedad infecciosa progresiva (sífilis I - III). En realidad, los distintos estadios de la sífilis son un revoltillo de los más diversos Programas Especiales: dolores de cabeza y extremidades, hinchazón de los ganglios linfáticos, erupciones cutáneas, pérdida de cabello, enfermedades del estómago, hígado, bazo, riñones, de los nervios, etc. El primer estadio de la sífilis, por el que se realiza su diagnóstico, es el siguiente: úlcera sin dolor en los genitales externos. Las pérdidas de sustancia se curan con cicatrices endurecidas. De ahí viene el nombre de "chancro duro".

Fase	**Conflicto recurrente** que da origen a cicatrices duras.
Terapia	Encontrar conflicto, canales, caracterizaciones y dogmas, para que la reparación llegue a su fin. Preguntas véase arriba.

SBS del tejido conjuntivo del pene

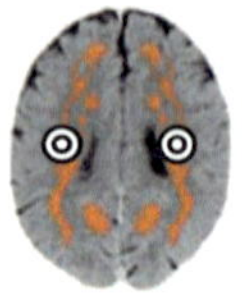

Fimosis, frenillo corto

Conflicto	Conflicto de desvalorización en relación con el prepucio o el pene. Causa más profunda. Este síntoma se presenta generalmente en niños en lugar de alguien de la familia: no poder vivir o mostrar la masculinidad. No deber o no querer ser hombre. (Por ejemplo, en la familia se rechaza a los hombres o se habla mal de ellos). Conflicto semejante al de la cliptorquidia. A menudo se presentan ambos síntomas al mismo tiempo. Según Frauenkron-Hoffmann: "El sexo no debe ser placentero" o una mujer se queda embarazada sin quererlo.
Ejemplos	❁ *La abuela y la madre de un niño son madres solteras y rechazan a los hombres. Los hombres tienen la culpa de todo... El hijo único tiene fimosis: conflicto sentido en lugar de otro: El niño "reprime su masculinidad" para ser querido. (Archivo propio).* ❁ *El padre de un niño con fimosis vive en una familia dominada por mujeres. Su padre falleció joven y pronto se quedó con su madre y hermanas, que eran mujeres dominantes. El niño se pone en el lugar de su padre: "No puedo ser hombre". (Archivo propio).*
Conflicto activo	Pérdida celular en las fibras elásticas y de colágeno de prepucio, frenillo. En su mayoría es un **conflicto recurrente.**
Sentido biológico	Reflejar la energía familiar hacia el exterior, para que la familia tome conciencia del tema.
Fase de reparación	Es realista la posibilidad de recuperar el prepucio, es decir ensancharlo, sin ser necesaria una operación.
Preguntas	¿Cuál es la actitud de la familia ante la virilidad? ¿Dominan las mujeres? ¿Dónde está el hombre? ¿Tiene él influjo en la vida familiar? (Tiempo, interés). ¿Falta la voluntad de imponer su opinión?
Terapia	Encontrar conflicto en la familia. Con los niños debería esperarse el mayor tiempo posible antes de realizar una operación (posteriormente se puede resistir mejor). De esta manera, se incrementa además la posibilidad de que la fimosis se cure mediante la solución del conflicto.

MESO NUEVO

Endurecimiento en el interior del pene (enfermedad de La Peyronie, induración plástica del pene), curvatura del pene

Conflicto	Conflicto de desvalorización en relación con el pene.
Ejemplos	➜ *Un niño con retrasos en el desarrollo recibe burlas por el tamaño de su pene.* ➜ *Un hombre tiene problemas de potencia.* ➜ *A un hombre se le dobla dolorosamente el pene durante el acto sexual, lo cual le resulta embarazoso.*
Conflicto activo	Pérdida celular en el cuerpo cavernoso, o bien en alguna otra parte mesodérmica del pene.
Fase de reparación	**Reparación pendiente o situación tras la reparación:** Recuperación de la sustancia perdida. En su caso, reconstrucción excesiva del tejido. Se forman protuberancias, placas planas y alargadas, encogimientos, endurecimientos, estrechamientos con forma de reloj de arena, reducción con forma de botella en la zona del tejido eréctil y curvatura del pene.
Sentido biológico	Refuerzo de las estructuras afectadas. (Las deformaciones indican que se trata de una larga evolución no biológica)
Observación	En la literatura sobre el tema se afirma que los pacientes con este cuadro clínico tienen un mayor riesgo de padecer cáncer de próstata. Esto es comprensible desde las cinco Leyes Naturales Biológicas, ya que genitales antiestéticos pueden originar conflictos.
Preguntas	¿Ocurrió algo inesperado durante el sexo? ¿Observación desvalorizante? ¿Dudas propias? ¿Porqué me identifico tanto con mi pene? (La realidad es otra: Para la mayoría de las mujeres el pene tiene sólo importancia secundaria. Para las mujeres es importante tener una buena pareja). ¿Hay inseguridad al respecto? ¿Qué actitud tenían mis antepasados?
Terapia	Encontrar conflicto, canales, caracterizaciones y dogmas. Operación si procede.

SBS de las glándulas productoras de esmegma

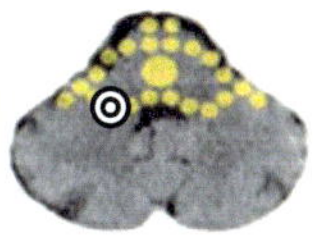

Inflamación del prepucio II (inflamación de las glándulas productoras de esmegma)[1]

Las glándulas productoras de esmegma se encuentran en la parte interna del prepucio y producen una secreción sebosa, blanquecina o amarillenta (lubricante y sustancia olorosa).

Conflicto	Conflicto de presa porque la vagina que se quiere penetrar está muy seca.
Ejemplo	➜ *Un hombre no puede disfrutar del sexo porque la vagina está muy seca.* ➜ *Querer tener sexo, querer "hacerlo" con una mujer, pero no poder.*
Conflicto activo	Aumento funcional, crecimiento de las glándulas del prepucio y mayor producción de esmegma.
Sentido biológico	Con más lubricante se puede penetrar mejor la vagina.
Fase de reparación	Reducción por caseificación tuberculosa del material celular excedente. Inflamación de las glándulas del prepucio, dolores, hinchazón, enrojecimiento, es probable que se diagnostique como "inflamación del prepucio".
Preguntas	¿Desde cuándo se presenta la inflamación? (Antes debe haberse solucionado un estrés relacionado). ¿Cuándo se presentó el síntoma inicial? (No > en primer lugar buscar el conflicto). ¿Cómo fue el primer contacto sexual? (Complicaciones, desilusiones). ¿Pienso que la sexualidad es negativa? (Algo obsceno, prohibido). Si se trata de un niño: ¿Tiene el padre dificultades para hacer el amor o problemas relacionados con la sexualidad? > Iniciar la terapia con el padre.
Terapia	El conflicto está ya solucionado. Acompañar reparación. En caso de recurrencia, encontrar y solucionar conflicto, canales, caracterizaciones y dogmas. Prestar atención a las necesidades de la mujer para que esta sienta también deseos. En su caso, usar lubricante. Plata coloidal uso interno y externo. MMS o antibióticos si procede.

1 (Véase Dr. Hamer, "Tabellenbuch" (Libro de Tablas), pág. 29

SBS de la dermis del pene

FHs en el cerebelo – La topografía es aún desconocida

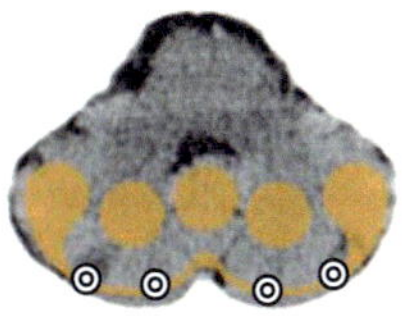

Melanoma en el pene

Conflicto	Conflicto de desfiguración, violación de la integridad con relación al pene.
Ejemplos	➜ *Un hombre siente repugnancia por el contacto sexual o por determinadas prácticas sexuales.* ➜ *También sentido en lugar de otro: un padre es presa del horror cuando se imagina las prácticas sexuales de su hijo homosexual.* ➜ Agresiones verbales contra el pene o contra las cualidades de un hombre.
Conflicto activo	Proliferación celular local en la dermis. Desarrollo de un melanoma.
Sentido biológico	Refuerzo y espesamiento de la dermis. De esta manera, el individuo puede protegerse mejor contra lo sucio.
Fase de reparación	Degradación sangrienta por caseificación del melanoma, inflamación, dolores.
Terapia	En caso de recurrencia, encontrar y solucionar conflicto, canales, caracterizaciones y dogmas. Pomada negra u operación. Véase también capítulo sobre la piel en pág. 296.

Impotencia (disfunción eréctil), reducción del deseo sexual, infertilidad masculina

Posibles causas

- **Intoxicación por medicamentos**: Antihipertensivos, psicofármacos, fármacos para la hipercolesterolemia, entre otros, alteran el equilibrio normal entre el simpático y el parasimpático: disfunción eréctil.
- **Simpaticotonía prolongada** a causa de estrés (uno o varios conflictos activos, o bien canales). El deseo es la condición previa de una erección. El deseo sólo se siente en estado de relajación (vagotonía): tener más relajación y paz en la vida.
- **Conflicto territorial o constelaciones:** "Feminización" a causa de un cambio del lado derecho "masculino" al lado izquierdo "femenino" del cerebro: disfunciones eréctiles, en su caso homosexualidad (véase p 332 s.).
- **Testículos** en actividad de conflicto pendiente: Reducción en la producción de testosterona, menor deseo sexual, disfunciones eréctiles (véase pág. 268 s.).
- **Conflicto de desvalorización** en fase activa: Pérdida de autoestima, reducción en el nivel de energía, disfunciones eréctiles (pág. 302 ss.).
- **Hipófisis** en fase activa de conflicto. Mayor producción de prolactina: disfunciones eréctiles (véase pág. 118 s.).

Micropene (microfalosomia)

Posibles causas (si no se trata de un prejuicio)

- **Conflicto de desvalorización en relación con el pene** en edad de crecimiento ("micropene idiopático" en la MC).
  Por ejemplo, afirmaciones humillantes sobre el aspecto o el tamaño del pene, en su caso, sentido en lugar de otro: conflicto de desvalorización local: *"En esto no valgo nada"*. Actividad de conflicto pendiente: Pérdida celular o parada en el crecimiento del tejido mesenquimático del pene.
- **Constelación en la corteza cerebral** durante la edad de crecimiento, lo que causa un retraso en el desarrollo con una formación tardía y deficiente de los órganos genitales (véase pág. 332 s.).
- **Testículos** en actividad de conflicto pendiente durante la fase de crecimiento: reducción en la secreción de testosterona, subdesarrollo de los órganos reproductores (véase pág. 268 s.).
- **Carencia de hormona del crecimiento** (somatotropina) durante la fase de crecimiento (véase pág. 118 s.).
- En caso de niños hay que pensar siempre en la familia. Es posible que los hombres en la familia estén menospreciados o se hable mal de ellos. El niño en este caso tiene el síntoma por la familia. *"Sí se es hombre, entonces que sea con un pene pequeño"*. Cuando los adultos cambian y se reconcilian con el asunto, el niño ya no tiene que cargar con él y puede curarse.

MAMA

El pecho de la mujer es, en principio, una protuberancia de la piel por encima del músculo pectoral. Las glándulas mamarias, de origen mesodérmico y controladas por el cerebelo, se encuentran incrustadas en tejido adiposo. Estas proceden desde el punto de vista ontogenético de glándulas sudoríparas.
Los conductos mamarios están revestidos con tejido epitelial de origen ectodérmico, el cual procede de la piel externa. Estos conductos transportan la leche desde las glándulas hasta el pezón.

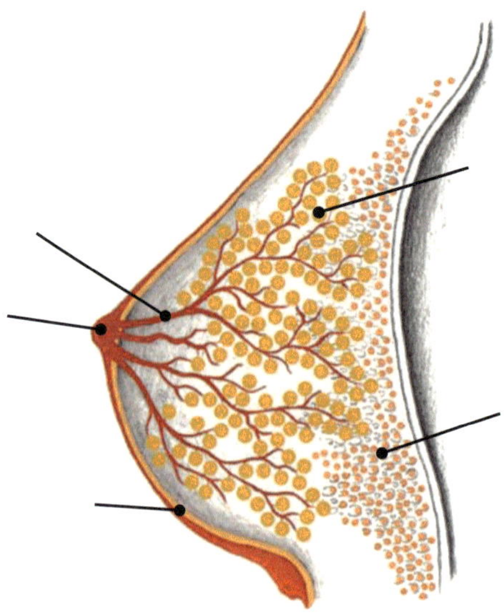

La imagen arriba está basada en los gráficos del Dr. Hamer: "Wissenschaftliche Tabelle der Neuen Medizin" (Tabla Científica de la Nueva Medicina). Amici di Dirk Ediciones, pág. 3 arriba izqda.

Cáncer de mama (carcinoma mamario, cáncer de mama inflamatorio)

Hay dos tipos de cáncer de mama. El nombre de carcinoma mamario no proporciona ninguna información sobre el tipo de cáncer en cuestión.

Según muestra la experiencia, en un 75% de los casos quedan afectados los conductos, en el 25% restante las glándulas mamarias.

SBS de las glándulas mamarias

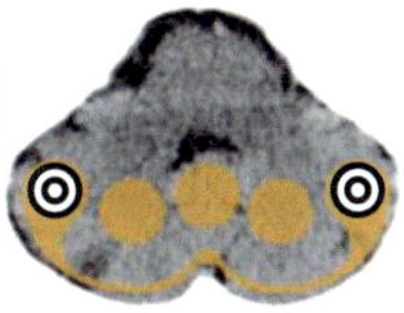

MESO ANTIGUO

+−

Cáncer de glándulas mamarias (adenocarcinoma mamario, carcinoma lobulillar in situ o CLIS)[1]

Conflicto
Diestra, mama izquierda: Conflicto de preocupación o pelea en relación con madre / hijo o conflicto de nido. Mama derecha: Conflicto de preocupación o pelea en relación con la pareja. (Zurda al contrario). En sentido más amplio: Conflicto relacionado con la alimentación, el dar, el estar ahí para alguien.

Ejemplos
❁ *La hija de una zurda de 43 años le echa la culpa a su madre de haber destrozado su matrimonio: conflicto de pelea madre / hijo. Se produce un tumor en las glándulas mamarias de la mama derecha. (Archivo propio).*

❁ *Una paciente diestra de 44 años viaja a Turquía de vacaciones con unas amigas durante una semana. Durante este tiempo, su exmarido se queda a cargo de su hija, la cual tiene una ligera discapacidad. En el primer día de vacaciones recibe una llamada desde casa. Su exmarido le comunica que su hija ha sufrido un fuerte ataque epiléptico y se encuentra en el hospital. Este le echa la culpa a la mujer. La paciente quiere volver a casa inmediatamente, pero no encuentra vuelos de vuelta: conflicto de preocupación madre / hijo, una semana con alta actividad de conflicto.*
Se desarrolla un tumor de las glándulas mamarias en la mama izquierda del lado madre / hijo. En los años siguientes la paciente sigue con una ligera actividad de conflicto, ya que piensa constantemente que la hija puede sufrir más ataques. Una vez que la situación de su hija se vuelve estable, la paciente entra en reparación. Esta sufre entonces de sudores nocturnos, y se produce un enrojecimiento de la mama, se hincha y, por desgracia, se convierte en una herida abierta: tuberculosis abierta del pecho. El pecho permanece abierto durante dos años y expulsa pus fétida. Después, la mama se cierra pero queda una cicatriz antiestética. A causa de la herida abierta la paciente sufre un conflicto de desfiguración (lunares) y un conflicto de desvalorización. (Archivo propio).

❁ *Una española se muda por estudios a una gran ciudad en Alemania. Allí tiene que contentarse con una oscura habitación en el patio trasero de un bloque de pisos. Acostumbrada a un clima más cálido, no se siente feliz en su piso y echa de menos la vitalidad y la luz del sol. Según sus palabras: "Todo es tan oscuro en Alemania" (conflicto de nido). Como medida de emergencia, pone su cama pegada a la ventana para coger un poco más de luz. Poco después se le diagnostica un cáncer de glándulas mamarias. (Archivo de Antje Scherret).*

❁ *Una paciente de 44 años tiene una hija adolescente que "la saca de quicio". Constantemente hay discusiones y llegan al punto de evitarse entre ellas: conflicto de pelea madre / hijo. Se desarrolla un tumor en las glándulas mamarias. Cuando su relación mejora, el tumor entra en reparación. (Archivo propio).*

❁ *Una paciente diestra de 65 años se queda a cargo de su nieta durante el día. En verano se celebra una fiesta infantil en el jardín, en la que también estará el perro gigante de la paciente. Por travesura, a los niños se les ocurre jugar al "caballito" con el perro. Esto no le hace mucha gracia al perro y muerde a uno de los niños. La herida no era tan grave, pero en el hospital se le pone una denuncia a la dueña del perro. La paciente tiene miedo de tener que entregar a su querido perro: conflicto de preocupación madre / hijo por su perro. Se desarrolla un tumor en las glándulas mamarias. Cuando el procedimiento se da por concluido, entra en reparación y se le diagnostica un carcinoma mamario. (Archivo propio).*

Conflicto activo
División celular en el tejido de las glándulas mamarias. Crecimiento de uno o varios nódulos (adcar.). Cuanto más intenso y prolongado sea el conflicto, mayor será el tumor. Si la prueba de tejido se realiza durante la fase de crecimiento, se habla en la MC de "cáncer maligno". Si bajo el microscopio no se observa una tasa de división celular superior al promedio (conflicto solucionado) se habla en

1 Cf. Dr. Hamer, "Tabellenbuch" (Libro de Tablas), pág. 45 s., 50 s.

	el diagnóstico de "benigno". Durante esta fase, tendencia al cuidado extremo, a proporcionar los cuidados de una madre. A menudo es un conflicto recurrente.
Sentido biológico	Con más tejido en las glándulas mamarias se puede producir más leche. El excedente de alimento puede favorecer una reparación más rápida del niño o pareja. En general una puede alimentar más y dar más.
Fase de reparación	Degradación del tumor por caseificación tuberculosa, si hay presentes micobacterias. Los desechos celulares se eliminan a través de la linfa. Aunque el tumor ha dejado de crecer, al inicio de la fase de reparación se hincha el pecho por un aumento en el metabolismo. Dolores, sudores nocturnos, en su caso fiebre leve. Cuando el proceso se encuentre en una fase más avanzada, sólo entonces podrá percibirse una reducción de los nódulos o del pecho. Hinchazón especialmente fuerte en caso de síndrome: peligro de pánico. En caso de que no haya micobacterias: encapsulamiento del tumor y disociación del metabolismo ("benigno" en la MC). El tumor permanece pero no molesta.
Crisis de reparación	Escalofríos, sensación de frío, fuertes dolores.
Observación	El tumor puede romperse hacia fuera, si la mujer ha sufrido de manera adicional un conflicto de desfiguración que afecta a la dermis a causa del tumor o de una punción, o bien, si la piel no puede resistir la presión en caso de un tumor cercano a la superficie: Degradación sangrienta, húmeda y fétida del tumor hacia fuera (tuberculosis abierta del pecho). Peligro de círculo vicioso. Tener en cuenta lado madre / hijo o de la pareja, o conflicto local.
Preguntas	Aclarar en primer lugar si están afectadas las glándulas mamarias o los conductos mamarios. (Anamnesis, hallazgo por palpado y visualización, radiografía, TAC, biopsia). Estudiar los hallazgos pero tomar en cuenta que los diagnósticos de la MC a menudo son incorrectos. (No son raros hallazgos absurdos tales como „adenoides ductal Mamma-Ca"). ¿Estaba / está afectado el pezón? (Sí > Clara indicación sobre los conductos mamarios. No > Indicación sobre las glándulas mamarias). ¿Hallazgo "microcalcificaciones"? (Indicación sobre los conductos mamarios). Cuanto más cerca del pezón están los nódulos, tanto más probable es que estén afectados los conductos mamarios, ¿Está enrojecida la piel o el pezón? (Sí > Indicación sobre los conductos mamarios) ¿Me duelen los nódulos o están calientes / enrojecidos? (Sí > Indicación sobre una fase de reparación de ambos SBSs). ¿Cuándo tuvo lugar el último examen? (Posibilidad favorable para limitar el espacio de tiempo del conflicto). ¿Está abierto el pecho? (Sí > conflicto pendiente, considerar ambos SBSs). ¿Cuándo palparon por primera vez el nódulo? (Conflicto claramente anterior - tomar en cuenta el tiempo de desarrollo del nódulo). ¿Hubo señales de un conflicto activo durante el crecimiento del nódulo? (Despertar mañanero muy temprano, dormir mal, reducción del peso, estresada, sin sudor nocturno). Sí > Indicación sobre las glándulas mamarias. ¿Hubo señales generales de reparación durante la fase de crecimiento del nódulo? (Buen sueño, serenidad mental, apetito, leve sudor nocturno Sí > Indicación sobre los conductos mamarios). Si ahora sabemos que se trata del SBS de las glándulas mamarias: Hacer el test de aplauso. ¿Qué conflicto hubo en relación con preocupaciones, disputas o nidos? ¿A quién no pude seguir alimentando? ¿Qué me causaba estrés? ¿En qué tenía que pensar constantemente? ¿Porqué no puedo manejar ese asunto? ¿Qué me ha caracterizado? ¿Padecían mis antepasados de cáncer de mama? (Sí > buscar similitudes de carácter o temas familiares). ¿Cuáles dogmas enfermantes fomentaban el conflicto? ¿Podría ayudar una conversación aclaratoria? (Por ejemplo, con la persona de que se trata). ¿Cuál reorientación interior podría curarme? ¿Qué puedo cambiar exteriormente?
Terapia	Encontrar conflicto, canales, caracterizaciones y dogmas. Idea central: *"Vive la vida, no te preocupes". "Las preocupaciones no ayudan a nadie". "Dejo atrás a todo el mundo, el destino sabe lo que es mejor". "Es una pena malgastar la vida con discusiones".* ¿Es recomendable una operación? Si el tumor es muy grande, habría que cuestionarse si la paciente puede superar una tuberculosis abierta en el pecho. Por ello, una operación es recomendable generalmente si se cuenta con médicos razonables: extracción del tumor en un espacio mínimo y dejando los ganglios linfáticos intactos. Atención: Con frecuencia, tras la operación entra en reparación un conflicto de desvalorización de la mama sufrido por el tumor: crecimiento de nódulos en el pecho (que pueden llegar a alcanzar el tamaño de una pelota de tenis). Peligro de círculo vicioso en caso de desconocimiento de las Relaciones Biológicas. También en este caso, si procede, es conveniente una operación. En su caso, pomada negra en lugar de la operación. Apta sólo para personas que no sean demasiado sensibles

al dolor y con nervios de acero. Puede encontrarse en www.cernamast.eu. La quimioterapia de la MC y la terapia antihormonal (antiestrógenos o inhibidores de aromatasa) no son recomendables a causa de los muchos efectos secundarios. Véase también remedios para la mama en pág. 284.

Calcificaciones en las glándulas mamarias (adenosis esclerosante, fibroadenoma)

El mismo SBS que arriba. (Véase arriba).

Fase: **Situación tras fase de reparación** o recidivas. Resto cicatrizado tras la reparación de un tumor de las glándulas mamarias.

Terapia: El conflicto está solucionado. Evitar recidivas. Suaves masajes o drenajes linfáticos con pomada de caléndula para que el tejido vuelva a ser suave y flexible. Realizar cada día el ritual matutino de Anton Styger (véase pág. 71).

SBS de los conductos mamarios

FHs en sensores de la corteza cerebral

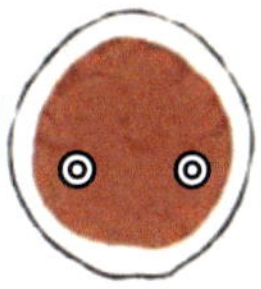

Carcinoma ductal (carcinoma intraductal, carcinoma lobulillar in situo LCIS, carcinoma lobulillar invasivo, hiperplasia ductal, adenoma papilar, enfermedad de Paget)[1]

Conflicto: 1. Mujer diestra (inversamente si la mujer es zurda): Conflicto de separación en relación con madre / hijo o nido. Mama derecha: Conflicto de separación en relación con la pareja. Lo contrario si se trata de una zurda. Aclaración: Madre / hijo o la pareja se han apartado del pecho. Nido: Ser apartado de su "hogar" (por ejemplo, piso, casa, tierra natal).
2. Uno se siente extenuado. La madre, el niño o la pareja exigen demasiado - se agota la propia energía. Ya no puedo más. Observación: Esta posibilidad de conflicto corresponde a un conflicto de separación, de un contacto de piel no deseado (uno quiere alejar a alguien).

Ejemplos:

➜ *La hija de una mujer se muda a una ciudad lejana.*

➜ *Una mujer se da cuenta de que su marido la engaña.*

❁ *Una mujer zurda, felizmente casada, tiene un hijo al que quiere sobre todas las cosas. Cuando este comienza sus estudios, vive todavía con sus padres. La noticia de que quería tener un piso propio fue para la madre "como si le hubiera caído un rayo encima". Nunca había pensado que su hijo se iría de casa tan pronto. Él era todavía para ella su "hijito": conflicto de que su hijo se aparta de su pecho. Pérdida celular inadvertida en los conductos mamarios durante la fase activa. Cuando la paciente se da cuenta de que es normal y que está bien que su hijo se haya marchado, nota en la ducha un nódulo en la mama derecha del lado madre / hijo. En MC: "Carcinoma ductal infiltrante" (Véase Claudio Trupiano. "Danke Doktor Hamer" (Gracias Dr. Hamer), pág. 298).*

❁ *Una paciente diestra de 39 años tiene varias discusiones fuertes con su marido. Se trata de la exmujer del marido. En su opinión, esta es "demasiado amable y complaciente" con él: conflicto de separación de la pareja que afecta a los conductos del lado derecho, pérdida celular durante la fase activa. Reconstrucción (cáncer ductal) durante la fase de reparación. (Archivo propio).*

❁ *Una paciente diestra de 41 años sin hijos tiene un perro llamado Benni al que quiere mucho. Ella avisa a su madre, que vive con ella en la granja, para que no use veneno para ratas, ya que esto podría ser peligroso para Benni. La madre ignora la petición de su hija y ocurre la tragedia. Benni ingiere el veneno y muere. La "mascota-niño" fue apartada de su pecho. Ella no quiere hablar de ello con nadie, ya que se trata "sólo" de un perro. Pérdida celular durante la fase activa. Pasa un año hasta que la paciente puede superarlo. Durante la fase de reparación observa una costra blanca en el pezón izquierdo. Se ha desarrollado un nódulo de 2 x 2 x 4 cm de tamaño en*

1 (Véase Dr. Hamer, "Tabellenbuch" (Libro de Tablas), pág. 120, 133.

los conductos mamarios. La paciente se siente aliviada cuando conoce las Relaciones Biológicas y no se somete a ninguna terapia de la MC. El nódulo desaparace completamente después de medio año. (Archivo propio).

❁ *Una paciente de 42 años, casada y madre de dos hijos, tiene un marido que está muy influenciado por su madre. La suegra de la paciente intenta que sus nietos estén siempre con ella. Por este motivo, el matrimonio está prácticamente roto. El 24 de diciembre, su marido va a "pasar un rato" con los niños a la casa de sus padres. La paciente lo prepara todo en casa para la entrega de regalos de Navidad, pero su marido y sus hijos celebran la Navidad en casa de su suegra: conflicto de separación madre / hijo. Los niños han sido apartados de su pecho. (Archivo propio).*

Conflicto activo	Reducción de la sensibilidad in conductos mamarios (entumecimiento, por lo general inadvertido). Al mismo tiempo flaccidez de la musculatura anular del conducto mamario. Después tiene lugar la pérdida celular en el tejido epitelial de los conductos mamarios (úlcera): aumento del lumen. En caso de una prolongada actividad de conflicto, los conductos mamarios se encogen produciendo un dolor tirante. El pezón o la zona afectada se encoge hacia dentro (el llamado "pezón invertido", "ulcera de los conductos mamarios"). En caso de prolongada actividad de conflicto y si se encuentran afectados muchos conductos mamarios, puede reducirse el tamaño de toda la mama. A menudo es un **conflicto recurrente.**
Sentido biológico	1. El entumecimiento facilita el olvido de la separación. De esta manera, ya no se siente tan intensamente. 2. Ensanchamiento de los conductos mamarios para que la leche no quede estancada y pueda gotear por sí sola, puesto que el niño o la pareja ya no pueden succionar a causa de la separación.
Fase de reparación	Reconstrucción de la mucosa del tejido epitelial (En MC "carcinoma intraductal de mama", "mastitis periductal"). Hinchazón, picor, dolores. A menudo, con este SBS se ve también afectada la piel externa. Enrojecimiento de la mama durante la fase de reparación. Producción de secreción (clara o con sangre) en los conductos mamarios por una subida del metabolismo. Debido a que los conductos mamarios están hinchados, puede acumularse líquido detrás de los pezones, especialmente en caso de túbulos colectores del riñón activos (síndrome). Una vez finalizada la reparación se reduce la mama dejando mellas, en su caso quedan endurecimientos y calcificaciones (microcalcificaciones). Normalmente, el pezón permanece invertido.
Crisis de reparación	Sensación de frío, escalofríos, dolores.
Observación	El cáncer de pezón se denomina en MC "carcinoma de Paget". Desde el punto de vista del tejido, el pezón forma parte de los conductos mamarios. El mismo SBS. Tener en cuenta lado madre / hijo o de la pareja, o conflicto local.
Preguntas	Aclarar de cuál SBS del pecho se trata, véase pág. 280. ¿Está afectado también el pezón? (Sí > Indicación sobre un prolongado conflicto activo). ¿Desde cuándo tengo el nódulo? (= Comienzo de la fase de reparación o comienzo de un proceso crónico). ¿Ha empeorado el aspecto del pecho? (= Indicación sobre un conflicto recurrente). ¿Testde aplauso, diestra o zurda? ¿A quién me arrancaron del pecho? ¿O me siento extenuada? (Por ejemplo, por el niño, pareja). ¿Porqué reacciono yo tan sensiblemente? ¿Quién / qué me caracterizó en el tema de separación / distancia? (Por ejemplo, divorcio de los padres, fallecimiento de un hermanito). ¿Cómo fue mi nacimiento? ¿Estaba yo con la madre? ¿Fui yo un bebé deseado? ¿Me parezco a uno de mis primogénitos? (Buscar el tema familiar). ¿Hubo cáncer de mama en la familia? ¿Cuál meditación o idea principal podría ser útil? ¿Qué otra cosa quiero cambiar interiormente? ¿Y exteriormente?
Terapia	Si sigue activo, encontrar conflicto, canales, caracterizaciones y dogmas. Idea central: *"Te quiero, por eso te dejo ir"*. *"Te dejo libre"*. En caso de estancamiento, una persona (pareja o hijo) deberá succionar la secreción al igual que lo haría un bebé. Operación, si el tumor es muy grande a causa de las recidivas – preferible temprano que tarde porque de lo contrario ningún cirujano se atreverá a operar sin quimio o radioterapia. Extracción del tumor en un espacio mínimo (sin tocar partes sanas). Atención: Con frecuencia, tras la operación entra en reparación un conflicto de desvalorización que afecta a la mama. Crecimiento de nódulos en el pecho (que pueden llegar a alcanzar el tamaño de una pelota de tenis). Peligro de círculo vicioso en caso de desconocimiento de las Relaciones Biológicas. La terapia antihormonal (antiestrógenos o inhibidores de aromatasa) no es recomendable a causa de los muchos efectos secundarios. Véase también remedios para la mama en pág. 284.

ECTO

−+

ECTO

Pequeñas calcificaciones en la mama (microcalcificaciones)

El mismo SBS que arriba. (Véase arriba).Las calcificaciones, generalmente del tamaño de un alfiler, pueden verse a veces en la mamografía y se consideran "sospechosas de cáncer".

Fase	**Situación tras fase de reparación.** SBS concluido o recurrente de los conductos mamarios. En principio, se trata de "leche calcificada" que, a causa de la hinchazón durante la reparación o por una cicatrización en los conductos mamarios, ha quedado "atascada" en los conductos.
Observación	Igualmente, tras una tuberculosis de las glándulas mamarias quedan también calcificaciones. No obstante, estas no suelen diagnosticarse como "microcalcificaciones".
Terapia	El conflicto está ya solucionado. No es necesario tomar ningún tipo de medidas, tan sólo evitar recidivas.

MESO ANTIGUO

SBS de la dermis mamaria

FHs en el cerebelo – La topografía es aún desconocida

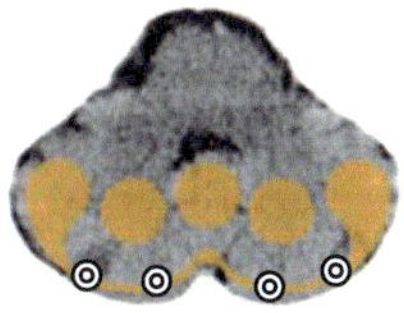

Melanoma en la mama

Conflicto	Sentir que el pecho está desfigurado, deterioro de la integridad.
Ejemplos	❁ *Una paciente con cáncer de mama siente que su pecho está desfigurado a causa del tumor. Surge un amplio melanoma. Observación: En la MC se interpreta con frecuencia como una "metástasis". Peligro de círculo vicioso. (Archivo propio).* ❁ *Un día, una mujer se encuentra sentada en la cama y, después de haberle dado el pecho al menor de sus tres hijos, observa que su pecho está caído. Cuando ella los ve piensa: "Dios mio, ¿cómo han quedado mis pechos?". Conflicto de desfiguración que afecta a la dermis. Exactamente en la zona que a ella le parece fea se produce pronto un melanoma de 5 mm: crecimiento durante la fase de conflicto activo. (Archivo propio).*
Conflicto activo	División celular local en la dermis, crecimiento de un melanoma. Este es el conflicto más frecuente como consecuencia del cáncer de mama.
Sentido biológico	Refuerzo para protegerse mejor contra una deformación o un deterioro de la integridad.
Fase de reparación	Degradación por caseificación mediante micobacterias o bacterias.
Preguntas	Si se trata de melanomas pequeños, a veces no se encuentra la causa (límite de trivialidad). ¿Desde cuándo crece el melanoma? (Espacio de tiempo del conflicto). ¿Se desintegra ensangrentado? (No > Indicación sobre un conflicto activo). ¿Qué es lo que me ataca o me hiere? (Cáncer de mama, impacto real, meter mano, palabras hirientes). ¿Me inquieta esta situación? (Sí > Operación). ¿Cuál actitud nueva podría sanar la situación? (Por ejemplo, desarrollar una sana robustez)
Terapia	Encontrar conflicto, caracterizaciones, canales y dogmas y dar solución real. En su caso, pomada negra u operación. Véase pág. 284, 292 ss.

ENDO

SBS de la micromusculatura vascular

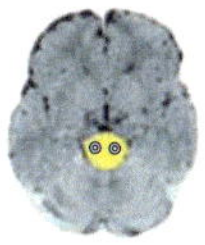

Angioespasmo de los vasos mamilares (síndrome de Raynaud de los pezones)

Síntomas: Fuertes dolores punzantes/tirantes en el pezón, en su mayoría son madres lactantes, pero a menudo también madres después del período de lactancia. El pezón es de un azul pálido y sensible al frío. La mayoría de las afectadas tienen también síntomas de Raynaud en otras partes del cuerpo (véase pág. 151). Con frecuencia, al comienzo de la enfermedad es difícil diferenciarla de una inflamación del pezón (telitis, mamitis).

Conflicto	No deseo sentir o acercarme a la muerte ni a los cadáveres. El acontecimiento tiene que estar relacionado con la procreación, embarazo, lactancia, hijos o familia.
Ejemplo	❁ *La madre lactante sufre del síndrome de Raynaud en los pezones. Durante el ambarazo fallece un*

	familiar cercano, pero la joven no desea saber nada de eso. Ella reprime el fallecimiento y no va al entierro. Conflicto de que no quiere entrar en contacto con la muerte (Archivo propio)
Fase	**Conflicto pendiente activo.** Tensión de la musculatura vascular > alimentación insuficiente de oxígeno en los pezones > blanqueamiento, dolores en simpaticotonía.
Preguntas	¿Desde cuándo se presentan los síntomas? ¿Tuve una experiencia con una persona/animal muerto durante o antes del embarazo? ¿Cómo manejé esa situación? ¿He reprimido experiencias con cadáveres de antepasados? (Preguntar a los padres, buscar caracterizaciones). ¿Tengo dogmas relacionados con la muerte/fallecer? (Por ejemplo, "la muerte es algo horrible").
Terapia	Buscar y solucionar el conflicto, los canales y las caracterizaciones. Aplicaciones de calor (ducharse/bañarse con agua caliente, bolsa de agua caliente, compresas calientes). Idea principal: *"Reconozco lo que ocurrió y hago las paces completamente."* Conversación sanadora, ritual de despedida. Reconciliarse con la muerte.

ENDO

+ −

Inflamación de la mama (mastitis), inflamación del pezón (telitis)

Aquí entran en consideración ambos SBS de la mama. La enfermedad aparece normalmente durante el puerperio (mastitis puerperal). La inflamación de las glándulas mamarias, al igual que la inflamación del pezón o de los conductos mamarios, se denomina mastitis en la MC

Ejemplo	➔ El bebé ha nacido sano y se encuentra tomando el pecho con su madre. Todo está en orden. Ya han pasado las preocupaciones del embarazo: comienzo de la fase de reparación (inflamación de los pezones).
Fase	**Fase de reparación** de uno de los SBS de la mama.
Observación	La inflamación de los pezones puede tener causas mecánicas cuando la succión del bebé es muy intensa.
Terapia	El conflicto está ya solucionado. Acompañar la reparación, evitar recidiva. Véase también remedios para la mama en pág. 284.

Cambios en la forma de la mama

Nódulos

- Glándulas mamarias en fase activa o en fase de reparación.
- Conductos mamarios en fase de reparación.
- En caso de túbulos colectores del riñón activos, viejos nódulos pueden "hincharse" y simular un SBS de la mama.

Mellas en la piel o pezones invertidos

- Conductos mamarios en actividad o situación tras recidivas.

Pecho caído

- En mujeres que generalmente tienen un "tejido conjuntivo débil" se encuentra caído el pecho ya a temprana edad por el deterioro de las fibras de colágeno: indicio de una menor confianza en sí mismo (ligero conflicto de desvalorización generalizado). Por lo general, la poca confianza en sí mismo y un "tejido conjuntivo débil" se transmiten a través de varias generaciones: reforzar la autoestima mediante el ritual matutino de Anton Styger (véase pág. 71).
- En mujeres con un tejido conjuntivo normal o bueno, los pechos caídos pueden ser consecuencia de un SBS de las glándulas mamarias, cuando los nódulos iniciales expandidos vuelven a reducirse tras su degradación.
- Si una mujer presenta pechos firmes a causa de un conflicto de refugiado, los pechos se vuelven flácidos tras la solución del conflicto de refugiado (buena señal). Nota: Expulsión de líquido, pérdida de peso, sudores nocturnos.

Pecho firme

- Unos túbulos colectores del riñón activos pueden dar lugar a unos pechos firmes y bonitos. El aspecto negativo es generalmente sobrepeso, retención de líquido y grasa a causa del conflicto de refugiado. Cuando se soluciona el conflicto, los pechos dejan de ser tan bonitos.

Remedios para la mama

- Flores de Bach: Castaño rojo, achicoria, sauce.
- Infusiones/aplicaciones: Caléndula, milenrama, hinojo, manzanilla, consuelda, meliloto amarillo.
- Reblandecer (golpear) hojas de col de Milán y aplicar.
- Aplicar miel de flores, vendar y dejar actuar por un tiempo prolongado.
- Hildegarda: Dejar una moneda de oro al sol para que se caliente y aplicar alrededor del tumor.
- Compresa caliente con decocción de verbena.
- Schüssler nº 3, 11, 12.
- Preparado enzimático en caso de inflamación de la mama.
- Drenajes linfáticos, masajes suaves.
- Pecho abierto:

Aplicar miel de flores. Cambiar la compresa con regularidad. Reblandecer (golpear) hojas de repollo o de col de Milán y aplicar. Agua oxigenada (H_2O_2) 3 % uso interno y externo. Usar apósito de carbón activo y plata en caso de olor molesto por la tuberculosis.

PIEL, PELO Y UÑAS

La piel (cutis) es lo que nos une al mundo exterior y, al mismo tiempo, nos protege de él. De esta manera, la epidermis de origen ectodérmico junto con los pelos es la que nos proporciona unión y contacto, mientras que la dermis, mesodérmica y controlada por el cerebelo, es la que nos protege. Bajo la dermis se encuentra el tejido subcutáneo (tejido conjuntivo y capa de grasa) de origen mesodérmico y controlado por la sustancia blanca.

Desde el punto de vista de las cinco Leyes Naturales Biológicas, la piel es una región "agradecida" cuando se trabaja con exactitud. El lugar en la piel donde aparece el problema tiene siempre un significado.
Nada es casual, allí donde ocurre. Se hace necesario descubrir que es exactamente lo que ha ocurrido en ese lugar.

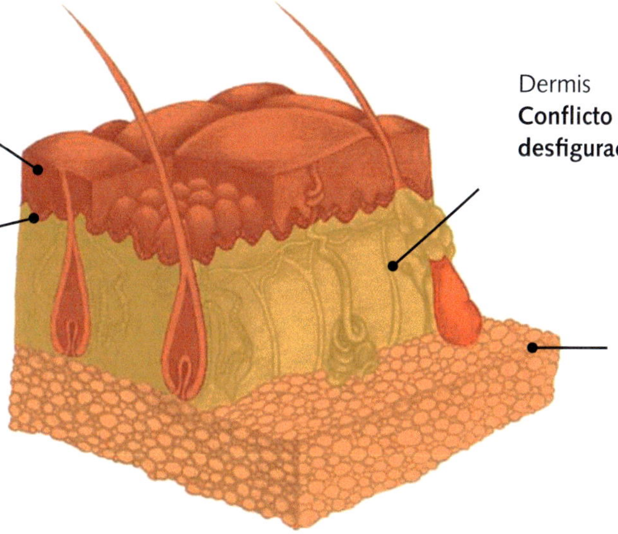

SBS de la epidermis

FHs en sensores de la cara a media altura de la corteza cerebral (piernas)

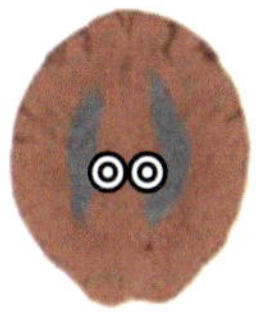

ECTO

Erupción de la piel (exantema), inflamación de la epidermis (neurodermatitis), eccema, eflorescencia, urticaria, liquen plano, pénfigo vulgar, erisipela, enfermedad autoinmune (lupus eritematoso), cáncer del tejido epitelial[1]

Conflicto

Conflicto de separación – Querer o no querer tener contacto con la piel. Conflicto de cercanía o distancia.
Aclaración: Los conflictos de separación en el sentido de "querer tener un contacto" están relacionados con la privación de un contacto corporal con un ser querido o animal. Ser dejado en la estacada. A veces también no poder percibir un peligro o no poder sentir algo.
Las partes internas del cuerpo quedan afectadas (meridianos Yin): abdomen, pecho, parte interna de brazos y piernas. Nosotros abrazamos con la parte interna de brazos y piernas.
Se mantiene contacto corporal con el pecho y el abdomen con las personas que queremos.
Los conflictos de separación en el sentido de "no querer tener contacto" son síntoma de que alguien se encuentra más cerca de lo que se desea: *"pegarse a alguien"*. Quedan afectadas las partes externas del cuerpo (meridianos Yang): espalda, glúteos, partes externa de brazos y piernas, codos, muñecas, rodillas, parte externa de los tobillos. Las personas o cosas no deseadas son apartadas con los codos, puños, espinilla o rodilla.
En caso de conflictos de separación que afecten a la cabeza o a la cara, se trata generalmente del "aspecto".
En niños se trata de echar en falta las caricias de los padres (típico contacto entre padres e hijos).
Siempre pensar en conflictos locales. Muchos síntomas de la piel no están relacionados con la relación madre/hijo o con la pareja, sino que se trata de algo conflictivo o desagradable que ha ocurrido exactamente en ese lugar (por ejemplo, hay que llevar guantes desagradables).

1 (Véase Dr. Hamer, "Tabellenbuch" (Libro de Tablas), pág. 118, 131.

Ejemplos

❁ Una paciente de 53 años perdió cuando tenía 19 al "hombre de su vida". Él, que era músico, aceptó un puesto en el extranjero. A causa de su sentido de la responsabilidad frente a sus hermanas, esta se quedó en casa. Su madre padecía una grave enfermedad y estaba algo agobiada con tres hijos pequeños: conflicto de separación, pérdida celular en la epidermis durante la fase activa. Pasan algunos años antes de que entre en reparación. Surge neurodermatitis en todo el cuerpo (reconstrucción de la epidermis). Conflicto de separación que afecta a las partes internas, ya que tuvo que dejar que su querido novio se marchara al extranjero, y conflicto de separación que afecta a las partes externas, pues le gustaría tener a las tres hermanas lejos de sí para poder estar con su novio. (Archivo propio).

❁ El hijo de una madre soltera sufre un conflicto de separación cuando esta encuentra pareja y ya no puede dormir al lado de su madre, como siempre hacía. (Archivo propio).

❁ En la empresa del paciente es costumbre estrechar la mano entre los colegas al saludarse. Hay un nuevo empleado en la empresa por el que el paciente siente repugnancia, ya que este no es demasiado cuidadoso con su higiene. Siempre tiene que sobreponerse para darle la mano: conflicto de separación (conflicto local) en el sentido de "no querer tener contacto". Cuando cambia de lugar de trabajo y deja de tener que darle la mano a este colega, entra en reparación (erupción cutánea). Queda afectado el dorso de la mano derecha. Véase: www.germanische-heilkunde.at (en alemán).

❁ La madre de una niña, actualmente de 4 años, tiene que volver a trabajar después de medio año de permiso parental. Aunque sólo sean 20 horas a la semana, la niña tiene que pasar dos días y medio en casa de la abuela. La niña echa de menos a su madre: conflicto de separación. Desde entonces sufre de neurodermatitis. Hace dos años, la familia completa junto con la abuela pasó unas bonitas vacaciones en Croacia. Durante los dos primeros días, la dermatitis estuvo peor que nunca: fase de reparación. Cuando las vacaciones van llegando a su final, la piel está radiante y bonita: reparación finalizada. Por desgracia, la historia no termina ahí, ya que la madre tiene que volver al trabajo después de las vacaciones. (Archivo propio).

❁ Una inteligente alumna, diestra de 16 años, sufre hace tres semanas una erupción cutánea en el talón izquierdo, poco después en el derecho. A la pregunta de si ella tuvo un conflicto de separación con su madre, con otra persona o con uno de sus gatos, contesta negativamente. Cuando le pregunto si había ocurrido algo en relación con sus zapatos o con los pies, que se pueda haber solucionado hace tres semanas, se acuerda del siguiente suceso. A la joven, como es normal en su edad, le gusta mucho salir por la noche. Hace tres semanas, ella volvió finalmente a ponerse sus "high heels" (zapatos de tacón alto) para salir por la noche. La noche fue estupenda y, como dice ella, aquella noche causó sensación, en parte gracias a sus zapatos: conflicto de separación en reparación. Terapia recomendada: No darle tanta importancia a los zapatos. En caso de que esto no funcione, debe ponerse los zapatos cada vez que le apetezca. (Archivo propio).

❁ A una mujer de 39 años, diestra y sin hijos, le pegaba su madre cuando era una niña. La relación con su madre ha seguido siendo mala hasta hoy. Como medida de protección, rompió la relación con su madre cuando tenía 25 años. Hace tres años, la madre se entra en contacto con ella y estas se vuelven a encontrar. La paciente piensa en una reconciliación, pero interiormente siente un rechazo extremo: conflicto de separación, no querer tener ningún contacto. En una ocasión, ella estaba sentada en el banco de un parque, cuando vio que su madre se acercaba. La paciente intentó ocultar su rostro para que la madre no la reconociera y se pusiese a hablar con ella. En el plazo de un año, surgen durante la reparación pendiente tres carcinomas epiteliales (en la MC "melanoma de extensión superficial") en la parte externa de muslos y pantorrillas y en la parte superior del brazo. Operación con considerable eliminación de tejido sano. La paciente se siente aliviada cuando conoce las cinco Leyes Naturales Biológicas y descubre que estos melanomas no son en principio otra cosa que "verrugas". Estas no son una enfermedad de riesgo y no tienen por qué ser eliminadas en una operación grande. La paciente se decide a romper de nuevo el contacto con su madre para que concluya el conflicto pendiente. (Archivo propio).

Conflicto activo

Pérdida celular (úlcera) de la epidermis ectodérmica-tejido epitelial. Generalmente inadvertida. En esta zona la piel se siente algo fría, áspera, pálida o con mala circulación. La sensibilidad se encuentra más o menos reducida (entumecimiento). Trastornos de la memoria reciente, especialmente cuando tienen lugar dos conflictos de separación al mismo tiempo en el lado derecho e izquierdo (constelación). Conflictos de separación fuertes y prolongados durante más tiempo pueden provocar demencia. Por otra parte, la "parálisis sensorial" que se produce en caso de esclerosis múltiple no es otra cosa que la fase activa de un conflicto de separación.

E C T O

−+

ECTO

Los conflictos de separación hacen dependientes (un niño grita hasta que la madre llega), se quiere estar constantemente con otras personas. No estar bien sólo o retirarse en aislamiento (protección de la herida).

Sentido biológico — Mediante el entumecimiento (pérdida de sensibilidad) se olvida la falta de contacto o bien el contacto no deseado de manera provisional. Restricción de la capacidad de memorización, para disminuir el sufrimiento.

Fase de reparación — Reconstrucción de la epidermis. Aumento del metabolismo, inflamación, enrojecimiento, picor, en su caso, dolor intenso o quemazón. La piel, aunque ahora tenga la apariencia de estar enferma, de hecho está siendo reparada. Si acaso, la piel estaba "enferma" durante la fase activa.

Crisis de reparación — Sensación de frío o escalofríos, dolores, pérdidas de consciencia (ausencias).

Observación — Tener en cuenta lado madre/hijo o de la pareja, o conflicto local. Síntomas más intensos en caso de síndrome. Los conflictos de separación no sólo pueden verse ocasionados por personas o animales. Es posible que estos también tengan su causa en unos zapatos incómodos, que sean demasiado estrechos y aprieten, en ropa incómoda y odiosa (niños), frío extremo, el sol, el calor, el sudor, etc.
Erisipela: Fase de reparación con síndrome, fuerte enrojecimiento e hinchazón.
Lupus eritematoso: Es según la MC una conectivopatía (es decir, un SBS del tejido subcutáneo). Conflicto de desvalorización (véase pág. 280 s.). No obstante, se trata en la práctica de un SBS de la epidermis con síndrome (conflicto de separación). Esto debe aclararse en cada caso en función de los síntomas y la historia del conflicto.

−+

Preguntas — ¿Aparecieron los síntomas por primera vez? (Sí > Se está solucionando el conflicto de separación por primera vez > aclarar sólo este episodio. No > aclarar este episodio, luego retornar al primer episodio y aclararlo también). ¿En cuál parte del cuerpo comenzó? ¿Lado interior? (Indicación sobre el deseo de tener contacto). ¿Lado exterior) (Indicación sobre el deseo de distanciarse). ¿Cara? (Indicación sobre el deseo de que me vean o de tener prestigio). ¿De cuál separación se trata? (Por ejemplo, riña con la pareja, divorcio, puesto de trabajo, se fue el hijo o el nieto). ¿De qué situación en mi infancia me recuerda este asunto? (Buscar la caracterización). Buscar las caracterizaciones más tempranas: ¿Fui un bebé anhelado? (No > esta es una caracterización inicial importante que debe tomarse en cuenta en la terapia). ¿Cómo fue el parto? (Un parto difícil puede ser una experiencia inicial de separación). ¿Me dejaron junto a mi madre inmediatamente después del parto? (Es una frecuente experiencia inicial de separación). ¿Fui amantado un tiempo suficientemente largo? ¿A partir de qué edad me llevaron a la guardería infantil? ¿Lloré cuando me entregaron a la guardería? ¿Reñían mis padres a menudo? ¿Separación/divorcio? ¿Mudanza en la infancia con separaciones duras? ¿Hay síntomas similares en la familia? (Sí > Indicación sobre un tema de la familia). ¿Tuvieron mis antepasados una situación familiar similar a la mía? (Buscar las situaciones de separación). ¿Qué medidas voy a tomar para una reparación interior? (Por ejemplo, una meditación retrospectiva, un ritual). ¿Cuáles medidas exteriores serían favorables? (Por ejemplo, conversación, clara despedida)

Terapia — El conflicto está ya solucionado. Acompañar la reparación, evitar recidiva. En caso de recurrencia, encontrar conflicto, canales, caracterizaciones y dogmas. Idea central: *"Acepto la separación y miro hacia adelante"*. *"Estoy en unión con Dios. ¡Esta unión no se rompe nunca!"*. "Pulseras de la amistad" en caso de conflicto de separación de un niño con sus padres. Los dos hacen juntos una pulsera con hilo. La madre hace una para el hijo y el hijo otra para la madre. En una "ceremonia solemne" se ponen mutuamente la pulsera en la muñeca. El niño, sólo con ver la pulsera sabe inmediatamente que se encuentra unido a su madre. Mantener mucho contacto con la piel, por ejemplo, acariciar o recibir masajes para tener contacto con la piel. Reblandecer (golpear) hojas de repollo y aplicar con regularidad. Petroleo uso externo. Hildegarda: Baños o lavado con decocción de hojas de mora. Véase también remedios para la piel en pág. 300.

Dermatitis de contacto, alergia al sol

El mismo SBS que arriba. (Véase arriba).

Ejemplo — ❁ *Una joven realiza una formación como panadera. Cuando se encuentra frente a una máquina, el maestro se acerca por detrás y le mete la mano bajo la falda. Desde entonces la paciente tiene alergia a la harina. Testimonio extraído del foro www.neue-mediz.in (en alemán).*
❁ *Durante las vacaciones de verano, una niña de 5 años se queda dormida bajo la sombrilla. Cuando se despierta entra en pánico porque no puede ver a su madre (conflicto de separación generalizado).*

	Canal: Sol, playa y mar. Desde hace 40 años, la paciente sufre de alergia al sol, pero sólo en verano cuando está en la playa. (Véase Claudio Trupiano. "Danke Doktor Hamer" (Gracias Dr. Hamer), pág. 371).
Fase	Fase de reparación, **conflicto recurrente** por un canal.
Observación	Las alergias no son "enfermedades sistémicas", sino señales de aviso de la Naturaleza. Las alergias funcionan siempre en base a canales. Para encontrar los canales es necesario una minuciosa labor de detective. El conflicto tiene siempre que ver con aquello a lo que se es alérgico. Tuvo que ocurrir algo dramático o desagradable mientras se estaba en contacto con el objeto en cuestión.
Preguntas	¿Desde cuándo se presenta la alergia? (Indicación sobre un conflicto directamente anterior) ¿Cuándo se presenta la peor situación? ¿Cuándo está mejor? (Indicación sobre un conflicto). ¿Qué ocurrió aquel entonces? ¿Qué cambió en mi vida? (Familia, pareja, puesto de trabajo, comprobar todo exactamente). ¿Porqué no pude manejar bien la situación? (Buscar las caracterizaciones)
Terapia	Encontrar conflicto, canales, caracterizaciones y dogmas. Si es posible, dar solución real para poner fin al SBS. Vitamina D3. Oro coloidal. Si no se tiene éxito, evitar los "alérgenos". Véase también remedios para la piel en pág. 300.

Entumecimiento, hormigueo, trastornos de sensibilidad (neuropatía, polineuropatía)

Es un SBS similar al de más arriba, sin embargo los síntomas de la piel no son visibles. Con mayor frecuencia se entumecen los dedos de los pies y de las manos, pero también pueden estar afectadas otras partes del cuerpo (por ejemplo, espalda, piernas o brazos).

Conflicto	Conflicto de separación (Para más detalles véase pág. 285). Uno desea menos contacto con alguien (por ejemplo, una relación triste, problema en el puesto de trabajo) o uno extraña un contacto (por ejemplo, debido a un divorcio o un hijo abandonó el hogar).
Ejemplo	❁ La mujer de un hombre de 55 años es muy dominante y por eso él es desdichado. Sin embargo, él no quiere divorciarse. Él toma dolorosa consciencia de su dilema durante un período tranquilo de su trabajo. Se le entumecen varios dedos de los pies en el lado derecho de la pareja. Observación: La Naturaleza ayuda al paciente a reducir la intensidad del contacto que siente con su esposa. (Archivo propio) ❁ El granjero introvertido sufre porque su mujer lo engaña constantemente con otro hombre . Con el transcurso de unas semanas se le entumecen los labios. Observación: Los labios representan el hablar, besar o comer. El sufrimiento se reduce de esa manera (falta de besos, conversaciones). Lamentablemente la pareja no tiene éxito. (Archivo propio)
Fase	**Conflicto activo:** Restricción de la sensibilidad de las fibras aferentes. Entumecimiento, trastornos de sensibilidad. La MC lo denomina "neuropatía", con eventual "diagnóstico tentativo de esclerosis múltiple" (en caso de haber síntomas motóricos).
Sentido biológico	La sensibilidad restringida permite reprimir el contacto molesto y el contacto que se extraña.
Otras causas	Efecto secundario de medicamentos (fármacos psiquiátricos, antibióticos, quimioterapia, etc.). Hernia discal: Compresión de vías nerviosas en la fase de reparación (véase pág. 311 y 317 s.).
Preguntas	¿Desde cuándo se presentan los síntomas? (Conflicto de entonces que dura hasta hoy). Excluir otras causas (medicamentos, hernia discal). ¿Cuál parte del cuerpo está afectada? (Lados interiores: Se echa de menos a alguien, lados exteriores: Uno quiere que alguien se aleje. Dedos de los pies, suela del pie: Conflicto de lugar). ¿Cuáles experiencias me han sensibilizado? (Buscar caracterizaciones, infancia, embarazo, antepasados). ¿Qué cambio de conciencia podría ayudarme? ¿Qué otras medidas podrían contribuir a la reparación? (Por ejemplo, una conversación)
Terapia	Encontrar conflicto, caracterizaciones, canales y dogmas. Para más preguntas véase pág. 287.

Cáncer de células basales (basalioma, carcinoma basocelular)

El mismo SBS de más arriba, está afectada la capa inferior de la epidermis. La mayoría de los basaliomas son costras sangrientas y húmedas asociadas con picazón. A menudo se ven más pequeños de lo que realmente son porque en la profundidad se expanden en forma de cono.

Ejemplo	❁ *A una persona diestra le dan una bofetada sobre la mejilla derecha. En ese lugar aparece un basalioma. = Conflicto de separación local – en este caso se trata de un contacto de piel indeseado. Siempre cuando él se siente presionado se mete al canal, razón por la cual tiene el basalioma ya* hace años. (Archivo propio)

ECTO

Fase | **Conflicto recurrente** o en reparación pendiente.

Terapia | Encontrar conflicto, caracterizaciones, canales y dogmas para poner fin al SBS. Preguntas véase página anterior. Si el basalioma es pequeño, es innecesario intervenir cuando el afectado no tiene miedo y el basalioma no sigue creciendo. Por otro lado es mejor operarlo para minimizar el riesgo, si el paciente está pensando constantemente en el basalioma. Vitamina D3. Oro coloidal, Aplicar cuidadosamente DSMO (dimetilsulfóxido). En caso dado aplicar ungüento o bien operar. (Véase pág. 300.)

Psoriasis[2]

El mismo SBS que arriba. (Véase pág. 285 - 287).

Ejemplos | ❁ *Psoriasis desde la niñez. Caso de una joven extraído del foro www.faktor-l.de (en alemán): "Yo vine al mundo con siete meses, así que era demasiado pequeña y muy ligera. Sin embargo, conseguí salir hacia adelante sin que hayan quedado daños visibles. No tengo ninguna discapacidad corporal o psíquica. Pero hay algo que me dice que el parto tuvo lugar demasiado pronto, que estuve mucho tiempo vegetando sin protección ni seguridad. Nadie estaba conmigo durante este tiempo. Medio año después, mi madre me llevó a un hogar de niños. Antes de mi ingreso, se me había roto un brazo porque mi hermana mayor me empujó del sofá, y en otra ocasión incluso quiso ahogarme con una almohada. No estuve mucho tiempo internada. Poco después fui adoptada. Mi padre era un hombre muy bueno, mi madre más bien racional y pragmática. El matrimonio se rompió a los 5 o 6 años y me tuve que quedar con mi madre. Todo giraba en torno a ella. A mí nadie me prestaba atención. A mis abuelos sólo les importaba mi madre, una mujer soltera con un niño: 'No, eso no puede ser'. El hecho de que mi corazón estuviera destrozado, eso no le importaba a nadie. De nuevo me quedé sola. Poco después mi madre conoció a otro hombre. Estuvieron un año juntos y querían casarse. Un día antes de la boda, él la abandonó. Yo ya había empezado a llamarle "papá", lo cual no me fue fácil al principio. Entonces llegó el tercer hombre, al cual lo considero hoy como mi padre, ya que fue el hombre que durante más tiempo fue un padre para mí. Como no podía ser de otra manera, este matrimonio también se rompió. Yo ya me había ido de casa y tenía mi propia vida, pero seguía siendo una carga para mí. Hace tres meses perdí mi bebé en la décima semana". Un testimonio conmovedor con conflictos de separación desde el inicio, algunos en actividad, otros en reparación. (www.faktor-l.de/viewtopic.php?f=18&t=2251).*

❁ *Un paciente, diestro y separado de 64 años, tiene una hija adulta con la que mantiene una buena relación. Un buen día, esta conoce a un hombre que al paciente no le parece en absoluto adecuado. A raíz de ello, la hija se distancia de su padre: conflicto de separación por querer apartar al novio de su hija. Fuerte psoriasis en la parte externa de ambas piernas a causa de recidivas. (Archivo propio).*

Fase | Dos conflictos de separación se solapan en la misma área de la piel. **Uno se encuentra en reparación (piel enrojecida), el otro en actividad de conflicto (escamas).** En resumen puede hablarse de una **actividad de conflicto pendiente**

Observación | Tener en cuenta lado madre/hijo o de la pareja, o conflicto local. Las partes antiestéticas pueden causar un conflicto de desfiguración. Quitar los espejos, o bien intentar prestarle la menor atención posible a la psoriasis.

Terapia | Encontrar conflicto, caracterizaciones, canales y dogmas. Véase también remedios para la piel en pág. 300.

Sarampión, rubeola, varicela

El mismo SBS que arriba. (Véase pág. 285 -287).

Conflicto | Conflicto de separación generalizado. Querer o no querer tener contacto con la piel. Conflicto de cercanía o distancia.

Ejemplos | ➜ *Los alumnos de una escuela primaria quieren mucho a su profesora. De repente, esta deja de venir a mitad del curso por maternidad: conflicto de separación colectivo. Cuando los alumnos también le cogen cariño a la nueva profesora, entran todos en reparación: sarampión durante la fase de reparación.*

➜ *Algunos niños entran muy pronto en el jardín de infancia. Ellos preferirían quedarse en casa*

2 (Véase Dr. Hamer, "Tabellenbuch" (Libro de Tablas), pág. 118, 131.

con mamá. Cuando los niños entablan amistad entre sí y aceptan a la maestra como "mamá de repuesto", les entra a todos juntos varicela o sarampión: reparación del conflicto de separación.
✽ *Los tres hijos de un matrimonio, que apenas se llevan dos años entre sí, sufren por la separación y la pérdida de contacto corporal con sus padres cuando tienen que ir a la escuela. Durante las vacaciones están contentos, porque pueden quedarse en casa, jugar y recibir todo el cariño de sus padres. Los tres niños contraen al mismo tiempo la varicela: fase de reparación. (Archivo propio).*

Fase — **Fase de reparación:** Reconstrucción de la epidermis que produce manchas pequeñas y rojas (el llamado "exantema del sarampión". Posible formación de vesículas en caso de varicela.

Observación — ¿Por qué motivo enferman la mayoría de los niños de una familia o de una misma clase al mismo tiempo? Los miembros de un grupo experimentan y sienten ciertas situaciones conjuntamente. Esto da lugar a un sentimiento de grupo y campo de pensamiento (Rupert Sheldrake: "campo mórfico"). Cuanto más homogéneo sea el grupo, más homogéneas serán las percepciones de sus miembros. Percepciones similares dan lugar a conflictos similares.
Frente a lo que ocurría en tiempos pasados, actualmente ya no hay grandes epidemias de sarampión, ya que se están disolviendo las familias y las asociaciones escolares (el "individualismo" en la sociedad actual).
Por lo general, los mismos órganos entran en reparación al mismo tiempo con la misma causa de conflicto: inflamaciones de faringe, en la nariz, de la conjuntiva o de los ganglios linfáticos.
El "brote" o "salto" en el desarrollo de las enfermedades infantiles no viene, como se afirma, por la "enfermedad", sino que ocurrió con antelación. El "brote" no es más que la solución del conflicto (disparo de salida para la fase de reparación). También en los adultos se produce esta "maduración" antes de que se produzca el brote de la enfermedad, de lo contrario no enfermaríamos.
Por favor, no se confunda este salto en la maduración con el concepto de "parada en la maduración" descubierto por el Dr. Hamer en caso de conflictos territoriales. Los conflictos de separación de la piel no cuentan entre los conflictos territoriales y no conllevan ninguna parada en la maduración.

Terapia — El conflicto está ya solucionado. Acompañar la reparación, evitar recidiva. Preguntas véase pág. 287. En su caso, usar cortisona durante un corto plazo si no es posible encontrar otro remedio. La vacuna del sarampión no ayuda contra el sarampión. Además, en la vacuna se encuentran diversas sustancias tóxicas que dañan al niño a la larga. Véase también remedios para la piel en pág. 300.

Verrugas, verrugas plantares, verrugas genitales, molusco contagioso

Conflicto — Conflicto de separación local. Si se trata de niños, según Frauenkron-Hoffmann: Por las miradas despectivas, uno se siente inferior en el lugar afectado. Por ejemplo, la madre, la maestra, que mira lo que hago.

Ejemplo — ➜ *Un niño siente mientras aprende las miradas estrictas de su madre sobre su mano escribiente.*
✽ *Una alumna quiere a su caballo de Silla "Neptuno" más que a nada en el mundo. Un día llega a la granja con su madre y encuentra el establo vacío. Neptuno ha muerto: conflicto de separación de la pareja con relación a la monta del caballo. Se producen erupciones de molusco contagioso en el glúteo derecho. El caballo era percibido como una "pareja". Continuamente se generan más erupciones, ya que madre e hija no dejan de visitar la granja (recidivas). Cuando conocen las Relaciones gracias a las cinco Leyes Naturales Biológicas, se dirigen hacia otra yeguada, donde la hija pronto podrá cogerle cariño a otro caballo. Las erupciones desaparecen. Cf. www.germanische-heilkunde.at (en alemán).*
✽ *Un joven de 21 años realiza de mala gana una formación como agente de correos. Se forman verrugas en la parte interna de los dedos, justo en la zona con la que tiene que tocar las cartas. Las verrugas desaparecen cuando termina el trabajo. Cf. www.gnm-forum.eu (en alemán).*

Fase — **Reparación pendiente, reconstrucción local** excesiva de la epidermis.

Terapia — Encontrar conflicto, canales, caracterizaciones y dogmas y dar solución real para que el SBS llegue a su fin. *"Cambio de rumbo": En una noche con luna llena, frotar la verruga con una cebolla cortada por la mitad y después tirar la cebolla hacia atrás. No dar la vuelta y "despedirse" de la verruga.* Después no pensar más en el conflicto (si se conoce) o en la verruga. Aplicar con jugo de celidonia mayor, de limón, vinagre, con aceite del árbol del té o con una cebolla fresca recién cortada. Hildegarda: Pomada de celidonia mayor. Por lo general, la extirpación quirúrgica no tiene éxito, ya que las verrugas suelen volver. Además quedan cicatrices. Normalmente, las verrugas desaparecen por sí solas.

E C T O

Verruga seborreica (queratosis seborreica)

El mismo SBS que arriba. (Véase pág. 285 - 287).

Fase **Reparación pendiente, reconstrucción local excesiva del tejido epitelial.**

Observación En la medicina natural se piensa que las verrugas seborreicas (seniles) se deben a una disminución en la capacidad del cuerpo para expulsar toxinas condicionada por la edad, de manera que estas son expulsadas a través de la piel en forma de verrugas marrones. Yo pienso que esto podría ser cierto, pero probablemente en relación con el conflicto mencionado arriba. Si suponen una molestia estética, extirpación quirúrgica.

Callosidad excesiva en los pies (hiperqueratosis)

Al caminar afuera con los pies descalzos uno nota el dolor que causa el suelo natural. Para compensar esas irritaciones mecánicas el cuerpo aumenta el grosor de la capa querática en la planta de los pies (por ejemplo, en el verano o durante las vacaciones). Sin embargo, si la capa querática aumenta su grosor sin causa y se agrieta, puede existir el siguiente conflicto:

Conflicto porque uno quiere protegerse del mundo duro/cruel (similar al piso duro). Caracterización: Poco amor en la infancia, ya a temprana edad la vida es dura y uno tiene que arreglárselas sólo (*„el camino plagado de dificultades").*

−+

Ejemplo ❁ La hija de un empresario debe cooperar en la empresa ya durante su infancia. Cuando era adolescente quebró la empresa y le encargan incluso las desagradables gestiones bancarias. En sus talones y dedos grandes de los pies se forman callosidades duras agrietadas. (Archivo propio)

Fase **Reparación pendiente** – formación excesiva de epitelio plano calloso en las plantas de los pies.

Sentido biológico Aumento del espesor de la callosidad para estar preparada para la vida dura.

Terapia Encontrar conflicto, canales, caracterizaciones y dogmas. Utilizar regularmente piedra pómez y una lima para callosidades. Para prevenir grietas aplicar frotar la planta de los pies con sebo de ciervo o con ungüento de caléndula.

SBS de la parte inferior de la epidermis

E C T O

Vitiligo (pérdida de pigmento en la piel)[1]

Conflicto Conflicto de separación intenso o brutal. Separación sentida de manera dolorosa, injusta o desagradable.

Ejemplos *❁ Una mujer tiene manchas blancas en todo el cuerpo. Ella apenas sale a la luz del sol, ya que así apenas se ven las manchas. Tiene carencia de melanina en casi todo el cuerpo. Historia del conflicto: La paciente está casada con un drogodependiente. Incluso después de nacer sus hijos, él no puede abandonar su adicción. A pesar de los muchos intentos de solucionar el problema, el hombre no encuentra el modo de superarlos. Tras mucho tiempo de espera, la paciente se decide en favor de sus hijos y se separa de su marido. Ella es presa de un sentimiento de impotencia y de injusticia por tener que dar este paso. (Véase Claudio Trupiano. "Danke Doktor Hamer" (Gracias Dr. Hamer), pág. 283).*

−+

❁ Una mujer casada va a ver al terapeuta a causa de tres manchas blancas en la parte interna de ambos brazos y piernas. Cuando este pregunta por una separación de su marido, esta niega de manera rotunda. No obstante, el terapeuta no desiste y cuando este le vuelve a preguntar a la paciente si ha vivido una separación injusta, la paciente empieza a confesar: Hace un año, esta se enamoró de un hombre que vivía en otra ciudad. La relación termina porque su pareja no pone interés en ir a visitarla a ella. Siempre es la paciente la que tiene que visitarlo a él: conflicto de separación intenso sentido de manera injusta. A pesar de ello y debido a que los dos siguen enviándose mensajes de texto, el conflicto de separación sigue activo. (Véase Claudio Trupiano. "Danke Doktor Hamer" (Gracias Dr. Hamer), pág. 282).

1 (Véase Dr. Hamer, "Tabellenbuch" (Libro de Tablas), pág. 120, 132.

ECTO

Conflicto activo	Pérdida celular (úlcera) en la capa más inferior de la epidermis. Esta es la capa que contiene el pigmento de color marrón (melanina). Las manchas blancas se deben a la desaparición de la melanina.
Sentido biológico	Aumento de la sensibilidad por la pérdida de la capa de pigmento. La falta de pigmento hace que la luz solar pueda atravesar mejor la piel. Más luz, más información cósmica, el calor puede penetrar. De esta manera se puede curar el conflicto de separación. "Consuelo gracias a los rayos del sol".
Fase de reparación	Reconstrucción de la capa de melanóforos. Disminución de las manchas, generalmente desde el borde.
Observación	Tener en cuenta lado madre/hijo o de la pareja, o conflicto local.
Terapia	Encontrar conflicto, canales, caracterizaciones y dogmas. Preguntas véase pág. 287. Véase también remedios para la piel en pág. 300.

Escarlatina

La "enfermedad" de la escarlatina comprende varios síntomas, los cuales deben examinarse por separado. Síntoma principal: "Lengua de fresa" (véase pág. 166). Erupción por escarlatina: El mismo SBS que arriba (véase arriba).

−+

Ejemplos	❁ Es el cumpleaños del hermano mayor de un niño de 4 años. La familia va a una tienda de juguetes y el hermano mayor puede elegir un juguete. Este se decide por un coche a pedales. El pequeño ve el coche a pedales y sale corriendo para montarse en él. La madre lo retiene: "Eso es para el cumpleaños de tu hermano". El pequeño empieza a llorar: conflicto de separación intenso de madre/hermano. Se sucede una erupción de escarlatina durante la fase de reparación (reconstrucción de la epidermis). Véase: www.germanische-heilkunde.at/erfahrungsberichte (en alemán).
Fase	**Fase de reparación,** reconstrucción en una amplia superficie de la capa más inferior de la epidermis (erupción de escarlatina).
Terapia	El conflicto está ya solucionado. Acompañar la reparación, evitar recidiva. Véase remedios para la piel en pág. 300.

SBS de la dermis

FHs en el cerebelo – La topografía es aún desconocida

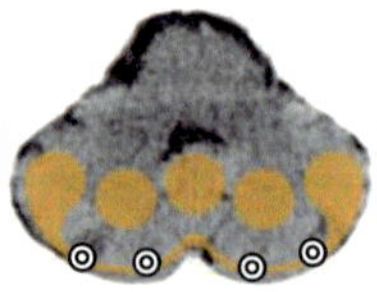

MESO ANTIGUO

Cáncer de piel (melanoma, melanoma amelanótico, melanoma maligno nodular)[1]

+−

Conflicto	Conflicto de desfiguración. Sentirse herido, manchado, desfigurado o atacado. Violación de la integridad. Aclaración: Lesión real (golpe, empujón, bofetada) o mancha (suciedad, heces, orina, entre otros), o mediante palabras. Con frecuencia durante discusiones, insultos o en caso de diagnósticos médicos.
Ejemplos	❁ *Una mujer se va a operar de cáncer de hueso en el brazo. La radiación le deja una quemadura-cicatriz de color marrón: conflicto de desfiguración local. En lugar de olvidarlo, no deja de tocar la herida y mantiene de esta manera el conflicto activo. Se desarrolla un melanoma: crecimiento durante la fase activa. (Archivo propio).* ❁ *Un exitoso hombre de negocios diestro se convierte en presidente de un gran equipo de fútbol. Por desgracia, justo después de ocupar el cargo el equipo sufre una derrota. La prensa culpa al presidente. En los periódicos le llueven las críticas, muchas de ellas son verdaderos golpes bajos: violación de la integridad. En la parte derecha del abdomen (lado de la pareja) a la altura del cinturón, crece un amplio melanoma durante la fase activa. Cuando el equipo finalmente se recupera y comienza su racha de victorias, se degrada con herida sangrante: fase de reparación. Según la MC: "benigno". (Archivo propio).* ❁ *Un hombre discute constantemente con su mujer. Cuando discuten, la mujer tiene la costumbre de decirle: "Tú, amiguito...". En esto, le pincha dolorosamente con la uña en el pecho. Esto al hombre no le hace ninguna gracia: violación de la integridad local con crecimiento celular en la dermis en esta zona. Véase: www.germanische-heilkunde.at/erfahrungsberichte (en alemán).*

1 (Véase Dr. Hamer, "Tabellenbuch" (Libro de Tablas), pág. 44, 49.

MESO ANTIGUO

Conflicto activo División celular local en la dermis. Desarrollo de un melanoma. En su mayoría es un conflicto recurrente.

Sentido biológico Refuerzo de la dermis para protegerse mejor contra la suciedad, desfiguración o contra una violación de la integridad.

Fase de reparación Reducción por caseificación tuberculosa mediante hongos, micobacterias, o bacterias. Cuando se abre el melanoma se habla de "tuberculosis abierta" en la piel. Hoy en días son raros, puesto que los melanomas son inmediatamente extirpados de manera innecesaria y con considerable eliminación de tejido sano.

Observación Tener en cuenta lado madre/hijo o de la pareja, o conflicto local. Resultado frecuente de conflictos de desfiguración: la persona quiere tener buen aspecto físico porque se siente insegura (maquillaje).

Preguntas ¿Cuándo comenzó a crecer el melanoma? (Conflicto poco antes). ¿Qué ocurrió en ese lugar del cuerpo? (Operación, patada, herida). ¿O se trata de un ataque verbal asociado? ¿Test de aplauso? ¿Porqué reacciono tan sensiblemente? ¿He sido afectado anteriormente por una operación? (Intervención fallida). ¿Qué me caracterizó por el lado familiar? ¿Tuvieron mis antepasados traumas similares? ¿Cómo me comporto ante este diagnóstico?? (Reemplazar el temor por el conocimiento)

Terapia Encontrar conflicto, canales, caracterizaciones y dogmas. Idea central: *"Soy fuerte y estoy protegido". "Hay una muralla de cristal a mi alrededor". "Sólo dejo que me afecten cosas buenas"*. Flores de Bach: Manzano silvestre. Operación en caso de que el melanoma moleste mecánica u ópticamente: extracción en un espacio mínimo. La pomada negra es un magnífico remedio para la eliminación inmediata de melanomas con división celular activa ("maligno"), en lugar de recurrir a una operación. Apta sólo para personas que no sean demasiado sensibles al dolor y con nervios de acero. Puede encontrarse en www.cernamast.eu. Véase remedios para la piel en pág. 300.

Culebrilla (herpes zóster)

Es probable que la culebrilla sea la combinación de un SBS de la dermis (conflicto de desfiguración en reparación) y un SBS de la epidermis (conflicto de separación en reparación) con implicación de las terminaciones neuronales periféricas.

Ejemplos

- *Una mujer descubre que su hija es lesbiana. Ella se siente sucia al abrazar a su hija: División celular local en la dermis durante la fase activa. En la fase de reparación aparece una culebrilla. (Véase Dr. Hamer, "Tabellenbuch" (Libro de Tablas), pág. 49*
- *Una niña de 12 años diestra tiene un padre muy dominante. Una tarde, este le toca un pecho a la adolescente. Ella sabe que eso no es un "contacto normal": violación de la integridad. Incluso 40 años más tarde, entra en un canal cuando se siente herida por palabras o por una crítica de su padre. Aparece una culebrilla durante la fase de reparación en el pecho izquierdo. (Archivo propio).*

Conflicto activo Crecimiento de pequeños tumores en la dermis a lo largo determinados segmentos nerviosos.

Sentido biológico Refuerzo de las dermis como protección.

Fase de reparación Reducción dolorosa del tumor por caseificación tuberculosa. Cuando el herpes zóster se abre, se forman dolorosas vesículas que producen quemazón, las cuales se convierten progresivamente en costras.

Observación Más intenso en caso de síndrome. Tener en cuenta lado madre/hijo o de la pareja, o conflicto local.

Terapia El conflicto debe haberse solucionado directamente antes de que aparecieran los dolores. Acompañar la reparación, evitar recidiva. Alimentación alcalina, preparado enzimático. Reblandecer (golpear) hojas de repollo y aplicar. Plata coloidal uso interno y externo. Agua oxigenada (H_2O_2) 3% uso interno y externo. Compresa de requesón, aceite de flores de hierba de San Juan uso externo. Véase además remedios para la piel en pág. 300. No se recomienda la terapia de la MC con antivirales a causa de su nocividad. En caso de fuertes dolores se recomienda el uso de antirreumáticos no esteroideos (AINEs), por ejemplo, aspirina.

Inflamación de las glándulas sebáceas o sudoríparas (acné)

El mismo SBS que arriba. (Véase pág. 292) El acné es por antonomasia la enfermedad de la piel de los adolescentes. Mientras que los niños apenas se ocupan de su aspecto y de la impresión que causan en otros, esto es extremadamente importante para los adolescentes. "¿Gusto a los demás?". "¿Soy atractivo/a?". Puesta su atención en el físico de esta manera son propensos a sufrir conflictos de desfiguración. El tiempo del acné se acaba cuando los jóvenes se dan cuenta de que hay otras cosas más importantes que el propio aspecto, o bien cuando descubren que son queridos a pesar de ello.

Ejemplos

➜ *Un joven recibe burlas a causa de sus orejas sobresalientes.*

❁ *A una joven de la antigua Yugoslavia la ingresan en una escuela austríaca sin saber ni una palabra de alemán. Ella sufre porque sus compañeros siempre "tontean" detrás de ella y "cuchichean" porque ella es extranjera y no sabe alemán: conflicto de desfiguración local que viene de atrás. Crecimiento celular en la dermis durante la fase activa. Con frecuencia tienen lugar recidivas. Entre las fases de reparación se produce acné en la espalda. Al mismo tiempo sufre un conflicto de desvalorización moral-intelectual que le afecta a las vértebras cervicales. (Archivo propio).*

❁ *Una guapa alumna de instituto con 15 años se siente excluida por su grupo en el curso de baile. Lo que le afecta especialmente, es que un joven algo mayor que ella, por el que se siente atraída, se ha decidido por otra chica del grupo: conflicto de desfiguración local en relación con su cara y con su aspecto. Cuando supera la decepción (fase de reparación), surge acné en la cara y comienza un círculo vicioso que se prolonga durante dos años. (Archivo propio).*

Tejido

Glándulas sudoríparas – Dermis – Mesodermo antiguo.

Fase

Están afectadas la glándulas sudoríparas en la dermis. **Fase de reparación:** Por lo general, **conflicto recurrente.** Reducción por caseificación tuberculosa (acné). A causa de los nódulos del acné, uno se puede sentir desfigurado (círculo vicioso).

Preguntas

¿Sufría uno de mis progenitores también de acné? (sí > buscar el tema familiar, la situación en que yo estaba entonces, mi sufrimiento, buscar paralelismos con el afectado. Explicar al adolescente que se trata de un patrón transferido y que a partir de ahora lo puede ignorar.

Terapia

Encontrar conflicto, caracterizaciones, canales y dogmas para poner fin al SBS. Idea central: *"No es importante lo que otros hablen o piensen sobre mí. Yo me siento bien". "Yo estoy perfectamente así como soy"*. Quitar los espejos en casa. Tomar el sol, solarium durante el invierno. Flores de Bach: Manzano silvestre. Cayce: Fomentar la expulsión a través del intestino. Alimentación alcalina, buenos cuidados e higiene (aceite de oliva, jabón duro). Véase también pág. 300.

Pie de atleta, hongos en las uñas (tiña, onicomicosis, dermatomicosis)

El mismo SBS que arriba. (Véase pág. 292 s.)

Ejemplos

❁ *A una persona se le pone una uña del pie azul por unos zapatos muy estrechos: desfiguración real. El cuerpo refuerza el lecho de la uña o la uña para poder resistir mejor esa presión en el futuro. En la fase de reparación aparecen hongos en las uñas: degradación celular en el lecho de la uña. (Archivo propio).*

❁ *Un hombre joven que pone mucho esmero en su higiene tiene que ponerse durante un viaje en tren tres días seguidos los mismos calcetines. Este siente asco a causa del olor de sus pies sudorosos y se avergüenza por ello: conflicto de desfiguración local. División celular local en la dermis durante la fase activa. Cuando se encuentra en casa aparecen hongos entre los dedos de los pies: fase de reparación con pérdida celular en la dermis. Cada vez que se pone los mismos calcetines por más de un día entra en un canal. Si se cambia los calcetines cada día no hay problemas. (Archivo propio).*

➜ *Por el ejemplo que recibe de sus padres, a un niño se le enseña que los pelos en las duchas públicas son algo asqueroso y que no se "debe" pisar. El niño pisa un manojo de pelos: conflicto de desfiguración local.*

Conflicto activo

Refuerzo y espesamiento del lecho de la uña o de la dermis del pie. Por lo general inadvertido.

Sentido biológico

Espesamiento para hacer frente mejor a suciedades o desfiguraciones.

Fase de reparación

Degradación fétida por caseificación mediante hongos o micobacterias (hongos en uñas o pies). Esto hace que la persona se sienta verdaderamente sucia y a menudo se genera un eterno círculo vicioso. En su mayoría es un **conflicto recurrente.**

Terapia

Encontrar conflicto, canales, caracterizaciones y dogmas y dar solución real para que el SBS llegue a su fin. Preguntas véase pág. 293. Cuidado de los pies. Una buena higiene de los pies para volver a sentir los propios pies dignos de cariño. Dejar de prestarle atención a los hongos de los pies. Romper el círculo vicioso. Realizar baños, o bien aplicar con un pincel extracto de hepáticas. Flores de Bach: Manzano silvestre. Plata coloidal o MMS uso externo. Agua oxigenada (H_2O_2) 3% uso interno y externo. Los medicamentos antifúngicos de la MC son inútiles a la larga. Una administración interna de medicamentos antifúngicos no es para nada recomendable.

Panadizo

El mismo SBS que arriba. (Véase pág. 292 y arriba).

Ejemplo — ❁ La madre de una mujer diestra de 42 años se entromete constantemente en la educación de su hijo. Tiene además una forma bastante molesta de hacerlo. Un buen día surge una fuerte discusión porque la madre se ha vuelto a pasar de la raya. La paciente siente que la madre le "está pisando los pies": violación de la integridad con proliferación celular en el lecho de la uña durante la fase activa. Durante la fase de reparación se produce una inflamación purulenta del lecho ungueal en el lado izquierdo de la madre/hijo: reducción por caseificación tuberculosa del lecho espesado de la uña. (Archivo propio).

Fase — **Fase de reparación:** Reducción purulenta por caseificación del lecho de la uña por hongos o micobacterias.

Terapia — Conflicto ya solucionado. Acompañar la reparación, evitar recidiva. Usar zapatos abiertos, mantener fríos los dedos de los pies. Aplicaciones con arcilla ácida, tierra medicinal, requesón. Plata coloidal uso interno y externo. Agua oxigenada (H_2O_2) 3% uso interno y externo. Reblandecer (golpear) hojas de repollo y cubrir los dedos de los pies. Ponerse unos calcetines por encima. En su caso, pomada antiinflamatoria. Apertura del foco de pus mediante punción.

Sudoración excesiva (hiperhidrosis)

Los sudores nocturnos son síntoma de una fase de reparación. Sudar cuando hace calor sirve como refrigeración. El olor penetrante del sudor de las axilas durante el estrés tiene un componente territorial. En caso de hipoglucemia puede producirse sudor frío. Igualmente, puede fomentarse la sudoración mediante medicamentos tales como antidepresivos, antibióticos o cortisona. Aquí se describe la sudoración en el resto del cuerpo durante el estrés. Se trata de una variante del conflicto de desfiguración:

Conflicto — Sentirse atacado, herido, puesto en evidencia o inseguro.

Fase — Aumento funcional de las glándulas sudoríparas en la dermis durante la **fase de conflicto activo.**

Sentido biológico — El sudor hace que una persona se vuelva resbaladiza o escurridiza como una anguila, de esta manera es más fácil librarse del agresor o de la situación desagradable. Se deja de ser "accesible" (según Münnich).

Preguntas — ¿Porqué me siento en general fácilmente atacado o desenmascarado? ¿Tengo poca confianza en mí mismo? ¿Paranoia? ¿Hay alguien en la familia que tiene problemas similares? (Sería razonable conversar abiertamente con esta persona, para una mejor comprensión y reparación). ¿Estoy dispuesto a dejar tras mío este patrón? ¿Cuál es la fuente de una real confianza en sí mismo? (La parte divina en mí). ¿Deseo utilizar esta fuente?

Terapia — Encontrar conflicto, canales, caracterizaciones y dogmas. Procurar permanecer en calma. Salvia.

Lepra, peste bubónica

El mismo SBS que arriba. (Véase pág. 292 s.) La "enfermedad" de las personas durante la Edad Media o en países en desarrollo (África). Unas condiciones miserables de higiene (orina, heces, sudor, hedor), lesiones y desfiguraciones, unos modales vulgares o brutales, todo esto conformaba un medio "idóneo" para conflictos de desfiguración o de protección.

Lepra — Reducción por caseificación tuberculosa de la dermis mediante "Mycobacterium leprae": fase de reparación.

Peste — El contacto directo o incluso la mera imagen de los fétidos enfermos de peste bubónica era suficiente para sentirse sucio y manchado. La creencia en una "infección" y el miedo de contraerla se encargaban del resto: cada vez más personas enfermaban (degradación tuberculosa de la dermis). Círculo vicioso por estigmatización: conflictos recurrentes. Cuando mejoraron las condiciones de vida desapareció esta "enfermedad".

"Infecciones por hongos" de la piel (dermatomicosis, candidiasis, epidermomicosis)

Se debe partir del hecho de que la mayoría de estos diagnósticos son falsos, dado que por lo general no se recibe una "cultura de hongos". Por lo general, conflicto de separación (véase inflamación de la epidermis), en su caso con síndrome. Si de hecho se confirma una infección por hongos en el laboratorio, se trata de un SBS de la dermis.
El mismo SBS que arriba (véase arriba).

Fase de reparación
Reducción por caseificación del tejido de la dermis mediante hongos.
Terapia
El conflicto está ya solucionado. Acompañar reparación. Plata coloidal uso interno y externo. Véase también remedios para la piel en pág. 300.

Estados precancerosos: Lunar (mancha pigmentada, nevus celular melanocítico, lentigo maligno), daño por "fotoexposición" (queratosis actínica)

Debe aclararse en cada caso si estos SBS pertenecen a la epidermis o a la dermis. Se debe pensar en ambas posibilidades y examinar si la "mancha" es superficial (conflicto de separación) o viene de capas más profundas (conflicto de desfiguración).

Quemadura solar – Cáncer de piel por radiación ultravioleta

En la MC se califica al sol desde hace décadas como agresivo y dañino. Esto es completamente injusto, ya que la luz del sol es necesaria para la vida y una fuente de salud que, disfrutada sin excesos, proporciona vitalidad para el alma y el cuerpo. Desde el punto de vista espiritual, el sol es la mayor conciencia de nuestro sistema solar. Debemos recibir sus rayos como **"regalo divino"**. Las quemaduras solares son sin duda algo perjudicial para la piel (envejecimiento de la piel), pero no causan cáncer.

Es interesante observar como con frecuencia los melanomas surgen en lugares que apenas están expuestos a la luz del sol (glúteos, pecho).
Entre los "adoradores del sol" se diagnostican a menudo melanomas porque estos se buscan de manera selectiva.
El sol se vuelve peligroso cuando se está convencido de que es peligroso (profecía autorrealizada). Conflicto de sentirse atacado, división celular en la dermis: melanoma.

Ojo de gallo (heloma interdigital)

Un ojo de gallo es un espesamiento local de la epidermis con una espiga central que alcanza la parte profunda de la piel.
Por lo general, aparece en zonas donde aprieta el zapato.
Posibles causas

- Reacción de adaptación de la epidermis a un mal calzado: espesamiento del estrato córneo de la piel.
- Conflicto de separación en reparación pendiente, querer separarse del zapato que aprieta.

"Lepra"

La lepra no es una "enfermedad" en sentido estricto, sino que era algo que les ocurría a personas pobres que eran expulsadas de su pueblo o ciudad. A partir del siglo XI, en el Sacro Imperio Romano Germánico se constituyeron los "tribunales de la salud". En función de un catálogo de síntomas, que podía ir desde la "piel de gallina", en caso de corriente de aire, hasta una simple "fiebre", bajo la presidencia de un clérigo se decidía si un candidato podía o no seguir en la ciudad. Se tatuaba a las personas y se las expulsaba fuera de las murallas de la ciudad. Por aquel tiempo, una más que probable condena a muerte. Sin duda, estos condenados a muerte sufrían todo tipo de enfermedades por la miseria material y de conflictos, por ejemplo, conflictos territoriales por haber perdido la casa y la familia. Conflictos de morir de hambre/existencia porque no sabían como poder seguir adelante. Conflictos de separación porque se les arrebató el contacto de sus seres queridos. Conflictos de suciedad por sentirse sucios (a causa de una miserable higiene corporal).

SBS en el tejido conjuntivo del tejido subcutáneo

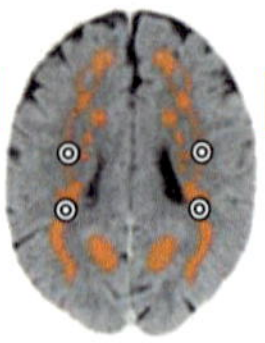

Estrías, estrías del embarazo (estrías atróficas de la piel)[1]

Conflicto	Conflicto de desvalorización por sentir que esta parte del cuerpo no es bonita o estética.
Ejemplos	*Una mujer de 40 años, guapa, delgada y preocupada por una alimentación sana sufre por tener los pechos pequeños: conflicto de desvalorización local por sentirse mal con su aspecto. Pérdida*

1 (Véase Dr. Hamer, "Tabellenbuch" (Libro de Tablas), pág. 60, 71.

celular durante la fase activa, recuperación en la fase de reparación (estrías enrojecidas). Los pechos están completamente cubiertos de estrías. (Archivo propio).

❁ *Un culturista aficionado trabaja duro en los músculos de su brazo. No obstante, estos siguen siendo muy "flacos": conflicto de desvalorización local en relación con la parte superior de los brazos. Aparición de estrías. (Archivo propio).*

Conflicto activo Pérdida celular (atrofia) en las fibras elásticas y de colágeno: debilitación o atrofia en la estructura fibrosa del tejido conjuntivo subcutáneo (dilatación).

Fase de reparación Reconstrucción de las fibras. Las zonas dilatadas permanecen así. En las líneas de fractura se genera material de reparación con tejido conjuntivo: Al comienzo las estrías aparecen enrojecidas. Cuando su formación ha concluido se vuelven pálidas: **situación tras fase de reparación.** Sin embargo, en su mayoría son conflictos crónicos.

Sentido biológico Refuerzo del tejido conjuntivo.

Observación Tener en cuenta lado madre/hijo o de la pareja, o conflicto local.

Preguntas ¿Tienen mis antepasadas también estrías de distensión, celulitis o lipomas? (Sí > tema familiar). ¿Porqué estoy descontenta con mi apariencia exterior? ¿Me han caracterizado mis progenitores? (Mi madre estaba descontenta con su sobrepeso, razón por la cual mi padre la criticaba). ¿Tenía mi madre problemas con su aumento de peso durante el embarazo? ¿Están mis padres orientados al cuerpo o son fanáticos del deporte? (Atletas competitivos, siempre en buena condición física). ¿Permito a la industria cosmética deslumbrarme con sus productos? ¿No es el cuerpo tan sólo un envoltorio? ¿Cuál es el sentido de mi vida? ¿Cuál deberá ser el balance final mío cuando llegue el momento de fallecer?

Terapia Encontrar conflicto, canales, caracterizaciones y dogmas. Idea central: *"Me siento bien con mi cuerpo y estoy contento con mi apariencia". "Mi cuerpo sólo es un envoltorio efímero, mi alma es inmortal".* Realizar cada día el ritual matutino de Anton Styger (véase pág. 71). Alimentación alcalina, gimnasia, actividad física, aplicaciones de frío-calor (sauna, baños fríos). Fuertes masajes con alcanfor, aceite de romero, aceite de canela. Cepillados. Flores de Bach: Alerce.

Lipoma

Conflicto Conflicto de desvalorización por sentir que esta parte del cuerpo no es bonita o estética. Conflicto porque el cuerpo no está lo bastante acolchado y no tiene protección (por ejemplo, un espeleólogo se da golpes a menudo).

Ejemplo ❁ *Un diestro de 45 años está muy concienciado con el ejercicio físico. Este va con frecuencia a correr y a entrenar al gimnasio. Debido a un proyecto en su trabajo, de repente apenas tiene tiempo para hacer deporte y descuida su cuerpo durante dos años. Cuando él observa cómo sus brazos acusan la falta de entrenamiento , se siente mal por esta "decadencia": conflicto de sentirse mal por su aspecto. Cuando termina el proyecto, se decide inmediatamente a meter a su cuerpo en cintura. En las dos semanas siguientes surge un lipoma bajo el brazo del tamaño de una judía (fase de reparación). (Archivo propio).*

Fase **Reparación pendiente,** producción excesiva local de tejido adiposo o conjuntivo. Se producen lipomas o fibromas.

Terapia El conflicto está solucionado. No es necesario tomar medidas, tan sólo evitar recidivas. Si se producen otros, encontrar y solucionar conflicto o canales. Preguntas véase página anterior. Operación en caso de molestia estética.

Piel endurecida (esclerodermia localizada, morfea)

Con esta afección la piel se vuelve más dura a causa de un endurecimiento del tejido conjuntivo subcutáneo (colágeno). Por lo general, queda afectado una zona reducida que puede tener el tamaño de una moneda. Una mayor expansión, por ejemplo en articulaciones, puede reducir la movilidad de manera drástica. La piel se convierte en una especie de "armadura". Si además se produce el endurecimiento de tejido conjuntivo en músculos, vasos sanguíneos u órganos internos, se habla de esclerodermia sistémica.

Conflicto Conflicto de desvalorización: La vida o una situación es demasiado dura. Sentirse desprotegido e indefenso.

Ejemplos	❁ *Un griego, ya entrado en los 50, es despedido de la empresa. Este no encuentra trabajo y, en un sistema social que se derrumba , tampoco recibe ninguna ayuda (terrible dureza). (Archivo propio).*
Fase	Conflicto recurrente con **actividad pendiente.** Endurecimiento, refuerzo y encogimiento por cicatrización del tejido conjuntivo subcutáneo (fibras elásticas y de colágeno).
Sentido biológico	La protección de la dermis no es suficiente. El individuo necesita un "caparazón" de tejido conjuntivo para poder hacer frente a una situación.
Preguntas	¿Desde cuándo tengo los endurecimientos? (Conflicto anterior). ¿Cuál dureza no pude/no puedo soportar? ¿Qué cambió en mi vida? ¿Qué me causa estrés? ¿Cuál fue la primera parte afectada del cuerpo? (Indicación sobre conflicto). ¿Con qué asocio yo esta parte del cuerpo? ¿Qué representa esta parte? ¿Test de aplauso? ¿Soy yo responsable de esta situación? (Sí > proponer pasos concretos para solucionarlo). ¿Puedo poner el conflicto en la mano de Dios? ¿Puedo perdonarme a mí mismo(a)? ¿Cuál caracterización me orientó en esa dirección? ¿Qué actitud tenían mis antepasados? ¿Qué actitud mía interior podría ayudar a la reparación? ¿Qué podría yo cambiar práctica/realmente? ¿Con quién podría/debería yo hablar sobre ésto?
Terapia	Encontrar conflicto, canales, caracterizaciones y dogmas y dar solución real para que el SBS llegue a su fin. Una reducción o reparación completa puede producirse sólo en los primeros meses. Véase además remedios para la piel en pág. 300.

Celulitis, "síndrome de piernas gruesas" (lipedema)

MESO NUEVO

−+

Conflictos	Conflicto de desvalorización estético (véase pág. 296 s.) y al mismo tiempo conflicto de refugiado (síndrome).
Ejemplos	➜ *Una mujer tiene piernas gruesas y tiene un problema a causa de ello.* ➜ *Un hombre siente que se burlan de él en la sauna por el tamaño de su barriga.*
Conflicto activo	Pérdida (necrosis) de tejido adiposo.
Fase de reparación	Recuperación del tejido adiposo subcutáneo. Producción excesiva de tejido adiposo en reparación pendiente. De manera simultánea se encuentra "de fondo" un SBS activo de los túbulos colectores del riñón (síndrome): retención de líquido y grasa (celulitis o lipedema). In Summe ein **conflicto recurrente.**
Sentido biológico	Producción de tejido adiposo, refuerzo de la capa de grasa, puesto que *"gordo es hermoso"*. Un individuo obeso es hermoso. Este individuo tiene éxito en la obtención de alimentos. El animal adelgaza sin hacer nada.
Terapia	Encontrar conflicto de refugiado y de desvalorización y dar solución real para que el SBS llegue a su fin. Preguntas véase página anterior. Ritual matutino de Anton Styger (véase pág. 71). Flores de Bach: Alerce, manzano silvestre (véase también terapia en pág. 297).

Cicatrización excesiva (queloide)

Conflicto	Conflicto de desvalorización en relación con una lesión o zona operada.
Ejemplo	❁ *Una mujer es infeliz porque la tienen que operar en el abdomen: conflicto de desvalorización local. Se produce una cicatrización excesiva antiestética: reparación pendiente. (Archivo propio).*
Conflicto activo	Pérdida celular im tejido conjuntivo subcutáneo en la zona de la cicatriz.
Fase de reparación	Reconstrucción. Producción excesiva de tejido conjuntivo cicatricial. El queloide permanece.
Sentido biológico	Refuerzo de la cicatriz.
Terapia	El conflicto está ya solucionado. Se puede contribuir a que no se produzca ningún queloide: se debe aceptar completamente la operación, o bien la lesión en cuestión. No oponerse al destino y reconciliarse con lo ocurrido. No permitir que surjan dudas sobre la reparación. Tratamiento de la cicatriz con aceite de alcanfor y de canela. Eliminación del trastorno energético mediante acupuntura. Cayce: Masajes con aceite de cacahuete y alcanfor en partes iguales. Aplicar cuidadosamente DSMO (dimetilsulfóxido). Gracias a esta medida pude observar una clara mejoría de los queloides.

Absceso cutáneo (forúnculo, ántrax)

Los abscesos o las inflamaciones de un folículo piloso suelen surgir en la dermis, a veces también en el tejido subcutáneo.

Conflicto — Conflicto de desfiguración, "lesión profunda" o conflicto de desvalorización en relación con la zona.

Ejemplo — ❁ *Una cajera de supermercado siempre tiene forúnculos en los glúteos o en la parte interna de los muslos. A causa de una ligera incontinencia lleva compresas. Cuando hay muchos clientes en el supermercado, a veces no puede para cambiar la compresa a tiempo y se siente por ello sucia (conflicto de desfiguración local). Fase de reparación: forúnculo.* (Archivo propio).

Fase — **Fase de reparación.**

Terapia — El conflicto está ya solucionado. Acompañar reparación. Remedio para la inflamación: Aplicar cebolla cortada. En su caso, abrir el foco de pus para aliviar la presión. Pomada antiinflamatoria, colocar hoja de repollo. Infusión uso externo: Árnica, alholva, malvavisco, manzanilla, entre otros. Aplicar cuidadosamente DSMO (dimetilsulfóxido).

SBS de la epidermis

FHs en sensores de la corteza cerebral

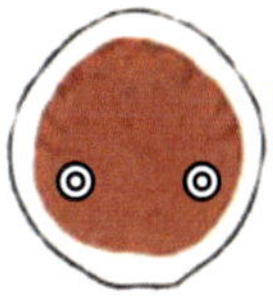

Escamas, alopecia (alopecia total), alopecia areata [1]

ECTO

Según la MC la alopecia se produce en hombres debido a un alto nivel de testosterona. De ser así, tendrían que verse especialmente afectados los hombres jóvenes (nivel alto de testosterona). Desde el punto de vista de las cinco Leyes Naturales Biológicas, la frecuente pérdida del cabello en hombres no está clara. Se desconoce por qué los hombres sufren conflictos de separación en la cabeza y no las mujeres. Muchos medicamentos pueden producir pérdida de cabello: citostáticos, la "pildora", analgésicos, antirreumáticos, diluyentes de sangre, antihipertensivos, medicamentos para reducir el colesterol, entre otros. Si no hay medicamentos en juego, una pérdida repentina o en un área redondeada está causado sin duda por un conflicto.

Conflicto — Conflicto de separación en relación con el área en cuestión (cabeza). No sentirse aceptado. Según Frauenkron-Hoffmann: Se tiene que mostrar que se tiene cabeza (sentirse intelectualmente separado). Muchos hombres modernos se definen sobre su intelecto - es un mal moderno. Las mujeres no lo necesitan tanto.

Ejemplo — ❁ *Una joven diestra, casada de 20 años, sufre su primer conflicto de separación en relación con la cabeza a la edad de 8 años, cuando muere su querida abuela de manera repentina. La abuela tenía por costumbre de estrechar la cabeza de su nieta sobre su vientre. Eso le gustaba mucho. Un segundo conflicto de separación intenso lo sufrió hace un año. La paciente se sintió herida cuando sus mejores amigas de un día para otro le dieron la espalda. Todos los intentos de recuperar su amistad fracasaron. Se produce alopecia areata: pérdida del cabello en casi un 70% de la cabeza (fase de conflicto activo). (Archivo propio).*

− +

❁ *A una niña de 6 años se le "prohíbe" acostarse en la cama con sus padres. Esto le provoca un conflicto de separación local en relación con la cabeza que le causa alopecia. (Archivo propio).*

Conflicto activo — Reducción del metabolismo en raíz capilar. Alopecia, sequedad o menor riego sanguíneo del cuero cabelludo, formación de escamas: síntomas de actividad de conflicto.

Sentido biológico — La pérdida de sensibilidad hace olvidar provisionalmente la falta de contacto o bien el contacto no deseado. Uno muestra que es inteligente.

Fase de reparación — Aumento del metabolismo en la cabeza, hinchazón, enrojecimiento, picor. Crecimiento de nuevos pelos. El resto de escamas desaparecen con posterioridad y dejan de formarse nuevas escamas.

Preguntas — ¿Desde cuándo pierdo el cabello? (Conflicto anterior). ¿Hubo una separación, un rechazo grave o algún otro shock? ¿Porque lo asocio a mi cabeza? (Por ejemplo, me acarician, masajean o lo contrario me golpean, hieren). ¿O debo demostrarme a través de mi inteligencia? (Por ejemplo, en la formación profesional). ¿Qué valor tiene el intelecto en nuestra familia? ¿Me identifico intensamente con el intelecto? ¿Qué soy, si no soy inteligente? ¿Hubo alguna experiencia respecto a mi cabeza/cabellera que me afectó? ¿Qué cambio de conciencia es necesario? ¿Cuál es la actitud que debo propiciar?

Terapia — Encontrar conflicto, canales, caracterizaciones y dogmas. Cura de al menos cuatro semanas: Reblandecer (golpear) hojas de repollo y aplicar. Beber zumo de frutas frescos. Extraer el jugo de un repollo blanco, aplicar el bagazo y beber el jugo. Fricción con infusión de artemisa, ortiga, raíz de bardana, raíz de boj. Masajes en la cabeza con aceite de sésamo y aceites esenciales de tomillo, romero y cedro. Cayce: Realizar masajes con "crudo" (nafta

1 (Véase Dr. Hamer, "Tabellenbuch" (Libro de Tablas), pág. 119, 131.

mineral o petróleo), masajes en la cabeza, gimnasia, limpieza interna mediante una alimentación alcalina. Comer mijo marrón con frecuencia. Lavados intestinales. Hildegarda: Receta especial pomada de caléndula.

SBS de la parte inferior de la epidermis

FHs en sensores de la corteza cerebral

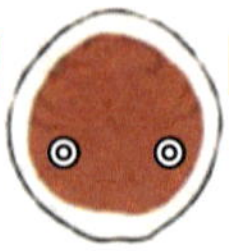

ECTO

−+

Canas

Una reducción en la producción de pigmento (melanina) conlleva la pérdida de color del cabello. Es probablemente un síntoma normal de envejecimiento. No obstante, la aparición repentina de canas o el pelo gris a edad temprana es un síntoma inequívoco de presencia de conflictos.

Conflicto	Conflicto de separación intenso, generalmente con aspecto generacional (familia, descendencia).
Ejemplos	❁ *Una madre soltera de 49 años con tres hijos tiene que ser ingresada en un hospital a causa de una operación. Ella le promete a sus hijos que va a llamar a casa cuando termine la operación. Cuando se despierta de la anestesia, se encuentra en la unidad de cuidados intensivos. La paciente le pregunta la hora a una enfermera y esta le informa que la operación tuvo lugar el día anterior: conflicto de separación intenso de sus hijos. En tres días la paciente encanece completamente: fase activa. (Archivo propio).* ❁ *Una mujer de 40 años desea tener un hijo y se somete a un examen ginecológico. El ginecólogo le comunica con frialdad que ya no puede tener hijos: conflicto brutal de separación con aspecto generacional. De un día para otro los pelos de la paciente se vuelven blancos como la nieve. (Archivo propio).*
Conflicto activo	Reducción del metabolismo y pérdida de la capa de melanina: aparición de canas.
Sentido biológico	Aumento de la filtración de luz solar para que pueda penetrar más luz (calor, información, conocimiento, sabiduría): "Consuelo y sabiduría gracias a los rayos del sol". "La sabiduría de la vejez".
Fase de reparación	Reconstrucción de la capa de melanóforos. Vuelta de la pigmentación del cabello.
Preguntas	¿Qué ocurrió cuando los cabellos se colvieron súbitamente blancos? ¿Hubo estrés en la familia? (Por ejemplo, riñas con los hijos/parientes, reproches por una herencia). ¿Qué debo cambiar en mi interior y exterior para solucionar el problema?
Terapia	Encontrar conflicto, canales, caracterizaciones y dogmas. Jugo de cebolla.

- **Remedios para la piel**
- Estímulos naturales como luz (baños de sol con moderación), agua, lluvia, viento.
- Complejo de vitaminas B en productos de levadura (por ejemplo, levadura de cerveza).
- Vitamina E y A en aceites vegetales prensados en frío, especialmente aceite de linaza. Vitamina D3.
- Aceite de hígado de bacalao. • Oro coloidal.
- Cayce: Alimentación alcalina, prestar atención a la excreción (intestino) y a la circulación (gimnasia), comer dos almendras al día, masajes, frotaciones con aceite de oliva, jabón de aceite de oliva para la higiene corporal.
- Infusiones para la piel (uso interno y externo): Agracejo, hojas de abedul, hojas de zarzamora, salvia, verbasco, manzanilla, verónica, achicoria, entre otros.
- Baños o frotaciones con microorganismos efectivos (EM, véase pág. 55), agua oxigenada (H_2O_2) 3%.
- Baños con sal marina o baño alcalino.
- Hildegarda: Serpol (especia), membrillo, remolacha.
- En caso de inflamaciones: Plata coloidal uso externo. Aplicaciones con manzanilla, tierra medicinal, lodo, arcilla ácida, aplicar patata cocida, Schüssler nº 1, 3, 11, MMS de Jim Humble.
- Zonas abiertas de la piel, heridas de difícil reparación: Aplicar miel de flores, colocar hojas de col, usar pomada de caléndula, consuelda o bálsamo de propóleos.
- La pomada negra es un magnífico remedio para la eliminación inmediata de tumores de piel con división celular activa ("maligno"), en lugar de recurrir a una operación. Apta sólo para personas que no sean demasiado sensibles al dolor y con nervios de acero. Puede encontrarse en www.cernamast.eu.
- Bórax natural uso interno, en su caso petróleo uso externo.
- Cuidado de la piel: Usar aceite de oliva u otros aceites de la cocina mezclados con de aceites esenciales. Esto es mucho mejor que usar cosméticos industriales, que son poco saludables y caros y están hechos a base de química y productos derivados del petróleo. El aceite de oliva es ideal, el único problema es el aroma propio y la conservación limitada. Como alternativa puede tomarse aceite de girasol. Los aceites más económicos que no proceden de prensado en frío, tienen la ventaja frente a los aceites más caros y de más calidad, que son más duraderos y no se vuelven rancios tan pronto.

HUESOS Y ARTICULACIONES

Al menos 206 huesos conforman la estructura del cuerpo humano.
La parte del hueso que soporta la carga es la corteza ósea (hueso cortical), que recubre la médula ósea (sustancia esponjosa).
En su parte externa el hueso está recubierto por el periostio. Con excepción del periostio de origen ectodérmico, todas las estructuras del aparato locomotor como ligamentos, tendones, músculos, discos intervertebrales, meniscos o bolsas sinoviales se componen de tejido mesodérmico.
El aparato locomotor es la parte "más agradecida" del cuerpo a la hora de encontrar conflictos y clasificarlos. Incluso como principiante se pueden tener gratificantes "éxitos" si se procede con cuidado.
El contenido de conflicto que engloba al resto es el conflicto de desvalorización. No obstante, para cada parte del aparato locomotor existe un pequeño matiz.
La confianza en uno mismo es también para el alma el elemento base que conforma su estructura. Su correspondencia en el cuerpo es el aparato locomotor.
Fuertes conflictos de desvalorización se manifiestan en los huesos, el tejido más duro.
Conflicto de desvalorización más ligeros se plasman en tejidos más blandos como cartílagos y ligamentos.
Si quedan afectados músculos y tendones, el conflicto de desvalorización gira en torno al movimiento.
El aparato locomotor está controlado por la sustancia blanca. Esta parte del cerebro tiene una estructura esponjosa, en la cual los Focos de Hamer no se distinguen claramente.
El Dr. Hamer apunta el hecho de que los conflictos de desvalorización suponen una excepción, dado que en estos no tiene por qué darse un conflicto en la forma de un choque dramático.
Es decir, los Programas Especiales relacionados con la autoestima se producen también por sentimientos "no dramáticos" que aparecen lentamente. Por ejemplo, al pensar que no se es buena pareja, por la creencia de no ser capaz de superar algo o por un sentimiento de incapacidad.
No obstante, en mi opinión no todas las molestias del aparato locomotor están causados por conflictos. Aquí también juegan un papel la alimentación, el estilo de vida y el ejercicio físico. Según un proverbio alemán: *"Demasiado y demasiado poco son el objetivo del loco"*.
Demasiado movimiento (por ejemplo, deporte extremo), movimiento parcial, o bien escaso (por ejemplo, trabajo en la oficina, ver la televisión, conducir) son perjudiciales.
Especialmente nuestras articulaciones viven del movimiento, pero con moderación. Nuestro cuerpo no está hecho para trabajar por muchas horas en una oficina, de la misma forma que no está hecho para estar de rodillas (embaldosadores).
Como consecuencia de ello puede producirse acortamiento, degeneración o agarrotamiento muscular, desequilibrio de la tensión en la columna y articulaciones, alteraciones en el metabolismo de las articulaciones, propensión a lesiones, dolores sin conflicto pero con potencial para sufrir conflictos: "Mis rodillas ya no valen para nada", conflicto de desvalorización local.

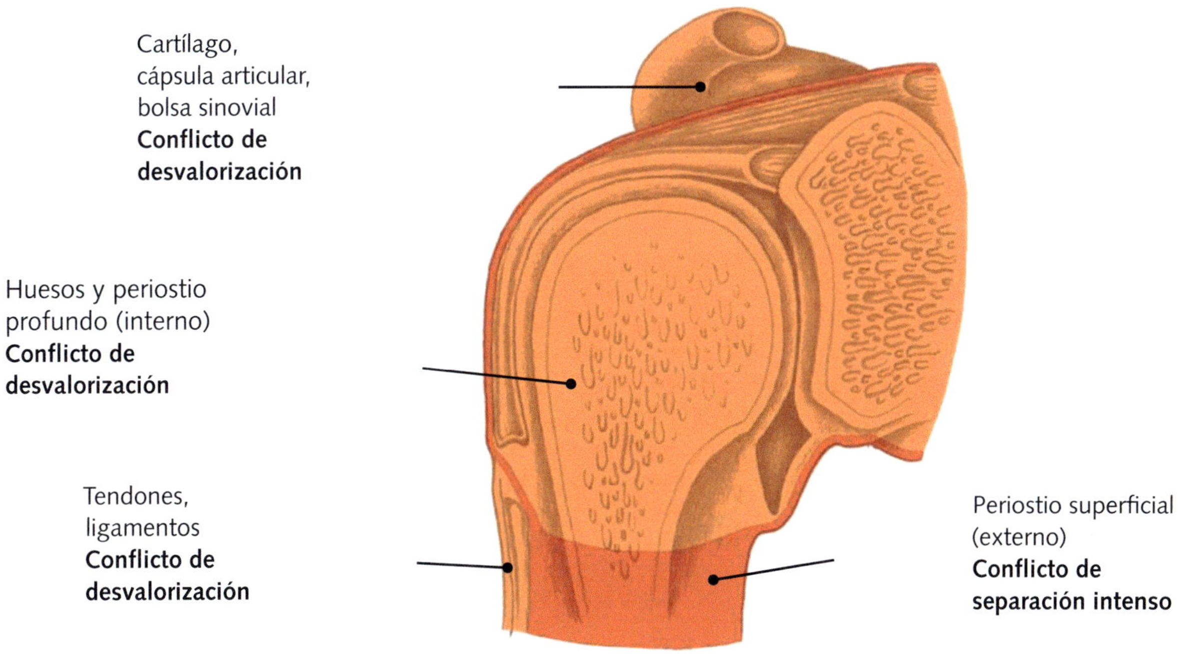

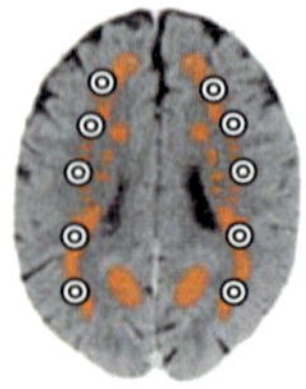

LOS CONFLICTOS DE DESVALORIZACIÓN EN PARTICULAR[1]

Huesos del cráneo, vértebras cervicales, nuca
Conflicto de desvalorización moral-intelectual. Sentir injusticia, discordia, falta de libertad, honestidad o gratitud, indecencia, infidelidad, intolerancia, etc. Sentirse estúpido, no inteligente. Frase hecha: "Romperse la cabeza por algo".

Órbita ocular Conflicto de desvalorización en relación con el ojo.

Maxilar superior e inferior
Conflicto de desvalorización, no poder morder, o conflicto de desvalorización local en relación con el maxilar, barbilla.

Hombro
Conflicto de desvalorización por pensar que no se es buena madre o buen hijo (diestros, hombro izquierdo), o que no se es buena pareja (diestros, hombro derecho).

Codos
Conflicto de desvalorización por no poder abrazar, sostener, tirar, empujar, rechazar, golpear, etc. El codo es el equivalente a la rodilla: conflicto de la ambición insatisfecha (por ejemplo, tenistas, jugadores de balonmano, operarios).

Manos y dedos
Conflicto de desvalorización-torpeza. Pensar que se ha tratado a alguien de manera inapropiada, haber abordado un asunto de manera errónea, haber hecho algo mal, haber fracasado en alguna actividad con las manos. (Frecuente en perfeccionistas). O bien, conflicto de desvalorización local, por ejemplo, por no poder realizar esfuerzo con la mano después de una fractura de escafoides.

Vértebras dorsales
Conflicto de desvalorización por ser doblegado por la vida. Sentirse humillado o inferior. Conflicto por dejarse empequeñecer. O bien, conflicto de desvalorización porque algo no está bien en la zona del tórax.

Esternón, costillas
Conflicto de desvalorización local, por ejemplo, por cáncer de mama.

Vértebras lumbares Conflicto de desvalorización central. Por ejemplo, se piensa que no se puede soportar más la presión. O bien, conflicto de desvalorización local, por ejemplo, a causa de un diagnóstico de cáncer intestinal o por hemorroides, *"no puedo cargar con esta cruz"*.

Coxis, hueso del pubis y huesos ilíacos Conflicto de desvalorización local, a menudo en relación con la sexualidad o la potencia.

Isquion
Conflicto de desvalorización por no poseer o dejar pasar algo. O bien conflicto de desvalorización.

Caderas y cuello del fémur
Conflicto de desvalorización por no poder soportar algo. O bien conflicto local.

Rodilla
Conflicto de desvalorización deportiva. Conflicto por falta de reconocimiento, por la ambición insatisfecha. O bien conflicto de desvalorización por no poder correr, saltar, pisar, etc. También tomar en cuenta el tema obediencia, religión (arrodillarse delante de alguien/en la iglesia).

Articulación del tobillo, pie, dedos de los pies
No poder soportar a una persona o situación. Conflicto de desvalorización por no poder correr, saltar, pisar, frenar, etc. A menudo en relación con el "lugar".

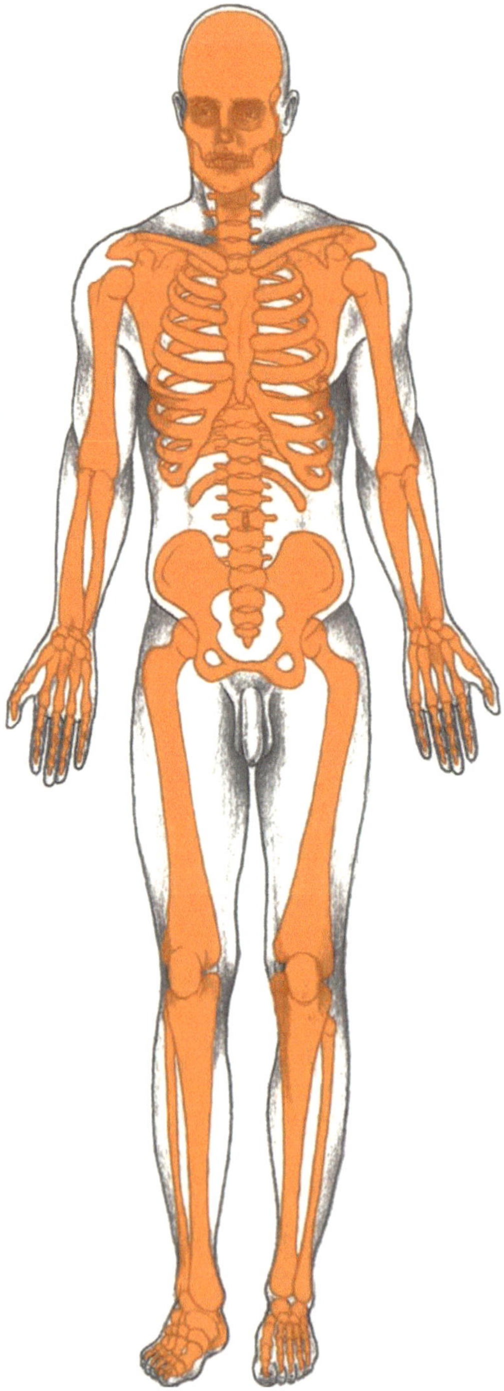

1 (Véase Dr. Hamer, "Tabellenbuch" (Libro de Tablas), pág. 63, 75.

SBS de huesos, cartílagos y ligamentos

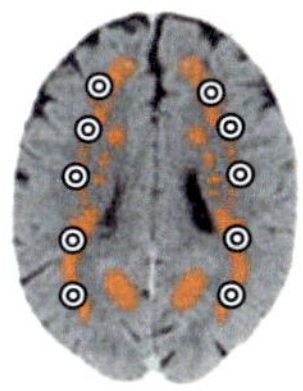

DESARROLLO BÁSICO[1]

Conflicto	Conflicto de desvalorización según la localización, véase abajo.
Tejido	Huesos, cartílagos, músculos, tendones – Mesodermo nuevo.
Conflicto activo	Degradación en huesos (osteólisis), articulaciones o músculos. Sin dolor. Reducción en el metabolismo, en su caso "sensación de frío". Raramente se producen fracturas, ya que el periostio sirve como "vendaje". Reducción de la producción de sangre (hematopoyesis) en la médula ósea: anemia (véase pág. 139).
Fase de reparación	Aumento del metabolismo (inflamación). Reconstrucción del tejido con ayuda de bacterias. Hinchazón, enrojecimiento, dolor (dolores de cuello y espalda, en las articulaciones, etc.). Dilatación del periostio: cáncer de hueso, producción excesiva de células sanguíneas ("cáncer de sangre", leucemia véase pág. 140 s). Empeoramiento de los síntomas en estado relajado o durante la noche. Analgésicos como ayuda.
Sentido biológico	Actividad de conflicto duradera: La articulación o hueso afectado se desintegra, se vuelve inútil > El individuo debe buscar un nuevo campo de acción (por ejemplo, otro trabajo) en el cual puede ser útil nuevamente. En caso extremo: Uno se desintegra desde adentro por que uno ya no es más útil para "la manada". De este modo se asegura la sobrevivencia de la manada. (de los dolores): Inmovilización del individuo con motivo de la reparación. Sentido biológico en su conjunto: Refuerzo de huesos, cartílagos, ligamentos, tendones o músculos. Una vez finalizado el SBS, la zona afectada es más fuerte que antes (igual que ocurre en caso de fractura ósea) y permanece más gruesa (grupo de lujo).
Observación	En caso de dolores en las articulaciones o en la columna vertebral, no sabemos con exactitud si el SBS afecta a los huesos o a otras estructuras (cartílagos, ligamentos). No obstante, esto es relevante sobre todo en el plano académico, ya que los dolores son una señal de que el conflicto ya está solucionado y de que el paciente ya está en fase de reparación. Una excepción la encontramos en el poco frecuente "conflicto de separación brutal", que afecta a la sensibilidad del periostio, con dolores durante la fase de conflicto activo (véase reuma). Posible consecuencia de los conflictos de desvalorización: Se quiere ser siempre bueno o el mejor, tendencia a compararse con los demás, se quiere realizar algo grande (el motor para alcanzar grandes resultados): peligro de agotamiento.

MESO NUEVO

−+

A continuación se exponen las enfermedades en general según la fase de la enfermedad, después según la localización desde la cabeza hasta los pies.

Desgaste de la articulación (artrosis)

Conflicto	Conflicto de desvalorización según la localización, véase pág. 302.
Tejido	Cartílagos, discos intervertebrales o meniscos – Mesodermo nuevo.
Fase	**Actividad de conflicto pendiente o conflicto recurrente.** Generalmente se alternan fases prolongadas de conflicto activo con breves fases de reparación. Sustitución de tejido funcional por tejido cicatricial de menor valor y más frágil: reducción en la elasticidad y resistencia.
Observación	Peligro de círculo vicioso, ya que los dolores en una articulación pueden ocasionar un conflicto de desvalorización: *"Ya no podré hacer excursiones largas, mis caderas no aguantan". "Mi rodilla ya no sirve para nada".* Tener en cuenta lado madre/hijo o de la pareja, o conflicto local.
Preguntas	En primer lugar saber si la persona es diestra o zurda (entre otros, test de aplauso). ¿Cuál articulación está afectada, qué lado? ¿Cuándo sentí las molestias por primera vez? (Conflicto desde entonces). ¿Esas molestias tenían lugar durante el día o más bien durante la noche? (Durante el día: Molestias crónicas, sin energía, no hay inflamación = se trata más o menos de la fase de conflicto activo > requiere medidas para entrar en calor, ver el apartado siguiente. (Durante la noche: Actualmente se trata de la fase aguda, mucha energía, inflamación = fase de reparación intermedia > requiere

1 (Véase Dr. Hamer, "Tabellenbuch" (Libro de Tablas), pág. 63, 75.

medidas de enfriamiento, véase Terapia inflamación de articulaciones, pág. 306)
Molestias durante la noche: ¿Cuál conflicto se solucionó inmediatamente antes de que comenzaran los dolores nocturnos? (> canal hacia el conflicto inicial). Ahora sabemos si tiene que ver con la relación madre/hijo o con la pareja y si el conflicto se solucionó por lo menos temporalmente en el intertanto. Buscar el conflicto inicial: ¿En qué situación me sentía yo desvalorizado(a) cuando comenzó el conflicto? ¿Cómo era mi situación de vida en aquel entonces? (Situación familiar, clase en la escuela). ¿Qué me estresaba, cuáles emociones eran dominantes? ¿Hay paralelismos con la situación emocional actual? ¿Cómofue el embarazo, el parto, el período de lactancia? (Buscar caracterizaciones). ¿Fui un niño anhelado? ¿Me parezco a uno de mis antecesores? (Madre, padre, abuelos, bisabuelos). ¿Cuál patrón llevo conmigo de esa persona? ¿Cuál generación de la familia comenzó con este patrón? ¿Cuáles pensamientos de reparación deseo enviar a mis antepasados? (La reparación de la familia ayuda a mi propia reparación). ¿Cuál actitud nueva deseo tomar? ¿Estoy en armonía con el orden familiar? (Véase pág. 50 s.)

Terapia

Encontrar conflicto, caracterizaciones, canales y dogmas.
Idea central: *"El dolor significa reparación". "Estoy lleno de confianza y miro hacia el futuro con esperanza". "Confío en la Divina Providencia".*
Realizar cada día el ritual matutino de Anton Styger (véase pág. 71).
Alimentación alcalina con alimentos de calidad, mijo marrón. Vit. D3, aceite de linaza (ácidos grasos omega 3). Tres veces a la semana sopa con cocido de huesos de vacuno, pescado y aves de corral. Una cucharadita diaria de aceite de hígado de bacalao. Bórax natural uso interno, en caso necesario también uso externo.
Flores de Bach: Alerce, centaurea, en su caso olmo.
En todos los remedios de carácter físico se aplica la máxima: suministrar energía.
Baños calientes, sauna, baño turco, terapia con luz roja o infrarrojos, cepillado (en seco o en mojado). Tomar el sol, en su caso solarium. Fuertes masajes con aceites que fomentan el riego sanguíneo como romero, mejorana, tomillo, cilantro, canela, alcanfor, entre otros
Acupuntura, masaje en el tejido conjuntivo, en las zonas reflejas, aplicaciones con puré de patatas caliente o con harina de mostaza. Ventosaterapia (ventosa seca), en su caso parche de cantáridas.
Fisioterapia, ejercicio físico con moderación, entrenamiento de fuerza, musculación.
En pacientes de más edad son de ayuda las hormonas naturales (bioidénticas), por ejemplo según el Dr. Lee, Dr. Platt, Dr. Lenard, Dr. Rimkus. Estas tienen un efecto rejuvenecedor, también para las articulaciones.
En su caso, cura de petróleo.

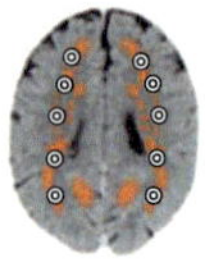

Atrofia ósea (osteoporosis)

Se trata de una enfermedad propia de la edad que conlleva pérdida de sustancia ósea y por ello una pérdida de solidez y una mayor posibilidad de fracturas. Casi la mitad de las personas con más de 70 años sufren esta enfermedad, dos veces más en mujeres que en hombres.

Conflicto

Conflicto de desvalorización más o menos generalizado.

Ejemplos

➜ *"Ya no valgo para nada, sólo soy una carga para mi familia".*
➜ A una persona se le concede la jubilación y de repente se siente vieja: "Me he quedado anticuado".
❁ *Los niños, lo más importante en la vida de una mujer, se han ido de casa: "Me pregunto para qué sirvo ahora": conflicto de desvalorización, pérdida celular en los huesos durante la fase activa (osteoporosis). Recuperación con dolor durante la fase de reparación, en caso de que se produzca. (Archivo propio).*

Fase

Fase activa de conflicto. Pérdida de sustancia ósea. Generalmente, se producen entretanto breves fases de reparación. Sin embargo, seguidamente prosigue la pérdida progresiva de tejido óseo (osteoporosis).

Observación

Es interesante que en Asia, donde las personas mayores están mucho más valoradas y juegan un importante papel en la sociedad, apenas se conoce la osteoporosis. En las grandes familias de Asia los mayores tienen un lugar fijo y suelen tener la última palabra. Mantener la autoestima y la confianza en sí mismo en la vejez es un deber social e individual.

Otras causas

Falta de movimiento: Cuando los huesos no reciben estímulo, estos se reducen a lo mínimo. La densidad de los huesos puede aumentar mediante el ejercicio regular (al igual que los músculos). También la autoestima mejora gracias al deporte, cuando se permanece relajado

	y no se está bajo presión por lograr una meta determinada. Deficiencias nutricionales: Especialmente un consumo elevado de azúcar perjudica el metabolismo en los huesos. Uso duradero de cortisona: Los esteroides inhiben la producción de tejido y fomentan la atrofia ósea.
Preguntas	¿Qué opino de la vejez? ¿Me siento valioso(a)? ¿Qué valor tienen los ancianos en mi familia? ¿Qué metas tengo aún? ¿Cómo podría yo reorganizarme interiormente? (Nuevas tareas, nuevas metas interiores)
Terapia	Encontrar conflicto, canales, caracterizaciones y dogmas. Idea central: *"Adiós a las obsesiones de la juventud". "Lo que cuenta son los valores internos. Lo que quiero alcanzar es sabiduría y fuerza de carácter". "Soy fuerte y valiente".* Movimiento, especialmente entrenamiento de fuerza, musculación. Fuertes masajes con aceites que producen efectos cálidos. Aceite o pomada de consuelda. Alimentación alcalina. Evitar harina blanca, azúcar, refrescos, Coca-Cola (fosfatos). Vitamina D natural (aceites vegetales prensados en frío, aceite de pescado, huevos, productos lácteos), calcio (sésamo, mijo, verduras, semillas de ortiga, productos lácteos, entre otros), aceite de linaza. Infusiones: Cola de caballo, avena verde, artemisa. Bórax natural uso interno. Minerales pulverizados (Schindele´s). Los bifosfonatos de la MC no se recomiendan según las cinco Leyes Naturales Biológicas, dada su ineficacia y que además resultan perjudiciales. Para más terapias véase desgaste de la articulación (arriba).

Pérdida de tejido en la médula ósea (necrosis de médula ósea), transformación de la médula ósea en tejido conjuntivo (fibrosis de la médula ósea, osteomieloesclerosis)

Conflicto	Conflicto de desvalorización según la localización, véase pág. 302.
Fase	**Fase de conflicto activo** (necrosis de médula ósea), o bien conflicto recurrente (fibrosis). Pérdida de tejido en la médula ósea, o bien sustitución por tejido conjuntivo.
Terapia	Encontrar conflicto, canales, caracterizaciones y dogmas. Después evitar recidivas. Véase además desgaste de la articulación pág. 304.

Síndrome de dolor articular tras lesión (distrofia simpática refleja, SDRC)

Cuando tras un accidente se produce una fractura que no se cura aparecen dolores crónicos y se produce en su caso una atrofia de la articulación afectada, se puede diagnosticar un "síndrome de distrofia simpática refleja".

Conflicto	Conflicto de desvalorización local, más exactamente, desvalorización a causa de la lesión o limitación.
Ejemplo	➜ *"Se me ha fracturado el tobillo. Ahora estoy fuera de juego. ¿Y si no se vuelve a poner bien?".*
Fase	Fase de conflicto activo, o bien **conflicto recurrente:** Pérdida de tejido óseo, apenas se forma callo óseo. Entretanto, fases más optimistas con regeneración ósea (formación de callo óseo), dolores.
Preguntas	¿Porqué me afectó tanto esa herida? ¿Cómo resistieron mis antepasados los accidentes/heridas? ¿Cuál es el objetivo de "no poder hacer nada"? (Por ejemplo, ejercitar la paciencia, cuestionar las tareas o las metas de la vida) ¿Cuáles efectos positivos tienen? (Por ejemplo, la vida transcurre más lentamente, hay más tiempo para la familia)
Terapia	Salir del círculo vicioso a través de un optimismo inquebrantable. Cuestionar la identificación con el propio cuerpo, buscar una nueva orientación en la vida. Preguntas medidas, véase pág. 303 -304.

Huesos de cristal (osteogénesis imperfecta)

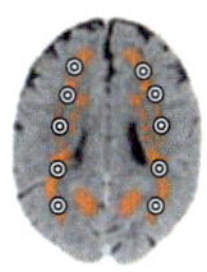

Según la MC, se trata de un "trastorno congénito" caracterizada por una formación deficiente de los huesos y por una fragilidad extrema.

Conflicto	Conflicto generalizado de desvalorización.
Fase	**Fase de conflicto activo** – Limitación en la división celular o pérdida de tejido óseo.
Observación	Debe pensarse también en conflictos prenatales y en conflictos de desvalorización recibidos de los padres.
Terapia	Encontrar conflicto, canales, caracterizaciones y dogmas. Véase también desgaste de la articulación.

Inflamación y deformación de los huesos (enfermedad de Paget)

Al comienzo de esta enfermedad crónica se da un aumento en la actividad de las células que degradan los huesos (osteoclastos). En el desarrollo de la enfermedad se produce un espesamiento y deformación de los huesos.

Conflicto	Conflicto de desvalorización según la localización, véase p 302.
Fase	En primer lugar, conflicto activo pendiente (pérdida celular, reblandecimiento de los huesos). Después se alternan fases de curación (aumento celular, solidificación del hueso deformado) con fases de conflicto activo.
Terapia	Encontrar conflicto, canales, estampas y Glaubenssätze. Si es posible, dar solución real para poner fin al SBS. Véase además desgaste de la articulación (arriba).

Inflamación de las articulaciones (artritis)[2]

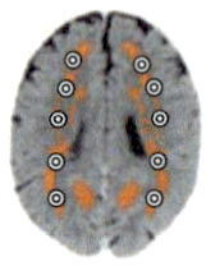

Conflicto	Conflicto de desvalorización según la localización, véase pág. 302.
Tejido	Huesos, discos intervertebrales o meniscos – Mesodermo nuevo.
Fase	**Fase de reparación,** reconstrucción del tejido mediante aumento del metabolismo: dolor, hinchazón, enrojecimiento. Mayor intensidad en caso de síndrome. Tener en cuenta lado madre/hijo o de la pareja, o conflicto local.
Preguntas	¿Comenzó la inflamación de súbito? (Sí > el conflicto se solucionó gracias a un acontecimiento sorpresivo positivo). Este acontecimiento de solución frecuentemente no tiene que ver directamente con el conflicto: Por ejemplo, uno se enamora, comienzo de las vacaciones o de la jubilación, una buena fiesta en que uno se divierte). ¿Comenzó gradualmente la inflamación? (Sí > solución lenta poco espectacular del conflicto, por ejemplo, una percepción curativa, un desarrollo positivo con la pareja). ¿Qué me estresaba antes? ¿Con cuál actitud nueva quiero evitar recurrencias?
Terapia	El conflicto está ya solucionado. Acompañar la reparación, evitar recidiva. Reposo, mantener en alto, movimiento con moderación mientras no se produzca dolor. Principio básico para todos los remedios de carácter físico: suministrar energía. Baños fríos, compresas frías, cataplasmas frías, cataplasmas frías con sal. Hielo, bolsa de hielo (directamente sobre la piel por un máximo de 2 minutos, de lo contrario se produce una hiperemia reactiva con efecto de calor). Compresas con requesón, lodo o arcilla acética, flores de heno. Plata coloidal uso interno y externo en la parte afectada. Minerales pulverizados uso interno (Schindele´s). Bórax natural uso interno, en caso necesario también uso externo. • Vitamina D3, en su caso cura de petróleo. Reblandecer (golpear) hojas de repollo y aplicar. Frotaciones alcohólicas con amargo sueco, coñac francés, agua del Carmen, tintura de incienso o mirra. Aceites esenciales diluidos: lavanda, menta, melisa, manzanilla. Drenaje linfático, acupuntura, masaje en las zonas reflejas. Cayce: Frotaciones con aceite de cacahuete y tintura de mirra o aceite de ricino. Alimentación alcalina y a ser posible evitar completamente la carne de cerdo. Vitamina D3. Aceite de linaza, preparado enzimático (por ejemplo, Wobenzym), pomada Traumeel (Heel). Schüssler nº 3, 4, 9. Radiación con luz azul, en su caso sanguijuela medicinal. Si es necesario, antirreumáticos de la MC (véase pág. 65 s). Dolores de reparación intensos: Canabis. Cortisona (no se recomienda uso prolongado) Cuando desaparezcan los dolores intensos: movimiento, entrenamiento de fuerza, musculación. Los remedios para contrarrestar la inflamación pueden aliviar los síntomas, pero también prolongar el proceso de reparación.

MESO NUEVO

Inflamación de la bolsa sinovial (bursitis)

Las bolsas sinoviales se encuentran cerca de la articulación en lugares donde músculos o tendones se deslizan sobre los huesos. Sirven como amortiguación o acolchamiento.

Conflicto	Derivado de la función: Conflicto de desvalorización o incapacidad, porque se ejerce sobre mí mucha presión desde el exterior (según la localización, véase pág. 302).
Fase	**Fase de reparación.** Inflamación de la bolsa sinovial, hinchazón, dolores, enrojecimiento. Más intenso en caso de síndrome. Observar la lateralidad (o el conflicto local).

2 (Véase Dr. Hamer, "Tabellenbuch" (Libro de Tablas), pág. 63, 75.

Terapia	El conflicto está ya solucionado. Acompañar la reparación, evitar recidiva. Véase preguntas pág. 303 y inflamación de las articulaciones.

Inflamación de la médula ósea (osteomielitis)

Según la MC,"infección bacteriana" por estafilococos. Naturalmente, para la Nueva Medicina no es una infección.

Conflicto	Conflicto de desvalorización según la localización, véase pág. 302.
Fase	**Fase de reparación intensa:** inflamación aguda de la médula ósea. La exudación procedente de la médula ósea produce una dilatación dolorosa del periostio. Las bacterias optimizan la reparación.
Observación	Más intenso en caso de síndrome. En caso de inflamación crónica de la médula ósea (conflicto recurrente) se pueden formar quistes y abscesos.
	Tener en cuenta lado madre/hijo o de la pareja, o conflicto local.
Terapia	El conflicto está ya solucionado. Acompañar la reparación, evitar recidiva. Preguntas véase pág. 303. Véase inflamación de las articulaciones.

Tumor de la médula ósea (mieloma múltiple)

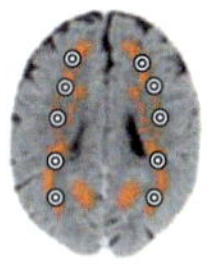

Conflicto	Conflicto de desvalorización según la localización, véase pág. 302.
Fase	**Fase de reparación,** división celular, regeneración de la médula ósea.
Observación	Al tumor siempre le precede una necrosis de la médula ósea. En caso de que se vean afectados huesos planos: leucemia (producción excesiva de sangre).
	Tener en cuenta lado madre/hijo o de la pareja, o conflicto local.
Terapia	El conflicto está ya solucionado. Acompañar la reparación, evitar recidiva. Véase inflamación de las articulaciones. No recomendamos el trasplante alogénico de médula ósea dada su inefectividad.

MESO NUEVO

Tumor óseo (osteoblastoma, osteoma, sarcoma de Ewing, osteosarcoma, etc.)

Conflicto	Conflicto de desvalorización según la localización, véase pág. 302.
Conflicto activo	Degradación en huesos (osteólisis), sin dolor.
Fase de reparación	Reconstrucción de la sustancia ósea ("tumor óseo" en la MC). **En su mayoría es un conflicto recurrente.**
− + Sentido biológico	Refuerzo del hueso. La parte afectada queda reforzada tras la conclusión del SBS.
Observación	La mayoría de los tumores de hueso son según la MC "metástasis" (tumores secundarios). Esto se debe a que los pacientes sufren conflictos de desvalorización locales a causa de diagnósticos de cáncer o por terapias mutilantes (operaciones, quimioterapia). Por ejemplo, tras el diagnóstico de un cáncer de mama, "ya no podré ser la mujer que era": conflicto de desvalorización local con subsiguiente división celular en el esternón o las costillas ("tumor óseo" en la MC). La "proliferación" de seguimientos y exámenes de control y la mejora en los aparatos que proporcionan imágenes médicas son la causa de que cada vez haya más tumores. Los llamados "tumores óseos primarios" se encuentran con frecuencia porque el paciente se queja a causa de los dolores. Antes se solía mandar al paciente a su casa para que guardase cama. Hoy no se para de buscar hasta que se encuentra algo. En las imágenes TC se consideran sospechosas de cáncer no sólo aquellas zonas que muestran una mayor condensación (masa hiperdensa), sino también aquellas con menor densidad (hipodensas). En la MC "tumor de células gigantes" o "osteoclastoma".
Osteosarcoma	Por desgracia, en caso de sospecha se realiza una punción de prueba. El líquido óseo que todavía no haya formado un callo sale por el agujero y llega al periostio, donde se "endurece" en el tejido colindante: osteosarcoma (prueba de "malignidad" para la MC). Los osteosarcomas se producen generalmente a causa de errores médicos (punciones). Es poco frecuente que se produzcan durante lesiones poco afortunadas mientras tiene lugar la fase de reparación del hueso. En caso de que el agujero no se cierre por sí sólo, se puede evitar la salida de líquido óseo mediante radiación o a través de una operación.
Terapia	El conflicto está ya solucionado. Acompañar la reparación, evitar recidiva. Preguntas véase pág. 303. Por lo general, el mayor problema son los dolores. Por ello, se puede administrar

antirreumáticos de manera generosa. Canabis. Naturalmente sin quimioterapia. Radiación en algunos casos, cuando los dolores sean insoportables. Véase y inflamación de las articulaciones.

Tumor de cartílago (condrosarcoma, condroblastoma, condroma, osteocondroma)

Los tumores de cartílago se diagnostican con poca frecuencia. Desarrollo análogo al descrito arriba.

Conflicto — Conflicto de desvalorización según la localización, véase pág. 302.

Ejemplo — *❁ Una zurda, casada de 40 años, tiene dos hijas en edad de 11 y 13 años. La primera hija fue casi los dos primeros años un "bebé llorón". Esto dejó a la madre totalmente agotada. Fue difícil para ella que surgieran los sentimientos propios de una madre y pensaba con frecuencia en los buenos tiempos antes de tener a su hija: conflicto de desvalorización central. Hace tres años de vacaciones en Italia se dio cuenta de que sus hijas ya eran bastante independientes. Estas pueden ir, por ejemplo, solas a nadar: solución del conflicto. En este momento comienza a tener fuertes dolores que se extienden desde la pelvis derecha hasta la pierna derecha del lado madre/hijo (fase de recuperación). Una vez en casa y en tanto que los síntomas no mejoran, un neurocirujano le hace una biopsia con aguja para "aclarar la situación". El diagnóstico de "maligno" se endurece mediante una operación: se abre dos veces y llega líquido óseo hasta la pequeña pelvis, donde se forma un condrosarcoma de 10,5 x 5,5 x 9 cm. A la paciente se le prescribe un tratamiento de quimioterapia por vía oral para toda la vida. (Archivo propio).*

Fase — Regeneración de la sustancia del cartílago. Fase de reparación oder **conflicto recurrente**.

Terapia — El conflicto está ya solucionado. Acompañar la reparación, evitar recidiva. Véase terapia para el tumor óseo en pág. 307 e inflamación de las articulaciones en pág. 306.

MESO NUEVO

Calcificación de la columna vertebral (enfermedad de Bechterew)

Se considera una "enfermedad reumática" de la columna vertebral (véase reuma I). Las calcificaciones conducen a una limitación progresiva de la movilidad: los cuerpos vertebrales se "sueldan".

Conflicto — Conflicto de desvalorización que afecta a la columna vertebral (véase pág. 302). Presión ejercida por una autoridad.

Ejemplo — *❁ Un paciente, actualmente de 52 años, sufre durante toda su vida por tener un padre muy dominante. Ya durante su infancia, su padre lo ponía constantemente de vuelta y media. El paciente todavía se acuerda de un terrible suceso. Un día, el chico atropelló con su bicicleta a un hombre con una grave discapacidad motriz. El hombre murió como consecuencia del accidente: conflicto de desvalorización de ser doblegado por la vida y conflicto de desvalorización generalizado. Hay recidivas del conflicto: se alternan fases de pérdida y regeneración de los cuerpos vertebrales, lo que produce calcificación. Se diagnostica la enfermedad de Bechterew. (Archivo propio).*

Fase — **Reparación pendiente:** Durante cada fase de reparación se produce tejido óseo adicional (grupo de lujo): calcificación excesiva y rigidez de la columna vertebral. Tener en cuenta lado madre/hijo o de la pareja, o conflicto local.

Preguntas — ¿A quién o qué situación me siento incapaz de afrontar? ¿Hay antepasados también afectados? (Sí > tema familiar). ¿Qué me ha caracterizado? (La infancia, sentimientos similares al de los padres, embarazo)

Terapia — Encontrar conflicto, canales, caracterizaciones y dogmas y dar solución real para que la reparación pendiente llegue a su fin. Hildegarda: Receta especial de vino con cobre. Para medidas durante la fase aguda véase inflamación de las articulaciones en pág. 306, en fases crónicas más calmadas véase desgaste de la articulación en pág. 304.

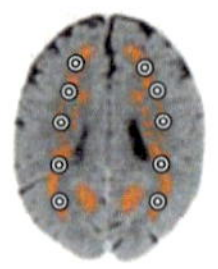

Gota

La gota se considera en la MC y en la Nueva Medicina como una enfermedad de acidificación. Los cristales de ácido úrico depositados en las articulaciones ocasionan inflamaciones. Desde nuestro punto de vista, un nivel alto de ácido úrico es síntoma de que lo túbulos colectores del riñón están implicados. Según el Dr. Hamer, la gota es un fenómeno combinado: dos SBS que tienen lugar al mismo tiempo pero en fases distintas.

Conflicto/fase — Conflicto de desvalorización solucionado, según la localización (véase pág. 302) y conflicto de refugiado activo (túbulos colectores del riñón): **síndrome**.

Tejido — Huesos, cartílagos – Mesodermo nuevo y túbulos colectores – Endodermo.

Observación — El nivel de ácido úrico aumenta porque durante el SBS de los túbulos colectores no sólo se acumula líquido, sino también proteína en forma de ácido úrico. Retención de líquidos: hinchazón, fuertes dolores (gota aguda). Tener en cuenta lado madre/hijo o de la pareja, o conflicto local.

Terapia — Conflicto de desvalorización ya solucionado. Encontrar y resolver conflicto de refugiado (véase pág. 240). Alimentación alcalina, movimiento al aire libre, ejercicio físico que haga sudar o sauna. Hildegarda: Masticar cada día tres clavos aromáticos, beber infusión de centaurea menor, envoltura grasa de perejil y ruda. Plata coloidal uso interno y externo. Véase inflamación de las articulaciones en pág. 306. En su caso, medicamentos de la MC contra el exceso de ácido úrico (uricosúrico, alopurinol). Para aquellos que por comodidad no quieran ocuparse de la solución del conflicto y cambiar su modo de vida.

Reuma I (enfermedades reumáticas, poliartritis crónica)[3]

Según la MC, el reuma es una de las llamadas "enfermedades autoinmunes". Las células del propio cuerpo se vuelven, por motivos desconocidos, contra el propio tejido y lo destruyen. Indicios de reuma son el "factor reumatoide" y una mayor velocidad de sedimentación globular. El factor reumatoide es para la MC un "anticuerpo" que trabaja contra el tejido del propio cuerpo. Para su determinación se observa la reacción del suero de la sangre con otras proteínas en el tubo o placa de ensayo. Para ello, en MC se recurre a diferentes pruebas como el test de Waaler Rose o la prueba ELISA. Para nosotros, la determinación de estos valores de laboratorio no tiene ningún valor.
Se supone que los "anticuerpos" están envueltos en una lucha del bien contra el mal. De estas ideas falsas se originan los conceptos de "inmunoglobulina", "anticuerpo" y "antígeno".
Lo cierto es que no hay ningún lugar en el cuerpo donde puedan observarse procesos que permitan pensar en una lucha. El concepto de "sistema inmunitario" no se emplea en la Nueva Medicina, ya que no existe tal cosa. De la misma forma que no hay "inmunoglobulinas", "anticuerpos" o "antígenos". Mejor se debería hablar de globulinas. Estas globulinas se encuentran en mayor número en la sangre tras intoxicaciones (vacunas, antibióticos, drogas, alcohol, etc.), lesiones (magulladuras, esguinces, etc.) o durante fases de reparación de cualquier órgano.

Conflicto — Conflicto de desvalorización según la localización, véase pág. 302.

Ejemplo — ❁ *"Brote de reuma": Una profesora zurda de 36 años, guapa y delgada, sufre desde hace años una poliartritis en brazos y piernas. La paciente está deseando que llegue el día de su boda. Por desgracia, su madre se entromete demasiado en las preparaciones. Se trata de el ramo de novia. La madre quiere encargarse de buscar uno porque la paciente "todavía no se ha ocupado de ello". Esto le sienta a la paciente como un tiro, porque al fin y al cabo es su boda: canal de conflicto de desvalorización deportiva relacionado con la madre. Ella se decide a buscar el ramo de novia sola y escoge también sola la música para la boda: solución del conflicto y comienzo de la fase de reparación, "brote de reuma" en la rodilla izquierda del lado madre/hijo. (Archivo propio).*

Fase — **"Brote agudo": Fase de reparación. Intervalos sin molestias: Actividad de conflicto.** En cada inflamación se producen células adicionales: espesamiento progresivo y deformación de la articulación en cuestión.

Observación — Tener en cuenta lado madre/hijo o de la pareja, o conflicto local.

Terapia — Encontrar conflicto, canales, caracterizaciones y dogmas y dar solución real para que el SBS llegue a su fin. Hay que entender que el reuma no es una enfermedad progresiva que nos sobreviene, sino que todo depende de la psique.
Idea central: *"Ya no me tomo las cosas tan a la tremenda". "Le digo adiós a mis altas expectativas". "Se acabó el perfeccionismo". "Confío en mí". "Soy una persona fuerte".* Hildegarda: Infusión de centaura menor, elixir de menta piperita, polvo de fruto de cedro (uso interno). En su caso cura de petróleo. Aceite de hígado de bacalao. Para medidas durante la fase aguda véase inflamación de las articulaciones pág. 306. Para la fase crónica de calma véase desgaste de la articulación pág. 304. En su caso, antirreumáticos de la MC o cortisona durante un corto plazo. En casos excepcionales y durante un breve espacio de tiempo: Canabis, metotrexato.

3 (Véase Dr. Hamer, "Tabellenbuch" (Libro de Tablas), pág. 63, 75.

MESO NUEVO

SBS del periostio superficial

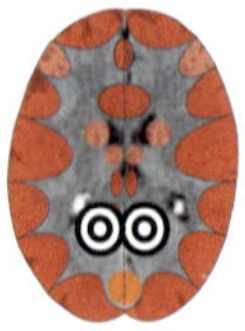

ECTO

Reuma II[1]

Rasgo	Dolores durante la actividad de conflicto. Dolor que fluye en el tejido "frío".
Conflicto	Conflicto de separación intenso o brutal. También conflicto de separación por un dolor que se le ha provocado a otra persona, o por un dolor que uno mismo ha sufrido.
Ejemplo	Véase "dolores en la parte posterior de la cabeza" pág. 48.
Tejido	Periostio superficial – Ectodermo.[1] El Dr. Hamer distingue dos capas diferentes en el periostio: la capa profunda que se encuentra directamente sobre el hueso forma parte del SBS de los huesos (conflicto de desvalorización) con dolores durante la fase de reparación, la capa superficial es la responsable del reuma, con dolores durante la fase activa, durante el día y con estrés (conflicto de separación brutal).
Conflicto activo	Dolores que cambian de lugar durante el día. La zona se siente fría, o bien está realmente fría. Sin hinchazón o enrojecimiento, sino con deficiencia circulatoria. Síntoma importante: Pies fríos, en su caso las pantorrillas y generalmente también las manos. Sensación de hormigueo en la parte afectada.
Fase de reparación	Vuelta de la sensibilidad. Meist aber **conflicto recurrente**.
Observación	Empeoramiento de los dolores en simpaticotonía (durante el día), mejora durante la noche. Los analgésicos apenas sirven de ayuda. (En caso de conflicto de desvalorización es al contrario). Tener en cuenta lado madre/hijo o de la pareja, o conflicto local.
Preguntas	En este SBS las molestias deben haber comenzado durante el estrés, de lo contrario se trata de un conflicto de desvalorización. ¿Quéme estresaba cuando comenzó? ¿Cuál separación tuvo lugar? ¿Cuál caracterización me orientó en esa dirección? (La infancia, por ejemplo, el divorcio de los padres, el embarazo, por ejemplo, un hijo no anhelado, un parto no anhelado, por ejemplo, por alguna razón yo no podía estar con mi madre). ¿Cuál actitud interior podría ayudarme? ¿De cuál emoción deseo despedirme? ¿Qué puedo cambiar exteriormente?
Terapia	Encontrar conflicto, canales, caracterizaciones y dogmas. Hildegarda: En caso de pies fríos zapatillas o plantillas de piel de tejón, envoltura con hojas de fresno. Aceite de hígado de bacalao. Aplicar cuidadosamente DSMO (dimetilsulfóxido). Cura de petroleo. Otros tratamientos véase pág. 302 y 304.

1 (Véase Dr. Hamer, "Tabellenbuch" (Libro de Tablas), pág. 142, 147.

Fractura, fracturas por fatiga

Las fracturas de hueso son lesiones y no entran dentro del ámbito de aplicación de las cinco Leyes Naturales Biológicas.
No obstante, desde un punto de vista más amplio (espiritual), los accidentes no ocurren por casualidad. Tiene sentido pensar sobre las causas si uno está interesado en el desarrollo personal.
Desde el punto de vista de la Nueva Medicina, en caso de fractura ósea puede haber un SBS en juego: el hueso se encuentra debilitado durante la fase de conflicto activo de un SBS de los huesos a causa de la degradación celular. Esto conlleva un riesgo de fractura por fatiga a pesar del "vendaje" que proporciona el periostio. Este se encuentra pegado al hueso y le proporciona cierta solidez. Durante la fase de reparación, este "vendaje" deja de cumplir su función puesto que el periostio se encuentra despegado del hueso a causa del edema. Por otra parte, el tejido óseo se encuentra hinchado y es más esponjoso durante la fase de reparación, lo que lo hace más propenso a las fracturas. Los seres vivos son "inmovilizados" mediante los dolores para que los huesos puedan curarse (sentido biológico).
Esto se aplica también para ligamentos, tendones, o en caso de distensiones o desgarros musculares. Estructuras debilitadas durante la fase activa. No se *"siente nada"* y se está *"en forma"*: peligro de lesión. Durante la fase de reparación se recibe un toque de alerta mediante el dolor para guardar reposo.

Terapia

Asistencia en la MC, reposo. No obstante, lo mejor es enyesar sólo por un breve espacio de tiempo. Aplicar raíz de consuelda recién machacada o pomada de consuelda y dejar actuar, en caso de que la zona de la fractura sea accesible. Infusiones: Raíz de consuelda, cola de caballo. Hildegarda: Centaura menor, llantén o llantén mayor uso interno y externo. Para medidas tras la retirada de la escayola véase inflamación de las articulaciones pág. 304.

EL APARATO LOCOMOTOR DESDE LA CABEZA HASTA LOS PIES

SBS de huesos, cartílagos o ligamentos

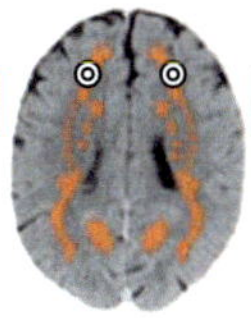

Dolores en la nuca, síndrome cervical, adormecimiento de manos

MESO NUEVO −+

A causa de una expansión en la zona de la raíz nerviosa, los nervios o el flujo sanguíneo del brazo pueden ser comprimidos. Esto provoca que las manos se quedan "dormidas" durante el reposo (mayor presión del edema). (Generalmente no se trata de un SBS propio de las manos).

Conflicto — Conflicto de desvalorización moral-intelectual. Sentir injusticia, discordia, falta de libertad, honestidad o gratitud, indecencia, infidelidad, intolerancia, etc. Sentirse estúpido, no inteligente.

Ejemplos — ❁ *Una jubilada es monitora de gimnasia en una asociación de jubilados. El presidente de la misma le comunica que ya "no se la necesita" más para la hora de gimnasia. Esta entra en reparación cuando los demás miembros de la asociación insisten en que siga con ello: conflicto de desvalorización-injusticia. Pérdida de tejido en las cervicales durante la fase activa y recuperación en la fase de reparación con dolores en la nuca. (A. propio).*

❁ *Un paciente es estudiante y estudia para el examen de fin de carrera. Siente que "el tiempo se le acaba": conflicto de desvalorización intelectual. Desde entonces entra en un canal cada vez que tiene que estudiar algo: dolores en la nuca. (Archivo propio).*

❁ *Una secretaria tiene exceso de trabajo intelectual. Su jefe es muy perfeccionista y quiere que todo esté listo a tiempo: conflicto de desvalorización intelectual. Cuando su jefe debe retirarse parcialmente a causa de problemas de salud (infarto cardíaco), la secretaria entra en reparación: "síndrome cervical" en la MC (A. propio).*

❁ *Un diestro de 48 años, hombre deportivo y casado en segundo matrimonio, tiene dos hijas. Su hija mayor de 24 años tiene un novio desde hace un año y medio que, según el paciente, no es en absoluto adecuado para ella, es "demasiado egoísta": conflicto de desvalorización moral que afecta a las cervicales izquierdas (lado madre/hijo). Tras varios intentos, su hija termina separándose de este hombre. El paciente se siente aliviado, ya que el asunto ya terminó y su hija vuelve a estar tranquila: comienzo de la fase de reparación, durante cuatro meses se le adormece el brazo izquierdo por la noche. (Archivo propio).*

Fase — **Fase de reparación**, en su caso reparación pendiente. Por lo general, conflicto recurrente.

Observación — Una falta de movimiento (por ejemplo, estar sentado durante muchas horas) intensifica las molestias. Frecuente síntoma acompañante: Mareos. Tener en cuenta lado madre/hijo o de la pareja, o conflicto local.

Preguntas — ¿A qué se debió mi reparación? (Fin de semana, vacaciones, conversación). ¿Qué causó antes mi desvalorización? ¿Fue este el primer conflicto de este tipo? ¿Cuál caracterización está detrás del conflicto (embarazo - sentimientos de los padres, período escolar, educación, primera pareja)? ¿Cuáles cambios interiores y exteriores podría curarme? ¿Cuál meditación diaria podría ayudarme? Véase también preguntas pág. 303 y 306

Terapia — Encontrar conflicto, canales, caracterizaciones y dogmas. Si es posible, dar solución real, en caso de que sea crónico. Idea central: *"Confío en mis capacidades". "No se puede hacer todo a la vez. Con calma y llegando tan lejos como pueda, así está bien". "No debo alterarme por cosas que no puedo cambiar"*. Para medidas en casos de dolores agudos véase inflamación de las articulaciones en pág. 289. Para la fase crónica véase desgaste de la articulación en pág. 302.

Hernia de disco cervical (prolapso)

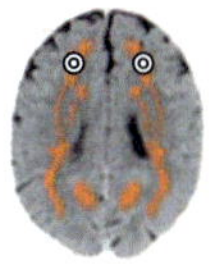

El mismo SBS que arriba. (Véase arriba).

Fase — **Fase de reparación intensa**. La expansión es tan grande que el núcleo pulposo del disco es desplazado hacia fuera. Tan pronto como el edema desaparece, el prolapso vuelve a retroceder. Con esto queda el asunto resuelto si no se producen recidivas.

Observación — Una hernia discal sólo ocurre en caso de síndrome. El diagnóstico "hernia discal", sobre todo en las cervicales, se siente naturalmente como algo peligroso. Muchos pacientes piensan: "A partir de ahora

tendré que vivir con esto". Piensan además que van a quedar parálisis: conflicto de desvalorización en relación con la zona (choque de diagnóstico). De esta manera, el conflicto se convierte en "automático", igual que ocurre en caso de esclerosis múltiple. Naturalmente, una fase de conflicto activo con pérdida celular en los cuerpos vertebrales colindantes o en el mismo disco intervertebral precede a la fase de reparación. Esto hace que el núcleo pulposo pueda ser presionado hacia fuera durante la fase de reparación o bien por una mayor sobrecarga durante la fase activa.
Tener en cuenta la lateralidad y el lado (madre/hijo o de la pareja, también el lado de la emisión).

Terapia — Conflicto ya solucionado. Acompañar la reparación, evitar recidiva. Siempre se debe pensar que una hernia discal es algo transitorio, es decir, una vez que haya concluido la fase de reparación el asunto queda resuelto. Para remedios, véase inflamación de las articulaciones en pág. 306. En caso de dolor, guardar reposo (durante semanas si es necesario). Cuando la fase de reparación es muy intensa, se puede intentar una infiltración (inyección con analgésicos y cortisona cerca de la raíz nerviosa). Una operación debe ser el último recurso.

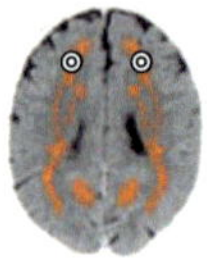

Tumor de la órbita ocular

Conflicto — Conflicto de desvalorización en relación con el ojo.

Ejemplo — ➜ *A una persona se le dice lo siguiente: "Tu ojo se ve tan feo que me dan ganas de salir corriendo".*

Fase — **Fase de reparación**: Regeneración de la cavidad ocular (tumor). Pero posiblemente es un conflicto recurrente.

Terapia — El conflicto está solucionado. Acompañar reparación y evitar recidiva.
No puncionar bajo ninguna circunstancia.

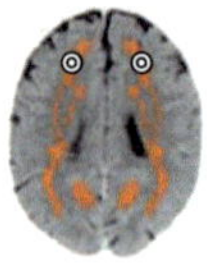

MESO NUEVO

Dolores en el hombro

Conflicto — Conflicto de desvalorización por pensar que no se es buena madre (diestras, hombro izquierdo), o que no se es buena pareja (diestros, hombro derecho). Al contrario en zurdos. Aclaración: Las palabras "hombro" (Schulter) y "culpa" (Schuld) tienen la misma raíz (en alemán). El hombro está relacionado con la mala conciencia, con sentimientos de culpabilidad y con recriminarse algo a sí mismo. Especialmente frecuente en mujeres.

Ejemplos — ❁ *Una paciente reflexiona durante el embarazo si debe o no abortar. Ella sabe que el niño puede percibir estos pensamientos: conflicto de desvalorización por pensar que no es una buena madre. El niño nació y tiene actualmente 14 años, pero su madre no puede deshacerse de los sentimientos de culpabilidad. Cada vez que tiene ocasión para ello duda de sus cualidades como madre: conflicto recurrente con dolores crónicos en el hombro del lado madre/hijo. (Archivo propio).*

❁ *La hija de una paciente se queja porque esta nunca tiene tiempo para cuidar de sus nietos, pero sí que encuentra tiempo para cuidar de sus nietos por parte de su otra hija: la paciente piensa que no es buena madre, o bien una buena abuela. Se producen constantes recidivas del conflicto, ya que nunca puede quedar bien con su hija. Dolores crónicos en el hombro. (Archivo propio).*

❁ *Una paciente no puede darle el pecho a su bebé de manera suficiente, debido a que el pezón está invertido. Cuando va al hospital, los médicos le reprochan que el pequeño no recibe suficiente alimento: conflicto de desvalorización por pensar que no es una buena madre. La paciente entra en reparación tres años después cuando no tiene problemas para darle el pecho a su siguiente hijo. Regeneración de tejido. Dolores en el hombro. (Archivo propio).*

❁ *Una paciente tiene una pelea con su marido. Durante la discusión pierde los nervios y empieza a gritarle. Poco después tiene sentimientos de culpa por su comportamiento. (Archivo propio).*

Fase — Fase de reparación o **conflicto recurrente**, regeneración en las estructuras de la articulación. Dolores, inflamación. Tener en cuenta lado madre/hijo o de la pareja, o conflicto local.

Preguntas — Aclarar según los síntomas, si se trata de una fase de reparación o de un conflicto pendiente. (Más de 1/2 año > recurrente pendiente). ¿Cuál acontecimiento me ayudó a curarme actualmente? (Por ejemplo, una buena conversación, reconciliación). ¿Porqué dudaba yo antes? (Buscar el conflicto). ¿Tengo dolores de hombro por primera vez? (No > aclarar el episodio de entonces). ¿Porqué siempre busco la falla en mí? ¿Cuál caracterización está detrás? (Falta de autoestima por la educación, similitud con los progenitores, embarazo). ¿Estoy suficientemente ligado a lo divino? Véase más preguntas en pág. 303 y 306.

Terapia

El conflicto está ya solucionado. Si el problema es crónico, encontrar el conflicto, los canales, las caracterizaciones, dogmas y luego presentar una solución. Idea central: *"Nadie consigue nada por tener sentimientos de culpa. A partir de ahora daré lo mejor". "Hay que pasar página al pasado". "Ahora no le daré tanta importancia a las cosas"*. Flores de Bach: Pino, alerce, scleranthus. Cuando vayan disminuyendo los dolores realizar movimientos selectivos. Para medidas en caso de dolores agudos véase inflamación de las articulaciones en pág. 306. Para la fase crónica véase desgaste de la articulación en pág. 302. Cuando la fase de reparación es muy intensa, se puede intentar una infiltración (inyección con analgésicos y cortisona bajo el techo del hombro). A veces, una operación es de ayuda, otras veces no tiene éxito.

Calcificación en la articulación del hombro

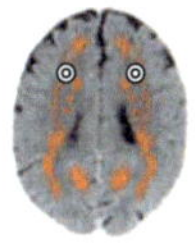

El mismo SBS que arriba. (Véase arriba).

Fase

Conflicto recurrente, reparación pendiente. Regeneración local excedente (grupo de lujo): formación de calcificaciones en el espacio articular.

Terapia

Encontrar conflicto, canales, caracterizaciones y dogmas. Si es posible, dar solución real para poner fin al SBS.Generalmente las calcificaciones no producen molestia. No obstante, cuando estas son muy grandes y se encuentran en el espacio articular se puede, después de haber esperado un tiempo y haber cambiado la alimentación, pensar en una operación. Para medidas en caso de dolores agudos véase inflamación de las articulaciones en pág. 306. Para la fase crónica véase desgaste de la articulación en pág. 302.

Codo de tenista, codo de golfista (epicondilitis)

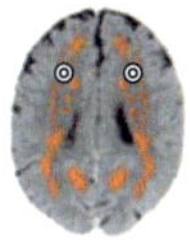

Inflamación dolorosa de los tendones del codo. Codo de tenista: parte externa. Codo de golfista: parte interna.

Conflicto

Conflicto de desvalorización local, no poder sostener, tirar, cerrar, empujar, etc. No poder trabajar con la "técnica del codo". Según mi experiencia, en personas que definen su rendimiento a través del trabajo de sus brazos quedan afectados los codos (tenistas, golfistas, operarios, camareros, etc.), en las demás las rodillas.

Ejemplos

* *Un joven de 22 años realiza unas prácticas en el establecimiento gastronómico de unos parientes. El lo da todo para mostrar a sus parientes de lo que él es capaz. A las dos semanas recibe un salario de miseria, muy por debajo de lo que él esperaba: conflicto de desvalorización por la falta de reconocimiento en relación con el trabajo de los brazos (camarero). Él entra en reparación cuando a modo de protesta le devuelve el sueldo a sus familiares. Codo de tenista como síntoma de la reparación, fuerte hinchazón a causa de síndrome. (Archivo propio).*

* *Un boxeador semiprofesional se prepara con su entrenador para una gran pelea. Este pierde el combate: conflicto de desvalorización por la ambición defraudada, o bien conflicto de desvalorización local por no poder golpear lo suficientemente bien. A pesar de todo, él sigue entrenando llevado por la presión del éxito. Cuando se decide a boxear sólo por diversión, comienza a tener dolores en ambos codos (fase de reparación). (A. propio).*
* *Un director de obra se sacrifica por su empresa desde hace décadas sin recibir la menor muestra de gratitud: conflicto de desvalorización por la falta de reconocimiento. En una fase de agotamiento total decide dejar de tomarse el trabajo tan en serio y tomar algo de distancia: solución del conflicto. En la fase de reparación sufre el codo de tenista durante varios meses. (Archivo propio).*
* *Una alumna de secundaria, diestra de 14 años, es luchadora de judo. Hace 16 meses se disloca el codo durante un entrenamiento. En el hospital le ponen una escayola: conflicto de desvalorización local. Una vez le han retirado la escayola, la articulación se inflama siempre tras el entrenamiento. Esta situación se prolonga por 15 meses. La chica reconoce que siempre antes del entrenamiento tiene dudas de si el codo va a "aguantar": conflicto recurrente de desvalorización local. Un terapeuta experto le recomienda no darle tanta importancia al entrenamiento y al estado del codo y reducir un poco su ambición: solución del conflicto. Parece que tampoco fue una casualidad que la paciente se lesionara el codo del lado madre/hijo, ya que la paciente reconoce que el "elogio de su madre" es muy importante para ella, mucho más importante que el del padre o cualquier otra persona. (Archivo propio).*

Fase — **Fase de reparación:** Regeneración de los tendones: inflamación del codo, codo de tenista, codo de golfista.

Preguntas — ¿Desde cuándo? ¿Relación madre/hijo o con la pareja? ¿Para qué uso principalmente mis brazos? ¿Para el deporte, oficio? ¿Cuál conflicto de desvalorización se solucionó entonces? ¿Porqué me identifico tanto con esa situación? ¿Porqué necesito demostrar mi capacidad? (Propia inseguridad). ¿Qué me caracterizó en relación con la ambición? (Por ejemplo, los padres ambiciosos, fracaso como oveja negra de la familia). ¿Cuál actitud nueva podría ayudar a la reparación?

Terapia — El conflicto está ya solucionado. Acompañar la reparación, evitar recidiva. En caso de recurrencia: Encontrar conflicto, canales, caracterizaciones y dogmas. Cuando vayan disminuyendo los dolores realizar ejercicios de estiramiento, movimiento, entrenamiento de fuerza. Para medidas, véase pág. 306.

Artrosis y poliartritis en las articulaciones de los dedos

MESO NUEVO

Conflicto — Conflicto de desvalorización-torpeza. Pensar que se ha tratado a alguien de manera inapropiada, haber abordado un asunto de manera errónea, haber hecho algo mal, bien sea en sentido literal o figurado. Haber fracasado en alguna actividad con las manos (perfeccionismo). O bien, conflicto de desvalorización local, por ejemplo, por no poder realizar esfuerzo con la mano después de una fractura de escafoides.
El pulgar representa el „Yo", el ego. El dedo índice es para acusar, para amonestar, para señalizar que tengo razón *("con el índice levantado")*. Dedo medio: Es para expresar desprecio (dedo vulgar), sexualidad. Dedo anular: Convivencia, alianza (anillo de matrimonio)

Ejemplos — *Una mujer duda constantemente si hace bien las tareas cotidianas. Desde que era una niña fue educada para agradar a todo el mundo. A causa de su perfeccionismo tiene conflictos diarios en relación con sus manos. Como resultado tiene las articulaciones hinchadas. (Archivo propio).*
Un joven paciente desea aprender un oficio. No obstante, su madre le suplica que estudie al menos hasta tener el bachillerato. El joven acepta: conflicto de desvalorización por no poder aprender un oficio, no poder trabajar con las manos. Pérdida celular en el carpo durante la fase activa, inflamación de la articulación durante la fase de reparación. (Archivo propio).

Fase — "Brote agudo", poliartritis: Fase de reparación. Artrosis: **Conflicto recurrente.** Articulaciones hinchadas por inflamaciones recurrentes: peligro de círculo vicioso. Lateralidad y lado determinantes. La poliartritis se encuentra con frecuencia entre "perfeccionistas".

Preguntas — ¿Para cuáles actividades dudo de mi habilidad? ¿O las dudas son permanentes? ¿Cuál es la causa? (Torpeza en la infancia, educación: *„Eso de ningún modo podrás hacerlo"*). ¿Tenían mis antepasados síntomas similares? (Indicación sobre un tema familiar > meditar/rezar para la familia). ¿Qué actitud interior nueva debo tomar? ¿Cuáles cambios reales podrían ayudarme? (Por ejemplo, un hobby nuevo.)

Terapia — Encontrar conflicto, canales, caracterizaciones y dogmas. Si es posible, dar solución real para poner fin al SBS. Idea central: *"Todo el mundo comete errores"*. *"Confío en mis capacidades y no me tomo los errores de manera personal"*. Para medidas en caso de dolores agudos véase inflamación de las articulaciones en pág. 289. Para la fase crónica véase desgaste de la articulación en pág. 304.

Tensinovitis

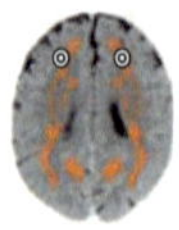

El mismo SBS que arriba. (Véase arriba). Según la MC, está ocasionada por un esfuerzo excesivo, lo cual es cierto en parte. Los conflictos pueden también jugar un papel importante.

Ejemplo — *Una joven está al comienzo de su formación como masajista. A causa de sus delicadas manos, ella tiene dudas de si es adecuada para esta profesión: conflicto de desvalorización-torpeza. Ella entra en reparación cuando recibe el elogio de varios clientes. Durante la fase de reparación se produce una tensinovitis. Se produce un círculo vicioso, ya que se confirman sus dudas del comienzo y tiene que abandonar la profesión. (Archivo propio).*

Fase — **Fase de reparación.** Reconstrucción de tendones o vainas tendinosas. Inflamación, dolores.

Sentido biológico — Refuerzo de la estructura. Sentido biológico de los dolores: Inmovilización para que los tendones o vainas tendinosas del cuerpo se puedan reforzar en buenas condiciones. Los tendones son más fuertes tras el SBS.

Terapia — El conflicto está ya solucionado. Acompañar la reparación, evitar recidiva. Para medidas, véase pág. 306.

Síndrome del túnel carpiano

El mismo SBS que arriba. (Véase pág. 302) El llamado túnel carpiano conforma el paso de los tendones flexores de la mano y el nervio mediano. Inflamaciones crónicas provocan estrechamiento y roce.

Fase	**Reparación pendiente:** Regeneración excesiva del túnel carpiano o de los tendones flexores de la mano: refuerzo de las estructuras, estrechamiento del túnel carpiano. Inflamación, dolores: síndrome del túnel carpiano. Frecuente entre personas que comen carne con tendencia a la hiperacidificación. También puede jugar un papel el conflicto de no poder retener (véase abajo).
Sentido biológico	Refuerzo de las estructuras. Sentido biológico de los dolores: Inmovilización.
Preguntas	¿Desde cuándo? (Tomar en cuenta el tiempo de espera). ¿A quién o qué deseo mantener conmigo? ¿Me aferro siempre en general? ¿Cuál era la actitud de mis antepasados al respecto? ¿Cuáles experiencias me han caracterizado? ¿Con cuáles medidas podría yo solucionar el conflicto actual? ¿Cuál actitud que debo propiciar para no aferrarme?
Terapia	Encontrar conflicto y caracterizaciones. Si es posible, dar solución real para que la reparación pendiente llegue a su fin. Gimnasia de estiramiento tras fase aguda, ejercicios de flexibilidad. Para medidas en caso de dolores agudos véase inflamación de las articulaciones en pág. 306. Para la fase crónica véase desgaste de la articulación en pág. 304. Operación si procede.

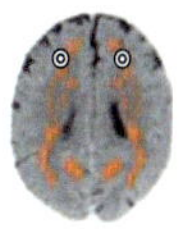

MESO NUEVO

Acortamiento de los tendones flexores (contractura de Dupuytren)

Conflicto	Conflicto de desvalorización-torpeza. Conflicto de no poder retener o mantener algo o a alguien. No poder "agarrar" algo.
Ejemplo	➜ *Una persona cree que no ha recibido suficiente dinero en la venta de un terreno: conflicto de no poder "agarrar" el dinero.* ❁ *Un paciente pierde a su mejor amigo por una discusión: conflicto de no poder retener al amigo. Debido a que ambos se encuentran con frecuencia en el trabajo, se producen recidivas del conflicto: contractura de Dupuytren. (Archivo propio).*
Conflicto activo	Pérdida celular en los tendones flexores, articulación de la mano.
Fase de reparación	Reconstrucción. Contractura en los tendones por **conflicto recurrente.** Encogimiento con cicatrización y espesamiento de los tendones: la mano no se puede abrir completamente, pero se puede "agarrar" mejor que antes (grupo de lujo). Frecuente entre personas que comen carne. Tener en cuenta lado madre/hijo o de la pareja, o conflicto local.
Sentido biológico	Refuerzo de los tendones para después poder retener mejor.
Terapia	Encontrar conflicto, canales, caracterizaciones y dogmas. Preguntas véase arriba. Idea central: *"Debo aflojar"*. Ejercicios de estiramiento y flexibilidad, natación, gimnasia. Operación como último recurso. Normalmente no tiene éxito. Véase remedios para desgaste de la articulación en pág. 304.

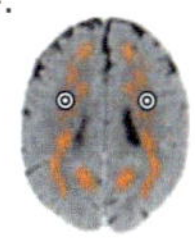

Dolores de esternón o costillas

Conflicto	Conflicto de desvalorización local. A uno no lo abrazan o no le permiten abrazar a alguien (costillas). Se trata de que a mí no me abrazan o no me permiten abrazar a alguien (esternón) o bien conflicto en relación a la belleza (Decolte´). Pero en la mayoría de los casos es un conflicto consecuencial.
Ejemplos	❁ *Una paciente no se siente ya como una mujer completa tras una mastectomía. Conflicto de desvalorización local. Durante la fase de reparación se producen dolores en el arco costal. El edema óseo se interpreta en la MC como una "metástasis". (Archivo propio).* ❁ *Un médico ausculta a un paciente y le dice que "hay algo que no esta bien en los pulmones". (Archivo propio).* ❁ *Una mujer sufre a causa de un diagnóstico de cáncer de mama un conflicto de desvalorización local. Ella piensa: "Ahora ya no valgo apenas nada". Cuando el tumor es extirpado con éxito, se producen dolores en las costillas (fase de reparación). (Archivo propio).*
Fase	**Fase de reparación:** Regeneración, dolores in esternón, costillas. Pero posiblemente es un conflicto recurrente.
Terapia	El conflicto está solucionado. Acompañar reparación. Para consultar remedios véase inflamación de las articulaciones en pág. 306.

Dolores en las vértebras dorsales

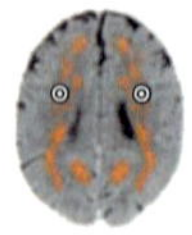

Conflicto
Conflicto de desvalorización por ser doblegado por la vida. Sentirse humillado o inferior. Hay que "soportar" algo. Conflicto por dejarse empequeñecer. *"Él no puede mantenerse erguido"*. No tener agallas. O bien, conflicto de desvalorización porque algo no está bien en la zona del tórax.

Ejemplos
❁ *Una paciente está realizando unas prácticas y está feliz por haber encontrado un puesto de formación. Ella piensa que tiene que aceptar que su jefe constantemente le haga reproches. Ella no es feliz, pero no hace nada: conflicto de desvalorización por ser doblegada por la vida. Durante los dos años que dura la formación siente fuertes dolores en las vértebras dorsales: conflicto recurrente. Después se promete a sí misma que en el próximo puesto de trabajo no va a aguantar nada más. Desde entonces ya no tiene molestias. (Archivo propio).*
❁ *Una mujer tiene complejos porque piensa que sus pechos son muy pequeños: conflicto de desvalorización local. (Archivo propio).*

Fase
Fase de reparación o conflicto recurrente. Regeneración de los cuerpos vertebrales o cartílagos, dolores.

Observación
Rige para la completa columna vertebral: Cada una de las vértegras está ligada a un órgano interior, por ejemplo, las vértebras torácicas 9 - 11 están ligadas a los riñones. > En caso de molestias, preguntar si hay un conflicto con los riñones.

Preguntas
¿Acepto someterme? (Autoridad, dependencia de personas mayores, superiores). ¿Tienen mis antepasados tendencias similares? (Indicación sobre tema familia). ¿Qué ocurriría si ya no acepto someterme? ¿Cuáles dormas causaron es cambio en mí? (Por ejemplo, *„Me quieren sólo si me someto")*

Terapia
El conflicto está ya solucionado. En caso de recurrencia, encontrar y dar solución real al conflicto o los canales. Idea central: *"Nadie tiene derecho a doblegarme"*. *"Debo mantenerme derecho y erguido en la vida"*. Desde el punto de vista energético, los dolores en las vértebras dorsales están relacionados generalmente con situaciones de vacío. Hildegarda: Frotaciones con aceite de laurel. En su caso antirreumáticos, cuando los dolores de reparación son muy intensos. Otras medidas, véase desgaste de la articulación en pág. 304.

MESO NUEVO

−+

Desviación lateral de la columna (escoliosis), curvatura de la columna (cifosis, enfermedad de Scheuermann, vértebra colapsada)

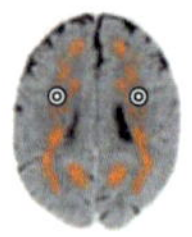

El mismo SBS que arriba, si quedan afectadas las vértebras dorsales. (Véase arriba). Las desviaciones, generalmente acompañadas de torceduras de las vértebras, suelen producirse en edad infantil o durante la adolescencia.

Conflicto activo
Degradación parcial de los cuerpos vertebrales según el conflicto (madre/hijo o lado de la pareja): desviación lateral del segmento de la columna vertebral. El cuerpo intenta compensar la desviación y se produce una desviación al lado contrario en la parte superior o inferior: escoliosis. Se producen vértebras colapsadas o curvatura en la columna cuando los cuerpos vertebrales son degradados por el lado del abdomen. > **SBS concluido o recurrente.**

Fase de reparación
La columna degradada y asimétrica se solidifica, se "cementa". Dolores durante la regeneración celular: Por lo general, la columna permanece desviada de manera permanente.

Observación
Estas desviaciones pueden provocar molestias con el tiempo, pero no necesariamente. Conozco pacientes que están completamente "torcidos" y no tienen la más mínima molestia, mientras que otros pacientes con una columna completamente recta sufren fuertes dolores. Por lo general, el cuerpo puede apañárselas bien con este tipo de irregularidades.

Preguntas
Si la escoliosis se presentó en la infancia > Buscar tema de los padres o de la familia. > Puedo ayudar a mi hijo mediante un trabajo de conciencia propia. Temas: Honestidad, rectitud, doblegarse por amor, dinero, prestigio. ¿Hay otros familiares que sufren de escoliosis? (Buscar similitudes)

Terapia
Encontrar conflicto y solucionar si sigue activo. Enviar buenos pensamientos a la columna. Dudas y discordia no son ni buenas ni útiles. Ejercicios posturales, entrenamiento de fuerza, deportes variados.

Dolores en vértebras lumbares y coxis, lumbalgia, ciática

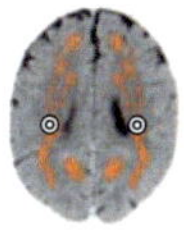

Conflicto

Conflicto de desvalorización-personalidad central. Aclaración: Estar conmocionado en la base. Demasiada carga, no poder soportar más la presión. O bien, conflicto de desvalorización local, por ejemplo, a causa de un diagnóstico de cáncer intestinal o por hemorroides.

Ejemplos

❁ *Una mujer casada, diestra y madre de un niño de dos años, sufre desde el nacimiento de su hijo de dolor de lumbago y ciática en su lado izquierdo de madre/hijo. Historia del conflicto: La suegra vive junto con la pareja en la misma casa. La suegra duda sobre las capacidades de la paciente para criar a su hijo. Esta no deja pasar ninguna oportunidad para criticarla por ello: conflicto de desvalorización central en relación con el hijo. La paciente se siente inferior y se tiene que resignar con la situación: conflicto pendiente, continuos dolores de lumbago. (Véase Claudio Trupiano. "Danke Doktor Hamer" (Gracias Dr. Hamer), pág. 261).*

❁ *Un paciente, actualmente de 41 años, es tratado de manera injusta por su profesor de matemáticas en el instituto. Esto afecta mucho al alumno, puesto que es algo sensible: conflicto de desvalorización-personalidad central. Cuando termina el instituto realiza unos estudios técnicos siguiendo el lema "voy a demostrarle de lo que soy capaz". Desde entonces el paciente, actualmente un exitoso ingeniero, sufre regularmente de fuertes dolores de lumbago (conflicto recurrente). Canal: Trabajos de cálculos con estrés. (Archivo propio).*

❁ *A un hombre se le diagnostica un tumor intestinal: conflicto de desvalorización local. (Archivo propio).*

❁ *A una paciente lo abandona su novio, al que quiere mucho. Ella piensa que este la ha abandonado porque ella no es una buena amante: conflicto de desvalorización central o local. (Archivo propio).*

MESO NUEVO

Fase

Fase de reparación o **conflicto recurrente.** Regeneración de la pérdida de tejido (por lo general inadvertida) precedente. El hueso, cartílago o disco intervertebral en reparación se hincha y comprime el canal vertebral o la raíz nerviosa (ciática). Tener en cuenta el lado madre/hijo o de la pareja (¿de qué pierna procede el dolor?), o conflicto local.

Preguntas

¿Cuál conflicto se solucionó cuando empezaron los dolores? ¿A qué se debió mi reparación? (Por ejemplo, término de un trabajo engorroso, fin de semana, vacaciones, jubilación). ¿No soporto estar sentado? (Sí > Indica que el conflicto tuvo lugar mientras estaba sentado(a). ¿Porqué no pude manejar esa presión? ¿Me presiono yo mismo(a)? ¿Tuvieron mis antepasados síntomas similares? (Indicación sobre un tema familiar. > Buscar porqué la familia ejerce presión y cuáles son los dogmas efectivos? Por ejemplo, *"Lo que vale es la eficacia"*, *"Sólo se quiere a las personas laboriosas")*. ¿Cuáles cambios interiores y exteriores quiero hacer?

Terapia

Si el problema es crónico, encontrar el conflicto, los canales, las caracterizaciones, dogmas y luego presentar una solución. Idea central: *"Hay que librarse de la presión"*. *"Quiero ser alegre y despreocupado, así todo va mejor"*. Hildegarda: Vino de raíz de galanga. En su caso quiropraxia, osteopatía, entrenamiento de fuerza, musculación. Antirreumáticos si procede. Cuando la fase de reparación es muy intensa, se puede intentar una infiltración (inyección con analgésicos y cortisona cerca de la raíz nerviosa). Para medidas en caso de dolores agudos véase inflamación de las articulaciones en pág. 306, en la fase crónica véase desgaste de la articulación en pág. 304.

Hernia de disco lumbar (prolapso), protrusión discal

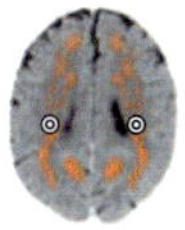

El mismo SBS que arriba. (Véase arriba).

Ejemplo

❁ *Un paciente casado construye una casa por cuenta propia. Al mismo tiempo tiene que cumplir con sus obligaciones en el trabajo: conflicto de desvalorización-personalidad central. Cuando termina de construir la casa y se muda con su familia sufre una hernia discal (fase de reparación). (Archivo propio).*

Fase

Fase de reparación intensa. Una hernia discal sólo ocurre en caso de síndrome. Naturalmente, una fase de conflicto activo con pérdida celular en los cuerpos vertebrales colindantes o en el mismo disco intervertebral precede a la fase de reparación. Esto hace que el núcleo pulposo pueda ser presionado hacia fuera durante la fase de reparación o bien por una mayor sobrecarga durante la fase activa. Tan pronto como la estructura se regenera y el edema desaparece, el prolapso vuelve a retroceder. Con esto queda el asunto resuelto si no se producen recidivas.

Observación

Es posible que surja un conflicto como consecuencia del diagnóstico "hernia discal". Muchos pacientes creen que "tienen que vivir" con el prolapso: Choque de diagnóstico que ocasiona otro conflicto de desvalorización en relación con la zona en cuestión (peligro de círculo vicioso). Antes también había hernias discales, pero por suerte no se diagnosticaban con tanta frecuencia (cuando los dedos de los pies se entumecían), ya que antes no había tomografías ni imágenes por resonancia magnética.

Terapia — El conflicto de desvalorización está solucionado. Evitar recidivas. Preguntas véase arriba. Resolver conflicto de refugiado. Idea central: *"Dejo detrás de mí las dudas y la presión"*. Siempre se debe pensar que una hernia discal es algo transitorio, es decir, una vez que haya concluido la fase de reparación el asunto queda resuelto. Véase remedios para inflamación de las articulaciones en pág. 289. Cuando la fase de reparación es muy intensa, se puede intentar una infiltración (inyección con analgésicos y cortisona cerca de la raíz nerviosa). Una operación debe ser el último recurso, después de haber esperado un tiempo prudencial.

Estrechamiento del canal cervical (estenosis espinal)

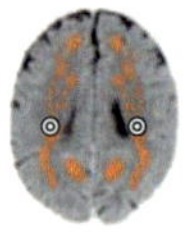

El mismo SBS que arriba. (Véase pág. 317)

Fase — **Reparación pendiente** por un tiempo prolongado. Producción excesiva de hueso que produce estrechamiento en el canal vertebral: compresión del nervio con dolor que irradia hacia la pierna.

Terapia — Encontrar conflicto, canales, caracterizaciones y dogmas. Si es posible, dar solución real para poner fin al SBS. Ejercicios de estiramiento, gimnasia. En su caso antirreumáticos, cuando los dolores son muy intensos. Si no hay mejora tras haber agotado todas las medidas posibles, se puede correr el riesgo de una difícil operación. En caso de dolores agudos véase inflamación de las articulaciones en pág. 304. En la fase crónica véase desgaste de la articulación en pág. 304.

Espondilolistesis

Generalmente, este diagnóstico es inseguro (diagnóstico de sospecha). El mismo SBS que arriba. (Véase pág. 317)

Fase — Conflicto recurrente, **actividad de conflicto pendiente**. Encogimiento del cuerpo vertebral o bien del disco intervertebral: un cuerpo vertebral pierde apoyo y puede deslizarse hacia adelante o hacia atrás.

Terapia — Encontrar conflicto, canales, caracterizaciones y dogmas. Entrenamiento de fuerza, musculación (sin estiramientos) para mejorar la estática. Para medidas en caso de dolores agudos véase inflamación de las articulaciones en pág. 304, en la fase crónica véase desgaste de la articulación en pág. 304.

Dolores de hueso del pubis, huesos ilíacos

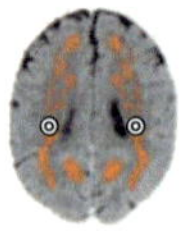

Conflicto — Conflicto de desvalorización local. En hombres con frecuencia en relación con la sexualidad o la potencia. Las mujeres reaccionan en caso de conflicto de desvalorización sexual con la pelvis, hueso sacro o hueso del pubis.

Ejemplos
- ➜ *Una persona sufre de incontinencia: conflicto de desvalorización local. Pérdida de sustancia ósea durante la fase activa, recuperación en la fase de reparación con dolores.*
- ➜ *Un hombre queda impotente tras una resección transuretral.*
- ➜ *Un hombre casado sufre por eyaculación precoz. Esto hace que no pueda satisfacer a su mujer.*

Fase — **Fase de reparación.** Regeneración de sustancia ósea in hueso del pubis, huesos ilíacos. Tener en cuenta lado madre/hijo o de la pareja, o conflicto local.

Terapia — El conflicto está ya solucionado. Acompañar reparación. Remedios, véase inflamación de las articulaciones en pág. 306.

Fractura por fatiga de la pelvis

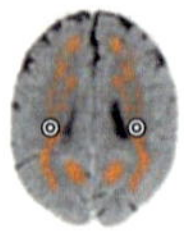

El mismo SBS que arriba. (Véase arriba).

Fase — **Actividad de conflicto pendiente:** Pérdida de masa ósea que conlleva una pérdida de estabilidad. Apenas sin dolor, en su caso sensación de frío.

Terapia — Encontrar conflicto, caracterizaciones, canales y dogmas. Preguntas véase arriba.

Dolor en el isquion

Conflicto
Conflicto de desvalorización por no poseer o dejar pasar algo, o bien conflicto local. También el tema sexualidad.

Ejemplo
➜ *Una persona piensa que no puede dejar pasar alguna cosa (por ejemplo, situación laboral).*
➜ *Una persona tiene hemorroides: conflicto de desvalorización local.*

Fase de reparación
Reconstrucción del hueso, dolores. Pero posiblemente es un conflicto recurrente.

Terapia
Encontrar conflicto y solucionar si sigue activo. Preguntas véase páginas anteriores. Remedios, véase inflamación de las articulaciones en pág. 306.

Dolor de cadera

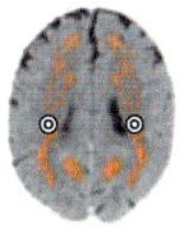

Conflicto
Conflicto de desvalorización por no poder soportar algo. O bien conflicto local.

Ejemplos
❁ *Una mujer joven y diestra tiene desde su infancia una mala posición de la pelvis, pero esta no le ocasiona molestias. Esta desea tener un hijo con su pareja, por lo que visita al mejor médico de la región para que comprobar que todo está en orden y que no habría ningún problema de quedar embarazada. El especialista examina a la mujer desnuda con una mirada bastante profesional y le dice: "Espero que Ud. no quiera tener hijos. En caso que quiera quedar embarazada, habría que ampliar la zona de la cintura pélvica quirúrgicamente, más concretamente, habría que extraer una parte del hueso de la cadera y trasplantarlo de manera transitoria cerca de la rodilla. Tras el nacimiento y el período de lactancia habría que volver a trasplantar esta parte en su sitio: conflicto de desvalorización local que afecta a la pelvis y la cadera. La paciente se desahoga llorando con una amiga y decide buscar el consejo de otros médicos. Un experimentado ginecólogo le da finalmente "luz verde". Tras el nacimiento de un niño sano, entra la cadera izquierda (madre/hijo) en reparación. Los dolores duran medio año y son tan malos que la paciente ni siquiera consigue llegar hasta el coche. Entretanto, la paciente ha tenido un segundo hijo completamente sano y ella se encuentra libre de molestias. (Archivo propio).*
❁ *La madre de un paciente se entromete constantemente en su matrimonio. El hombre no sabe qué hacer para resolver su problema. El paciente "está entre dos aguas": conflicto de desvalorización por no poder aguantar esta situación. (Archivo propio).*
❁ *Una mujer zurda de 69 años, casada y con dos hijos adultos, tiene un perro al que quiere mucho. Este es parte de la familia y es "su compañero". El perro se encuentra cada vez más débil. La paciente sabe que al final tendrá que sacrificarlo, ya que no quiere que el perro sufra por los dolores: conflicto de desvalorización, "no puedo hacerme a la idea de que tengamos que matar al perro". Queda afectada la cadera izquierda (de la pareja). Al final, su marido tiene que dar el difícil paso de llevar al animal al veterinario. La paciente está muy triste, pero aliviada porque el sacrificio del animal es algo que ha quedado atrás. Diez días más tarde empieza a tener dolores en la cadera izquierda en el marco de una fase de reparación que se prolonga por cuatro semanas. (Archivo propio).*

Fase
Fase de reparación o **conflicto recurrente.** Regeneración del hueso o cartílago del fémur: inflamación, reducción de la movilidad, dolores. Tener en cuenta lado madre/hijo o de la pareja, o conflicto local.

Preguntas
¿Cuánto tiempo han durado las molestias? (Más de 6 meses > conflicto crónico pendiente. Menos de 6 meses > fase de reparación o bien conflicto crónico pendiente). ¿Persona diestra o zurda - qué lado? ¿Qué es lo que ya no deseo ver más? ¿Qué me causa estrés? ¿Qué asunto me es imposible resolver? ¿Tenían mis antepasados problemas con las caderas? (Indicación sobre un tema familiar). ¿Cuáles emociones acompañan este tema? ¿Cuáles son mis recuerdos de infancia más tempranos al respecto? ¿Cómo fue el embarazo? ¿El parto? ¿Creía la madre, por ejemplo, que no podría soportar el parto? ¿Qué quiero cambiar interiormente? ¿Qué quiero cambiar exteriormente? ¿Con cuál actitud nueva podría yo facilitar la situación?

Terapia
En caso de recurrencia, encontrar y dar solución real al conflicto o los canales. Véase remedios para inflamación de las articulaciones en pág. 306.

MESO NUEVO

Artrosis de cadera (coxartrosis)

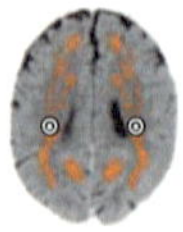

El mismo SBS que arriba. (Véase arriba).

Fase — **Conflicto recurrente**: Una pérdida celular siempre recurrente y fases de regeneración dejan como secuela tejido cicatricial deficiente. La superficie de la articulación queda áspera: destrucción progresiva del cartílago. Reducción de la movilidad, dolores.

Terapia — Encontrar conflicto, canales, caracterizaciones y dogmas. Preguntas véase arriba. Idea central: *"Cuando piensas que todo ha acabado, viene de algún lugar un pequeño rayo de luz". "Sé que todo volverá a estar bien". Flores de Bach: Alerce, castaño dulce, sauce.* Para remedios, véase desgaste de la articulación en pág. 304. Se debe recurrir a una prótesis de cadera cuando las superficies de la articulación estén completamente deterioradas a causa de conflictos recurrentes. La mayoría de las operaciones tienen éxito gracias al buen trabajo de los cirujanos y a las modernas técnicas.

Destrucción de la cabeza femoral (osteonecrosis femoral, enfermedad de Perthes)

El mismo SBS que arriba. (Véase pág. 319)

Síntoma — Se produce necrosis en una parte de la cabeza femoral. En el peor de los casos el hueso se destruye: Dolor intenso repentino, posición para evitar el dolor (antálgica). Enfermedad frecuente en perros y niños pequeños.

MESO NUEVO

Fase — **Conflicto activo:** Degradación del tejido óseo, pérdida de estabilidad, destrucción de la cabeza femoral.

Terapia — Si el problema es crónico, encontrar el conflicto, los canales, las caracterizaciones, dogmas y luego presentar una solución. Preguntas véase arriba. En niños hay que pensar siempre en conflictos recibidos de los padres.

Dolores de rodilla, inflamación de rodilla (artritis), inflamación de la bolsa sinovial (bursitis)

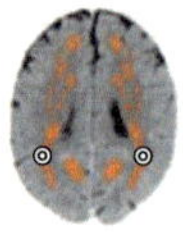

−+

Conflicto — Conflicto de desvalorización deportiva. Falta de reconocimiento, ambición decepcionada. Esto puede causar una sensación de humillación. En personas que definen su rendimiento en función de las piernas quedan afectadas las rodillas, por ejemplo, en futbolistas, corredores, ciclistas, etc.

❁ *Un hombre joven y diestro se casa y empieza a trabajar en la familia de sus suegros. Estos no le hacen elogios, a pesar de que se esfuerza trabajando hasta la extenuación. Cuando sus suegros se retiran de la empresa, de repente recibe elogios de todo el mundo. Debido a la gran masa de conflicto, padece de inflamación e hinchazón en la rodilla derecha (pareja) durante varios años: fase de reparación. Debido a que las molestias no mejoran, se le implanta una prótesis de rodilla. (Archivo propio).*

❁ *Un diestro de 50 años ha tenido una vida difícil. Los padres lo dejaron sin autoestima. Cuando estaba en la escuela era una "catástrofe", lo cambiaron dos veces porque se quedaba atrás. Con trabajo pudo encontrar una plaza como aprendiz de peluquería, donde se las apaña como puede y piensa que él no sirve para cortar el pelo: conflicto de desvalorización deportiva que le afecta a la rodilla derecha (pareja). Cuando realiza el examen al final de su formación piensa que el no será capaz de superarlo y está seguro de que suspenderá el examen. A las tres semanas recibe el resultado: aprobado. Comienzo de la hinchazón en la rodilla derecha: fase de reparación. El paciente es operado varias veces sin éxito en la rodilla y debe permanecer dos años en cama. Al final mejora, pero a causa de las repetidas operaciones y las recidivas sufre permanentemente de dolores intensos en la rodilla. (Archivo propio).*

Fase — Fase de reparación: Aumento del metabolismo in articulación de la rodilla, huesos, cartílagos, menisco, pérdida celular, hinchazón, enrojecimiento, dolores. A menudo es un **conflicto recurrente.** Tener en cuenta lado madre/hijo o de la pareja, o conflicto local.

Preguntas ¿Desde cuándo se presentan los dolores? (Antes debe haberse solucionado el conflicto). Dolores agudos (nocturnos): La solución llegó de súbito. Dolores que comenzaron gradualmente: Solución titubeante del conflicto o conflicto crónico. ¿Cuál conflicto se solucionó? ¿Persona diestra o zurda - cuál lado? ¿A quién quiero demostrar mi capacidad? (Para aclarar hacer el test de aplauso). ¿Porqué deseaba yo tanto un reconocimiento/elogios? (Determinar esa gran necesidad - en la mayoría de los casos es el deseo de que a uno lo quieran). ¿Porqué me defino con la eficacia? (Educación, forma de ser de los padres, antepasados). ¿Me siento humillado(a) o pequeño(a)? ¿A quién de la familia me parezco? (Indicación sobre una caracterización > buscar motivaciones similares). ¿Qué valor tengo, si no me elogian? ¿Cuáles medidas concretas podrían solucionar el conflicto? ¿Cuál actitud que debo propiciar para no aferrarme? ¿Cuál meditación podría curarme?

Terapia Si el problema es crónico, encontrar el conflicto, los canales, las caracterizaciones, dogmas y luego presentar una solución. Véase remedios para la inflamación de las articulaciones en pág. 304. Cuando la fase de reparación es muy intensa, administrar en su caso antirreumáticos o una infiltración (inyección con analgésicos y cortisona).

Desgarro de menisco

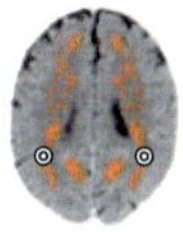

El mismo SBS que arriba. (Véase arriba).

MESO NUEVO

Ejemplos *Como surfista de competición, cuando tenía 23 años me permití tomarme una pausa de un año para participar en las Olimpiadas de Los Ángeles. Después intenté retomar la competición para estar presente también la próxima vez. Pero las cosas no iban bien en las jornadas eliminatorias que tenían lugar durante varios meses. Me quedé rezagado: conflicto de desvalorización deportiva. Ya durante la fase eliminatoria sufrí un desgarro de menisco en la rodilla izquierda (de la pareja), que tuvo que operarse por artroscopia: lesión durante la fase activa por la debilidad del tejido. (Experiencia propia).*

Fase **Conflicto recurrente.** Los desgarros de menisco o de ligamentos son causados generalmente por accidentes. No obstante, no debe entenderse que estos caen bajo el apartado de "lesiones", ya que la base de una lesión es un tejido debilitado y quebradizo. Estas lesiones pueden ocurrir durante una fase activa o en fase de reparación. Una mala alimentación y la falta de movimiento pueden son también factores a tener en cuenta. Los desgarros durante las fases de reparación podrían evitarse cuando se entiende el mensaje en forma de dolor: reposo y movimientos suaves en caso de molestias.

Terapia Encontrar conflicto, canales, caracterizaciones y dogmas. Preguntas véase arriba.
Idea central: *"Yo sé de lo que soy capaz, aun cuando otros no se den cuenta". "El verdadero reconocimiento viene desde el interior.* Es el sentimiento de haber hecho algo bueno y de recibir amor".
Para medidas en caso de dolores agudos véase inflamación de las articulaciones en pág. 306. En la fase crónica véase desgaste de la articulación en pág. 304. Cuando la fase de reparación es muy intensa, administrar en su caso antirreumáticos o una infiltración (inyección con analgésicos y cortisona directamente en la articulación).
Se debe recurrir a una prótesis de rodilla cuando las superficies de la articulación estén completamente deterioradas. La mayoría de las operaciones tienen éxito. Mi reconocimiento a los cirujanos.

Ratón articular en la rodilla

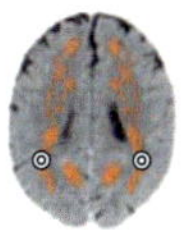

El mismo SBS que arriba. (Véase pág. 320 - 321). Un fragmento de hueso, cartílago o tejido interno de la articulación se encuentra "nadando" suelto en la articulación y produce una repentina limitación de la movilidad y dolor cuando se queda atascado.

Fase Situación tras un SBS concluido, **conflicto recurrente.** Posible consecuencia de una lesión.

Terapia Encontrar conflicto, canales, caracterizaciones y dogmas. Si se produce el atasco con frecuencia: Limpieza de la articulación por artroscopia y alisamiento de esta, para que no se produzcan inflamaciones recurrentes. Por otra parte, los atascos del artrolito pueden tener como consecuencia conflictos de desvalorización locales.

Daños del cartílago, rotura o desgarro de ligamentos cruzados o colaterales

Conflicto	Conflicto de desvalorización deportiva. Según Frauenkron-Hoffmann la función de los ligamentos cruzados es entre otras eliminar la incapacidad de dar la vuelta y empezar de nuevo.
Fase	**Conflicto recurrente** los ligamentos se desmenuzan y son así suceptibles de lesionarse.
Terapia	Encontrar conflicto, canales, caracterizaciones y dogmas. Preguntas véase página anterior. Consultar a un ortopedista si es necesaria una operación o una tablilla.

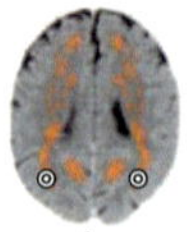

Inflamación en tobillo o dedos de los pies

Conflicto	No poder soportar una situación o a una persona, conflicto de desvalorización por no poder correr, saltar, pisar, frenar, etc., o bien conflicto de desvalorización local. También puede ser una cuestión de la ubicación: *"Debería estar allí y no aquí"*. *"Estoy en el lugar equivocado"*. *"Por desgracia, tengo que quedarme aquí"*.
Ejemplo	❁ *Un alumno no puede irse una semana de excursión con su clase a causa de un resfriado. Él estaba bastante ilusionado: conflicto de desvalorización por no poder correr, saltar, etc. Entra en reparación cuando termina la semana de excursión. Inflamación de la articulación del tobillo. (Archivo propio).*
Fase	**Fase de reparación:** Regeneración de huesos o cartílagos. Dolores, hinchazón. Pero posiblemente es un conflicto recurrente. La inflamación de la articulación del dedo gordo del pie es a menudo un síntoma de gota (síndrome).
Preguntas	¿Desde cuándo se presentan las molestias? (El conflicto anterior se solucionó poco antes). ¿Dolores por primera vez? (No > Aclarar el primer episodio). ¿A quién o qué me era imposible soportar? ¿O estoy descontento(a) con mi sitio? (Puesto de trabajo, domicilio, familia). ¿Qué emoción resuena en mí? ¿De qué en mi infancia me recuerda esa emoción? ¿Experimentaron los antepasados una situación similar? (Hablar con los padres). ¿Cuál emoción podría curar? ¿Qué puedo cambiar exteriormente?
Terapia	Si el problema es crónico, encontrar el conflicto, los canales, las caracterizaciones, dogmas y luego presentar una solución. Hildegarda: Receta especial de hierba mora. Cuando la fase de reparación es muy intensa, administrar en su caso antirreumáticos o una infiltración (inyección con analgésicos y cortisona directamente en la articulación). Véase remedios para la inflamación de las articulaciones en pág. 289.

MESO NUEVO

−+

Inflamación del tendón de Aquiles

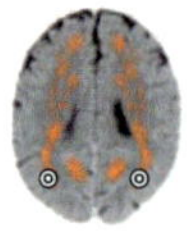

Conflicto	Sin el tendón de la corva es imposible saltar o correr. Por eso en el conflicto se trata de subir y avanzar. Según Frauenkron-Hoffmann: Uno trata de alcanzar niveles superiores, uno quiere subir pero no es capaz.
Ejemplo	❁ *Un paciente es entrenador de fútbol. Este vive siempre muy de cerca los triunfos y derrotas de su equipo: conflicto de desvalorización en lugar de otros por no poder correr lo suficiente. Cuando su equipo "entra en racha" y empieza a ganar partidos comienza a sentir dolor en sus tendones de Aquiles, los cuales entran en reparación. (Archivo propio).*
Fase	Fase de reparación oder **conflicto recurrente.** Regeneración, refuerzo del tejido de los tendones de Aquiles. Dolor en caso de carga. Los tendones permanecen más gruesos (grupo de lujo).
Preguntas	¿Cuál conflicto se solucionó cuando empezaron los dolores? ¿Cuándo se presentaron los síntomas por primera vez? (En caso dado analizar el primer episodio). ¿Se trata de la incapacidad de correr/avanzar? ¿O se trata de la incapacidad de subir de nivel? ¿Cuáles son las emociones y caracterizaciones causantes? (Ambición, impaciencia). ¿De dónde vienen?
Terapia	Si el problema es crónico, encontrar el conflicto, los canales, las caracterizaciones, dogmas y luego presentar una solución. Atención: Cuidado de cargar en exceso por peligro de desgarro. Véase remedios para la inflamación de las articulaciones en pág. 306.

Rotura o desgarro en tendones de Aquiles o ligamentos colaterales

El mismo SBS que arriba. (Véase arriba).

Fase	Conflicto recurrente, actividad de conflicto o fase de reparación in tendones de Aquiles, ligamentos colaterales.

Observación

Aquí la distinción entre "lesión" y "SBS" a menudo no está clara. Con frecuencia, un tejido debilitado o quebradizo puede dar origen a posibles lesiones. Los desgarros del tendón de Aquiles durante la fase de reparación pueden ocurrir en el caso de deportistas con poca paciencia. (Entrenamiento completo a pesar de tener molestias).

Terapia

Encontrar conflicto, canales, caracterizaciones y dogmas. Véase remedios para la inflamación de las articulaciones en pág. 306, especialmente alimentación alcalina. Operación si procede.

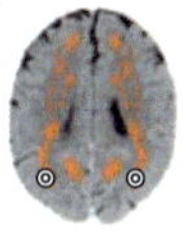

Espolón calcáneo

Conflicto

Conflicto de desvalorización: Uno no puede espolear a alguien, uno no puede motivar a alguien. O bien uno no puede huir/alejarse lo suficientemente rápido (tomar las de Villadiego).

Ejemplos

❁ Una profesora sufre acoso laboral por parte de una compañera. Cada vez que esta quiere realizar un proyecto, su adversaria se opone: conflicto de desvalorización, der Kollegin nicht die Sporen geben können. Cuando esta consigue imponerse en relación con un gran proyecto se produce un espolón en el talón durante la fase de reparación. (Archivo propio).

❁ Debido a una torpeza mientras trabajaba en el jardín, la madre de una paciente (adulta y zurda) tiene un accidente y sufre una rotura de la articulación del tobillo. La paciente cree que tiene la culpa del accidente y sufre por ello un conflicto de desvalorización local en lugar de su madre. Cuando la madre puede volver a andar sin problemas después de que le hayan retirado la escayola, la paciente entra en reparación: fuertes dolores en el talón derecho (lado madre/hijo). Véase: www.germanische-heilkunde.at/ (en alemán).

Fase

Fase de reparación: Regeneración excesiva de los huesos o tendones (grupo de lujo). Formación de mayores calcificaciones mediante conflictos recurrentes. Aun cuando el espolón calcáneo sigue siendo visible en radiografías tras la fase de reparación, por lo general los dolores desaparecen completamente. Pero posiblemente es un conflicto recurrente.

Preguntas

¿A quién no pude espolear? (Momento agresivo). ¿O era yo quién quería huir de alguien? (Por ejemplo, de la suegra, de un superior arrogante). ¿Qué me ha caracterizado? (Los padres, la infancia)

Terapia

El conflicto está ya solucionado. En caso de recurrencia, encontrar conflicto, canales, caracterizaciones y dogmas. Idea central: *"Busco la reconciliación en mi corazón. Todo lo que me ocurre tiene un sentido. Puedo aprender de ello"*. Para remedios, véase desgaste de la articulación en pág. 302, inflamación de las articulaciones en pág. 306. Usar sólo zapato cómodo, en su caso abierto. Plantilla recortada en el talón para proporcionar alivio a la zona. Normalmente no es necesario operar. Es mejor esperar antes durante un largo período.

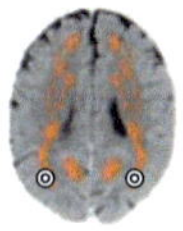

Juanetes (hallux valgus)

Conflicto

No poder apartar a alguien (darle un "puntapié"). Conflicto de desvalorización por no poder correr, bailar, guardar el equilibrio, saltar, pisar, frenar, etc. También a veces conflicto por la ubicación. Según Frauenkron-Hoffmann: Richtungsconflicto: Me obligan a tomar una dirección en que debo moverme. Quiero ir a un lugar determinado, pero no me lo permiten. Las puertas están cerradas para mí.

Fase

Conflicto recurrente, reparación pendiente. Con cada inflamación (fase de reparación, aumento celular) se desarrolla una nueva capa: espesamiento, desviación, deformación del dedo gordo y articulación base.

Observación

Unos zapatos muy estrechos o unos tacones muy altos pueden con el tiempo destruir la articulación de la base del dedo gordo. En este caso no se trataría de un conflicto. Peligro de círculo vicioso o desvalorización a causa de un juanete antiestético. Tener en cuenta lado madre/hijo o de la pareja, o conflicto local.

Terapia

Encontrar conflicto, canales, caracterizaciones y dogmas. Si es posible, dar solución real para poner fin al SBS. Usar calzado plano, ancho y abierto con suficiente espacio para los dedos. Para remedios, véase inflamación de las articulaciones en pág. 302. En un estadio avanzado es recomendable una operación.

SISTEMA MUSCULAR

Hay dos tipos de tejido muscular: el tejido muscular de los órganos internos controlado por el mesencéfalo, involuntario, liso y, por otra parte, los músculos estriados del aparato locomotor, voluntarios y controlados por el cerebro. En este capitulo se habla de la musculatura estriada, la cual es controlada por dos partes diferentes del cerebro: por un lado la corteza cerebral (inervación: transmisión de estímulos nerviosos) y por otro la sustancia blanca (nutrición). Estos dos Programas Especiales están por lo general asociados, es decir, funcionan al mismo tiempo.

SBS de músculos / suministro nervioso

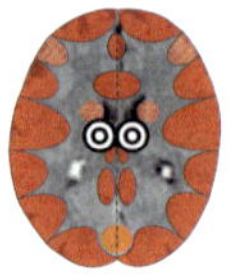

E
C
T
O

−+

DESARROLLO BÁSICO[1]

Los estímulos motores (inervación), es decir, las órdenes de relajación o contracción, proceden del centro motor de la corteza cerebral.

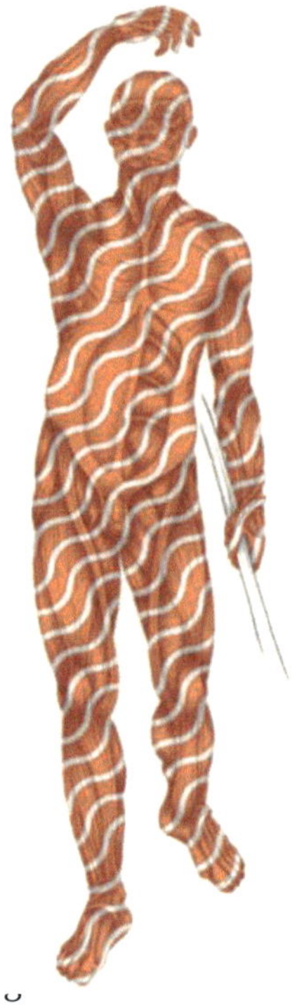

Conflicto	Conflicto motor, con frecuencia real por caída, accidente o lesión. En sentido figurado: Miedo a ser inmovilizado, conflicto por no poder, deber o querer moverse. No poder huir de una situación. No encontrar salida, sentirse indefenso e incapaz de hacer nada. No saber qué hacer. Frases hechas: *"Quedarse paralizado de miedo" "Quedarse helado por el horror"*. *"Quedar petrificado y mudo por el espanto"*. *"No sé cómo seguir"*. Musculatura de hombros y espalda: no poder evitar algo o a alguien. Músculos flexores de brazos y piernas y de cierre (aductores): no poder sujetar algo, acercar o abrazar a alguien. Músculos extensores de brazos y piernas y de apertura (abductores): no poder librarse, apartarse, deshacerse de alguien o algo, empujarlo o rechazarlo, sacudirlo. Pierna en general: No poder salir, huir, seguir o acompañar. No poder correr (lo suficientemente rápido), escalar, subir o bajar, bailar, saltar, mantener el equilibrio, etc. *"¡Me produce flojera en las piernas!"*.
Tejido	Musculatura estriada – Corteza cerebral-ectodermo (inervación) y mesodermo nuevo (nutrición).
Conflicto activo	Reducción en el funcionamiento del nervio, reducción progresiva de los estímulos desde el centro motor hasta los músculos: debilidad, parálisis conflicto. En su caso inquietud, síndrome de hiperactividad.
Sentido biológico	Reflejo de hacerse el muerto: muchos animales lo hacen si son perseguidos o la situación no tiene salida (por ejemplo, corcino, ratón, serpiente). El perseguidor desiste normalmente de la presa o ni siquiera la ve. Por ejemplo, los gatos sólo se interesan por "objetos móviles", pero no por ratones que no se mueven. Lema: "No moverse hasta que haya pasado el peligro".
Fase de reparación	Recuperación de la inervación tras un empeoramiento inicial.
Crisis de reparación	Contracciones descoordinadas y calambres: convulsiones epilépticas. Calambre localizado: calambre, contracción muscular. Sensación de frío, escalofríos. En su caso, tics, movimientos nerviosos en las piernas.
Observación	Atención: Al comienzo de la fase de reparación y tras la crisis de reparación puede hacerse la parálisis más fuerte durante un breve espacio de tiempo, ya que el edema provoca dilatación en las conexiones nerviosas del cerebro. En realidad, se trata de un buen síntoma que no obstante es malinterpretado por el paciente. Esto puede provocar un terrible círculo vicioso. Muchas molestias musculares tienen su causa en una intoxicación por medicamentos. No tienen pues una causa anímica. Con frecuencia se da una mezcla de conflicto e intoxicación. Los "agentes nocivos" que entran en cuestión son medicamentos para la presión arterial, para reducir el colesterol, psicofármacos, entre otros. Leer el prospecto. Debe clarificarse la relación temporal entre el comienzo de la toma y la aparición de las molestias.

1 (Véase Dr. Hamer, "Tabellenbuch" (Libro de Tablas), pág. 138, 143.

SBS del metabolismo muscular

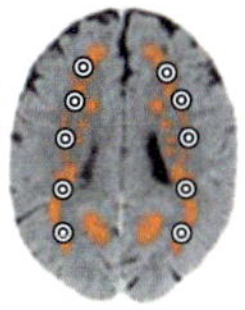

DESARROLLO BÁSICO[1]

El control del metabolismo (nutrición, pérdida y producción de tejido) tiene lugar a través de la sustancia blanca.

Conflicto	Conflicto de desvalorización en relación con la movilidad. (Para detalles del conflicto véase pág. 302).
Tejido	Musculatura estriada – Mesodermo nuevo – Nutrición, metabolismo.
Conflicto activo	Reducción de la nutrición, pérdida muscular en el músculo en cuestión, debilidad muscular (necrosis, atrofia).
Fase de reparación	Reconstrucción de la musculatura con dolores, hinchazón. Aumento de la sección transversal del músculo (hipertrofia).
Sentido biológico	Refuerzo del músculo por encima del nivel inicial (grupo de lujo).
Observación	En la práctica, ambos SBS descritos arriba se presentan asociados, es decir, de manera sincrónica.

1 (Véase Dr. Hamer, "Tabellenbuch" (Libro de Tablas), pág. 61, 72.

SBS de la inervación muscular

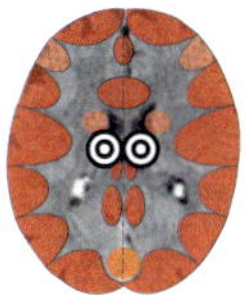

Parálisis muscular, esclerosis múltiple (EM), parálisis infantil (poliomielitis), esclerosis lateral amiotrófica (ELA)[1]

En la EM se inflaman las membranas endoneurales (vainas medulares) en el sistema nervioso central no pudiendo cumplir con su función de retransmitir rápidamente los estímulos sensoriales. Por lo tanto, en este SBS se trata de la transmisión de órdenes.

Conflicto	Conflicto motor. Miedo de ser inmovilizado. Conflicto, no poder, deber o querer moverse (véase pág. 324). Según el Dr. Sabbah: Conflicto de obediencia. Uno cree que debe ejecutar siempre todas las órdenes. Las ejecuto pero a regañadientes. El comienzo de este conflicto debe estar en la infancia: Han quebrado mi voluntad durante la fase de terquedad. No está permitido decir "no". Hay que obedecer a la autoridad incondicionalmente.
Ejemplos	❁ *Un jubilado de 63 años no encuentra tiempo para aburrirse. Está siempre activo, empleando el tiempo como aficionado al deporte y al bricolaje. Un día se rompe la cadera en un accidente de esquí. Durante cuatro meses tiene que guardar completo reposo: conflicto motor por no poder moverse. Después de este reposo obligado comienza con la rehabilitación y hace muchos progresos. Se da cuenta que vuelve a ser "el de antes": solución del conflicto. En este momento empieza a tener fuertes calambres en ambas piernas. Los calambres duran semanas y se vuelven cada vez peores. Estos espasmos son para él más dolorosos que la fractura de cadera: conflicto motor a causa de los calambres, círculo vicioso. Tras varias consultas con el médico se le ingresa en el hospital. Se le realiza una punción cisternal, una IRM y una electroneurografía. De repente los médicos muestran un gesto de preocupación: diagnóstico de "ELA". Se le aclara al paciente el "cuadro clínico progresivo" y la muerte al final por asfixia por una parálisis muscular general: conflicto motor generalizado por quedar pronto completamente paralítico. En un plazo de medio año las parálisis han avanzado tanto que el deportista de antaño ahora se encuentra en una silla de ruedas y en la cama ni siquiera puede darse la vuelta sólo: círculo vicioso y confirmación del pronóstico ("la profecía autorrealizada"). Un caso trágico. (Archivo propio).*
	❁ *Una mujer de 43 años trabaja como empleada en una oficina. Durante un mes tiene que sustituir a una colega que tomo vacaciones. Ese trabajo adicional la hace llegar a su límite de carga. = Conflicto de que alguien cree tener que ejecutar todas las órdenes. Cuando la colega regresa comienza una fase de vagotonía con mareos, dolores de cabeza y trastornos leves de visión. El médico diagnostica una*

1 (Véase Dr. Hamer, "Tabellenbuch" (Libro de Tablas), pág. 138, 143.

"presunta EM". Finalmente la mujer tiene que jubilar prematuramente debido a que padece de EM. Afortunadamente ella conoce la Nueva Medicina y no se deja intimidar por el diagnóstico y se cura completamente (Archivo propio).

Fase — Fase activa, **actividad de conflicto pendiente:** debilidad o parálisis del músculo.

Sentido biológico — Reflejo de hacerse el muerto: no moverse hasta que el peligro haya pasado. Conflicto de obediencia: Ahora ya nadie me obliga a nada, me dejan tranquilo(a) porque ya no puedo ejecutar más las órdenes e instrucciones.

Observación — El diagnóstico de esclerosis múltiple pasa por ser impreciso incluso en la MC En el líquido cefalorraquídeo se miden proteínas que están presentes también en personas sanas. En las TC y IRM se buscan unas dudosas "manchas blancas" que se pueden encontrar en cualquier persona. Mediante el diagnóstico de esclerosis múltiple se da lugar a un conflicto motor adicional, el cual es peor que el conflicto originario. Tras el diagnóstico, muchos pacientes tienen ya en mente la silla de ruedas (engrama posthipnótico). Con frecuencia este conflicto ya no puede superarse: conflicto activo pendiente por el diagnóstico del médico (iatrogenia). Una pequeña parte de los enfermos parapléjicos forman parte de los pacientes que han sido perjudicados de esta manera.
El diagnóstico ALS (esclerosis lateral amiotrófica) es aún más desastrosa porque el pronóstico es la muerte por asfixia. Pero en principio se trata del mismo SBS.

Otras causas posibles de parálisis: 1. Accidentes u operaciones fallidas (parálisis mecánica, separación del nervio). 2. Intoxicación mediante químicos, medicamentos (parálisis tóxica), por ejemplo, vacunas, aspartamo. 3. Presión cerebral (edema) en el relé motor (generalmente conflicto de desvalorización en reparación).

E C T O

−+

Preguntas — ¿Desde cuándo se presentan los síntomas? (Conflicto anterior. Tuvo lugar poco antes, si los síntomas han comenzado de pronto. Eventualmente tuvo lugar años antes, si el comienzo de la enfermedad fue gradual) ¿Es sólo una debilidad/parálisis? (Sí > conflicto puramente activo). ¿Tiene también calambres/espasmos? (Sí > fase intermedia de reparación). ¿Cuál fue la primera parte del cuerpo afectada? (A base del grupo de músculos afectados es posible determinar el conflicto, véase pág. 324). ¿Relación madre-hijo o pareja? (Test de aplauso). ¿Tuvo lugar una caída o un accidente? (Típico conflicto motórico). ¿Hubo un conflicto de obediencia? ¿Soy siempre obediente y adaptado? ¿Quebraron mi mentalidad oponente durante mi infancia? ¿Hubo enfermedades musculares entre mis antepasados? (Sí > Indicación sobre un tema familiar > buscar exactamente de qué se trata, lo que deseaba el afectado). ¿Hay otras caracterizaciones que juegan un papel? ¿Cómo fue el embarazo? (Accidentes, conflicto de obediencia de la mujer). ¿Cómo fue el parto? (A menudo es un conflicto motórico). ¿Es ventajosa para mí la enfermedad? (Recibir amor y cuidado, no tener que seguir luchando, no tendo que estresarme más, no necesito ejecutar órdenes). ¿Predominan las ventajas? (En caso afirmativo sería un obstáculo para la reparación > debo tener claro lo que quiero). ¿Qué cambios interiores debo llevar a cabo? ¿Sería razonable, por ejemplo, hacer una meditación de reparación? ¿Cuáles medidas debo tomar en el exterior?

Terapia — Encontrar conflicto, canales, caracterizaciones y dogmas. Aquí es muy importante la comprensión de las Relaciones Biológicas. Idea central: *"Ahora sé lo que ocurre y puedo liberarme de esta situación". "Podré volver a moverme como lo hacía antes".*
Terapia de movimiento, pero sin la presión (autoimpuesta) del éxito. Cualquier medida estimulante como los masajes clásicos, acupuntura, masaje en las zonas reflejas. Cayce: Fuertes masajes con aceite de cacahuete o aceite de oliva con tintura de mirra. En su caso, cura de petroleo. Natación, gimnasia, yoga, etc. Baño de pies con cloruro de magnesio ($MgCl_2$). Aceite de hígado de bacalao. Tomar el sol, en su caso solarium. Oro coloidal. Cepillados, baños de contraste. Complejo de vitamina B. Frotaciones con aceite de romero, canela o alcanfor. En su caso, dosis baja de naltrexona. Las terapias de la MC con cortisona, interferón beta, entre otros, no son recomendables, puesto que no son eficientes. Véase también medidas en pág. 304.

Calambre (espasmo muscular)

El mismo SBS que arriba. (Véase pág. 325, 326).

Ejemplos — ❁ *Un paciente conduce en invierno por una ruta de montaña con mucha pendiente hacia abajo. De pronto se da cuenta que va muy deprisa y que no puede tomar la curva: conflicto motor por no poder frenar a tiempo. Poco antes de llegar al precipicio, el coche se detiene gracias a un cúmulo de nieve. Las tres noches siguientes tiene calambres en la pierna derecha (la pierna que frena): fase de reparación, epicrisis. (Archivo propio).*

❁ *Una montañera de más edad tiene problemas para seguir a un grupo de montañeros más jóvenes: conflicto motor por no poder seguir al grupo. Una vez termina la jornada, sufre por la tarde fuertes calambres en los muslos: crisis de reparación en la fase de reparación. Esto pasa siempre que va con el grupo. Cuando va sola nunca le dan calambres. (Archivo propio).*

Fase — **Crisis de reparación** (crisis epiléptica) der musculatura estriada en el marco de la fase de reparación.

Observación — Los calambres siempre se producen en estado de relajación o después de un esfuerzo. Por lo general, la parálisis que precede pasa desapercibida. El calambre es una "epilepsia local". Un calambre generalizado sería una "verdadera epilepsia" (véase pág. 328).

Tener en cuenta lado madre/hijo o de la pareja, o conflicto local.

Preguntas — ¿Cuál grupo de músculos? (= Indicación sobre un conflicto). ¿Cuál actividad tenía yo antes de que empezara el calambre? (Conflicto tuvo lugar inmediatamente antes o el día anterior). ¿Relación madre-hijo o pareja? (Test de aplauso). ¿Porqué no pude manejar esa situación? ¿Cuál emoción resonaba en mí? ¿Cuál es la caracterización relacionada con ese papel?

Terapia — Encontrar conflicto, canales, caracterizaciones y dogmas y dar solución real para que el SBS llegue a su fin. Normalmente, los calambres nocturnos cesan al levantarse de la cama (final de la crisis de reparación vagotónica). Baño de pies con cloruro de magnesio ($MgCl_2$). Hildegarda (en caso de calambres en las piernas): Frotaciones con aceite de oliva y un poco de aceite de rosas auténtico, receta especial de pomada de salvia. Complejo de vitaminas B en productos de levadura (por ejemplo, levadura de cerveza). Aceite de linaza, aceite de hígado de bacalao, vitamina D3. Véase también tensión muscular en pág. 330.

ECTO

Espasticidad

−+

El mismo SBS que arriba. (Véase pág. 325, 326).

Ejemplos — ❁ *Un niño experimenta antes de nacer las fuertes discusiones de sus padres durante la última etapa del embarazo: conflicto motor por no poder evitarlo. Parálisis de los músculos de las piernas durante la fase activa. Calambres en la crisis de reparación. Calambre permanente en reparación pendiente: El niño nace con un pie equino. Después del parto los padres siguen discutiendo. (Véase Dr. Hamer, "Goldenes Buch" (Libro Dorado), vol. 2, pág. 419).*

➜ *Son frecuentes los conflictos motores causados por ultrasonidos y pruebas del líquido amniótico en el útero, o bien posteriormente durante las vacunas cuando se agarra al niño.*

Fase — **Reparación pendiente** con acentuación de la crisis de reparación. Tensión duradera del sistema muscular afectado.

Preguntas — ¿Cuál grupo de músculos? (= Indicación sobre un conflicto. La musculatura más afectada es la de la flexura del codo > conflicto de no poder aferrarse). ¿Cuál es el lado afectado principalmente, persona diestra o zurda? Para más preguntas véase pág. 326, 328.

Terapia — Encontrar conflicto y caracterizaciones. Si es posible, dar solución real para poner fin al SBS. Baño de pies con cloruro de magnesio, rehabilitación, ergoterapia, hidroterapia. Terapia de baile y musicoterapia, equinoterapia. Canabis, complejo de vitaminas B en productos de levadura. Aceite de linaza, aceite de hígado de bacalao. Masajes clásicos, acupuntura, masaje en las zonas reflejas. Tomar el sol, en su caso solarium. En su caso, dosis baja de naltrexona.

Síndrome de las piernas inquietas, neuropatía motórica

No poder correr (lo suficientemente rápido), escalar, subir o bajar, bailar, saltar, mantener el equilibrio, etc. "¡Me produce flojera en las piernas!"

Fase — Síndrome de las piernas inquietas **Crisis de reparación** (crisis epiléptica) durante la fase de reparación, generalmente reparación pendiente. Los síntomas se producen siempre en estado de relajación (vagotonía).

Neuropatía motórica: Puede diagnosticarse cuando se tiene espasmos, parálisis, pérdida muscular, reflejos restringidos. ¡Es una denominación totalmente innecesaria! En su mayoría es un **conflicto recurrente.**

Terapia	Encontrar conflicto, canales, caracterizaciones, dogmas y solucionar para que el SBS llegue a su fin. Baño de pies con cloruro de magnesio ($MgCl_2$), canabis, masajes clásicos, drenajes linfáticos, acupuntura, masaje en las zonas reflejas. Natación, gimnasia, yoga, entre otros.

Epilepsia

En caso de repentinas convulsiones espontáneas, con o sin pérdida de consciencia, se habla en MC de epilepsia.

Conflicto — Conflicto motor. (Véase pág. 325 - 327)

Ejemplos

❁ *Una austríaca de 30 años sufre un conflicto motor. Al bajar en trineo por una montaña de pronto se da cuenta que va muy deprisa. Poco después, esta cae en un arroyo helado y se fractura dos apófisis vertebrales. Tras el choque, ella piensa que está paralítica, puesto que no puede moverse: conflicto motor por no poder frenar y no poder moverse más. Un par de días después, la paciente sufre un ataque epiléptico con pérdida de orina y breve pérdida de consciencia. Algunas horas antes del ataque, rompió a llorar "terriblemente aliviada". Después del ataque se siente tranquila y lúcida. Cf. www.gnm-forum.eu/board (en alemán).*

❁ *Un hombre se encuentra haciendo montañismo y tiene dudas de si puede llegar a la cima. Este apenas puede seguir a los demás: conflicto motor por no poder seguir a los demás, por no poder andar más deprisa. Cuando llega a la cruz de la cima sufre un ataque epiléptico. Los ataques se repiten siempre en situaciones semejantes. Al subir se encuentra en actividad de conflicto (parálisis inadvertida de las piernas), en la cima entra en reparación con un ataque epiléptico (crisis de reparación). (Archivo propio).*

❁ *Un niño nace ciego en un parto prematuro. Cuando quiere explorar su alrededores, sufre un conflicto motor tras otro, ya que constantemente se golpea o se cae. Durante las fases de relajación sufre siempre ataques epilépticos. (Archivo propio).*

➜ *Un niño se da cuenta de que el médico se acerca con una aguja para sacarle sangre o ponerle una vacuna. El niño quiere salir corriendo, pero la madre lo retiene: conflicto motor por no poder salir corriendo, no poder evitar la aguja: epilepsia durante la fase de reparación (los llamados "daños de la vacuna" a través de un conflicto). Observación: El delantal blanco del médico, la aguja de la jeringa o bien el olor de la consulta pueden quedar como canales. Además de la pérdida de confianza, a veces incluso la madre puede convertirse en un canal, puesto que era ella la que lo sujetaba.*

Fase — **Crisis de reparación:** ataque epiléptico. Este es, en principio, un calambre muscular más o menos generalizado (calambre muscular en todo el cuerpo). Los calambres musculares y los ataques epilépticos sólo ocurren durante fases de relajación (en vagotonía). A veces el paciente experimenta nuevamente el conflicto de forma acelerada durante el ataque. La idea de la MC según la cual mueren células cerebrales en cada ataque es falsa. Los grupos de músculos mayormente afectados indican el camino hacia el conflicto. Una epilepsia con desmayo significa que la situación es para mí tan estresante que habría preferido escaparme de la realidad durante el conflicto ("teletransportarme" a otro lugar). Si los brazos se dirigen hacia adentro durante los espasmos, significa que deseo, pero no puedo tener a alguien conmigo. Una posición embrional durante los espasmos significa que el conflicto es de defensa, de estar sin protección. Si la posición es contraria, hacia afuera, significa que el conflicto está en extrañar la cercanía de alguien.

Preguntas — ¿Desde cuándo tengo esos ataques? (Conflicto inicial anterior). ¿Qué ocurrió el día anterior al último episodio? (Indicación sobre conflicto recurrente). Entonces analizar el episodio penúltimo, etc. Los grupos de músculos afectados señalizanel camino hacia el conflicto. Dado el caso de que se ignore: El afectado debe describir los movimientos que llevaba a cabo. Si los ataques se repiten constantemente, será necesario buscar situaciones/canales recurrentes (por ejemplo, sueños,recuerdos de determinados lugares). ¿Cuáles caracterizaciones prepararon el terreno para el conflicto? (Accidentes, caídas de los antepasados o de la madre durante el embarazo). ¿Cuáles medidas quiero tomar para la reparación? ¿Cuáles emociones/actitudes nuevas voy a cultivar?

Terapia — Encontrar conflicto. Si los ataques vuelven una y otra vez se deben buscar canales o situaciones que provoquen recidivas (por ejemplo, sueños, recuerdos). Idea central: *"Yo puedo hacer y dejar de hacer lo que yo quiera". "Soy libre". "Con la ayuda de Dios voy a deshacerme de todas las limitaciones"*. Bailar, yoga. Hildegarda: Llevar consigo un ágata y una crisoprasa, introducir el

E C T O

−+

ágata en el agua de beber. Baño de pies con cloruro de magnesio ($MgCl_2$). Complejo de vitamina B, vitamina D3. Canabis. Antiepilépticos de la MC sólo en caso de que no pueda solucionarse el conflicto. Intentar repetidamente reducir la medicación o abandonarla, ya que puede que haya dejado de ser necesaria.

Enfermedad de Parkinson

Según la MC, el Parkinson es una enfermedad degenerativa del cerebro que progresa lentamente.
Síntomas típicos: Contracciones musculares (tremor), rigidez muscular ((rigor)) y lentitud de movimientos (bradicinesia).

Conflicto

Según el Dr. Sabbah se trata de un conflicto motórico que uno tiembla ante alguien o que alguien tiembla ante mí. Según mi experiencia se trata también del deseo irrefrenable de cambiar a alguien (a la fuerza). En todo caso debe tratarse de los temas agresión, autoridad, coacción y temor.
Tríada de Parkinson: 1. Temblar: „*Temblar como un azogado*", temblar significa tener miedo. 2. Rigidez muscular: „*Estar paralizado por el miedo.*" 3. Desaceleración del movimiento: Cuando los gatos desean evitar una lucha, salen de la zona de peligro lentamente agachados y en "cámara lenta". Expresión: „*¡Sal de mi vista!*"

Ejemplos

- *Un empresario de 40 años tiene un cliente desde hace muchos años y suministra mercancías a su empresa. A causa de un plan de ahorro se busca un nuevo contrato de suministro. Tras un largo ir y venir termina perdiendo el cliente: conflicto motor por no poder haber retenido un gran cliente con las manos. El conflicto se encuentra con actividad pendiente desde hace 20 años: enfermedad de Parkinson (temblor de manos). (Archivo propio).*
- *Un señor de 70 años, jubilado tiene síntomas de Parkinson desde algunos meses atrás. En su infancia el padre lo abofeteaba "a menudo ya antes de la comida". Él mismo ha educado a sus hijos con la misma dureza y hasta ahora lo siente mucho. = conflicto de que otras personas deben temblar ante él. Durante una meditación se determina que los hombre son extremadamente duros desde hace ya 6 generaciones. (Archivo propio)*
- *El paciente de Parkinson Mohamed Ali cuenta que sueña de forma regular con el combate contra Joe Frazier. En este combate recibe la primera y más dolora derrota de su carrera. Por lo que sufre de los siguientes conflictos: no poder cubrirse (temblor en las manos). Temblar ante alguien > tiemblan las manos No poder huir del ring: molestias al andar. En cada sueño entra brevemente en actividad de conflicto. La parálisis agitante (Parkinson) representa la fase de reparación, más exactamente la crisis de reparación que nunca llega a su fin (reparación pendiente).*

Fase

Crisis de reparación continuas en el marco de una **reparación pendiente:** temblor, rigidez muscular, lentitud de movimientos (enfermedad de Parkinson). Por lo general, la actividad de conflicto sólo necesita una breve "puesta en marcha" mediante recidivas o canales. La fase de reparación es predominante, pero nunca llega a su fin.

Observación

Tener en cuenta lado madre/hijo o de la pareja, o conflicto local. El grupo muscular afectado señala el camino hacia el suceso del conflicto. Al igual que ocurre con la esclerosis múltiple, el diagnóstico de Parkinson puede suponer un conflicto motor adicional. La idea de no poder nunca más mover la mano con tranquilidad puede fijarse como por hipnosis en el subconsciente.

Preguntas

¿Cuál grupo de músculos comenzó? (Indicación sobre el conflicto, véase pág. 324). ¿Persona diestra o zurda, cuál lado? (Test de aplauso). ¿Comenzó gradualmente? (Sí > Indicación sobre un conflicto que ha comenzado mucho antes y que dura hasta ahora). ¿Había personas que me hacían temblar? ¿O había personas que temblaban ante mí? (Buscar situaciones de miedo que me inquietan hasta hoy). ¿Hubo caídas/accidentes que no pude superar? (Consecuencias hasta el día de hoy). ¿Hay caracterizaciones de violencia? (Golpes en la infancia, padres estrictos, antepasados). ¿Qué deseo cambiarles, en el exterior?

Terapia

Encontrar conflicto, canales, caracterizaciones, dogmas y solucionar para que la reparación pendiente llegue a su fin. Baño de pies con cloruro de magnesio ($MgCl_2$). Complejo de vitamina B. Canabis. Aceite de hígado de bacalao. En su caso, dosis baja de naltrexona. Si procede, cura de petróleo. La eficacia de los medicamentos de la MC para el Parkinson (levodopa, agonistas dopaminérgicos, entre otros) es cuestionable. No se recomiendan.

SBS del metabolismo muscular

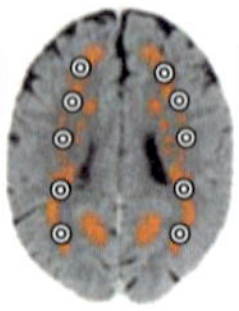

Tensiones musculares, agarrotamiento muscular (miogelosis)[1]

MESO NUEVO

Conflicto	Estar tenso, pensar constantemente que se debe "hacer" algo. Falta de calma. Conflicto de desvalorización según la localización. (Detalles del conflicto y ejemplos véase pág. 302). Por ejemplo, tensión en la nuca: conflicto de desvalorización moral-intelectual.
Fase	**Conflicto recurrente** der musculatura estriada.
Observación	Un modo de vida poco natural o una postura forzada (estar sentado en una oficina) provocan tensiones musculares. Tener en cuenta lado madre/hijo o de la pareja, o conflicto local.
Terapia	Encontrar conflicto, canales, caracterizaciones y dogmas. Idea central: *"No debo tomarme las cosas tan a pecho". "Confío en mis capacidades".* Reducir el estrés. Prestar atención a las fases de actividad (deporte) y de relajación (siesta). Movimientos variados, también en la vida cotidiana. Practicar varios deportes, especialmente gimnasia o fisioterapia. Gimnasia, yoga, baile, natación. Masajes clásicos, acupuntura, masaje en las zonas reflejas. Tratamientos de agua, aplicaciones con cieno y baños, sauna, cabina de infrarrojos. Baño de pies con cloruro de magnesio. Complejo de vitaminas B en productos de levadura (por ejemplo, levadura de cerveza), canabis.

Desgarro muscular, rotura de fibras musculares, rotura muscular

Si bien se trata de lesiones, puede haber en juego un SBS. El mismo SBS que arriba. (Véase pág. 312 y arriba en esta página).

Fase	Fase de conflicto activo o **actividad de conflicto pendiente,** en su caso también fase de reparación: debilitación de la estructura del músculo, menor resistencia, el músculo es propenso a sufrir lesiones.
Terapia	Masajes clásicos, drenajes linfáticos, baño de pies con cloruro de magnesio, tratamientos de agua, aplicaciones con cieno y baños, sauna, cabina de infrarrojos. Fisioterapia, operación si procede.

Fibromialgia

El mismo SBS que arriba. (Véase arriba).

Fase	**Conflicto recurrente** der musculatura estriada. "Brote agudo": Fase de reparación. Intervalos sin molestias: Actividad de conflicto, o bien conflicto completamente solucionado.
Terapia	Encontrar conflicto, canales, caracterizaciones y dogmas. Para medidas en caso de dolores agudos véase inflamación de las articulaciones. Para la fase crónica véase desgaste de la articulación. Véase también pág. 326, 329.

1 (Véase Dr. Hamer, "Tabellenbuch" (Libro de Tablas), pág. 61, 72.

Atrofia muscular, debilidad muscular (miastenia)

Posibles causas (generalmente combinadas)

- Inactividad física (por ejemplo, pacientes que guardan cama, discapacidad).
- **Conflicto motor** (miedo de ser inmovilizado). Fase activa o de actividad pendiente: parálisis o debilidad del músculo afectado, atrofia muscular (véase pág. 325 ss.).
- **Conflicto de desvalorización:** Fase activa, o bien fase de actividad pendiente.

  Conflicto: Pérdida de tejido muscular, pérdida de sección transversal del músculo, debilidad (véase pág. 302).
- **Inanición o deficiencia nutritiva** (por ejemplo, hambre o ayunoterapia).

Terapia

Según la causa. Cualquier medida estimulante (véase desgaste de la articulación en pág. 304).

CONSTELACIONES

En el transcurso de sus investigaciones el Dr. Hamer descubrió que la mayoría de las enfermedades psíquicas y los rasgos del carácter están también relacionadas con conflictos, o mejor dicho, con constelaciones de conflictos.

Para comprender las "psicosis" según la Nueva Medicina debe estudiarse la bibliografía del Dr. Hamer sobre el tema. No obstante, no hay que esperar mucho en relación con la terapia. Después de muchos años de experiencia práctica en mi consulta he llegado a la conclusión que estos conocimientos, si bien son interesantes, lamentablemente no tienen tanta utilidad para los pacientes como se esperaba. Opino al respecto que el orden familiar descubierto por Hellinger (pág. 50 ss) y los conocimientos sobre las caracterizaciones (pág. 25 ss) son mucho más importantes y más útiles para la reparación.

Se denomina constelación a la interacción de dos o mas Focos de Hamer activos en el lado derecho e izquierdo del cerebro.

Todos estamos afectados por constelaciones en mayor o menor grado, si bien no siempre de manera aparente.

Dónde y en qué orden afectan los conflictos en el cerebro depende de factores como sexo, lateralidad, situación hormonal, edad y conflictos previos.

Si cuando hablo de las constelaciones del cerebro menciono siempre al diestro, no quiere decir que el zurdo no se vea afectado por constelaciones. En el caso de los zurdos es distinta la percepción del conflicto y el orden, ya que básicamente los zurdos "trabajan" con el lado opuesto del cerebro.

Las constelaciones no provocan automáticamente una enfermedad en el cuerpo, ya que cuando esta se "pone en marcha" se detiene la acumulación de masa de conflicto (y el proceso de maduración). Este es el motivo por el cual no observamos, por ejemplo, síntomas en los bronquios, aun cuando exista un Foco de Hamer en constelación en el relé de los bronquios.

A continuación presentamos un resumen de las constelaciones más conocidas actualmente.

Constelación del tronco cerebral

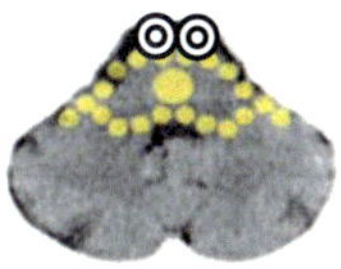

ENDO

Confusión, desconcierto, enfermedad de Alzheimer, estado vegetativo[1]

Rasgos	Estar paralizado, desorientado espacial o temporalmente, incapaz de reacción, encasillado, apático, letárgico, olvidadizo, poca capacidad de decisión, síndrome de acumulación compulsiva, enfermedad de Alzheimer, estado vegetativo en casos extremos.
Conflicto/área cerebral	Conflicto de presa a izquierda y derecha en el tronco cerebral (imagen: túbulos colectores del riñón).
Órgano	SBS del tronco cerebral, especialmente ambos lados de los túbulos colectores del riñón.
Sentido biológico	Es mejor guardar reposo y esperar a que pasen los malos tiempos (modo ahorro de energía).

1 (Véase Dr. Hamer, "Tabellenbuch" (Libro de Tablas), pág. 11

Constelación del cerebelo

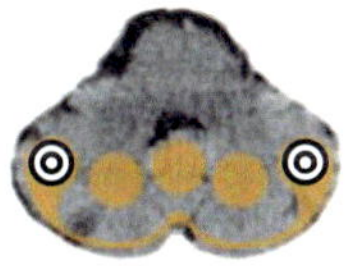

MESO ANTIGUO

Emocionalmente "muerto, acabado", comportamiento asocial o demasiado social[1]

Rasgos	Desanimado, vacío y frío, no se siente nada, alejado, inaccesible, falta de sensibilidad y aislamiento, agotamiento. Tendencia a realizar acciones poco convencionales o imprudentes.
Conflicto/área cerebral	Conflictos de ataque, preocupación o pelea. Cerebelo izquierda y derecha (imagen: glándulas mamarias).
Órgano	Glándulas mamarias, peritoneo, pleura, pericardio o dermis, lado derecho e izquierdo.
Sentido biológico	Asocial: Protección del individuo para no sentirse todavía más "quemado". Demasiado social: El individuo lo da todo para ser aceptado de nuevo en la sociedad.

1 (Véase Dr. Hamer, "Tabellenbuch" (Libro de Tablas), pág. 43

Constelación de la sustancia blanca

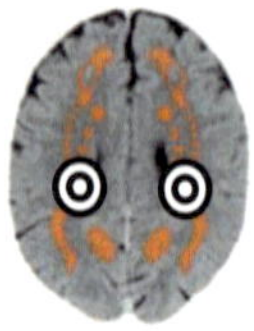

MESO NUEVO

Megalomanía[1]

Rasgos	El tipo de megalomanía depende de los contenidos de conflicto. Rodilla: megalomanía deportiva. Testículos/ovarios: megalomanía en relación a la potencia o el apareamiento. Músculo cardíaco: delirio de "yo soy capaz de todo", síndrome de ayudante. Cervicales: delirio de "yo soy el más inteligente".
Conflicto/área cerebral	Conflictos de desvalorización, sustancia blanca izquierda y derecha. Aparato locomotor derecha e izquierda.
Observación	Excepción: Esta constelación (megalomanía) dura hasta el final de la fase de reparación.
Sentido biológico	La autoestima del individuo está destrozada. Mediante la creencia en la propia grandeza se toma fuerzas para salir de la miseria.

1 (Véase Dr. Hamer, "Tabellenbuch" (Libro de Tablas), pág. 59

Constelaciones de la corteza cerebral

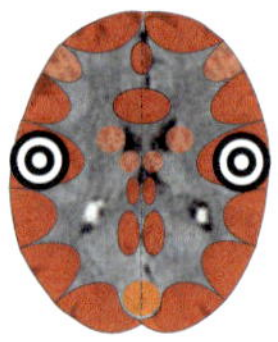

ECTO

Manía y depresión[1]

Si una persona se vuelve maníaca o depresiva, dependerá de si las llamadas zonas territoriales de la corteza cerebral izquierda o derecha están afectadas por conflictos y qué parte está más afectada.

Las zonas territoriales del lado izquierdo (femenino): • Venas coronarias y mucosa del cuello uterino • Mucosa del recto • Mucosa y musculatura de la laringe • Mucosa derecha de la vejiga.

Las zonas territoriales del lado derecho (masculino): • Arterias coronarias y mucosa de la vesícula seminal • Mucosa gástrica-tejido epitelial, conductos biliares y conductos excretores del páncreas • Mucosa de la musculatura de los bronquios • Mucosa izquierda de la vejiga.

Vale decir, en pocas palabras, si el lado izquierdo queda más acentuado, habrá tendencia a la manía, si es el lado derecho, a la depresión. Si cambia el acento de conflicto entre el lado izquierdo y derecho, se es "maníaco-depresivo".

Existen las más diversas variantes y matices, según qué relés en concreto queden afectados y de qué manera estén acentuados. Por ejemplo, hay autistas depresivos o maníacos, o mitómanos maníaco-depresivos (véase abajo).

Actividad sin reposo (manía)[1]

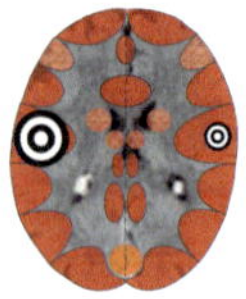

Rasgos	Excitación exagerada, desasosiego, "falta de sensibilidad", falta de receptividad (dificultad par atención), comportamiento poco crítico, buen humor sin motivo. El típico "metomentodo".
Nombre	Constelación maníaca
Conflicto	Conflictos territoriales – Acentuación del conflicto en el lado izquierdo. (femenin
Áreas cerebrales	Corteza cerebral – Zonas territoriales.

Abatimiento (depresión)[1]

Rasgos	Falta de ánimo, no poder alegrarse. Formas leves: "Persona sensible", timidez, introversión.
Nombre	Constelación depresiva.
Conflicto	Acentuación del conflicto en el lado derecho (masculino). La irrupción de un sólo conflicto es suficiente para volverse depresivo. No obstante, por lo general estamos en una constelación segura.

1 (Véase Dr. Hamer, "Krebs und alle sog. Krankheiten" pág. 59 s. (en alemán). Véase bibliografía. Véase también pág. 320 síndrome de burnout.

Órgano	Normalmente queda afectado el relé de las arterias coronarias. Afecciones cardíacas y cardiofobia se dan por ello con frecuencia en pacientes depresivos, aunque no necesariamente, ya que en constelación no se produce masa de conflicto: se está "protegido".
Áreas cerebrales	Corteza cerebral – Zonas territoriales.
Terapia	Encontrar y solucionar conflicto. Atención con los conflictos que han estado "sólos" por tiempo prolongado. Aspecto espiritual: La comprensión de las cinco Leyes Naturales Biológicas está bien, pero se necesita algo más para la reparación de la psicosis. Sobre todo es importante estar dispuesto a tomar una nueva perspectiva, la voluntad de un desarrollo interno y la conexión con "lo trascendente". Dos consejos en esta dirección: "Da gracias por todo lo que te ha regalado la vida". "Haz el bien por los demás". Las personas depresivas están con frecuencia concentradas en sí mismas y se sienten víctimas. Mediante la generosidad es más fácil salir de este papel. Dar hace feliz. La persona que regala felicidad, es feliz. Canabis, infusión de lavanda, aceite de linaza (omega 3), en su caso, dosis baja de naltrexona. Oro coloidal, aceite de hígado de bacalao. Otras terapias recomendadas véase pág. 74.

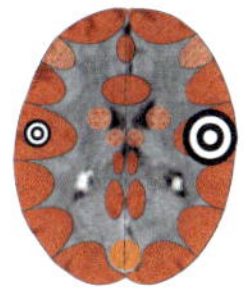

Constelación postmortal, constelación del más allá[2]

Rasgos	Sentimiento de estar de más. Estar familiarizado con el tema de la muerte y el más allá. Interés por la religión y el esoterismo. Inclinación por las sectas. Contacto con personas fallecidas, ángeles, buena conexión con los animales, testamento prematuro. Preguntas: "¿Qué es lo que viene después de la muerte?".
Conflicto	Conflicto sexual de pérdida de territorio femenino y de pérdida de territorio masculino.
Área cerbr./órgano	Corteza cerebral – Zona periinsular izquierda y derecha, venas y arterias coronarias.
Sentido biológico	En el "más acá" está todo perdido. El individuo siente que su lugar está en el más allá.

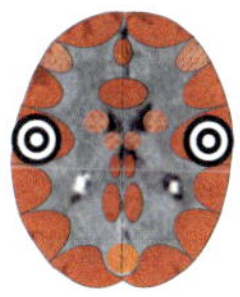

Constelación ninfómana y Casanova
Aumento del deseo sexual (ninfomanía, satiriasis)

La misma constelación que arriba.

Rasgos	El centro de atención es el otro sexo. Estar detrás de hombres/mujeres pero no ser capaz de tener una relación a causa de las viejas heridas. Capacidad limitada para tener orgasmos, frigidez. Tendencia a la homosexualidad, bisexualidad, ninfomanía. Constelación frecuente en prostitutas, proxenetas, monjas, curas. Una constelación temprana puede ser también responsable de pedofilia por una parada en la maduración.
Conflicto	Conflicto sexual de pérdida de territorio femenino y de pérdida de territorio masculino. Contenido sexual o relacionado con la pareja también en caso de conflicto de pérdida de territorio masculino.
Área cerbr./órgano	Corteza cerebral – Zona periinsular izquierda y derecha. Venas coronarias y arterias coronarias.
Sentido biológico	Aumento del deseo sexual: rápida elección de la pareja, solución del conflicto de pérdida territorial.

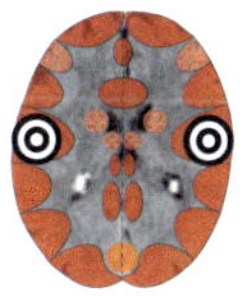

Impulso incontrolable por robar (cleptomanía)

Constelación postmortal, conflicto motor adicional.

Sentido biológico	El individuo ha perdido su territorio (base de subsistencia, fuente de alimentos). Para sobrevivir tiene que robar alimentos en territorio ajeno.

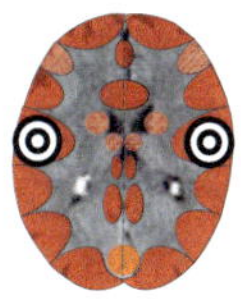

2 (Véase Dr. Hamer, "Tabellenbuch" (Libro de Tablas), pág. 104

Constelación autista – Recogimiento, introversión (autismo)[3]

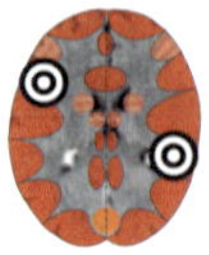

Rasgos	Tono depresivo: Poco contacto con el exterior, meditativo, persona extraña, mirada apática al vacío. Tono maniático: Dinamismo, puede sumergirse profundamente en el trabajo.
Conflicto	Conflicto de pánico o de no poder hablar y conflicto de enojo territorial (diestro/a).
Área cerebral	Corteza cerebral – Lóbulo temporal izquierdo y derecho.
Sentido biológico	Un trabajador aplicado que no para hasta el final, una tarea importante en la manada.

Constelación mitómana – Verborrea (mitomania), extraversión[4]

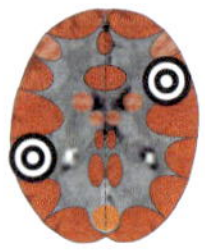

Rasgos	Hablar mucho y bien, generalmente de buen humor, divertido, poco fiable. A menudo políticos, periodistas, escritores, curas, instructores de oratoria, presentadores, cómicos.
Conflicto	Conflicto de identidad y conflicto de miedo territorial (diestro/a).
Área cerbr./órgano	Corteza cerebral – Lóbulo temporal izquierdo y derecho. Mucosa del recto y bronquios.
Sentido biológico	Según H.Pág. Körner: Mantener la manada unida y fuerte mediante la comunicación.

Constelación agresiva – Agresividad, rabia, loco homicida[5]

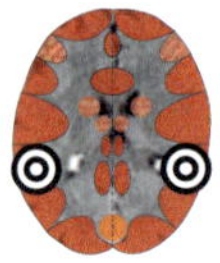

Rasgos	Gran dinamismo, alto nivel de energía, deportivo (especialmente deportes de lucha). Irascible, dispuesto a la violencia, vengativo. Tono depresivo: Piercing, "cutting".
Conflicto	Conflicto de identidad y conflicto de enojo territorial (diestro/a).
Área cerebral	Corteza cerebral – Lóbulo temporal izquierdo y derecho.
Sentido biológico	El individuo se ve arrinconado. Respuesta con una mayor agresividad a agresiones reiteradas, puesto que ya no se tiene espacio.

Constelación de miedo frontal – Inquietud, miedo al futuro (neurosis de ansiedad)[6]

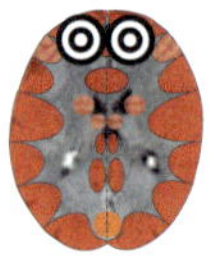

Rasgos	Miedo al futuro (por ejemplo, a una cita). Se piensa que va a ocurrir lo peor.
Conflicto	Conflicto de sentirse impotente y conflicto de miedo frontal (diestro/a).
Área cerbr./órgano	Lóbulo frontal izquierdo y derecho. Conductos tiroideos y arcos branquiales.
Sentido biológico	Miedo o precaución extremos previenen al individuo de una nueva desgracia.

Constelación de demarcación territorial – Agorafobia, claustrofobia, mojar la cama

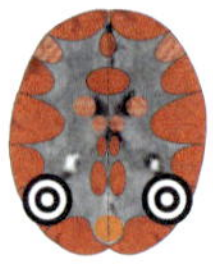

Rasgos	Miedo en una multitud, túnel, ascensor, en plazas públicas, entre otros.
Conflicto	Conflicto de no poder demarcar límites.
Área cerebral	Corteza cerebral – Lóbulo temporal izquierdo y derecho.
Órgano	Mucosa de la vejiga derecha e izquierda.
Sentido biológico	La claustrofobia lleva al individuo a evitar ciertos lugares reducidos (protección).

Constelación occipital – Paranoia, alucinaciones[7]

Rasgos	Miedos infundados, se piensa que detrás de todo hay una artimaña o conspiración.

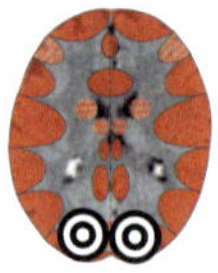

3 (Véase Dr. Hamer, "Tabellenbuch" (Libro de Tablas), pág. 103

4 (Véase Dr. Hamer, "Tabellenbuch" (Libro de Tablas), pág. 101

5 (Véase Dr. Hamer, "Tabellenbuch" (Libro de Tablas), pág. 102

6 (Véase Dr. Hamer, "Tabellenbuch" (Libro de Tablas), pág. 96

7 (Véase Dr. Hamer, "Tabellenbuch" (Libro de Tablas), pág. 106

	Siempre prudente y desconfiado. A veces clarividente, con presentimientos.
Conflicto	Conflictos de miedo en la nuca.
Área cerbr./órgano	Corteza cerebral – Corteza visual izqda. y derecha. Retina y humor vítreo derecha e izqda.
Sentido biológico	Protección frente a mayores daños mediante precaución y presentimiento.

Constelación fronto-occipital – Inmovilización (catalepsia), miedo[8]

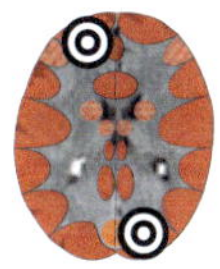

Rasgos	Imprevisible. El individuo siente que ha caído en la trampa. Pánico, estados de ansiedad.
Conflicto	Conflicto de impotencia o miedo frontal y conflicto(s) de miedo en la nuca.
Área cerebral	Corteza cerebral – Lóbulo frontal izquierdo y derecho y corteza visual izqda. y derecha.
Órgano	Conductos tiroideos o arcos branquiales y glándula tiroides o humor vítreo.
Sentido biológico	El individuo se encuentra en un "callejón sin salida". Peligro por delante y por detrás. En este caso es mejor no moverse o no hacer nada inesperado.

Constelación flotante – Distanciamiento, aislamiento[9]

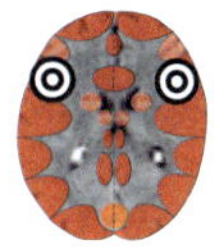

Rasgos	Estar flotando sobre las cosas, sentirse iluminado, elevado. Altanería, arrogancia, volar en sueños, viajes astrales (maníaco), caer en sueños (depresivo), inclinación por las sectas, se ama la altura, poco contacto con la tierra. A menudo pilotos, paracaidistas, gurús.
Conflicto	Conflicto de pánico o de no poder hablar y conflicto de miedo territorial (diestro/a).
Área cerebral	Corteza cerebral – Lóbulo temporal izquierdo y derecho.
Órgano	Mucosa laríngea y/o musculatura junto con mucosa bronquial y/o musculatura.
Sentido biológico	El individuo se ve "apartado" de la realidad terrenal: alivio espiritual.

Constelación auditiva – Oír voces (alucinaciones auditivas)[10]

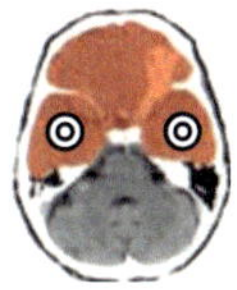

Conflicto/rasgos	Conflictos auditivos. Se oyen voces reales o imaginadas de otra dimensión. Los dos casos son posibles. "Voces" en MC: Esquizofrenia paranoide. Clariaudiencia, constelación de canalización y compositores.
Área cerbr./órgano	Corteza cerebral – Fosa auditiva izqda. y derecha (profundo). Oído interno derecho e izquierdo.
Sentido biológico	Las voces o el tinnitus le avisan al individuo ante situaciones similares ("situación de alarma").

Constelación obsesiva – Actos compulsivos

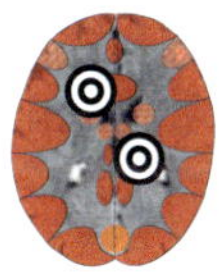

Rasgos	Obsesión por lavarse, por la limpieza, control, orden, necesidad de contacto, etc.
Conflicto	Conflicto de miedo-repugnancia y conflicto sensorial/motor (diestro/a).
Área cerebral	Cerebro intermedio izquierdo y corteza sensorial-motora derecha.
Órgano	Páncreas – Células alfa de los islotes y piel o musculatura.

Constelación anoréxica – Falta de apetito (anorexia)[11]

Conflicto	Cualquier conflicto territorial en cerebro izquierdo y de enojo territorial (diestro/a).
Área cerebral	Corteza cerebral – Lóbulo temporal izquierdo y derecho.
Órgano	Cualquier SBS de territorio en cerebro izquierdo y mucosa gástrica ectodérmica.

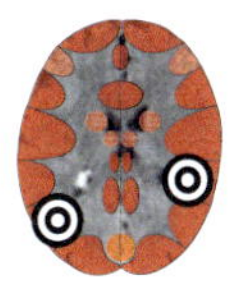

8 (Véase Dr. Hamer, "Tabellenbuch" (Libro de Tablas), pág. 106

9 (Véase Dr. Hamer, "Tabellenbuch" (Libro de Tablas), pág. 104

10 (Véase Dr. Hamer, "Tabellenbuch" (Libro de Tablas), pág. 108, 109.

11 (Véase Dr. Hamer, "Tabellenbuch" (Libro de Tablas), pág. 103

Observación	A menudo la anorexia comienza una vez ha tenido lugar la primera menstruación (indicación de territorialidad).

Constelación bulímica – Bulimia[12]

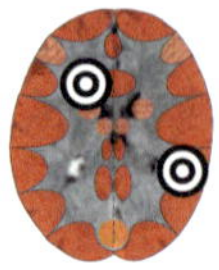

Conflicto	Conflicto de miedo-repugnancia y de enojo territorial en reparación (pendiente), (diestro/a).
Área cerebral	Cerebro intermedio izquierdo y corteza cerebral-lóbulo temporal derecho.
Órgano	Páncreas – Células alfa de los islotes y mucosa gástrica ectodérmica.
Observación	Hambre intensa por hipoglucemia, náuseas por crisis de reparación de la mucosa gástrica.

Pérdida de la capacidad intelectual (demencia, alzheimer)

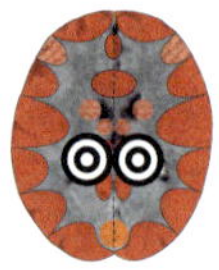

Rasgos	Pérdida extrema de memoria, dificultad de aprendizaje (por ejemplo, en alumnos).
Nombre	Constelación sensorial.
Conflicto	Conflicto de separación activo-crónico o recurrente (véase pág. 269 s.).
Ejemplos	➜ Muere la pareja tras muchos años de matrimonio: conflicto de separación. ➜ Una persona es internada en una residencia de ancianos. Una persona pierde de repente todo aquello que quiere.
Área cerebral	Corteza cerebral – Corteza sensorial izqda. y derecha (imagen: corteza sensorial sólo de las piernas).
Conflicto activo	Reducción de la memoria a corto plazo, pérdida de capacidad intelectual, problemas al resolver tareas fáciles (por ejemplo, al planear la compra).
Órgano	Epidermis en lado derecho e izquierdo del cuerpo. En su caso, piel seca o entumecida (conflicto activo).
Sentido biológico	Olvido de las separaciones para que el individuo deje de sufrir. „Olvido de reparación", Me retiro en mi propio mundo (interior).
Terapia	Encontrar conflicto, caracterizaciones, canales y dogmas.

12 (Véase Dr. Hamer, "Tabellenbuch" (Libro de Tablas), pág. 110

Otras causas posibles de demencia

- **Constelación del tronco cerebral:** Aquí predomina la desorientación espacial y temporal. No estar familiarizado ni siquiera con la propia habitación, ya no se "reconocen" personas u objetos, se piensa estar en otro lugar o vivir en el pasado (véase pág. 226 ss. y pág. 314).
- **Ya no se está en la plenitud de la "vida"**, ya no se tiene un cometido o meta, los demás se encargan de todo (residencia de ancianos). Se pierde la curiosidad y el interés en la vida.
- **Deficiencia nutritiva crónica** mediante alimentos industriales o intoxicación por los aditivos en los alimentos (por ejemplo, glutamato, aspartamo, conservantes, colorantes, ácido cítrico, aluminio, flúor).
- **Intoxicación crónica por medicamentos,** por ejemplo, psicofármacos, diluyentes de sangre, antihipertensivos, vacunas.
- **Contaminación electromagnética crónica** (véase pág. 322).

CONCLUSIONES

Las cinco Leyes Naturales Biológicas y las relaciones de pareja

En la práctica diaria, comprobamos que una gran mayoría de Conflictos Biológicos guardan una relación directa o indirecta con problemas de pareja.
Si nuestras relaciones y nuestros matrimonios fueran más armónicos, muchos conflictos serían "historia". Seguramente, no hay una receta patentada para ello. No obstante, si intentamos comprender las diferencias básicas entre el hombre y la mujer y cambiamos nuestra actitud frente a este hecho, se vuelve todo más fácil.
El terapeuta familiar John Gray tiene un libro interesante sobre el tema[1], el cual debería ponerse en manos de todas las parejas en sus comienzos.

Las cinco Leyes Naturales Biológicas y el deporte

Ahora veo el deporte con otros ojos. El deporte sólo es sano cuando se siente alegría por el movimiento. La presión por el rendimiento es dañina, ya que inevitablemente causa conflictos. Esto vale igualmente para niños y para deportistas de más edad. Lo importante es que la actitud interior no esté marcada por una ambición falsa, lo demás es secundario, con independencia de si se compite o no.
Sin embargo, el deporte moderado es sin duda saludable.
Por ejemplo, para divertirse, para cuidar amistades, para mejorar el flujo de energía en el cuerpo, para compensar la falta de movimiento en nuestra civilización, para desahogarse tras el estrés (pérdida de azúcar), para establecer una conexión con la Naturaleza y el cuerpo (contacto con la Tierra), para fortalecer la autoestima, etc.

Las cinco Leyes Naturales Biológicas y la radiación

Contaminación radioactiva

Es una intoxicación que daña a moléculas y células. Con altas dosis el cuerpo se "quema". Frente a dosis más bajas el cuerpo necesita una fase de reparación para sustituir, en su caso, un número considerable de células corporales. En caso de destrucción de células sanguíneas o de la médula ósea, la respuesta del cuerpo es un incremento del ritmo de producción. Esto provoca un incremento de células sanguíneas de mayor tamaño e inmaduras en la sangre, lo cual puede conllevar el diagnóstico de leucemia en la MC, pero en principio sólo es una medida de reparación (véase pág. 301 ss.).
Radiación electromagnética (móvil, red eléctrica, radiodifusión)
El campo natural de información electromagnética de la Tierra se encuentra superpuesto desde hace décadas por innumerables campos magnéticos generados técnicamente de manera artificial. De manera intencionada se resta importancia a los efectos negativos que este "caos de ondas" tiene sobre las personas, los animales y las plantas. Entre las radiaciones cabe mencionar las producidas por la red eléctrica dentro y fuera de casa, los radiodespertadores, los televisores en el dormitorio, los microondas, las lámparas fluorescentes y de bajo consumo, los móviles y los teléfonos inalámbricos, la radiodifusión y los radiotransmisores militares, proyectos más o menos secretos como HAARP, EISCAT (potentes estaciones de radiotransmisión en Alaska y Noruega. En estas se intenta repercutir en la ionosfera. Ambos proyectos se han sido puestos en relación con terremotos y anomalías climáticas) entre otros. Semejante "intoxicación" electromagnética, bajo la cual unas personas sufren más que otras, no entra dentro del ámbito de las cinco Leyes Naturales

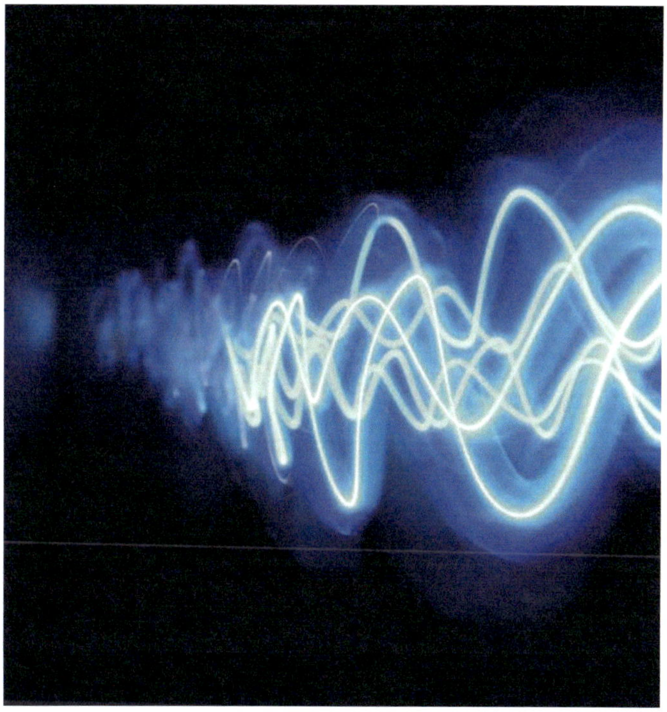

Biológicas. Esto significa, enfermedad (larga) que no tiene causa anímica, sino que es producida por "radiación". El investigador alemán Hartmut Müller ha demostrado que las transmisiones son también posible sin crear campos dañinos mediante el acoplamiento al campo natural. Müller ha conseguido retransmitir informaciones sin "perdidas de fricción" ni campos artificiales. (vgl. www.global.scaling.institute.de)
Venas de agua y radiaciones terrestres
¿Son las venas de agua verdaderamente dañinas, tal y como algunos afirman? ¿No son una parte de la Madre Tierra?
Lo cierto es que cada lugar tiene su características y efectos propios. Hay lugares que para una persona no son adecuados, pero para otras sí lo son. Por ejemplo, es conocido que las

1 John Gray, "Männer sind anders. Frauen auch" Editorial Goldmann, Munich 1992. (Versión en español: "Los hombres son de Marte, las mujeres de Venus").

hormigas, las abejas y los gatos "buscan" las radiaciones terrestres, mientras que los perros, los cerdos y los caballos "huyen" de ellas. Las personas pertenecen al grupo de los que "huyen" de las radiaciones.
Junto con las radiaciones terrestres hay también redes que rodean la tierra (red de Curry, red de Hartmann). Además desde el punto de vista sutil hay lugares que por su historia están "cargados" (por ejemplo, antiguos calabozos) o son "santos". En este sentido existen todo tipo de cosas.
No obstante, las venas de agua y las radiaciones terrestres sólo son dañinas si estamos convencidos de ello. Por tanto, debemos afrontar el tema sin alterarnos demasiado. Entonces tendremos una idea de qué lugares (por ejemplo, para dormir) son más adecuados y cuáles no lo son tanto.

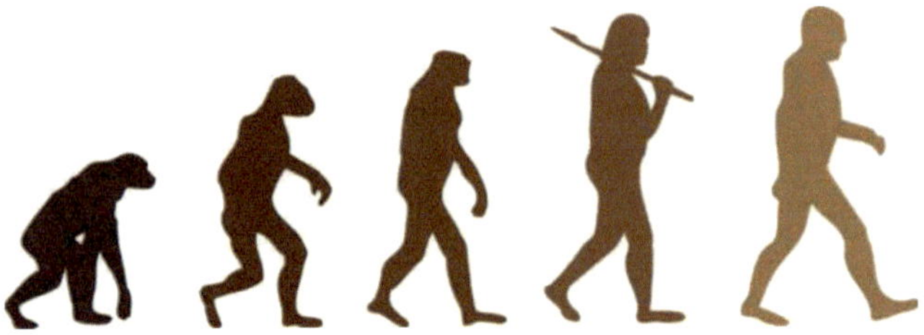

Las cinco Leyes Naturales Biológicas y la teoría de la evolución

Hay básicamente dos teorías sobre el surgimiento de la vida, o bien, del hombre: la "teoría de la creación" que yo personalmente defiendo, y la "teoría" de la evolución".
En los años 80 los biólogos de la evolucionistas estaban convencidos de encontrar pronto el eslabón perdido, el "missing link"[2].
Después de 30 años, aun no hemos avanzado nada. Y lo que es peor, todavía no se ha encontrado ni una sola especie de transición entre especies similares, a pesar de que se ha buscado con profundidad.
La evolución "desde la ameba hasta Goethe" (macroevolución) es una idea evidentemente errónea. Hay pruebas (los fósiles) que demuestran que no hay una evolución entre las especies, sino distintos rasgos dentro de una especie (microevolución).
Podría haber sido de la siguiente forma: el creador o los creadores del hombre se sirvieron del material genético presente sobre la Tierra y crearon a partir de él nuestro cuerpo.

2 Traducido: "El eslabón perdido". En sentido estricto, la forma de vida que falta entre los monos y el hombre, en sentido amplio entre especies en general.

Esto encaja con los descubrimientos del Dr. Hamer, ya que es indiscutible que estamos compuestos de "componentes funcionales" (Programas y Programas Especiales) existentes en el reino animal.
En mi opinión también es cuestionable la teoría de Ernst Haeckel y su llamada "ley bioenergética", según la cual el desarrollo embrional (ontogénesis) es una recapitulación del desarrollo de la especie (filogénesis).
Al menos, sus críticos afirman que Haeckel ha manipulados sus imágenes de los embriones intencionadamente, para que así estén de acuerdo con su esquema.
Yo pienso que el desarrollo embrional nos recuerda a los "componentes básicos" de los que se compone la especie.

Las cinco Leyes Naturales Biológicas y la herencia

En la MC se pensaba que genes anómalos eran la causa de determinadas "enfermedades" y que permanecían durante toda la vida invariables en el material genético.
Esta creencia empezó a tambalearse a través de las investigaciones del biólogo celular neoyorquino Bruce Lipton. Este descubrió que los rasgos de una persona están menos determinados por sus genes que por su reacción a los estímulos del entorno.
Los genes están sometidos a las influencias del entorno y son adaptables. Tan sólo su composición más básica permanece inalterable. Sus descubrimientos en torno a la membrana celular lo convirtieron en pionero de la "epigenética".
La relación con la medicina del Dr. Hamer es simple:
los conflictos más prolongados pueden alterar el material genético, al igual que las soluciones de conflictos.
De esta manera, la genética individual se adapta constantemente a las exigencias de la vida ("actualizaciones").
¿Por qué encontramos con una cierta frecuencia determinadas "enfermedades" en familias?
Según la Ley de la Resonancia, los semejantes se atraen entre sí. La madre y el padre atraen el alma de un niño con similares rasgos de carácter.
Una hija con un "paisaje del alma" similar al de su madre tiene genes similares y tiene también conflictos similares. Una forma similar de enfrentar las situaciones conlleva la aparición de las mismas enfermedades (Programas Especiales).
Además, ya desde el embarazo, el niño puede percibir cada uno de los sentimientos de sus padres. Estos patrones de sentimientos y pensamientos son interiorizados y transmitidos. Se forma por lo tanto un cuerpo que se asemeja al de sus padres, al igual que se asemejan sus almas inmortales.
En etapas posteriores de la vida, es pues evidente que a causa de este mismo fundamento ocurran conflictos/enfermedades similares.
No obstante, sólo estamos parcialmente sometidos a este destino, ya que en todo momento somos capaces de dejar atrás estas limitaciones y patrones que nos han legado nuestros progenitores.
No hay enfermedades (genéticas) incurables, sino sólo personas (rígidas) incurables.

Las cinco Leyes Naturales Biológicas y la esperanza de vida

¿Podemos evitar enfermedades y permanecer sanos gracias a este conocimiento?

- Sí, puesto que hemos descubierto que el bienestar anímico y la armonía son la base de la salud. De esta manera podemos prestar atención a lo que es bueno para nosotros y lo que no. Nos podemos librar de obligaciones, esperanzas y normas y diseñar si es posible nuestra propia vida.
- Sí, si hemos reconocido qué conflictos y qué canales de conflicto nos hacen enfermar y, a raíz de ello, realizar un cambio concreto. Simplemente, si cambiamos nuestra vida y dejamos atrás el estrés.
- Sí, ya que gracias a este conocimiento sufriremos menos traumas a causa de diagnósticos o pronósticos negativos y podremos evitar terapias perjudiciales como quimioterapia, radiación, vacunas u operaciones que no tienen sentido. Afirmaciones como "usted tiene una metástasis en el hígado", o bien, "disfrute del tiempo que le queda, no podemos hacer nada" podrán preocuparnos, pero no seremos presa del pánico.
- No, porque ninguno de nosotros está a salvo de conflictos biológicos. Lo que es inesperado no puede ser de otra manera.

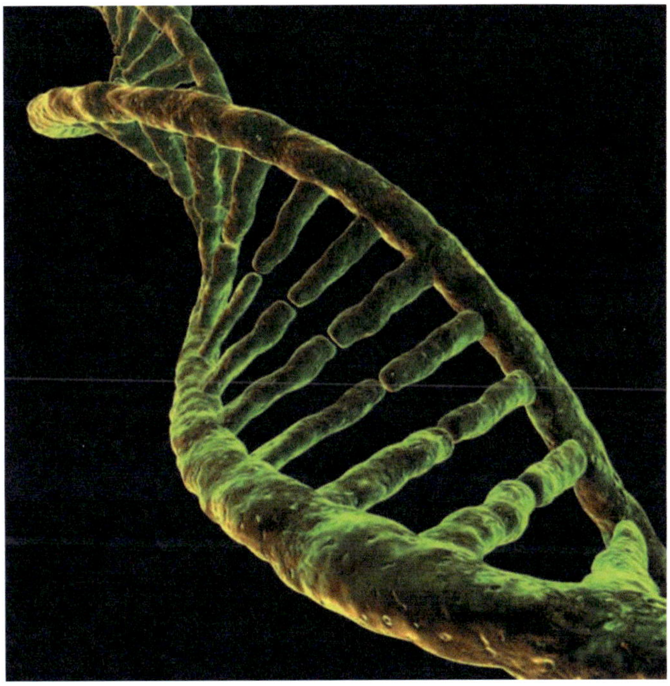

Permanecer sosegado es una buena forma de enfrentar la vida. Pero tenemos "puntos débiles", aquellas cosas o personas con las que nos identificamos. Es ahí donde no podemos permanecer sosegados y donde tienen lugar los conflictos.

Por ejemplo, cuando muere una persona con la que no tenemos una relación especial, podemos permanecer sosegados sin dificultad. Pero cuando es nuestro hijo el que muere, ahí acabó el sosiego. Un apasionado de los coches al que le roban su vehículo no puede permanecer tranquilo, de la misma manera que un apasionado del deporte cuando pierde un título que daba ya por seguro.

Para algunos, las esperanzas puestas en la Nueva Medicina son demasiado altas. Las posibilidades de supervivencia de un 98% que, según el Dr. Hamer, brinda la Nueva Medicina son en el sistema actual totalmente ilusorias y alejadas de la realidad.

He visto morir a muchas personas en la MC, pero también he visto morir a gente que, a mi modo de ver, hicieron todo lo correcto cuando enfermaron.

Las cinco Leyes Naturales Biológicas no pueden garantizar la vida. Más bien, vivimos y morimos "según" las cinco Leyes Naturales Biológicas.

Ahora podemos comprender en la mayor parte de las personas la salud y la enfermedad, pero a menudo no nos queda otra alternativa que *"entender"* la muerte de una persona. Por ejemplo, cuando la masa de conflicto era muy grande o cuando una y otra vez ocurren recidivas.

Desafortudamente se mide en general con dos varas diferentes. Si muere un único paciente en la Nueva Medicina, estalla una tormenta: *"Todavía podría estar vivo de no haberse creído estos disparates"*. Cuando muere un paciente en la MC, así hayan muerto cien antes que él, se acepta: *"Lo hemos hecho lo mejor que hemos podido, ya no se podía hacer nada"*.

Lo cierto es que todos moriremos algún día. Debemos pensar que el tiempo de que disponemos en la vida está, desde el punto de vista espiritual, predestinado. Cuando a una persona le llega la hora, no hay ninguna medicina que la pueda ayudar. Y esto es así porque el destino así lo quiere, que la encarnación en esta vida acabe, sea cual sea el motivo. Naturalmente, nosotros podemos acortar este tiempo por nuestros propios errores, por ejemplo, por el desprecio de las Leyes Espirituales y Biológicas, imprudencia, desmesura, pensamientos y obras destructivas, entre otros.

Las cinco Leyes Naturales Biológicas y la espiritualidad

Imaginemos a una persona a la que nada ni nadie en el mundo puede arrebatarle su paz. Ningún suceso trágico, por ejemplo, una pérdida, un ataque, una separación o la muerte, lo puede conmocionar. Una persona llena de amor, en completa armonía consigo mismo, con su entorno, que es uno con la totalidad, libre de dependencias, de traumas y de enfermedades.

Aun cuando parezca algo irreal, tenemos que reconocer que hay personas que gracias a su desarrollo espiritual se acercan a este ideal. Lo que quiero decir con esto es que no debemos sacar las cosas de quicio.

Los Programas Especiales descubiertos por el Dr. Hamer son, si se quiere, programas "biológicos" de supervivencia en el mundo animal. Nosotros debemos obedecer al "dictado del mundo animal" tan pronto como nos afecten sensaciones relacionadas con una presa, ataque, defensa o sobre el territorio.

No obstante, nosotros no somos animales. Aunque tengamos un cuerpo "animal", nos diferenciamos de los animales por la inmortalidad de nuestra alma individual. A diferencia de plantas y animales, nosotros podemos cometer errores, reflexionar sobre

nuestras obras y somos capaces de conocernos a nosotros mismos. Con nuestra parte animal "primitiva" nos encontramos con conflictos y enfermedades dentro del ámbito de las cinco Leyes Naturales Biológicas.
A través del desarrollo espiritual, es decir, mediante una maduración y ennoblecimiento de nuestro carácter, mediante pensamientos y obras amables y eliminando dependencias, podemos hacer que nuestra parte espiritual se imponga frente a la animal. Si bien esto no puede hacerse de la noche a la mañana, sí al menos dentro de varias encarnaciones.
Con un abandono gradual del plano de los instintos animales, los conflictos biológicos de ese plano no nos afectarán de la misma forma. No obstante, si quedamos atrapados en la esfera de los conflictos, debemos solucionar el conflicto según el plano real-biológico.

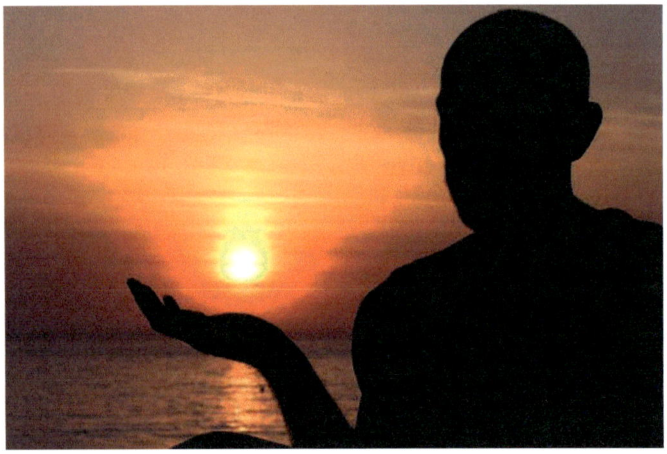

Cuando actualmente se habla con admiración de la vida ejemplar y armónica de los indios y demás culturas aborígenes, no podemos olvidar que la vida de estos pueblos no sólo está marcada por lo biológico y lo natural, sino también por lo espiritual.
Aquel que extienda demasiado el ámbito de las cinco Leyes Naturales Biológicas corre el riesgo caer en un "materialismo justificado por la teoría evolutiva", en la ley del más fuerte, en el pensamiento de poseer y de mantenimiento del territorio.
Con un enfoque así se impide el desarrollo espiritual.
Por muy satisfechos que podamos estar conociendo los desencadenantes de las enfermedades, no debemos olvidar las preguntas importantes de la vida:

¿Quién soy? ¿Cuál es el sentido de mi vida? ¿De dónde vengo? ¿A dónde voy?

Me gustaría disculparme frente a los sanadores espirituales y terapeutas energéticos que se encuentren entre los lectores si sus métodos son tratados de manera tan breve en este libro. El objeto del mismo es la salud y la enfermedad desde el punto de vista anímico-biológico, las relaciones entre el cuerpo y la psique.
Soy consciente de que para el espíritu creador hay cosas posibles que van mucho más allá de nuestro horizonte presente.
También de que aquí nos queda todavía mucho por aprender.
Podemos pensar por ejemplo en la reparación de fracturas óseas por parte de aborígenes en cuestión de minutos, o en las innumerables curaciones del sanador brasileño Joao de Deus.
Sin embargo, creo que está bien partir en primer lugar del fundamento seguro de la biología para después abrirse a los planos espirituales.
Yo estoy convencido de que la base de cualquier reparación realizada de manera consciente es la unión con Dios. Mejor dicho, el reconocimiento de esta unión, ya que esta unión existe desde el comienzo de los tiempos, al igual que un niño siempre está unido a sus padres.

Es un tema delicado, puesto que muchos piensan que son fantasías.
No obstante, por propia experiencia, a mí no me cabe la menor duda de que hay planos y seres sutiles detrás del plano burdo, los cuales pueden ejercer influencia sobre nuestra vida y nuestra salud.
Los sentidos de los niños y de los animales, por ejemplo de perros y gatos, están abiertos a estos mundos.
Entre nosotros, los "adultos civilizados", hay muy pocos que puedan percibir o ver en estado de vigilia las almas de los muertos, los ángeles, espíritus, hadas, duendes.
Uno de ellos es el arquitecto suizo Anton Styger ("Erlebnisse mit den Zwischenwelten" 'Vivencias de los mundos intermedios', volumen I – III, véase Bibliografía). Según sus descripciones, en el mundo sutil existe una intensa actividad y una variedad inimaginable de seres que mantienen una estrecha relación con las plantas, los animales y con nosotros los seres humanos.
Styger acude a la llamada de personas que sufren corporal o espiritualmente para examinar lo que ocurre en torno a la persona o a su casa.

- En sus visitas se encuentra con personas que, por ejemplo, son molestados por familiares difuntos o que están ocupados por ellos.
- Con niños que no pueden dormir y tienen miedo porque almas de antiguos inquilinos difuntos rondan por ahí.
- Con personas que con sus pensamientos negativos han creado demonios con los que ya no pueden vivir.
- Vacas que son molestadas por difuntos y enferman por ello.
- Personas que ya no pueden ser felices en su terreno porque han atraído el odio de espíritus terrestres.

Lo difícil ante estos fenómenos es reconocer en primer lugar lo que ocurre, para después tomar las medidas oportunas.
Anton Styger reza con los afectados y habla directamente a los alborotadores, les aclara la situación y los envía hacia la luz. En esto, siempre le pide ayuda a sus ángeles y espíritus protectores.
Sus experiencias muestran la importancia de llevarse bien con los demás y de un trato cariñoso con todo lo vivo que nos rodea.
Yo estoy convencido de que todos los conflictos que suceden, las fuerzas familiares, la influencia de seres sutiles y las demás cosas que se cruzan en nuestro camino siempre están "conformes" a nuestro destino personal.
La Ley de Causa y Efecto funciona con la misma exactitud que un reloj suizo.
Todo lo que nos ocurre en la vida sucede sólo por un motivo: para que aprendamos y evolucionemos emocional y espiritualmente.

Epílogo

Esta época de cambios en la que vivimos nos ha traído la Nueva Medicina porque el espíritu y el alma ocupan de nuevo el centro de la vida. Al pensamiento materialista se le está *"acabando el aire"*. Este ya no tiene cabida en la nueva era.
El tiempo del materialismo en la medicina se ha acabado.
El Dr. Hamer pone en nuestras manos, con su descubrimiento de las cinco Leyes Naturales Biológicas, la clave para comprender la salud y la enfermedad, así como la clave de las terapias.
Nadie necesita esperar a que los de "ahí arriba" digan:
"Sí, es verdad, las cinco Leyes Naturales Biológicas son ciertas".
Tampoco necesitamos esperar hasta que todos los médicos hayan dado el cambio. Nuestra salud y la de nuestros seres queridos es algo muy valioso como para esperar.
Podemos empezar a aplicar las cinco Leyes Naturales Biológicas de manera inmediata.
Las reglas son sencillas una vez que se han entendido. No es necesario conocer todos los detalles, estos se pueden consultar si es necesario.
Como es natural, este conocimiento también acarrea responsabilidad, a saber, que no se puede dejar, literalmente hablando, que otras personas *"mueran de manera innecesaria"*.
Según mi propia experiencia, como mejor se puede conseguir esto es ofreciendo ayuda de manera discreta.
También he aprendido que no todo el mundo está siempre dispuesto para ello y hoy puedo aceptarlo plenamente.
A los médicos se les puede hablar con más claridad, si bien de manera amable, ya que estos tienen la obligación de atenerse al estado actual de la ciencia.
Lo trágico es que todavía no tengamos cirujanos, médicos especialistas y clínicas que trabajen según nuestros criterios.
También está mal cuando los niños les son arrebatados a los padres cuando estos quieren recurrir a otra vía. Cuando las cinco Leyes Naturales Biológicas sean reconocidas, se pondrá finalmente fin a esta situación.

Al final, me vais a permitir que abra el arco un poco más. Con tanto análisis de conflicto, aumento y pérdida celular, no debemos perder de vista lo más importante, lo más sencillo y aquello que tiene mayor poder curativo:

El amor, aquello que cura todas las heridas.

Dejemos que la Nueva Medicina se llene de amor, de unión con Dios, de alegría, de compasión y de gratitud. Dejemos que este conocimiento biológico se integre con los mensajes de los maestros espirituales, con los principios del espíritu y con la esencia de todas las religiones.
Tendamos un puente hacia otros tipos de terapias, puesto que casi todas tienen algo valioso que ofrecer.

Que Dios os bendiga a todos.

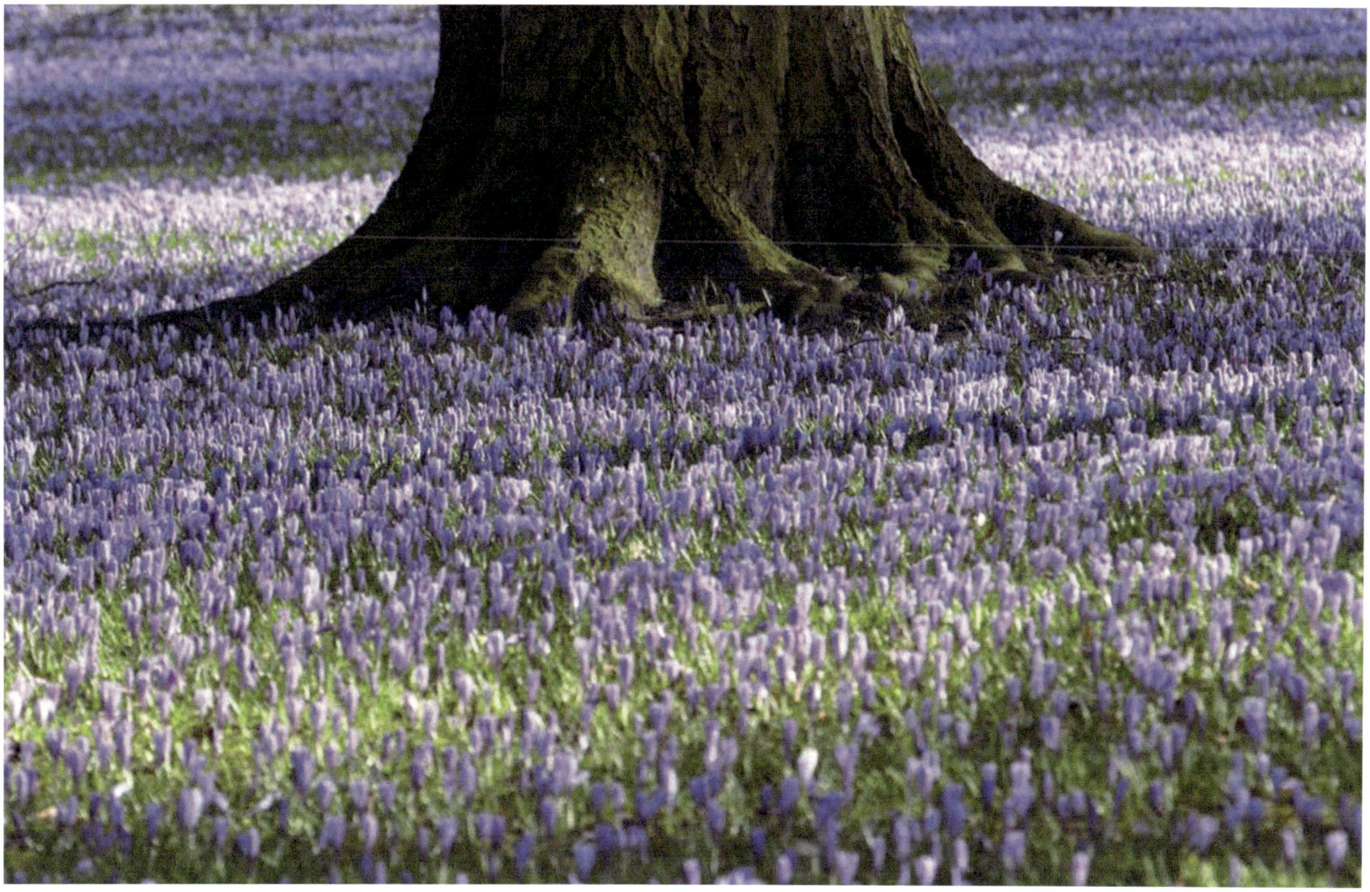

Bibliografía y otras fuentes

Bibliografía del Dr. med. Mag. theol. Ryke Geerd Hamer

- "Wissenschaftliche Tabelle der Neuen Medizin" (Tabla Científica de la Nueva Medicina). Noviembre 2006, Amici di Dirk Ediciones de la Nueva Medicina S.L.
- "Vermächtnis einer Neuen Medizin" (La herencia de una Nueva Medicina). Vol. 1. Amici di Dirk Ediciones de la Nueva Medicina S.L, séptima edición, 1999. ISBN: 84-930091-0-5, pág. 143.
- "Vermächtnis einer Neuen Medizin" (La herencia de una Nueva Medicina). Vol. 2. Amici di Dirk Ediciones de la Nueva Medicina S.L, séptima edición, 1999. ISBN: 84-930091-0-5, pág. 143.
- "Kurzfassung der Neuen Medizin", Amici di Dirk Ediciones, ISBN: 84-930091-8-0.
- "Celler Dokumentation", Amici di Dirk Ediciones, Colonia 1994, ISBN 3-926755-07-5.
- "12 + 1 Hirnnerventabelle der Neuen Medizin", 1ª ed. julio 2004, 2ª ed. 2009. Editorial Amici di Dirk. ISBN 84-96127-11-7.
- "Wissenschaftlich-embryologische Zahntabelle der Germanischen Neuen Medizin®", 2009, Amici di Dirk Ediciones.
- "Krebs und alle sog. Krankheiten", 2004, Amici di Dirk Ediciones, ISBN: 84-96127-13-3.
- "Präsentation der Neuen Medizin", 2005 Amici di Dirk Ed.
- "Germanische Neue Medizin® – Kurzinformation", 2008, Amici di Dirk Ediciones, ISBN: 978-84-96127-31-9 (Versión castellana: "Germánica Nueva Medicina - Presentación").
- "Brustkrebs – Der häufigste Krebs bei Frauen". Ed. 2010, editorial Amici-di-Dirk, ISBN: 978-84-96127-47-0.

Contacto con AMICI DI DIRK® – Entregas desde la editorial:
Alemania: Michaela Welte, tel.: 07202-7756, correo electrónico: michaelawelte@yahoo.de.
Austria: Ing. Helmut Pilhar, tel./fax: 02638-81236, www.germanische-heilkunde.at (seminarios, conferencias, boletines).

Otros autores

- Frauenkron-Hoffmann, Angela. "Biologisches Dekodieren – So befreien Sie Ihr Kind". Editorial Resonaris, Colonia 2013.
- Trupiano, Claudio. "Danke Doktor Hamer". Editorial Secondo Natura. Bagnone, 2010, 3ª ed.
- Norbekov, Mirsakarim. "Eselsweisheit – Der Schlüssel zum Durchblick oder wie Sie Ihre Brille loswerden" Goldmann Verlag 2ª ed. 2006. (Versión castellana: "La experiencia de un tonto, o cómo librarnos de las gafas").
- Kohn, Marion. "Die fünf geistigen Gesetze der Heilung". Editorial Silberschnur, Güllesheim, 1ª ed. 2010.
- Dawson, Karl, Allenby, Sasha. "Matrix Reimprinting". Editorial: Trinity, Berlin, Munich, 2010.
- Hellinger, Bert. "Ordnungen der Liebe" (Órdenes del Amor). Editorial: Carl-Auer Verlag. Heidelberg, 8ª ed. 2007.
- Berger-Lenz, M., Ray, Christopher. "100 Tage Herzinfarkt". Editorial: Faktuell, 2009.
- Bircher, Ralph. "Geheimarchiv der Ernährungslehre". Editorial: Bircher-Benner Verlag, Bad Homburg, 11ª ed. 2007.
- Böcker/Denk/Heitz. "Pathologie". Ed: Urban & Fischer, 2004.
- Russel, Walter y Lao. "Radioaktivität -Das Todesprinzip in der Natur". Editorial: Genius Verlag, Bremen 2006.
- Coats, Callum. "Naturenergien verstehen und nutzen - Viktor Schaubergers geniale Entdeckungen". Editorial: Omega Verlag, Düsseldorf 1999.
- Reilly, Harold J., Brod, Ruth H. "Das Große Edgar-Cayce-Gesundheits-Buch". Editorial: Bauer Verlag, 9ª ed. 1989.
- Woschnagg, E. "Mein Befund". Ed: Ueberreuter Verlag, 1991.
- Krämer, Heinrich. "Die stille Revolution der Krebs- und AIDS-Medizin" (La Silenciosa Revolución de la Medicina del Cáncer y del SIDA). Editorial: Ehlers 2001.
- Leitner, M. "Mythos HIV", Editorial: Videel Verlag, 2005.
- Ulrich, A. "ChemoTerapia fortgeschrittener Karzinome". Editorial Hippokrates Verlag, Stuttgart, 2ª ed. revisada, 1995.
- Willfort, Richard. "Gesundheit durch Heilkräuter". Editorial: Rudolf Trauner Verlag, 1986.
- Angart, Leo. "Vergiss deine Brille". Editorial: Nymphenburger Verlag, 5ª ed. 2007.
- Allgeier, K. "Die besseren Pillen". Ed.: Mosaik Verlag, 2003.
- Fischer-Rizzi, S. "Medizin der Erde". Ed.: AT Verlag, 2006.
- Herztka, G., Strehlow, W. "Große Hildegard-Apotheke". Editorial: Christiana-Verlag 2007.
- Bays, Brandon. "The Journey – Der Highway zur Seele" (La Autopista hacia el Alma). Editorial Ullstein Verlag, Berlin, 9ª ed., 2008. (Versión castellana: "El Viaje: Guia practica para sanar tu vida y liberarte").
- Mau, Franz-Peter. "EM – Fantastische Erfolge mit Effektiven Mikroorganismen". Editorial: Goldmann Verlag, 2002.
- Schilling, J. "Kau dich gesund". Ed.: Haug, 5ª ed. 2003.
- Gray, John. "Männer sind anders .Frauen auch". Editorial: Goldmann Verlag, München 1992. (Versión castellana: "Los hombres son de Marte, las mujeres de Venus").
- Achleitner-Mairhofer, Karin. "Dem Schicksal auf der Spur". Editorial: Ennsthaler, 2010.
- Körner, Rainer. "BioLogisches Heilwissen". Editorial: Heilwissen Verlag 2011, www.BioLogisches-Heilwissen.de.
- Mandt, Johannes F. "... was Gesund macht". Editorial: Mandt-Verlag, 1ª ed. 2009, www.mandt-verlag.de.
- Styger, Anton. "Erlebnisse mit den Zwischenwelten", (Vol. I y II). Editorial: Styger-Verlag Oberägeri, Schweiz 2008 und 2010.
- Nagel, Ramiel. "Karies heilen". Editorial: Golden Child Publishing, USA. (Versión castellana: "Cure La Caries Dental: Remineralice Las Caries y Repare Sus Dientes Naturalmente Con Buena Comida").

Gráficos y fotos

Fotos pág. 4, 5, 10, 12, 13, 18, 25, 29, 35-37, 39, 40-49 y 52-60, 322-325 y 327 de www.fotalia.com. Gráficas y fotos en pág. 7, 8, 9, 11, 17, 19, 24-28, 50, 51, 326 del autor.
Los diagramas anatómicos, la cubierta, así como las partes correspondientes al diccionario (pág. 59-307) han sido creados a lápiz por una dibujante vienesa y coloreados por el autor según las capas germinales en base a la práctica introducida por el Dr. Hamer.

Índice de abreviaturas

adcar. . . . . Adenocarcinoma: cáncer que se desarrolla en glándulas o mucosas (pág. 15 ss.)
TC. . . . . Tomografía computarizada (pág. 38)
EM . . . . Microorganismos efectivos por sus siglas en inglés (pág. 63)
FH. Foco de Hamer – Estructura con forma de anillos descubierta por el Dr. Hamer (pág. 11)
MMS . . . . „Miracle Mineral Solution" de Jim Humble – Antibiótico suave
PAP . . . . Prueba de la MC para detectar cáncer uterino (pág. 259)
MC . . . . Medicina convencional
SBS . . . . Programa Especial Biológico, del alemán „Sinnvolles Biologisches Sonderprogramm" (pág. 11 s.)
Síndrome . . . . SBS con tubos colectores activos + otro SBS en fase de reparación (pág. 240 ss.)
Ejemplo ➜ . . . . Situaciones de conflicto típicas
Ejemplo ❁ . . . . Sucesos reales

Índice analítico

Q

R

S

Las Causas Psíquicas de la Enfermedades: La obra "Las Cinco Leyes Biológicas de la Naturaleza" es un libro esencial de referencia para médicos especializados, médicos de cabecera, teracanales, naturópatas, médicos de clínicas y pacientes. Contiene un estudio de más de 500 casos investigados en la Germanic New Medicine® y descubiertos por el renombrado y respetado médico alemán Dr. Ryke Geerd Hamer M.D. constituyendo la base sistemática principal de las Cinco Leyes Biológicas de la Naturaleza.

El estudio de las Cinco Leyes Biológicas de la Naturaleza da acceso a una forma totalmente nueva de contemplación de la salud y de las enfermedades. Es una materia esencial para todos los médicos especializados, médicos de cabecera, teracanales, naturópatas profesionales, médicos clínicos y pacientes que desean comprender la base de nuestra salud, la biogenealogía y las enfermedades así como la relación entre el cerebro, los órganos y la psique.

„Las Causas Psíquicas de la Enfermedades" ha tenido muy buena aceptación general y ha llegado a ser una obra muy popular entre los médicos europeos, los institutos biogenealógicos, científicos y de salud, con más de 47 mil copias vendidas. La obra ha sido traducida a siete idiomas. El libro es útil también como referencia de propia ayuda tanto para personas conscientes de su salud como también para personas interesadas en la materia.

El autor, Björn Eybl, naturópata y fisioterapista, ha tenido una consulta privada en Austria durante más de 25 años. Su dedicación, su foco, su convicción y su entendimiento de las Cinco Leyes Biológicas de la Naturaleza le han permitido escribir un libro de referencia excelente, bien configurado, fácil de leer y comprender para médicos especializados, científicos investigadores y para cualquiera persona interesada en tomar el control de su propia salud, bienestar y longevidad.

Extracto de la 5 Leyes Naturales Biológicas

El conocido periodista médico Schmidsberger señala:

"¡Si el Dr. Hamer tiene razón, los libros de la medicina convencional no tienen más valor que el papel en que están escritos!"